高级卫生专业技术资格考试用书

消化内科学

高级医师进阶

（副主任医师/主任医师）

（第2版）

主　编　段志军

副主编　赵　钢　王英德　王丽霞　杨　冬

编　者（按姓氏笔画排序）：

于　涛　毛靖伟　王红微　王媛媛　卢书明
付那仁图雅　刘　莹　刘　静　刘红阳
刘艳君　齐丽娜　江淑芬　孙石春　孙丽娜
孙晓宇　李　东　李　瑞　李　瑾　杨晓蕾
宋　玮　张　日　张　伟　张　彤　张　楠
张智峰　张黎黎　周　颖　孟　华　侯燕妮
祝艳秋　贾立红　崔海燕　黄　宛　董　慧
程云鹏　潘峻岩

中国协和医科大学出版社
北　京

图书在版编目（CIP）数据

消化内科学：高级医师进阶 / 段志军主编. —2版. —北京：中国协和医科大学出版社，2020.1

高级卫生专业技术资格考试用书

ISBN 978-7-5679-1328-8

Ⅰ.①消…　Ⅱ.①段…　Ⅲ.①消化系统疾病-诊疗-资格考试-自学参考资料　Ⅳ.①R57

中国版本图书馆CIP数据核字（2019）第148452号

高级卫生专业技术资格考试用书

消化内科学·高级医师进阶（第2版）

主　　编：段志军
责任编辑：刘　婷
封面设计：许晓晨
责任校对：张　麓
责任印制：张　岱

出版发行：**中国协和医科大学出版社**
（北京市东城区东单三条9号　邮编100730　电话010-65260431）
网　　址：www.pumcp.com
经　　销：新华书店总店北京发行所
印　　刷：三河市龙大印装有限公司

开　　本：787mm×1092mm　1/16
印　　张：40.5
字　　数：930千字
版　　次：2020年1月第2版
印　　次：2023年6月第3次印刷
定　　价：158.00元

ISBN 978-7-5679-1328-8

前　言

近年来，医学科学飞速发展，新理论、新技术和新方法不断出现。同时，高级技术资格考试制度逐渐完善，但考试用书却极其匮乏。为了加强临床医务人员对学科知识的系统了解和掌握，提高医疗质量，同时也为了满足考生需要，我们组织了从事临床工作多年、在本学科领域内具有较高知名度的专家及教授，共同编写了此书。

消化内科学是研究食管、胃、小肠、大肠、肝、胆及胰腺等疾病为主要内容的临床三级学科。消化内科疾病种类繁多，医学知识面广，操作复杂而精细。本书内容紧扣高级卫生专业技术资格考试要求，根据大纲对专业知识“熟悉”“掌握”“熟练掌握”的不同层次要求，详略得当，重点突出。全书共分三篇十六章，具体内容包括消化疾病基础知识、消化系统诊治技术及消化系统疾病。其中，“第一篇　消化系统疾病基础知识”内容包括胃肠道相关分子生物学基础、消化系统解剖与功能、消化系统疾病患者的临床营养及消化系统疾病的常见症状与体征。“第二篇　消化系统诊治技术”内容包括消化内镜的临床应用、诊断技术及治疗技术。“第三篇　消化系统疾病”内容包括食管疾病、胃疾病、肠道疾病、肝脏疾病、胆系疾病、胰腺疾病、腹膜及肠系膜疾病、胃泌素瘤及其他胃肠道内分泌肿瘤、急性中毒。全书内容具有实用性、权威性和先进性，是拟晋升副高级和正高级职称考试人员的复习指导用书，同时也可供高年资医务人员参考，以提高主治医师以上职称医务人员临床诊治、临床会诊、综合分析疑难病例以及开展医疗先进技术的能力。

限于编者经验水平，书中难免存在错误与疏漏之处，敬请读者批评指正。

编　者

前 言

目 录

第一篇
消化系统疾病基础知识

第一章　胃肠道相关分子生物学基础

第一节　正常细胞的稳态（平衡）机制

知识点1：细胞增殖的概念及意义　　副高：了解　正高：熟悉

种族的繁衍、个体的发育、机体的修复都离不开细胞增殖，细胞增殖是生命的基本特征。但细胞增殖是有限的，细胞无限增殖对个体来说意味着癌症。衰老和死亡是生命的基本现象，衰老直至死亡的过程发生在生物界的整体水平、个体水平、细胞水平、种群水平以及分子水平等不同的层次，至少从细胞水平来看，死亡是不可避免的。

知识点2：正常细胞达成稳态的主要机制　　副高：了解　正高：熟悉

细胞增殖和衰老死亡两者构成的动态平衡是正常细胞达成稳态的主要机制。

知识点3：细胞周期的概念及划分阶段　　副高：了解　正高：熟悉

细胞从一次分裂完成开始到下一次细胞分裂结束所经历的过程所需要的时间，叫细胞周期时间。可分为4个阶段：①G_1期：是指从有丝分裂完成到DNA复制之前的间隙时间，称DNA合成前期；②S期：是指DNA复制的时期，称DNA合成期；③G_2期：是指DNA复制完成到有丝分裂开始之前的一段时间，称DNA合成后期；④M期：是指有丝分裂开始到结束的时间，称DNA分裂期。

知识点4：调控和影响细胞周期有序运行的主要因素　　副高：了解　正高：熟悉

调控和影响细胞周期有序运行的主要因素有：①细胞周期蛋白依赖性激酶（CDK）；②细胞周期蛋白依赖性激酶抑制因子（CKI）；③周期蛋白；④DNA当且仅当复制1次［S-CDK触发前复制复合体（pre-RC）启动，同时阻止DNA再次复制］；⑤M期CDK的激活；⑥细胞周期检验点；⑦生长因子。

知识点5：细胞周期蛋白依赖性激酶的概念　　副高：了解　正高：熟悉

细胞分裂相关基因（CDC）与细胞周期蛋白结合后具有激酶的活性，此激酶称为细胞周期蛋白依赖性激酶（CDK）。激活的CDK可将靶蛋白磷酸化产生相应的生理效应，如将核纤层蛋白磷酸化导致核纤层解体、核膜消失，将H_1磷酸化导致染色体的凝缩等。这些效应的最终结果是细胞周期的不断运行。所以，CDK激酶及其调节因子又称为细胞周期引擎。目前发现的CDK在动物中有7种。各种CDK分子均含有一段相似的激酶结构域，这一区域有一段保守序列，即PSTAIRE，与周期蛋白的结合有关。

知识点6：细胞周期蛋白依赖性激酶抑制因子的种类　　副高：了解　正高：熟悉

细胞周期蛋白依赖性激酶抑制因子（CKI）在细胞中对细胞周期起负调控作用。目前发现的CKI有以下两大家族。①Ink4：如$p16^{INK4a}$、$p15^{INK4B}$、$p18^{INK4C}$、$p19^{INK4D}$，特异性抑制cdk4·cyclin D1、cdk6·cyclin D1复合物。②Kip：包括$p21^{CIP1}$、$p27^{KIP1}$、$p57^{KIP2}$等，能抑制大多数CDK的激酶活性，$p21^{CIP1}$还能与DNA聚合酶δ的辅助因子PCNA结合，直接抑制DNA的合成。

知识点7：周期蛋白的作用与种类　　副高：了解　正高：熟悉

周期蛋白（cyclin）起到激活CDK的作用。此外，它还可以决定CDK何时、何处、将何种底物磷酸化，从而推动细胞周期的行进。目前发现的周期蛋白是从芽殖酵母和各类动物中分离出来的，有30余种，分为G_1型、G_1/S型、S型和M型4类（表1-1）。各类周期蛋白均含有一段约100个氨基酸的保守序列，称为周期蛋白框，介导周期蛋白与CDK结合。

表1-1　不同类型的周期蛋白

激酶复合体	脊椎动物		芽殖酵母	
	cyclin	CDK	cyclin	CDK
G1-CDK	cyclin D	CDK4、CDK6	cln3	CDK1（CDC28）
G1/S-CDK	cyclin E	CDK2	cln1、cln2	CDK1（CDC28）
S-CDK	cyclin A	CDK2	clb5、clb6	CDK1（CDC28）
M-CDK	cyclin B	CDK1（CDC2）	clb1-4	CDK1（CDC28）

知识点8：周期蛋白在G_1期与CDK的结合　　副高：了解　正高：熟悉

在G_1期，cyclin D与CDK4、CDK6结合，使下游的蛋白质如Rb磷酸化，磷酸化的Rb释放出转录因子E2F，促进许多基因的转录，如编码cyclin E、cyclin A和CDK1的基因。

知识点9：周期蛋白在G_1-S期与CDK的结合　　副高：了解　正高：熟悉

在G_1～S期，cyclin E与CDK2结合，促进细胞通过G_1～S限制点而进入S期。向细胞内注射cyclin E的抗体能使细胞停滞于G_1期，说明细胞进入S期需要cyclin E的参与。将cyclin A的抗体注射到细胞内，发现能抑制细胞的DNA合成，推测cyclin A是DNA复制所必需的。

知识点10：周期蛋白在G_2-M期与CDK的结合　　副高：了解　正高：熟悉

在G_2-M期，cyclin A、cyclin B与CDK1结合，CDK1使底物蛋白磷酸化，如将组蛋白H_1磷酸化导致染色体凝缩，核纤层蛋白磷酸化使核膜解体等下游细胞周期事件。

知识点11：细胞周期的完成阶段　　副高：了解　正高：熟悉

在中期，当成熟促进因子（MPF）活性达到最高时，通过一种未知的途径，激活后期促进因子（APC）将泛素连续在cyclin B上，导致cyclin B被蛋白酶体降解，完成一个细胞周期。

知识点12：泛素的作用　　副高：了解　正高：熟悉

泛素由76个氨基酸组成，高度保守，普遍存在于真核细胞。共价结合泛素的蛋白质能被蛋白酶体识别和降解，这是细胞内短寿命蛋白和一些异常蛋白降解的普遍途径，泛素相当于蛋白质被摧毁的标签。

知识点13：细胞周期蛋白的降解盒与降解途径　　副高：了解　正高：熟悉

分裂期周期蛋白N端有一段序列与其降解有关，称为降解盒。当MPF活性达到最高时，通过泛素连接酶催化泛素与cyclin结合，cyclin被26S蛋白酶体水解。G_1周期蛋白也通过类似的途径降解，但其N端没有降解盒，C端有一段PEST序列与其降解有关。26S蛋白酶体是一个大型的蛋白酶，可将泛素化的蛋白质分解成短肽。

在蛋白质的泛素化过程中，泛素激活酶（E1）水解ATP获取能量，通过其活性位置的半胱氨酸残基与泛素的羧基末端形成高能硫醇键而激活泛素，然后E1将泛素交给泛素结合酶（E2），最后在泛素连接酶（E3）的作用下将泛素转移到靶蛋白上。参与细胞周期调控的泛素连接酶至少有两类，其中SCF（3个蛋白构成的复合体）负责将泛素连接到G_1/S期周期蛋白和某些CKI上，APC负责将泛素连接到M期周期蛋白上。

知识点14：DNA复制且仅当1次 副高：了解 正高：熟悉

DNA的复制在起始复制点开始，散布在染色体上。在整个细胞周期中，起始复制点上结合有起始识别复合体（ORC），其作用就像个停泊点，供其他调节因子停靠。CDC6是其中的一个调节因子，在G_1期CDC6含量瞬间提高，CDC6结合在ORC上，在ATP供能下，促进6个亚单位构成的MCM复合体和其他一些蛋白结合到ORC上，形成前复制复合体（preRC），MCM实际上就是DNA解旋酶。S-CDK触发prc-RC的启动，同时阻止了DNA再次进行复制，此外，S-CDK还可以将某些MCM磷酸化，使其被输出细胞核。其他一些CDK也参与阻止pre-RC的再次形成，从而保证了DNA的复制且仅当1次。

知识点15：M期CDK的激活 副高：了解 正高：熟悉

M期CDK的激活起始于分裂期cyclin的积累，随着M-cyclin的积累，结合周期蛋白的M-CDK（CDK1）增加，但是没有活性，这是因为Wee1激酶时突然释放。在M期，CDC25使CDK去磷激化，去除了CDK活化的障碍。CDC25可被Polo激酶和M-CDK本身两种激酶激活。激活的M-CDK还可以抑制其抑制因子的活性，形成一个反馈环。所以只要有少量的CDK被CDC25或Polo激活，立即就会有大量的CDK被活化。CDK的激活还需要Thr^{161}的磷酸化。它是在CDK激酶（CAK）的作用下完成的。

知识点16：细胞分裂的前提 副高：了解 正高：熟悉

细胞要分裂，必须正确复制DNA和达到一定的体积，在获得足够物质支持分裂以前，细胞不可能进行分裂。

知识点17：细胞周期的运行条件 副高：了解 正高：熟悉

细胞周期的运行是在一系列称为检验点的严格检控下进行的。当DNA发生损伤，复制不完全或纺锤体形成不正常，周期将被阻断。

知识点18：细胞周期检验点的构成及种类 副高：了解 正高：熟悉

细胞周期检验点由感受异常事件的感受器、信号传导通路和效应器构成，主要检验点包括4个。分别为①G_1/S检验点：哺乳动物中称R点，控制细胞由静止状态的G_1进入DNA合成期，相关的事件包括DNA是否损伤、细胞外环境是否适宜、细胞体积是否足够大；②S

期检验点：DNA复制是否完成；③G_2/M检验点：决定细胞是否一分为二，相关的事件包括DNA是否损伤、细胞体积是否足够大；④中－后期检验点：任何一个着丝点没有正确连接到纺锤体上，都会抑制APC的活性，引起细胞周期中断。

知识点19：ATM在DNA损伤检验中的作用　副高：了解　正高：熟悉

毛细血管扩张－共济失调突变（ATM）基因是与DNA损伤检验有关的一个重要基因。最早发现于毛细血管扩张性共济失调症患者，人类中约有1%的人是ATM缺失的杂合子，表现出对电离辐射敏感和易患癌症。正常细胞经放射处理后DNA损伤会激活修复机制，如DNA不能修复则诱导细胞凋亡，这样不会形成变异的细胞。

知识点20：ATM的信号通路　副高：了解　正高：熟悉

ATM编码一个蛋白激酶，结合在损伤的DNA上，能将某些蛋白磷酸化，中断细胞周期。其信号通路有两条。一条是激活Chk1，Chk1引起CDC25的Ser^{216}磷酸化，通过抑制CDC25的活性，抑制M-CDK的活性，使细胞周期中断；另一条是激活Chk2，使p53被磷酸化而激活，然后p53作为转录因子，导致p21的表达，p21抑制G_1/S期CDK的活性，从而使细胞周期阻断。

知识点21：生长因子的概念和作用　副高：了解　正高：熟悉

生长因子是与细胞增殖有关的信号物质。目前发现的生长因子多数有促进细胞增殖的功能，如表皮生长因子（EGF）、神经生长因子（NGF），少数具有抑制作用，如抑素、肿瘤坏死因子（TNF），个别如转化生长因子β（TGF-β）具有双重调节作用，能促进一类细胞的增殖，而抑制另一类细胞。生长因子主要通过旁分泌的机制，作用于邻近细胞。

知识点22：生长因子的信号通路　副高：了解　正高：熟悉

生长因子的信号通路主要有ras途径、cAMP途径和磷脂酰肌醇途径。如通过ras途径，激活MAPK，MAPK进入细胞核内，促进细胞增殖相关基因的表达。如通过一种未知的途径激活cmyc，myc作为转录因子促进cyclin D等G_1/S期有关的多个基因表达，使细胞进入G_1期。

知识点23：细胞衰老机制的学派　副高：了解　正高：熟悉

衰老的机制有许多不同的学说，概括起来主要有遗传学派和差错学派两大类。前者强调衰老是遗传决定的自然演变过程，后者强调衰老是由于细胞中的各种错误积累引起的。

知识点24：差错学派的概述 副高：了解 正高：熟悉

细胞衰老是各种细胞成分在受到内、外环境的损伤作用后，因缺乏完善的修复，使“差错”积累，导致细胞衰老。根据对导致“差错”的主要因子和主导因子的认识不同，可分为不同的学说，如代谢废物积累、大分子交联、自由基学说、线粒体DNA（mtDNA）突变、体细胞突变与DNA修复、重复基因失活。这些学说各有相关的试验证据支持。

知识点25：差错学派的代谢废物积累学说 副高：了解 正高：熟悉

细胞代谢产物积累至一定量后会危害细胞，引起衰老。哺乳动物脂褐素的沉积是一个典型的例子，脂褐素是一些长寿命的蛋白质和DNA、脂类共价缩合形成的巨交联物，次级溶酶体是形成脂褐素的场所，由于脂褐素结构致密，不能被彻底水解，又不能排出细胞，结果在细胞内沉积增多，阻碍细胞的物质交流和信号传递，最后导致细胞衰老。

知识点26：差错学派的大分子交联学说 副高：了解 正高：熟悉

过量的大分子交联是衰老的一个主要因素，如DNA交联和胶原交联均可损害其功能，引起衰老。

知识点27：差错学派的自由基学说 副高：了解 正高：熟悉

自由基含有未配对电子，具有高度反应活性，可引发链式自由基反应，引起DNA、蛋白质和脂类，尤其是多不饱和脂肪酸（PUFA）等大分子物质变性和交联，损伤DNA、生物膜、重要的结构蛋白和功能蛋白，从而引起衰老各种现象的发生。

知识点28：自由基的概念及种类 副高：了解 正高：熟悉

自由基是一类瞬时形成的含不成对电子的原子或功能基团，普遍存在于生物系统。主要包括氧自由基（如羟自由基·OH）、氢自由基（·H）、碳自由基和脂自由基等。其中，氧自由基的化学性质最活泼。

自由基含有未配对电子，具有高度反应活性，可引发链式自由基反应，引起DNA、蛋白质和脂类，尤其是多不饱和脂肪酸等大分子物质变性和交联，损伤DNA、生物膜、重要的结构蛋白和功能蛋白，从而引起衰老各种现象的发生。

知识点29：自由基的产生途径 副高：了解 正高：熟悉

人体内自由基的产生有两方面，一是环境中的高温、辐射、光解和化学物质等引起的外源性自由基；二是体内各种代谢反应产生的内源性自由基。内源性自由基是人体自由基的主要来源，其产生的主要途径有：①由线粒体呼吸链电子泄漏产生；②由经过氧化物酶体的多功能氧化酶（MFO）等催化底物羟化产生。此外，机体血红蛋白、肌红蛋白中还可通过非酶促反应产生自由基。

知识点30：清除自由基的防御系统 副高：了解 正高：熟悉

正常细胞内存在清除自由基的防御系统，包括酶系统和非酶系统，前者如超氧化物歧化酶（SOD）、过氧化氢酶（CAT）、谷胱甘肽过氧化物酶（GSH-PX），非酶系统有维生素E、醌类物质等电子受体。

知识点31：差错学派的线粒体DNA（mtDNA）突变学说 副高：了解 正高：熟悉

在线粒体氧化磷酸化生成ATP的过程中，有1%～4%氧转化为氧自由基，线粒体是自由基浓度最高的细胞器。mtDNA裸露于基质，缺乏结合蛋白的保护，最易受自由基伤害，而催化mtDNA复制的DNA聚合酶γ不具有校正功能，复制错误频率高，同时缺乏有效的修复酶，因此mtDNA最容易发生突变。mtDNA突变使呼吸链的功能受损，进一步引起自由基堆积，如此反复循环。衰老个体细胞中mtDNA缺失表现明显，并随着年龄的增长而增加。

知识点32：差错学派的体细胞突变与DNA修复学说 副高：了解 正高：熟悉

内源的自由基和外源的理化因子均可损伤DNA，导致体细胞突变。正常机体内存在DNA的修复机制，可以修复损伤的DNA，但是随着年龄的增长，这种修复能力下降，DNA的错误累积增多，最终导致细胞衰老死亡。DNA的修复并不均一，转录活跃基因被优先修复，而在同一基因中转录区被优先修复，而彻底的修复仅发生在细胞分裂的DNA复制时期。

知识点33：差错学派的重复基因失活学说 副高：了解 正高：熟悉

真核生物基因组DNA重复序列不仅增加基因信息量，而且也是使基因信息免遭机遇性分子损害的一种方式。主要基因的选择性重复是基因组的保护性机制，也可能是决定细胞衰老速度的一个因素，重复基因的一个拷贝受损或选择关闭后，其他拷贝被激活，直到最后一份拷贝用完，细胞因缺少某种重要产物而衰亡。

知识点34：遗传学派的概述 副高：了解 正高：熟悉

遗传学派认为衰老是遗传决定的自然演变过程，一切细胞均有内在的预定程序决定其寿命，而细胞寿命又决定种属寿命的差异，外部因素只能使细胞寿命在限定范围内变动。

知识点35：遗传学派的程序性衰老理论　　副高：了解　正高：熟悉

程序性衰老理论认为，细胞的生长、发育、衰老和死亡都是由基因程序控制的，衰老实际上是某些基因依次开启或关闭的结果。该学派还认为衰老还与神经内分泌系统退行性变化以及免疫系统的程序性衰老有关。

知识点36：遗传学派的复制性衰老理论　　副高：了解　正高：熟悉

细胞增殖次数与端粒DNA的长度有关。体细胞染色体的端粒DNA会随细胞分裂次数增加而不断缩短。细胞DNA每复制一次，端粒就缩短一段，当缩短到一定程度至Hayflick点时可能会启动DNA损伤检验点，激活p53，引起P21蛋白表达，导致不可逆地退出细胞周期，走向衰亡。

端粒的长度还与端粒酶的活性有关，端粒酶是一种反转录酶，能以自身的RNA为模板合成端粒DNA，在精原细胞、干细胞和肿瘤细胞中有较高的端粒酶活性，而正常体细胞中端粒酶的活性很低，呈抑制状态。

知识点37：遗传学派的长寿基因理论　　副高：了解　正高：熟悉

统计学资料表明，子女的寿命与双亲的寿命有关，各种动物都有相当恒定的平均寿命和最高寿命，物种的寿命主要取决于遗传物质，DNA链上可能存在一些“长寿基因”或“衰老基因”来决定个体的寿限。研究表明，当细胞衰老时，一些衰老相关基因（SAG）表达特别活跃，其表达水平大大高于年轻细胞，已在人1号染色体、4号染色体及X染色体上发现SAG。

知识点38：细胞死亡的方式　　副高：了解　正高：熟悉

细胞死亡的方式通常有3种：①细胞坏死。坏死是细胞受到强酸、强碱、有毒物质等化学因素，热、辐射等物理因素和病原体等生物因素的伤害，引起细胞死亡的现象，坏死不属于维持正常细胞稳态调解机制范畴。②细胞凋亡。细胞凋亡是维持体内细胞数量动态平衡的基本措施，与细胞增殖一样都是生命的基本现象，在胚胎发育阶段通过细胞凋亡清除多余和丧失功能的细胞，保证了胚胎的正常发育，在成年阶段通过细胞凋亡清除衰老和病变的细胞保证了机体的健康。③细胞程序性死亡（PCD）。细胞凋亡是细胞死亡方式中维持正常细胞稳态的主要机制。

知识点39：细胞程序性死亡与细胞凋亡的区别　　副高：了解　正高：熟悉

首先，细胞程序性死亡（PCD）是一个功能性概念，描述在一个多细胞生物体中，某些细胞的死亡是个体发育中一个预定的，并受到严格控制的正常组成部分，凋亡是一个形态学概念，指与细胞坏死不同的受到基因控制的细胞死亡形式；其次，PCD的最终结果是细胞凋亡，但细胞凋亡并非都是程序化的。

知识点40：细胞凋亡的途径　　副高：了解　正高：熟悉

细胞凋亡的途径主要有两条：一条是通过胞外信号激活细胞内的凋亡酶半胱氨酸蛋白酶（caspase），一条是通过线粒体释放凋亡酶激活因子激活caspase。这些活化的caspase可将细胞内的重要蛋白降解，引起细胞凋亡。

知识点41：凋亡相关的基因和蛋白——caspase家族　　副高：了解　正高：熟悉

caspase属于半胱氨酸蛋白酶，在细胞凋亡过程中起着关键性的作用。这些蛋白酶一旦被信号途径激活，能将细胞内的蛋白质降解，使细胞不可逆的走向死亡。它们均有以下特点：①酶活性依赖于半胱氨酸残基的亲核性；②在天冬氨酸之后切断底物，又称为凋亡酶；③都是由两大、两小亚基组成的异四聚体，大、小亚基由同一基因编码，前体被切割后产生两个活性亚基。

知识点42：凋亡相关的基因和蛋白——凋亡酶激活因子-1（Apaf-1）　　副高：了解　正高：熟悉

Apaf-1在线粒体参与的凋亡途径中具有重要作用。Apaf-1含有3个不同的结构域：①CARD结构域，能召集caspase-9；②ced-4同源结构域，能结合ATP/dATP；③C端结构域，含有色氨酸/天冬氨酸重复序列，当细胞色素C结合到这一区域后，能引起Apaf-1多聚化而激活。Apaf-1具有激活caspase-3的作用，而这一过程又需要细胞色素C（Apaf-2）和caspase-9（Apaf-3）参与。Apaf-1/细胞色素C复合体与ATP/dATP结合后，Apaf-1就可以通过其CARD结构域汇集caspase-9，形成凋亡体，激活caspase-3，启动caspase级联反应。

知识点43：凋亡相关的基因和蛋白——Bcl-2家族　　副高：了解　正高：熟悉

Bcl-2为凋亡抑制基因，是膜的整合蛋白。现已发现多个同源物，它们在线粒体参与的凋亡途径中起调控作用，能控制线粒体中细胞色素C等凋亡因子的释放。

Bcl-2家族成员含有1～4个Bcl-2同源结构域（BH1-4），通常有一个羧端跨膜结构域（TM）。其中Bcl-2同源结构域4（BH4）是抗凋亡蛋白所特有的结构域，Bcl-2同源结构域3（BH3）是与促进凋亡有关的结构域。根据功能和结构可将Bcl-2基因家族分为两类，一类是抗凋亡的，如Bcl-2、Bcl-xl、Bcl-w、Mcl-1；一类是促进凋亡的，如Bax、Bak、Bad、Bid、Bim，在促凋亡蛋白中还有一类仅含BH3结构，如Bid、Bad。

虽然Bcl-2存在于线粒体膜、内质网膜以及外核膜上，但主要定位于线粒体外膜，它具有拮抗促凋亡蛋白的功能。而大多数促凋亡蛋白主要定位于细胞质，一旦细胞受到凋亡因子的诱导，它们可以向线粒体转位，通过寡聚化在线粒体外膜形成跨膜通道，或者开启线粒体的PT孔，从而导致线粒体中的凋亡因子释放，激活caspase，导致细胞凋亡。

胞质中的促凋亡蛋白可通过不同的方式被激活，包括去磷酸化，如Bad；被caspase加工为活性分子，如Bid；从结合蛋白上释放出来，如Bim是与微管蛋白结合在一起的。

知识点44：凋亡相关的基因和蛋白——Fas 副高：了解 正高：熟悉

Fas又称APO-1/CD95，属于TNF受体家族。Fas基因编码属于分子量为45kD的跨膜蛋白，分布于胸腺细胞，激活T和B淋巴细胞，巨噬细胞，肝、脾、肺、心、脑、肠、睾丸和卵巢细胞等。Fas蛋白与Fas配体结合后，激活caspase，导致靶细胞趋向凋亡。

知识点45：凋亡相关的基因和蛋白——p53 副高：了解 正高：熟悉

p53是一种抑癌基因，其生物学功能是在G期监视DNA的完整性。如有损伤，则抑制细胞增殖，直到DNA修复完成。如果DNA不能被修复，则诱导其凋亡。

知识点46：凋亡相关的基因和蛋白——myc 副高：了解 正高：熟悉

在许多人类恶性肿瘤细胞中都发现有c-myc的过度表达，它能促进细胞增殖、抑制分化。在凋亡细胞中c-myc也是高表达，作为转录调控因子，其具有双向功能，一方面能激活那些控制细胞增殖的基因，另一方面能激活促进细胞凋亡的基因。当生长因子存在，Bcl-2基因表达时，促进细胞增殖，反之细胞凋亡。

知识点47：Fas介导的细胞凋亡 副高：了解 正高：熟悉

细胞表面的凋亡受体属于肿瘤坏死因子受体（TNFR）家族的跨膜蛋白，它们包括Fas（Apo-1/CD95）、TNFR1、DR3/WSL、DR4/TRAIL-R1和DR5/TRAIL-R2。其配体属于TNF家族，目前已比较清楚的是Fas介导的细胞凋亡途径。

Fas具有三个富含半胱氨酸的胞外区和一个称为死亡结构域（DD）的胞内区。Fas的配体FasL与Fas结合后，Fas三聚化使胞内的DD区构象改变，再与接头蛋白FADD的DD区结合，而后FADD的N端DED区就能与caspase-8（或10）前体蛋白结合，形成DISC，引起caspase-8、10通过自身被激活，再启动caspase的级联反应，使caspase-3、caspase-6、caspase-7激活，这几种caspase可降解胞内结构蛋白和功能蛋白，最终导致细胞凋亡。

caspase可激活名叫CAD的核酸酶，CAD能在核小体的连接区将其切断，形成约为200bp整数倍的核酸片段。CAD存在于胞质中，并且与抑制因子ICAD/DFF-45蛋白结合，不能进入细胞核。Caspase活化后可以降解ICAD/DFF-45，释放出CAD，使它进入细胞核降解DNA。

知识点48：线粒体与细胞凋亡　　副高：了解　正高：熟悉

细胞凋亡信号或应激反应能引起线粒体细胞色素C释放，细胞色素C作为凋亡诱导因子，能与Apaf-1、caspase-9前体、ATP/dATP形成凋亡体，然后汇集并激活caspase-3，从而引发caspases级联反应，导致细胞凋亡。

知识点49：细胞色素C释放到细胞质中的途径　　副高：了解　正高：熟悉

细胞色素是通过线粒体PT孔或Bcl-2家族成员形成的线粒体跨膜通道释放到细胞质中的。

线粒体PT孔主要由位于内膜的腺苷转位因子（ANT）和位于外膜的电压依赖性阴离子通道（VDAC）等蛋白组成，PT孔开放会引起线粒体跨膜电位下降和细胞色素C释放。Bcl-2家族蛋白对于PT孔的开放和关闭起关键的调节作用，促凋亡蛋白Bax等可以通过与ANT或VDAC的结合介导PT孔的开放，而抗凋亡类蛋白如Bcl-2、Bcl-xL等则可通过与Bax竞争与ANT结合，或者直接阻止Bax与ANT、VDAC的结合来发挥其抗凋亡效应。

Bcl-2家族的结构与形成离子通道的一些毒素（如大肠埃希菌毒素）非常相似。插入膜结构中形成较大的通道，允许细胞色素C等蛋白质通过，这可能是细胞色素C释放的另一个途径。

第二节　新生物相关基因

知识点1：原癌基因的概念　　副高：了解　正高：熟悉

原癌基因是维持机体正常生命活动所必需的基因，是细胞内与细胞增殖相关的基因，它在进化上高度保守。若基因产物增多或活性增强，原癌基因的结构或调控区发生变异，细胞过度增殖，从而形成肿瘤。

知识点2：原癌基因的生理功能　　副高：了解　正高：熟悉

（1）调节细胞的生长和增殖：许多细胞原癌基因产物为生长因子和生长因子受体，对细胞的生长和增殖起调控作用。sis原癌基因编码血小板衍生生长因子（PDGF）的B链，fms、erb B原癌基因分别编码集落刺激因子1（CSF-1）受体和表皮生长因子（FGF）受体相关蛋白，erb A原癌基因编码甲状腺囊受体相关蛋白，均参与细胞生长调控。raf原癌基因家族编码的p74具有丝（苏）氨酸蛋白激酶活性，src原癌基因家族编码的磷酸化蛋白pp60具有酪氨酸蛋白激酶活性，通过促进细胞内蛋白质的氨基酸残基磷酸化从而调节细胞的生长和增殖。ras原癌基因家族编码的p21在胞质内起信号传递作用，fos和myc原癌基因编码的核磷蛋白起转录因子作用，参与DNA复制，促进细胞增殖。细胞内各种原癌基因编码产物之间相互协作、调控细胞的生长和增殖。

（2）调节细胞的发育和分化：原癌基因具有调控细胞分化的功能，作用包括以下几个方面：①在卵母细胞的成熟期作为母体转录的模板；②影响卵母细胞的减数分裂；③调控细胞分化和器官形成过程；④原癌基因中raf和int-1对胚胎发育中的基因转录表达有调控作用。

知识点3：原癌基因编码的产物　　副高：了解　正高：熟悉

原癌基因编码的蛋白是维持细胞正常生长、增殖和分化的调节剂，原癌基因一旦被激活，其编码的蛋白发生了量和/或质的改变，称为癌蛋白。它主要作用于细胞，使细胞增殖分化失常导致细胞癌变。主要包括：①生长因子，如sis；②生长因子受体，如fms、erbB；③蛋白激酶及其他信号转导组分，如src、ras、raf；④细胞周期蛋白，如bcl-1；⑤细胞凋亡调控因子，如bcl-2；⑥转录因子，如myc、fos、jun。

知识点4：生长因子相关的癌蛋白的生物学作用　　副高：了解　正高：熟悉

生长因子是通过与细胞表面相应受体结合，刺激细胞生长和分化的一类多肽。如基因c-sis的编码产物为p28，含有258个氨基酸，此蛋白与人PDGF的β链蛋白高度同源，可与细胞表面的PDGF受体相结合，产生与PDGF相同的效应，刺激细胞生长和繁殖。

知识点5：与酪氨酸蛋白激酶有关的癌蛋白　　副高：了解　正高：熟悉

蛋白质磷酸化是调节真核细胞增殖和分化的重要环节，大部分磷酸化是在蛋白激酶催化下进行的。酪氨酸蛋白激酶（TPK）催化酪氨酸残基磷酸化。编码TPK的癌基因有两类：①受体酪氨酸蛋白激酶癌基因：该基因编码具有TPK活性的受体蛋白；②非受体酪氨酸蛋白激酶癌基因：该基因编码的蛋白不是受体，但具有TPK活性。

知识点6：人表皮生长因子受体（EGFR）的结构　　副高：了解　正高：熟悉

正常EGFR呈跨膜分布，可分为3个结构域。第一结构域为细胞外配体结合区，突出在细胞膜外，识别EGF并与之结合；第二结构域为跨膜区，位于细胞膜中，连接细胞外区与细胞内区；第三结构域为细胞内酪氨酸蛋白激酶区，具有TPK活性的结构区。

知识点7：src基因编码的磷酸化蛋白pp60的生物学作用　　副高：了解　正高：熟悉

src基因编码的磷酸化蛋白pp60，含有250个氨基酸的TPK结构区，通过脂类和细胞膜呈共价键结合，锚着于细胞腹内侧面。pp60具有TPK活性，可催化蛋白质中酪氨酸残基磷酸化，此外其还具有脂激酶活性，催化磷脂酰肌醇（PI）的磷酸化，再通过蛋白激酶C（PKC）促进细胞增殖。

知识点8：G蛋白的形式和作用　　副高：了解　正高：熟悉

G蛋白有两种形式：①刺激性G蛋白（Gs），具有刺激腺苷酸环化酶的作用；②抑制性G蛋白（Gi），具有抑制腺苷酸环化酶的作用。当外源性刺激信号传入细胞后，Gs与鸟苷三磷酸（GTP）结合成为活化状态的GTP-Gs复合物，促进腺苷酸环化酶活化，使细胞内的环磷腺苷（cAMP）增多；相反，当抑制性信号传入时，Gi与GTP结合成Gi-GTP复合物，抑制腺苷酸环化酶活化，使细胞内cAMP减少。cAMP能激活蛋白激酶A（PKA），PKA可使靶蛋白内丝氨酸/苏氨酸残基磷酸化，导致细胞增殖。

知识点9：胞质丝氨酸/苏氨酸蛋白激酶　　副高：了解　正高：熟悉

在细胞中，丝氨酸/苏氨酸蛋白激酶是一种溶解在胞质中的蛋白激酶，可催化细胞中大多数蛋白含有的丝氨酸、苏氨酸残基磷酸化。丝氨酸或苏氨酸蛋白激酶参与cAMP和磷酸肌醇信号传导系统，调节细胞的生长和增殖。已发现raf、mos、pim-1和cit等基因编码的产物具有丝氨酸或苏氨酸蛋白激酶活性。

知识点10：具有丝/苏氨酸蛋白激酶活性的基因编码产物　　副高：了解　正高：熟悉

（1）raf基因的编码产物pp74具有丝/苏氨酸蛋白激酶活性。raf蛋白为由细胞膜起始的信号传导通路中的下游分子，能将细胞膜传入的信号通过胞质传递给核内基因。raf蛋白可与丝分裂原激活蛋白激酶的激酶（MAPKK）形成复合物，再激活丝分裂激活蛋白激酶（MAPK），导致细胞增殖反应。其具体途径是细胞膜接受生长因子刺激后，激活生长因子受体内酪氨酸蛋白激酶，使Raf蛋白磷酸化，Raf蛋白发挥丝/苏氨酸蛋白激酶作用使MAPKK磷酸化，再通过MAPK使核蛋白磷酸化，最后激活myc基因。raf原癌基因成为癌基因的分子改变是由于其5'端的部分序列缺失，使其编码产物的氨基端缺少调节序列，以羧基端起调节作用，使丝/苏氨酸蛋白激酶活性增加，导致细胞转化。

（2）mos基因产物具有丝/苏氨酸蛋白激酶活性，其编码产物p37存在于细胞质中，其功能也是在信号传导系统中作为下游的传导分子。mos基因在正常细胞中表达甚微，甚至呈静止状态。mos基因的激活是由于基因扩增表达增强所致，没有编码S序列结构的改变。

（3）pim-1基因的编码产物p41含313个氨基酸，其激活机制与mos基因相同。

知识点11：核癌基因的种类及生物学作用　　副高：了解　正高：熟悉

核癌基因包括myc基因家族（c-myc、N-myc、L-myc）、myb、fos、jun和erb A等，通过其编码的转录因子参与细胞癌变过程，真核细胞的细胞基因转录受转录因子和特异性DNA调节序列的调控，通过顺式和反式作用调节靶基因表达。核癌基因编码的蛋白质能与细胞DNA综合，具有转录调节蛋白的功能，参与DNA复制和基因表达的控制。

知识点12：活化蛋白1（AP-1）的生物学作用 副高：了解 正高：熟悉

活化蛋白1是人类细胞的一种转录因子，能调节与细胞分裂和增殖有关基因的表达。jun基因产物p39、fos基因产物p62与AP-1蛋白3种蛋白具有高度同源性：Jun和Fos蛋白是AP-1的主要成分，AP-1是Jun蛋白和Fos蛋白的异二聚体，具有激活AP-1的靶基因作用。Jun蛋白和Fos蛋白均能识别特异的DNA序列并与之结合。jun和fos基因均可因基因结构改变而被激活为癌基因，其产物可综合到多种基因的增强子上，导致靶基因的表达，而起致癌作用。

知识点13：myc基因家族的生物学作用 副高：了解 正高：熟悉

myc基因家族为核癌基因，c-myc基因编码中，p64为核磷蛋白，其能与核内DNA呈特异性结合，起到调节转录的作用。myc蛋白与DNA特异结合，只有形成蛋白质二聚体后，才能与DNA发生特异性综合，从而行使其转录调节功能。正常的c-myc基因及其蛋白没有致癌性，但当c-myc基因易位或扩增导致表达增强时，C-myc蛋白大量增加会产生促癌作用。

知识点14：调节细胞凋亡蛋白的生物学作用 副高：了解 正高：熟悉

bcl-2基因也是癌基因，其编码的bcl-2蛋白位于线粒体内膜、内质网和核膜上，作用为抗氧化物和抗脂质过氧化从而抑制细胞凋亡。当bcl-2基因被激活时，细胞不易凋亡。肿瘤细胞具有不易凋亡而相对永生的特性。

知识点15：原癌基因产物的分布与亚细胞定位 副高：了解 正高：熟悉

原癌基因产物分布于细胞膜、细胞质和细胞核内，其在细胞内外不同分布的定位与其生理功能有关，如sis和int-2基因产物都位于细胞外，只有生长因子的作用；位于细胞膜和细胞膜内侧的癌基产物具有酪氨酸蛋白激酶和鸟苷酸结合蛋白的作用；位于细胞质内的癌基因产物具有丝氨酸或苏氨酸蛋白激酶的作用。以上基因均与胞内信号传导有关，为上游调控因子。位于细胞核内的癌基因产物为下游调控分子，起转录因子的作用。各种产物在正常情况下因时间顺序和空间位置上的协同作用，维持细胞的正常生长和繁殖，在这个从细胞膜表面到细胞核间形成的网络上，任何一点受到有害因素作用发生异常改变失去平衡，均可导致细胞癌变。

知识点16：抑癌基因的概念 副高：了解 正高：熟悉

抑癌基因也称抗癌基因，生物体内细胞在增殖、分化和凋亡的过程中，受到体内正性和负性两类调控信号的调节。正性信号促使细胞进入增殖周期，抑制分化，而负性信号则抑制细胞增殖，并促进其成熟分化。

知识点17：抑癌基因的确定标准　　副高：了解　正高：熟悉

确定一种细胞基因为抑癌基因，应符合以下3点标准：①该基因在与恶性肿瘤的相应正常组织中也有正常表达；②该基因在恶性肿瘤中有结构改变或功能缺失；③该基因的野生型导入，缺失这种基因的肿瘤细胞内可部分或全部抑制其恶性表型。

知识点18：抑癌基因的产物类型　　副高：了解　正高：熟悉

抑癌基因的产物主要包括：①转录调节因子，如p53、Rb；②负调控转录因子，如WT；③周期蛋白依赖性激酶抑制因子（CKI），如p15、p16、p21；④信号通路的抑制因子，如磷脂酶（PTEN）、ras GTP酶活化蛋白（NF-1）；⑤DNA修复因子，如BRCA1和BRCA2；⑥与发育和干细胞增殖相关的信号途径组分，如Axin和APC等。

知识点19：人类视网膜细胞瘤（Rb）基因　　副高：了解　正高：熟悉

Rb基因是第一个被克隆的抑癌基因。Rb基因编码的Rb蛋白位于细胞核内，为核磷蛋白，具有转录因子作用和综合DNA的特性。Rb蛋白由于磷酸化程度不同，分为高磷酸化（磷酸化）Rb蛋白和低磷酸化（去磷酸化）Rb蛋白。在S、G_2和M期，Rb蛋白是高磷酸化，而在细胞周期M期后的G_1期，Rb蛋白呈低磷酸化。

Rb蛋白对细胞生长的抑制作用依赖于其与细胞内其他蛋白的相互作用，如转录因子E2F能与低磷酸化Rb蛋白结合形成复合物而抑制E2F的转录活性，而E2F不能与高磷酸化Rb蛋白结合，故具有抑癌作用的Rb蛋白为低磷酸化Rb蛋白。E2F是使细胞从G_1期进入S期的决定性因子。Rb蛋白通过与E2F结合而阻止其发挥促细胞生长和增殖的作用。

知识点20：p53基因的类型和功能　　副高：了解　正高：熟悉

p53基因可分为具有致癌作用的突变型p53基因和具有抑癌作用的野生型p53基因两种主要的类型。正常细胞内野生型p53基因的突变或丢失与肿瘤发生密切相关。P53蛋白的功能主要有：①作为细胞周期的调节蛋白，抑制细胞增殖：p53与Rb类似，也是一种细胞周期调节蛋白，参与细胞增殖的调节；当p53突变后，调节作用消失，细胞加速增殖。②与病毒蛋白或细胞蛋白结合而失去抑癌活性：p53能与某些DNA肿瘤病毒的癌蛋白结合形成稳定的复合物，而使p53失去抑癌活性。野生型p53还能与体内细胞蛋白结合而失去抑癌功能。③监视DNA损伤和诱导细胞凋亡：当DNA受损伤时，野生型p53活性增强，低磷酸化p53使细胞停止于G_0/G_1期，抑制细胞进入S期，细胞在此时间内进行DNA修复，一旦修复失败，则p53通过细胞程序性死亡，引发细胞“自杀”，阻止具有基因突变的细胞继续增殖。④诱导细胞分化：p53具有诱导细胞分化的功能，将野生型p53通过基因转染技术导入前B细胞瘤细胞，可见明显促分化作用，逆转其恶性表型，而突变型p53无此作用。⑤影响其他基因的表达：p53是一种能与DNA结合的核蛋白，可与c-myc、c-fos和c-jun基因中的DNA序列结合，干扰DNA聚合酶与DNA聚合物的作用而阻止DNA复制。

知识点21：肾母细胞瘤（Wilms Tumor，WT）基因　　副高：了解　正高：熟悉

WT基因编码的蛋白是一种抑制性的转录因子，可以与DNA结合，WT1蛋白结构与转录因子早期生长反应-1因子（EGR-1）相似，因此与该转录因子共同识别DNA某一段特异序列。在细胞内EGF-1具有激活与细胞增殖有关的靶基因转录的作用，诱导促进细胞增殖产物的产生，WT1蛋白通过竞争性结合此段特异DNA序列而起到阻断基因转录的作用。

知识点22：神经纤维瘤病基因　　副高：了解　正高：熟悉

神经纤维瘤病（NF1）基因编码的NF1蛋白又称神经纤维素，其中约350个氨基酸序列与GTP酶激活蛋白（GAP）同源，故NF1蛋白为GAP相关蛋白，属GAP蛋白家族。NF1蛋白位于细胞质，有GTP激酶的功能，在p21信号传导系统中，NF1蛋白起下调作用，阻断通过Ras蛋白传导生长信号，显示其具有抑癌功能，如丧失此功能，则导致p21中GTP酶活性下降，增加信号通过Ras蛋白传导而刺激细胞增殖。

知识点23：腺癌样结肠息肉（APC）基因及其产物　　副高：了解　正高：熟悉

腺癌样结肠息肉（APC）基因的产物是β-连环蛋白，它是一种胞质内蛋白，具有连接E-钙依赖蛋白与细胞骨架的作用。E-钙依赖蛋白为一种细胞表面黏附分子，可与β-连环蛋白结合形成复合物，介导细胞黏附和信号传入，将细胞与细胞、细胞与细胞外基质相互作用所产生的信号，传递给细胞内信号传导系统。β-连环蛋白是结肠上皮增生的负调控因子，当APC基因缺失或突变时，导致对细胞增殖调控能力的降低；将含APC基因的染色体5q21片段转导入结肠癌细胞，可逆转其致癌性。

知识点24：直肠癌缺失（DCC）基因　　副高：了解　正高：熟悉

编码蛋白与细胞黏附分子（CAM）中的免疫球蛋白超家族类黏附分子具有同源系列。细胞间黏附和信号传导是维持细胞生长中接触抑制的必要条件。DCC基因的缺失会引起细胞间正常黏附和信号传递发生改变而导致细胞恶变。

知识点25：直肠癌突变（MCC）基因　　副高：了解　正高：熟悉

在散发性结直肠癌中，MCC基因有重排而破坏编码区，还可有点突变，其产物为MCC

蛋白。

知识点26：乳腺癌相关抑癌基因及其产物 副高：了解 正高：熟悉

（1）BRCA1基因：BRCA1基因是乳腺组织特异性抑癌基因，其突变可使乳腺细胞基因组不稳定而癌变。BRCA1基因的突变类型有多种，包括无义突变、插入突变等。其编码产物是一种转录因子，含1863个氨基酸的锌指蛋白。

（2）BRCA2基因：该基因位于人染色体13q12，其突变可导致乳腺癌。

知识点27：胰腺癌缺失（DPC4）基因 副高：了解 正高：熟悉

DPC4基因位于染色体18q位置，其编码产物含552个氨基酸的蛋白质。DPC4基因编码的DPC4蛋白可能是介导TGF-β的抑制效应的蛋白，转染18号染色体能恢复肿瘤细胞对TGF-β的反应性。TGF-β是抑制正常细胞增殖的抑制因子。

知识点28：依赖细胞周期素蛋白激酶作用的蛋白1基因/野生型p53活化片段1基因（CIP1/WAF1基因） 副高：了解 正高：熟悉

CIP1/WAF1基因的序列上有p53作用位点，p53与此位点结合后，活化此基因而产生p21，p21蛋白为CIP1/WAF1基因的编码产物。p21和细胞周期竞争性地与细胞周期素蛋白激酶（CDK）结合，细胞周期素因不能与CDK结合而不能催化p53磷酸化，使p53保持去磷酸化状态，去磷酸化p53使细胞停滞于G_0/G_1期而不进入S期，抑制细胞增殖。

知识点29：多种肿瘤抑制（MTS）基因及其产物 副高：了解 正高：熟悉

（1）MTS1基因：编码产物为p16，故又称p16基因。细胞周期素具有正性调节细胞周期的作用，而p16具有负性调节细胞周期的作用。周期素D1与CDK4结合可使Rb蛋白磷酸化，高磷酸化Rb蛋白通过促进细胞周期进行来刺激细胞增殖。p16可与CDK4结合来阻止周期素D1与CDK4结合而抑制细胞增殖。若MTS1基因发生突变或缺失，p16也随之失活或丧失，周期素D1就能与CDK4结合，从而促进细胞周期，使细胞不断增殖。

（2）MTS2基因：又称为p15基因，其产物p15可与CDK4或CDK6结合抑制细胞周期D和CDK。由于p15抑制了细胞周期素与CDK形成结合物，即阻止了Rb蛋白磷酸化，从而抑制细胞增殖。TGF-β可诱导p15产生。TGF-β处理细胞后，可使p15表达升高30倍，因此，TGF-β抑制细胞增殖的作用可能通过p15来实现。

知识点30：von Hippel-Lindau（VHL）综合征基因 副高：了解 正高：熟悉

VHL基因位于人染色体3p，其编码产物为相对分子质量20×10^3的蛋白质，为一转录因子。在VHL患者中，具有遗传性VHL基因的突变。

知识点31：DNA修复基因及其产物　　副高：了解　正高：熟悉

目前已知的DNA错配修复基因（MMR基因）包括hMLH1基因、hMSH2基因、hPMS1基因和hPMS2基因。MMR基因在广义上属于抑癌基因范畴。MMR基因是生物进化过程中的保守基因，具有恢复DNA正常复制、修复DNA碱基错配、降低自发性突变和维持基因组中DNA的稳定性的功能。MMR基因编码的MMR蛋白能识别新合成的DNA核苷酸链上的碱基错配，并与错配位点结合，再与有关的酶相互配合，切除含有错配碱基的一段DNA链，重新合成一段DNA链，以代替被切除的DNA链。MMR基因的突变多发生于编码区，突变类型有无义突变、错义突变、移码突变等。当两个等位基因由于突变而失活时，修复DNA碱基错配的能力丧失，DNA复制过程中的突变率会增加$10^2 \sim 10^3$倍，突变细胞出现，无法修复原癌基因、抑癌基因等关键部位的突变，有助于细胞恶性生长。

第三节　致突变的环境因素

知识点1：化学致突物按化学结构分类　　副高：了解　正高：熟悉

化学致突物按化学结构可分为：①亚硝胺类。这是一类能引起动物多种癌症的化学致癌物质，致癌性较强，能引起消化系统、肾等多种器官的肿瘤。其在变质的蔬菜及食品中含量较高。②多环芳香烃类。这类致癌物以苯并芘为代表，将其涂抹在动物皮肤上，可引起皮肤癌，皮下注射则可诱发肉瘤。此类物质广泛存在于沥青、煤烟、汽车废气、香烟及熏制食品中。③芳香胺类。如乙萘胺、4-氨基联苯、联苯胺等，可诱发泌尿系统的癌症。④氯乙烯。目前应用最广的一种塑料聚氯乙烯，是由氯乙烯单体聚合而成。大鼠长期吸入氯乙烯气体后，可诱发肺、皮肤及骨等处的肿瘤。⑤碱基类似物。由于5-氟尿嘧啶、5-溴尿嘧啶、2-氨基腺嘌呤等结构与正常的碱基相似，其进入细胞能替代正常的碱基参入DNA链中而干扰DNA复制合成。⑥烷化剂类，如芥子气、环磷酰胺等，可引起白血病、乳腺癌、肿瘤等。⑦氨基偶氮类。如用二甲基氨基偶氮苯掺入饲料中长期喂养大白鼠，可引起肝癌。二甲基氨基偶氮苯即奶油黄，可将人工奶油染成黄色的染料。⑧某些金属，如铬、镍、砷等也可致癌。

知识点2：化学致突物按致癌物的作用方式分类　　副高：了解　正高：熟悉

化学致突物根据化学致癌物的作用方式可以分为：①直接致癌物，是指进入体内后能与体内细胞直接作用，不需代谢时就能诱导正常细胞癌变的化学致癌物质，如各种亚硝酸胺类和致癌性烷化剂；②间接致癌物，是指进入体内后需经体内微粒体混合功能氧化酶活化，转变成化学性质活泼的形式方具有致癌作用的化学致癌物质，包括亚硝胺、多环芳烃、芳香胺类等；③促癌物，又称肿瘤促进剂，促癌物单独作用于机体内无致癌作用，但能促进其他致癌物诱发肿瘤形成，常见的促癌物有糖精、巴豆油（佛波醇二酯）及苯巴比妥等。

知识点3：化学致突物根据化学致癌物与人类肿瘤的关系分类

副高：了解　正高：熟悉

化学致癌物根据化学致癌物与人类肿瘤的关系可分为：①肯定致癌物，指经流行病学调查确定并且临床医师和科学工作者都承认对人和动物有致癌作用，且其致癌作用具有剂量反应关系的化学致癌物；②可疑致癌物，指具有体外转化能力，而且接触时间与癌的发生成正相关，动物致癌实验阳性，但结果不肯定；③潜在致癌物，指缺乏流行病学方面的证据，潜在致癌物一般在动物实验中可以获得某些阳性结果，但在人群中尚无资料证明对人具有致癌性（表1-2）。

表1-2　与人类肿瘤有关的部分致癌物

肯定致癌物	可疑致癌物	潜在致癌物
砷及砷化物	丙烯腈	氯仿
联苯胺	碱性品红	DDT
苯	黄曲霉素	四氯化碳
石棉	氮芥	二甲基肼

知识点4：化学致突物的作用机制——化学致突物的代谢　副高：了解　正高：熟悉

一般将不活泼的、未经代谢活化的间接致癌物，称为前致癌物；经过体内代谢转变为化学性质活泼、寿命极短的致癌物，称为近致癌物；近致癌物进一步转变为带正电荷的亲电子物质，称为终致癌物。终致癌物与DNA、RNA和蛋白质等生物大分子结合导致它们的损伤，从而引起细胞癌变。

知识点5：化学致突物的活化酶　副高：了解　正高：熟悉

在间接致癌物的代谢活化过程中会涉及一系列酶类。其中最重要的活化酶是混合功能氧化物系统，包括p450和p448。细胞色素p450是外源性化学物质体内生物转化最主要的代谢酶。该酶主要存在于平滑肌组织、内分泌组织、肝、肺、肾、脑及脂肪组织中的内质网上。细胞色素p450基因的多态性是肿瘤易感性的一个重要方面。它们通过对致癌物的环氧化、羟化、氧化、还原、脱烷基化、结合以及水解，使致癌物活化或代谢成水解产物排出体外，因此该酶系统对化学致癌物的代谢具有两重性。如3,4-苯并芘是一种间接致癌物，其在代谢活化过程中需要经过酶介导的两次环氧化和一次水化，从而形成近致癌物而与细胞DNA等大分子结合，但是如果该环氧化物进一步水化，则可形成四醇化合物并与谷胱甘肽或葡萄糖醛酸结合而解毒。

知识点6：化学致突物的作用机制——DNA加合物的形成 副高：了解 正高：熟悉

致癌物经过酶活化在最终形成带有亲电子基团的终致癌物后，可与细胞的生物大分子结合，其中DNA是终致癌物攻击的主要目标。终致癌物与DNA结合导致DNA的化学修饰形成致癌物-DNA加合物。致癌物与DNA的结合有共价键和非共价键两种方式。其中非共价键结合又有外附和内插两种类型。非共价键结合方式主要见于体外实验，体内主要以共价键方式形成致癌物-DNA加合物。DNA加合物形成后可以造成多种形式的DNA损伤，如缺失、插入、碱基替代和颠换，这些损伤进一步造成移码突变、点突变，使DNA在复制时发生碱基配对错误。

知识点7：化学致突物的作用机制——DNA修复失败导致细胞突变 副高：了解 正高：熟悉

化学因素作用于机体细胞，通过基因毒作用或非基因毒作用使细胞发生癌变。化学物与DNA反应可导致DNA断裂等类型的损伤。在多种情况下，损伤可被修复，受损细胞被清除，否则将导致可遗传性的改变，最终诱发癌症。

知识点8：作为癌症激发阶段的靶基因引起的突变 副高：了解 正高：熟悉

（1）原癌基因突变：原癌基因主要涉及细胞生长、信号传递和核转录的蛋白质，包括生长因子、生长因子受体、核转录因子和细胞间信号传递因子等。在生长因子或激素作用下，原癌基因正常的、暂时的表达产物增加对机体的生长、发育和组织分化是必要的，但持续激活和过度表达将导致癌症；遗传毒性化学致突变剂常诱发原癌基因突变，即为癌基因编码突变的蛋白质，若该蛋白质具有更强的活性，则可引发细胞癌变。

（2）抑癌基因突变：抑癌基因编码蛋白在细胞分裂周期起抑制作用，毒性化学物质，如苯并芘可诱发抑癌基因发生突变，突变的抑癌基因编码产物失去抑制细胞分裂周期的功能，则可引发细胞癌变。

知识点9：致突变的物理因素——电离辐射 副高：了解 正高：熟悉

电离辐射是最重要的物理性致癌因素，可以引起人体各部位发生肿瘤，但在所有肿瘤的总病例数中只占2%～3%。放射线引起的肿瘤有白血病、甲状腺肿瘤、乳腺癌、肺癌、骨肿瘤、皮肤癌、淋巴瘤和多发性骨髓瘤等。辐射诱发突变的机制在于其可引起染色体、DNA的突变，或激活潜伏的致癌病毒。与其他致癌因子不同，辐射常引起DNA双键断裂，涉及大量基因改变，引起染色体缺失或重组，其特点是丢失整个作用基因，基因丢失通常与抑癌基因有关。所以，抑癌基因失活在辐射致突变中可能起着非常关键的作用。肿瘤发生的靶分子是DNA。DNA损伤及损伤后的错误修复是致癌的分子本质。辐射致癌靶分子同样是DNA。由于辐射直接作用的靶很小，因而极大限制了辐射的致癌效应。

知识点10：致突变的物理因素——紫外线　　副高：了解　正高：熟悉

紫外线照射可引起细胞DNA断裂、交联和染色体畸变，从而有利于皮肤癌和基底细胞癌的发生。近年来由于环境恶化、大气层的臭氧减少，出现地球臭氧空洞，地表紫外线的辐照强度急剧升高，其诱发人体皮肤癌的潜在危险性大为增加。

知识点11：与动物或人类肿瘤有关的病毒类型　　副高：了解　正高：熟悉

与肿瘤有关的病毒可以分为致瘤性DNA和RNA病毒两大类。

与动物或人类肿瘤有关的致瘤性DNA病毒包括乳多空病毒类、腺病毒类、疱疹病毒类、痘病毒类及乙型肝炎病毒类五大类。与人类、禽类和哺乳类动物肿瘤有关的致瘤性RNA病毒主要是反转录病毒。

知识点12：致瘤性DNA病毒的共同特征　　副高：了解　正高：熟悉

致瘤性DNA病毒的共同特征为：病毒的致癌作用发生在病毒逃入细胞后复制的早期阶段，相关的基因多整合在宿主细胞DNA上。此外，DNA病毒一般没有细胞内同源物，其编码的蛋白质上主要为核蛋白，直接调节细胞周期，并与抑瘤基因相互作用。

知识点13：允许性细胞和非允许性细胞　　副高：了解　正高：熟悉

DNA病毒感染宿主细胞之后，根据宿主细胞的性质可以分为以下两种细胞：①允许性细胞，是指当DNA病毒感染细胞后能够复制并最终导致细胞死亡的细胞，这类细胞一般是病毒的自然宿主。②非允许性细胞，是指当病毒感染与其无关的种类细胞时，病毒复制的效率很低，甚至完全不能复制，但细胞能够存活。所以允许性细胞感染又称为裂解性感染，非允许性感染又称为流产性感染。在允许性感染的早期，病毒产生转化蛋白；在允许性感染的晚期，在细胞核内形成病毒颗粒，细胞进一步裂解，将新的病毒释放。在非允许性感染中，病毒的基因组整合到细胞的DNA中，使细胞发生转化。

知识点14：反转录病毒根据病毒形态分类　　副高：了解　正高：熟悉

反转录病毒根据病毒形态可分为A、B、C、D 4种类型，与肿瘤有病因学联系的反转录病毒主要是C型，其次是B型，A型可能为B型、C型病毒的不成熟形式，D型病毒目前还未证明它的致瘤作用，该病毒是从恒河猴乳腺中分离出来的。

知识点15：反转录病毒根据病毒基因组结构是否完整分类 副高：了解 正高：熟悉

反转录病毒根据病毒基因组结构是否完整可分为非缺陷型及缺陷型RNA致瘤病毒。①缺陷型RNA致瘤病毒。此类型需要在辅助病毒的协助下，才能形成完整的病毒颗粒。其基因组结构常具有缺陷，最常见的缺失为pol与env基因的缺失，但是却含有与病毒致瘤相关的瘤基因。因此，在其基因组结构中往往形成gag-onc融合基团，产生相应的融合蛋白。②非缺陷型RNA致瘤病毒。此类型无需辅助病毒，可以产生完整的病毒颗粒，例如，含有src瘤基因的肉瘤病毒，在此病毒基因组中具有完整的gag、pol与env基因，此外还有瘤基因src，其编码的蛋白产物为分子量60kD、具有酪氨酸激酶活性的pp60。pp60参与信号传导途径，与多种肿瘤发病相关。

知识点16：反转录病毒根据RNA病毒在动物体内的致瘤潜伏期和体外转化细胞的能力分类 副高：了解 正高：熟悉

反转录病毒根据RNA病毒在动物体内的致瘤潜伏期和体外转化细胞的能力可分为急性和慢性RNA致瘤病毒两类。①急性RNA致瘤病毒。该病毒诱发动物产生肿瘤的潜伏期一般为3～4周，其具有在体外转化细胞的能力，在基因组中的结构基因常有部分丢失，病毒瘤基因常取代了丢失部分，这样病毒的复制功能有缺陷，所以需要在辅助病毒协助下才能产生完整的病毒颗粒。此病毒的致瘤性与其基因组中的瘤基因有关。②慢性RNA致瘤病毒。该病毒为非缺陷型病毒，在感染的细胞内能复制产生完整的病毒颗粒，但它不带致瘤基因，可整合到宿主细胞基因内，由于病毒基因组的长末端重复序列（LTR）的插入，位于LTR内的病毒增强子或启动子致使细胞内某些邻近的原瘤基因过度表达可导致细胞癌变。该病毒在动物中的潜伏期较长，一般经过4～12个月才能诱发肿瘤，对体外培养的细胞无转化能力。

知识点17：反转录病毒根据RNA病毒基因组结构和致癌机制不同分类 副高：了解 正高：熟悉

反转录病毒根据RNA病毒基因组结构和致癌机制不同，可进一步分为以下3种：①转导性反转录病毒。能转导入宿主细胞，具有病毒瘤基因，同时属于缺陷型，归属于急性RNA致瘤病毒；②顺式激活反转录病毒。不携带病毒瘤基因，但也能在体外转化细胞诱发恶性肿瘤，属于慢性；③反式激活反转录病毒。本身无病毒瘤基因，通过其编码的转录调节蛋白激活同基因组的细胞基因和/或病毒基因而致癌。

知识点18：与人类肿瘤相关的肿瘤病毒——反转录病毒 副高：了解 正高：熟悉

引起人类T淋巴细胞白血病的人T淋巴细胞白血病病毒（HTLV）、人类免疫缺陷病毒（HIV）和成人T细胞白血病病毒（ATLV）等病毒均属于此类病毒。此类病毒感染机体后，病毒遗传信息整合到宿主细胞的染色体中，成为细胞的组成部分，一般情况下受到正常细胞的调节控制，病毒处于静止状态，但受到化学致癌物或射线辐射等因素的作用后，可能被应激活病毒表达而在体内诱发肿瘤。

知识点19：与人类肿瘤相关的肿瘤病毒——乙型肝炎病毒

副高：了解　正高：熟悉

在人肝癌细胞DNA中发现有乙型肝炎病毒（HBV）的碱基序列。体外培养的人肝癌细胞中，见到HBV病毒DNA整合到细胞DNA中。HBV整合到细胞DNA中，能使细胞DNA发生缺失、转位、插入、突变或易位等变化。

知识点20：与人类肿瘤相关的肿瘤病毒——乳头状瘤病毒　副高：了解　正高：熟悉

人乳头状瘤病毒（HPV）有50多种亚型，与生殖道肿瘤的发生有着密切的关系，并与口腔、咽、喉和气管等处的乳头状瘤和皮肤疣等良性病变有关。在宫颈癌细胞中，病毒DNA序列已经整合到宿主细胞的基因组中，宫颈癌的发生与原癌基因c-myc和c-ras的变异有关。

知识点21：与人类肿瘤相关的肿瘤病毒——EB病毒　副高：了解　正高：熟悉

EB病毒（EBV）是一种疱疹病毒，与儿童的Burkitt淋巴瘤和成人的鼻咽癌发生有关。

知识点22：DNA肿瘤病毒转化基因产物直接致癌机制　副高：了解　正高：熟悉

DNA肿瘤病毒的致突变作用是通过其基因组内的转化基因实现的，与RNA肿瘤病毒不同，这种转化基因不是来源于细胞DNA，DNA肿瘤病毒具有双链DNA结构，可通过酶的作用直接整合到细胞基因组中，但其引起细胞转化的真正机制还不清楚。近年来的研究证明，DNA肿瘤病毒整合后发挥裂变作用的序列即为其转化基因，后者编码转化蛋白，直接使细胞发生癌变。转化基因编码蛋白的作用机制复杂，涉及的方面很广，如激活细胞基因和诱导DNA合成、与ras癌基因协作使细胞永生化，促使丝氨酸或苏氨酸磷酸化，在细胞内诱生上皮细胞生长因子和增殖细胞核抗原以及某些核致癌蛋白与抗癌蛋白Rb、p53结合等。

知识点23：DNA肿瘤病毒转化基因产物间接致癌机制　副高：了解　正高：熟悉

抑癌基因对细胞增殖起负调控作用，这类基因功能失活、缺失和突变可使细胞发生转化而发生肿瘤。核抑癌蛋白为抑癌基因编码产物，其具有抑制肿瘤细胞生长的作用。DNA肿瘤病毒转化基因编码的蛋白可与核抗癌蛋白结合形成稳定复合物，使后两者失去活性，丧失对细胞增殖的抑制作用，导致细胞永生化和恶变。

知识点24：转导性RNA肿瘤病毒的致突变机制 副高：了解 正高：熟悉

RNA肿瘤病毒基因组内携有癌基因者称为转导性RNA肿瘤病毒，该病毒可编码不同的转化蛋白。转化蛋白可作用在细胞的不同部位，使细胞发生转化。有些病毒癌基因，如v-src、v-ras、v-fes和v-sis等可单独编码相应的pp60、p21、p55和p28等转化蛋白，并不包含来自病毒复制基因的编码产物。另外一些病毒癌基因，如v-abl、v-myc、v-erb-a和v-raf等的编码产物常形成融合蛋白。融合蛋白常因病毒癌基因与gas基因产物相结合形成，也可与env基因产物形成。无论是病毒癌基因编码的转化蛋白还是融合蛋白，均可诱发肿瘤。以上编码蛋白可作用在细胞的不同部位，导致细胞转化。

知识点25：顺式激活RNA肿瘤病毒致癌机制 副高：了解 正高：熟悉

当前病毒DNA整合在宿主DNA链上邻近细胞癌基因时，这段特异性核苷酸序列可激活毗邻的癌基因，启动癌基因的转录，这种方式称为顺式激活作用。顺式激活作用是通过病毒基因组LTR区域中的启动子或增强子完成的。ALV、MMTV、FeLV和大多数MuLV等许多慢性RNA肿瘤病毒不携带v-onc，但也能诱发动物恶性肿瘤，其致癌作用均与顺式激活机制有关。由于前病毒DNA整合入宿主细胞DNA的位置是随机的，被插入顺式激活致癌率较低，潜伏期也较长。

知识点26：反式激活RNA肿瘤病毒的致癌机制 副高：了解 正高：熟悉

一种基因编码产物能识别同一个DNA链上某一个特异基因，使之开放和表达，称为反式激活。反式激活RNA肿瘤病毒本身的基因组中不含有v-onc，而是通过其编码产物激活同基因组的细胞基因和/或病毒基因而致癌。这种编码产物称为反式激活蛋白。

知识点27：RNA肿瘤病毒的间接致癌机制 副高：了解 正高：熟悉

RNA肿瘤病毒除有转导性、顺式激活和反式激活的致癌作用外，还有一种通过机体免疫功能缺陷而致癌的间接作用机制，其代表是引起艾滋病的人类免疫缺陷病毒（HIV）。目前一般认为HIV并不直接参与肿瘤的发生。HIV的作用机制主要是攻击、破坏靶细胞，引起T_4细胞耗竭，导致细胞免疫和体液免疫功能严重障碍，在此基础上可能并发巨细胞病毒、人类疱疹病毒8型等其他肿瘤病毒感染，以及有助于不同细胞因子的作用，进而发生恶性肿瘤。

第四节　胃肠道肿瘤发生的分子生物学机制

知识点1：肿瘤形成的过程　　副高：了解　正高：熟悉

肿瘤形成的过程包括始发突变、潜伏、促癌和侵袭4个过程。始发突变是指细胞在致癌物的作用下发生了基因突变；突变发生后如果没有适当的环境不会发展为肿瘤，此阶段称为潜伏期；促癌是指在激素等促癌剂（刺激细胞增长的因子）的作用下开始增殖的过程。促癌因子的作用是可逆的，如果去除，引起扩增的克隆就会消失；侵袭是指肿瘤在生长过程中越来越变得具有侵袭力的过程，是不可逆的。肿瘤形成往往涉及许多基因的突变，需要十年到数十年的时间，因而恶性肿瘤通常属于老年性疾病。

知识点2：细胞原癌基因的激活机制　　副高：了解　正高：熟悉

细胞原癌基因存在于细胞基因组中，在出生后呈低表达或不表达，所以平时不具有致癌性，但被激活后则成为癌基因或致癌基因。原癌基因的激活方式概括起来主要是基因本身或其调控区发生变异，导致基因的过表达，或产物蛋白活性增强，使细胞过度增殖，形成肿瘤。

知识点3：细胞原癌基因的激活机制——基因点突变　　副高：了解　正高：熟悉

癌细胞内癌基因序列结构与其相应的原癌基因序列结构相比较，两者仅有微小的差别，甚至是一个碱基的差别。这种单个碱基的异常改变，称为点突变。点突变常由理化致癌因素作用于DNA引起。常见的点突变形式有碱基替换、插入和缺失，碱基替换为最常见的点突变形式。由于碱基的改变而造成密码子改变，导致编码蛋白质的改变，成为具有致癌作用的癌蛋白。

正常胃壁细胞H-ras基因与人胃癌细胞的H-ras作序列比较，其差异的是前者第12位密码子为GGC，而在后者为GTC，由此在编码的p21蛋白中，第12位氨基酸由正常时甘氨酸变为组氨酸，p21变成癌蛋白。在ras基因家族中，H-ras、K-ras和N-ras均可出现点突变。常见的突变位点在第2、13和61密码子。ras基因的点突变在肠和胰腺等胃肠道恶性肿瘤中亦有发现。

知识点4：细胞原癌基因的激活机制——基因易位　　副高：了解　正高：熟悉

真核细胞中，当两个位于同一DNA链上的基因之间的距离小于规定长度时，其中一个基因转录受抑制，此种情形称为基因领域效应。正常细胞中由于基因领域效应的存在，有些原癌基因的表达受到邻近基因序列的抑制。当发生染色体重排和基因易位时，原癌基因可被激活。原癌基因在细胞中都定位于一定染色体位置上，在一些肿瘤中可见到异常染色体，在有些异常染色体上可见基因易位。常见的易位原癌基因有c-myc和c-abl等。基因易位造成易位基因的转录性激活。基因易位造成的另一种后果是产生融合基因，并导致异常融合蛋白的表达。

知识点5：细胞原癌基因的激活机制——基因扩增 副高：了解 正高：熟悉

基因扩增是指细胞原癌基因在细胞基因组内拷贝数的增加及其表达水平的提高，基因的剂量效应，使细胞无限制地生长，并向异常的方向分化。基因扩增是由于基因DNA的过多复制所致，常引起细胞核型改变，可出现双微粒体（DMs）和均匀染色区（HSRs）。DMs为微小的无着丝点的染色体结构。HSRs为缺乏正常明暗交替的染色带的染色体片段。DMs和HSRs代表扩增DNA的区域，可含多达几百个拷贝。基因扩增后，基因编码的蛋白也相应增加。在人胃癌、结肠癌等胃肠道肿瘤细胞中，发现c-myc大量扩增，出现高水平转录，细胞内有典型的DMs和HSRs。在具有DMS或HSH的直肠癌患者中c-myc含量是正常人的30倍。DMs和HSRs的出现是原癌基因扩增的标志，但基因扩增不一定伴有DMs和HSRs。已发现abl和N-myc基因扩增常伴有染色体重排和基因易位，ras基因在点突变后也可发生扩增，因此扩增也可继发于原癌基因重排或突变，成为一种继发性事件。

知识点6：细胞原癌基因的激活机制——插入激活 副高：了解 正高：熟悉

慢性转化型反转录病毒本身不含病毒癌基因，但却能致癌，这是由于此病毒的基因组两端含长末端重复序列（LTR）、内含启动子，当其插入至原癌基因附近，会使原癌基因表达增强。这种由不携带病毒癌基因的慢性转化型病毒通过其前病毒插入到细胞基因组而引起靶基因转录增强，称为插入诱变。经研究发现，前病毒不一定整合在原癌基因附近，即使整合到远端，其LTR也能发挥作用。在原发性肝癌中，乙型肝炎病毒（HBV）的病毒基因整合在肝细胞内细胞周期素A基因的附近，使后者mRNA水平明显升高，可能参与肝癌的发生。

知识点7：细胞原癌基因的激活机制——原癌基因的低甲基化 副高：了解 正高：熟悉

由于致癌物质能降低甲基化酶的活性，致癌物质的作用会使原癌基因的甲基化程度降低而导致癌症。

知识点8：细胞原癌基因的激活——与胃肠道肿瘤 副高：了解 正高：熟悉

细胞原癌基因在物理性因素、化学性因素和生物性因素等外界致癌因素的作用下，通过基因突变、易位、扩增、外源性序列的插入和甲基化，可使原癌基因的结构和/或调控序列发生改变，原癌基因被激活而成为癌基因或致癌基因，被激活的癌基因通过其编码蛋白量或质的改变而使细胞生长失控、分化不良、继而癌变。癌变是一个多阶段的序列化过程，在癌变不同阶段同时或相继有不同的原癌基因被激活，一种肿瘤往往有几种原癌基因被激活，而一种癌基因可参与不同类的肿瘤的发生。

常见原癌基因的激活方式和产生的胃肠道肿瘤见表1-3。

表1-3　常见原癌基因的激活方式和产生的胃肠道肿瘤

原癌基因	胃肠道肿瘤	激活方式
c-erb B2	胃癌	扩增
H-ras	胃癌	点突变
K-ras	肠癌、胰腺癌、胆囊癌	点突变
N-ras	肝癌	点突变
K-sam	胃癌	扩增
Src、fes	肠癌	—

知识点9：癌基因的协同作用　　副高：了解　正高：熟悉

在细胞癌变中，有时单个癌基因的激活不足以使细胞癌变，需要几个癌基因的协同作用才能使细胞癌变。人类结肠癌前期有ras基因点突变；胶质细胞瘤的癌前期有erbB2基因的点突变。如仅有ras或erbB2基因的点突变，无致癌剂继续作用而使其他癌基因激活，不能诱发肿瘤的发生。只有当致癌剂继续作用而使其他癌基因如myc或fos基因激活时才会使细胞发生癌变而形成肿瘤。在射线诱发的小鼠皮肤癌中，发现K-ras基因点突变和c-myc基因扩增同时存在。在人淋巴瘤中，首先由于基因易位和染色体重排，激活了有关癌基因，如myc基因等，阻碍B细胞或T细胞分化，以后加上其他癌基因的作用而导致肿瘤。一般认为在癌基因的协同作用中，如有不同类别的癌基因参与，则其转化细胞的作用增强，转化率也增加。

知识点10：抑癌基因失活的途径　　副高：了解　正高：熟悉

抑癌基因的作用是抑制细胞增殖、促进细胞分化和抑制细胞迁移，因此起负调控作用，通常认为抑癌基因的突变是隐性的。抑癌基因失活的途径有：①等位基因隐性作用。失活的抑癌基因之等位基因在细胞中起隐性作用，即一个拷贝失活，另一个拷贝仍以野生型存在，细胞呈正常表型。只有当另一个拷贝失活后才导致肿瘤发生，如Rb基因。②抑癌基因的显性负作用。抑癌基因突变的拷贝在另一野生型拷贝存在并表达的情况下，仍可使细胞出现恶性表型和癌变，并使野生型拷贝功能失活，这种作用称为显性负作用或反显性作用。如突变型p53和APC蛋白分别能与野生型蛋白结合而使其失活，进而转化细胞。③单倍体不足假说。某些抗癌基因的表达水平十分重要，如果一个拷贝失活，另一个拷贝就可能不足以维持正常的细胞功能，从而导致肿瘤发生。如DCC基因作为一个拷贝缺失就可能使细胞黏膜黏附功能明显降低，进而丧失细胞接触抑制，使细胞克隆扩展或呈恶性表型。

知识点11：原癌基因和抑癌基因的协同致恶变作用 副高：了解 正高：熟悉

在致癌物作用下，一个癌基因的激活可使细胞永生化。细胞永生化是引起细胞癌变的重要条件，形成肿瘤还需要使细胞分化受阻，这需要另一个癌基因的激活或抑癌基因的失活，只有细胞的增殖和分化都发生异常，才能使细胞完全转化恶变。癌变需要多个癌基因协作，这是因为胞膜和胞质中的癌基因产物需要通过细胞内信息传导系统将细胞外的刺激信号传至细胞核内，细胞核内癌基因又需通过转录因子改变其他基因的表达，而最终导致细胞癌变。

有些肿瘤的发生除需要原癌基因激活外，还需抑癌基因的失活或缺失。由于抑癌基因产物的作用为抑制细胞增殖和促进分化，抑癌基因的变化会失去上述作用而促进细胞癌变。在有些肿瘤中，肿瘤的发生主要还与抑癌基因的异常有关。胃肠道肿瘤的多基因改变见表1-4。

表1-4 胃肠道肿瘤的多基因改变

胃肠道肿瘤	原癌基因		抑癌基因	
	变 异	扩 增	杂合性缺失	变 异
食管癌	K-ras 0	Int-2 50%	p53 45%	p53 35%
胃癌				
高分化腺癌	K-ras 9%	c-erb B2 18%	APC 6%	APC 40%
低分化腺癌	K-ras 0	c-met 39%	p53 76%	p53 66%
结肠癌	K-ras 47%	c-erb B2 2%	p53 75%	p53 90%
			APC 35%	APC 70%
			DCC 73%	

肿瘤发生的多阶段过程和多基因改变的典型例子为结（直）肠癌的发生和发展。在结（直）肠癌形成过程中，由增生的上皮变成早期腺瘤常有APC基因或MCC基因的突变和缺失；由早期腺瘤发展至中期腺瘤有K-ras基因突变；由中期腺瘤发展至晚期腺瘤有DCC基因缺失；由晚期腺瘤发展至癌有p53基因突变和缺失，MMR基因的失活更使发生突变的K-ras、DCC和p53等基因无法进行修复，最终导致肿瘤转移。

知识点12：Cyr61基因促进胃肠道肿瘤发生发展的分子机制 副高：了解 正高：熟悉

Cyr61是CCN家族成员之一，在食管腺癌、胃癌、结（直）肠癌、肝癌、胰腺癌等消化系统肿瘤中起促进肿瘤细胞侵袭和转移的重要作用。经研究，Cyr61在Barrett食管及食管腺癌组织中表达明显上调，而且在食管腺癌组织中的表达明显高于Barrett食管；Cyr61在正常胃黏膜与非浸润性胃腺癌中很少检测到，而在浸润性胃腺癌常呈高表达，其表达水平与胃癌淋巴结转移、肿瘤分期、分化程度、早期复发状态虽正相关；在非家族性腺瘤性息肉病或非其他遗传性的早期结直肠癌的黏膜内，Cyr61等基因的表达水平较正常对照组明显上调，且互相独立表达；作为肿瘤标志物，Cyr61的表达水平在胰腺癌组织中超过正常水平的2倍，并且在腹膜转移时表达增高更加明显，转移灶中Cyr61的表达高于原发灶的2倍。肝癌组织中Cyr61的表达显著高于癌旁肝组织，高表达Cyr61的肝细胞癌分化较差，静脉浸润严重，提示Cyr61也与肝细胞的侵袭转移密切相关。

Cyr61促进胃肠道肿瘤发生发展的分子机制主要有：①激活信号传导通路，促进肿瘤的侵袭与转移。在胃癌中，Cyr61通过与其配体avβ3作用，激活NF-κB信号通路，诱导COX-2 mRNA、蛋白与酶活性的表达，从而促进胃癌细胞的侵袭和转移。在早期结直肠癌中表达的Cyr61通过与其配体avβ3作用，激活PBK/Akt信号通路，加快NF-κB的转录活性，促进细胞生长和迁移。②促进肿瘤新生血管形成，促进肿瘤的生长。Cyr61可能通过avβ3作用，诱导微血管内皮细胞的定向迁移，促进肿瘤的生长。

知识点13：PTEN基因及其分子机制　　副高：了解　正高：熟悉

10号染色体上缺失与张力蛋白同源的磷酸酶（PTEN）基因是迄今第一个具有磷酸酶活性的抑癌基因，也是继p53基因后发现的人类肿瘤中最常发生突变的抑癌基因。PTEN基因及其蛋白表达与一些胃肠道肿瘤发生发展、生物学行为和预后有密切关系。研究发现，晚期胃癌中PTEN基因的突变率为10%，而在癌前病变和早期胃癌中未发现PTEN基因突变；在约一半的肝癌患者存在PTEN基因的低表达或失表达，而PI3K/PTEN信号通路的损害可能是由非酒精性脂肪肝发展为原发性肝癌的原因之一；PTEN基因的表达下调可能参与了大肠癌的发生、浸润及淋巴结转移；PTEN蛋白在胆囊癌上皮细胞中的表达明显低于胆囊良性上皮细胞中的表达，而与其性别及年龄无显著关系，提示PTEN蛋白失活在胆囊病的发生发展中起重要作用。

PTEN主要是通过调节肿瘤信号转导通路的方式发挥其生物作用，受PTEN作用和影响的通路包括：①PI3K/AKT信号途径。②FAK/p130信号途径。③ERK/MAPK信号途径。此外，PTEN可通过对p53蛋白的调节影响肿瘤细胞的凋亡，即当细胞损伤或存在突变时，p53能诱导PTEN表达，增加表达的PTEN能够增进p53蛋白稳定性，促进细胞凋亡。

知识点14：p73基因及其分子机制　　副高：了解　正高：熟悉

p73基因是肿瘤抑制基因p53家族的新成员，其在编码蛋白的结构、功能及表达特征方面与p53有很多相似之处，但在其他方面有非常显著的差异。p73基因在肿瘤的发生和预后等方面具有重要意义，并可能参与部分消化系统肿瘤的发生发展的调控过程，p73的致癌机制主要有基因突变、异常表达和杂合性缺失。

p73是胃癌尤其是肠组织转化型胃癌发生的基因靶点，是胃癌癌变的起始基因变化，p73过表达可能参与了胃癌的细胞增殖、浸润及转移；p73基因在结肠腺癌中高表达，也与结直肠癌的发展阶段有关，是结直肠癌的早期事件之一；p73基因表达缺失可能与结（直）肠腺瘤的癌变有关，因而被认为是新的结肠癌基因；p73基因在与HCV相关的肝细胞癌（HCC）中过表达可能是其中的重要原因，推测p73基因在肝癌中的重要作用机制可能是参与了HCV蛋白质－蛋白质的相互作用。

知识点15：MRP-1基因——及其分子机制 副高：了解 正高：熟悉

动力相关蛋白-1（MRP-1/CD9）是判断结肠癌患者预后的一个指标。MRP-1/CD9表达阳性的肿瘤患者3年存活率明显高于CD9表达阴性的患者，且无病存活率也明显增高；MRP-1/CD9的表达与胰腺癌病理分级呈负相关，MRP-1/CD9表达阴性胰腺癌患者的总存活率明显低于MRP-1/CD9表达阳性者。MRP-1/CD9基因在胃癌组织中的表达明显低于癌前病变和炎性胃黏膜组织，在恶性度高、转移较早的弥漫型胃癌中的表达明显低于分化较好的肠型胃癌。

知识点16：未转移与已转移的胰腺癌及转移至淋巴结、肝的转移癌4组的KAI1基因的表达情况比较 副高：了解 正高：熟悉

未转移的胰腺癌组织中，KAI1基因的表达高于其他3组，而在淋巴结转移灶中的表达低于已转移的原发灶，肝转移灶的KAI1基因表达几乎缺失。肝癌中57.11%的肝细胞癌KAI1/CD82表达阳性，无肝内转移KAI1/CD82表达率高于伴肝内转移者。而在食管癌和胃癌中正常组织和癌组织中KAI1的表达无显著差异，KAI1可能与肿瘤分期或肿瘤分化程度无关。

知识点17：Runx3基因及其分子机制 副高：了解 正高：熟悉

Runx3是Runx家族的新成员，被认为是一个新的抑癌基因。Runx3蛋白是TGF-β信号通路下游的一个转录因子，在TGF-β/BMP信号转导中起独特作用，Runx3基因的高甲基化与杂合性缺失，可引起TGF-β/BMP信号传导紊乱，影响TGF-β的细胞生物学效应，尤其是对上皮细胞的生长抑制效应，促进肿瘤的发生和发展。研究发现，Runx3基因是胃上皮细胞生长和增殖的调控者。在45%～60%的胃癌中由于杂合性缺失和启动子区域的高甲基化，而出现Runx3基因的表达下调或表达缺失。因此，推测Runx3基因可能是抑制胃癌发生的关键基因。对胰腺癌和肝癌的研究也有类似的结论。

胃、十二指肠的
解剖与功能（2）

第二章　消化系统解剖与功能

第一节　食管的解剖与功能

知识点1：食管的解剖　　副高：掌握　正高：掌握

食管是连接咽喉至胃部之间的肌性管道，长25～30cm，解剖上可将其分为上、中、下三段。食管是从上向下自后向前，并稍向前倾斜，而不是直上直下的管道。食管有三个狭窄处：第一个狭窄是食管的起始部，距中切牙15cm；第二狭窄在与气管交叉处；第三狭窄位于食管与膈肌交界处，即膈肌食管裂口处。这三处狭窄是异物最容易滞留和卡住的地方。第二、三狭窄处也是肿瘤好发部位。

食管由黏膜、黏膜下层、肌层和外膜构成。食管无浆膜层，是术后易发生吻合口瘘的因素之一。食管的血液供应来自不同的动脉，尽管这些动脉间有交通支，但不丰富，特别是主动脉弓以上的部位血液供应尤其差，因此食管手术后愈合能力较差。

知识点2：食管的功能　　副高：掌握　正高：掌握

食管的主要功能是通过蠕动把食团输送到胃里，其不具有分泌和消化的功能。在正常情况下，食物从咽部到达胃的贲门所需时间是：固体食物6～9秒，液体约4秒。

食管是输送饮食的管道。通过食管壁的平滑肌有节律地收缩，将食团从食管上部向胃部推进。在食管蠕动过程中，食管下端的括约肌松弛，使食团得以进入胃，随之，该括约肌关闭以防胃内容物反流至食管。食管除运送食物外，在其下段，即距胃贲门4～6cm长的食管，还有防止胃内食物反流到食管的作用。这是因为，这一段食管内的压力一般比胃内压力高，起到了天然“阀门”的作用。当某些原因使抵抗反流的功能下降或消失时，胃内的胃酸就很容易反流到食管，重者可引起食管炎症、食管糜烂，甚至食管溃疡。

第二节　胃的解剖与功能

知识点1：胃的解剖　　副高：掌握　正高：掌握

胃是消化系统的重要器官，上连食管，下续十二指肠，有收纳食物、分泌胃液、消化食物的作用，而且还具备分泌功能。胃的大小、形态、位置可因其充盈程度、体位、年龄和体型等状况而有不同，成人胃的容量为1000～3000ml，在中等度充盈时，长度为25～30cm。

胃大部分位于左季肋区，小部分位于腹上区。胃的位置常因体型、体位、胃内容物的多少及呼吸而改变，有时胃大弯可达脐下甚至盆腔。

胃有上下二口，大小二弯，前后二壁，并分为四部。胃的入口即胃的上口，称贲门，上接食管。胃的出口即胃的下口，称幽门，与十二指肠相接。胃小弯凹向右后上方，相当于胃的右上缘。胃小弯在近幽门处有一凹陷，称为角切迹，此角在钡剂造影时为胃小弯的最低处，是胃体与幽门部在胃小弯的分界。胃大弯起始于贲门切迹，此切迹为食管左缘与胃大弯起始处所构成的夹角。胃大弯从起始处显弧形凸向左上方，形成胃底的上界，其后胃大弯凸向左前下方，形成胃的下缘。胃在空虚时有明确的前后壁，充盈时胃就不存在明显的前后壁。

知识点2：胃的分区——贲门　　副高：掌握　正高：掌握

贲门位于食管与胃交界处，在第11胸椎左侧，其近端为食管下端括约肌，位于膈食管裂孔下2～3cm，与第7肋软骨胸骨关节处于同一平面。食管腹段与胃大弯和交角叫贲门切迹。该切迹的胃黏膜面有贲门皱襞，具有防止胃内容物向食管反流的作用。贲门部为贲门周围的部分，与胃的其他部分无明显的分界线。

知识点3：胃的分区——胃底　　副高：掌握　正高：掌握

胃底位于胃的最上部分，在贲门至胃大弯水平连线之上。胃底上界为横膈，其外侧为脾，食管与胃底的左侧为His角。胃底指贲门切迹平面以上膨出的部分，其中含有空气，于X线片上可见气泡，在放射学中称胃泡。

知识点4：胃的分区——胃体　　副高：掌握　正高：掌握

胃体是胃底以下的部分，其左界为胃大弯，右界为胃小弯；胃小弯垂直向下突然转向，其交界处为胃角切迹，胃角切迹到对应的胃大弯连续为其下界。胃体所占面积最大，含大多数壁细胞。

知识点5：胃的分区——胃窦　　副高：掌握　正高：掌握

胃窦部为胃角切迹向右至幽门的部分，主要为G细胞。

知识点6：胃的出口——幽门　　副高：掌握　正高：掌握

幽门位于第1腰椎右侧，幽门括约肌连接胃窦和十二指肠。幽门为胃的出口，连续十二指肠，相连处的浆膜表面见一环形浅沟，幽门前静脉沿此沟的腹侧面下行，该静脉是术中区分胃幽门与十二指肠的解剖的标志。幽门部可分为左侧部较膨大的幽门窦，临床上称此处为胃窦；右侧部近幽门处呈管状的幽门管，幽门管长2～3cm。胃溃疡和胃癌易发生于幽门窦近胃小弯处。

知识点7：胃的毗邻 副高：掌握 正高：掌握

胃前壁左侧与左半肝邻近，右侧与膈邻近，其后壁隔网膜囊与胰腺、左肾上腺、左肾、脾、横结肠及其系膜相邻，胃的前后壁均有腹膜覆盖，腹膜自胃大、小弯移行到附近器官，即为韧带和网膜。

知识点8：肝胃韧带与肝十二指肠韧带 副高：掌握 正高：掌握

肝胃韧带连接胃小弯和肝左叶下横沟，肝十二指肠韧带连接十二指肠与肝门，共同构成小网膜，为双层腹膜结构。肝十二指肠韧带中含胆总管、肝动脉和门静脉。

知识点9：胃结肠韧带 副高：掌握 正高：掌握

胃结肠韧带为4层腹膜结构，连接胃和横结肠，向下延伸为大网膜。大网膜后层与横结肠系膜的上层相连，在横结肠肝区与脾区处，两者之间相连较松，容易解剖分离；而在中间，两者相连较紧。解剖胃结肠韧带时，注意避免伤及横结肠系膜中的结肠中动脉。

知识点10：胃脾韧带和胃膈韧带 副高：掌握 正高：掌握

胃脾韧带连接脾门与胃大弯左侧，内有胃短动脉；胃膈韧带由胃大弯上部胃底连接膈肌，全胃切除手术时，游离胃贲门及食管下段需切断此韧带。

知识点11：胃胰韧带 副高：掌握 正高：掌握

胃胰韧带位于胃后方，小网膜囊的后壁上，循胃左动脉的走行而形成一个半月形的皱襞，从腹腔动脉起始处向上至胃、贲门，是手术时显露胃左动脉和腹腔动脉的标志。胃窦部后壁连接胰头颈部的腹膜皱襞。此外，胃小弯贲门处至胰腺的腹膜皱襞，其内有胃左静脉。在门静脉高压时，血液可经胃左静脉至食管静脉、奇静脉流入上腔静脉，可发生食管胃底静脉曲张。

知识点12：胃左动脉 副高：掌握 正高：掌握

胃左动脉起于腹腔动脉，是腹腔动脉的最小分支，是胃的最大动脉。胃左动脉左上方经胃胰腹膜皱襞达贲门，向上发出食管支与贲门支，向下沿胃小弯在肝胃韧带中分支到胃前后壁，在胃角切迹处与胃右动脉相吻合，形成胃小弯动脉弓。15%～20%的左肝动脉起自胃左动脉，与左迷走神经肝支一起到达肝脏，这是左肝叶唯一动脉血流。于根部结扎胃左动脉，可导致急性左肝坏死，手术时应注意。

知识点13：胃右动脉 副高：掌握 正高：掌握

胃右动脉起源自胃十二指肠动脉或肝固有动脉，行走至幽门上缘，转向左，在肝胃韧带中沿胃小弯，从左向右，沿途分支至胃前、后壁，到胃角切迹处与胃左动脉吻合。

知识点14：胃网膜左动脉 副高：掌握 正高：掌握

胃网膜左动脉起于脾动脉末端，从脾门经脾胃韧带进入大网膜前叶两层腹膜间，沿胃大弯左行，有分支到胃前后壁及大网膜，分布于胃体部大弯侧左下部，与胃网膜右动脉吻合，形成胃大弯动脉弓。

知识点15：胃网膜右动脉 副高：掌握 正高：掌握

胃网膜右动脉起自胃十二指肠动脉，在大网膜前叶两层腹膜间沿胃大弯由右向左，沿途分支到胃前后壁及大网膜，与胃网膜左动脉相吻合，分布至胃大弯左半部分。

知识点16：胃短动脉和胃后动脉 副高：掌握 正高：掌握

胃短动脉是脾动脉末端的分支，一般4~5支，经胃脾韧带至胃底前后壁；胃后动脉系动脉分支，一般1~2支，自胰腺上缘经胃膈韧带，到达胃底部后壁。

知识点17：左膈下动脉 副高：掌握 正高：掌握

左膈下动脉自腹主动脉分出，沿胃膈韧带，分布于贲门和胃底上部。胃大部切除术后左膈下动脉对残胃血供有一定作用。胃的动脉间有广泛吻合支，如结扎胃网膜左动脉、胃网膜右动脉、胃左动脉及胃右动脉4条动脉中的任何3条，只要胃大弯、胃小弯动脉弓未受损，胃仍能得到良好血供。

知识点18：胃的静脉 副高：掌握 正高：掌握

胃的静脉与各同名动脉伴行，均汇入门静脉系统。①胃左静脉：即胃冠状静脉，其血液可直接或经过脾静脉汇入门静脉。②胃右静脉：途中收纳幽门前静脉，位于幽门与十二指肠交界处前面上行进入门静脉。③胃网膜左静脉：回流入脾静脉。④胃网膜右静脉：回流入肠系膜上静脉。⑤胃短静脉：经胃脾韧带入脾静脉。⑥胃后静脉：经胃膈韧带，注入脾静脉。

远端脾肾静脉吻合术能有效地为胃食管静脉曲张减压，足以证明胃内广泛的静脉吻合网络。

知识点19：胃的淋巴引流　　副高：掌握　正高：掌握

胃壁各层具有丰富的毛细淋巴管，起始于胃黏膜的固有层。在黏膜下层、肌层和浆膜下层内交织成网，分别流入各胃周淋巴结，最后均纳入腹腔淋巴结而达胸导管。淋巴引流一般伴随血管而行，汇入以下胃周四个淋巴结区。①胃左淋巴结区：贲门部、胃小弯左半和胃底的右半侧前后壁，分别注入贲门旁淋巴结、胃上淋巴结，最后到腹腔淋巴结。②胃右淋巴结区：胃幽门部、胃小弯右半的前后壁，引流入幽门上淋巴结，由此经肝总动脉淋巴结，最后注入腹腔淋巴结。③胃网膜左淋巴结区：胃底左半侧和胃大弯左半侧分别注入胃左下淋巴结、脾门淋巴结及胰脾淋巴结，最后进入腹腔淋巴结。④胃网膜右淋巴结区：胃大弯右半及幽门部，引流入胃幽门下淋巴结，然后沿肝总动脉淋巴结，流入腹腔淋巴结。

知识点20：支配胃的神经——副交感神经　　副高：掌握　正高：掌握

胃的副交感神经来自迷走神经，迷走神经（神经核位于第四脑室基底）自延髓橄榄后沟出脑，经颈静脉孔出颅至颈部经颈动脉鞘进入纵隔障，形成几个分支围绕食管，到膈食管裂孔上方融合成左右迷走神经，于贲门处左迷走神经位前，约在食管中线附近浆膜深面，手术时需切开此处浆膜，方可显露。右迷走神经位后，于食管右后方下行。前干在贲门前分为胃前支和肝支，胃前支伴胃左动脉在小网膜内距胃小弯约1cm处右行，一般发出4～6支到胃前壁，于角切迹处形成终末支称为鸦爪支，分布于幽门窦及幽门管前壁。肝支在小网膜内右行入肝。后干在贲门背侧分为胃后支和腹腔支。胃后支沿胃小弯行走，分支分布于胃后壁，其终末支也呈鸦爪状分布于幽门窦和幽门管后壁。腹腔支随胃左动脉起始段进入腹腔神经丛。后迷走神经有分支分布于胃底大弯侧称为Grassi神经或罪恶神经，壁细胞迷走神经切断术时，应予切断，以减少复发。迷走神经大部分纤维为传入型，将刺激由肠传入脑，胃的牵拉感和饥饿感冲动，则由迷走神经传入延髓，手术过度牵拉，强烈刺激迷走神经可致心脏骤停。迷走神经各胃支在胃壁神经丛内换发节后纤维，支配胃腺和肌层，通过乙酰胆碱作为传递增强胃运动和促进胃酸和胃蛋白酶分泌。选择性迷走神经切断术是保留肝支和腹腔支的迷走神经切断术，壁细胞迷走神经切断术保留肝支、腹腔支和前后鸦爪支，仅切断支配壁细胞的胃前支和胃后支及全部胃壁分支。减少胃酸分泌，既可达到治疗溃疡的目的，又可保留胃的排空功能及避免肝、胆、胰、肠功能障碍。

知识点21：支配胃的神经——交感神经　　副高：掌握　正高：掌握

胃交感神经节前纤维起自脊髓T_5～T_{10}，经交感神经至腹腔神经丛内腹腔神经节，节后纤维沿腹腔动脉系统分布于胃壁，其作用为抑制胃的分泌和蠕动，增强幽门括约肌的张力，并使胃的血管收缩。胃的痛感冲动随交感神经，通过腹腔丛交感神经干进入$T_5 \sim T_{10}$封闭腹腔神经丛可阻断痛觉传入。包括感觉神经、运动神经以及由它们发出的神经纤维和神经细胞共同构成肌间丛、黏膜下神经丛。胃的运动神经包括交感神经与副交感神经，前者的作用是抑制胃的分泌和运功功能，后者是促进胃的分泌和运动功能。胃的交感神经与副交感神经纤维共同在肌层间和黏膜下层组成神经网，以协调胃的分泌和运动功能。

知识点22：胃壁的细微结构——浆膜层 副高：掌握 正高：掌握

浆膜层是覆盖在胃表面的腹膜，由结缔组织和间皮组成，形成各种胃的韧带，与邻近器官相连接，于胃大弯处形成大网膜。

知识点23：胃壁的细微结构——肌层 副高：掌握 正高：掌握

浆膜下较厚的固有肌层由3层不同方向的平滑肌组成。外层纵行肌与食管外层纵行平滑肌相连，在胃大小弯处较厚；中层环行肌，在幽门处增厚形成幽门括约肌；内层斜行肌，胃肌层内有Auerbach神经丛。

知识点24：胃壁的细微结构——黏膜下层 副高：掌握 正高：掌握

肌层与黏膜之间有丰富的血管淋巴网，含有自主神经Meissner丛，是胃壁内最富于胶原的结缔组织层。

知识点25：胃壁的细微结构——黏膜层 副高：掌握 正高：掌握

胃壁内形成数条较大的皱襞，其表面被浅沟划分成很多形状不规则的黏膜隆起区，称胃小区。胃小区表面分布许多小的凹陷，称胃小凹，整个胃黏膜约有350万个胃小凹，每个小凹底部有3～5条胃腺开口，黏膜层包括表面上皮、固有层和黏膜肌层。

知识点26：黏膜层的表面上皮结构 副高：掌握 正高：掌握

黏膜腔面及胃小凹表面均衬以单层柱状上皮，细胞核位于基底部，细胞质染色浅呈透明状。这种细胞分泌特殊的黏液样物质，故又称表面黏液细胞，其分泌的黏液不能被盐酸所溶解。表面黏液细胞不断退化死亡脱落，再由小凹深部和胃腺颈部未成熟的表面黏液细胞不断增殖并向上移动加以补充，每4～5天更新1次。

知识点27：黏膜层的固有层结构 副高：掌握 正高：掌握

黏膜层的固有层由细密的结缔组织组成。含有较多的淋巴细胞、浆细胞及嗜酸性粒细胞。有时可见孤立淋巴小结。固有层被大量排列紧密的胃腺所占据。根据部位和结构小同，可将胃腺分为胃底腺、贲门腺和幽门腺。

（1）胃底腺：分布于胃底和胃体的固有层内，是一种较长的管状腺，故通常把它分为颈部、体部和底部，底部常有2～3个分支。胃底腺由壁细胞、主细胞、颈黏液细胞和内分泌细胞组成。①壁细胞：分泌盐酸和内因子，主要在胃底和胃体。少量在幽门窦近侧。②主细胞：分泌胃蛋白酶原，主要在胃底或胃体。③黏液细胞：分泌黏液。④内分泌细胞：G细胞分泌胃泌素，D细胞分泌生长抑素，EC细胞释放5-羟色胺呈嗜银或嗜银染色。

（2）贲门腺：位于贲门部固有层内的黏液腺。

（3）幽门腺：位于幽门部固有层内，亦为黏液腺。幽门腺有较多的分泌细胞。

知识点28：黏膜层的黏膜肌层结构　　副高：掌握　正高：掌握

黏膜肌层分内环、外纵两层。黏膜肌层的收缩和弛缓可改变黏膜形态，有助于胃腺分泌物排出。

知识点29：胃的生理功能　　副高：掌握　正高：掌握

胃具有运动和分泌两大功能。从生理观点，胃分为近端胃和远端胃。近端胃包括贲门、胃底部和胃体部，有着接纳、储藏食物和分泌胃酸的功能。远端胃相当于胃窦部，分泌碱性胃液，同时将所进食物磨碎，与胃液混合搅拌，达到初步消化的作用，形成食糜，并逐步分次地自幽门排至十二指肠。

知识点30：胃的运动功能　　副高：掌握　正高：掌握

食物由胃进入十二指肠的过程称为胃排空。食物从胃完全排空需4～6小时，以往认为幽门及幽门括约肌的自律性是控制胃排空与十二指肠内容物向胃反流的最主要因素，这一传统观点现已被完全更新。实验证明幽门括约肌并不具有充分管制食物通过幽门的作用。幽门窦、幽门括约肌和十二指肠第一部在解剖结构与生理功能上成为一个统一体，三者紧张性改变和对胃蠕动波到达时产生的反应具有一致性，由于幽门括约肌收缩持续时间比其他二者长，因此可阻止十二指肠内容物的倒流。胃内液体食物的排空取决于幽门两侧的胃和十二指肠内的压力差。固体食物必须先经胃幽门窦研磨至直径在2mm以下，并经胃内的初步消化，固体食物变为液态食糜后方能排空至十二指肠。胃既有接纳和储存食物的功能，又有泵的功能。胃底和胃体的前部运动较好，主要功能为储存食物。胃体的远端和胃窦有较明显的运动，其功能是研磨食物，使食物与胃液充分混合，逐步排入十二指肠。

知识点31：胃的容受性舒张　　副高：掌握　正高：掌握

咀嚼和吞咽食物时刺激口腔、咽和食管的感受器，通过迷走神经反射地使胃底和胃体的胃壁舒张，准备接纳入胃食物，这种现象称为容受性舒张。胃容量由空腹时50ml进食后增加到500～5000ml而胃腔内的压力变化不大。胃底和胃体的平滑肌纤维具有弹性，其长度较原来增加2～3倍，可容纳比原来体积大数十倍的食物。胃的容受性舒张是通过迷走神经的传入和传出通路反射实现的。这个反射中，迷走神经的传出通路是抑制性纤维，其末梢释放的递质既非乙酰胆碱，也非去甲肾上腺素，而可能是某种肽类物质。此外，胃头区（胃底和胃体上1/3）有持续缓慢性收缩和胃底波，保持一定压力有利于食物缓慢向尾区（胃体下2/3和胃窦）移动。

知识点32：胃的蠕动

副高：掌握 正高：掌握

食物进入胃后约5分钟蠕动即开始。蠕动是从胃的中部开始，有节律地向幽门方向进行。胃饱满时，尾区的运动主要是蠕动。胃的基本电节律起源于胃体大弯侧近端1/3和远端2/3连接处的纵行肌，为起搏点由此沿胃体和胃窦向幽门方向扩散，节律约3次/分，其速度越近胃窦越快，大弯侧略快于小弯侧。这样将胃内容物向前推移，蠕动波到达胃窦时，速度加快。蠕动的生理意义：一方面是食物与胃液充分混合，以利于胃液发挥消化作用；另一方面则可搅拌和粉碎食物，并推进胃内容物通过幽门向十二指肠移行。

知识点33：胃的排空

副高：掌握 正高：掌握

胃的排空是食物由胃排入十二指肠的过程。胃蠕动将食糜送入终末胃窦时，胃窦内压力升高，超过幽门和十二指肠压力，使一部分食糜送入十二指肠，由于终末胃窦持续收缩，幽门闭合，而终末胃窦处压力持续升高，超过胃窦近侧内压力，食糜（颗粒直径>1mm）又被持续收缩送向近侧胃窦，食糜反复推进与后退，食糜与消化液充分混合，反复在胃内研磨，形成很小颗粒（颗粒直径<0.5cm），待幽门开放，十二指肠松弛时，再使一部分食物进入十二指肠，待下一蠕动波传来时再行重复。胃的排空率受来自胃和十二指肠两方面因素的控制。

知识点34：胃内食物量对胃的排空率的影响

副高：掌握 正高：掌握

胃内容物作为扩张胃的机械刺激，通过壁内神经反射或迷走-迷走神经反射，引起胃运动的加强。一般食物由胃排空的速率和留在胃内食物量的平方根成正比。食物的渗透压和化学成分也对排空产生影响。糖类的排空时间较蛋白质类短，脂肪类食物排空时间最长，胃完全排空时间通常为4～6小时。

知识点35：促胃液素对胃排空的影响

副高：掌握 正高：掌握

扩张刺激以及食物的某些成分，主要是蛋白质消化产物，可引起胃窦黏膜释放促胃液素（又称胃泌素），促胃液素除了引起胃酸分泌外，对胃的运动也有中等程度的刺激作用，可提高幽门泵的活动，但使幽门舒张，因而对胃排空有重要的促进作用。

知识点36：肠－胃反射对胃运动的抑制　　副高：掌握　正高：掌握

十二指肠壁上存在多种感受器，酸、脂肪、渗透压及机械扩张，都可刺激这些感受器，反射性地抑制胃运动，引起胃排空减慢，这个反射称为肠－胃反射。肠－胃反射传出冲动可通过迷走神经、壁内神经，甚至可通过交感神经等几条途径传到胃。肠－胃反射对酸的刺激特别敏感，当pH值降到3.5时反射即可引起，它抑制幽门泵的活动，从而阻止酸性食糜进入十二指肠。

知识点37：十二指肠产生的激素对胃排空的抑制　　副高：掌握　正高：掌握

过量的食糜，特别是酸或脂肪由胃进入十二指肠，可引起小肠黏膜释放几种不同的激素，抑制胃的运动，延缓胃的排空。促胰液素、抑胃肽等都具有这种作用，统称为肠抑胃素。

知识点38：神经对胃运动的调节　　副高：掌握　正高：掌握

（1）迷走神经为混合性神经，其内脏运动（副交感）纤维主要通过神经递质如乙酰胆碱刺激平滑肌运动。迷走神经所含的内脏感觉纤维使胃底在进食时产生容受性舒张。

（2）交感神经主要是通过胆碱能神经元释放神经递质或直接作用于平滑肌细胞而抑制胃平滑肌运动。

知识点39：胃液的成分——盐酸　　副高：掌握　正高：掌握

胃液中的盐酸称为胃酸，为胃的壁细胞分泌的物质。胃分泌盐酸的能力取决于壁细胞的数量和功能状态。胃液中H^+的最大浓度可高至170mmol/L，比血液H^+的浓度高百万倍以上。壁细胞内的H^+由水解离而来，依靠分泌小管侧细胞膜上的离子泵或H^+-K^+-ATP酶，将H^+主动转入小管内，同时将小管内的K^+置换进入细胞，血浆Cl^-通过壁细胞进入小管内与H^+结合成HCl。

壁细胞基膜上有胆碱能、促胃液素和组胺受体。迷走神经胆碱能兴奋可直接作用于壁细胞胆碱能受体分泌盐酸，也可通过中间神经元刺激胃窦部神经递质胃泌素释放肽或蛉蟾肽（蛙皮素）分泌。胃泌素可通过血液循环直接作用于壁细胞胃泌素受体，促进胃酸分泌。局部刺激胃肥大细胞分泌组胺，直接作用于壁细胞组胺受体分泌胃酸。

盐酸的作用为激活胃蛋白酶原；杀灭胃内细菌，使胃和小肠内呈无菌状态；盐酸到小肠后引起胰泌素释放，促进胰液胆汁和小肠液分泌；盐酸的酸性环境有助于小肠对铁和钙的吸收。

知识点40：胃液的成分——胃蛋白酶原　　副高：掌握　正高：掌握

胃腺的主细胞产生胃蛋白酶原，幽门腺和Brunner腺也可分泌胃蛋白酶原，经胃酸的作用，胃腔内pH值降为5.0以下，无活性的胃蛋白酶原能变为活性的胃蛋白酶。pH值为1.8～3.5时酶的活性最强，随着pH值升高，其活性降低，pH值6以上时则被灭活。此外胃蛋白酶原可通过分离出小分子多肽的途径，自我激活为胃蛋白酶，分子量由42500降至35000。

胃蛋白酶是一种内肽酶，能水解摄入食物中的蛋白质肽键，产生多肽和氨基酸较少，促胃液素、组胺及迷走神经兴奋等刺激胃酸分泌的因素，也能促使胃蛋白酶原分泌。阿托品则抑制其分泌。

知识点41：胃液的成分——内因子

副高：掌握　正高：掌握

内因子是壁细胞分泌的一种糖蛋白，能与维生素B_{12}相结合，在回肠远端黏膜吸收，保护维生素B_{12}不被小肠水解酶破坏。缺乏内因子时，维生素B_{12}吸收不良，影响红细胞生成，产生巨幼红细胞性贫血。增加胃酸蛋白酶原分泌的因素，同样能增加内因子分泌。

知识点42：胃液的成分——黏液

副高：掌握　正高：掌握

胃黏膜上皮细胞、胃腺体黏液颈细胞以及贲门腺和幽门腺均分泌黏液，黏液无色透明为碱性，主要为糖蛋白，还有黏多糖、黏蛋白等。黏膜上皮分泌的黏液呈胶冻状，黏稠度甚大，覆盖胃黏膜表面，为不溶性黏液。胃腺体分泌的黏液为透明水样液体，为可溶性黏液。

黏液与胃黏液分泌HCO_3^-组成“黏液碳酸氢盐屏障”保护胃黏膜，胃腔内H^+向胃壁扩散，通过胶冻黏液层的速度很慢，H^+和HCO_3^-在此层中和，因此黏液层腔侧的pH值为2，呈酸性，而上皮细胞侧pH值为7，呈中性或偏碱性，使胃蛋白酶丧失分解蛋白质的作用，有效地防止H^+逆向弥散，使胃黏膜免受H^+侵袭。

知识点43：胃液分泌的调节

副高：掌握　正高：掌握

胃液分泌分为基础分泌和刺激性分泌。基础分泌又称消化间期分泌，是指不受食物刺激时的基础胃液分泌，其量甚小。基础分泌调节因素主要是迷走神经张力和胃泌素释放，胃液呈中性或碱性。刺激性分泌又称消化期分泌，可以分为三个时相：①迷走相或称头相。②胃相。③肠相。

知识点44：刺激性分泌的时相——头相

副高：掌握　正高：掌握

食物的气味、形状和声音对视觉、嗅觉、听觉等刺激通过大脑皮质以条件反射形式引起胃液分泌，食物在口腔咀嚼和吞咽，刺激口腔、咽和食管的感受器，也能引起胃液分泌，由于这些感受器主要集中在头面部位，其传出神经为迷走神经，通过末梢释放乙酰胆碱引起胃酸分泌，称为头相分泌。头相分泌的分泌量大，占餐后泌酸量的20%～30%，酸度高，胃蛋白酶含量更高。此外，迷走神经兴奋胃窦部释放胃泌素，通过血液循环作用于壁细胞使胃酸分泌增加。引起胃泌素释放的迷走神经纤维非胆碱能可能是肽类物质，不能被阿托品阻断，胃迷走神经切断后，头相分泌则消失。

知识点45：刺激性分泌的时相——胃相 副高：掌握 正高：掌握

食物进入胃底和胃体，膨胀对胃壁引起机械性刺激，通过迷走神经兴奋和壁内神经丛的局部反射，增加胃酸分泌，食物特别是蛋白质消化产物，直接作用于胃窦部G细胞，大量释放胃泌素特别是肥大细胞释放组胺，促使壁细胞分泌大量增加，这种分泌称为胃相分泌。胃相分泌的特点为胃液量大，酸度高，胃蛋白酶含量较低。胃内盐酸的浓度对胃液分泌呈负反馈调节，pH＞3时分泌增加，pH为1.2～1.5时，胃液分泌明显抑制，盐酸通过刺激D细胞释放生长抑素，抑制胃泌素及胃酸分泌，并能直接抑制G细胞，减少胃泌素释放。十二指肠溃疡患者胃酸高于正常，但其胃相分泌中，胃泌素并不降低，可能与反馈机制缺陷有关。

知识点46：刺激性分泌的时相——肠相 副高：掌握 正高：掌握

食物进入十二指肠和空肠近端，十二指肠黏膜释放促胃液素，空肠黏膜释放肠泌酸素，氨基酸在小肠吸收后也能引起胃液分泌，称为肠相分泌。但胃液分泌量较小，占餐后胃酸分泌量的5%～10%。盐酸对十二指肠黏膜刺激，使其释放促胰液素、缩胆囊素、脂肪消化产物也能刺激十二指肠黏膜释放抑胃肽，这些肠抑胃素均能抑制胃液分泌。另外，这些胃肠激素对胃运动和胃排空也有调节作用，胃排空受神经和体液因素的调控。胃肠激素在这两方面均发挥重要作用，它们以内分泌、神经内分泌或作为肽能神经递质等方式对胃排空进行精细调节。

知识点47：内源性物质对胃液分泌的影响 副高：掌握 正高：掌握

胃液的分泌受一些内源性物质的影响，包括①乙酰胆碱：大部分支配胃的副交感神经节后纤维末梢释放乙酰胆碱。乙酰胆碱直接作用于壁细胞膜上的胆碱能受体，引起盐酸分泌增加。该作用能被胆碱能受体阻断药（如阿托品）阻断。②促胃液素：主要由胃的G细胞分泌，释放后通过血液循环作用于壁细胞，刺激其分泌盐酸。③组胺：产生组胺的细胞是存在于固有膜中的肥大细胞，正常情况下，胃黏膜恒定地释放少量组胺，通过局部弥散到邻近的壁细胞，刺激其分泌。以上3种内源性促分泌物，一方面可通过各自在壁细胞上的特异性受体，独立地发挥刺激胃酸分泌的作用，另一方面，三者又相互影响，具有协同作用。

第三节 十二指肠的解剖与功能

知识点1：十二指肠的位置 副高：掌握 正高：掌握

十二指肠是小肠最上段的部分，始于胃幽门，位于第1腰椎右侧，呈C形，包绕胰头部，于十二指肠空肠曲处与空肠相接，位第2腰椎左侧，长25～30cm。

知识点2：十二指肠与其他小肠的不同 副高：掌握 正高：掌握

与其他小肠不同处：部位较深，紧贴腹后壁1～3腰椎的右前方；较固定，除始末两处外，均在腹膜后；肠腔较大；与胰胆管关系密切。

知识点3：十二指肠的分部——球部 副高：掌握 正高：掌握

幽门向右并向后上，到肝门下胆囊颈处转向下，形成十二指肠上曲，接第二段降部，长5cm，近端一半有大小网膜附着，为十二指肠球部，属腹膜内位，能活动，其余部分在腹膜外，无活动性。此段上方为肝方叶、胆囊及肝十二指肠韧带，其下方为胰头，后方为胆总管、胃十二指肠动脉、门静脉通过，与下腔静脉间仅隔一层疏松结缔组织。球部黏膜面平坦无皱襞，钡剂X线检查呈三角形阴影，前壁溃疡易穿孔，涉及结肠上区，后壁溃疡穿孔则累及网膜囊。

知识点4：十二指肠的分部——降部 副高：掌握 正高：掌握

十二指肠降部始于十二指肠上曲，沿腰椎右侧垂直下降至第3腰椎转向右形成十二指肠下曲，接第三段水平部，长7～8cm，位于腹膜外，横结肠及系膜于其前跨越，后方为右肾及右输尿管，内侧为胰头，胆总管末端降部黏膜多为环状皱襞，其后内侧壁有纵行皱襞，下端为Vater乳头，位于降部中、下1/3交界处。胆总管、胰管开口于此，其左上方1cm处另见一小乳头为体胰管开口处，胃十二指肠动脉的分支胰十二指肠上动脉支行走于胰头与十二指肠降部沟内。

知识点5：十二指肠的分部——水平部 副高：掌握 正高：掌握

十二指肠的水平部长12～13cm，从十二指肠下曲开始，于输尿管、下腔静脉、腰椎和主动脉前方，水平方向至第3腰椎左侧，位于腹膜外，上方为胰头，前方右侧为腹膜，左侧为空回肠系膜根部跨越，肠系膜上动脉于水平部前下降进入肠系膜根部。如肠系膜上动脉起点过低，可引起肠系膜上动脉压迫症（Wilkes综合征）。肠系膜上动脉分支胰十二指肠下动脉位于胰腺及水平部上缘沟内。

知识点6：十二指肠的分部——升部 副高：掌握 正高：掌握

十二指肠的升部为水平部向左上斜升，到达第2腰椎左侧折转向下前和左侧形成十二指肠空肠曲，与空肠相连，长2～3cm。十二指肠空肠曲左缘，横结肠系膜下方，为十二指肠悬韧带，即屈氏韧带，韧带较小呈三角形的肌纤维组织带，伸入腹膜后，位于胰腺和脾静脉后，左肾静脉前由左右膈脚在腹膜后附着于末端十二指肠上缘，有时达附近空肠。小肠梗阻探查时或胃空肠吻合时均需以十二指肠空肠曲为标记，由于十二指肠被坚硬的腹膜固定，因此有时在严重的腹部钝性损伤时，易挤压至脊柱而致撕裂。

知识点7：十二指肠的血管——动脉 副高：掌握 正高：掌握

十二指肠的血供主要来自胰十二指肠上动脉和胰十二指肠下动脉，胰十二指肠上动脉是胃十二指肠的分支，又分为胰十二指肠上前动脉和胰十二指肠上后动脉，分别沿胰头前后与十二指肠降部间沟内下行。胰十二指肠下动脉是肠系膜上动脉分支，也分为前后两支，沿胰头前后与十二指肠水平部间沟内上行，分别与相应的胰十二指肠上前、后动脉吻合，形成前后两动脉弓，于腹腔动脉和肠系膜上动脉间形成广泛动脉吻合网。由于胰头和十二指肠均由此二动脉供应，因此不可能单独切除胰头或十二指肠，十二指肠周围丰富的动脉吻合网，要靠外科结扎或动脉栓塞1～2支主要血管，达到控制十二指肠后壁溃疡出血是非常困难的。此外十二指肠上部尚有来自胃十二指肠动脉的十二指肠上动脉和十二指肠后动脉以及胃网膜右动脉和胃右动脉的小分支供应。

知识点8：十二指肠的血管——静脉 副高：掌握 正高：掌握

十二指肠静脉多与相应动脉伴行，除胰十二指肠上后静脉直接汇入门静脉外，其他静脉均汇入肠系膜上静脉。

知识点9：十二指肠的淋巴引流 副高：掌握 正高：掌握

十二指肠淋巴引流一般与血管伴行，原发性十二指肠癌可直接侵犯或通过淋巴浸润胰腺，通常首先扩散到十二指肠周围淋巴结和肝脏，胰腺癌转移往往到十二指肠上曲和十二指肠后淋巴结。

知识点10：十二指肠的神经 副高：掌握 正高：掌握

十二指肠内部神经支配源自Auerbach神经丛和Meissner神经丛，副交感神经来自迷走神经的前支和腹腔支。交感神经来自腹腔神经节的内脏神经。

知识点11：十二指肠壁的微细结构 副高：掌握 正高：掌握

小肠是消化和吸收的重要部位，绒毛和肠腺是与小肠功能相适应的特殊结构。十二指肠作为小肠的一部分，也具有小肠管壁的典型四层结构，包括黏膜、黏膜下层、肌层和浆膜层。在距幽门2～5cm处的小肠壁上开始出现环形皱襞，它是黏膜和黏膜下层共同向肠腔突出所形成的，在十二指肠的远侧部及空肠近侧部最发达。黏膜表面可见许多细小的突起，称肠绒毛，由上皮和固有层共同向肠腔突出而形成。绒毛根部的上皮向固有层内凹陷形成肠腺。绒毛及肠腺的上皮相连续，肠腺直接开口于肠腔。

知识点12：十二指肠壁的微细结构——肠绒毛 副高：掌握 正高：掌握

肠绒毛长0.5～1.5mm，形状不一，十二指肠绒毛呈叶状。上皮覆盖绒毛的表面，为单层柱状上皮，大部分是吸收细胞，少部分是分泌黏液的杯状细胞，作用为分泌黏液，对黏膜有保护和润滑作用。固有层是绒毛的中轴，由细密的结缔组织构成，其中含有较多的淋巴细胞、浆细胞、巨噬细胞、嗜酸性粒细胞等，并有丰富的毛细血管，以利于氨基酸和葡萄糖的吸收。在绒毛中央可见中央乳糜管，可收集运送上皮细胞吸收进来的脂肪。

知识点13：十二指肠壁的微细结构——肠腺 副高：掌握 正高：掌握

肠腺又称肠隐窝，是小肠上皮在绒毛根部下陷至固有层而形成的管状腺，开口于相邻绒毛之间，构成肠腺的细胞有杯状细胞、吸收细胞、未分化细胞、内分泌细胞和帕内特细胞。杯状细胞和吸收细胞与肠绒毛的上皮细胞相同。未分化细胞通过不断分裂增殖，从肠腺下部向绒毛顶端迁移以补充绒毛顶端脱落的吸收细胞和杯状细胞。帕内特细胞则具有合成蛋白质和多糖复合物的功能。十二指肠除含有普通肠腺外，黏膜下层还有分支管泡状的十二指肠腺，又称Brunner腺，开口于普通肠腺的底部，它是一种黏液腺，腺细胞可以产生中性糖蛋白及碳酸氢盐，可保护十二指肠黏膜免受胃酸和胰液的侵袭。十二指肠腺还分泌尿抑胃素，能强烈抑制胃酸分泌并刺激小肠上皮生长转化过程。

知识点14：十二指肠肠腺的分泌 副高：掌握 正高：掌握

十二指肠黏膜下层中十二指肠腺分泌碱性液，内含黏蛋白，黏稠度很高，保护十二指肠黏膜上皮，不被胃酸侵蚀。全部小肠黏膜均有肠腺，又称Lieberkuhn腺，分泌小肠液。

知识点15：十二指肠黏膜上皮内S细胞的分泌 副高：掌握 正高：掌握

十二指肠黏膜上皮内，S细胞能分泌胰泌素，使胰腺导管上皮细胞分泌大量水分和碳酸氢盐，胰液分泌量大为增加，酶的含量不高。S细胞还能刺激肝胆汁分泌，胆盐不增加，抑制胃酸分泌和胃的运动。胰泌素分泌受十二指肠腔内pH值调节，当pH＜4.5，十二指肠黏膜即分泌，否则即反馈性抑制，与胆囊收缩素有协同作用。

知识点16：十二指肠黏膜上皮内I细胞的分泌 副高：掌握 正高：掌握

十二指肠黏膜上皮内，I细胞能分泌缩胆囊素，引起胆囊强烈收缩，Oddi括约肌松弛，促使胆囊内的胆汁排放，促进胰酶分泌，促进胰组织蛋白质和核糖核酸合成对胰腺组织有营养作用，抑制胃酸分泌延迟胃排空，十二指肠腔内脂肪和蛋白质激起缩胆囊素分泌。

知识点17：十二指肠黏膜上皮内K细胞的分泌　　副高：掌握　正高：掌握

十二指肠黏膜上皮内，K细胞分泌抑胃肽（GIP），抑制胃酸分泌及胃蠕动，葡萄糖和脂肪可促使其分泌，进食糖类后可加强胰岛素分泌。

知识点18：十二指肠黏膜上皮内D细胞的分泌　　副高：掌握　正高：掌握

十二指肠黏膜上皮内，D细胞分泌生长抑素，对胃肠功能起抑制作用，胃液分泌和动力，胆囊收缩，小肠动力和血流量，胰高血糖素，胰岛素以及胰多肽均呈抑制作用，可用以治疗食管静脉曲张出血、肠外瘘及消化性溃疡等。

知识点19：十二指肠黏膜上皮内EC细胞的分泌　　副高：掌握　正高：掌握

十二指肠黏膜上皮内，EC细胞分泌胃动素，十二指肠及小肠内的肠嗜铬细胞释放促胃液素，可定时调节肠移行性运动综合波（MMC）。

知识点20：十二指肠的运动　　副高：掌握　正高：掌握

十二指肠和小肠的运动有紧张性收缩、分节运动和蠕动三种形式，使食糜与消化液充分混合，进行化学性消化，并向远端推进。小肠平滑肌的基本电节律起搏点位于十二指肠近胆管入口处的纵行肌细胞，其频率为11次/分，在禁食时或消化间期，小肠的运动形式为移行性运动综合波（MMC），以一定间隔于十二指肠发生，沿着小肠向远端移行，周期性一波又一波进行。

十二指肠运动的调节，除纵行肌和环行肌间内在神经丛起主要作用，一般副交感神经的兴奋加强肠运动，而交感神经兴奋起抑制作用。但有时要依肠肌当时的状态决定。除神经递质乙酰胆碱和去甲肾上腺素外，肽类激素如脑啡肽、P物质和5-羟色胺均有兴奋作用。

第四节　胰腺的解剖与功能

知识点1：胰腺的解剖结构　　副高：掌握　正高：掌握

胰腺狭长、扁平，略呈菱形。成年人的胰腺长12～15cm，重70～110g，可分为头、颈、体、尾四部。胰头位于十二指肠的C形弯曲内，紧贴十二指肠。胰颈、体、尾位于腹后部，胰尾一直向左延伸到脾脏的胃面。

知识点2：胰腺的血供 副高：掌握 正高：掌握

胰腺有丰富的血供，主要来源于腹主动脉和肠系膜上动脉的分支。前、后胰十二指肠上动脉是胃十二指肠动脉和腹主动脉的分支；而前、后胰十二指肠下动脉来自肠系膜上动脉。这些血管通常位于胰头和十二指肠间的沟内，并发出分支供给胰腺和十二指肠。此外，脾动脉也是胰腺血供的另一主要来源。其有大量细小分支，其中较大的3条分支为胰背动脉、胰大动脉和胰尾动脉。

知识点3：胰腺的毗邻 副高：掌握 正高：掌握

胰腺所有的静脉都汇入门静脉系统。胰静脉引流胰尾的血液进入脾静脉。胰十二指肠静脉与其相应的动脉邻近，汇入脾静脉或者直接汇入门静脉。

知识点4：胰腺的淋巴系统 副高：掌握 正高：掌握

胰腺的淋巴系统与其伴随的动、静脉相邻。大部分淋巴管将淋巴液引流入胰脾淋巴结，而一些淋巴管汇入胰十二指肠淋巴结，还有一些汇入肠系膜上动脉源头附近的主动脉前淋巴结。

知识点5：胰腺的神经系统 副高：掌握 正高：掌握

内脏传出神经通过迷走神经、内脏神经形成的肝脏和腹腔神经丛来支配胰腺。迷走传出神经纤维穿过这些神经丛，不形成突触，最后终止于胰腺小叶间区的副交感神经节。神经节后纤维直接支配腺泡、胰岛和胰管。

知识点6：胰腺的组织学特点 副高：掌握 正高：掌握

胰腺集内、外分泌器官为一体。胰腺的内分泌部主要在胰岛。其A、B、D和PP细胞分别分泌胰高血糖素、胰岛素、生长抑素和胰多肽。

胰腺外分泌部由腺泡和导管组成。导管上皮由立方形细胞组成，延伸到腺泡腔内。有时可见到突入腺泡腔内的泡心细胞，其位于导管上皮与腺泡之间。泡心细胞与导管上皮细胞功能相似，都可分泌铁离子与水分子。此外，它们还含有碳酸酐酶，碳酸酐酶能分泌碳酸氢盐。小导管渐汇成小叶间导管，最后汇入主胰管，将胰液排入十二指肠。

腺泡可为球形、管状，或其他不规则形状。腺泡细胞具有合成、储存和分泌消化酶的能力。其基底外侧膜上分布着激素或神经递质的受体，可接受激素或神经递质对胰酶分泌的刺激。细胞核及合成蛋白质的粗面内质网也位于细胞基底侧。胰酶颗粒是消化酶的储存形式，位于细胞顶端。腺泡细胞顶部表面还有微绒毛。在微绒毛和细胞质内，顶端质膜以下，有一种丝状肌动蛋白的网状组织。因此，近顶端区域是腺泡细胞与其他细胞或颗粒的最大区别，可用于鉴别腺泡细胞。细胞分泌物最终排入腺泡腔内。细胞间还有各种连接形成，既可作为物质屏障，又可作为通信通道。其中，紧密连接在细胞顶端形成一条带状物，防止大分子通过。连接复合体也是阻止水分子和铁离子通过的可渗透屏障。

知识点7：胰腺外分泌物质的非有机成分　副高：掌握　正高：掌握

胰腺外分泌物质的非有机成分主要为水、钠盐、氯化物和碳酸氢盐。水和铁的分泌主要是为了将消化酶运送到肠腔，并有助于中和排入十二指肠的胃酸。

在促胰液素刺激下，胰管大量分泌含碳酸氢盐的胰液，所以胰腺中的碳酸氢盐和氯化物浓度会随之改变。由于即使腺泡在刺激状态下的分泌流速也较小，所以胰液中铁离子浓度接近于其在刺激分泌时胰管液体中的浓度。

促胰液素是通过激活腺苷酸环化酶，增加导管细胞内的环磷酸腺苷水平来刺激分泌的。而环磷酸腺苷则通过激活导管腔膜上的Cl^-通道来增加碳酸氢盐的分泌。Cl^-通道是囊性纤维化跨膜转导调节因子，它的活化使Cl^-主动分泌入导管腔。腔内氯化物水平增加又导致Cl^-/HCO_3^-逆向转运，使腔内Cl^-减少、HCO_3^-增加。导管细胞的基底外表面还有Na^+-K^+的逆向转运、Na^+-K^+-ATP酶、H^+-ATP酶和K^+通道。除了顶部的Cl^-通道，环磷酸腺苷还调控基底外侧的K^+通道。激素刺激下，腺泡细胞顶部的Cl^-通道和基底外侧的K^+通道活化驱动分泌，顶部的Cl^-/HCO_3^-逆向转运和其他基底外侧的载体有助于导管腔碳酸氢盐的分泌及维持细胞内正常pH。

知识点8：胰腺外分泌物质的有机成分　副高：掌握　正高：掌握

人类胰腺合成蛋白质（大多为消化酶）的能力很强，主要是蛋白水解酶、淀粉水解酶、脂肪水解酶及核酸酶。一些酶有不同的存在形式，如阳离子和阴离子胰蛋白酶原。可消化胰腺的酶储存在胰腺中，并以非活化的前体形式分泌入肠腔。这些酶都在肠腔内激活，刷状缘上的糖蛋白肽酶、肠激酶通过水解分子的N端片段活化胰蛋白酶原。而活化的胰蛋白酶进一步催化激活没有活性的其他蛋白酶原。

除了消化酶，腺泡细胞还分泌胰蛋白酶抑制剂，它含有56个氨基酸残基，通过在胰蛋白酶催化部位附近与其结合形成相对稳定的复合物来使其失活。胰蛋白酶抑制剂可灭活胰腺或胰液中自动催化形成的胰蛋白酶。

知识点9：胰淀粉酶的功能　副高：掌握　正高：掌握

胰淀粉酶可消化食物中的淀粉和糖原，主要水解C_1与氧原子间的1,4-糖苷键。淀粉酶不能水解淀粉中的1,6-糖苷键，所以其水解产物为麦芽糖、麦芽三糖及含1,6-糖苷键的α-糊精。淀粉酶还需要小肠内刷状缘酶才能完全水解产物。

知识点10：胰腺分泌的脂肪酶的功能

副高：掌握 正高：掌握

胰腺分泌三种脂肪酶，分别为脂肪酶（或三酰甘油脂肪酶）、磷脂酶A_2和羧酸酯酶。①三酰甘油脂肪酶。该脂肪酶结合于三酰甘油油滴的油/水界面，并将三酰甘油水解成两个脂肪酸分子和一个单酰甘油，而脂肪酸又被酯化成甘油，胆盐和其脂肪酶有助于其完全发挥作用。②磷脂酶A_2。该脂肪酶催化脂肪酸酯中的磷酸卵磷脂所在的键，此键断裂形成游离脂肪酸及溶血磷脂胆碱。③羧酸酯酶。此脂肪酶可以水解多种脂类物质，如胆固醇酯、脂溶性维生素酯、三酰甘油、二酰甘油及单酰甘油。

知识点11：胰腺分泌的蛋白酶的功能

副高：掌握 正高：掌握

胰腺分泌各种蛋白酶，它们都在小肠被激活。活化的形式包括胰蛋白酶、胰凝乳蛋白酶和弹性蛋白酶。这些都是内肽酶，分解与特定氨基酸相邻的特定肽键。另外，胰液中还含有羧肽酶。它们都是外肽酶，分解蛋白碳端的肽键。

知识点12：胰腺消化酶的合成

副高：掌握 正高：掌握

胰腺消化酶是在粗面内质网合成的。根据信号假说，通过信使RNA的翻译合成可输出的蛋白。新合成的蛋白在内质网中进行修饰，包括二硫键形成、硫酸化、磷酸化和糖基化。这些构象变化使蛋白在内质网中形成第三及第四级结构。然后，合成中的蛋白被转运到高尔基复合体进行翻译后修饰（糖基化）。高尔基复合体还为这些新合成的蛋白分类并将其转运到不同的细胞区域：消化酶被转运到酶原颗粒；溶酶体水解酶则被送到溶酶体。由于甘露糖-6-磷酸盐是特定受体的识别部位，这种分选功能是通过将甘露糖-6-磷酸盐加到蛋白质的低聚糖上实现的。溶酶体酶的甘露糖-6-磷酸盐与其受体结合后最终形成囊泡将携带溶酶体酶的复合体转运至溶酶体。在溶酶体中，受体与酶分离后再次回到高尔基复合体重复前面的循环。

知识点13：胰腺消化酶的分泌

副高：掌握 正高：掌握

胰腺消化酶通过出胞作用进入腺泡腔。出胞作用的过程包括分泌颗粒移动到腺泡细胞顶端的表面，与质膜融合，腺泡细胞的细胞骨架系统参与了出胞作用。激素对胰酶分泌的持续刺激通常依赖细胞外钙的流入。

知识点14：腺泡细胞基底外侧质膜上G蛋白结合受体的分类

副高：掌握 正高：掌握

腺泡细胞的基底外侧质膜上有缩胆囊素（CCK）、促胃泌素释放肽（GRP）、乙酰胆碱、P物质、血管活性肠肽（VIP）和促胰液素受体，它们都是G蛋白结合受体，有7个疏水跨膜片段。根据刺激分泌的方式不同，这些受体分为两大类。VIP和促胰液素是其中一类。这些激素与腺泡细胞上的受体结合，激活腺苷酸环化酶，增加细胞内的环磷酸腺苷（cAMP）水平，然后通过依赖cAMP的蛋白激酶来刺激酶的分泌。CCK、GRP、乙酰胆碱和P物质刺激膜磷酸肌醇的代谢，增加胞质内游离钙离子浓度。这些物质动员钙的能力都源于它们对磷酸肌醇的作用。

知识点15：胰腺生理　　副高：掌握　正高：掌握

在非消化期，胰液分泌很少。消化期间胰腺的分泌是周期性的，与胃肠移行性肌电复合波（MMC）相互配合。胃、十二指肠动力增加时，常出现胰酶分泌高峰。

进食开始后，胰液分泌即开始，可分为头期、胃期和肠期。食物是胰液分泌的自然因素，胰液的分泌受神经和激素双重控制。

知识点16：促进胰液分泌的激素——胰泌素　　副高：掌握　正高：掌握

由小肠上皮S细胞所分泌的27肽，可刺激胰腺分泌碳酸氢盐和水，从而使胰液量增加，胰泌素刺激胰酶分泌的作用较弱。

引起胰泌素释放的因素有盐酸、蛋白质分解产物、脂肪酸、迷走神经等。由小肠上皮细胞分泌和存在于胰液中的胰泌素释放肽（SRP），可刺激胰泌素释放，在胰腺外分泌的正反馈调节中起了重要作用。当肠道引起胰泌素释放的 $pH<4.5$，胰泌素释放增加。

知识点17：促进胰液分泌的激素——缩胆囊素　　副高：掌握　正高：掌握

缩胆囊素（CCK）主要由小肠上皮I细胞分泌，人体内主要是含有33个氨基酸的CCK。它可刺激胰酶分泌，对水和碳酸氢盐的分泌也有兴奋作用，但较弱。在生理条件下，CCK调节胰酶分泌的靶细胞主要是迷走神经而不是胰腺腺泡细胞。

引起CCK释放的因素有脂酸、脂肪、蛋白质分解产物、迷走神经及小肠内酸化。小肠内胰酶，如糜蛋白酶、胰蛋白酶、弹性硬蛋白酶等含量增加，CCK分泌量减少，负反馈调节胰酶分泌。

知识点18：CCK调节胰酶分泌的激活途径　　副高：掌握　正高：掌握

CCK受体分为CCK-A和CCK-B受体。一般认为通过CCK-A受体介导胰酶的分泌。其激活途径有：①对胰腺腺泡有直接刺激作用，CCK通过激活腺泡细胞膜上的鸟苷酸环化酶，从而生成cGMP，作为第二信使起中介作用，钙离子对于CCK的刺激也起中介作用。②作用于迷走神经的传入纤维上的CCK-A受体，增加迷走传入神经的冲动，促进乙酰胆碱的释放，刺激胰酶分泌。此冲动的潜伏期短，阿托品可抑制内源性CCK刺激的胰外分泌的80%。

知识点19：促进胰液分泌的激素——血管活性肠肽 副高：掌握 正高：掌握

胰腺内神经末梢含有血管活性肠肽（VIP），其具有神经传递功能。盐酸、脂肪、乙醇可促进VIP释放。VIP对胰腺的作用类似胰泌素，VIP与相应受体结合，可增加腺苷酸环化酶的活性，导致cAMP合成增加，促进胰腺碳酸氢盐的分泌。

知识点20：促进胰液分泌的激素——一氧化氮 副高：掌握 正高：掌握

一氧化氮（NO）是位于中枢和外周神经系统的非胆碱能非肾上腺素能（NANC）神经元的神经递质，在胰泌素和CCK引起的胰液分泌中，NO是内皮血管舒张因子，可增加胰腺的血流量，调节胰腺泡cGMP形成和Ca^{2+}内流。

知识点21：促进胰液分泌的其他激素 副高：掌握 正高：掌握

胃泌素释放肽、蛙皮素等，可通过胰腺腺泡上的特异性受体介导，引起胰酶的分泌。糖皮质激素对胰腺腺泡细胞酶原颗粒形成有促进作用。其他刺激胰酶分泌的激素有甲状旁腺激素，心房利钠因子（ANF）、生长激素释放因子（GRF）、神经降压素（NT）等。

知识点22：抑制胰液分泌的因素 副高：掌握 正高：掌握

抑制胰液分泌的因素包括以下四类。①第一类包括抑制性神经递质，如CGRP、NPY、P物质、甘丙肽及儿茶酚胺。它们通过旁分泌和内分泌起作用。②第二类为胰腺内分泌细胞释放的抑制性肽，如胰多肽、生长抑素、胰高血糖素、胰抑制素。它们通过抑制激素的释放和胰内神经系统的神经递质和/或减少胰内血流起作用。③“真正抑制性激素”，它们的抑制性作用不受内脏神经和迷走神经的影响，如PYY。④胰腺分泌的潜在抑制剂，是循环中的抑制性制剂，如TRH、血管加压素，它们可直接抑制胰腺分泌碳酸氢盐和水。

知识点23：抑制胰液分泌的因素——生长抑素 副高：掌握 正高：掌握

生长抑素（SST）是D细胞合成的14肽，它抑制CCK和胰泌素刺激的胰腺基础分泌，使基础胰液分泌减少，碳酸氢盐、胰液量、胰蛋白排出量明显减少。生长抑素抑制胰酶分泌的作用较其抑制碳酸氢盐的作用更强。生长抑素一方面直接作用于生长抑素受体，减少胰液分泌；另一方面通过抑制G蛋白，阻滞了CCK-RP刺激的CCK释放。

知识点24：抑制胰液分泌的因素——胰多肽 副高：掌握 正高：掌握

胰多肽是由PP细胞分泌的36肽。进食、胃扩张、小肠内酸化、低血糖等均可引起迷走胆碱能神经兴奋及CCK的释放，引起血中胰多肽增加。小剂量胰多肽促进胰酶和电解质的分泌，大剂量胰多肽对于胰泌素、CCK和迷走神经所刺激的胰腺分泌呈现抑制作用，它通过减少乙酰胆碱的释放和促进生长抑素的释放及减少胰腺血流量实现上述作用。胆碱能受体阻断药阿托品可抑制胰多肽的分泌。

知识点25：抑制胰液分泌的其他因素　副高：掌握　正高：掌握

胰高血糖素抑制胰蛋白酶、胰脂肪酶和碳酸氢盐分泌，剂量越大，抑制越明显，其作用机制是通过促进生长抑素释放及降低迷走胆碱能神经的活性而起抑制作用。去甲肾上腺素可导致胰血管收缩，抑制胰外分泌。降钙素、多肽YY也可抑制胰酶和碳酸氢盐的分泌。

知识点26：乙酰胆碱发挥作用的途径　副高：掌握　正高：掌握

胰腺内释放的乙酰胆碱可通过以下途径发挥作用：①直接作用在胰腺腺泡（或同时作用在导管细胞）的毒蕈碱受体上，增加二酰甘油和二磷酸肌醇的浓度，导致细胞内钙增加，刺激碳酸氢盐和胰酶的分泌。②促进胃酸分泌和胃排空，使十二指肠酸化，促进小肠内胃肠激素的释放。③扩张血管，强化胰对刺激肽的反应。④促进小肠激素的释放。

知识点27：肾上腺素能神经发挥作用的途径　副高：掌握　正高：掌握

肾上腺素能神经可通过两条途径发挥作用：①引起胰内血管收缩，减少胰内血流，减少胰分泌。②胰管收缩，直接抑制腺泡细胞分泌酶原颗粒，减少胰酶的分泌。

知识点28：胰液分泌的局部神经通路的调节　副高：掌握　正高：掌握

上段小肠内理化因素启动十二指肠-胰反射，促进胰腺分泌，当迷走神经的传入功能丧失后肠胰反射起代偿作用。在食糜刺激下，黏膜局部释放5-羟色胺，通过旁分泌方式直接刺激迷走传入神经末梢，通过迷走胆碱能神经反射促使细胞释放增加，胰腺分泌增加。

第五节　胆管系统的解剖

知识点1：肝管和肝总管　副高：掌握　正高：掌握

左右肝管分别自肝左右叶引出，在肝门稍下方汇合成肝总管，后者沿肝十二指肠韧带右前缘下行，与胆囊管汇合后，移行为胆总管。成人肝总管直径为0.5cm，长2～4cm。肝管可能存在变异，较常见的是副右肝管，单独从肝门右侧出肝，可开口于胆囊管、肝管或胆总管，术中容易误伤。

知识点2：胆囊

副高：掌握 正高：掌握

胆囊呈梨形附着在肝的脏面胆囊窝处，大小约8cm×3cm，可贮存50ml左右的胆汁，胆囊分颈、体、底3部分，颈部呈袋状扩大，称Hartmann袋，又称胆囊壶腹。胆囊结石常嵌于此袋内。

知识点3：胆囊管

副高：掌握 正高：掌握

胆囊管是胆囊颈向下延续而成的，直径约0.3cm，长2～3cm。胆囊管内可见螺旋状黏膜皱囊，称为Heister瓣。它既可作为一内支架，防止胆囊管扭曲，也可以调节胆汁从胆囊管进出胆囊时的流动方向。胆囊管大多数在肝总管右侧呈30°与其汇合，但也有不少变异，有的与肝总管平行下降一段甚至到达胆总管中下段再汇入，有的迂曲走行在肝总管前、左或后侧汇入，有的在高位汇入。

知识点4：胆总管

副高：掌握 正高：掌握

胆总管是由肝总管与胆囊管汇合而成的，其直径为0.5～0.8cm，长度为7～9cm，由以下四部分组成：①十二指肠上段，从胆总管起始部到十二指肠球部上缘。②十二指肠后段，位于十二指肠球部后方。③胰腺段，位于胰头部实质内或背侧沟内。④十二指肠壁内段，位于十二指肠降部内后侧壁中，长1.5～2cm，斜行。

知识点5：胆管系统的血液供应和神经支配

副高：掌握 正高：掌握

胆总管的血液供应主要来自胃十二指肠动脉的分支。胆囊动脉约85%源自肝右动脉，少部分变异者可源自肝左动脉、肝固有动脉和胃十二指肠动脉。正常胆囊动脉从肝右动脉发出后，从肝管后方到达胆囊颈部左缘，然后再分为深浅两支，分别供应深处的肝床面及浅处的游离面。胆管系统分布着丰富的神经纤维，迷走神经和交感神经纤维由腹腔神经丛分出，沿胆囊动脉走行分布。

约80%的胆总管先与主胰管汇合，形成长2～7mm的共同通道，然后再开口于十二指肠乳头。剩下的20%则与主胰管分别进入十二指肠。胆总管在进入十二指肠前，局部扩张，形成壶腹，称为Vater壶腹。十二指肠壁内段和壶腹部的外面由一环形平滑肌围绕，称Oddi括约肌，它能自主舒缩，对控制胆总管开口和防止十二指肠液的反流起重要作用。

知识点6：消化道管壁的层次结构

副高：熟练掌握 正高：熟练掌握

消化道管壁的层次结构分别为：①第1层强回声带，相当于黏液与黏膜层。②第2层低回声带，相当于黏膜固有层、黏膜肌层。③第3层强回声带，相当于黏膜下层。④第4层低回声带，相当于固有肌层。⑤第5层强回声带，相当于浆膜及浆膜外组织产生的界面波。

知识点7：胆管、胆囊的层次结构 副高：熟练掌握 正高：熟练掌握

胆管、胆囊的层次结构分别为：①第1层强回声带，相当于黏膜层。②第2层低回声带，相当于固有肌层。③第3层强回声带，相当于浆膜层。

第六节 小肠与结肠的解剖与功能

知识点1：小肠的整体结构 副高：掌握 正高：掌握

小肠是食物消化、吸收的主要部位，是消化管中最长的一段，成年人全长为5～7m。其上端从幽门起始，下端在右髂窝与结肠相接，分为十二指肠、空肠和回肠三部分。十二指肠固定在腹后壁。空肠和回肠形成很多肠袢，盘曲于腹膜腔下部，被小肠系膜系下腹后壁，此部分称为系膜小肠。系膜小肠的上端起自十二指肠空肠曲，下端在右髂窝续于盲肠，盘曲形成许多肠袢，全长3～5m，前2/5为空肠，后3/5为回肠。

知识点2：十二指肠的位置和形态 副高：掌握 正高：掌握

十二指肠是小肠的起始部，长20～25cm。其全长呈“C”形包绕着胰头。十二指肠除始、末两端外，大部分为腹膜后位，在平第1腰椎与第3腰椎之间紧贴于腹后壁。十二指肠包括以下四部分。①上部：自幽门向右并稍向上后行，达胆囊颈部，长约5cm。在与幽门相接的起始段，除后面外其余均有腹膜被覆，而远侧段仅前方有腹膜遮盖。②降部：长约7cm，在胆囊颈下方（十二指肠上曲）续于上部，于$L_{1\sim3}$右侧下行，至L_3下缘转向左，移行于十二指肠水平部。③水平部：长10～12cm，横行向左，横过下腔静脉、右输尿管和第3腰椎体的前方，至腹主动脉前面移行于升部。④升部：长2～3cm，起始后沿脊柱左侧上升至第2腰椎左缘，急转向前下形成十二指肠空肠曲续于空肠。该曲借十二指肠悬肌固定于腹后壁。十二指肠悬肌表面有腹膜被覆形成皱襞，叫作十二指肠悬韧带，是手术中确定空肠起点的重要标志。

知识点3：十二指肠的毗邻 副高：掌握 正高：掌握

十二指肠上部的上缘有肝十二指肠韧带系于肝门，前上方与肝脏和胆囊颈相靠近，下方与胰头相贴，前方为胆囊，后方有胆总管、门静脉、胃十二指肠动脉经过，与下腔静脉间仅隔以薄层结缔组织。

十二指肠降部的前方毗邻肝和横结肠，横结肠系膜附着于其中部，后方与右肾、下腔静脉相邻，外侧缘邻近结肠右曲，内侧缘与胰头、胆总管相邻，胆总管和胰管斜穿肠壁汇合后开口于后内壁。

十二指肠水平部的后面有下腔静脉、腹主动脉经过，前面有肠系膜上动、静脉跨过，上方贴胰，下方邻空肠。

十二指肠升部的前面毗邻小肠袢，后面与左交感干和左腰大肌相邻，右侧为肠系膜上动、静脉和胰头，左侧有左肾及左输尿管，上方靠近胰体。

知识点4：十二指肠的结构特点 副高：掌握 正高：掌握

十二指肠壁具有消化管典型的4层结构。上部的起始端约2cm，肠黏膜较平坦，管壁薄、管腔大，称为十二指肠前庭。在钡剂X线透视时，上部的第1环皱襞与幽门瓣间形成底向幽门的三角形阴影，叫作十二指肠球部，是十二指肠溃疡的好发部位。十二指肠其余各部管壁较厚，有较密集的皱襞，在降部中段后内侧壁有一纵皱襞，由胆总管和胰管斜穿肠壁所引起，称为十二指肠纵襞。纵襞下端形成十二指肠大乳头，是胆总管和胰管的共同开口处，其上方2～3cm处有一小乳头，为副胰管的开口处。

知识点5：空肠和回肠的位置和形态 副高：掌握 正高：掌握

空肠和回肠位于横结肠下方由结肠所围成的框圈内。一般认为空肠位于左腰部和脐部，回肠位于脐部和右髂窝部，还有一小部分伸入小骨盆腔内。空、回肠均由肠系膜系于腹后壁，肠系膜的附着缘叫系膜缘，是血管神经出入肠壁处。该处与肠系膜之间形成一个三角形间隙，叫系膜三角。空肠壁厚，肠腔口径较大，血管较丰富，活体色泽较红；回肠壁薄，肠腔口径较小，血管较少，色泽较浅。

知识点6：空、回肠肠壁的构造特点 副高：掌握 正高：掌握

小肠壁具有管状器官的4层结构。小肠黏膜和黏膜下层向肠腔内突出形成许多环形或螺旋形皱襞，叫作环皱襞。环皱襞在空肠高而密，在回肠较低略稀疏。环皱襞上生有许多小肠绒毛，为绒毛状小突起。环皱襞和绒毛增大了肠黏膜的表面积，利于小肠的消化和吸收。黏膜内有许多淋巴小结，突向黏膜表面，数个淋巴小结集聚形成孤立淋巴滤泡，约米粒大，分布于全小肠。在回肠末端，20～30个淋巴小结聚集形成集合淋巴滤泡，既向肠腔黏膜表面突出，又向黏膜下层侵入，多排列在系膜缘的对侧，是肠伤寒的易侵部位。

知识点7：空、回肠的血液供应 副高：掌握 正高：掌握

空、回肠动脉发自肠系膜上动脉，行于肠系膜内，分支构成1～5级动脉弓，最后以直管动脉自系膜缘处进入小肠壁，与肠管纵轴呈垂直方向。空、回肠的静脉与动脉伴行，最后汇入肠系膜上静脉。肠系膜内丰富的血管弓保证小肠在处于不同位置时的血液供给，使血液能均匀地进入肠壁，但直管动脉间的吻合甚少，尤其是肠系膜缘的对侧肠壁血运较差，所以在行小肠部分切除术时除扇形切断肠系膜外，还应切除稍多的系膜相对缘的肠管，即在原扇

形的基础上加大20°角左右切除小肠，以保证剩余小肠的系膜相对缘的血液供给。空、回肠的静脉与动脉伴行，最后汇入肠系膜上静脉。

知识点8：空、回肠的神经支配　　副高：掌握　正高：掌握

空、回肠的神经纤维来自腹腔神经丛。它们在肠系膜上动脉壁的周围形成肠系膜上丛，并随动脉分支分布于肠壁。交感神经抑制肠蠕动和腺体分泌，副交感神经在肌间或黏膜下神经丛换神经元，节后纤维促进肠蠕动和腺体分泌。肠的感觉纤维分别伴随交感或副交感纤维将感觉冲动传至脊髓（10～11节段）和脑干。

知识点9：盲肠的位置　　副高：掌握　正高：掌握

盲肠是结肠的起始部，在右髂窝内，位置可随充盈度不同而有改变。盲肠上接升结肠，内下方与阑尾相接。左端续于回肠，后方为髂肌，内侧与右侧腰大肌、生殖股神经和输尿管相邻；前方与腹股沟韧带外侧半的上部和腹前壁毗邻。

知识点10：盲肠的回盲瓣　　副高：掌握　正高：掌握

回盲瓣是指回肠末端突入盲肠处形成的上下两个半月形皱襞。回肠末端的环形平滑肌在回盲瓣处增厚，具有括约肌的功能，其既能控制回肠食糜进入盲肠的速度，又能防止结肠内容物反流到回肠，可使食物在小肠得到充分的消化和吸收。在回盲瓣的下方约2cm处，有阑尾腔的开口。

知识点11：阑尾的位置和形态　　副高：掌握　正高：掌握

阑尾附属于盲肠，形似蚯蚓，又称蚓突，位于回盲瓣下方约2cm处。阑尾腔远端为盲端，近端为阑尾口，与盲肠相通。阑尾口下缘有一半月形黏膜皱襞，称阑尾瓣，具有防止异物或粪块坠入腔内的作用。阑尾的长度因人而异，一般长6～8cm，短者仅数毫米，长者可达30cm。阑尾的外径0.5～1.0cm，管腔狭小，排空欠佳。

知识点12：阑尾根部和阑尾末端的位置　　副高：掌握　正高：掌握

阑尾根部的位置较恒定，三条结肠带向下，均延伸到阑尾根部，是手术时寻找阑尾的重要标志。阑尾根部的体表投影以右髂前上棘至脐连线的外、中1/3交界处为标志，称为麦氏点。阑尾炎时该点有压痛。阑尾末端的位置常有变化，可在回肠前、回肠后、盲肠后、盲肠下以及向内下延伸至骨盆腔入口处等，中国人阑尾以回肠后位和盲肠后位较多见。此外，还有高位阑尾、低位阑尾、盲肠后阑尾、腹膜外位阑尾等。阑尾系膜呈三角形，较阑尾短，故阑尾常呈盘曲状，内含血管、淋巴管和神经，是易患阑尾炎的形态基础。

知识点13：结肠的结构和血供 副高：掌握 正高：掌握

结肠上接盲肠，终于直肠，呈“M”形围绕在空回肠的周围，可分为升结肠、横结肠、降结肠和乙状结肠四个部分。横结肠和乙状结肠为腹膜外位器官，借系膜连于腹后壁，活动度较大。升结肠和降结肠为腹膜内位器官，借腹膜固定于腹后壁，活动度小。结肠的血供主要来自肠系膜上、下动脉。其中左半结肠动脉来自肠系膜下动脉，右半结肠动脉来自肠系膜上动脉。

知识点14：升结肠的位置 副高：掌握 正高：掌握

升结肠直径为6cm，全长12～20cm，续于盲肠，位于右髂窝处，至肝下方向左弯形成结肠肝曲而移行于横结肠。升结肠无系膜，借疏松结缔组织与腹后壁相贴，位置较固定。

知识点15：横结肠的位置 副高：掌握 正高：掌握

横结肠直径为5.2cm，全长40～50cm，起始于结肠肝曲，横位于腹腔中部，在脾的附近弯向下形成结肠脾曲，移行于降结肠。横结肠由横结肠系膜连于腹后壁，活动度较大，其中间部可下垂至脐或低于脐平面。

知识点16：降结肠的位置 副高：掌握 正高：掌握

降结肠直径为4.4cm，全长25～30cm，起自结肠脾曲，沿腹后壁左侧下降，至左髂嵴处移行为乙状结肠。降结肠内侧有左侧输尿管，前方有小肠，后方毗邻股神经、精索、卵巢血管以及左肾等。降结肠亦无系膜，借结缔组织贴附于腹后壁，活动性很小。

知识点17：乙状结肠的位置 副高：掌握 正高：掌握

乙状结肠直径为4.2cm，全长13～60cm。乙状结肠在左髂嵴处起自降结肠，沿左髂窝转入盆腔内，至S_3平面移行为直肠。乙状结肠通常有两个弯曲：①由起端向下至盆腔上口附近，于腰大肌的内侧缘转向内上方，形成第1个弯曲。②在盆腔内，肠管向内上方超过髂总动脉分岔处，急转向下，形成第2个弯曲。乙状结肠由乙状结肠系膜连于盆腔左后壁，活动度较大。乙状结肠是憩室和肿瘤等疾病的多发部位，也是人工肛门设置的部位，具有重要的临床意义。

知识点18：结肠的形态特征 副高：掌握 正高：掌握

结肠的主要形态特征是肠管外观具有结肠带、结肠袋和肠脂垂。

（1）结肠带：纵肌层集聚增厚形成大约等距离的3条纵带，即结肠带。结肠带的带宽为0.5～1.0cm，分为系膜带、网膜带、独立带。结肠带在盲肠、升结肠及横结肠较为清楚，从降结肠至乙状结肠逐渐不甚明显，在乙状结肠与直肠交界处，3带消失分散为直肠纵肌。

（2）结肠袋：由于结肠带的张力，3条带之间可形成3排大小不等的袋状突起，称为结肠袋。结肠袋在盲肠、升结肠处大而深，分布不太规则，在横结肠处分布均匀而对称，至乙状结肠处则逐渐不明显。结肠袋各袋之间以横沟间隔，横沟处肠壁的环形肌层较发达，向肠腔内深陷，使肠黏膜向内面隆起，形成半月状皱襞，称为结肠半月襞。

（3）肠脂垂：肠管表面，特别是沿独立带和网膜带的两侧，分布有许多大小不等、形状不定的脂肪小突起，称肠脂垂。它是由肠壁浆膜下的脂肪组织集聚而成的。

知识点19：结肠壁的构造特点　　副高：掌握　正高：掌握

结肠壁由外向内分为以下4层。①浆膜层。即腹膜脏层。②肌层。包括外纵肌和内环肌，其间有肌间神经，纵肌集中组成3条结肠带，环肌可突向肠腔形成结肠半月襞。③黏膜下层。此处有血管、淋巴管、黏膜下神经丛和丰富的疏松结缔组织。④黏膜。结肠黏膜表面光滑，无绒毛，有半环形的皱襞，黏膜上皮为单层柱状上皮，上皮内有较多的杯状细胞。固有层较厚，含有管状的结肠腺，腺上皮内有大量的杯状细胞。淋巴组织发达，常由固有层穿经黏膜肌，深入黏膜下层。

知识点20：直肠的位置和形态　　副高：掌握　正高：掌握

直肠为结肠的末段，全长为10～14cm，位于盆腔内，上接乙状结肠，后沿骶尾骨前面下行，穿过盆膈，终于肛管。直肠以盆隔为界，盆膈以上部分，称为直肠盆部，此部下段肠腔膨大，称为直肠壶腹；盆膈以下部分，肠管缩窄成管状，称为肛管。直肠有两个弯曲，上段形成凸向后的骶曲；下段向后绕过尾骨尖，形成凸向前的会阴曲。

知识点21：直肠肠壁的构造特点　　副高：掌握　正高：掌握

直肠壶腹内面的黏膜，形成2～3条半月状的直肠横襞，其中中间的一条在直肠的前右侧壁，其大而恒定，距肛门约7cm，是直肠镜检的定位标志。

知识点22：直肠的毗邻　　副高：掌握　正高：掌握

直肠后正中毗邻骶椎和尾椎、奇神经节、骶正中血管和直肠上血管。后外侧毗邻梨状肌、尾神经前支、交感干、骶神经和骶外侧血管、盆神经丛、尾骨肌以及肛提肌的骶骨尾骨肌。直肠前方的毗邻男女不同。男性直肠在腹膜反折线以上邻接膀胱底部，直肠膀胱陷窝内的回肠和乙状结肠肠袢；而腹膜反折线以下直肠邻接膀胱底下部、输精管、精囊腺、输尿管和前列腺。女性直肠在腹膜反折线以上邻接子宫和阴道上部，以及进入直肠子宫陷窝内的回肠和乙状结肠肠袢；而腹膜反折线以下邻接阴道下部。

知识点23：肛管的位置 副高：掌握 正高：掌握

肛管全长3~4cm，上续直肠，下端终于肛门。肛管上段的黏膜形成6~10条纵行的黏膜皱襞，称为肛柱。各柱的下端有半月形的小皱襞相连，称为肛瓣。肛瓣与相邻两肛柱之间，有凹向上的小窝，称为肛窦。各肛瓣与肛柱下端，共同连成锯齿状的环形线，称为齿状线，是皮肤和黏膜的分界线，也是不同神经和血管分布的分界线。齿状线以下，有一个宽约1cm的环形区，此区由未角化的复层扁平上皮覆盖，表面光滑呈微蓝色，称为肛梳或痔环。直肠下端的环形平滑肌增厚，形成肛门内括约肌，围在肛梳的外周，收缩时能协助排便。在肛门内括约肌的外下方，围有肛门外括约肌，属骨骼肌，受意识支配，有较强的控制排便功能。

知识点24：小肠的运动功能 副高：掌握 正高：掌握

在消化期，小肠的运动功能是继续研磨食糜，使食糜与小肠内消化液混合，并与肠黏膜广泛接触，以利于营养物质的吸收，同时推进食糜从小肠上段向下段移动。在消化间期小肠也存在周期性的移行性复合波（MMC）。功能是将肠内容物，包括前次进食后遗留的食物残渣、脱落的上皮细胞及细菌等清除干净；阻止结肠内的细菌迁移到终末回肠。小肠的MMC起源于胃，胃的三相蠕动波收缩波通常以每分钟5~10cm的速度，由胃体移行至胃窦、十二指肠，约90分钟可到达回肠末端。有时收缩波从胃发生，但并不扩布到回肠，而是在近端小肠就消失了。此外，小肠的MMC还可被十二指肠胰导管开口处的起步区域所加强。

知识点25：小肠的运动形式——紧张性收缩 副高：掌握 正高：掌握

紧张性收缩是小肠其他运动形式的基础。当小肠紧张性降低时，肠壁对小肠内容物的压力减小，使食糜与消化液不能充分混合，食糜的推进速度也变慢。反之，则增快。

知识点26：小肠的运动形式——分节运动 副高：掌握 正高：掌握

分节运动是以环行肌为主的运动，呈收缩和舒张性节律，主要发生在食糜所在的肠管上。具体表现为：在同一时间内，一段肠管的多处发生收缩，同时邻近处发生舒张，将肠管及肠内容物分割成许多节段。几秒钟后，原来收缩的部位发生舒张，原来舒张的部位发生收缩，使原来的节段分成两半，而相邻两半节段则合拢形成新的节段。如此反复进行。分节运动的意义在于使食糜与消化液充分混合，并增加食糜与肠壁的接触，为消化和吸收创造条件。此外，分节运动还能挤压肠壁，有助于血液和淋巴的回流。

分节运动在空腹时几乎不存在，进食后才逐渐加强。小肠各段分节运动的频率不同，小肠上部频率较高，下部较低。十二指肠分节运动的频率约为1次/分，回肠末端为8次/分。

这种活动梯度对于食糜从小肠的上部向下推进具有一定生理意义。小肠分节运动的梯度现象与其平滑肌的基本电节律有关。小肠平滑肌的基本电节律的起步点位于十二指肠近胆管入口处的纵行肌细胞，其频率在人约为每分钟11次。从十二指肠到回肠末端，基本电节律的频率逐渐下降，但在完整的小肠内，上部具有较高频率的肠段可控制其下部频率较低的一段肠段。因此，实际上在小肠全长中，其内在节律形成了数个频率平台。

知识点27：小肠的运动形式——蠕动 副高：掌握 正高：掌握

小肠的蠕动通常重叠在节律性分节运动之上，可发生在小肠的任何部位。肠蠕动时，由于肠腔内食物被推动，可产生声音，称为肠鸣音。肠蠕动亢进时，肠鸣音增强；肠麻痹时，肠鸣音减弱或消失。肠鸣音在临床上常用作判断肠运动功能的指标。

小肠蠕动的速度为0.5～2cm/s，蠕动很慢且蠕动波很弱，通常只把食糜推进一段短距离（约数厘米）后即消失。蠕动的意义在于使分节运动作用后的食糜向前推进，到达一个新肠段，再开始分节运动。食糜在小肠内实际的推进速度只有1cm/min，按此计算，食糜需要历时3～5小时才能从幽门部到达回盲瓣。

除基本蠕动形式外，小肠还有一种传播速度快、传播距离远的蠕动，称为蠕动冲。蠕动冲可把食糜从小肠始端一直推送到回肠末端，有时还可推送到结肠，其速度为2～25cm/s。这种运动可能是由于吞咽动作或食糜进入十二指肠引起，在某些药物（泻剂）作用下也可产生。

另外，在十二指肠与回肠末端常出现与蠕动方向相反的蠕动，称逆蠕动。食糜可以在这两段内来回运动，有利于食糜的充分消化和吸收。

知识点28：回盲瓣的功能 副高：掌握 正高：掌握

回肠末端与盲肠交界处的环行肌增厚，起着括约肌的作用，称为回盲瓣。回盲瓣的主要功能是防止回肠内容物过快地进入结肠，延长食糜在小肠的停留时间，从而有利于小肠内容物的充分消化和吸收。回盲瓣还具有活瓣样作用，对盲肠黏膜的机械刺激或充胀刺激，可通过肠肌局部反射，引起括约肌收缩，从而阻止回肠内容物向盲肠排放。进食时，当食物进入胃时，可通过胃、回肠反射引起回肠蠕动，在蠕动波到达回肠末端最后数厘米时，括约肌便舒张。这样，当蠕动波到达时，食糜由回肠进入结肠。此外，胃幽门部黏膜中释放的促胃液素也能引起括约肌内的压力下降。

知识点29：内在神经丛对小肠运动的调节作用 副高：掌握 正高：掌握

位于纵行肌和环行肌之间的肌间神经丛对小肠运动起主要调节作用。当机械和化学刺激作用于肠壁感受器时，通过局部反射可引起平滑肌的蠕动运动。切断小肠的外来神经，小肠的蠕动仍可进行。

知识点30：外来神经对小肠运动的调节作用　　副高：掌握　正高：掌握

一般来说，副交感神经的兴奋能加强肠运动，而交感神经兴奋则产生抑制作用。但上述效果还依肠肌当时的状态而定。如肠肌的紧张性高，则无论副交感或交感神经兴奋，都使之抑制；相反，如肠肌的紧张性低，则这两种神经兴奋都有增强其活动的作用。

知识点31：体液因素对小肠运动的调节作用　　副高：掌握　正高：掌握

小肠壁内的神经丛和平滑肌对多种化学物质具有广泛的敏感性。除两种重要的神经递质乙酰胆碱和去甲肾上腺素外，还有一些肽类激素和胺，如脑啡肽、P物质和5-羟色胺，都有兴奋肠运动的作用。

知识点32：结肠的运动形式——袋状往返运动　　副高：掌握　正高：掌握

袋状往返运动是由环行肌不规则的收缩引起肠黏膜折叠形成袋形而引起的一种运动形式。该种形式在空腹时多见，它使肠袋中的内容物向两个方向做短距离的位移，但并不向前推进，使肠内容物受到搓合而混匀。

知识点33：结肠的运动形式——分节运动　　副高：掌握　正高：掌握

分节运动是指通过一个结肠袋的收缩将内容物推移到下一段的运动。该种形式可将肠内容物挤向两个方向。进食时增强，睡眠时减弱。

知识点34：结肠的运动形式——多袋推进运动　　副高：掌握　正高：掌握

多袋推进运动是指几段结肠大致同时收缩，将其中一部分或全部内容物推到邻近的一段结肠中，并使袋形消失的运动。在这之后，接受内容物的远段结肠也以同样方式收缩，从而使肠内容物得到较大的推进，餐后该运动形式增加。

知识点35：结肠的运动形式——蠕动　　副高：掌握　正高：掌握

结肠蠕动波与小肠蠕动波相似，但速度比小肠慢得多。该种形式的波由一些稳定向前的收缩波组成。结肠的蠕动将粪便以每分钟1～2cm的速度向前推进。

知识点36：结肠的运动形式——集团运动　　副高：掌握　正高：掌握

集团运动是指结肠内存在的另外一种蠕动方式，它通常开始于横结肠，行进速度快，传播距离远，又称集团蠕动。该种形式可使结肠内压力明显升高，并将一部分结肠内容物推送到乙状结肠或降结肠。每天发生2～3次，常见于餐后或胃内有大量食物充盈时产生便意。这种餐后结肠运动的增强称为“胃－结肠反射”。

知识点37：结肠运动的肌源性调控　　副高：掌握　正高：掌握

肌源性调控是指通过结肠平滑肌膜电位的振荡从时间和空间上对结肠收缩进行调控。膜电位的自动周期性去极化可控制每个平滑肌细胞收缩的时间并协调相邻平滑肌细胞的收缩，是引发动作电位的基础。

知识点38：结肠运动的神经性调控　　副高：掌握　正高：掌握

结肠运动同时受中枢神经系统、自由神经系统及肠神经系统的调节。①中枢神经系统：控制结肠运动的中枢神经信号来自大脑，能在排便时协调结肠运动、肛门括约肌松弛和腹肌收缩，但对正常结肠运动的影响很小。②内在神经丛：位于肠肌间神经丛及黏膜下神经丛的兴奋性与抑制性神经元互相竞争调控结肠的运动，结肠平滑肌的收缩与舒张取决于它们所释放神经递质数量的时间比。③外来神经：电刺激副交感神经可引起全结肠纵行及环行肌的运动，不被阿托品阻断，而电刺激副交感迷走神经引起的结肠运动可被阿托品所阻断。电刺激交感腰神经可抑制自发性结肠收缩或由迷走、盆神经引起的结肠收缩，刺激内脏神经仅能抑制近端结肠的收缩。

知识点39：体液因素对结肠运动的调节作用　　副高：掌握　正高：掌握

通过神经末梢或多种旁分泌、内分泌细胞释放的化学物质可以调控结肠的运动。如P物质、CCK、乙酰胆碱、组胺、5-羟色胺可促进结肠运动；而去甲肾上腺素、胰泌素、生长抑素、血管活性肠肽、一氧化氮则抑制结肠的运动。

知识点40：小肠内的腺体　　副高：掌握　正高：掌握

小肠内有十二指肠腺和肠腺两种腺体。①十二指肠腺也称勃氏腺，分布于十二指肠的黏膜下层，分泌碱性液体，内含黏蛋白，所以黏稠度很高，此分泌物的主要功能是保持十二指肠的上皮不被胃酸侵蚀。②肠腺也称李氏腺，分布在全部小肠的黏膜层内，其分泌液构成了小肠液的主要部分。

知识点41：小肠液的性质、成分和作用　　副高：掌握　正高：掌握

小肠液的pH约为7.6，是一种弱碱性液体，其渗透压与血浆相等。小肠液的分泌量变化范围很大，成年人每日分泌量为1～3L。大量的小肠液可以稀释消化产物，使其渗透压下降，有利于吸收。小肠分泌后又很快地被绒毛重吸收，这种液体的交流为小肠内营养物质的吸收提供了媒介。小肠液除电解质外，还含有黏液、免疫蛋白和肠激酶。在各种不同条件

下，小肠液的性状变化很大，有时是较稀的液体，有时却由于含有大量黏蛋白而很黏稠。小肠液还常混有脱落的肠上皮细胞、白细胞，以及由肠上皮细胞分泌的免疫球蛋白。

近年来认为，真正由小肠腺分泌的酶只有肠激酶一种，它能激活胰液中的胰蛋白酶原，使之变为有活性的胰蛋白酶，从而有利于蛋白质的消化。小肠本身对食物的消化是以一种特殊的方式进行的，即在小肠上皮细胞的纹状缘和上皮细胞内进行的。在肠上皮细胞内含有多种消化酶，如分解多肽的肽酶、分解双糖的蔗糖酶和麦芽糖酶等。这些存在于肠上皮细胞内的酶可随脱落的肠上皮细胞进入肠腔内，但它们对小肠内消化并不起作用。此外，弱碱性的黏液使肠黏膜免受机械性损伤和胃酸的侵袭，黏液中的免疫蛋白能抵抗进入肠腔的抗原。

知识点42：小肠液分泌的调节　　副高：掌握　正高：掌握

在不同条件下，小肠液分泌量的变化可以很大。食糜对黏膜的化学刺激和局部机械刺激都可引起小肠液的分泌。小肠黏膜对扩张刺激最为敏感，小肠内食糜的量越多，分泌也越多。一般认为，这些刺激是通过肠壁内神经丛的局部反射而引起肠腺分泌的。刺激迷走神经可引起十二指肠分泌，但对其他部位的肠腺作用并不明显。故有人认为，只有切断内脏大神经，即取消了抑制性影响后，刺激迷走神经才能引起小肠液的分泌。在胃肠激素中，促胃液素、缩胆囊素、促胰液素和血管活性肠肽都有刺激小肠分泌的作用。

知识点43：结肠液的性质、成分及作用　　副高：掌握　正高：掌握

由于结肠分泌碳酸氢盐时与吸收的氯离子相交换，故结肠液呈碱性，其pH为8.3～8.4。结肠液中还可能含有少量淀粉酶和二肽酶，但它们对物质的分解作用很小。结肠黏液腺分泌的浓稠黏液可润滑粪便，保护肠壁免受机械损伤，还可保护黏膜防止细菌的侵蚀。因为结肠分泌液呈碱性，其可中和食物残渣发酵时的酸性产物，故粪块表面常为中性，而其中心则为酸性。结肠分泌液不含消化酶，但有溶菌酶，可能与结肠内菌群调节有关。

知识点44：结肠液分泌的调节　　副高：掌握　正高：掌握

结肠液的分泌主要由食物残渣对肠壁的机械性刺激引起，是通过局部反射完成的。副交感神经兴奋或拟交感药物可使分泌增加，并伴有血流量增加；交感神经兴奋则对结肠分泌起抑制性作用。中枢神经系统也可影响结肠的分泌，在情绪极度紊乱时，结肠分泌会大量增加。结肠黏膜内存在高浓度的血管活性肠肽，其可增强黏膜内腺苷酸环化酶活性，提高cAMP水平，促进结肠的分泌。另外，醛固酮是结肠钠离子重吸收的重要调节因素，可促进结肠黏膜对钠离子和水的吸收。

知识点45：小肠与结肠的吸收能力　　副高：掌握　正高：掌握

消化管不同部位的吸收能力是不同的，这主要取决于各部位消化管的组织结构，以及食

物在各部位被消化的程度和停留时间。食物在口腔和食管内基本不被吸收。胃仅能吸收少量的水和乙醇。结肠主要吸收水分和盐类。小肠则是吸收的主要部位。

知识点46：小肠的结构和功能特点 副高：掌握 正高：掌握

小肠的以下结构和功能特点决定了其是营养物质吸收的主要部位：①人的小肠长约4m，是消化管中最长的部分。食物在小肠内停留的时间较长，一般为3～8小时，因而食物能在小肠被充分地消化和吸收。②小肠黏膜的面积大，黏膜上有许多环形皱褶和大量绒毛，从而使小肠的吸收面积增加约30倍。绒毛上有微绒毛，又可使吸收面积增加约20倍。绒毛内部有丰富的毛细淋巴管、毛细血管网、平滑肌纤维和神经丛等组织，有助于小肠的吸收。③食物在小肠内被消化成适合机体吸收的小分子物质。一般认为，糖类、蛋白质和脂肪的消化产物大部分是在十二指肠和空肠吸收的，回肠主动吸收胆盐和维生素B_{12}。

知识点47：小肠内营养物质和水进入血液和淋巴的途径 副高：掌握 正高：掌握

小肠内各种营养物质和水可以经以下两条途径进入血液和淋巴：①跨细胞途径，即通过绒毛柱状上皮细胞的腔面膜进入细胞内，再通过细胞底或侧面膜进入血液或淋巴；②旁细胞途径，即通过细胞间的紧密连接，进入细胞间隙，然后再转入血液或淋巴。

知识点48：小肠对糖类的吸收 副高：掌握 正高：掌握

食物中的糖类包括多糖（淀粉、糖原）、双糖（蔗糖、麦芽糖）和单糖（葡萄糖、果糖、半乳糖）。小肠黏膜仅能对单糖吸收。食物中的淀粉，在唾液淀粉酶和胰淀粉酶的作用下，被水解成麦芽糖和葡萄糖，而麦芽糖在肠黏膜上皮细胞刷状缘上的麦芽糖酶、蔗糖酶的作用下进一步水解成葡萄糖和果糖。食物中另一种双糖，即乳糖，在肠黏膜上皮细胞刷状缘上的乳糖酶作用下，可被水解成半乳糖和葡萄糖。经过消化而产生的单糖，可被小肠黏膜上皮细胞以主动转运的形式吸收。如果小肠缺乏水解双糖的酶，将会因肠腔双糖过多而引起小肠内液体吸收有所减少，使肠内容物体积增加；而且双糖进入结肠后，经细菌的发酵作用而产生大量气体，将引起腹胀和腹泻等症状。

糖类消化成单糖后被小肠黏膜上皮细胞吸收入血。主要单糖有葡萄糖、半乳糖和果糖，其中葡萄糖占80%。肠腔中葡萄糖的吸收是逆浓度差进行的主动转运过程，需要消耗能量。一般认为，葡萄糖的吸收是与Na^+的吸收耦联进行的，它们共用同一载体蛋白。当Na^+和葡萄糖进入小肠黏膜上皮细胞，就与载体分离，Na^+可借细胞侧膜上的钠泵主动转运到细胞间隙后入血，葡萄糖分子则以易化扩散方式通过侧膜和底膜转运出细胞，然后入血。单糖被吸收的途径是经血液。

知识点49：小肠对蛋白质的吸收

副高：掌握 正高：掌握

食物中的蛋白质经胃蛋白酶的消化，被水解成大分子的多肽；再进一步经胰蛋白酶和糜蛋白酶的共同作用，被消化为小肽和游离的氨基酸。小肠上皮细胞的刷状缘上，存在有氨基肽酶和寡肽酶（二肽酶、三肽酶）。前者可以从氨基端把小肽上的氨基酸一个一个地水解下来，后者可将二肽和三肽水解成单个的氨基酸。实验证明，少量的食物蛋白质可完整地进入血液，如母亲初乳中的一些蛋白质抗体，可被婴儿完整地吸收而进入血液，这对提高婴儿对病原体的免疫力具有重要意义。随着年龄的增长，完整蛋白质的吸收越来越少。外来蛋白质被吸收入血后，会引起淋巴细胞产生特异性的抗体，如果以后又有同样蛋白质被吸收，将会发生特异性的抗原-抗体反应而出现过敏症状。小肠吸收氨基酸的过程也是主动转运过程，具体机制是与钠离子的主动吸收相耦联的过程，但是上皮细胞刷状缘上的载体是对氨基酸特异的。刷状缘上存在着3类转运氨基酸的载体，它们分别运载中性、酸性和碱性氨基酸。

知识点50：小肠对脂肪的吸收

副高：掌握 正高：掌握

食物中的脂肪在胆盐的作用下，经胰脂肪酶的消化，被水解成游离的脂肪酸、单酰甘油和少量的甘油。食物中的胆固醇酯在胰脂肪酶的作用下，分解成胆固醇和脂肪酸。单酰甘油、甘油、脂肪酸及胆固醇均可被小肠黏膜上皮细胞吸收。脂肪的吸收途径以淋巴为主。胆盐到达回肠末端，靠主动转运而被重吸收。

知识点51：小肠对水的吸收

副高：掌握 正高：掌握

人体每日由胃肠吸收的水主要包括消化液中的水和随饮食进入的水。水的吸收是被动的，各种溶质被吸收时所产生的渗透压梯度是水吸收的动力。严重呕吐、腹泻可使人体丢失大量水分和电解质，从而导致人体脱水和电解质紊乱。

知识点52：小肠对钠的吸收

副高：掌握 正高：掌握

成人每天摄入的钠和消化腺分泌的钠90%～99%由胃肠道吸收，从粪便排出的钠不到4mmol。钠的吸收是主动的，肠上皮细胞的底侧膜上的钠泵将胞内的Na^+主动转运入血，造成胞内Na^+浓度降低。肠腔内Na^+借助于刷状缘以易化扩散形式进入细胞内。由于这种载体往往和单糖或氨基酸共用，所以钠的主动吸收为单糖和氨基酸的吸收提供动力；反之，单糖和氨基酸的存在也促进Na^+的吸收。空肠对钠的吸收能力较强。

知识点53：小肠对铁的吸收

副高：掌握 正高：掌握

正常人体每日吸收约1mg的铁。铁吸收的主要部位是十二指肠和空肠上段。胃酸有利于铁的溶解，能促进铁的吸收；维生素C能将高价铁还原为亚铁，因而能促进铁的吸收（因高价铁不易被吸收，亚铁才能被吸收）。

知识点54：小肠对钙的吸收 副高：掌握 正高：掌握

小肠各部位都有吸收钙的能力。食物中的钙，仅有一小部分能被吸收。维生素D能促进小肠对钙的吸收，肠内的氨基酸和脂肪酸均能促进钙的吸收。可溶性的钙（氯化钙、葡萄糖酸钙）才能被吸收，食物中的草酸和植酸与钙结合形成不溶性的钙盐，因而妨碍钙的吸收。

知识点55：小肠对阴离子的吸收 副高：掌握 正高：掌握

小肠吸收的负离子主要有Cl^-和HCO_3^-。Na^+被吸收所造成的电位变化可促进负离子向细胞内移动而被动吸收。

知识点56：小肠对胆固醇的吸收 副高：掌握 正高：掌握

肠道内的胆固醇主要来源于饮食和胆汁。胆汁中的胆固醇是游离的，可被吸收。饮食中的部分胆固醇是酯化的，在肠腔中经胆固醇酯酶的催化，水解为游离胆固醇和脂肪酸，游离胆固醇通过形成混合微胶粒并与载脂蛋白一起组成乳糜微粒，经淋巴系统进入血液循环。胆固醇的吸收受许多因素的影响，饮食中的胆固醇主要存在于蛋黄和动物脂肪中。如果吃此类食物越多，饮食中胆固醇含量越高，其吸收越多。食物中的脂肪和脂肪酸能促进胆固醇的吸收，各种植物醇（如豆固醇等）则能抑制其吸收。食物中的纤维素、果胶、琼脂等易与胆盐形成复合物，妨碍微胶粒的形成，限制肠管对胆固醇的吸收，从而减少胆固醇的吸收。

知识点57：结肠的吸收和排泄功能 副高：掌握 正高：掌握

结肠每天从回肠接受600～1500ml食糜残液，主要从中吸收水分和无机盐。结肠具有巨大的吸收潜能，在小肠吸收障碍时可起部分代偿作用，但在腹泻时，则丢失大量的水和电解质。结肠黏膜上皮的柱状细胞也有微绒毛，但较小肠稀少，是结肠吸收和排泌功能的结构基础。其顶端的质膜，由嵌有蛋白质和载体分子的磷脂双层组成，并有糖蛋白覆盖，亲脂的物质靠非离子的扩散而透过质膜，而亲水型物质则依靠载体通过质膜。结肠对水和电解质的通透性有区段性差异：结肠上段对钠、氯离子和水的通透性较高，下段通透性较低，而直肠则不易透过。

知识点58：结肠对水的吸收 副高：掌握 正高：掌握

结肠可高效的吸收水分，是继发于钠、氯离子的被动吸收。经回盲瓣进入结肠的液体约1.5L/d，但排出粪便的含水量仅为0.11左右，其对水的吸收率高达90%。

知识点59：结肠对钠离子的吸收 副高：掌握 正高：掌握

钠离子是结肠吸收最多最重要的离子。每日进入结肠的钠离子约196mmol，结肠可吸收其中的99%。并且还可靠主动转运逆浓度差吸收钠离子。Na^{+}-K^{+}-ATP酶（钠泵）是结肠吸收钠离子的结构基础。上皮细胞基底侧膜的Na^{+}-K^{+}-ATP酶先将上皮细胞内的钠离子经基底侧膜泵至组织间隙，从而上皮细胞内钠离子浓度降低，肠腔内的钠离子即顺此化学浓度梯度而进入上皮细胞内。

知识点60：结肠对钾离子的排泄 副高：掌握 正高：掌握

结肠中钾离子的分泌主要靠Na^{+}-K^{+}-ATP酶建立的电－化学梯度而被动转运的。由于钠泵的作用，结肠腔内电位较组织间液低10mV，钾离子就因该电位差被动地由浆膜向黏膜方向扩散，并可经细胞旁途径进入肠腔。在肠腔内钾离子浓度高于血浆时，钾离子也可被动的转运至肠腔。

知识点61：结肠对氯离子的吸收 副高：掌握 正高：掌握

结肠可吸收较大量的氯离子，并可逆浓度差吸收。由于钠泵的作用，面对结肠黏膜面的电位为止，促使氯离子由肠腔通过细胞旁途径被动吸收。亦可以离子形式弥散而被黏膜吸收。

知识点62：结肠对钙的吸收 副高：掌握 正高：掌握

结肠可主动吸收钙，维生素D能促进结肠对钙的吸收。

知识点63：结肠对胆汁酸的吸收 副高：掌握 正高：掌握

5%～20%的胆汁酸可从结肠吸收。胆汁酸在结肠主要以非离子形式的被动弥散通过黏膜上皮。

知识点64：结肠对糖类的吸收与代谢 副高：掌握 正高：掌握

葡萄糖不能被结肠黏膜主动吸收，而能被动吸收，但对血糖的影响很小。任何不被吸收的六碳糖，还可在结肠细菌的作用下生成短链脂肪酸。

知识点65：结肠对短链脂肪酸的吸收 副高：掌握 正高：掌握

结肠细菌发酵产生的短链脂肪酸靠非主动转运而被吸收。结肠对其的吸收速度很快，并可促进水、钠离子的吸收。

知识点66：结肠对氨的吸收 副高：掌握 正高：掌握

结肠细菌分解食物残渣、尿素等生成的氨，约90%被结肠吸收。氨在结肠中可离解为铵。氨可通过黏膜直接扩散，铵离子因带电荷且脂溶性低而难以透过黏膜。被结肠吸收的氨随血流进入肝脏，是合成尿素和氨基酸的原料。

第七节 肝脏的解剖与功能

知识点1：肝脏的大体结构 副高：掌握 正高：掌握

肝脏是人体最大的实质性脏器，小部分位于左季肋区，大部分位于上腹区和右季肋区。成年人肝脏重1200～1500g，约占体重的2.5%；新生儿的肝重约为体重的5.5%，婴儿为3%～5%。肝脏呈楔形，底朝右侧腹壁，而尖朝向脾脏。肝表面借镰状韧带分为左、右两叶。肝左叶小而薄，肝右叶大而厚。

知识点2：肝脏的表面标志 副高：掌握 正高：掌握

肝脏上缘膨隆，因与膈相接触，又称膈面；下缘凹陷，因与腹腔脏器接触，又称脏面。肝下缘有两个明显的切迹：①脐切迹。有肝圆韧带通过，位于正中线的稍右侧。②胆囊切迹。相当于右侧第9肋软骨前端的深面，距正中线4～5cm。在剑突处，肝下缘直接与腹前壁相贴，为常用的腹部触诊部位。

肝的膈面隆凸向上，该面大部分无腹膜覆盖，借疏松结缔组织附于膈，形成略呈三角形的裸区。脏面凹凸不平，邻近一些腹腔器官。

肝的脏面中部有一个H形沟，左纵沟较窄，其前半部是脐静脉闭锁后形成的肝圆韧带，后半部是由静脉导管萎缩形成的静脉韧带；右纵沟较宽，其前半部为容纳胆囊的胆囊窝，后半部为供下腔静脉穿行的腔静脉窝，肝左、中、右静脉在此注入下腔静脉，故称为第二肝门。横沟有肝管、淋巴管、神经、门静脉及肝动脉的分支出入，叫作肝门或第一肝门。

知识点3：肝脏的分叶与分段 副高：掌握 正高：掌握

根据肝脏Glisson系统分支为基础的肝脏分叶、分段体系，肝脏可分为两半肝（左半肝、右半肝）、五肝叶（左内叶、左外叶、右前叶、右后叶、尾状叶）、六肝段（左外上段、左外下段、右后上段、右后下段、尾叶左侧段、尾叶右侧段）。具体如下。

正中裂为一斜裂，前起自胆囊窝中点，向后延至下腔静脉左缘；以正中裂为界，将肝划分为大小基本相等的左半肝和右半肝，分别是门静脉左支、右支流注的部分。左叶间裂为矢状位，相当于左纵沟；以左叶间裂为界，可将左半肝划分为左内叶和左外叶，后者又分为上段和下段。右叶间裂后起下腔静脉右缘，前至肝右下角至胆囊窝中点连线的外、中1/3交界处；以右叶间裂为界可将右半肝划分为右前叶和右后叶，后者又分为上段和下段。尾状叶恰为正中裂所经过，将之分为左、右两部。

知识点4：肝脏的血液供应

副高：掌握　正高：掌握

肝脏血液供应非常丰富，肝脏的血容量相当于人体总量的14%。成人肝每分钟血流量为1500～2000ml。肝脏有肝动脉和门静脉双重血液供应。肝动脉是肝脏的营养血管，其血流量占肝全部血流量的20%～30%，压力较门静脉高30～40倍；内含丰富的氧和营养物质，供应肝的物质代谢。门静脉是肝的功能血管，其血流量占肝血供的70%～80%，压力较低；其血液富含来自消化道及胰腺的营养物质，当流经肝窦时，即被肝细胞吸收，再经肝细胞加工成机体所需要的物质，一部分排入血液供机体利用，其余暂时储存在肝细胞内，以备需要时利用。

知识点5：门腔静脉间侧支循环的途径

副高：掌握　正高：掌握

门腔静脉间的侧支循环有4个途径：①门静脉系统的胃左静脉、胃短静脉和胃后静脉，在食管下段和胃底处与腔静脉系统奇静脉所属的食管静脉相吻合。②门静脉系统的肠系膜下静脉所属的直肠上静脉，在直肠下段与腔静脉系统的髂内静脉所属的直肠中、下静脉相吻合。③门静脉系统的附脐静脉，在脐周围与腹壁上静脉及胸腹壁静脉相吻合，与上腔静脉相交通。同时，也与腹壁下静脉及腹壁浅静脉相吻合，而与下腔静脉相交通。④门静脉系统的脾静脉，肠系膜上、下静脉以及升、降结肠和十二指肠、胰、肝等脏器的小静脉，在腹膜后与腔静脉系统的腰静脉、低位的肋间后静脉、膈下静脉及睾丸静脉等相吻合，形成Retzius静脉。

知识点6：肝脏的淋巴和神经

副高：掌握　正高：掌握

肝脏可产生大量的淋巴液，胸导管内的淋巴液有25%～50%来自肝。肝脏的淋巴管分布于被膜内和小叶间管道周围，而肝小叶内无淋巴管。肝的淋巴主要来自窦周隙的血浆。窦周隙的血浆从小叶中央流向周边，在小叶边缘沿血管周围间隙流至小叶间结缔组织内，继而被吸收入淋巴管，形成淋巴，故肝淋巴富含蛋白质。当肝细胞坏死或胆道阻塞时，胆汁溢入窦周隙，导致肝淋巴也含有胆汁成分。

交感和副交感神经纤维随血管入肝并分支，在汇管区的血管周围形成神经丛，神经末梢穿入管壁内终止于平滑肌细胞，调节血管的舒缩及肝内血流量。此外，肝内也有感觉神经末梢，主要分布在被膜和小叶间结缔组织内，司痛觉。

知识点7：肝脏的胆管系统

副高：掌握　正高：掌握

肝脏的胆管系统包括毛细胆管、肝内外胆管、胆管周围腺体、胆囊、肝胰壶腹（Vater壶腹）。

（1）肝外胆管：左、右肝管出肝门后汇合成肝总管，肝总管长1～5cm（平均2cm），直径0.4～1.3cm（平均0.66cm），肝总管与胆囊管汇合成胆总管。胆总管长6～8cm，在肝十二指肠韧带内下行于十二指肠球部和胰头的后方，末端与胰管汇合并扩大成Vater壶腹，开口于十二指肠降部，在开口处有Oddi括约肌环绕。

（2）肝内胆管：肝总管分叉以上为肝内胆管。肝内胆管分为大胆管（直径>0.4mm）、间隔胆管（0.1～0.4mm）、小叶间胆管（0.02～0.1mm）和胆小管（直径<0.02mm）。大胆管及间隔胆管有明确的致密的纤维性管壁，以及细胞核位于底位及黏液小滴的柱状上皮。小叶间胆管靠近汇管区中央，很少或无纤维包裹，衬以低柱状或立方上皮，并无黏液。胆小管位于界板附近，衬以立方上皮细胞。

知识点8：肝小叶的成分及结构　　副高：掌握　正高：掌握

肝小叶是肝脏结构与功能的基本结构单位。构成肝小叶的主要成分为肝细胞和肝血窦。肝细胞是肝内数量最多、体积和密度最大的细胞群，是肝的唯一实质细胞。肝细胞呈多面体形，直径20～30μm。肝细胞有血窦面、胆小管面和肝细胞面3种不同的功能面。正常情况下肝细胞处于静止期。很多原因引起肝脏功能和体积下降，如部分肝叶切除、部分肝移植；化学、感染使肝细胞损伤及坏死，均可引起肝细胞再生及肝脏增长。肝细胞以中央静脉为中心单行排列成板状，称为肝板。肝板大致呈放射状，相邻肝板吻合连接，形成迷路样结构。肝板之间为肝血窦，窦壁主要由有孔内皮细胞组成。肝血窦经肝板上的孔瓦相交通，形成网状管道。

相邻肝小叶之间呈三角形或椭圆形的结缔组织小区，称汇管区，其中可见小叶间静脉、小叶间动脉和小叶间胆管三种主要管道，又称三联管。每个肝小叶周围有3～4个汇管区。小叶间静脉是门静脉的分支，管径较大，腔大而不规则，管壁薄；小叶间动脉是肝动脉的分支，管径细，腔小，管壁相对较厚；小叶间胆管是胆管的分支，管壁为单层立方上皮。

知识点9：门管小叶的概念　　副高：掌握　正高：掌握

门管小叶是以门管区内的胆管为中心的三角形柱状体，三个角缘处为相邻肝小叶的中央静脉。门管小叶内的胆汁从周边流向中央，汇入小叶间胆管。所以门管小叶的概念是强调肝的外分泌性质。

知识点10：肝腺泡的概念　　副高：掌握　正高：掌握

肝腺泡是以微循环为基础的肝最小结构单位。一个肝腺泡即为一个分泌单位，它从肝动脉及门静脉的各一条终末分支接受血液供应，通过胆管的一条终末分支运送胆汁。肝腺泡呈钻石形，其相对的两个顶点处有中央静脉，所以血管和胆管的终末分支是沿着成为其流域的两个部分肝小叶之间走行的。它以门管区血管发出的终末门微静脉、终末肝微动脉及胆管分支为中轴，两端以邻近的两个中央静脉为界，故一个肝腺泡是由相邻两个肝小叶各1/6部分组成的，其体积约为肝小叶的1/3。

知识点11：肝腺泡分为三个带 副高：掌握 正高：掌握

根据血流方向及肝细胞获得血供的先后、优劣的微环境差异，可将肝腺泡分为三个带：①Ⅰ带，位于近中轴血管的部分。肝细胞优先获得富于氧和营养成分的血供，细胞代谢活跃，再生能力强。②Ⅱ带，位于Ⅰ带的外侧，肝细胞营养条件次于Ⅰ带。③Ⅲ带，位于近中央静脉的腺泡两端的部分，肝细胞营养条件较差，细胞再生能力也较弱，易受药物和有毒物质的损害。营养不良、酒精中毒、药物中毒或病毒性肝炎时，常首先引起Ⅲ带肝细胞变性坏死。

知识点12：肝脏的功能 副高：掌握 正高：掌握

肝脏是人体内最大的消化腺，它不仅和糖、蛋白质、脂肪、维生素、激素的代谢有密切关系，而且还具有分泌、排泄、解毒和免疫调控等重要功能。在胚胎时期肝脏还有造血功能。

知识点13：肝脏对糖的代谢功能 副高：掌握 正高：掌握

饮食中的淀粉和糖类消化后变成葡萄糖经肠道吸收，肝脏将它合成肝糖原贮存起来。当机体需要时，肝细胞又能把肝糖原分解为葡萄糖供机体利用。保持血液中葡萄糖水平的相对恒定，对脑组织、红细胞、视网膜细胞等只能利用葡萄糖作为能量来源的组织和细胞来说，具有极为重要的意义。

知识点14：肝脏对氨基酸及蛋白质的代谢功能 副高：掌握 正高：掌握

肝脏处于氨基酸和蛋白质相互转化的中心地位。由消化道吸收的氨基酸在肝脏内可被合成蛋白质进入血液循环，从而满足全身组织器官的需要。肝脏除合成血浆蛋白、纤维蛋白原、凝血酶原外，还合成球蛋白和白蛋白。蛋白质代谢中所产生的氨也要在肝内进行解毒处理。

知识点15：肝脏对脂肪的代谢功能 副高：掌握 正高：掌握

肝脏是运输脂肪的枢纽。消化吸收后的脂肪一部分进入肝脏，在肝内转变为体脂被贮存起来。当饥饿时，贮存的体脂可先被运送到肝脏，再进行分解。肝脏还是体内脂肪酸、胆固醇、磷脂合成的主要器官之一。此外，肝脏对三酰甘油及脂肪酸的分解能力也很强，是产生酮体的重要器官。酮体可供肝外组织利用，是肝通过血液向脑、肌肉及心脏等供应能量的补充形式。

知识点16：肝脏对维生素和激素的代谢功能 副高：掌握 正高：掌握

人体95%的维生素A都贮存在肝内，肝脏也是维生素C、维生素D、维生素E、维生素

K、维生素B_1、维生素B_6、维生素B_{12}、烟酸、叶酸等多种维生素贮存和代谢的场所。肝脏可从血液循环中摄取各种激素，包括胰岛素、睾酮、雌激素、糖皮质激素、儿茶酚胺类激素等，这些激素的分解代谢主要发生在肝脏。

知识点17：肝脏内胆汁的生成和排泄功能　　副高：掌握　正高：掌握

胆汁酸的生成和排泄，胆红素的摄取、结合和排泄都由肝脏承担。肝细胞合成、分泌胆汁，经胆管输送到胆囊，胆囊浓缩后排放入小肠，有助于脂肪的消化和吸收。

知识点18：肝脏的解毒功能　　副高：掌握　正高：掌握

在机体代谢过程中，门静脉收集来自腹腔脏器的血液，血中的有害物质及微生物将在肝内被解毒和清除。肝脏解毒主要有以下4种方式：①化学方法，如氧化、还原、脱氧、分解和结合作用。②分泌作用，一些重金属，如汞，以及来自肠道的细菌，可随胆汁分泌排出。③蓄积作用。④吞噬作用，肝脏是人体的主要解毒器官，它可保护机体免受损害，使毒物转化成为无毒或水溶性高的物质，随尿或胆汁排出体外。

知识点19：肝脏的凝血功能　　副高：掌握　正高：掌握

几乎所有的凝血因子都由肝脏合成，肝功能损害的严重程度常与凝血障碍的程度相平行，而且肝脏在人体抗凝和促凝两个系统的动态平衡中起着重要的调节作用。

知识点20：肝脏的免疫调节功能　　副高：掌握　正高：掌握

肝脏是一个免疫器官，是机体单核-巨噬细胞系统的主要组成部分，它可对进入肝脏的细菌、病毒、毒素等物质进行吞噬、滤过等处理，因而肝是体内最大的“滤器”，是门静脉血液进入人体的第一道防线。

肝脏是产生免疫球蛋白和补体的主要器官。血清中有30余种补体成分，而C2、C4是补体中的主要成分，它们主要由肝实质细胞和肝巨噬细胞合成。

肝脏是处理抗原和调节免疫反应的重要场所。肝脏能处理来自肠道的大部分抗原性物质如食物、细菌、病毒、内毒素等，使它们失去抗原性。肝脏实质细胞和肝血窦内皮细胞在内、外源性诱导剂的作用下，可分泌某些生物活性物质（如胰岛素样生长因子-1、甲胎蛋白、肝内免疫抑制因子等）参与免疫调节。此外，肝脏还具有诱导免疫耐受的作用，它一方面可阻止有害物质经肠道侵犯全身，另一方面亦能避免机体对外来抗原发生免疫应答，防止超敏反应所导致的组织细胞损伤。

第三章 消化系统疾病患者的临床营养

第一节 临床营养评价

知识点1：临床营养评价的概念和意义 副高：掌握 正高：掌握

临床营养评价（CAN）是指通过临床资料、人体测量、人体组成测定、综合性营养评价指标、实验室检查等方法，来判定机体临床营养状况，确定营养不良的程度和类型，估计营养不良所致的危险性，并监测临床营养支持的疗效等。临床营养评价是临床营养支持的基础，是能够有效、及时、合理对患者进行临床营养支持的保障。

知识点2：临床营养评价方法——临床资料法 副高：掌握 正高：掌握

临床资料法评价的参数包括：①病史采集，包括膳食调查，临床症状、食物过敏和不耐受史、用药史（多种药物可引起食欲下降、体重减轻等）、精神病史（酒精依赖、抑郁症、进食障碍等）等。②体格检查，包括毛发稀疏脱落、皮肤和指甲改变、肌肉萎缩、水肿和腹水、维生素和微量元素缺乏时的体征等。

知识点3：临床营养评价方法——人体测量法 副高：掌握 正高：掌握

人体测量法评价的参数包括：①体重。②身高。③体重指数（BMI）：联合国粮农组织推荐标准：a. 体重肥胖：轻度27.5～30，中度30～40，重度>40；b. 正常：19～25（19～34岁），21～27（>35岁）；c. 营养不良：轻度17～18.5，中度16～17，重度<16。④皮褶厚度和臂围等。

知识点4：临床营养评价方法——实验室检查法 副高：掌握 正高：掌握

实验室检查法评价的参数包括：①血浆蛋白，包括清蛋白、前清蛋白、转铁蛋白、视黄醇结合蛋白等。②氮平衡和净氮利用率。③肌酐身高指数。④机体免疫功能等，包括淋巴细胞计数、迟发性变态反应等。

知识点5：临床营养评价方法——人体组成测定法 副高：掌握 正高：掌握

人体组成测定法评价的方法有生物电阻抗分析法、双能X线吸收法、总液体容量法、总体钾含量法等。

知识点6：临床营养评价方法——综合性营养评价指标法 副高：掌握 正高：掌握

综合性营养评价指标法评价的参数：预后营养指数、主管全面评定、微型营养评定、营养评价指数等。

知识点7：消瘦型营养不良 副高：掌握 正高：掌握

消瘦型营养不良的主要原因是热量摄入不足，常见于慢性疾病或长期饥饿的患者。临床表现为严重的肌肉和脂肪消耗，营养评定可见上臂围和皮褶厚度减少，躯体和内脏肌肉量减少，血浆清蛋白明显降低。但免疫力、伤口愈合能力和应激能力尚完好，精神和食欲尚可。

知识点8：低蛋白血症型营养不良 副高：掌握 正高：掌握

低蛋白血症型营养不良常见于长期蛋白质摄入不足或应激状态。临床表现为明显的生化指标异常，主要为淋巴细胞计数下降和血浆清蛋白明显下降，患者的臂围和脂肪储备可在正常范围，所以一些人体测量指标仍正常。但内脏蛋白量迅速下降，毛发易脱落，水肿，伤口延迟愈合。对此型患者应进行有效的营养支持，否则可因免疫力受损而导致败血症或严重的真菌感染。

知识点9：混合型营养不良 副高：掌握 正高：掌握

蛋白质-能量缺乏性营养不良是临床上最常见的营养不良类型，是因为热量和蛋白质摄入均不足所致。此型常见于消化道疾病、晚期肿瘤等患者。这类患者原本能量储备就少，在应激状态下，机体蛋白质急剧消耗，极易发生伤口不愈合和感染等并发症，病死率高。

知识点10：营养不良的诊断标准 副高：掌握 正高：掌握

表3-1为国际上公认的营养不良各项指标的诊断标准。

表3-1 营养不良的诊断标准

参 数	正常范围	营养不良轻度	中 度	重 度
体重（理想正常值的%）	>90	80~90	60~79	<60
体重指数	18.5~23.0	17.0~18.4	16.0~16.9	<16.0
三头肌皮褶厚度（正常值的%）	>90	80~90	60~80	<60
上臂肌围（正常值的%）	>90	80~90	60~80	<60

续 表

参 数	正常范围	营养不良轻度	中 度	重 度
肌酐身高指数（正常值的%）	>95	85~94	70~84	<70
清蛋白（g/L）	>30	25~30	20~24.9	<20
转铁蛋白（g/L）	2.0~4.0	1.5~2.0	1.0~1.5	<1.0
前清蛋白（g/L）	>0.20	0.16~0.20	0.10~0.15	<0.10
淋巴细胞计数（$\times10^9$/L）	>2.5	1.8~1.5	1.5~0.9	<0.9
氮平衡（g/d）	±1	−10~−5	−15~−10	<−15

第二节 临床营养支持

一、肠内营养（EN）

知识点1：要素型肠内营养制剂 副高：掌握 正高：掌握

要素型肠内营养制剂是由氨基酸或葡萄糖、多肽、脂肪、矿物质和维生素混合而成的制剂，主要适合于胃肠道消化和吸收功能部分受损的患者，如短肠综合征、胰腺炎等，不需消化过程即可直接或接近直接被吸收。该制剂残渣极少，粪便产量很少，渗透压较高，但口感和气味欠佳，多用于管饲。临床上常用制剂有百普素、维沃等。

知识点2：非要素型肠内营养制剂 副高：掌握 正高：掌握

非要素型肠内营养制剂是以整蛋白或蛋白游离物为氮源的制剂，主要适用于胃肠道功能较好的患者，需要机体的消化过程进行吸收前的处理。该制剂口感较好，口服和管饲均可，接近等渗，临床上常用制剂有能全力、安素等。

知识点3：组件型肠内营养制剂 副高：掌握 正高：掌握

组件型肠内营养制剂是以某种营养素为主的制剂，适合患者的特殊需要，可以作为补充或强化营养的手段，弥补完全型营养制剂在适应个体差异方面不够灵活的特点。该制剂有蛋白质组件、脂肪组件、糖类组件、维生素和矿物质组件等。

知识点4：特殊应用型肠内营养制剂 副高：掌握 正高：掌握

特殊应用型肠内营养制剂是针对某种疾病的特点而设计的制剂，从而适应不同的疾病状态和治疗需要。例如，肝衰竭患者的氮源以支链氨基酸为主，芳香族氨基酸较少，应纠正氨基酸失衡，改善肝性脑病的症状；消化道肿瘤患者应采用高热量、高脂肪、低糖类制剂，以符合宿主和肿瘤细胞的代谢特点。

知识点5：肠内营养的输入途径　副高：掌握　正高：掌握

肠内营养的输入途径有口服、鼻胃管、鼻空肠管、鼻十二指肠管、空肠造口术、胃造口术等。具体方式的选择取决于疾病情况、胃肠道功能、患者精神状态、营养支持时间长短等。意识障碍、食管梗阻和口咽、容易误吸的患者不宜选用口服途径；短期营养支持常采用经鼻置入鼻胃管；胃动力障碍的患者常采用鼻十二指肠管途径；急性重症胰腺炎患者常采用鼻空肠管途径；需要长期（大于4周）营养支持的患者最好选用空肠或胃造口途径，可选择经皮内镜下空肠造口术（PEJ）、经皮内镜下胃造口术（PEG）或外科手术造口。

知识点6：肠内营养的输入方式　副高：掌握　正高：掌握

（1）间歇分次投给：每次200ml，6～8次/日。

（2）间歇重力滴注：每次250～500ml，4～6次/日，滴注速度为30ml/min。

（3）连续输注：100～125ml/h，12～24小时连续输入，以经输注泵灌注为佳。

知识点7：肠内营养的优点　副高：掌握　正高：掌握

肠内营养是一种比较符合生理的营养方式，优点有：①营养物质经过肠道黏膜吸收进入门静脉系统，输送至肝内，有利于代谢调节和内脏蛋白质的合成。②肠内营养可以维持和改善肠道黏膜结构和功能的完整性，有效地防止肠道细菌移位。③肠内营养设备和技术要求低、操作方便、安全有效、费用和并发症相对较低。

知识点8：肠内营养的适应证　副高：掌握　正高：掌握

临床上，凡是因为各种原因在较长时间（如>1周）不能正常进食或饮水，均为需要营养支持的指征，尤其是消化系统疾病患者多见。肠内营养的适应证包括：①因精神异常或意识障碍所致的不能正常进食者。②上消化道梗阻、吞咽困难或手术后的患者。③慢性营养不良、高代谢状态等患者，而日常口服进食不能满足营养的需求。④营养不良患者的术前准备。⑤常见的需要营养支持的消化系统疾病，如炎性肠病、短肠综合征、胰腺炎（重症急性胰腺炎或严重的慢性胰腺炎）、消化道瘘、肝衰竭、消化系统恶性肿瘤等。⑥肠外营养的补充或过渡治疗。

知识点9：肠内营养的禁忌证　副高：掌握　正高：掌握

不宜或慎用肠内营养的情况有：①完全性机械性肠梗阻、严重腹腔感染、消化道出血等。②严重应激状态早期、休克状态、持续麻痹性肠梗阻等。③短肠综合征早期、严重吸收不良、高流量空肠瘘等；④持续严重呕吐、严重肠道炎症、顽固性腹泻等；⑤急性胰腺炎早期；⑥无法建立肠内营养途径者。

知识点10：肠内营养的并发症及其防治（表3-2） 副高：掌握 正高：掌握

表3-2 肠内营养的并发症及其防治

类型	临床表现	防治措施
机械性并发症	黏膜损伤，导管堵塞移位，造瘘口出血、炎症、继发腹膜炎、疝等	选择细软导管，改变营养途径，导管和皮肤规范护理，正确使用导管等
感染性并发症	吸入性肺炎、管饲污染、造瘘口感染等	抬高床头，选择合适的营养途径，促进胃动力，规范制剂的配置、保存、输注等环节，抗感染治疗，必要时细菌培养监测等
代谢性并发症	脱水、血糖异常、电解质紊乱、维生素、矿物质、必需脂肪酸缺乏等	正确设计营养方案、及时监测调整剂量、选择合适的制剂种类和途径、辅助药物治疗等
胃肠道并发症	恶心、呕吐、腹泻、腹痛、腹胀、便秘、倾倒综合征等	循序渐进地实施，规范操作，选择合适的营养制剂（渗透压、组件、温度、速度等），辅助药物治疗，体位调整等

知识点11：肠内营养的术前准备 副高：掌握 正高：掌握

（1）操作者应询问病史、体格检查，以了解患者病情、全身状况、置管目的。注意有无操作禁忌证。

（2）与患者和直系亲属充分沟通，详细说明置管的目的、操作过程。指导并告知患者操作过程需要配合的细节（操作过程中如出现剧烈恶心感，可做吞咽或深呼吸动作，如有呛咳或呼吸困难等不适立即向医生示意）。患者或直系亲属签署知情同意书。

（3）操作者须衣帽整洁，洗手，戴口罩。

（4）操作者评估患者鼻孔是否通畅。

（5）用物准备：①无菌鼻饲包，包括治疗碗、镊子、止血钳、压舌板、纱布、胃管、50ml注射器、治疗巾。②治疗盘，内备液状石蜡、棉签、胶布、别针、夹子或橡皮圈、手电筒、听诊器、弯盘。

（6）术前与患者和直系亲属充分沟通患者病情（如本例患者SAP病情严重程度）、置管的必要性，以取得患者的理解和配合。

（7）详细介绍鼻胃管/鼻肠管实施肠内营养的操作过程及患者如何配合、如何应用营养制剂、费用等。

（8）充分告知患者操作过程中可能存在的相关风险、并发症以及相应的诊疗措施。

（9）详细告知置管成功后的相关注意事项以及需要更换或撤除鼻胃管/鼻肠管的时间。

（10）获得患者或直系亲属签字的知情同意书。

知识点12：各种肠内营养置管的特点（表3-3）　副高：掌握　正高：掌握

表3-3　各种肠内营养置管的特点

喂养管	特　点
鼻胃管	置管容易 用于短期管喂
鼻肠管	需内镜或X线辅助 导管头端直接进入小肠 可用于长期肠内营养（据病需要，一般在1个月以上，必要时可永久使用）
经皮内镜下胃造口（PEG）	减少误吸 可用于耳、鼻、咽喉部及上消化道狭窄的患者，神经系统疾病造成吞咽困难的患者，短肠综合征，面部重建手术，囊性纤维化，恶病质

知识点13：鼻胃（肠）管的适应证和禁忌证　副高：掌握　正高：掌握

鼻胃管一般直接经鼻插管即可成功置入。鼻肠管常需要在内镜或X线的辅助下才能成功置管，也有特殊设计的鼻肠管可在导管头端进入胃内后，在胃蠕动的帮助下自行进入小肠。

（1）鼻胃管的适应证：①烧伤患者、某些胃肠道疾病、短肠及接受放化疗的患者。②由全肠外营养过渡到肠外加肠内营养及由肠内营养过渡至自主口服进食者。③因神经或精神障碍所致的进食不足及因口咽、食管疾病而不能进食者。

（2）鼻胃管的禁忌证：①胃肠道功能障碍。②肠梗阻。③急腹症。④消化道活动性出血。

（3）鼻肠管的适应证：①需要通过鼻饲且直接进入十二指肠或空肠的患者。②肠道功能基本正常而存在胃排空障碍的患者。

（4）鼻肠管的禁忌证：①胃肠道功能障碍。②肠梗阻。③急腹症。④消化道活动性出血。

知识点14：鼻胃管置入的具体操作方法　副高：掌握　正高：掌握

（1）协助患者取半卧位，头稍前倾。测量插入的长度，成人一般45～55cm，测量方法：发际→胸骨剑突距离或者鼻尖→耳垂距离+耳垂→胸骨剑突距离。

（2）用液状石蜡棉球滑润胃管前端，沿通畅的鼻孔插入胃管，插入14～16cm（咽喉部）时，嘱患者做吞咽动作，当患者吞咽时顺势将胃管向前推进，直至预定长度。初步固定胃管，检查胃管是否盘曲在口中。

（3）确认鼻胃管是否在胃内。①在鼻胃管末端连接注射器抽吸，能抽出胃液；②置听诊器于患者胃部，快速经鼻胃管向胃内注入10ml空气，听到气过水声；③将鼻胃管末端置于盛水的治疗碗中，无气泡逸出。

（4）协助患者取舒适卧位，询问患者感受。

知识点15：鼻肠管的置入方法 副高：掌握 正高：掌握

当导管头端置入胃内后，让患者向右翻身，借助X线或内镜的帮助进入十二指肠远端或空肠。某些特殊设计的鼻肠管，如螺旋形鼻肠管，在导管头端置入胃内后，在8～12小时内导管可自行通过幽门。

知识点16：肠内营养配方的选择 副高：掌握 正高：掌握

重症急性胰腺炎患者总热量要求在25～35kcal/（kg·d）。初始肠内营养时可选择氨基酸（短肽）型肠内营养制剂，它是以氨基酸或短肽作为氮源、糖类主要为单糖、脂类为三酰甘油，基本无需消化即可被胃肠道吸收。随着消化功能的恢复，逐渐过渡到整蛋白型肠内营养剂，它是以完整型蛋白质、三酰甘油、糖类多聚体等宏量营养素为基础组成的配方。若肠内营养不能耐受，或不能满足热量需求时，可辅以肠外营养。

二、肠外营养（PN）

知识点1：肠外营养的糖类制剂 副高：掌握 正高：掌握

糖类制剂包括可溶性单糖和大分子多聚糖，其主要生理功能为提供能量。目前最常采用的糖类是葡萄糖，其具有来源丰富、价钱便宜、符合人体生理需要、能被所有器官所利用等优点。果糖、麦芽糖、山梨醇等其他糖类，需水解为葡萄糖才能被利用，对血糖影响较小，但因为此类物质个体利用率差异较大，且有一定的不良反应，临床上较少应用。

知识点2：肠外营养的氨基酸制剂 副高：掌握 正高：掌握

氨基酸是肠外营养中的氮源物质，对其输注是为了提供机体合成蛋白质所需的底物，输注的氨基酸应该配比合理，才能适合蛋白质的正常合成。成人常规使用的氨基酸溶液中含有13～20种氨基酸，包括所有必需氨基酸，一般为平衡型氨基酸溶液，临床上常用8.5%的乐凡命。也有专门适合于特殊疾病状态的制剂，如肝用氨基酸等。

知识点3：肠外营养的长链脂肪乳剂 副高：掌握 正高：掌握

长链脂肪乳剂含有12～18个碳原子的长链脂肪酸，主要由红花油和大豆油制成，临床上使用最为广泛。该脂肪乳剂不仅为机体提供能量，还可以提供大量不饱和脂肪酸。但长链脂肪酸在高代谢患者中有时会产生损害机体的免疫功能、促进脂质过氧化等不利的影响。临床上常用的有10%、20%和30%的英脱利匹特。

知识点4：肠外营养的中链脂肪乳剂 副高：掌握 正高：掌握

中链脂肪乳剂含有6~8个碳原子的中链脂肪酸，主要是辛酸和癸酸等，存在于椰子油、可可油中。中链脂肪酸分子量小、水溶性好、水解速度快，与清蛋白结合少，半衰期短，不在脂肪组织中蓄积，也较少发生肝脂肪浸润，穿过线粒体膜时较少依赖肉毒碱转移酶系统。但中链脂肪酸中不含必需脂肪酸，纯的中链脂肪酸具有一定的神经毒性，所以目前临床上以中链和长链脂肪酸的混合形式存在，互为补充，更好地发挥作用。临床上常用力保肪宁。

知识点5：肠外营养的电解质制剂 副高：掌握 正高：掌握

电解质是组织和体液的重要组成部分，对保持机体内环境稳定、正常的肌肉神经活动、维护各种酶的活性均具有重要的作用。电解质以钾、钠、钙、磷等最为主要。现有的电解质一般为单一制剂，如氯化钾、氯化钠、碳酸氢钠、葡萄糖酸钙等；有机磷制剂，如格利福斯，主要含有甘油磷酸钠。

知识点6：肠外营养的维生素制剂 副高：掌握 正高：掌握

维生素制剂是维持机体正常代谢和生理功能不可缺少的营养素，疾病状态时需要量明显增加。长期肠外营养的患者如果不注意补充，2~3周后可出现维生素缺乏的症状。维生素制剂包括水溶性和脂溶性两种，常用的分别为水乐维他和维他利匹特。

知识点7：肠外营养的微量元素制剂 副高：掌握 正高：掌握

微量元素是维持机体正常生理代谢的重要营养素，尤其是在酶促反应中具有重要的作用。目前常用的复方制剂是安达美，含有铬、铜、锰、钼、硒、锌、氟、铁和碘9种微量元素。

知识点8：肠外特殊营养制剂——谷氨酰胺制剂 副高：掌握 正高：掌握

谷氨酰胺是肠黏膜细胞和各种快速生长分化细胞的主要能源，可以保护肠道黏膜屏障，防止细菌毒素的移位和黏膜萎缩等。常用的制剂是力肽，每100ml中含有谷氨酰胺20g，每日需要量为1.5~2.0ml/kg。

知识点9：肠外特殊营养制剂——精氨酸制剂 副高：掌握 正高：掌握

精氨酸制剂可以改善蛋白质合成和氮平衡，调节多种内分泌激素，增强机体免疫力等。

知识点10：肠外特殊营养制剂——生长激素制剂 副高：掌握 正高：掌握

生长激素制剂可以促进蛋白质合成，提高肠外营养的疗效，改善机体的氮平衡。

知识点11：肠外营养的输注途径 副高：掌握 正高：掌握

肠外营养的输注途径主要有中心静脉和外周静脉。中心静脉是指上腔或下腔静脉途径，具有对血管壁刺激性较小，输注的速度可调性较大，对渗透压的耐受性较好，可以长期使用，避免了反复建立外周静脉通路所带来的痛苦等优点。外周静脉是指浅表静脉，安全性好，应用方便，并发症相对较少，所以较适合于短期肠外营养或接受部分肠外营养的患者。

知识点12：肠外营养液的输注方法 副高：熟练掌握 正高：熟练掌握

（1）持续输注法：将一天的营养液在24小时内均匀输入，由于各种营养物质同时等量输入，对机体氮源、能源及其他营养物质的供应处于持续均匀状态，胰岛素的分泌较为稳定，血糖值也不会因输入糖时多时少有较大波动；尤其对较长时间胃肠道不能利用、机体需要量增加、有较多额外丢失的患者，经中心静脉持续输注可保证机体对热量及代谢基质的需要，同时减少患者反复穿刺的痛苦。

（2）循环输注法：为临床广泛应用。是在12～18小时内将一天的营养液全部输注，其余时间可恢复活动，从而改善患者生活质量。在进行循环输注前，应计算热量、蛋白质和液体需要量及输注时间，输注速度应逐渐增加或减少，以防高血糖发生。如高血糖持续存在，则应延长输注时间，小剂量胰岛素可加入营养液中以控制快速输注所致的高血糖，如以上处理无效，仍应使用持续输注法。

知识点13：肠外营养的护理与监测 副高：熟练掌握 正高：熟练掌握

（1）行中心静脉输注时应严格无菌操作规程，输注时要严密观察患者的生命体征与局部情况，了解患者有无胸闷、呼吸困难等，及时发现，及时处理。

（2）注意有无气栓、静脉炎、败血症等并发症的发生，输注过程中应加强巡视，有条件者可使用输液泵。

（3）每日应换输液管道一次，更换管道时，静脉导管与输液管连接处应用碘酊、酒精涂擦消毒；换输液管时，静脉导管一定要捏紧，防止空气进入血管。

（4）在静脉导管入口处周围应每日用碘酊、酒精消毒，并更换消毒敷料一次。发现敷料潮湿应及时更换，以防导管口感染。对导管入口处皮肤应定期做细菌培养。

（5）使用周围静脉输注时应每24小时更换输注部位，以减少对血管内皮的刺激，从而减少静脉炎的发生。

（6）观察输液反应，如有发生，应首先考虑为静脉导管感染，即刻拔出导管及留残液做培养。

（7）根据计划应用持续输注或循环输注，按时按量均匀完成每日输液量，切不能过快。
（8）定期进行残液培养及定期查血糖、肝肾功能、体重等，有利于掌握输注效果。

知识点14：肠外营养的优点 副高：掌握 正高：掌握

肠外营养的优点：①可调节补液配方，纠正体液丢失、电解质紊乱等。②避免可能出现的肠内营养并发症。③是可靠的提供营养的途径。④能很快达到所需的热量、蛋白质量和比例。⑤能短时间纠正营养不良的状况。⑥相对方便，患者容易接受。

知识点15：肠外营养的适应证 副高：掌握 正高：掌握

凡是长时间（＞7天）不能进食或不能经肠内途径摄取营养的患者，由于不能耐受肠内喂养或严重胃肠道功能障碍而需营养支持者均需考虑肠外营养。肠外营养的适应证具体包括：①由于小肠疾病、广泛小肠切除、放射性肠炎、严重腹泻、顽固性呕吐等原因无法摄食或不能通过消化道吸收营养物质者。②接受大剂量化疗、放疗的营养不良患者。③无法进行或耐受肠内营养的重症急性胰腺炎患者。④消化功能障碍的严重营养不良患者。⑤严重分解代谢状态，短期内无法利用胃肠道进行营养者。⑥胃肠道梗阻的患者。

知识点16：肠外营养的禁忌证 副高：掌握 正高：掌握

不适宜或慎用肠外营养的情况有：①胃肠道功能正常，能获得足够营养患者。②估计需肠外营养支持少于5天者。③心血管功能紊乱或严重代谢紊乱尚未控制。④需急诊手术的患者，术前不必强求肠外营养。⑤临终或不可逆昏迷状态可不再考虑肠外营养。

知识点17：肠外营养的并发症及防治（表3-4） 副高：掌握 正高：掌握

表3-4 肠外营养的并发症及其防治

类型	临床表现	防治措施
代谢性并发症	脱水、电解质紊乱、高脂血症、血糖异常、氮质血症、维生素和矿物质缺乏、酸碱平衡紊乱等	正确设计营养方案、选择合适的制剂种类、及时监测调整剂量、注意观察各种营养素缺乏的临床表现以利于及时发现等
导管相关并发症	气胸、导管堵塞移位、血管损伤、血栓形成、静脉炎、败血症等	严格无菌操作、导管和皮肤规范护理、选择适合的导管、正确使用导管、必要时细菌培养监测等
器官功能损害	肝损害、肠道结构和功能损害、胆管系统疾病等	正确设计营养方案和各种营养素之间的比例、避免长期大量使用、辅助相关药物治疗等、注意复查相关检查以利于早期发现、酌情选择某些特殊的制剂等

第三节 疾病特异性临床营养支持

一、短肠综合征患者的营养支持

知识点1：短肠综合征患者消化吸收不良的原因　　副高：掌握　正高：掌握

短肠综合征（SBS）患者消化吸收不良的原因包括食物在小肠内停留时间缩短、小肠吸收面积减少、不同肠段具有特异性吸收物质、胃酸分泌增多降低了胰酶和胆盐活性等。

知识点2：近端小肠的作用　　副高：掌握　正高：掌握

近端小肠承担着主要的吸收作用，大多数营养物质在其内部吸收，切除过多能导致多种营养素的缺乏。

知识点3：远端小肠的作用　　副高：掌握　正高：掌握

远端小肠吸收胆盐和维生素B_{12}，切除过多能导致脂溶性维生素吸收不良、维生素B_{12}缺乏、胆石症和脂肪泻等。

知识点4：短肠综合征患者早期的营养支持　　副高：掌握　正高：掌握

短肠综合征患者早期常需要PN来满足营养的需要，此期容易出现水、电解质和酸碱平衡失调，应注意及时纠正。短肠综合征患者的残余小肠不足100cm，尤其是结肠和回盲瓣有缺失时，PN的时间会更长。

知识点5：结肠和回盲瓣的作用　　副高：掌握　正高：掌握

结肠和回盲瓣可以延缓食物在小肠中的传输时间，结肠本身不仅可以吸收水分和电解质，还能将糖类在细菌的分解作用下转变为短链脂肪酸，作为能量被利用。如果能够保留结肠和回盲瓣，对小肠功能的代偿和康复十分有利。即使残留小肠仅50cm，在适应之后仍可能完全经口摄食而维持基本正常的营养状态。

知识点6：短肠综合征患者影响营养支持方案的因素　　副高：掌握　正高：掌握

营养支持的方案取决于残存小肠的部位和长度、是否保留结肠和回盲瓣等因素。

知识点7：短肠综合征患者EN的作用及处理方案　　副高：掌握　正高：掌握

EN对小肠功能的代偿和康复具有促进作用，有利于小肠黏膜的增生，应该在患者能够耐受的情况下逐渐加量，同时相应将PN的量逐渐减少，两者相互补充，逐渐过渡。

知识点8：短肠综合征患者的营养支持方案　　副高：掌握　正高：掌握

对于小肠广泛切除的患者，即小肠仅残余80～100cm，应首先进行要素饮食，然后再考虑聚合物配方饮食。残余小肠不足80cm的患者常常无法摆脱PN。不能靠EN维持基本营养状态的患者，PN依旧是治疗的主要手段。

知识点9：小肠功能代偿和康复过程中的注意事项　　副高：掌握　正高：掌握

在小肠功能代偿和康复过程中，应密切监测患者的营养状况和各种临床表现。结肠完整的短肠综合征患者应进食低脂肪、低草酸盐、富含糖类的饮食。如果患者存在脂肪吸收不良的情况，应该给予低脂饮食。

知识点10：短肠综合征患者的药物治疗　　副高：掌握　正高：掌握

（1）远端小肠切除超过100cm的患者应每月注射维生素B_{12}。

（2）可以使用抑酸药（质子泵抑制药和H_2受体阻断药）降低胃酸的分泌。

（3）抗胆碱药可以减慢小肠的传输速度，可经非口服途径给予抗胆碱药。

（4）某些止泻药可以减少过多的水分丢失。

（5）结肠完好的短肠综合征患者有时会出现胆盐导致的腹泻，此时考来烯胺可能有效。但对于尚残余一小部分回肠的患者，使用考来烯胺会造成相对性胆盐缺乏，会导致腹泻。

（6）生长抑素可以降低小肠的传输速度和减少肠液的分泌，但在短肠综合征患者中的应用存在争议。

（7）通过使用生长激素、谷氨酰胺和稻米类饮食等来促进小肠黏膜增生，以促进更好吸收的方法尚存在争议。

二、胰腺炎患者的营养支持

知识点1：正确评估胰腺炎的严重程度对决定是否实施营养支持的重要性
副高：掌握　正高：掌握

多数急性胰腺炎患者呈自限性过程，病情较轻，支持治疗几天后病情即可缓解，一般不存在营养不良，不需要进行常规营养支持。如果进行营养支持，可能会缩短病程。当急性胰腺炎患者预计在5～7天内经口摄入热量不足时，应实施营养支持以预防和纠正营养不良。少数急性重症胰腺炎的代谢改变可以引起体重迅速下降，病死率增高。正确评估胰腺炎的严重程度对决定是否实施营养支持十分重要。可以避免营养缺乏，从而保留机体瘦肉体和重要脏器功能。

知识点2：胰腺炎患者EN的优点

副高：掌握 正高：掌握

EN对于胰腺炎患者是一种更为合理的营养支持方式，是其首选途径。EN不但价廉，还可以维护肠黏膜屏障和肠道结构的完整性，从而降低肠源性感染并发症的发生率。如果患者的胃肠道功能尚可，EN多数可以良好地耐受，达到较好的效果，可以使用标准的含有脂肪的多聚体配方饮食。

知识点3：EN对胰腺分泌的刺激强度

副高：掌握 正高：掌握

EN对胰腺分泌的刺激强度取决于营养制剂的组成和喂养管的位置。配方制剂中的脂肪和蛋白的含量越低，EN制剂输入处越远离十二指肠对胰腺分泌的刺激作用越小。并且与PN相比其感染率、并发症发病率均显著降低，住院时间短，医疗花费少。

知识点4：急性胰腺炎的致病因素

副高：掌握 正高：掌握

胰腺内胰蛋白酶原激活而导致自身消化是急性胰腺炎基本的致病因素。随后产生的一系列病理生理变化则和一些炎症递质产生、胰腺微循环变化、细菌移位继发感染等有关。

知识点5：急性胰腺炎机体的代谢和营养的变化

副高：掌握 正高：掌握

在急性胰腺炎时，机体的代谢和营养发生了相应变化，表现为胰酶激活、高动力学的改变，包括全身性高代谢反应、能量消耗、糖类和蛋白代谢增加、脂肪代谢改变、胰岛素反应降低等。高动力、高分解代谢很快导致机体负氮平衡，影响疾病的进程。这种代谢变化同创伤和应激时相似。

知识点6：在对急性胰腺炎患者进行营养治疗时需要遵循的原则

副高：掌握 正高：掌握

在对急性胰腺炎患者进行营养治疗时需要遵循以下原则：

（1）开始以严密细致的液体疗法。

（2）减少对胰腺的刺激至亚临床水平。

（3）维持肠道的完整性。

（4）降低整体的系统性炎性反应。

（5）避免医源性并发症（如导管相关性败血症）。

知识点7：轻型急性胰腺炎患者的治疗方案

副高：掌握 正高：掌握

第一阶段（2~5天）：禁食、液体疗法、镇痛。

第二阶段（3～7天）：表现为疼痛消失、淀粉酶下降，进食富含糖类、中等量蛋白质、中等量脂肪的饮食。

第三阶段：正常饮食，但要避免脂肪过多。

知识点8：重型急性胰腺炎患者的营养治疗　副高：掌握　正高：掌握

（1）对那些重症的、有并发症的或需要外科手术治疗的患者，应予早期营养支持以预防由营养缺乏带来的不良后果，应做到：①液体疗法开始。②尽量通过空肠给予早期的连续的肠内营养（肽类和免疫增强配方）。③EN出现不良反应或热量不够时补充PN。④EN无法实施时（如长期的肠麻痹），应予PN，同时可给予少量的含脂肪少的EN制剂，根据肠道的耐受性持续输入空肠（速度最快可达10～20ml/L）。

（2）如能避免高三酰甘油血症，静脉输注脂肪乳剂是安全的（速度<10mmol/L）。

知识点9：慢性胰腺炎的特征及临床表现　副高：掌握　正高：掌握

慢性胰腺炎的患者由于酗酒和胆管疾病等不同原因会造成胰腺组织和功能持续性损害，其特征为胰腺基本结构发生永久性改变，广泛纤维化，即使病因祛除仍常伴有胰腺功能性缺陷。临床上表现为反复发作的腹痛，内、外分泌功能不全以及后期胰石和假性囊肿。胰酶分泌减少导致脂肪泻引起脂肪、蛋白质吸收不良及脂性维生素缺乏，加上糖耐量异常使得患者表现出营养不良和消瘦。

知识点10：慢性胰腺炎患者的营养治疗　副高：掌握　正高：掌握

给予专病的配方膳食、补充胰酶和脂溶性维生素是慢性胰腺炎营养治疗的关键。经以上疗法，可以通过影响缩胆囊素（CCK）的反馈机制来减轻腹痛。对轻度胰腺炎患者，给予合适的膳食配方及酶抑制剂可以减轻腹痛症状。由于胰岛素分泌障碍引起的糖尿病，可能需要胰岛素治疗。

知识点11：慢性胰腺炎患者的营养支持　副高：掌握　正高：掌握

当患者不能进食时（如由于胰头增大或胰腺假性囊肿造成腹痛或幽门十二指肠狭窄），则应通过狭窄处放置空肠喂养管进行肠内营养。当胃排空障碍或者患者需胃肠减压而双腔导管又无法放置时应予患者静脉营养支持。慢性胰腺炎患者还存在电解质、矿物质和微量元素的缺乏，这些缺乏也予纠正。

知识点12：胰腺炎的并发症及营养支持　副高：掌握　正高：掌握

胰腺假性囊肿、胰性腹水、胰瘘、肠瘘、胰腺脓肿是重症胰腺炎的常见并发症，这类并发症妨碍了肠内营养的进行，则需选用PN。

知识点13：胰腺炎患者营养支持时的注意事项　　副高：掌握　正高：掌握

（1）大多数患者对葡萄糖-脂肪乳剂耐受良好。一般情况下，血清三酰甘油<11.3mmol/L（1000mg/dl）时不会诱发胰腺炎，所以在输入脂肪乳剂时应注意控制血清三酰甘油在4.5mmol/L（400mg/dl）以下。不含脂肪乳剂的PN不应超过2周，否则可能造成必需脂肪酸的缺乏。

（2）反复发作的慢性胰腺炎可以引起营养不良。通常建议在有脂肪泻时给予限制脂肪含量的膳食，并补充胰酶，应戒酒。

（3）脂肪泻可导致体内钙、镁和锌的不足。维生素B_{12}吸收障碍也很常见，应注意补充。

（4）并发糖尿病者应良好控制血糖。

（5）镇痛有助于改善食欲。

（6）慢性胰腺炎患者进行空肠营养可以增加患者的体重，减少进食相关的腹痛。

三、炎性肠病患者的营养支持

知识点1：炎性肠病营养支持的目的　　副高：掌握　正高：掌握

炎性肠病（IBD）患者营养不良的发生率高达80%。其营养支持目的有：①控制、缓解和改善症状。②治疗并发症。③改善营养状况，促进正常生长发育。④围术期支持，降低术后并发症发生率和病死率。⑤维持广泛病变患者和短肠患者的营养状况。

知识点2：炎性肠病的病因及临床表现　　副高：掌握　正高：掌握

IBD患者由于食物摄入不足、营养丢失过多、消化吸收不良、高分解代谢状态等原因，普遍存在营养不良，多数为蛋白质-能量缺乏性营养不良，表现为体重下降、贫血、低蛋白血症、维生素缺乏、电解质及酸碱平衡紊乱等症状。

知识点3：炎性肠病患者的肠内营养　　副高：掌握　正高：掌握

轻中度营养不良的IBD患者首选肠内营养，可选择高维生素、高蛋白、低膳食纤维、少渣易消化的食物，避免奶制品及刺激性食物，多给予要素饮食。病变累及回肠或已行回肠切除时应限制脂肪摄入量。

知识点4：炎性肠病患者的肠外营养　　副高：掌握　正高：掌握

不能耐受肠内营养的IBD患者可以部分或全部进行肠外营养。治疗早期，IBD患者可以短暂禁食，采用肠外营养以促进患者症状的缓解，病情好转后再过渡到肠内营养。有肠梗阻或需外科手术治疗的患者必须给予肠外营养，以改善患者的营养状况、缓解临床症状，利于手术的实施，降低手术死亡率和术后并发症。肠外营养还常用于对肠内营养和药物治疗无反应以及无法进行肠内营养的患者。

知识点5：肠内营养对活动期炎性肠病的机制　　副高：掌握　正高：掌握

肠内营养对活动期炎性肠病的机制包括改善肠道菌群、降低饮食脂肪摄取减少炎症递质合成、全面均衡的营养补充以及给病变肠段提供微量元素等方面。

知识点6：炎性肠病活动期的治疗　　副高：掌握　正高：掌握

营养支持是炎性肠病活动期唯一有效的治疗手段。活动期使用PN可使肠道获得休息，进而诱导疾病缓解。肠道休息对获得临床缓解不是必需的。长期的PN只限于反复手术致短肠综合征患者。肠道功能一旦恢复，仍应逐步过渡到EN。EN应连续输注，每日供给量8372kJ（2000kcal）。起始速度为20ml/h，然后根据肠道耐受性逐步增加至80～100ml/h。

知识点7：炎性肠病缓解期的治疗　　副高：掌握　正高：掌握

缓解期肠内营养为炎性肠病的首选治疗手段。足量肠内营养能促进生长发育，纠正营养不良。管饲或造瘘可作为经口膳食的补充。

知识点8：炎性肠病营养支持的注意事项　　副高：掌握　正高：掌握

炎性肠病营养支持时应注意：①IBD患者常有贫血现象，应及时纠正，注意补充铁剂、叶酸和维生素B_{12}等。②IBD患者常有吸收不良，易发生维生素、微量元素等缺乏，特别是脂溶性维生素的缺乏，应及时补充。③腹泻可引起水、电解质和酸碱平衡的紊乱，应及时纠正，防止低钾、低钙、低镁血症等的发生。

知识点9：炎性肠病患者特殊的营养物质　　副高：掌握　正高：掌握

在IBD患者中，常用到某些特殊的营养物质，如：①ω-3脂肪酸。具有清除自由基、抗炎症等作用，有助于改善肠道的炎症损害。②谷氨酰胺。可以促进肠黏膜上皮细胞的生长，改善胃肠道黏膜屏障的完整性。③生长激素。可以促进蛋白的合成，减轻炎症反应，促进损伤的肠黏膜细胞修复，维护肠黏膜屏障功能。

四、消化道瘘患者的营养支持

知识点1：消化道瘘营养不良的病因　　副高：掌握　正高：掌握

消化道瘘（GIF）导致大量液体和营养物质从胃肠道丢失，引起脱水、酸碱失衡、电解质紊乱、营养不良等。禁食和感染导致的高分解代谢状态使营养不良进一步加重，甚至出现多器官功能障碍。

知识点2：消化道瘘营养不良的表现 副高：掌握 正高：掌握

消化道瘘营养不良主要属于蛋白质-能量缺乏性营养不良，主要表现为体重减轻、内脏蛋白质减少、皮下脂肪与骨骼肌明显减少，既影响组织愈合和器官功能，又不利于感染的控制。

知识点3：消化道瘘的营养支持 副高：掌握 正高：掌握

消化道瘘发生的早期，宜采用肠外营养支持，病情平稳后应尽可能实施肠内营养，这对患者的长期预后很有帮助。消化道瘘的肠内营养制剂应首选乳剂。如单纯使用肠内营养时营养物质摄入不足，可采用肠内联合肠外的营养支持模式。根据消化功能丧失的程度选择肠内营养制剂，如消化液完全丧失，可使用要素饮食；如消化液仅有少量丢失，则可以使用非要素饮食。另外，应充分考虑微生态营养或黏膜营养，首选含膳食纤维的肠内营养液，并注意补充谷氨酰胺等可以促进肠黏膜生长的制剂。尽量从最近端的肠道给予肠内营养，根据有无梗阻决定肠内营养给予途径，对于高位肠瘘患者，可以将喂养管越过瘘口进行肠内营养。对高位的、两端完全离断的小肠瘘，可收集近端肠液，将其与营养液混合后经远端瘘口回输。

五、肝硬化患者的营养支持

知识点1：肝硬化的病理特点 副高：掌握 正高：掌握

患肝硬化时糖原合成及储存减少，糖异生增加，机体对葡萄糖的耐受性降低，并伴有胰岛素抵抗。脂肪分解增强，肝内的三酰甘油合成与分泌之间的平衡被打破，血浆游离脂肪酸及三酰甘油增多，酮体生成也增加。

知识点2：肝硬化代谢异常的主要表现 副高：掌握 正高：掌握

（1）肝硬化患者氨基酸代谢异常，主要表现为血浆芳香族氨基酸水平升高。

（2）肝硬化患者能量代谢的异常，主要表现为以葡萄糖为主转变为以脂肪为主。

知识点3：肝硬化营养不良的主要表现 副高：掌握 正高：掌握

肝硬化营养不良主要表现为低蛋白血症、腹水、水电解质及酸碱平衡失常、血浆氨基酸发生紊乱、血氨升高，严重者合并肝性脑病及肝肾综合征，伴有微量元素缺乏。

知识点4：肝硬化患者的能量和营养素需要量 副高：掌握 正高：掌握

肝硬化患者能量摄入应根据静息能量消耗来确定。欧洲肠外与肠内营养学会（ESPEN）推荐的能量目标为25～40kcal/（kg·d）。肝病患者热量供给应注意避免过剩。供给量在1200～2000kcal/d已能满足大多数患者需要。40%～50%的非蛋白热能由脂肪乳剂提供，氮供给量在0.15～0.2g/（kg·d），热氮比在（100～120）kcal∶1g比较适宜。

知识点5：肝硬化患者的营养输入方式 副高：掌握 正高：掌握

稳定期肝硬化患者饮食模式为4～7次/天，可促进营养底物的吸收和利用。经口摄食不能满足需要时可经管饲补充。肝硬化伴水、钠潴留患者可选用高能量密度（1.5kcal/ml）、低钠（40mmol/L）的EN配方。在不能使用肠内营养时才考虑使用PN。

知识点6：肝硬化患者的营养监控 副高：掌握 正高：掌握

中链或长链脂肪乳剂对肝硬化患者较为理想，并且要求均匀输入，过多会导致脂肪肝。肝硬化患者应给予富含支链氨基酸的营养，但只能短期应用，长期应用仍需补充平衡氨基酸。酒精性肝硬化患者一般应给予平衡型的食物，或标准型的氨基酸混合食物，同时注意补充钾、磷、镁和B族维生素等。对急慢性肝性脑病患者，控制蛋白质的摄入量是关键，乳果糖和锌的补充至关重要。

六、肝衰竭（肝性脑病）患者的营养支持

知识点1：肝性脑病患者的营养支持途径 副高：掌握 正高：掌握

目前，尚无足够的资料显示肝性脑病患者的理想营养支持途径是哪种。但是在任何情况下，只要胃肠道功能许可，依然首选EN。管饲营养较经口饮食更易达到预期营养支持目标。由于肝性脑病时许多毒性物质均来自肠道，经肠道供给纤维素、乳果糖可到较好疗效。早期使用EN，可促进肠蠕动、加快毒素和细菌排出，起到降低血氨和促进肝性脑病恢复的作用。肠道功能障碍时，选用PN。

知识点2：肝衰竭患者的能量和营养素需要量 副高：掌握 正高：掌握

肝性脑病昏迷患者，国内一般建议每日供热在20kcal以下，较欧洲肠外肠内营养学会（ESPFN）推荐量低。肝性肺病Ⅰ、Ⅱ期患者，起初蛋白质摄入量应限制在0.5～0.6g/（kg·d），然后根据患者耐受情况以0.25～0.5g/（kg·d）的速度增加到1.2g/（kg·d）或由于肝性脑病的加重而停止。如为Ⅲ、Ⅳ期患者，蛋白质供给应限制在0.5～1.5g/（kg·d）。营养素的补充量应减半，以后逐渐增加至能耐受剂量，避免加重肝脏负担。根据肝性脑病的发病机制，补充支链氨基酸对改善氮平衡和肝性脑病均有积极

作用。

七、阻塞性黄疸患者的营养支持

知识点1：阻塞性黄疸患者的能量供给 副高：掌握 正高：掌握

近年来的研究表明，经适当调整的PN配方（富含BCAA的氨基酸溶液、中长链混合脂肪乳剂和提高热氮比）能够适应机体对营养物质的特殊需求，可望改善蛋白质代谢，不加重阻塞性黄疸时已存在的胆红素代谢紊乱。PN提供的总热量控制在25kcal/（kg·d）以下。葡萄糖供给量在3～3.5g/（kg·d），脂肪乳剂一般不超过1.0g/（kg·d），热氮比以（120～150）kcal∶1g为宜。

知识点2：阻塞性黄疸的理想营养途径 副高：掌握 正高：掌握

在阻塞性黄疸特定状态下，EN并非理想的营养途径。动物实验表明，管饲营养不仅无法改善阻塞性黄疸时的营养不良，还可能促使肠道细菌过度生长和细菌移位，诱发肝功能异常，病死率增加。在患者食欲缺乏、EN无法满足机体需要时，PN成为阻塞性黄疸患者的营养支持手段。

八、消化道恶性肿瘤患者的营养支持

知识点1：癌症患者伴有恶病质的原因 副高：掌握 正高：掌握

近50%的癌症患者伴有恶病质，其原因包括厌食、肿瘤相关的胃肠道机械性因素、手术、放疗和化疗等不良反应、宿主细胞因子和激素的改变、能量代谢改变等，可导致威胁生命的营养不良。

知识点2：消化道恶性肿瘤患者的营养支持 副高：掌握 正高：掌握

正在接受积极有效的抗肿瘤治疗而又长期不能摄入并吸收足够营养素的癌症患者可以接受营养支持治疗。中度或重度营养不良的癌症患者，接受7～14天的围术期营养支持治疗将获益。营养支持不应常规用于接受化疗和/或放疗的癌症患者。对预计生存期超过40～60天的癌症患者，家庭肠外营养或肠内营养有望延长其生存时间和改善生活质量。但对预期生存期小于40天者，意义不大。

知识点3：采用肠内营养方式的情形 副高：掌握 正高：掌握

实施食管、贲门、胃等部位的肿瘤手术时，应预计恢复正常饮食所需的天数及胃肠道的可利用性。若预计术后7～14天以上才能恢复正常饮食者，应考虑于手术前或手术时放置肠内营养喂养管或营养用胃或空肠造口管。

知识点4：采用肠外营养方式的情形　　　　副高：掌握　正高：掌握

腹部或盆腔放疗者可能产生放射性肠炎，若有症状并影响摄入、消化及吸收时可考虑采用肠外营养方式。

第四章 消化系统疾病的常见症状与体征

第一节 吞咽困难

知识点1：吞咽困难的概念 副高：熟练掌握 正高：熟练掌握

吞咽困难是指吞咽费力，食物通过口咽部或食管时有梗阻感，吞咽过程较长、伴有或不伴有咽部或胸骨后疼痛，严重时甚至不能咽下食物。

知识点2：吞咽困难的常见病因 副高：熟练掌握 正高：熟练掌握

（1）口咽部疾病：口咽炎（病毒性、细菌性）、口咽损伤（机械性、化学性）、咽白喉、咽结核、咽肿瘤、咽后壁脓肿等。

（2）食管疾病：食管炎（细菌性、真菌性、化学性）、食管良性肿瘤（平滑肌瘤、脂肪瘤、血管瘤等）、食管癌、食管异物、食管肌功能失调（贲门失弛缓症、弥漫性食管痉挛等）、甲状腺极度肿大等。其中食管癌是重要病因。

（3）神经肌肉疾病：延髓麻痹、重症肌无力、有机磷杀虫药中毒、多发性肌炎、皮肌炎、环咽失弛缓症等。

（4）全身性疾病：狂犬病、破伤风、肉毒中毒、缺铁性吞咽困难（Plummer-Vinson综合征）等。

知识点3：导致吞咽困难的食管器质性疾病 副高：熟练掌握 正高：熟练掌握

（1）食管癌：早期无吞咽困难，进食后有哽噎感、异物感或胸骨后疼痛。吞咽困难进行性加重为食管癌中晚期最主要的特征。

（2）食管炎：进食后胸骨后或剑突下烧灼样痛、反酸、吞咽困难。其特点为吞咽困难病史较长，但无明显进行性加重，症状时轻时重。

（3）食管良性狭窄：多由腐蚀性因素、食管手术后、损伤、反流性食管炎引起。

（4）食管憩室：初期无症状，以后憩室扩大，饮水时胸部有气过水声，进食时有梗阻感。憩室内积存食物较多时压迫食管引起吞咽困难。

知识点4：导致吞咽困难的食管动力障碍性疾病 副高：熟练掌握 正高：熟练掌握

（1）原发性弥漫性食管痉挛、胡桃夹食管、食管下段括约肌高压症、贲门失弛缓症。

（2）继发性：①结缔组织病：系统性红斑狼疮（SLE）、皮肌炎、进行性系统硬化症、重症肌无力。②神经肌肉病变：糖尿病神经病变、肌萎缩侧索硬化、慢性特发性小肠梗阻。③代谢紊乱：淀粉样变、酒精中毒。④感染：食管念珠菌病、北美锥虫病。

知识点5：吞咽困难的病史诊断　　副高：熟练掌握　正高：熟练掌握

（1）注意起病年龄、病程、饮食习惯、有无嗜酒史及腐蚀剂损伤史等。

（2）注意吞咽困难出现的部位、持续时间、病情发展情况、是否为进行性咽下困难等。

（3）吞咽困难伴随症状，如吞咽痛、胸骨后疼痛、胃灼热、食物反流、声音嘶哑、体重下降等。

知识点6：吞咽困难的体检诊断　　副高：熟练掌握　正高：熟练掌握

（1）一般情况：注意营养状态、有无贫血、失水现象。

（2）咽部检查：扁桃体有无炎症或白膜，咽壁有无肿胀、触痛和波动感等。

（3）颈部检查：有无肿块、局部有无炎症、水肿、触痛，颈部运动有无受限。

（4）胸部检查：纵隔有无增宽、心界是否扩大等。此外，有指征时应进行神经系统检查。

知识点7：吞咽困难的实验室检查　　副高：熟练掌握　正高：熟练掌握

吞咽困难诊断时需要进行血常规及红细胞沉降率检查和血生化检查。其中，血生化检查主要检测血钾、钠、氯、钙等，了解有无水、电解质紊乱。

知识点8：吞咽困难的食管镜或胃镜检查　　副高：熟练掌握　正高：熟练掌握

食管镜或胃镜检查是吞咽困难的特殊检查，可明确有无异物、狭窄、肿瘤、憩室、炎症病变及先天性异常等。

知识点9：吞咽困难的X线检查　　副高：熟练掌握　正高：熟练掌握

X线检查是吞咽困难的特殊检查，通过胸部X线及X线钡餐检查，可发现有无纵隔肿瘤、心血管异常、食管病变等。

知识点10：吞咽困难的饮水试验　　副高：熟练掌握　正高：熟练掌握

饮水试验是吞咽困难的特殊检查。方法：患者采取坐位，检查者以听诊器体件放置于患者剑突下左侧腹壁，嘱饮水一口，如食管无梗阻，则于10秒钟内听到喷射性杂音。

知识点11：食管动力障碍性疾病的检测方法 副高：熟练掌握 正高：熟练掌握

（1）食管测压：测定UES、LES和食管体部动力功能的检查技术。测压方法有定点牵拉法、快速牵拉法及高分辨率食管测压。

（2）食管pH监测：将pH电极放置在远端食管（通常是LES上方5cm），监测昼夜食管内酸反流情况。24小时食管pH监测能详细显示酸反流、昼夜酸反流规律、酸反流与症状的关系以及患者对治疗的反应。另有Bilitec2000监测系统可以24小时监测食管胆汁反流，目前已能实现食管pH与胆汁反流监测同步进行。

（3）食管传输时间测定：测定固体、半固态或液体从咽部至胃通过食管全长的时间。可采用核素法、钡剂法或吞水音图检查等。主要用于估计食管动力障碍的程度，同时也可以评价治疗效果。

（4）食管感觉检查：Bernstein酸灌注试验、气囊扩张试验、依酚氯铵试验，均用于鉴别食管源性胸痛。

知识点12：常见食管动力障碍性疾病的鉴别诊断 副高：熟练掌握 正高：熟练掌握

（1）弥漫性食管痉挛：是以高压型食管蠕动异常为特征的原发性食管运动障碍疾病，病变主要在食管中下段，表现为高幅、为时甚长的、非推进型的重复性收缩，致使食管呈串珠状或螺旋状狭窄，而上食管及下食管括约肌常不受累。

（2）胡桃夹食管：是非心源性胸痛中最常见的食管动力异常性疾病，以心绞痛样胸痛发作和吞咽困难为特征。胡桃夹食管的特点为食管具有高振幅、长时间的蠕动收缩，但食管LES功能正常，进餐时可松弛。

（3）贲门失弛缓症：多见于青壮年，主要特征为食管缺乏蠕动，食管下端括约肌高压和对吞咽动作的松弛反应减弱。临床表现为吞咽困难、食物反流和下端胸骨后不适或疼痛。食管钡餐检查可见食管高度扩张，并有液平面，其下端呈锥形狭窄如鸟嘴状。

（4）非特异性食管动力障碍：吞咽困难伴胸骨后疼痛者，排除器质性疾病的可能，食管测压显示紊乱运动波形，且波形不为典型的贲门失弛缓症、弥漫性食管痉挛及胡桃夹食管时，就用非特异性食管动力障碍来描述。

知识点13：吞咽困难的治疗 副高：熟练掌握 正高：熟练掌握

（1）未完全梗阻者给予富有营养的流质或半流质饮食。

（2）给予补液、纠正水电解质紊乱。

（3）尽快明确病因，进行病因治疗。

（4）对症治疗：如解痉、镇痛等。

（5）介入治疗：如用支架扩张食管、解除食管良性狭窄。

（6）有外科手术适应证者，应及时手术治疗。

第二节　消化不良

知识点1：消化不良的概念　　副高：熟练掌握　正高：熟练掌握

消化不良通常是指上腹部出现的疼痛或不适，可同时伴胀气、早饱、餐后胀满感、恶心、食欲缺乏、胃灼热、反胃和嗳气，患者常常主诉数个症状。

知识点2：消化不良的病因　　副高：熟练掌握　正高：熟练掌握

消化不良可由很多食物、药物、胃肠道疾病和系统疾病引起（表4-1）。约40%前来就诊的消化不良患者可以找到“器质性”（结构）或“生理性”病因。消化不良的常见病因包括消化性溃疡和胃食管反流病（GERD），比较少见的是胃癌。一半以上的患者不能找到明显的原因，此种消化不良被称为特发性或“功能性”。

表4-1　消化不良的病因

胃肠道腔内因素	麻醉药
食物不耐受	秋水仙碱
消化性溃疡病	奎尼丁
胃食管反流	雌激素
胃或食管肿瘤	左旋多巴
胃轻瘫（糖尿病、迷走神经切断术后、硬皮病、慢性假性小肠梗阻、病毒感染后、特发性）	硝酸盐类
浸润性胃疾病（Ménétrier病、克罗恩病、嗜酸细胞性胃肠炎、结节病、淀粉样变）	昔多芬
胃感染（巨细胞病毒、真菌、结核、梅毒）	奥利斯特
寄生虫（蓝氏贾第鞭毛虫、粪类圆线虫）	阿卡波糖
慢性胃扭转	胰、胆疾病
慢性胃或肠缺血	慢性胰腺炎
IBS	胰腺肿瘤
功能性消化不良	胆痛：胆石症、胆总管结石病、Oddi括约肌功能异常
药物	系统疾病
乙醇	糖尿病
阿司匹林，NSAID（包括COX-2选择性制药）	甲状腺疾病，甲状旁腺功能亢进
茶碱	肾上腺皮质功能不全
洋地黄制剂	肾功能不全
糖皮质激素	心肌缺血、充血性心力衰竭
铁剂、氯化钾	腹腔内恶性肿瘤
烟酸、吉非贝齐	妊娠

知识点3：功能性消化不良的诊断标准 副高：熟练掌握 正高：熟练掌握

根据罗马Ⅲ的诊断标准，患者有以下任意一点以上的表现，即可诊断为功能性消化不良（FD）：①餐后饱胀不适。②早饱。③上腹痛。④上腹烧灼感，经过内镜及其他检查并没有发现有可以解释症状的器质性疾病，诊断前症状出现至少6个月，近3个月有症状。

知识点4：功能性消化不良的分类 副高：熟练掌握 正高：熟练掌握

在罗马Ⅱ诊断标准中FD分为溃疡样消化不良、动力障碍样消化不良、非特异性消化不良3个亚型。在罗马Ⅲ诊断标准中改为2个亚型，即餐后不适综合征和上腹疼痛综合征。

知识点5：餐后不适综合征和上腹疼痛综合征的主要表现 副高：熟练掌握 正高：熟练掌握

餐后不适综合征的主要表现为早饱及餐后饱胀感，而上腹痛综合征主要为位于上腹部的疼痛或烧灼感。

知识点6：功能性消化不良在疾病的生物-心理-社会模式下的病理生理学 副高：熟练掌握 正高：熟练掌握

FD在疾病的生物-心理-社会模式下，症状的出现是由于胃肠道异常生理和社会心理因素之间复杂作用的结果，并最终引起胃肠道生理发生改变。通过“脑-肠轴”，高级神经中枢可能调整胃肠道的感觉、运动和分泌。为了评估FD患者，医生必须同时考虑可能导致症状的生理和心理因素。

知识点7：胃十二指肠动力异常的种类 副高：熟练掌握 正高：熟练掌握

胃十二指肠动力异常包括胃排空、顺应性和肌电活动异常。

知识点8：胃排空延迟 副高：熟练掌握 正高：熟练掌握

胃排空检查可以通过闪烁扫描术、呼吸试验或超声造影法进行检测。检测后发现25%～40%的消化不良患者有固体胃排空延迟。胃排空延迟多数见于女性和主诉有严重餐后胀满和呕吐的患者。某些特殊的消化不良症状和胃排空延迟之间没有任何联系，而且治疗性试验显示症状的改善和胃排空的改善之间关系不大。

知识点9：胃的顺应性的概念 副高：熟练掌握 正高：熟练掌握

胃的顺应性是一种迷走神经介导的反射，指近端胃在进餐后出现的松弛来适应食物容积，避免胃内压力明显升高。这个反射的传入支位于分布在胃壁的机械性张力受体和胃或十二指肠的化学性受体。输出部分通过非肾上腺素非胆碱能抑制神经元释放的一氧化氮进行介导。这些神经元可以被结前交感α_2肾上腺素受体和5-羟色胺$_1$（5-HT_1）受体调节。

知识点10：胃顺应性受损　　副高：熟练掌握　正高：熟练掌握

磁共振成像、超声造影以及胃内闪烁扫描术检查可发现高达40%的FD患者的近端胃的顺应性受损。胃底松弛性受损或早期胃窦的充盈可能导致患者出现进餐后的消化不良。部分有胃顺应性受损的FD患者被证实存在迷走神经自主功能异常。

知识点11：引起内脏敏感性增高的病理　　副高：熟练掌握　正高：熟练掌握

来自胃肠道的主要刺激（源于顺应性、胃排空、扩张或收缩）并不会被有意识地感觉到，但是这种感觉域值可能在FD患者中降低，结果导致患者对一些微小刺激的敏感性增加。可以通过改变放置在胃内的恒压器气球的体积、压力或张力直到患者出现感觉来检查患者初始感觉、不适或疼痛的域值。

知识点12：脑干和大脑中枢的脑诱发电位和血流分布发生改变
副高：熟练掌握　正高：熟练掌握

通过在扩张胃或行十二指肠气球扩张术的过程中，采用功能性磁共振成像和正电子发射体层成像（PET）扫描可以观察到脑干和大脑中枢的脑诱发电位和血流分布发生了改变，因此提示消化不良患者其中枢神经系统在处理内脏传入信息时发生了改变。

知识点13：功能性消化不良患者的心理社会因素　　副高：熟练掌握　正高：熟练掌握

FD患者与肠易激综合征（IBS）患者类似，焦虑、抑郁、癔症和疑病的评分要高于正常人。焦虑、抑郁等心理疾病和躯体化症状在FD患者中的频率高于正常对照组。以人群为基础的社区调查显示，心理苦恼的基线可以预测慢性腹痛，但是与患者的就医行为无关。这一结果提示，心理苦恼可能是引起症状的一个重要因素。

知识点14：幽门螺杆菌（Hp）感染与FD的关系　　副高：熟练掌握　正高：熟练掌握

根除Hp可改善部分患者消化不良症状和胃黏膜组织学、预防消化性溃疡的发生，可有效防止萎缩和肠化生的进展，很大程度上降低胃癌的发病率。国内共识意见为Hp感染是慢性活动性胃炎的主要病因，有消化不良症状的Hp感染者可归属FD的范畴。根除Hp可使部分FD患者的症状得到长期改善，对并发Hp感染的FD患者，若应用抑酸药、促动力药治疗无效时，建议向患者充分解释根除的利弊关系，在征得患者同意后予根除治疗。

知识点15：功能性消化不良与慢性胃炎的关系 副高：熟练掌握 正高：熟练掌握

《中国慢性胃炎共识意见（2006，上海）》指出，FD患者可伴有或不伴有慢性胃炎，根除Hp后慢性胃炎的组织学改善显著，但多数组织学改善的消化不良症状并不能消除，提示慢性胃炎与FD症状并非密切相关。此外，FD患者除了具有与慢性胃炎患者相似的上腹痛、早饱、餐后上腹饱胀及上腹疼痛等消化不良症状外，还具有不同程度的心理调节障碍，临床上表现为抑郁和/或焦虑状态，在病理生理学方面具有脑-肠轴调控功能的异常、中枢神经系统的高敏感性以及某些神经递质及神经肽类物质分泌的异常。同时FD患者还可能显示有遗传特征。

知识点16：消化不良患者的病史和体检检查 副高：熟练掌握 正高：熟练掌握

所有消化不良患者都应有完整的临床病史和体格检查，从而区分消化不良和大多数胰腺或胆道疾病引起的疼痛。应该询问患者下消化道和肠外症状。在IBS和其他功能性胃肠道疾病患者中常见消化不良。有慢性、无并发症的消化不良患者同时有下腹痛或不适和排便习惯改变时，应该考虑IBS的可能并给予相应治疗。肠外症状较多时，如乏力、头痛、肌痛和尿急等，常常提示为功能性疾病。

知识点17：消化不良患者排除刺激性药物的处理 副高：熟练掌握 正高：熟练掌握

消化不良患者应该回顾使用处方和非处方药物的情况，如果可能，应该停用与消化不良有关的常见药物，尤其是阿司匹林、NSAID或COX_2抑制药等。对于不能停用阿司匹林或NSAID的患者，可以考虑给予小剂量PPI试验治疗。如果停药或抑酸治疗后症状无改善，或有提示合并溃疡的症状或体征时，应行内镜检查。

知识点18：消化不良患者的报警征象 副高：熟练掌握 正高：熟练掌握

对于有“报警”征象的消化不良患者应行内镜检查，以除外胃或食管的恶性肿瘤。报警征象包括非有意的体重减轻、持续呕吐、进行性吞咽困难、显性或隐性消化道出血、黄疸、不能解释的贫血、淋巴结肿大和腹部可触及的包块。

知识点19：消化不良的初步试验室检查 副高：熟练掌握 正高：熟练掌握

消化不良患者可以考虑常规白细胞检测、全血细胞计数、血清钙、血糖、肝、肾功能生化试验和甲状腺功能检测等；部分患者可考虑口炎性腹泻抗体、血清淀粉酶、粪找虫卵和寄生虫或贾第虫抗原和妊娠试验等其他检查。

知识点20：消化不良的内镜检查 副高：熟练掌握 正高：熟练掌握

内镜检查可以指导有针对性的药物治疗。2/3内镜检查正常的患者是FD或者NERD（没有食管炎的GERD）。1/3接受内镜检查的患者有可能被发现有GERD或消化性溃疡病，也可给予一种质子泵抑制剂（PPI）。消化性溃疡患者应该接受胃黏膜活检，以检查是否存在Hp感染，阳性者应该给予根除治疗。

知识点21：消化不良的抑酸药物治疗　　副高：熟练掌握　正高：熟练掌握

无论H_2受体阻断药还是PPI，两种抑酸药物的治疗对于有胃食管反流症状的消化不良患者都是有帮助的。对于症状缓解的患者，可以按需给患者间断或者长期处方抑酸药物。对于PPI治疗有效的患者，如果停药后症状常常复发，很可能需要长期或者间断服药。

知识点22：消化不良的抗酸药物治疗　　副高：熟练掌握　正高：熟练掌握

氢氧化铝、铝碳酸镁等抗酸药物可减轻消化不良的症状，但疗效不如抑酸药。铝碳酸镁具有抗酸和吸附胆汁的双重作用，伴有胆汁反流者可选用。

知识点23：消化不良的促动力药物治疗　　副高：熟练掌握　正高：熟练掌握

针对胃动力和胃容受性的药物可以改善胃排空和胃容受性，从而治疗FD。多潘立酮对于消化不良症状有明显的治疗效果。使用促动力药物后61%的患者症状总体有所改善，而安慰剂组仅有40%。个别患者长期服用可出现乳房胀痛或溢乳现象。进一步分析提示促动力药物对于一些特定症状可能更有效，例如恶心、早饱、腹胀以及上腹痛。安全性方面，甲氧氯普胺是一种常用的促动力药物，但由于较容易出现中枢神经系统的不良反应以及锥体外系反应，故不适于长期使用；西沙必利的使用在美国受到严格限制，因它可以导致QT间期延长和快速性心动过速，已经不能再处方用于FD。而替加色罗是一种5-HT_4受体激动药，也同样由于心血管不良反应而停止使用。在我国和亚洲的临床资料显示莫沙必利可显著改善FD患者早饱、腹胀、嗳气等症状。目前未见心脏等严重不良反应报道，但对5-HT_4受体激动药引起的心血管不良反应仍应重视。

知识点24：消化不良的胃黏膜保护药治疗　　副高：熟练掌握　正高：熟练掌握

FD患者的黏膜防御机制减弱，可以使用胶体次枸橼酸铋盐、硫糖铝、磷酸铝、L-谷氨酰胺呱仑酸钠颗粒等药物对胃黏膜起到保护作用。

知识点25：消化不良的精神心理治疗　　副高：熟练掌握　正高：熟练掌握

抗焦虑药、抑郁药对FD有一定疗效，对抑酸药和促动力药治疗无效且伴有明显精神心理障碍的患者可选择三环类抗抑郁药或5-HT_4再摄取抑制药（SSRI）。还可通过群体支持放松训练、心理治疗催眠术和认知疗法进行心理干预治疗。

第三节 恶心与呕吐

知识点1：恶心和呕吐的概念　　副高：熟练掌握　正高：熟练掌握

恶心与呕吐是临床常见的症状。恶心为上腹部不适、紧迫欲呕吐的感觉，可伴有自主神经功能紊乱的表现，如皮肤苍白、头晕、流涎、出汗、血压降低、心动过缓等。呕吐则是通过胃的强烈收缩迫使胃或部分小肠的内容物经食管、口腔而排出体外的现象。一般恶心后随之呕吐，但也可仅有恶心而无呕吐，或仅有呕吐而无恶心。二者均为复杂的反射动作，可由多种原因引起。

知识点2：恶心、呕吐的分类　　副高：熟练掌握　正高：熟练掌握

恶心、呕吐按其发生机制可分为反射性呕吐、中枢性呕吐和前庭障碍性呕吐。中枢神经系统化学感受器触发区的刺激引起呕吐中枢兴奋而发生的呕吐，称为中枢性呕吐；内脏末梢神经传来的冲动刺激呕吐中枢引起的呕吐，称为反射性呕吐。

知识点3：反射性呕吐的病因　　副高：熟练掌握　正高：熟练掌握

（1）咽刺激：吸烟、剧咳、鼻咽部炎症或溢脓等。

（2）胃、十二指肠疾病：急/慢性胃炎、消化性溃疡、功能性消化不良、急性胃扩张或幽门梗阻，十二指肠壅积症等肠道疾病、急性阑尾炎、各型肠梗阻、急性出血坏死性肠炎、腹型过敏性紫癜等。

（3）肝胆胰疾病：急性肝炎、肝硬化、肝淤血、急慢性胆囊炎或胰腺炎等。

（4）腹膜及肠系膜疾病：如急性腹膜炎。

（5）其他疾病：如百日咳、支气管扩张、尿路结石、急性肾盂肾炎、急性盆腔炎、异位妊娠破裂、急性心肌梗死早期、心力衰竭、青光眼、屈光不正等。

知识点4：中枢性呕吐的病因　　副高：熟练掌握　正高：熟练掌握

（1）神经系统疾病：①颅内感染：如各种脑炎、脑膜炎、脑脓肿。②脑血管疾病：如脑出血、脑栓塞、脑血栓形成、高血压脑病及偏头痛等。③颅脑损伤：如脑震荡、脑挫裂伤或颅内血肿等。④癫痫，特别是持续状态。⑤颅脑肿瘤。

（2）全身性疾病：感染、内分泌代谢紊乱（早孕、糖尿病酮症酸中毒、甲亢危象、甲状旁腺危象、尿毒症、肝昏迷、低血糖、低钠血症）、休克、中暑、急性溶血等。

（3）药物：洋地黄、吗啡、环磷酰胺及其他抗肿瘤药物、麻醉药物等。

（4）中毒：乙醇、重金属、一氧化碳、有机磷农药、鼠药等。

（5）精神因素：胃神经症、癔症、神经性厌食等。

知识点5：前庭障碍性呕吐的病因　　副高：熟练掌握　正高：熟练掌握

迷路炎、晕动症（晕车、船）、梅尼埃病等。

知识点6：呕吐与反食的区别　　副高：熟练掌握　正高：熟练掌握

反食是指胃内容物不经用力就反流到食管，有时到达口腔，通常不伴有恶心以及呕吐常见的喷射过程。而且反食与呕吐的临床意义不同。

知识点7：呕吐中枢的作用机制　　副高：熟练掌握　正高：熟练掌握

呕吐中枢位于延髓的外侧网状结构的背部，迷走神经核附近。其接受来自包括皮质、前庭系统和脑干等中枢神经系统传入的冲动，以及来自消化系统、泌尿系统和心脏等内脏神经末梢的传入冲动。

知识点8：呕吐触发区的概念　　副高：熟练掌握　正高：熟练掌握

呕吐触发区（VTZ）也称化学感受器触发区（CTZ），位于第四脑室底部的后极区，感受血液循环中的某些药物、化学或代谢物质信号，激活呕吐中枢。

知识点9：通过血液循环或直接作用VTZ的神经递质　　副高：熟练掌握　正高：熟练掌握

通过血液循环或直接作用VTZ的神经递质有多巴胺、5-羟色胺（5-HT）、去甲肾上腺素、γ-氨基丁酸、P物质、脑啡肽等。

知识点10：呕吐反射通路涉及的受体　　副高：熟练掌握　正高：熟练掌握

刺激5-HT_3受体引起多巴胺的释放，后者进一步激活呕吐中枢的多巴胺D_2受体，引发呕吐过程；前庭中枢和孤束核有大量的组胺H_1受体和毒蕈碱M_1受体，这为治疗晕动症、前庭性恶心和妊娠呕吐提供了一条极好的药理学途径；大麻素CB_1受体也抑制呕吐反射。

知识点11：慢性特发性恶心的诊断条件　　副高：熟练掌握　正高：熟练掌握

慢性特发性恶心的诊断必须符合以下所有条件：①每周至少发生数次恶心。②不经常伴有呕吐。③上消化道内镜检查无异常或没有可以解释恶心的代谢性疾病。诊断前症状出现至少6个月，近3个月症状符合以上标准。

知识点12：功能性呕吐的诊断条件　　副高：熟练掌握　正高：熟练掌握

功能性呕吐必须符合以下所有条件：①呕吐平均每周发生1次或1次以上。②无进食障碍、反食或依据DSM-Ⅳ未发现主要精神疾病。③无自行诱导的呕吐和长期应用大麻史，没有可以解释反复呕吐的代谢性疾病或中枢神经系统疾病。诊断前症状出现至少6个月，近3个月症状符合以上标准。

知识点13：周期性呕吐综合征的诊断条件 副高：熟练掌握 正高：熟练掌握

周期性呕吐综合征必须符合以下所有条件：①同样的呕吐症状反复急性发作，每次发作持续不超过1周。②前1年间断发作3次或3次以上。③发作间期无恶心和呕吐。诊断前症状出现至少6个月，近3个月症状符合以上标准。支持诊断标准为有偏头痛病史或家族史。

知识点14：直接刺激呕吐中枢或VTZ所致的呕吐的临床特点

副高：熟练掌握 正高：熟练掌握

直接刺激呕吐中枢或VTZ所致的呕吐常发生在空腹或清晨时，呕吐物为胃液或黏液样物质。药物、毒物（如酒精滥用）、妊娠或糖尿病、尿毒症等代谢性疾病通常引起这一类型的呕吐。

知识点15：前庭或小脑疾病以及晕动症相关的恶心、呕吐的临床特点

副高：熟练掌握 正高：熟练掌握

前庭或小脑疾病以及晕动症相关的恶心、呕吐多发生于青壮年，可伴有眩晕、耳鸣、耳聋、耳发胀、眼球震颤等症状。椎-基底动脉供血不足患者可伴有眩晕、头痛、视力障碍、共济失调、意识障碍，多发生于老年。

知识点16：颅内病变或颅内压升高所致的呕吐的临床特点

副高：熟练掌握 正高：熟练掌握

颅内病变或颅内压升高所致的呕吐多无恶心、干呕等前驱症状，突然发作，呈喷射性。患者同时伴有剧烈头痛，可出现意识障碍。

知识点17：急腹症伴随恶心、呕吐的临床特点 副高：熟练掌握 正高：熟练掌握

各种急腹症在引起相应部位急性疼痛的同时，可以伴随恶心、呕吐。有时呕吐十分剧烈，甚至可能是唯一症状。肠系膜上动脉（SMA）综合征通常存在腹壁肌肉张力消失、脊柱前凸增加、体重迅速下降以及腹部手术后长期卧床等诱发因素。呕吐物含有胆汁，伴餐后上腹胀满，脐区疼痛，部分患者采用膝胸位或俯卧位后症状可缓解。急性下壁心肌梗死，可引起顽固的恶心、呕吐，同时伴有胸痛、胸闷、心悸、呼吸困难、出冷汗等。慢性反复发作的呕吐可见于胃轻瘫、不完全肠梗阻、慢性假性肠梗阻等。

知识点18：幽门梗阻呕吐的临床特点　　副高：熟练掌握　正高：熟练掌握

幽门梗阻患者的胃明显扩张，呕吐通常在餐后一段时间后出现。呕吐物含有潴留的部分消化的食物或隔夜食物。胃肠吻合术后患者可呕吐胆汁。呕吐物有粪便味提示低位肠梗阻、肠麻痹或胃结肠瘘。

知识点19：妊娠呕吐的临床特点　　副高：熟练掌握　正高：熟练掌握

早期妊娠呕吐通常发生于清晨进食以前，一般于妊娠第9周左右达到高峰，一般不会持续超过第22周。妊娠剧吐是指一种异常严重的恶心、呕吐，可引起脱水、营养不良、电解质紊乱等并发症。通常于孕早期出现，可持续超过妊娠的前3个月。

知识点20：妊娠急性脂肪肝呕吐的临床特点　　副高：熟练掌握　正高：熟练掌握

妊娠急性脂肪肝发生在妊娠的最后3个月，呕吐严重，常伴有头痛、全身不适和先兆子痫表现（高血压、水肿、蛋白尿），可以很快进展至肝衰竭和弥散性血管内凝血。肝活检可以发现典型的小泡性脂肪变性。

知识点21：常见引起恶心与呕吐症状的疾病特点（表4-2）　　副高：熟练掌握　正高：熟练掌握

表4-2　常见引起恶心与呕吐症状的疾病特点

疾　　病	病　　史	伴随症状	体　　征	实验室检查	特殊检查
感染、中毒	不洁饮食、集体发病	发热、腹泻、腹痛、肌痛	可有腹部压痛	粪便检查或培养（+）	毒物测定
急性梗阻、结石	起病急骤	剧烈阵发性绞痛、发热	腹部压痛、反跳痛	血WBC↑、淀粉酶、胆红素↑	X线、钡剂、B超、CT等
颅内感染、肿瘤、出血	脑部外伤史、高血压等	不同程度头痛、喷射性呕吐	脑膜刺激征、神经系统定位体征、视网膜视盘改变	脑脊液检查（+）	头颅CT、MRI、EEG等
晕动症、梅尼埃病		眩晕、耳鸣或听力减退等			快速轮替、指鼻试验（+）冷热试验、眼震电图
胃轻瘫综合征	多有糖尿病病史或结缔组织病、尿毒症	腹胀		血糖、生化	核素、X线检查胃排空试验、胃电图
慢性假性肠梗阻	结缔组织病、糖尿病	腹胀、腹痛、便秘或便秘腹泻交替	腹部膨隆、肠鸣音变化	血糖、自身抗体、免疫指标	X线胃肠道钡剂肠道动力检查

知识点22：器质性呕吐与神经性呕吐的鉴别（表4-3）

副高：熟练掌握 正高：熟练掌握

表4-3 器质性呕吐与神经性呕吐的鉴别

鉴别要点	器质性呕吐	神经性呕吐
基本病变	存在	缺乏
精神因素	无	常伴怠倦、失眠、神经过敏、抑郁、焦虑等症状
恶心与干呕	一般较明显	缺乏
呕吐运动	较剧烈、费力	较轻，不费力
与进食的关系	不定	餐后即吐
呕吐量	多	少
食欲	减退	正常
全身情况	差	尚好或稍差

知识点23：中枢性呕吐与反射性呕吐的鉴别（表4-4）

副高：熟练掌握 正高：熟练掌握

表4-4 中枢性呕吐与反射性呕吐的鉴别

鉴别要点	中枢性呕吐	反射性呕吐
基本病变	神经系统疾病	消化系统疾病，药物毒物等
举例	颅内肿瘤	幽门梗阻
发作因素	咳嗽、弯腰等颅压升高因素	溃疡或肿瘤病变加重
恶心、干呕	不明显	明显
呕吐特点	喷射性，量不定	反射性，量偏大或潴留性
伴随症状体征	头痛或眩晕、脉缓、视盘水肿或神经系统异常	腹痛、腹胀，胃、肠型或振水音等

知识点24：呕吐的伴随症状诊断 副高：熟练掌握 正高：熟练掌握

可以根据呕吐伴随的症状对呕吐进行诊断，如观察有无发热、头痛、眩晕、意识障碍，有无腹痛、腹泻、腹胀、便秘等症状，近期有无吃不洁食物或服用某些刺激胃黏膜的药物。

知识点25：根据既往史对呕吐进行诊断 副高：熟练掌握 正高：熟练掌握

可以根据既往史对呕吐进行诊断。如了解患者有无胃病史、有无原发性高血压、有无慢性肝肾疾病、糖尿病等病史，注意是否妊娠可能、有无精神因素等。

知识点26：恶心、呕吐患者的体检　　副高：熟练掌握　正高：熟练掌握

（1）一般检查：注意营养状态、精神状态，有无失水现象。

（2）腹部检查：有无振水音和胃肠蠕动波、肠型；有无腹胀，腹壁有无紧张、压痛、反跳痛；腹部有无包块及移动性浊音，肠鸣音有无亢进、减弱或消失。

（3）眼底检查：有无脑膜刺激症状、脑膜刺激的神经反射征，颅内压增高时应作眼底检查。

知识点27：恶心、呕吐患者的实验室检查　　副高：熟练掌握　正高：熟练掌握

恶心、呕吐患者的实验室检查包括：①血常规、尿常规及酮体的检查。②血糖、尿素氮及二氧化碳结合力的测定。③电解质及肝功能检查。④必要时做呕吐物化学分析或细菌培养。⑤疑有颅内疾患时，做脑脊液检查。

知识点28：恶心、呕吐患者的影像检查　　副高：熟练掌握　正高：熟练掌握

恶心、呕吐患者的X线检查包括腹部透视或平片，食管、胃肠、胆囊或颅骨摄影等，必要时做颅脑CT、脑血管造影、磁共振检查。

知识点29：恶心、呕吐患者的特殊检查　　副高：熟练掌握　正高：熟练掌握

恶心、呕吐患者的特殊检查包括：①食管测压，用于发现食管动力性疾病，如弥漫性食管痉挛、贲门失弛缓等引起的假性呕吐。②胃排空测定，包括放射性闪烁扫描显像法、胃超声评价液体食物的排空，以及^{13}C辛酸呼气试验。③胃电图，用于识别胃起搏点的节律异常，但存在信号不良、伪差与临床症状相关性差等缺点。④胃肠测压，是评价上胃肠道动力异常的最可靠的生理学检查，但是检查烦琐、昂贵、操作困难。

知识点30：恶心、呕吐的并发症——食管和胃损伤　　副高：熟练掌握　正高：熟练掌握

（1）急性呕吐后患者常有胃灼热或胸骨后疼痛等食管炎症状；慢性迁延性呕吐所致的食管炎多累及食管较长节段。

（2）突然发生的干呕或呕吐可造成胃食管连接部位黏膜损伤，引起急性上消化道出血，导致呕血，即马洛里-魏斯综合征（Mallory-Weiss syndrom）。剧烈呕吐可导致食管壁破裂并穿孔和继发性纵隔炎，称为自发性食管破裂综合征，其死亡率较高。

（3）长时间呕吐后，面部和颈部可以出现多发的皮下出血。慢性呕吐可以造成龋齿。

知识点31：恶心、呕吐的并发症——声门痉挛和吸入性肺炎

副高：熟练掌握 正高：熟练掌握

酸性物质和胆汁对咽部有刺激性，可引起一过性声门痉挛和窒息。意识障碍、咳嗽反射减弱或年老者，易出现胃内容物误吸入气管，引起急性窒息和吸入性肺炎。

知识点32：恶心、呕吐的并发症——水、电解质代谢失衡和营养不良

副高：熟练掌握 正高：熟练掌握

水、电解质代谢失衡和营养不良是恶心、呕吐的并发症之一，临床表现为脱水、少尿、血液浓缩、低血压、心律失常、肌无力、低钠血症、低钾血症、低氯性碱中毒。长期呕吐可导致营养不良。

知识点33：呕吐的治疗原则

副高：熟练掌握 正高：熟练掌握

呕吐的治疗原则：①积极寻找病因，给予针对性治疗。②止吐对症治疗。③纠正水、电解质代谢紊乱。④其他并发症治疗。

知识点34：呕吐的对症治疗

副高：熟练掌握 正高：熟练掌握

（1）呕吐严重时需禁食，待呕吐逐渐好转后，可给流质或半流质饮食。

（2）补液维持水、电解质及酸碱平衡。

（3）适当给予镇静、镇吐或解痉药物，如多潘立酮10mg或甲氧氯普胺10mg，每日2～3次口服。

（4）针灸治疗：胃肠病引起的呕吐针足三里、内关、中脘穴位。脑部疾患引起的呕吐针合谷、少商、足三里穴位。

知识点35：甲氧氯普胺的作用

副高：熟悉 正高：熟悉

甲氧氯普胺为苯甲酰胺类多巴胺D_2受体阻断药，同时还具有5-HT_4受体激动效应，对5-HT_3受体有轻度抑制作用。可作用于延髓催吐CTZ中多巴胺受体而提高CTZ的阈值，具有强大的中枢性镇吐作用。

知识点36：甲氧氯普胺的适应证

副高：熟悉 正高：熟悉

甲氧氯普胺的适应证为急性恶心、呕吐，如手术后以及放化疗引起的恶心、呕吐。

知识点37：甲氧氯普胺的不良反应　　副高：熟悉　正高：熟悉

甲氧氯普胺通过血－脑屏障，可以导致焦虑、嗜睡、心律失常以及严重锥体外系反应等不良反应，大量长期应用会增加不良反应发生率。

知识点38：多潘立酮的作用　　副高：熟悉　正高：熟悉

多潘立酮为多巴胺D_2受体阻断药，是苯并咪唑衍生物的代表药物，可以阻断部分在血－脑屏障之外的中枢延髓末区。多潘立酮能增强食管蠕动和食管下括约肌的张力，增加十二指肠和胃窦运动，协调幽门的收缩，促进胃排空，对结肠的作用很小。其不通过血－脑屏障，对脑内多巴胺受体无阻断作用。

知识点39：多潘立酮的不良反应　　副高：熟悉　正高：熟悉

多潘立酮会增加催乳素的释放，偶尔导致乳房压痛和溢乳。

知识点40：酚噻嗪类中枢镇吐药的作用　　副高：熟悉　正高：熟悉

酚噻嗪类中枢止吐药有氯丙嗪、奋乃静、丙氯拉嗪、异丙嗪、硫乙拉嗪等，此类药物可以阻断多巴胺D_2受体以及组胺H_1受体。酚噻嗪类中枢镇吐药一般通过胃肠道外或栓剂给药，用于治疗眩晕、偏头痛、晕动症等引起的急性剧烈呕吐，对于继发于毒物、化疗和手术后的呕吐也有效。

知识点41：酚噻嗪类中枢镇吐药的不良反应　　副高：熟悉　正高：熟悉

酚噻嗪类中枢止吐药常见的不良反应为锥体外系作用。

知识点42：抗组胺和抗毒蕈碱类中枢镇吐药的作用　　副高：熟悉　正高：熟悉

抗组胺和抗毒蕈碱类药物在中枢能水平阻断组胺H_1受体（如赛克力嗪、苯海拉明、桂利嗪、美克洛嗪、羟嗪）和毒蕈碱M_1受体（东莨菪碱）。异丙嗪属于酚噻嗪类，但却有抗组胺抗毒蕈碱以及很强的镇静作用。赛克力嗪和苯海拉明通常用于治疗晕动症和前庭疾病所致的恶心、呕吐，赛克力嗪对术后以及其他原因的呕吐也有效。

知识点43：5-HT_3受体阻断药的作用　　副高：熟悉　正高：熟悉

5-HT_3受体阻断药是强有力的止吐药，可选择性地阻断呕吐中枢和胃壁的5-HT_3受体，所以该类药除了具有抗呕吐作用外，还有轻微的促胃动力作用。此类药物的主要适应证是放、化疗及手术后呕吐。临床用药包括托烷司琼、昂丹司琼。

知识点44：5-HT_3受体阻断药的不良反应 副高：熟悉 正高：熟悉

5-HT_3受体阻断药的常见不良反应为头痛。

知识点45：糖皮质激素的作用 副高：熟悉 正高：熟悉

糖皮质激素抗呕吐的作用机制尚不十分清楚。可能与抑制中枢前列腺素合成、内啡肽释放以及改变5-羟色胺的合成与释放有关。主要用于手术后或放化疗后的恶心、呕吐。糖皮质激素也用于减轻脑水肿，从而缓解部分颅内高压引起的恶心、呕吐。最常用的是地塞米松，一般只短期使用，常与其他抗呕吐药，如甲氧氯普胺或5-HT_3阻断药联合使用。合并消化性溃疡或胃肠吻合术后的患者，建议同时使用抑酸药。

知识点46：大麻素类中枢镇吐药的作用 副高：熟悉 正高：熟悉

大麻素类药物作用于呕吐中枢的大麻素CB_1受体。纳洛酮是其代表物，是一种合成的大麻素，具有抗呕吐和抗焦虑的作用，主要用于其他药物无法控制的化疗引起的呕吐。

知识点47：大麻素类中枢止吐药的不良反应 副高：熟悉 正高：熟悉

大麻素类药物的常见不良反应为低血压和精神反应。

知识点48：5-HT_4受体激动药的用途 副高：熟悉 正高：熟悉

5-HT_4激动药类药物属于促胃动力药，目前临床上主要有莫沙比利，主要用于治疗胃轻瘫、假性肠梗阻和功能性消化不良所致的恶心、呕吐。

知识点49：胃动素受体激动药的药理作用 副高：熟悉 正高：熟悉

红霉素是胃动素受体激动药的代表药物，其作为平滑肌细胞和肠神经胃动素受体的配体发挥作用。红霉素药理作用呈剂量依赖性，低剂量（0.5～1mg/kg静脉推注）时，促进整个胃肠道的蠕动；高剂量（200mg静脉内注射）时，胃窦收缩剧烈，加快胃排空。红霉素可用于糖尿病、手术后及特发性胃轻瘫所致的恶心、呕吐的治疗。低剂量用于治疗假性肠梗阻的患者。其口服疗效不肯定，不适于长期使用。

知识点50：妊娠期呕吐用药　　副高：熟悉　正高：熟悉

在妊娠期可以安全使用的治疗恶心、呕吐的药物有维生素B_6、昂丹司琼及相关的5-HT_3拮抗药。多西拉敏是一种具有镇吐作用的抗组胺药物，在某些欧洲国家应用。FDA将甲氧氯普胺划为妊娠B类用药。其他抗组胺药物也可能是安全的，但缺乏支持其应用的证据。

第四节　呕血与黑粪

知识点1：呕血与黑粪的概念　　副高：掌握　正高：熟练掌握

呕血是指患者呕吐血液，黑粪是指排出柏油样黑色粪便。常由上消化道疾病（食管、胃、十二指肠、胃空肠吻合术后的空肠、胰腺、胆道）急性出血所致，少数见于某些全身性疾病。大量呕血易发生失血性休克，危及生命。

知识点2：呕血与黑粪最常见的病因　　副高：掌握　正高：熟练掌握

消化性溃疡为呕血、黑粪最常见的病因。

知识点3：引起呕血与黑粪的急性胃黏膜损害　　副高：掌握　正高：熟练掌握

急性胃黏膜损害是引起呕血与黑粪的病因之一，包括：急性出血性糜烂性胃炎、门静脉高压性胃病；药物（肾上腺皮质激素、解热镇痛药、抗生素等）、乙醇、应激因素（严重创伤或感染、大手术、休克、癌症转移）等诱发急性胃黏膜出血或应激性溃疡。

知识点4：呕血与黑粪的病因　　副高：掌握　正高：熟练掌握

（1）食管病变是引起呕血与黑粪的病因之一，包括食管贲门黏膜撕裂综合征、食管裂孔疝、食管炎、食管憩室炎、食管癌等。

（2）肝胆胰疾病是引起呕血与黑粪的病因之一，包括胆道出血（胆管、胆囊疾病或肝动脉瘤破裂所致）、胰腺癌、壶腹周围癌。

（3）引起呕血与黑粪的全身性疾病：恶性血液病、尿毒症、心血管疾病、遗传性出血性毛细血管扩张症、钩端螺旋体病、结缔组织病等。

知识点5：根据呕血的特点进行诊断　　副高：掌握　正高：熟练掌握

可以根据呕血的特点对呕血与黑粪进行诊断，即询问呕血前有无恶心、呕血量及色泽，有无食物混杂，呕血前后粪便的性状，黑粪次数和量。注意与咯血及假性黑粪（服用铁剂、铋剂、中药、食物）相鉴别。

知识点6：根据伴随症状进行诊断 副高：掌握 正高：熟练掌握

可以根据呕血与黑粪的伴随症状对其进行诊断，即观察有无上腹疼痛、呕吐、反酸、嗳气、腹胀、食欲缺乏、发热、尿黄等症状；有无头昏、视物模糊、心悸、出汗、口干、便意、晕厥等急性大出血症状。

知识点7：根据有关诱因进行诊断 副高：掌握 正高：熟练掌握

可以根据呕血与黑粪的有关诱因对其进行诊断，即注意是否有饮食不当、劳累过度、精神紧张等现象。

知识点8：根据既往史进行诊断 副高：掌握 正高：熟练掌握

可以根据既往史对呕血与黑粪进行诊断，应注意有无呕血黑粪史及诊治经过。有无胃病史、慢性肝病、腹痛和黄疸史。有无上腹绞痛，长期嗜酒和服用对胃黏膜有损害的药物史。有无容易出血史，或流血时间延长史。

知识点9：考虑有活动性出血或再出血的情况 副高：掌握 正高：熟练掌握

（1）呕血、黑便次数增多，粪便稀薄，色暗红；胃管引流有较多新鲜血液。
（2）肠鸣音活跃。
（3）周围循环衰竭表现，经积极补液输血后未改善，或好转后又恶化。
（4）红细胞计数、血红蛋白测定、血细胞比容持续下降，网织红细胞计数持续增高。
（5）尿量足够而血尿素氮持续或再次增高。

知识点10：呕血与黑粪的一般检查 副高：掌握 正高：熟练掌握

呕血与黑粪的一般检查包括：注意面容与贫血程度，有无周围循环衰竭表现，如四肢厥冷、脉搏细速、血压下降、烦躁不安等，有无蜘蛛痣、黄疸、肝掌及皮肤色素沉着，有无黏膜或皮肤出血，有无锁骨上淋巴结或全身淋巴结肿大。

知识点11：呕血与黑粪的腹部检查 副高：掌握 正高：熟练掌握

呕血与黑粪的腹部检查包括：有无腹壁静脉曲张，有无腹部压痛和包块，有无肝脾肿大和腹水。

知识点12：肛门直肠指检的作用　　副高：掌握　正高：熟练掌握

肛门直肠指检在呕血与黑粪的检查中可早期发现黑粪，注意有无痔或肿块。

知识点13：呕血与黑粪的实验室检查　　副高：掌握　正高：熟练掌握

呕血与黑粪的实验室检查包括：①血常规、便（粪）常规检查。②血型测定并做好交叉配合试验。③肝功能检查及尿素氮测定。④必要时做ESR和出血性疾病常规检查。

知识点14：呕血与黑粪的特殊检查　　副高：掌握　正高：熟练掌握

呕血与黑粪的特殊检查包括：①急诊内镜检查，应在出血24～48小时进行，对出血部位和性质的诊断有重要价值。②肝、脾、胆囊超声探查。③X线检查，一般在出血停止1周后做胃肠钡餐检查。④必要时做腹部血管造影，协助诊断出血病灶与部位。

知识点15：呕血与黑粪的一般处理措施　　副高：掌握　正高：熟练掌握

呕血与黑粪的一般处理措施包括：绝对静卧，监测脉搏、血压、呼吸、神志变化，烦躁不安者给予镇静剂。呕血者宜暂禁食，呕血停止后可给予少量多次流质饮食。

知识点16：呕血与黑粪的止血措施　　副高：掌握　正高：熟练掌握

呕血与黑粪的止血措施包括：①食管静脉曲张破裂出血可放置三腔二囊管压迫止血和/或静注血管加压素、生长抑素。②消化性溃疡或急性胃黏膜病变出血可用H_2受体阻断剂如法莫替丁（famotidine），或质子泵抑制剂如奥美拉唑（omeprazole）静脉注射。③口服或胃内灌注8mg/dl去甲肾上腺素溶液。④通过内镜注射硬化剂、组织胶及套扎治疗或电凝止血。

知识点17：呕血与黑粪的介入治疗　　副高：掌握　正高：熟练掌握

严重消化道大出血在少数特殊情况下既无法进行内镜治疗又不能耐受手术治疗，可考虑在选择性肠系膜动脉造影找到出血灶的同时进行血管栓塞治疗。

知识点18：呕血与黑粪的手术治疗　　副高：掌握　正高：熟练掌握

呕血与黑粪患者经内科积极抢救24～48小时仍不能控制出血时，应考虑外科手术治疗。

第五节 便 血

知识点1：隐血便的概念 副高：掌握 正高：熟练掌握

消化道出血时血液由肛门排出称为便血。便血颜色可鲜红、暗红或黑色（柏油便），少量出血不造成粪便颜色改变，须经隐血试验才能确定者，称为隐血便。

知识点2：引起便血的肛门及直肠疾病 副高：掌握 正高：熟练掌握

肛门及直肠疾病是下消化道疾病中的一种，可引起便血，主要包括：痔、肛裂、直肠息肉、直肠癌等。

知识点3：引起便血的结肠疾病 副高：掌握 正高：熟练掌握

结肠疾病是下消化道疾病中的一种，可引起便血，主要包括：急性菌痢、阿米巴痢疾、溃疡性结肠炎、结肠息肉、结肠憩室、缺血性肠病、结肠癌等。

知识点4：引起便血的小肠疾病 副高：掌握 正高：熟练掌握

小肠疾病是下消化道疾病中的一种，可引起便血，主要包括：伤寒并肠出血、急性出血坏死性小肠炎、肠结核、克罗恩病、小肠肿瘤、小肠血管瘤、肠套叠、Meckel憩室炎或溃疡等。

知识点5：引起便血的上消化道疾病 副高：掌握 正高：熟练掌握

上消化道疾病是引起便血的病因之一，包括：消化性溃疡及食管胃底静脉曲张破裂等大出血迅速由肛门排出时。

知识点6：引起便血的腹腔内血管阻塞性疾病 副高：掌握 正高：熟练掌握

腹腔内血管阻塞性疾病是引起便血的病因之一，包括肠缺血综合征、门静脉血栓形成。

知识点7：引起便血的血液系统疾病 副高：掌握 正高：熟练掌握

血液系统疾病是引起便血的病因之一，包括再生障碍性贫血、白血病、过敏性紫癜、血小板减少性紫癜、血友病等。

知识点8：引起便血的急性感染性疾病及肠寄生虫病　　副高：掌握　正高：熟练掌握

急性感染性疾病及肠寄生虫病是引起便血的病因之一，包括急性重型肝炎、伤寒、钩虫病、血吸虫病等。

知识点9：根据便血的特点进行诊断　　副高：掌握　正高：熟练掌握

可以根据便血的特点对其进行诊断，即注意：便血诱因、便血性状（鲜红色、暗红色、柏油样）、量的多少、便血与粪便的关系（不与粪便相混、与粪便均匀相混、伴有黏液或黏液脓血便）。

知识点10：根据伴随症状对便血进行诊断　　副高：掌握　正高：熟练掌握

可以根据伴随症状对便血进行诊断，即观察患者有无发热、剧烈腹痛、里急后重、有无腹内包块、皮肤淤斑与黏膜出血等。

知识点11：根据既往史对便血进行诊断　　副高：掌握　正高：熟练掌握

可以根据既往史对便血进行诊断，即注意：有无菌痢、痔、上消化道或消化道疾病、有无血液病、肠道寄生虫病等。

知识点12：便血的体检　　副高：掌握　正高：熟练掌握

患者可通过体检诊断是否有便血，需要检查的内容包括：①一般情况，即体温、脉搏、呼吸和血压，一般状况与贫血程度，表浅淋巴结是否肿大。②皮肤、黏膜有无出血倾向、黄染、蜘蛛痣。③腹部有无压痛、包块、肝脾大。④常规肛门指检。

知识点13：便血的实验室检查　　副高：掌握　正高：熟练掌握

便血的实验室检查包括：①血常规、粪常规检查，必要时细菌培养、集卵等。②血小板计数、出血时间、凝血时间、凝血酶原时间检查。③必要时进行血培养、血清凝集反应、骨髓检查、肝肾功能检查。

知识点14：便血的特殊检查　　副高：掌握　正高：熟练掌握

（1）胃镜检查或结肠镜检查：明确出血病因及部位。胃镜检查可排除或证实上消化道疾病引起的出血。

（2）X线检查：钡剂灌肠或全消化道造影检查。

（3）B超：腹部探查肿块和肿大淋巴结。

（4）急诊腹部选择性血管造影或放射性核素检查：必要时进行。

知识点15：便血的一般对症治疗 副高：掌握 正高：熟练掌握

便血的一般对症治疗包括：①注意休息，少渣流质或半流质饮食。②输液并适当选用止血药物。③大量便血时应酌情输血。

知识点16：便血治疗中垂体后叶素的输注 副高：掌握 正高：熟练掌握

经腹部血管造影导管超选择接近靶血管输注垂体后叶素，以每分钟0.2U剂量输注30分钟，如造影复查出血仍未控制，可加量至0.4U输注30分钟。出血控制后可留置导管或改用静脉滴注，每分钟0.2U维持12小时。

第六节 低血容量休克

知识点1：低血容量休克的概念及表现 副高：熟练掌握 正高：熟练掌握

低血容量休克是由于大量失血，血浆丧失或严重脱水、失盐所引起的急性周围血液循环衰竭的表现。患者反应迟钝、脸色苍白、四肢湿冷、脉搏细速、血压下降及尿量减少等。

知识点2：引起低血容量休克大量失血或血浆丧失的原因 副高：熟练掌握 正高：熟练掌握

引起低血容量休克大量失血或血浆损失的原因有：①消化性溃疡、胃癌、食管静脉曲张破裂、炎性肠病及伤寒肠出血所致的大量呕血或便血。②肺结核、支气管扩张引起大咯血。③阴道流血、脾破裂或异位妊娠等引起的内出血。④大手术、严重创伤或大面积烧伤等。

知识点3：引起低血容量休克严重脱水失盐的原因 副高：熟练掌握 正高：熟练掌握

引起低血容量休克严重脱水失盐的原因有：①各种原因引起的剧烈呕吐、腹泻或大量出汗。②急性或慢性肾上腺皮质功能不全。③过度应用利尿剂或脱水剂。

知识点4：根据病史对低血容量休克进行诊断 副高：熟练掌握 正高：熟练掌握

可以根据病史对低血容量休克进行诊断，包括：①注意有无便血、呕血与黑粪、创伤出血、阴道流血、剧烈呕吐或腹泻等有关失血或损失体液的病因或病史。②剧烈腹痛伴有休克者应考虑空腔脏器穿孔、异位妊娠破裂出血。

知识点5：低血容量休克患者的体检　　副高：熟练掌握　正高：熟练掌握

患者可进行体检，从而诊断是否患有低血容量休克，体检时应做到：①仔细测量血压、脉搏、体温及呼吸变化。②注意患者的神志及表情，皮肤及黏膜有无苍白、发绀、湿冷程度，有无失水、出血点及淤斑等情况。③进行腹部检查时，应注意腹膜炎及肠道梗阻等体征，怀疑脾破裂、异位妊娠破裂出血时，应做腹腔试探性穿刺。④注意四肢肢端的颜色、湿度、静脉充盈度，借以判断末梢循环的状况。

知识点6：低血容量休克的实验室检查　　副高：熟练掌握　正高：熟练掌握

低血容量休克的实验室检查包括：①血、尿、粪三大常规，及血细胞比容检查。②生化检查，包括血清钾、钠、氯、钙及尿素氮、二氧化碳结合力，血气分析等测定。

知识点7：低血容量休克的特殊检查　　副高：熟练掌握　正高：熟练掌握

（1）X线检查：对心、肺、胸腔、急腹症等疾病的诊断有帮助，但应注意患者在休克时可考虑床边摄片，不宜搬动。

（2）心电图检查：了解心肌受损及心律失常的性质。

（3）必要时行中心静脉压及有效血容量测定、甲皱循环的观察。

知识点8：低血容量休克治疗的原则　　副高：熟练掌握　正高：熟练掌握

低血容量休克治疗的原则：重症监护、病因治疗、抗休克治疗，并发症防治同时进行。

知识点9：低血容量休克的一般紧急处理　　副高：熟练掌握　正高：熟练掌握

低血容量休克的一般紧急处理包括绝对静卧，保暖，给氧，保持呼吸道通畅，密切监护脉搏、血压、呼吸、皮肤温度、肢端色泽、神志、每小时尿量、并记录24小时出入水量，有条件时监测中心静脉压。

知识点10：低血容量休克患者恢复有效血容量时的补液量

副高：熟练掌握　正高：熟练掌握

低血容量休克患者恢复有效血容量时，根据病因补液量一般每日2000～3000ml或以上。

知识点11：低血容量休克患者恢复有效血容量时的补液种类

副高：熟练掌握 正高：熟练掌握

（1）葡萄糖盐水、平衡液适用于大多数休克患者。

（2）新鲜血、血浆、右旋糖酐40葡萄糖注射液适用于失血或失血浆患者（右旋糖酐40葡萄糖注射液24小时内不超过1000ml）。

知识点12：低血容量休克患者恢复有效血容量时的补液速度

副高：熟练掌握 正高：熟练掌握

低血容量休克患者恢复有效血容量时，补液速度在最初阶段要快，可静脉注射或快速滴注。有条件时在监测中心静脉压的情况下，酌情调整输液速度。

知识点13：低血容量休克患者纠正代谢性酸中毒的措施

副高：熟练掌握 正高：熟练掌握

低血容量休克患者应纠正代谢性酸中毒，根据休克和酸中毒程度，可选用5%碳酸氢钠溶液或11.2%乳酸钠溶液静脉滴注。

知识点14：低血容量休克患者血管活性药物的应用 副高：熟悉 正高：熟悉

低血容量休克患者应根据休克的病因、休克的时期、血容量补充的反应，选用血管扩张药或血管收缩药。血管活性药物一般应在补充血容量和纠正酸中毒的前提下使用，且常常联合应用，剂量不宜过大。

知识点15：低血容量休克的并发症 副高：熟练掌握 正高：熟练掌握

低血容量休克患者应积极防治并发症，如肺水肿、脑水肿、呼吸衰竭、急性肾衰竭、高血钾、弥散性血管内凝血（DIC）等均应密切观察，早期发现，及时治疗。

第七节 急 腹 症

知识点1：腹痛的类型 副高：掌握 正高：熟练掌握

腹痛按发生机制分为内脏性疼痛、躯体性疼痛、牵涉性疼痛3种类型。

知识点2：内脏性疼痛的特点 副高：掌握 正高：熟练掌握

当有害刺激激活内脏疼痛感受器时可产生内脏性疼痛。内脏性疼痛具有以下特点：①痛阈较高。②疼痛范围广泛，弥散、深在和定位模糊。③疼痛部位与脏器的胚胎起源的位置有关。④疼痛的性质与个人耐受力和脏器结构有关。⑤常伴有明显的恶心、呕吐、面色苍白、出汗、脉缓等迷走神经兴奋的反应。

知识点3：内脏的疼痛部位与其胚胎起源位置的关系　　副高：掌握　正高：熟练掌握

内脏的疼痛部位与脏器的胚胎起源的位置有关，如①胃、十二指肠、肝、胆、胰等在胚胎时起源于前肠，这些器官发生疾病时，腹痛多出现在上腹部；②小肠和直到脾曲部位的结肠，起源于中肠，腹痛多出现于中腹部和脐周；③降结肠、乙状结肠及直肠上部起源于后肠，疼痛位于下腹部。

知识点4：内脏的疼痛性质与个人耐受力和脏器结构的关系　　副高：掌握　正高：熟练掌握

内脏的疼痛性质与个人耐受力和脏器结构有关。老年人反应迟钝，空腔脏器肌层对张力敏感，在梗阻或痉挛时可产生阵发性绞痛，实质性脏器由于包膜扩张而引起持续性胀痛、钝痛等。包膜扩张越迅速，疼痛就越明显。肾包膜较紧，不易扩张，因此肾有病变肿大时，疼痛可很剧烈；脾包膜较松，富有弹性，因此脾大时，疼痛不明显。

知识点5：内脏性疼痛无法准确定位的原因　　副高：掌握　正高：熟练掌握

内脏性疼痛无法准确定位是由于多数内脏的神经支配是多节段的，而且分布于内脏的神经末梢数量远远低于高度敏感的器官，如皮肤。

知识点6：躯体性疼痛产生的原因　　副高：掌握　正高：熟练掌握

躯体性疼痛主要由$T_6 \sim L_1$的脊神经支配。各对脊神经末梢感受器主要分布于腹部皮肤、腹壁肌层和腹膜壁层，肠系膜根部也有少量的脊神经分布。当内脏病变累及腹膜壁层或肠系膜根部时，可产生躯体性腹痛。小网膜和膈肌也存在脊髓感觉神经，也可受理化刺激产生躯体性疼痛。

知识点7：躯体性疼痛的特点　　副高：掌握　正高：熟练掌握

躯体性疼痛主要有以下特点：①痛觉敏锐：由于脊神经的末梢感受器在腹壁和壁层，腹膜分布十分丰富和致密。②定位准确：疼痛多与病变部位相符，脊神经按节段分布，疼痛发生在其传入纤维所支配的相应部位。③疼痛剧烈：尤其对炎症、肿胀、化学刺激更为敏感。④疼痛可因体位改变、咳嗽或深呼吸而加重：躯体性疼痛若起源于壁层腹膜受到刺激，常常感觉更为剧烈，比内脏性疼痛定位更加准确。

知识点8：牵涉痛的概念 副高：掌握 正高：熟练掌握

牵涉痛远离病变器官，是由于来自不同器官的内脏传入神经元和躯体传入神经元集中于同一节段脊髓上的二级神经元所致。牵涉痛一般定位准确，可能在皮肤或更深的组织被感知。一般情况下，牵涉痛使得内脏刺激看起来更为剧烈。

知识点9：牵涉痛的特点 副高：掌握 正高：熟练掌握

牵涉痛的特点有：①距离原发部位较远。②多为酸痛、钝痛或牵拉痛，有时痛觉比较尖锐。③定位明确，其部位有一定的规律性，与病变器官的神经节段分布一致。

知识点10：腹痛的发病诱因评估 副高：掌握 正高：熟练掌握

既往有溃疡病史，突发腹部剧烈疼痛时，应考虑溃疡病急性穿孔；剧烈运动后，突然出现腹痛，应考虑肠扭转或尿路结石；外伤后突然发生剧烈腹痛，应考虑腹腔脏器破裂；暴饮暴食后出现中上腹部疼痛，应考虑急性胰腺炎、胆囊炎和胆石症；有蛔虫病史，尤其服用驱虫药后，突发腹痛，应考虑胆道蛔虫病。

知识点11：腹痛的起病特点和部位 副高：掌握 正高：熟练掌握

腹痛的起病方式可反映疾病的病理过程。表4-5列举了常见急腹症的起病特点。

表4-5 常见急性腹痛原因的比较

急腹症	起病	部位	部位特点	疼痛描述	放射
阑尾炎	逐渐	开始脐周，后转为右下腹	开始弥漫，后局限	单纯疼痛	右下腹
胆囊炎	快速	右上腹	局限	收缩样	肩部
胰腺炎	快速	上腹部，后背	局限	钻样	后背正中
憩室炎	逐渐	左下腹	局限	单纯疼痛	无
消化性溃疡穿孔	突发	上腹部	开始局限，后弥漫	烧灼样	无
小肠梗阻	逐渐	脐周	弥漫	压榨样	无
肠系膜缺血或梗死	突发	脐周	弥漫	闷痛	无
腹主动脉瘤破裂	突发	腹部，背部，侧腹	弥漫	撕裂样	后背，侧腹
胃肠炎	逐渐	脐周	弥漫	痉挛性	无
盆腔炎症性疾病	逐渐	下腹或盆腔	局限	单纯疼痛	大腿
异位妊娠破裂	突发	下腹或盆腔	局限	伴头晕	无

知识点12：腹痛的时间评估　　副高：掌握　正高：熟练掌握

评价患者急性腹痛的时间应包括起病、症状持续的时间和进展情况。

疼痛发生的快慢常常是评价疾病严重程度的一个指标。突然发生的、严重的、定位准确的腹痛常常是腹腔内严重疾病的结果，如内脏穿孔、肠系膜梗死或动脉瘤破裂。患者常常能描述腹痛发生的确切时间。进展情况是评价腹痛持续时间的重要因素。在某些疾病中，如胃肠炎疼痛是自限性的，但另一些疾病如急性阑尾炎，疼痛则呈进行性发展。绞痛表现为渐增渐弱的形式，这在某些疾病中具有诊断意义，如肾绞痛。腹痛的持续时间也非常重要。已经持续一段时间（如数周）腹痛的患者与持续几小时或几天腹痛的患者相比，前者罹患危及生命的疾病可能性要更小一些。

知识点13：腹痛的定位　　副高：掌握　正高：熟练掌握

腹腔内脏神经进入脊髓的节段决定腹痛的部位。腹部及盆腔器官腹痛的定位见表4-6。

表4-6　腹痛的定位

胚胎来源	器　官	胸段（T）												腰段（L）					骶段（S）				腹痛部位
		1	2	3	4	5	6	7	8	9	10	11	12	1	2	3	4	5	1	2	3	4	
前肠	食管远端				—	—	—																剑突与脐之间
	胃、十二指肠							—	—														
	肝、胆							—	—	—	—												
	胰、脾							—	—	—	—	—	—										
中肠	小肠								—	—	—	—											脐周围
	盲肠、阑尾								—	—	—	—	—	—									
	横结肠（右2/3）								—	—	—	—	—	—									
后肠	横结肠（1/3）										—	—	—	—									脐与耻骨之间
	降乙状结肠										—	—	—	—									
	直肠肛管																			—	—		
	膀胱，输尿管										—	—	—	—						—	—		
	肾										—	—	—	—									患侧腰部下腹耻骨上
	卵巢，输卵管								—														
	子宫睾丸附睾								—	—	—	—	—								—	—	

知识点14：腹痛部位的鉴别诊断 副高：掌握 正高：熟练掌握

常见腹痛部位的鉴别诊断见表4-7。

表4-7 腹痛部位的鉴别诊断

腹痛部位		腹内病变	腹外病变
上腹部	右上	十二指肠溃疡穿孔，急性胆囊炎，胆石症，急性肝炎，急性腹膜炎，右膈下脓肿等	右下肺或胸膜炎症，右肾结石或肾盂肾炎
	中上	胆道蛔虫病，溃疡病穿孔，胃痉挛，急性胰腺炎，阑尾炎早期，食管裂孔疝等	心绞痛，心肌梗死，糖尿病，酸中毒
	左上	急性胰腺炎，胃穿孔，脾曲综合征，脾周围炎，脾梗死，左膈下脓肿等	左下肺或胸膜炎症，左肾结石或肾盂肾炎，心绞痛
脐周		小肠梗阻，肠蛔虫症，小肠痉挛症．阑尾炎早期，回肠憩室炎，慢性腹膜炎	各种药物或毒素引起的腹痛
下腹部	右下	阑尾炎，腹股沟嵌顿疝，克罗恩病，肠系膜淋巴结炎，小肠穿孔，肠梗阻，肠结核，肠肿瘤等	右输尿管结石
	下腹	宫外孕破裂，卵巢囊肿蒂扭转，盆腔及盆腔脏器病变，盆腔脓肿，痛经等妇科疾病往往偏重于一侧	尿潴留、膀胱炎、急性前列腺炎等
	左下	腹股沟嵌顿疝，乙状结肠扭转，菌痢，阿米巴结肠穿孔，结肠癌等	左输尿管结石

知识点15：腹痛的性质的评估 副高：掌握 正高：熟练掌握

腹痛的性质在一定程度上可以反映病变的性质。胆道蛔虫为钻顶样疼痛，机械性小肠梗阻为间歇性伴有阵发性加重的疼痛等。不同性质的腹痛往往可以表现为同一疾病的不同阶段，如阑尾腔内梗阻时表现为右下腹阵发性疼痛，继发细菌感染转化为持续性疼痛。

知识点16：腹痛强度的评估 副高：掌握 正高：熟练掌握

腹痛强度很难界定。疼痛强度的程度取决于患者描述疼痛的分界点。而这种分界点个体差异很大，而且与疼痛发生时的环境、过去经历的各种疼痛、个人素质和文化差异有关。因此，疼痛严重程度的评价并不一定是诊断线索所必需的。然而，疼痛的严重程度与刺激的程度关系不大。

知识点17：腹痛加重和缓解因素的评估 副高：掌握 正高：熟练掌握

腹部疼痛发生的环境或者加重因素可能为诊断提供重要信息。疼痛与体位改变、进食、排便、精神状态的关系非常重要。例如，腹膜炎的患者根本无法活动，双腿蜷曲固定不动可使腹膜炎疼痛减轻，活动、咳嗽常使疼痛加剧。而肾绞痛的患者则不停变换体位来寻找可能减轻疼痛的舒适体位。有时特定食物加重疼痛，如脂肪食物和胆道疼痛之间的关系，而十二指肠溃疡的疼痛则常因进食而缓解。对比之下，胃溃疡或慢性肠系膜缺血的患者则可能进食后疼痛加重。患者常常自己寻找方法来减轻疼痛。例如，有慢性抗酸药物应用的病史可能提示消化性溃疡病。胰腺炎的疼痛以卧位为甚，前倾或坐位可减轻，胆道蛔虫者则以膝胸位使疼痛有所缓解。

知识点18：腹痛伴随呕吐症状的评估　　副高：掌握　正高：熟练掌握

腹痛患者若呕吐物为隔夜宿食，多见于幽门梗阻或狭窄；粪性呕吐是低位肠梗阻的特征。

知识点19：腹痛伴随排便排气症状的评估　　副高：掌握　正高：熟练掌握

腹痛患者若腹胀明显，无气体或无粪便排出提示肠梗阻。盆腔脏器病变可使直肠受到刺激，使排便次数增多，如急性阑尾炎时可有排便次数增多，部分患者以腹泻为主诉就诊。出血坏死性肠炎往往排出有特殊臭味的果酱样粪便，过敏性紫癜常排出暗红色或鲜红色粪便，并伴有皮肤紫癜和关节痛。老年人或有房颤病史的患者，腹痛后排出稀的暗红色便应考虑肠系膜动脉栓塞或血栓形成的可能。

知识点20：腹痛伴随发热症状的评估　　副高：掌握　正高：熟练掌握

腹痛初期有发热并逐渐加重，表示腹腔内脏器官有炎性病变，晚期发热多为中毒症状，提示脏器坏死可能，伴有黄疸和低血压则提示化脓性胆管炎等。

知识点21：腹痛的腹部查体　　副高：掌握　正高：熟练掌握

腹痛患者首先应明确腹部压痛的部位。严重的弥漫性压痛并伴有腹肌强直提示弥漫性腹膜炎；输卵管炎和胃肠炎不伴有腹膜刺激征的轻压痛提示不需要进行外科治疗。需要检查腹部有无胀气、瘢痕、疝、肌紧张、呼吸是否加重、淤斑、肠蠕动过强。肠蠕动过强在肠梗阻和胃肠炎的患者可通过听诊判断。弥漫性腹膜炎常导致肠蠕动消失。杂音可能提示血管狭窄。腹部胀气时叩诊为鼓音，无论是空腔脏器内（如肠梗阻）或空腔脏器外（如胃肠道穿孔）的胀气。在确认有无腹膜刺激征时浅的温柔的触诊要优于深触诊。腹膜炎也可通过其他无创方法获知，如轻微晃动病床或嘱患者深呼吸或咳嗽，或在病变部位进行轻微叩诊等。为避免引起的疼痛影响进一步的检查，浅触诊应从疼痛不明显的地方开始，再逐渐到疼痛最明显地方。应评价触痛的程度，有无反跳痛和肌紧张。脏器肿大、肿瘤或炎症可能产生一个可触及的包块。应检查有无潜在的疝孔。

知识点22：腹痛的外生殖器、直肠和盆腔检查　　副高：掌握　正高：熟练掌握

每一位腹痛的患者都应进行盆腔和外生殖器的检查。直肠和阴道检查为盆腔脏器的浅触诊提供了另外的通路。所有腹痛的妇女均应除外妇产科疾病。

知识点23：腹痛诊断的实验室检查　　副高：掌握　正高：熟练掌握

急性腹痛的病情急、重，必须在短时间内作出正确的诊断，根据患者的主要临床症状体征，合理选择有效的检查方法，在迅速明确诊断的同时，又赢得治疗的时机。

（1）血常规：血常规是最基本的血液检验，是诊断急性腹痛的常用辅助检查手段之一。肠梗阻早期血常规无显著改变，随病情发展出现血液浓缩、血容量减少时可出现血红蛋白、血细胞比容升高，白细胞计数和中性粒细胞比例升高。绞窄性肠梗阻多有白细胞计数和中性粒细胞比例的明显升高。

（2）尿常规：通过检查尿液中的白细胞、红细胞、蛋白质、尿比重、尿糖等指标可诊断或排除泌尿系统疾病。

（3）粪常规及粪潜血：主要检查患者粪便的性状、是否存在白细胞以及是否存在潜血等情况。如果存在白细胞，要考虑结肠炎症的可能，潜血阳性考虑存在消化道出血的可能。完全性肠梗阻患者停止排便，不完全性肠梗阻患者有少量排便，可对其粪便检查辅助诊断。

（4）血生化：肝肾功能检查有助于了解病因和病情的严重程度。肠梗阻时，易出现水、电解质大量丢失。血淀粉酶、脂肪酶水平升高，对于急性胰腺炎有重要的诊断参考价值。血糖、血酮体则有助于诊断糖尿病的并发症。心肌损伤标志物升高对于诊断急性心肌梗死等心脏疾病有帮助。

知识点24：腹痛诊断的腹部平片检查　　副高：掌握　正高：熟练掌握

急性腹痛患者最常进行的影像学检查是腹部X线平片。需进行卧位和立位检查，如果患者无法直立，则左侧卧位进行X线平片检查可能提示异常的气体形式。而且，应拍直立位胸部X线片除外胸腔内病变引起的腹痛（如下叶肺炎）和气腹。肠梗阻腹部平片可诊断：①是否有肠梗阻：密切结合临床，除外胃肠炎、灌肠后、服泻药等情况。观察肠管有无异常积气、积液。②梗阻程度：梗阻远端肠管是否呈闭塞状态是关键点；多次检查结肠内无气体，小肠梗阻加重多为完全性；多次检查结肠内均有少量气体多为不完全性；结肠内气体时有时无为不完全性。③梗阻部位：高位——十二指肠及空肠上段；低位——空肠下段或回肠。

知识点25：腹痛诊断的CT检查　　副高：掌握　正高：熟练掌握

CT是对急腹症最有用的影像学检查技术，腹部和盆腔CT扫描可以检测气腹、异常肠管气体和钙化。并且，CT可以发现憩室炎、胰腺炎、阑尾炎和脓肿等炎症性病变以及结肠癌、胰腺肿瘤和肝、脾、肾的损伤。CT还可以提供门静脉炎、门静脉栓塞和血管瘤等血管病变

以及腹腔内或腹膜后出血的信息。

知识点26：急性腹痛的其他辅助检查　副高：熟练掌握　正高：熟练掌握

（1）内镜检查：能确切地了解肠道内部的情况，一般可在肠道恢复通畅后进行，以便了解肠梗阻病因。

（2）心脏超声：心源性腹痛常发生于老年人，特别是有高血压、心脏病史的患者，心脏超声在排除心肌梗死、夹层动脉瘤等心源性疾病时为最有效的诊断方法之一。

（3）腹部超声检查：肠梗阻患者肠腔积气明显，超声检查一般不易诊断肠梗阻的病因，但其有助于排除其他腹痛原因，如胆道结石、急性胰腺炎、急性阑尾炎等。

（4）心电图：对年龄较大者，应做心电图检查，以了解心肌供血情况，排除心肌梗死和心绞痛。

（5）诊断性腹腔穿刺：大多数非外伤性急性腹痛通过病史询问及体格检查，结合体征多可确诊，对少数疑难病症及重危患者来不及做其他辅助检查时，应用腹腔穿刺，也可作出快速诊断及鉴别诊断。其适应证有：①腹部挫伤疑有内脏出血者。②病情加重，伴有休克疑有肠管绞窄坏死者。③有腹膜炎体征而不能确定病变，如坏死性胰腺炎时等。下列结果具有诊断价值：①穿刺液是血液、胆汁、胃肠内容物或证明是尿液。②灌洗液镜下红细胞数达$0.1\times10^{12}/L$，或白细胞数大于$0.5\times10^{9}/L$。③淀粉酶明显升高。④灌洗液中培养出细菌者。

知识点27：急性腹痛的诊断原则　副高：熟练掌握　正高：熟练掌握

（1）警惕排除危重型急腹症，如重症胰腺炎、重症胆管炎、腹腔内大出血、腹主动脉瘤破裂、全小肠扭转等。

（2）多考虑常见病，再分析其他少见病。

（3）有无手术指征，是否需要立即行手术治疗。

（4）能否排除消化系外疾患，如大叶性肺炎、胸膜炎、心绞痛、急性心肌梗死、铅中毒等。

（5）女性患者应排除妇科疾患。

知识点28：急性腹痛的鉴别诊断要点　副高：熟练掌握　正高：熟练掌握

（1）消化性溃疡急性穿孔：有较典型的溃疡病史，腹痛突然加剧，腹肌紧张，肝浊音界消失，X线透视见膈下有游离气体等，可资鉴别。

（2）胆石症和急性胆囊炎：常有胆绞痛发作史，疼痛位于右上腹，常放射到右肩部，Murphy征阳性，血及尿淀粉酶水平轻度升高，B超及X线胆道造影可明确诊断。

（3）急性胰腺炎：发病突然，腹痛多位于上腹部中部或偏左，腹肌紧张程度也较轻，血淀粉酶显著升高，CT检查多可明确。

（4）急性阑尾炎：表现为转移性右下腹痛，McBurney点压痛，结合B超、CT多可明确。

（5）主动脉夹层动脉瘤：死亡率很高。临床上常表现为撕裂样疼痛，且有血管迷走样反应、休克。有时夹层撕裂的症状与急性闭塞的动脉相关如脑卒中、心肌梗死或小肠梗死，到脊髓的血供受影响引起下肢轻瘫或截瘫、肢体缺血，这些表现类似动脉栓塞。主动脉CT扫描、超声等影像学检查可以明确诊断。

（6）肠系膜血栓形成：有腹腔内感染或门静脉高压（肝硬化或肿瘤压迫），起病缓慢，腹中部持续性钝痛，可有局部压痛及肌紧张，肠鸣音消失，移动性浊音可疑阳性，可触到肠段肿块，伴恶心、呕吐，呕出物暗黑粪臭。

知识点29：引起急性腹痛的腹外原因　　副高：掌握　正高：熟练掌握

引起急性腹痛的腹外原因包括：①心源性疾病，如心肌缺血或梗死、心肌炎、心内膜炎、充血性心力衰竭。②胸腔器官疾病，如肺炎、胸膜炎、肺栓塞或梗死、气胸、脓胸、食管炎、食管痉挛、食管破裂。③血液系统疾病，如镰状细胞贫血、溶血性贫血、过敏性紫癜、急性白血病。④代谢性疾病：如尿毒症、糖尿病、卟啉病、急性肾上腺功能不全（Addison病）、高脂血症、甲状旁腺功能亢进。⑤毒素，如超敏反应、蚊虫叮咬、爬行动物毒素中毒。⑥感染，如带状疱疹、骨髓炎、伤寒。⑦神经源性疾病，如脊索或外周神经肿瘤、变应性脊柱关节炎等脊神经根炎，腹型癫痫，运动性共济失调。⑧其他原因，如肌肉挫伤、血肿、肿瘤，麻醉药摄入，家族性地中海热，精神疾病。⑨中暑。

知识点30：急性腹痛的原因与年龄的关系　　副高：掌握　正高：熟练掌握

在儿童中，急性腹痛的原因各年龄段有所不同：①在婴儿时期，肾盂肾炎、Meckel憩室炎、肠套叠、胃肠道反流、细菌性或病毒性肠炎是常见原因。②在儿童时期，膀胱炎、肺炎、Meckel憩室炎、肠系膜淋巴结炎、肠炎、炎性肠病是常见原因。③在青春期，炎性肠病、盆腔炎症性疾病以及成人急腹症的常见原因是主要原因。在各年龄段的儿童，腹痛最常见的两种原因是急性阑尾炎和儿童戏耍导致的腹部损伤。

知识点31：急腹症的特殊情况——妊娠　　副高：熟练掌握　正高：熟练掌握

妊娠是评价急腹症时的一种特殊情况。妊娠期，膨大的子宫占据了下腹部器官原来的位置，影响腹部查体，改变了疾病的临床表现，干扰了感染的正常机制。妊娠妇女与非妊娠妇女相比腹痛发生的频率相同。妊娠期最常见的急腹症是急性阑尾炎、胆囊炎、肾盂肾炎，附件疾病包括卵巢扭转、卵巢囊肿破裂。腹部疾病导致流产率与疾病的严重程度有关，而不是与治疗有关，包括手术。因此，早期诊断和治疗至关重要。

知识点32：急腹症免疫功能低下人群的类型　　副高：掌握　正高：熟练掌握

急腹症中免疫功能低下的人群包括器官移植者、肿瘤化疗者、自身免疫疾病行免疫抑制治疗者、先天性或获得性免疫缺陷综合征的患者。

知识点33：免疫功能低下的人群中导致急腹症的疾病
副高：掌握　正高：熟练掌握

在免疫功能低下的人群中有两类疾病导致急腹症：①与免疫功能无关的发生于普通人群的疾病，如阑尾炎、胆囊炎。②免疫功能低下人群特有的疾病，如中性粒细胞减少性肠炎、药物诱发的胰腺炎、巨细胞病毒和真菌感染。

知识点34：急性腹痛的处理原则　副高：熟练掌握　正高：熟练掌握

（1）详尽了解患者腹痛发病过程、仔细全面体格检查，结合相关辅助检查有助于急性腹痛的病因诊断。影像学检查尤其是腹部CT在急性腹痛的诊断和鉴别诊断中具有重要作用。

（2）临床医师应首先判断是内科性腹痛还是外科性腹痛，在此基础上，初步判定是哪个脏器病变引起的腹痛及其腹痛病因，结合相关辅助检查予以明确。

（3）病情危重者，临床医师应迅速判断患者生命体征有无变化，临床上应先稳定患者的生命体征，初步判定危及生命的疾病，并给予相应的紧急处理和对症治疗，如保持呼吸道通畅、按需吸氧、建立静脉通道以迅速补充血容量、严密监测生命体征变化和病情变化、对症处理等。必要时予以胃肠道减压，在稳定病情的同时进行必要的辅助检查，进行病因诊断和治疗。对于重症急性胰腺炎、急性化脓性胆管炎、弥漫性腹膜炎、肠麻痹等重症消化系统疾病的患者，应在进行辅助检查的同时予以对症治疗，一旦确诊，立即给予病因特异性治疗。如有外科手术指征或存在泌尿科、妇产科等相关情况时，应及时提请相关会诊，以及时诊治。

第八节　慢性腹痛

知识点1：根据既往史对慢性腹痛进行诊断　副高：掌握　正高：熟练掌握

患者的急性阑尾炎、急性胆囊炎、急性胰腺炎、腹部手术等病史，对提供慢性腹痛的病因诊断有帮助，但仍需注意有无慢性腹痛的其他原因并存。

知识点2：根据慢性腹痛的部位进行诊断　副高：掌握　正高：熟练掌握

慢性腹痛患者就诊时一般能够明确地指出腹痛的部位，这点对病变的定位有一定的意义。

知识点3：慢性腹痛的性质　副高：掌握　正高：熟练掌握

慢性腹痛中，肠寄生虫病多为发作性隐痛或绞痛，常可自行缓解；结肠、直肠疾病常为阵发性痉挛性腹痛，排便后疼痛常可缓解；溃疡病多呈节律性周期性中上腹痛；肝癌的疼痛常呈进行性加剧；直肠炎常伴有里急后重。

知识点4：慢性腹痛与体位的关系 副高：掌握 正高：熟练掌握

慢性腹痛中，胃黏膜脱垂症患者右侧卧位可使疼痛加剧，而左侧卧位即可使疼痛减轻或缓解；肾下垂、胃下垂和游走肾患者在站立过久及运动后会出现疼痛或疼痛加剧，仰卧或垫高髋部仰卧时疼痛会减轻或消失；胰体部疾病患者仰卧时疼痛加剧，在采取俯卧位或前倾坐位时疼痛减轻；膈疝患者在餐后卧位时会出现上腹痛，在站立位时会缓解；良性十二指肠梗阻或胰体癌患者的上腹胀痛可在俯卧位时得到缓解。

知识点5：慢性腹痛伴有发热症状的诊断 副高：掌握 正高：熟练掌握

慢性腹痛患者伴有发热症状提示有炎症、脓肿或恶性肿瘤的可能性。

知识点6：慢性腹痛伴有呕吐症状的诊断 副高：掌握 正高：熟练掌握

慢性腹痛患者伴有呕吐，若呕吐胃内容物伴有宿食，伴或不伴有胆汁，常见于胃十二指肠梗阻性病变，如胃黏膜脱垂症、消化性溃疡并发梗阻、十二指肠壅积症、胰腺肿瘤、胃癌等。反射性呕吐可见于慢性胆道疾病、慢性盆腔疾病等。

知识点7：疼痛经常出现在右上腹的慢性腹痛 副高：掌握 正高：熟练掌握

以下慢性腹痛可经常出现在右上腹：①肝疾病：包括慢性病毒性肝炎、原发性肝癌和慢性肝脓肿。②慢性胆道疾病：包括胆囊位置与形态异常，胆道运动功能障碍，胆囊胆固醇病，石灰胆汁，慢性胆囊炎、胆囊结石，胆囊息肉样变，胆囊切除术后综合征，原发性胆囊癌。③肝曲部结肠癌。④肝（脾）曲综合征、空肠综合征。

知识点8：疼痛经常出现在中上腹的慢性腹痛 副高：掌握 正高：熟练掌握

以下慢性腹痛可经常出现在中上腹：①食管疾病。包括食管裂孔疝、贲门癌、胃食管反流病、食管贲门失弛缓症。②胃、十二指肠疾病。包括溃疡病（胃、十二指肠溃疡）、慢性胃炎、胃癌、胃黏膜脱垂症、胃下垂、少见的胃部疾病、功能性消化不良、十二指肠憩室与憩室炎、慢性非特异性十二指肠炎、良性十二指肠梗阻、十二指肠结核、原发性十二指肠癌。③胰腺疾病。包括慢性胰腺炎，胰腺癌、壶腹周围癌，胰腺结核，异位胰腺，胰管结石。④空、回肠憩室与憩室炎。⑤原发性小脑肿瘤。⑥肠系膜淋巴结结核。⑦肠系膜动脉硬化。⑧腹主动脉瘤。

知识点9：疼痛经常出现在左上腹的慢性腹痛　副高：掌握　正高：熟练掌握

以下慢性腹痛可经常出现在左上腹：①胰腺疾病；②结肠癌；③脾（肝）曲综合征；④慢性脾周围炎。

知识点10：疼痛经常出现在左右腰的慢性腹痛　副高：掌握　正高：熟练掌握

以下慢性腹痛可经常出现在左、右腰：①肾下垂与游走肾；②慢性肾盂肾炎与泌尿系结石；③结肠癌。

知识点11：疼痛经常出现在右下腹的慢性腹痛　副高：掌握　正高：熟练掌握

以下慢性腹痛可经常出现在右下腹：①慢性痢疾。②慢性阑尾炎。③肠结核；④阑尾结核。⑤克罗恩病。⑥贝赫切特综合征（白塞病）。⑦盲肠癌。⑧慢性右侧输卵管卵巢炎。

知识点12：疼痛经常出现在下腹的慢性腹痛　副高：掌握　正高：熟练掌握

以下慢性腹痛可经常出现在下腹：①慢性膀胱炎。②慢性前列腺炎、精囊炎。③慢性盆腔炎。

知识点13：疼痛经常出现在左下腹的慢性腹痛　副高：掌握　正高：熟练掌握

以下慢性腹痛可经常出现在左下腹：①慢性细菌性痢疾。②溃疡性结肠炎。③直肠、乙状结肠癌。④结肠憩室与憩室炎。⑤慢性左侧输卵管卵巢炎。

知识点14：慢性广泛性与不定位性腹痛的类型　副高：掌握　正高：熟练掌握

慢性广泛性与不定位性腹痛包括：①结核性腹膜炎。②腹型恶性淋巴瘤。③消化道多发性息肉综合征。④腹型肺吸虫病。⑤胃肠血吸虫病。⑥腹膜粘连。⑦腹膜恶性肿瘤。⑧慢性假性肠梗阻。⑨血卟啉病。⑩肠寄生虫病。⑪腹型过敏性紫癜。⑫内分泌功能紊乱。⑬系统性肥大细胞增多症。⑭结缔组织病。⑮Castleman病。⑯肠易激综合征。⑰功能性腹痛。

知识点15：结核性腹膜炎的临床表现　副高：掌握　正高：熟练掌握

结核性腹膜炎是继发性疾病，原发病灶最多为肠系膜淋巴结结核、肠结核、输卵管结核、肺结核、胸膜结核等。本病在病理学上可区分为渗出型、干酪型与粘连型三种类型，干酪型病情较重。本病起病可急可缓，缓起者占大多数。主要症状表现为发热、腹部包块、腹痛、腹泻，有时便秘和腹泻交替出现。腹痛多呈持续性隐痛或钝痛，粘连型有时可出现剧烈的阵发性绞痛。约1/3病例有腹水征。

知识点16：腹型恶性淋巴瘤 副高：掌握 正高：熟练掌握

腹部恶性淋巴瘤最多发生于小肠中，也常引起慢性腹痛，多为隐痛或钝痛。若发生不完全性肠梗阻，则会引起阵发性肠绞痛。此病主要需与癌性腹膜炎及结核性腹膜炎相鉴别，往往须经探查方能明确鉴别。

知识点17：卡纳达－克朗凯特综合征的特征 副高：掌握 正高：熟练掌握

卡纳达－克朗凯特综合征（Canada-Cronkhite综合征）常以慢性隐性腹痛为临床特点，其特征为：①胃肠道错构瘤息肉病。②有外胚层病变（如脱发、指甲萎缩）。③无家族史。④成年发病。

知识点18：加德纳综合征三联征 副高：掌握 正高：熟练掌握

加德纳综合征（Gardner综合征）为罕见的常染色体显性遗传疾病，肠外病变以皮肤及软组织肿瘤最多见，骨瘤次之。其三联征为：①大肠多发性息肉病。②骨瘤。③皮肤及皮下组织病变。

知识点19：腹型肺吸虫病 副高：掌握 正高：熟练掌握

腹型肺吸虫病症状以腹痛为主，有时腹部可触及肿块，可伴有腹泻、便血。当肺吸虫病患者有腹痛、压痛、肿块等症状时，应警惕腹型肺吸虫病的可能。如经肺吸虫病药物治疗无效，可考虑剖腹探查。

知识点20：胃肠血吸虫病 副高：掌握 正高：熟练掌握

患者常有腹部隐痛，一旦出现剧痛，应考虑并发症存在。大肠血吸虫病癌变并发率高，癌破溃时有脓血便。

知识点21：腹膜粘连 副高：掌握 正高：熟练掌握

手术后引起的肠粘连很常见，外伤后或腹膜炎后也常发生肠粘连。粘连程度可轻可重，轻者可无症状或仅有轻微的腹部不适，重者可发生机械性肠梗阻。腹膜粘连的腹痛，严重时为绞痛性，多在食后发作，发作时腹部听诊可发现肠鸣音亢进。X线或腹腔镜检查有助于诊断。

知识点22：腹膜癌病　副高：掌握　正高：熟练掌握

腹膜癌病是继发性，也可引起腹痛，但一般程度较轻。

知识点23：慢性假性肠梗阻的类型　副高：掌握　正高：熟练掌握

假性肠梗阻是一种无机械性肠腔阻塞而具有肠梗阻症状和体征的无效性肠推进运动造成的临床综合征，可呈急性或慢性起病。发病机制尚未明了。慢性假性肠梗阻包括原发性或继发性两种类型。原发性者也称慢性特发性假性肠梗阻（CIIP），继发性者可继发于进行性系统性硬皮病（PSS）、淀粉样变、Chagas病、使用某些药物如氯丙嗪后等。CIIP病程长，亦未发现有基础病，主要临床表现为中、上腹痛，腹胀，体重减轻，便秘或腹泻、呕吐等。腹部X线平片显示小肠和/或结肠扩张，严重者可见液平面。

知识点24：血卟啉病　副高：掌握　正高：熟练掌握

血卟啉病也可反复出现腹部疼痛，持续时间由几小时至数天甚至数周不等。间隔期可长可短。

知识点25：肠寄生虫病　副高：掌握　正高：熟练掌握

钩虫、蛔虫、绦虫、姜片虫、粪类圆线虫、长膜壳绦虫等肠道寄生虫均可引起慢性不定位腹痛，腹痛性质可为隐痛或绞痛；后者由蛔虫性肠梗阻引起。

知识点26：腹型过敏性紫癜　副高：掌握　正高：熟练掌握

腹型过敏性紫癜可反复出现不定位的腹部疼痛。

知识点27：内分泌功能紊乱　副高：掌握　正高：熟练掌握

腺垂体功能减退症与慢性肾上腺皮质功能减退症均可出现痉挛性腹痛。甲状旁腺功能亢进或减退症也可引起不同程度的痉挛性腹痛，有时与消化性溃疡病腹痛相似，但前者一般无规律性。

知识点28：结缔组织病　副高：掌握　正高：熟练掌握

结节性多动脉炎引起腹痛者常见。系统性红斑狼疮约50%病例有腹痛，部位大多局限于脐周。

知识点29：Castleman病　　副高：掌握　正高：熟练掌握

Castleman病是一种临床较为罕见的疾病，极易误诊。组织学特点主要为血管玻璃体样改变的血管透明型（HV型）、以浆细胞增生为主的浆细胞型（PC型）及混合型（MIX型）。主要以间歇性腹痛伴反复不完全性肠梗阻为特点（肠镜检查未发现异常），查体腹部无肿块，仅有压痛。腹腔淋巴结行免疫组化可确诊Castleman病。

知识点30：系统性肥大细胞增多症的临床表现　　副高：掌握　正高：熟练掌握

系统性肥大细胞增多症主要临床表现：①皮肤症状：皮肤潮红、色素性荨麻疹等。②消化系统症状：恶心、呕吐、腹痛、腹泻等，常伴有肝大。③心血管系统症状：心动过速、低血压等。④其他症状：发热、头痛、乏力、贫血、抽搐等。

知识点31：系统性肥大细胞增多症的诊断　　副高：掌握　正高：熟练掌握

反复发作的不明原因腹痛（可蔓延及全腹）提示系统性肥大细胞增多症诊断的可能。骨髓呈组织嗜碱性细胞增生，血和尿液组胺浓度明显增高，可确定诊断。

知识点32：肠易激综合征的临床表现　　副高：掌握　正高：熟练掌握

肠易激综合征的主要症状是阵发性痉挛性肠绞痛，部位通常在左下腹与下腹部，很少在脐周。情绪激动、劳累时可诱发腹痛发作，排气或排便后症状缓解。腹痛发作时常伴有粪便形状和/或排便次数的改变，可表现为便秘或腹泻，或便秘与腹泻交替。结肠镜检查、X线钡剂灌肠检查正常或仅见局部肠痉挛而无其他异常。此病的诊断需先排除其他消化系统和全身器质性疾病所致的这一综合征。

知识点33：功能性腹痛的诊断和治疗　　副高：掌握　正高：熟练掌握

功能性腹痛综合征（FAPS）是一种以腹痛为主要表现、与胃肠道功能异常无关或关系不大的功能性疾病。其诊断必须符合以下所有条件：①持续或近乎基本持续的腹痛。②疼痛与生理事件（如进食、排便或月经）无关或仅偶尔有关。③日常活动能力部分丧失。④疼痛并非伪装（如诈病）。⑤症状不满足其他能解释疼痛的功能性胃肠病的诊断标准。

由于排除诊断较烦琐，且消耗大量医疗资源，对符合上述FAPS诊断标准、临床上找不到其他能解释其症状的疾病且无报警症状的患者，目前国外多建议采用经济的排除诊断方法，主要检查内容包括血常规、红细胞沉降率、血生化、C反应蛋白和大便潜血。

在治疗上要建立成功的医患关系并制订治疗计划。如果疼痛持续存在并且严重，有中枢镇痛作用的影响精神行为的药物［例如三环类抗抑郁药物（TCAs）如阿米替林，或选择性5-羟色胺再摄取抑制药（SSRIs）如氟西汀］可能有所帮助。心理干预作为治疗疼痛并减轻症状的方法是最好的治疗措施。

第九节　腹　　泻

知识点1：腹泻的概念　　副高：掌握　正高：熟练掌握

腹泻是指排便次数增加，粪便稀薄并可带有黏液、脓血或未消化的食物。如排便次数每日3次以上，或每天粪便总量大于200g，其中粪便含水量大于85%，则可认为是腹泻。

知识点2：腹泻的分类　　副高：掌握　正高：熟练掌握

腹泻根据病程可分为急性腹泻和慢性腹泻，前者病程≤14天，后者病程≥4周，介于两者之间称为持续性腹泻。急性腹泻大多可以在1～2周内自愈，但也有一些潜在的危及生命的情况发生，或病情迁延不愈、反复，发展成持续性或慢性腹泻。

知识点3：引起急性腹泻的病因　　副高：掌握　正高：熟练掌握

引起急性腹泻的病因有：①肠道疾病。常见的是由病毒、真菌、细菌、蠕虫、原虫等感染所引起的肠炎、抗生素相关性肠炎、急性肠道缺血等。②急性中毒。食用毒蕈、河豚、鱼胆及化学毒物如砒、磷等引起。③全身性感染。如败血症、伤寒或副伤寒、钩端螺旋体等病。④其他。如变态反应性肠炎、过敏性紫癜，服用某些药物如氟尿嘧啶、利舍平、新斯的明等；某些内分泌疾病，如肾上腺素皮质功能减退危象、甲状腺功能亢进危象等。

知识点4：慢性细菌性痢疾的分型　　副高：掌握　正高：熟练掌握

慢性细菌性痢疾常由急性细菌性痢疾演变而来，临床上可分为三型：①慢性迁延型，急性痢疾迁延不愈，有轻重不等的痢疾症状，粪便不成形或稀便，带有黏液偶有脓血，左下腹压痛，伴有乙状结肠增厚，久病可导致健康状态下降、贫血、乏力、维生素缺乏或营养不良等。②急性发作型，半年内有细菌性痢疾病史，因进食生冷或劳累等诱因而急性发作。有腹泻、腹痛和脓血便，而发热等毒血症状则较轻。③慢性隐匿型，1年内有急性痢疾史，但临床无症状，大便培养阳性，或乙状结肠镜检查发现细菌性痢疾呈慢性期变化。

知识点5：引起慢性腹泻的病因　　副高：掌握　正高：熟练掌握

（1）消化系统疾病：①胃癌、胃切除术后。②感染性疾病，如慢性菌痢、肠结核、假膜性肠炎、慢性阿米巴结肠炎、结肠血吸虫病、憩室炎、小肠细菌过度生长等。③炎症性肠病：溃疡性结肠炎、克罗恩病、显微镜下结肠炎。④结肠息肉、结肠癌、肠淋巴瘤、类癌。⑤嗜酸性粒细胞性胃肠炎、放射性肠炎、缺血性肠炎。⑥肠运动紊乱（失调），如迷走神经切断术后、交感神经切断术后、回盲部切除术后、肠易激综合征、盲袢综合征。⑦吸收不良综合征，如Whipple病、短肠综合征、乳糜泻、小肠细菌过度生长。⑧慢性肝炎、长期梗阻性黄疸、肝硬化、慢性胰腺炎、肝癌、胆管癌、胰腺癌、胃泌素瘤、VIP瘤等。

（2）全身性疾病：①甲状腺功能亢进症、糖尿病、类癌综合征、嗜铬细胞瘤、慢性肾上腺皮质功能减退、甲状旁腺功能减退症、腺垂体功能减退症。②尿毒症。③系统性红斑狼疮、结节性多动脉炎、混合性风湿免疫疾病。④食物过敏、烟酸缺乏等。

（3）滥用泻药、长期服用某些药物：如制酸药（如含有镁的制剂）、抗心律失常药（如奎尼丁）、大多数抗生素、抗高血压药物（如β受体阻断药）、抗炎药（如非甾类抗炎药、金制剂、5-氨基水杨酸）、抗肿瘤药、抗反转录病毒药物、抑酸药（如组胺H_2受体阻断药、质子泵抑制药）、秋水仙碱、前列腺素类似物（如米索前列醇）、茶碱、维生素和矿物质补充剂、草药制剂、重金属等。

知识点6：引起胃源性腹泻的原因　　副高：掌握　正高：熟练掌握

因胃部疾病而出现的腹泻称为胃源性腹泻，其产生的原因有：①胃内未消化食物（主要是蛋白质）在肠内引起腐败性消化不良。②胃手术后，胃内高渗的未消化食物短时间内较大量倾入肠内，引起肠壁内水分移向肠腔，并使肠蠕动增加。③胃酸分泌减少或缺如影响胰腺外分泌功能，从而导致脂肪泻发生。

知识点7：胃源性腹泻的特点　　副高：掌握　正高：熟练掌握

胃源性腹泻的主要特点为腐败性消化不良，晨起或餐后排便次数增多，糊状便多于水样便，排气量多，且有臭味，粪便呈碱性反应，镜检可见肌纤维，尿丹蓝试验可呈阳性。

知识点8：腹泻的发病机制　　副高：掌握　正高：熟练掌握

腹泻是人体对各种肠道损伤和攻击的保护性反应。感染性病原体、毒素或其他有毒物质出现在肠道中，刺激了肠道的分泌和运动功能以排出这些物质，从而导致腹泻。在急性期这种保护性反应在一定程度上是有保护作用的，但是，慢性腹泻则是机体的过度反应。

肠道中水转运异常可导致腹泻。一般情况下，经口摄入以及由唾液腺、胃、肝、胰等内源性分泌的液体总量为每天9～10L，小肠和结肠吸收了其中的99%。肠道中水的吸收减少1%即可导致腹泻。

知识点9：渗透性腹泻的概念　　副高：掌握　正高：熟练掌握

渗透性腹泻是指由于肠腔内存在大量高渗食物或药物，大量液体被动进入高渗状态的肠腔而引起的腹泻。摄入难吸收物、食物消化不良及黏膜转运机制障碍均可导致高渗性腹泻。

知识点10：渗透性腹泻的病理生理　　副高：掌握　正高：熟练掌握

渗透性腹泻多由糖类吸收不良引起，而糖类吸收不良的主要病因是双糖酶缺乏。食物中的糖类在小肠上部几乎全部被消化成为各种单糖，然后由肠绒毛的吸收细胞迅速吸收。在双糖酶或单糖转运机制缺乏时，这些小分子糖不能被吸收而积存于肠腔内，使渗透压明显升高，形成渗透梯度，大量水分被动进入肠腔而引起腹泻。如先天性葡萄糖－半乳糖吸收不良、先天性果糖吸收不良、先天或获得性双糖酶缺乏、吸收不良综合征等。

肝、胆、胰疾病导致消化不良时，常伴有脂肪和蛋白质的吸收不良，亦可导致腹泻。临床表现为粪便含有大量脂肪，常伴有多种物质吸收障碍所致的营养不良综合征。

摄入难以吸收的糖类，如乳果糖、山梨醇、甘露醇、果糖、纤维（水果、蔬菜）；含酶制药，如抗酸药、轻泻药；含有聚乙二醇的药物；含钠的轻泻药，如枸橼酸钠、磷酸钠、硫酸钠等亦可导致渗透性腹泻。

知识点11：渗透性腹泻的特点　　副高：掌握　正高：熟练掌握

渗透性腹泻的特点为禁食48小时后腹泻停止或显著减轻，粪便渗透压差扩大。

知识点12：分泌性腹泻的概念和发病机制　　副高：掌握　正高：熟练掌握

分泌性腹泻是指由于肠黏膜受到刺激而致水、电解质分泌过多或吸收受抑制所引起的腹泻。肠绒毛细胞具有吸收功能，而肠黏膜的隐窝细胞顶膜有Cl^-传导通道，调节Cl^-的外流和分泌，其关键作用是分泌水和电解质至肠腔。当肠细胞分泌功能增强、吸收功能减弱或二者并存时，均可引起水和电解质的净分泌增加而引起分泌性腹泻。

知识点13：分泌性腹泻的病因病理　　副高：掌握　正高：熟练掌握

分泌性腹泻最常见的原因是感染。感染源（病毒、细菌、寄生虫）产生的肠毒素与其受体相互作用，影响肠道转运，从而导致阴离子分泌增加。除刺激分泌外，肠毒素还可阻断特定的吸收途径，大多数肠毒素抑制Na^+-H^+在小肠和结肠的交换，从而抑制水分吸收。

内分泌肿瘤释放的多肽，如血管活性肠肽或降钙素，通过刺激上皮细胞分泌以及上皮下神经元和炎性细胞释放多肽导致分泌性腹泻。神经递质如乙酰胆碱和5-羟色胺（5-HT），以及其他调节因子如组胺和炎症因子，也能刺激分泌。大部分调节肠道转运的内源性物质，通过改变细胞内信使，如环磷酸腺苷（cAMP），环磷酸鸟苷以及钙离子来控制特定的转运途径而引起腹泻。此外，多肽和其他调节因子可能会影响个别转运蛋白的合成、定位和降解。药品和某些有毒物质可能通过与肠上皮细胞内的调节因子或细胞内信使的相互作用而导致分泌性腹泻。

广泛小肠淋巴瘤、肠结核、Crohn病等可导致肠道淋巴引流障碍从而造成腹泻。直肠或乙状结肠绒毛腺瘤亦可引起分泌性腹泻。

知识点14：分泌性腹泻的特点 副高：掌握 正高：熟练掌握

每日粪便量超过1L（可多达10L以上），粪便为水样，无脓血，血浆-粪质渗透压差<50mmol/L，这是由于粪便主要来自肠道过度分泌，其电解质组成和渗透压与血浆十分接近，粪便的pH多为中性或碱性，禁食48小时后腹泻仍持续存在，粪便量仍大于500ml/24h。

知识点15：渗出性腹泻的概念 副高：掌握 正高：熟练掌握

渗出性腹泻是指由于肠黏膜的完整性受到破坏而大量渗出所致的腹泻。

知识点16：渗出性腹泻的分类及病原体 副高：掌握 正高：熟练掌握

渗出性腹泻可分为感染性和非感染性两类，前者的病原体为细菌、病毒、寄生虫、真菌等，后者的病原体为自身免疫、肿瘤、炎症性肠病、放射线、营养不良等，可导致黏膜坏死。

知识点17：渗出性腹泻的特点 副高：掌握 正高：熟练掌握

渗出性腹泻的粪便含有渗出液和血。结肠特别是左半结肠病变多有肉眼脓血便。小肠病变渗出物及血均匀的与粪便混在一起，除非有大量渗出或蠕动过快，一般无肉眼脓血，需显微镜检查发现。

知识点18：胰源性腹泻的诊断要点 副高：掌握 正高：熟练掌握

胰源性腹泻常发生于慢性胰腺炎、胰腺癌、囊性纤维化和胰腺广泛切除后，其诊断要点有：①慢性胰腺炎常反复发作的上腹痛、胰腺外分泌不足的症状，每日排便3~5次，粪便量多，色淡而发油光，有腥臭、多气，显微镜下有脂肪球，亦有未被消化的肌肉纤维。②胰腺消化功能试验可证明有脂肪、蛋白与淀粉的消化障碍。③十二指肠引流液中胰腺分泌的消化酶和其他成分减少或缺如。④促胰液素试验无消化酶分泌或缺乏正常的分泌。⑤^{131}I-油酸试验正常，而^{131}I-油酸酶试验粪便放射性排量增加（正常为0~4%）。⑥给予大量胰酶替代治疗，能改善蛋白与脂肪的消化与吸收不良。⑦木糖吸收试验和小肠黏膜组织活检正常。不论何种胰腺疾病引起的吸收不良，粪便中的脂肪排量增加，以中性脂肪为主，每日常在25g以上。而吸收不良综合征患者粪便的脂肪成分以脂肪酸与结合脂肪酸为主。

知识点19：引起肠道运动加速的原因 副高：掌握 正高：熟练掌握

引起肠道运动加速的原因有：①药物，如西沙比利、普萘洛尔等。②肠神经病变，如糖尿病等。③促动力性激素，如甲状腺素、生长抑素、5-HT、P物质、前列腺素等。④胃肠手术，如胃次全切除或全胃切除、回盲部切除、胃结肠、小肠结肠瘘或吻合术。

知识点20：肠运动加速引起腹泻的常见疾病　副高：掌握　正高：熟练掌握

肠运动加速引起腹泻的常见疾病有：肠易激综合征、糖尿病、甲状腺功能亢进、甲状腺髓样癌、胃肠手术、类癌综合征等。

知识点21：单纯胃肠运动功能异常性腹泻的特点　副高：掌握　正高：熟练掌握

单纯胃肠运动功能异常性腹泻的特点是粪便不带渗出物，往往伴有肠鸣音亢进，腹痛可有可无。

知识点22：腹泻的问诊要点　副高：掌握　正高：熟练掌握

（1）起病及病程：急性腹泻起病急骤，特别需要注意有无不洁饮食、食物过敏或药物副作用等致病因素。若病程迁延，需要考虑寄生虫感染和/或免疫抑制状态，如HIV感染等特殊问题。间断性急性腹泻则要考虑有慢性基础疾病的可能。发病前是否使用抗生素、免疫抑制剂、硫酸镁等药物，如有使用抗生素病史，要考虑其相关的肠道菌群失调、假膜性肠炎。急性腹泻起病急骤，多为感染或食物中毒所致，而慢性腹泻病程较长，起病缓慢，如慢性感染、吸收不良、肠道肿瘤或胃肠道功能性疾病等。

（2）腹泻次数及大便量：有助于判断腹泻类型及病变部位。分泌性腹泻的粪便量常每日超过1L，如霍乱、产毒素大肠杆菌感染、胃肠道内分泌肿瘤等。

（3）粪便性状异常：如稀便、水样便，黏液便、脓血便或血便等，对判定腹泻类型有帮助。

（4）询问其他因素：如有无腹泻加重、缓解的因素。

（5）腹泻与进食、油腻食物的关系，以及禁食、抗生素治疗反应等。

（6）了解患者的腹泻伴随症状：这对于了解腹泻的病因和机制、腹泻引起的病理生理改变，乃至作出临床诊断都有重要价值，如有无恶心、呕吐、脱水、发热、腹痛、里急后重、皮疹或皮下出血、关节痛或肿胀、贫血、水肿及营养不良等。

（7）询问既往病史：相关病史对于腹泻的诊断颇有帮助，如鱼、虾等食物过敏史，国内外和野外旅游史，是否服用免疫抑制剂或感染HIV等。患者如有腹部手术（如胃、胆囊、肠段切除等）、胰腺疾病或放射治疗的病史，可能与慢性腹泻有关。询问患者有无基础疾病，如甲亢、糖尿病、结缔组织疾病、肾上腺疾病等。了解有无腹部肿瘤、炎症性肠病的家族史。

知识点23：腹泻的体检要点　副高：掌握　正高：熟练掌握

全身体格检查重点在于评价脱水状态，包括脉搏、血压（直立位和坐位）、颈静脉压力、口唇黏膜干燥度、皮肤弹性、眼球凹陷、毛细血管充盈状态，以及神志改变等。同时注意甲状腺、呼吸音、心脏杂音、四肢关节等的检查。

腹部体检应在进行全面、仔细的腹部视诊、触诊、叩诊、听诊的基础上，重点检查腹部有无肌紧张、压痛、反跳痛等，有无腹部包块，肝脾是否肿大，肠鸣音是否活跃。尽管有些痢疾患者可能在深触诊时出现轻度肌紧张，但急性腹泻患者可有下腹部钝痛、胀痛或痉挛性疼痛，一般不会出现腹部肌紧张和反跳痛。如出现这些体征时，医师应高度警惕并采取进一步的检查措施，排除急性阑尾炎、急性憩室炎、急性附件炎、急性胰腺炎、缺血性结肠炎等危重疾病。

对于年龄>50岁的腹泻患者，应常规行肛门指检，排除肛门、直肠肿瘤。

知识点24：对腹泻患者进行评估的注意事项　　副高：掌握　正高：熟练掌握

接诊腹泻患者时，为了避免过度的诊断性检查和治疗，应该首先在详尽采集病史和认真查体的基础上进行病情评估与分析，特别应该注意：

（1）排除急腹症或全身性疾病的腹泻症状，如急性阑尾炎、急性附件炎、急性憩室炎、肠穿孔继发性腹膜炎、全身性感染（疟疾、麻疹、伤寒、钩端螺旋体病）、炎症性肠病、缺血性肠炎、肠系膜动脉，静脉闭塞等。这些病症病情危重，需要首先识别或排除。

（2）体质衰弱、营养不良、免疫缺陷或合并其他重症患者发生重度腹泻并发症的危险性增高。需要住院并进行早期诊断性检测。

（3）对于有全身体征、有炎症性腹泻的证据，病程持续3～4天以上、病史和体检提示有特异性病原微生物感染时，应该给予更积极的处理。

知识点25：急性腹泻患者脱水严重程度的临床评估（表4-8）　　副高：掌握　正高：熟练掌握

表4-8　急性腹泻患者脱水严重程度的临床评估

	轻　度	中　度	重　度
一般情况	清醒、活动自如	嗜睡、乏力、可活动	昏睡、无力、不能坐立
日常活动能力	正常	不能工作	卧床或住院
口渴	无	增加	明显
脉搏	正常	>90次/分	>90次/分
血压	正常	正常或收缩压下降10～20mmHg	收缩压下降>20mmHg
直立性低血压	无	有或无	有
干燥舌	无	轻微	严重
皮肤弹性	好	尚可	差
眼球凹陷	无	轻微	凹陷

知识点26：腹泻患者的粪便检查　　副高：掌握　正高：熟练掌握

炎症性腹泻患者，应重点进行粪便常规检查和粪便培养肠道致病菌、粪便检查虫卵和寄生虫等实验室检查，必要时应予以结肠镜检查。

（1）粪便常规检查：应尽量采集新鲜标本作显微镜检查，以确定是否存在红、白细胞或阿米巴原虫及寄生虫卵等病理成分。疑有血吸虫病者应作粪便孵化检查。粪便白细胞增多提示炎性腹泻，需进行粪便培养；如果粪便白细胞阴性，则不需粪便培养。虽然粪便白细胞是肠道炎症指标，但并非一定是感染的直接反应。缺血性结肠炎、放射性结肠炎或炎症性肠病也可导致粪便白细胞增加。含有血和黏液粪便以及粪便潜血试验阳性时，也是肠道炎症或病变的重要征象，需要进行粪便微生物检查。

（2）粪便细菌培养：由于大多数腹泻疾病是自限性或病毒性，因此对于轻-中度腹泻、48小时内自行缓解，以及没有发热、寒战、重度腹痛或血便者，常不需要急性腹泻粪便微生物检查。如果症状严重或病程延长，患者出现中毒症状，有结肠炎证据（潜血或显性血便、明显的腹痛或者压痛、发热），以及经验性抗生素治疗失败者，则应进行急性腹泻的粪便微生物检查。下列情况特别需要进行详尽的临床和细菌病原学评价：①频繁排出少量含有血和黏液粪便，体温>38.5℃，24小时内排出不成形粪便超过6次；②病程超过48小时的50岁以上腹泻患者伴有重度腹痛，或70岁以上的老年腹泻患者；③有免疫缺陷的患者，如艾滋病、移植后或接受肿瘤化疗。

知识点27：粪便渗透压差的概念　　副高：掌握　正高：熟练掌握

粪便渗透压差是指血浆渗透压与粪便电解质摩尔浓度之差。计算公式：粪便渗透压=血浆渗透压-2×（粪［Na^+］+粪［K^+］），血浆渗透压取恒数即290mmol/L。正常人的粪便渗透压差在50～125mmol/L，渗透性腹泻患者粪便渗透压主要由不被吸收的溶质构成，Na^+浓度往往少于60mmol/L，因此粪便渗透压差>125mmol/L。

知识点28：腹泻患者的血液检查　　副高：掌握　正高：熟练掌握

腹泻患者的血液检查包括血红蛋白、白细胞及其分类（嗜酸性粒细胞）、血浆蛋白，电解质，血浆叶酸和维生素B_{12}浓度，肝、肾功能及血气分析等。可了解有无贫血、白细胞增多、糖尿病、尿毒症等，并可了解水、电解质和酸碱平衡情况。

知识点29：腹泻患者的内镜检查　　副高：掌握　正高：熟练掌握

当粪便培养不能鉴定虫卵和寄生虫这种病原微生物情况下，可考虑行结肠镜检查及活检。患者脓血便而粪便培养阴性时，实施结肠镜检查也有助于鉴别炎性肠病、肠道肿瘤等。双气囊小肠镜可观察全小肠，结合活检及吸取空肠液做培养有助于乳糜泻、某些寄生虫感染、Crohn病、小肠肿瘤等的诊断。胶囊内镜为非侵入性检查，创伤性小、患者易接受，亦有助于小肠病变的诊断，缺点是不能活检，对可能发生肠梗阻者禁用。

知识点30：腹泻患者的X线检查 副高：掌握 正高：熟练掌握

X线检查包括腹部X线平片、钡剂、钡灌肠，有助于观察胃肠道黏膜的形态、胃肠道肿瘤、胃肠动力等，小肠造影对小肠病变的诊断很有帮助，目前仍是小肠疾病诊断的一种重要手段。钡剂、钡灌肠可与内镜检查相补充。怀疑胰腺疾病引起的腹泻时，胰腺CT对诊断有帮助。怀疑缺血性肠病时可行选择性血管造影。

知识点31：腹泻患者的腹部超声检查 副高：掌握 正高：熟练掌握

超声检查对肝、胆、胰、肾及腹腔疾病诊断有帮助，有利于腹泻的鉴别诊断，一定程度上还可了解胃肠道情况。

知识点32：腹泻患者粪脂量超过正常的原因 副高：掌握 正高：熟练掌握

粪脂量超过正常反映小肠吸收不良，可因小肠黏膜病变、小肠内细菌过度生长或胰腺外分泌不足等原因引起。

知识点33：腹泻患者粪脂测定的检测方法 副高：掌握 正高：熟练掌握

粪脂测定的检测方法有：①苏丹Ⅲ染色。粪涂片用苏丹Ⅲ染色，在显微镜下观察红色脂肪滴，是最简单的定性检查方法。②脂肪平衡试验。受试者每日饮食中摄入含80～100g脂肪的饮食5天，用卡红作指示剂，收集3天粪便测定粪脂肪含量。脂肪吸收率计算公式为：脂肪吸收率（%）=（饮食内脂肪－粪脂肪）/饮食内脂肪×100%。24小时粪脂肪平均小于6g或吸收率大于90%为正常，反之提示脂肪吸收不良。脂肪平衡试验被认为是脂肪吸收试验的“金标准”。此法必须保证每日摄入脂肪80～100g，准确收集72小时的粪标本，方能提供准确的未被吸收的粪脂肪量，它可以显示脂肪吸收不良的严重程度，但不能鉴别脂肪吸收不良发生的原因是消化、吸收或运输的问题。此外，受试者饮食中摄入中链三酰甘油或矿物油，会使粪脂肪测定发生误差。

知识点34：腹泻患者糖类吸收试验的种类 副高：掌握 正高：熟练掌握

腹泻患者糖类吸收试验包括：①右旋木糖吸收试验，试验结果阳性反映空肠疾患或小肠细菌过度生长引起的吸收不良。②H_2呼气试验，该方法最常用来检测乳糖吸收不良，也可用于少见的蔗糖吸收不良或葡萄糖和半乳糖转运缺陷。③蛋白质吸收试验，临床上很少用此方法来诊断吸收不良。④维生素B_{12}吸收试验。⑤胆盐吸收试验，使用此方法可以了解有无回肠病变所致的胆盐吸收障碍。

知识点35：功能性腹泻和器质性腹泻的鉴别诊断　副高：掌握　正高：熟练掌握

年轻患者（<40岁）、一般状况良好、病史长（>1年）、症状为间歇性、无体重下降、排便次数增加而总量增加不明显、粪便可带黏液而无脓血、多于早晨或餐后排便而无半夜或清早为便意扰醒者，可考虑多为功能性，如粪便常规检查阴性，可作出初步临床诊断，必要时进行结肠镜检查则诊断基本确立。对于体重下降、半夜或清早为便意扰醒、腹部压痛明显或有包块、粪便带血或粪便潜血试验阳性者，提示器质性腹泻，应进行彻底检查查明病因。

知识点36：小肠性腹泻和大肠性腹泻的鉴别诊断（表4-9）　副高：掌握　正高：熟练掌握

表4-9　小肠性腹泻和大肠性腹泻的鉴别诊断

	小肠性腹泻	大肠性腹泻
粪便	量多，烂或稀薄，可含脂肪，黏液少，臭	量少，肉眼可见脓血，有黏液
排便次数	3～10次/天	次数可以更多
体重减轻	常见	少见
腹痛	脐周	下腹部或左下腹
里急后重	无	可有

知识点37：肠道菌群失调的诊断依据　副高：掌握　正高：熟练掌握

肠道菌群失调的诊断依据包括：①诱发因素，如长期应用广谱抗生素、激素、抗代谢药物以及维生素缺乏、糖尿病、手术、全身衰竭等易于发病；②表现为发酵性消化不良、肠内有糖类的异常分解，粪便呈水样或糊状、多泡沫，呈酸性反应，每日十次或十数次，伴肠鸣音、排气增多与腹胀；③粪便培养有过剩菌显著繁殖；④消除过剩菌和修复正常菌群的治疗后，腹泻及其他消化不良的症状随着缓解；⑤用^{14}C-木糖呼气试验常可间接反映小肠存在污染的细菌。

知识点38：难辨梭状芽胞杆菌感染的诊断要点　副高：掌握　正高：熟练掌握

难辨梭状芽胞杆菌感染（CDI）的诊断要点是：①服用抗菌药物后出现腹泻即应考虑本病；②停用抗菌药物后，采用针对CDI的经验性治疗后病情好转者，有助于本病的诊断；③检测CD毒素和/或结肠镜阳性检查结果有助于明确临床诊断。

知识点39：确诊难辨梭状芽胞杆菌感染的检查方法　副高：掌握　正高：熟练掌握

难辨梭状芽胞杆菌（CD）引起的腹泻和结肠炎与两种毒素有关，即肠毒素A和细胞毒素B。针对CD感染有多种检测方法，各具特点。由于对无症状性CD定植并不需要采取任何治疗措施，因此针对CD的检测只在患者出现症状性腹泻（＞3次/日）或不成形便时才考虑进行。不建议对治疗后症状缓解者进行复查。采用酶免疫分析法检测CD毒素A或A＋B的优点在于便宜、简单，对产毒菌株的检测特异性高，但敏感性不高。细胞毒性试验和产毒培养试验是以往CD感染的诊断标准，但并不适合临床应用。对CD共同抗原谷氨酸脱氢酶（GDH）的检测敏感性高，可作为诊断CD感染的筛查试验。核酸扩增试验（NAAT）用于检测编码毒素（通常是毒素B）的基因，虽快捷、敏感，但假阳性率高，且费用高。当需要快速诊断和鉴别诊断时，可考虑做结肠镜，镜下显示2～10mm、累及全结肠的、隆起性黄色假膜是CDI的特征性表现（表4-10）。

表4-10　CD感染的检测方法

检测方法	优　点	局限性
酶免疫分析法（EIA）检测毒素A和B	便宜、简单、特异	敏感性31%～99%
细胞毒性试验	特异	耗时长、费用高、不适合临床应用
产毒培养试验	特异	耗时长、费用高、不适合临床应用
酶免疫分析法（EIA）检测CDH	便宜、简单、敏感 适用于筛查	对筛查阳性者需要进一步采用高特异性试验证实；起初报道的高敏感性在部分后续研究中未能证实
NAAT	快速、敏感	假阳性率高，费用高
结肠镜	假膜形成是CD感染的特征性表现，可同时做鉴别诊断	敏感性不高，费用高，侵入性检查

知识点40：腹泻的病因治疗　副高：掌握　正高：熟练掌握

感染性腹泻需根据病原体进行治疗，乳糖不耐受症和麦胶性乳糜泻需分别剔除食物中的乳糖或麦胶类成分；高渗性腹泻应停止进食高渗的食物或药物；胆盐重吸收障碍引起的结肠腹泻可用考来烯胺吸附胆汁酸止泻；治疗胆汁酸缺乏所致的脂肪泻，可用中链脂肪代替日常食用的长链脂肪。

知识点41：炎性肠病的治疗　副高：掌握　正高：熟练掌握

炎性肠病的治疗药物主要包括氨基水杨酸制剂、糖皮质激素、免疫抑制药等，活动期治疗方案的选择主要根据病情、病变部位及治疗反应来决定，缓解期应维持治疗。

知识点42：缺血性肠病的治疗　　副高：掌握　正高：熟练掌握

缺血性肠病的治疗包括去除病因，治疗原发病；积极抗感染，改善全身及局部血液循环并给予血管扩张药。

知识点43：常用止泻药的作用机制及剂量（表4-11）　　副高：熟悉　正高：熟悉

表4-11　常用止泻药的作用机制及剂量

主要作用机制	药　物	剂　量
收敛、吸附、保护黏膜	双八面体蒙脱石	3g，每日3次
	次碳酸铋	0.2～0.9g，每日3次
	氧氯化铝凝胶	10～20ml，每日2～3次
	药用炭	1.5～4g，每日2～3次
	鞣酸蛋白	1～2g，每日3次
减少肠蠕动	复方樟脑酊	2～5ml，每日3次
	地芬诺酯	2～5mg，每日3次
	哌洛丁胺	4mg，每日3次
抑制肠道过度分泌	消旋卡多曲	100mg，每日3次

第十节　腹　　胀

知识点1：腹胀的概念　　副高：熟练掌握　正高：熟练掌握

腹胀是常见的临床症状，系指腹部肿胀（膨胀）的主观感觉，也可指腹腔充满，腹压或腹壁张力增加，或过多气体的感觉。其可以发生在部分腹部或全腹，常有腹部隆起。

知识点2：腹胀的病理生理学因素　　副高：熟练掌握　正高：熟练掌握

腹胀的病理生理学包括4种因素：主观感觉，客观腹围改变，腹内内含物的量和腹壁肌肉的活动。后3个因素均可是引起主观腹胀的诱发因素，或可能与知觉异常有关。这些机制可能独立或联合起作用。

知识点3：引起腹胀的常见原因　　副高：熟练掌握　正高：熟练掌握

引起腹胀的常见原因有：①胃肠腔内内含物积滞：如吞气症、急性胃扩张、幽门梗阻、肠梗阻、肠麻痹、顽固性便秘等。②内脏组织液增多：如心力衰竭、腹腔内脏静脉血栓形成等。③腹腔内巨大新生物。④妊娠子宫。⑤腹内游离内含物，如腹水等。

知识点4：过多的气体所致的腹胀的病理生理机制与主要病因

副高：熟练掌握 正高：熟练掌握

（1）过度发酵：乳糖/果糖不耐受、小肠细菌过度生长或肠道菌群紊乱、IBS、功能性腹胀、吸收不良（如胃息肉、小肠克罗恩病和乳糜泻）、抗生素应用过度。

（2）气体清除不足：①药物（如麻醉剂）、假性梗阻、硬皮病、IBS、粘连性/机械性肠梗阻；胃底折叠术。②气体吸收过多：吞气症、碳酸饮料。③感觉异常：内脏的高敏性/功能性腹胀。④其他：高海拔（如乘飞机）。

知识点5：气体进入胃肠道的途径 副高：熟练掌握 正高：熟练掌握

气体进入胃肠道的途径包括：吞咽空气（N_2、O_2）、血液扩散（N_2、O_2、CO_2）、碳酸氢盐中和（CO_2）、细菌代谢（H_2、CO_2、HC_4、微量其他气体）。

知识点6：胃肠道气体的消除方式 副高：熟练掌握 正高：熟练掌握

胃肠道气体的清除方式包括嗳气、经黏膜扩散、细菌代谢以及肛门排泄。

知识点7：胃肠道气体的来源 副高：熟练掌握 正高：熟练掌握

胃肠道气体的来源包括：①吞咽的空气。吞咽的空气是胃内气体的主要来源。②肠内气体的产生。肠道内可产生一定量的CO_2、H_2、HC_4和很多微量的其他气体，如产气量增加，可发生腹胀。③肠腔与血液之间气体的扩散。气体在肠腔和黏膜血流之间的扩散是一个被动过程，净流向由压差决定。

知识点8：腹胀的一般临床特征 副高：熟练掌握 正高：熟练掌握

腹胀的严重程度不同，有从很轻微到严重和不舒服的感觉。昼夜节律的变更是腹胀的共同特征。大多数患者，都有在日常的活动期间腹胀进行性地发展和在夜间休息后倾向减轻或消失的症状。

知识点9：伴随腹胀的临床情况 副高：熟练掌握 正高：熟练掌握

（1）便秘：相当比例主诉腹胀的患者认为他们的症状与排便习惯有关，一整天未排便时腹胀发生和排粪后缓解。

（2）腹泻：在一些患者，腹胀伴随稀便，排便次数增加或便急。既有腹胀又有腹泻的患者应当进行评估，以发现是否有乳糖或乳果糖耐受不良。

（3）IBS：约60%的IBS患者认为腹胀是他们最苦恼的腹部不适，甚至超过腹痛。腹胀对生活质量也有较大的影响。

（4）消化不良：腹胀是构成功能性消化不良整体症状所必需的症状之一，相当比例的消化不良患者叙述他们经常有“被充气”的感觉。消化不良性腹胀常位于上腹部，也可能是弥漫的。腹胀倾向被进餐所促发，一些患者可能需控制进食以预防腹胀发生。

（5）进食障碍疾病和肥胖症：腹胀是进食障碍疾病，如贪食和食欲缺乏常见的临床特征，也与BMI和肥胖有关。虽然健康人可能在进食过量或进食可发酵的食物后有时出现腹胀，但这样的腹胀倾向持续时间短暂，最多持续数小时。

（6）肠胃气胀：一些患者主诉过量的和/或有气味的气体排泄。正常饮食中的一些成分在小肠不能完全被吸收和进入结肠，在结肠这些食物残渣经结肠细菌发酵后释放气体。

（7）器质性疾病：由沙门菌和其他致肠病的感染引起的急性腹泻性疾病可能伴有严重腹胀。小肠吸收不良综合征，主要是乳糜泻和其他小肠黏膜性肠病可产生显著的腹胀，由心力衰竭或肠系膜功能不全引起的急性或亚急性肠道缺血是临床上出现腹胀的一个重要原因，腹胀也可是腹水患者的主诉。罕见情况下，发作性腹胀、腹痛和腹部膨胀可能是累及肠道的血管性水肿的一个特征。

知识点10：腹胀的问诊要点　　副高：熟练掌握　正高：熟练掌握

通过仔细病史询问，进一步了解以下情况：

（1）上腹部不适和腹胀的位置、发作的频率、持续时间、严重程度、诱发和缓解因素等。若为上腹部不适主要考虑上消化道疾病，如食管、胃、十二指肠、肝胆胰、上段小肠及横结肠等疾病。

（2）有无贫血、呕吐、呕血、黑粪、便血、消瘦、发热等伴随症状，这些症状提示可能存在器质性疾病的可能。

（3）既往有无慢性消化系统疾病史或全身性疾病史，有无肝脏、胆道及胰腺等慢性疾病史。除消化系统本身疾病以外，其他系统疾病也可出现腹部不适和腹胀，如慢性心功能不全、系统性红斑狼疮和硬皮病等。

（4）询问腹部不适和腹胀与进食的关系。

（5）有无乳糜泻、乳糖不耐受及消化道肿瘤的家族史。

（6）病程长短及近期症状有无明显改变。

（7）询问特殊用药史及有无大量饮酒史。

（8）既往接受的检查和治疗情况，治疗效果。

（9）患者对自身疾病的认识度与健康心理状态，这有助于对功能性疾病的判断。

知识点11：腹胀的体格检查要点　　副高：熟练掌握　正高：熟练掌握

全面而有重点的体格检查主要目的在于发现是否存在器质性疾病的体征，如患者精神状态，有无营养不良、贫血、黄疸、浅表淋巴结肿大等。重点检查腹部体征，如腹部外形、局部有无压痛与反跳痛、有无异常包块、有无肝脾肿大、肝肾区有无叩击痛、有无移动性浊音、有无肠鸣音消失或亢进等。此外，直肠指检、心肺、神经系统检查也不容忽视。

知识点12：功能性腹胀的诊断标准 副高：熟练掌握 正高：熟练掌握

（1）反复出现腹胀感或可见的腹部膨胀，近3个月内每月至少3天。

（2）不符合功能性消化不良、肠易激综合征或其他功能性胃肠病的诊断标准，诊断前症状出现至少6个月，近3个月符合以上诊断标准。

知识点13：腹胀的影像学检查 副高：熟练掌握 正高：熟练掌握

直立位与平卧位腹部X线平片可发现提示肠梗阻或假性梗阻的弥漫性肠管扩张及气液平面，腹水的弥漫模糊影等表现。对比灌肠造影检查能发现结肠或远端小肠梗阻。小肠气钡双重造影能评估部分胃出口梗阻或小肠梗阻。上或下消化道内镜检查有助于病变的识别和对产生部分阻塞的病变进行活组织检查。小肠钡剂检查也能粗略确定肠道通过情况以及对可能存在的慢性假性肠梗阻评估运动类型。超声或CT检查对于气胀的原因能提供有用的信息并排除腹水这样的疾病。

知识点14：腹胀的消化道功能试验 副高：熟练掌握 正高：熟练掌握

当实验室和影像学检查结果未能给予提示时，消化道功能实验有助于腹胀原因确定。可使用的技术包括消化道通过时间、糖类吸收试验和排气分析。

知识点15：氢呼吸试验的用途 副高：熟练掌握 正高：熟练掌握

氢呼吸试验可用于证实糖类消化不良或吸收不良是否为气体和腹胀的原因；氢呼吸试验也被用于检测小肠细菌过度生长；最后，在那些怀疑慢性小肠假性梗阻患者，氢呼吸试验已经被用于口－盲肠通过时间测定。

知识点16：氢呼吸试验被用于口－盲肠通过时间测定的局限性
副高：熟练掌握 正高：熟练掌握

氢呼吸试验被用于口－盲肠通过时间测定。测量从摄入乳果糖到呼气中氢增加的时间，代表结肠细菌代谢的开始。这种方法有显著的局限性：首先，它常常难以确定乳果糖到达结肠后氢产生增加跟着发生的时间；其次，乳果糖本身加速小肠通过；最后，在那些有小肠细菌过度生长的患者可得到错误的结果。

知识点17：引起腹胀的产气食物　　副高：熟练掌握　正高：熟练掌握

引起腹胀的产气食物包括：①极端产气的食物包括洋葱、芹菜、豆类、抱子甘蓝、香蕉、干梅子果汁、杏、胡萝卜、葡萄干（无核）、麦芽精和圈饼；②中度产气的食物包括茄子、柑橘类水果、马铃薯、苹果、面粉糕饼和面包；③低产气的食物包括玉米、坚果、肉、鸡、鱼、蛋、一些蔬菜（莴苣、西红柿、酪梨、花茎甘蓝、菜花和芦笋）、一些水果（樱桃、葡萄和哈密瓜）、米和巧克力。

知识点18：治疗腹胀的酶制剂　　副高：熟悉　正高：熟悉

酶制剂可促进内源性酶消化不完全的食物残渣分解。最具有特征的外源性酶是β-半乳糖苷酶（乳糖酶）制剂，可用于乳糖耐受不良者。在成人，在摄入乳糖后补充乳糖酶可减少氢排泄和腹胀、肠胃气胀和绞痛。同样，在乳糖不耐儿童，服用乳糖后给予乳糖酶片剂可使氢气产生从60ppm降到7ppm。

蔗糖酶–异麦芽糖酶缺陷儿童可给予沙可劳塞酶（该酶来自酿酒酵母，每毫克蛋白含有6000U蔗糖酶活力），服用后氢气产生减少，腹胀和绞痛减轻。在健康人给予高热量高脂肪的饮食后服用有包膜的胰酶可使腹胀减轻，气体产生减少。

知识点19：降低表面张力的吸附剂和药物　　副高：熟悉　正高：熟悉

二甲硅油促进厚泡沫层破裂和液体流动。活性炭可吸附气体和气体产生的异味。铋化合物也有减少肠胃气量和气味的功效。三钾二枸橼酸铋、碱式水杨酸铋和次硝酸铋在试管内抑制含浓缩乳糖粪便的发酵。长期服用碱式水杨酸铋治疗肠胃气胀患者的研究观察到棉子糖发酵减少。

知识点20：腹胀的抗生素及抗菌药治疗　　副高：熟练掌握　正高：熟练掌握

小肠细菌过度生长可使用抗生素及抗菌药治疗。四环素和甲硝唑可减少细菌过度生长症状。在那些有系统性硬化病的患者中，环丙沙星控制症状优于甲氧苄氨嘧啶。且有人报道，阿莫西林–克拉维酸和头孢西丁对90%以上的与小肠细菌过度生长有关的菌株有效。利福昔明亦可减轻腹胀症状。

知识点21：腹胀的促动力药物治疗　　副高：熟悉　正高：熟悉

促进胃肠运动的药物理论上应当使那些继发于胃肠动力障碍的腹胀症状减轻或缓解。除了减少恶心和呕吐外，甲氧氯普胺可使那些伴有糖尿病性胃轻瘫患者腹胀减轻。同样，外周多巴胺受体阻断药多潘立酮可使伴有胃排空延迟的帕金森病患者腹胀、恶心和胃灼热缓解。已经退出市场的5-HT_4受体激动药西沙必利使那些胃食管反流患者嗳气减少，使功能性消化不良患者腹胀减轻。其他促动力药可能选择性地作用于小肠和结肠。对那些肝硬化伴细菌过度生长患者，西沙必利可加速口－胃通过，不利于细菌在肠道定居。对硬皮病伴小肠假性梗阻和细菌过度生长患者，生长抑素类似物奥曲肽可使口服葡萄糖后呼气中的氢减少。对那些慢性假性肠梗阻患者联合使用胃动素受体激动药红霉素和奥曲肽20～33周可使症状减轻。对那些便秘为主的IBS，已经退出市场的5-HT_4激动药替加色罗加速小肠和升结肠通过。对便秘型IBS使用替加色罗后腹胀减轻。

知识点22：腹胀的益生菌治疗 副高：熟悉 正高：熟悉

益生菌治疗的目的是通过摄入无害菌株来替代致病的结肠细菌。干酪乳酸杆菌GG株可减轻腹胀、腹泻和与抗生素治疗Hp感染有关的味觉障碍。有人使用植物乳杆菌治疗4周，腹胀没有明显改善但肠胃气胀显著减轻。

知识点23：腹胀的替代治疗 副高：熟练掌握 正高：熟练掌握

催眠疗法可以减轻腹胀和肠胃气胀，改善IBS患者的生活质量，已经用于顽固性嗳气的治疗；IBS患者可以接受针灸治疗减轻腹胀和改善全身健康状况的治疗；耳部膏药加足三里穴位针灸治疗可以使手术后肠梗阻患者快速地恢复肠的正常蠕动。

知识点24：腹胀的外科治疗 副高：熟练掌握 正高：熟练掌握

只有非常顽固的器质性疾病病例出现的气体和腹胀可考虑进行手术治疗。经皮内镜下胃造口术对于胃底折叠术后气胀综合征的部分经过选择的病例是有效的。对那些伴有小肠细菌过度生长的患者，切除小肠憩室可减轻症状和改善维生素B_{12}吸收不良。经过选择的局部小肠假性梗阻患者可通过切除功能紊乱的肠段使症状得到改善。有较为广泛假性梗阻患者在空肠造口术后可能使症状缓解。同样，一些伴有急性结肠假性梗阻患者可能需要外科或X线下行减压性盲肠造口术以预防结肠破裂。伴有晚期假性梗阻的一些患者需要外科手术或X线下留置中心静脉导管以进行家庭静脉全营养治疗。

第十一节 便 秘

知识点1：便秘的概念 副高：熟练掌握 正高：熟练掌握

便秘是指排便频率减少，每周排便次数少于3次，伴排便困难、粪便量少且干硬或不尽感，是临床上常见的症状，多长期持续存在。影响生活质量，如病程超过6个月即为慢性便秘。便秘的病因多样，以肠道疾病为主。根据便秘的病因又可以分为功能性疾病所致的便秘、药物性和器质性便秘。

知识点2：正常排便的条件 副高：熟练掌握 正高：熟练掌握

正常排便需要以下条件：①饮食量和所含纤维素适当，有足够的入量水，对肠道产生有效的机械刺激；②胃肠道无梗阻，消化吸收和蠕动正常；③有正常的排便反射，腹肌、膈肌及盆底肌群有足够的力量协助排便动作。以上任何一个环节发生问题，都有可能引起便秘。

知识点3：引起器质性便秘的病变 副高：熟练掌握 正高：熟练掌握

（1）直肠和肛门病变可引起器质性便秘，主要包括直肠炎、痔、肛裂、直肠癌。肛周脓肿和溃疡引起肛门疼痛和痉挛亦可妨碍排便。

（2）结肠病变可引起器质性便秘，主要包括肿瘤、肠梗阻、肠绞窄、结肠憩室炎、特异性（如肠结核、阿米巴肠病）与非特异性炎症（克罗恩病、溃疡性结肠炎）、肠粘连、先天性巨结肠、硬皮病等，由于影响粪便的推进机制造成便秘。

（3）腹腔或盆腔内肿瘤的压迫（如子宫肌瘤）。

（4）全身性疾病也可引起器质性便秘，使肠肌松弛，如尿毒症、黏液性水肿。此外血卟啉病及铅中毒引起肠肌痉挛亦可导致便秘。

知识点4：引起功能性便秘的病因 副高：熟练掌握 正高：熟练掌握

引起功能性便秘的病因有：①进食量少或食物缺乏纤维素，对结肠运动刺激少。②排便习惯受到干扰，由于精神因素、生活规律改变、长途旅行等未能及时排便。③滥用泻药，使肠道的敏感性减弱，形成对泻药的依赖性。④结肠运动功能障碍，结肠对肠内容物传输延迟，致使水分被过度吸收而干结，致排便困难，如肠易激综合征。⑤腹肌及盆肌张力不足或出现矛盾收缩，排便推动力不足，难于把粪便排出体外。⑥结肠冗长。⑦常用阿片类药、神经阻滞药、抗胆碱能药等使肠肌松弛引起便秘。

知识点5：引起继发性便秘的病因 副高：熟练掌握 正高：熟练掌握

引起继发性便秘的病因：①直肠与肛门病变引起肛门括约肌痉挛，排便疼痛造成惧怕排便。②结肠机械性梗阻等各种原因引起的肠扭转、肠粘连、肠套叠等。③代谢及内分泌疾病等。④神经系统疾病及肌病等。⑤应用抗胆碱能药、吗啡类药、神经阻滞药、钙通道阻滞药、镇静药、抗抑郁药以及含钙、铝的制酸药等。

知识点6：慢传输型便秘的病理生理 副高：熟练掌握 正高：熟练掌握

慢传输型便秘是结肠运动功能障碍所致，最常见于年轻女性，在青春期前后发生，其特征为排便次数减少，每周排便少于1次，少便意，粪质坚硬，因而排便困难；肛直肠指检时无粪便或触及坚硬粪便，而肛门外括约肌的缩肛和用力排便功能正常；全胃肠或结肠传输时间延长；缺乏出口梗阻型的证据，如气囊排出试验和肛门直肠测压正常。非手术治疗方法如增加膳食纤维摄入与渗透性通便药无效。糖尿病、硬皮病并发的便秘及药物引起的便秘，多是慢传输型。

知识点7：出口梗阻型便秘的病理生理　　副高：熟练掌握　正高：熟练掌握

出口梗阻型便秘是由于腹部、肛门直肠及骨盆底部的肌肉不协调导致粪便排出障碍。该种便秘可能是获得性的，在儿童期为了避免大而硬粪便排出时产生的不适，或者肛裂或痔疮发作时产生的疼痛，逐渐学会在排便时肛门括约肌出现不适当收缩。一些出口梗阻型便秘患者的直肠内压力不够，不能排出粪便，临床上主要表现为用力排便时盆底不能下降。很多出口梗阻型便秘患者也并发存在慢传输型便秘。

知识点8：出口梗阻型便秘的表现　　副高：熟练掌握　正高：熟练掌握

出口梗阻型便秘表现：①排便费力、下坠感或者不尽感，排便量少，有便意或缺乏便意。②肛门直肠指检时直肠内存有不少泥样粪便，用力排便时肛门外括约肌可能呈矛盾性收缩。③全胃肠或结肠传输时间显示正常，多数标志物可潴留在直肠内。④肛门直肠测压显示，用力排便时肛门外括约肌呈矛盾性收缩或直肠壁的感觉阈值异常等。

知识点9：肠易激综合征便秘型的特点　　副高：熟练掌握　正高：熟练掌握

IBS便秘型的特点是排便次数少，排便常艰难，排便、排气后腹痛或腹胀减轻，可能有出口功能障碍便秘并发慢传输型便秘。

知识点10：传输时间正常型便秘的病理生理　　副高：熟练掌握　正高：熟练掌握

传输时间正常型便秘是指粪便在结肠以正常速度推进，且胃肠传输试验正常，但患者对自己的排便频率有错觉并且常常出现心理社会因素。这类患者存在肛门直肠感觉和运动功能障碍，很难与慢传输型便秘患者区别。

知识点11：便秘的临床表现　　副高：熟练掌握　正高：熟练掌握

（1）便意少，便次也少：此类症状可见于慢传输型和出口梗阻型便秘。前者是由于粪便传输缓慢，使便次和便意均少，但间隔一定时间仍能出现便意，粪便常干硬，用力排便有助于排出粪便。而后者常是感觉阈值增高，不易引起便意，因而便次少，而粪便不一定干硬。

（2）排便艰难、费力：突出表现为粪便排出异常艰难，也见于两种情况，以出口梗阻型更为多见。患者用力排便时，肛门外括约肌呈现矛盾性收缩，以致排便困难。这种类型的便次不一定少，但费时费力。如伴有腹肌收缩无力，则更加重排便难度。第二种情况是由于粪便传输缓慢，粪便内水分过多被吸收，粪便干结，尤其是长时间不排便，使干硬的粪便排出异常困难，可发生粪便嵌塞。

（3）排便不畅：常有肛门直肠内阻塞感，排便不畅。虽频有便意，便次不少，即使排便用力也无济于事，难有畅通的排便。可伴有肛门直肠刺激症状，如下坠、不适等。此类患者常有感觉阈值降低，直肠感觉高敏感，或伴有直肠内解剖异常，如直肠内套叠及内痔等。个别病例的直肠感觉阈值升高，也出现类似症状，可能与合并肛门直肠局部解剖改变有关。

（4）便秘伴有腹痛或腹部不适：常见于IBS便秘型，排便后症状缓解。

知识点12：便秘的检查指征　　副高：熟练掌握　正高：熟练掌握

下列情况是检查指征：①需明确便秘是否为系统性疾病或者消化道器质性疾病所致。②当治疗无效，需明确便秘的病理生理过程时。

知识点13：便秘的一般检查　　副高：熟练掌握　正高：熟练掌握

便秘的常规检查包括粪检和潜血试验。若便秘临床表现提示症状是由于炎症、肿瘤或其他系统性疾病所致，需要测定血红蛋白、血沉、甲状腺功能、血钙、血糖等相关生化检查。

知识点14：明确肠道器质性病变的检查　　副高：熟练掌握　正高：熟练掌握

钡灌肠检查可显示结肠的宽度及长度，并且发现可导致便秘的严重梗阻性病变。只有在怀疑假性肠梗阻或小肠梗阻时才需要行小肠造影检查。当近期出现排便习惯改变，便中带血或者体重下降、发热等报警症状时，应进行全结肠检查以明确是否存在结肠癌、炎症性肠病、结肠狭窄等器质性病变。

知识点15：便秘的胃肠传输试验　　副高：熟练掌握　正高：熟练掌握

胃肠传输试验是确定便秘类型的简易方法，建议服用20个不透X线标志物后48小时拍摄腹部X线平片1张，必要时72小时再摄1张。如果标志物全部存留在乙状结肠和直肠，患者可能有出口梗阻。根据X线平片上标志物分布，有助于评估便秘是慢传输型或出口梗阻型。标志物只有在排便时才能排出，测量结果要结合近期排便情况慎重考虑。如果标志物全部存留在乙状结肠和直肠，患者可能有出口梗阻。

知识点16：便秘的肛门直肠测压　　副高：熟练掌握　正高：熟练掌握

肛门直肠测压常用灌注式测压，分别检测肛门外括约肌收缩压、肛门括约肌静息压和用力排便时松弛压、直肠内注气后有无肛门直肠抑制反射，还可以测定直肠壁顺应性和直肠感知功能等，有助于评估肛门括约肌和直肠有无动力和感觉功能障碍。直肠感觉减退提示神经系统疾病。肛门测压结合超声内镜检查能显示肛门括约肌有无功能缺陷和解剖异常，为手术定位提供线索。

知识点17：便秘的气囊排出试验 副高：熟练掌握 正高：熟练掌握

气囊排出试验是在直肠内放置气囊，充气或充水，并令受试者将其排出。可作为有无排出障碍的筛选试验，对阳性患者，需要进一步检查。

知识点18：功能性便秘的诊断标准 副高：熟练掌握 正高：熟练掌握

根据罗马Ⅲ诊断标准，功能性便秘的诊断标准为：

（1）必须满足以下2条或多条：①排便费力（≥25%）。②排便为块状或硬便（≥25%）。③有排便不尽感（≥25%）。④有肛门直肠梗阻和/或阻塞感（≥25%）。⑤需要用手指辅助排便、盆底支撑排便等手法以促进排便（≥25%）。⑥排便少于每周3次。

（2）不用缓泻药几乎没有松散粪便。

（3）不符合IBS诊断标准。

诊断前症状出现至少6个月，近3个月满足以上标准。

知识点19：功能性便秘与肠易激综合征的区别 副高：熟练掌握 正高：熟练掌握

相对于功能性便秘，肠易激综合征便秘型在诊断时间要求上与其相同，但是肠易激综合征便秘型必须具备反复发作的腹痛或腹部不适，而且必须满足排便后腹痛缓解。功能性便秘无明显腹痛、腹部不适的症状，这是两者最主要的区别。

知识点20：功能性便秘与继发性便秘的鉴别诊断 副高：熟练掌握 正高：熟练掌握

功能性便秘需要与继发性便秘进行鉴别，主要包括的因素有：①肠道疾病：结直肠肿瘤、肛管狭窄、直肠黏膜脱垂、Hirschsprung病。②代谢或内分泌紊乱：糖尿病、甲状腺功能减退、高钙血症、垂体功能低下、卟啉病。③神经源性疾病：脑卒中、帕金森病、多发性硬化、脊髓病变、自主神经病及某些精神疾病。④系统性疾病：系统性硬化、皮肌炎、淀粉样变。⑤药物：麻醉剂、抗胆碱能药物、含阳离子类药物（铁剂、铝剂、含钙剂、钡剂）、其他药物如阿片类制剂、神经节阻断药、长春碱类、抗惊厥药物、钙离子阻断剂等。

知识点21：便秘的治疗要点 副高：熟练掌握 正高：熟练掌握

（1）探求便秘的原因，并针对病因来解决便秘。

（2）适当调整饮食，增加含纤维素多的食物。凉开水、蜂蜜均有助于便秘的预防和治疗。

（3）鼓励患者参加适当的体力劳动或体育锻炼，以增强腹肌、膈肌、肛提肌等的肌力，养成每日定时排便习惯。

（4）对症处理。酌情选用容积性泻药（甲基纤维素每日1.5～5g）、润滑性泻剂（甘油或液状石蜡）、高渗性泻剂（硫酸镁、山梨醇、乳果糖）、刺激性泻剂（番泻叶、大黄苏打片）及胃肠动力药。上述药物不可滥用和长期使用。

（5）肿瘤、梗阻、绞窄所致的便秘应及时请外科处理。

第十二节　黄　　疸

知识点1：黄疸的概念　　副高：掌握　正高：熟练掌握

黄疸是一种常见的临床表现，系血清内胆红素浓度增高超过34μmol/L，使巩膜、皮肤、黏膜、体液和其他组织被染成黄色。黄疸主要由肝胆疾病引起，也可见于其他系统疾病。

知识点2：胆红素的正常代谢　　副高：掌握　正高：熟练掌握

正常人每日生成胆红素为340～510μmol，其中80%～85%来源于衰老红细胞中的血红蛋白；另有15%～20%来源于骨髓幼稚红细胞的血红蛋白和肝内含有亚铁血红素的蛋白质（如过氧化氢酶、过氧化物酶及细胞色素氧化酶与肌红蛋白等），称为旁路胆红素。

上述胆红素统称为游离胆红素或非结合胆红素（UCB），与血清白蛋白结合、通过血液循环运输至肝脏后，与清蛋白分离后被肝细胞摄取，在肝细胞内和Y、Z两种载体蛋白结合，并被运输至肝细胞滑面内质网的微粒体部分，经葡萄糖醛酸转移酶的催化作用与葡萄糖醛酸结合，形成胆红素葡萄糖醛酸酯，称为结合胆红素（CB）。结合胆红素从肝细胞经胆管排入肠道后，在回肠末端及结肠经细菌酶的分解与还原作用，形成尿胆原。尿胆原大部分从粪便排出，称为粪胆原；小部分（10%～20%）经肠道吸收，通过门静脉血回到肝内，其中大部分再转变为结合胆红素，又随胆汁排入肠内，形成所谓"胆红素的肠肝循环"。

正常情况下，血中胆红素的浓度保持相对恒定，总胆红素（TB）为1.7～17.1μmol/L，其中CB 0～3.42μmol/L，UCB 1.7～13.68μmol/L。

知识点3：以非结合胆红素增高为主的黄疸产生的原因　　副高：掌握　正高：熟练掌握

以非结合胆红素增高为主的黄疸产生的原因有：①胆红素生成增多，如获得性溶血性贫血、先天性溶血性贫血以及由无效造血引起的旁路性高胆红素血症等。②胆红素摄取障碍，如肝炎后高胆红素血症、Gilbert综合征以及某些药物及检查用试剂（如胆囊造影剂）引起的黄疸。③胆红素结合障碍，葡萄糖醛酸转移酶活力降低或缺乏引起的黄疸，如新生儿生理性黄疸、Gilbert综合征、Crigler-Najjar综合征等。

知识点4：以结合胆红素增高为主的黄疸产生的原因 副高：掌握 正高：熟练掌握

以结合胆红素增高为主的黄疸可由于胆红素在肝细胞内转运、排泄障碍或同时有胆红素摄取、结合和排泄障碍引起。产生的原因具体包括以下几点：①肝外胆管阻塞，如胆道蛔虫、胆石症、肿瘤浸润、壶腹周围癌、手术后胆管狭窄及胰头癌、胆管周围淋巴结肿瘤转移等引起胆管压迫。②肝内胆管阻塞，包括原发性肝癌侵犯肝内胆管或形成癌栓、肝内泥沙样结石以及华支睾吸虫病等。③肝内胆汁淤积，见于病毒性肝炎、原发性胆汁性肝硬化、药物性黄疸（如氯丙嗪、甲睾酮等所致）、妊娠期复发性黄疸、Dubin-Johnson综合征以及Rotor综合征等。

知识点5：黄疸的伴随症状 副高：掌握 正高：熟练掌握

（1）皮肤色泽与黄疸类型有关。溶血性黄疸皮肤呈柠檬色；肝细胞性黄疸呈浅或深黄色；胆汁淤积性黄疸持续时间较长者可呈暗褐绿色。

（2）黄疸伴发热见于急性胆管炎、肝脓肿、钩端螺旋体病、败血症、大叶性肺炎。急性病毒性肝炎或急性溶血可先有发热后出现黄疸。

（3）伴上腹剧烈疼痛者可见于胆道结石、肝脓肿或胆道蛔虫病；右上腹剧痛、寒战高热和黄疸称为夏科（Charcot）三联征，提示急性化脓性胆管炎。持续性右上腹钝痛或胀痛可见于病毒性肝炎、肝脓肿或原发性肝癌。

（4）伴肝大者，若轻、中度肿大，质地软或中等硬度且表面光滑，见于病毒性肝炎、急性胆道感染或胆道阻塞；明显肿大，质地坚硬，表面凹凸不平有结节者见于原发或继发性肝癌。肝大不明显，而质地较硬边缘不整，表面有小结节者见于肝硬化。

（5）伴胆囊肿大者，若胆囊肿大，表面光滑、无压痛、可移动，常提示胰头癌、胆总管癌或壶腹周围癌；胆囊肿大、坚硬有结节感，则提示胆囊癌可能。

（6）伴脾大者，若轻度肿大，可见于急性肝炎（病毒、钩端螺旋体等引起）；中度肿大，见于先天性溶血性贫血、胆汁性肝硬化；明显肿大，则提示肝硬化门脉高压。

（7）伴腹水者可见于重症肝炎、肝硬化失代偿期、肝癌等。

知识点6：黄疸按病因和发病机制分类 副高：掌握 正高：熟练掌握

我国传统教科书多采用此分类。但临床上很多黄疸患者就诊时病因并不明确，因而对诊断和鉴别诊断帮助较小。黄疸按病因和发病机制可分为溶血性黄疸、肝细胞性黄疸、胆汁淤积性黄疸和先天性非溶血性黄疸。前三类最多见，第四类较少见。其中胆汁淤积性黄疸包含肝外阻塞、肝内阻塞和肝内胆汁淤积3种。

知识点7：溶血性黄疸的病因和发病机制 副高：掌握 正高：熟练掌握

大量红细胞的破坏，形成大量的非结合胆红素，超过肝细胞的摄取、结合及排泄能力。

另外，由于溶血造成的缺氧、贫血和红细胞破坏产物的毒性作用，削弱了肝细胞对胆红素的代谢能力，使非结合胆红素在血中潴留，超过正常的水平而出现黄疸。

知识点8：溶血性黄疸的临床表现　　副高：掌握　正高：熟练掌握

溶血性黄疸中的黄疸为轻度，呈浅柠檬色，急性溶血时可有发热、寒战、头痛、呕吐、腰痛，并有不同程度的贫血和血红蛋白尿（尿呈酱油色或茶色），严重者可有急性肾衰竭。慢性溶血多为先天性。除贫血外还有脾大的表现。

知识点9：溶血性黄疸的实验室检查　　副高：掌握　正高：熟练掌握

溶血性黄疸的血清总胆红素（TB）增高，以非结合胆红素（UCB）为主，结合胆红素（CB）基本正常。由于血中UCB增加，CB形成也代偿性增加，从胆道排至肠道量也增加，致尿胆原增加，粪胆素随之增加，粪色加深；尿中尿胆原亦增加，但无胆红素。急性溶血时尿中有血红蛋白排出，潜血试验阳性。血液检查除贫血外还有骨髓红细胞系列增生旺盛、网织红细胞增加等。

知识点10：肝细胞性黄疸的病因　　副高：掌握　正高：熟练掌握

各种使肝细胞广泛损害的疾病均可发生黄疸，如病毒性肝炎、肝硬化、中毒性肝炎、钩端螺旋体病、败血症等。

知识点11：肝细胞性黄疸的发病机制　　副高：掌握　正高：熟练掌握

肝细胞的损伤可致肝细胞对胆红素的摄取、结合以及排泄功能降低，所以血中的UCB增加。而未受损的肝细胞仍能将UCB转变为CB。一部分CB经已损害或坏死的肝细胞反流入血中，导致血中的CB也增加而出现黄疸。

知识点12：肝细胞性黄疸的临床表现　　副高：掌握　正高：熟练掌握

肝细胞性黄疸临床表现为皮肤、黏膜浅黄至深黄色，食欲缺乏、疲乏，严重者可有出血倾向。

知识点13：肝细胞性黄疸的实验室检查　　副高：掌握　正高：熟练掌握

肝细胞性黄疸的血中CB与UCB均增加，黄疸型肝炎时CB增加多高于UCB。尿中CB定性试验阳性，尿胆原可因肝功能障碍而增加。此外，血液检查有不同程度的肝功能损害。

知识点14：肝内、肝外胆汁淤积性黄疸的病因 副高：掌握 正高：熟练掌握

（1）肝内胆汁淤积主要见于原发性胆汁性肝硬化、毛细胆管型病毒性肝炎、药物性胆汁淤积（如氯丙嗪、甲睾酮等）、妊娠期复发性黄疸等。

（2）肝外胆汁淤积也就是以前所称的梗阻性黄疸，可由炎症水肿、肿瘤、胆总管结石、狭窄以及蛔虫等阻塞所引起。

知识点15：胆汁淤积性黄疸的临床表现 副高：掌握 正高：熟练掌握

胆汁淤积性黄疸患者的皮肤呈暗绿色，完全阻塞者颜色更深，甚至呈黄绿色，并有皮肤瘙痒及心动过速的表现，患者尿色深，粪便颜色变浅或呈白陶土色。

知识点16：胆汁淤积性黄疸的实验室检查 副高：掌握 正高：熟练掌握

胆汁淤积性黄疸患者的血清CB增加，尿胆红素试验阳性，尿胆原及粪胆素减少或缺如，血清碱性磷酸酶及谷氨酰转肽酶增高。

知识点17：黄疸根据胆红素性质分类 副高：掌握 正高：熟练掌握

此分类有助于临床鉴别诊断，国际主流教科书多采用此分类（图4-1）。黄疸根据胆红素性质，分为：①以UCB增多为主的黄疸；②以CB增多为主的黄疸；③混合型高胆红素血症。

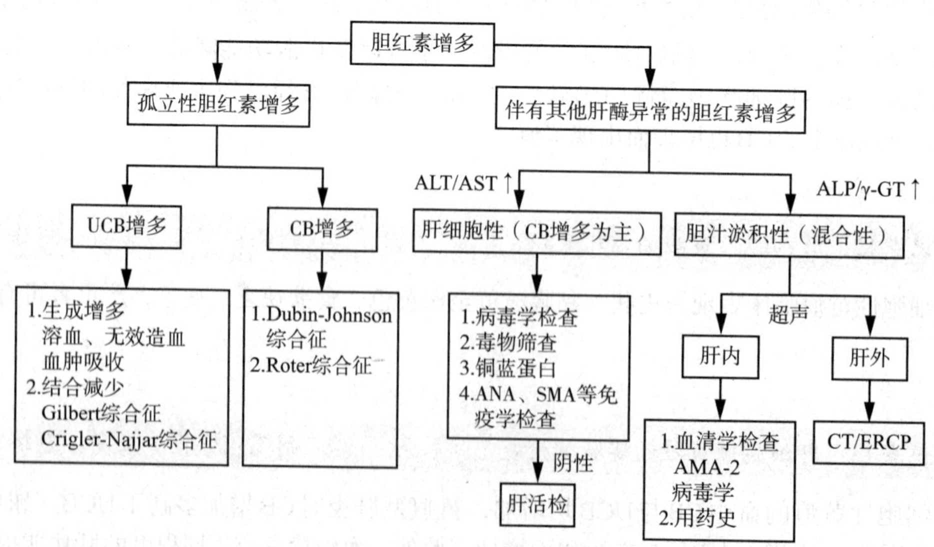

图4-1 胆红素升高的鉴别诊断

知识点18：Gilbert综合征　　副高：掌握　正高：熟练掌握

Gilbert综合征是先天性非溶血性黄疸中的一种，属常染色体隐性遗传疾病，是非结合性胆红素增多患者中最常见的病因。本病由于肝细胞摄取UCB功能障碍及微粒体内葡萄糖醛酸转移酶不足，至血中UCB增高而出现黄疸。此病中患者除黄疸外症状不多，其他肝功能也正常。饥饿、感染、发热、手术、女性月经期等可诱发或加重黄疸。

知识点19：Crigler-Najiar综合征　　副高：掌握　正高：熟练掌握

Crigler-Najiar综合征是先天性非溶血性黄疸中的一种，属常染色体隐性遗传。患者尿苷二磷酸葡萄糖醛酸转移酶（UDPGT）的活性只有正常人的10%左右，而Ⅰ型则完全没有UDPGT活性。由于肝细胞缺乏葡萄糖醛酸转移酶，致UCB不能形成CB，导致血中UCB增多而出现黄疸。此病由于血中UCB甚高，可产生胆红素脑病，见于新生儿，预后极差。

知识点20：Roter综合征　　副高：掌握　正高：熟练掌握

Roter综合征是先天性非溶血性黄疸中的一种，属常染色体显性遗传，常为家族性发病，系由肝细胞对摄取UCB和排泄CB存在先天性障碍致血中胆红素增高而出现黄疸。

知识点21：Dubin-Johnson综合征　　副高：掌握　正高：熟练掌握

Dubin-Johnson综合征是常染色体隐性遗传疾病，肝对胆红素的结合和摄取功能正常，但对结合性胆红素和其他阴离子的运输和向毛细胆管排泌功能障碍，使结合胆红素反流入血，导致高结合胆红素血症。肝穿刺所得肝组织也呈暗绿或深褐色，有提示本病诊断的意义。

知识点22：黄疸实验室检查的区别　　副高：掌握　正高：熟练掌握

黄疸可根据血生化及小便检查作出初步分类，再根据临床表现及辅助检查确定病因和性质。3种黄疸的实验室检查的区别见表4-12。

表4-12　黄疸实验室检查的区别

项　目	溶血性黄疸	肝细胞性黄疸	胆汁淤积性黄疸
TB	增加	增加	增加
CB	正常	增加	明显增加
CB/TB	<15%~20%	>30%~40%	>50%~60%
尿胆红素	-	+	++

续　表

项　　目	溶血性黄疸	肝细胞性黄疸	胆汁淤积性黄疸
尿胆原	增加	轻度增加	减少或消失
ALT、AST	正常	明显增加	可增高
ALP	正常	增高	明显增高
γ-GT	正常	增高	明显增高
PT	正常	延长	延长
对维生素K反应	正常	差	好
胆固醇	正常	轻度增加或降低	明显增加
血浆蛋白	正常	ALB降低Glob升高	正常

知识点23：黄疸的问诊要点　　副高：掌握　正高：熟练掌握

（1）病史问诊要点：病史可通过以下几个方面进行问诊。出生地、久住地、外出史、职业史、接触史、用药史（药物品种、剂量和疗程）、输血及血制品注射史、饮食史（生食贝壳类、海鲜、烧烤等）、饮酒史（嗜酒时间、酒的种类、度数及每日或每周饮酒量），既往史（胆结石、胆道手术史、胆道蛔虫症、肝病史等）及家族中类似疾病史。

（2）症状问诊要点：询问患者起病缓急、黄疸持续时间及波动情况，有无发热（时间、程度、与腹痛的关系）、寒战、腹痛（部位、类型、程度）、消化道症状（食欲缺乏、厌油、恶心、呕吐等）或体重减轻等表现。询问患者的大小便情况，特别是大便的颜色有助于判定黄疸类型及病因。

知识点24：黄疸的体检要点　　副高：掌握　正高：熟练掌握

全身营养和神志状态，皮肤、巩膜黄疸深度，有无黄色瘤、蜘蛛痣、肝掌，皮肤和黏膜出血倾向，皮肤抓痕，淋巴结，肝脾大小、质地、有无触痛，胆囊肿大，腹部压痛和叩痛，腹部肿块等。

知识点25：黄疸的肝功能试验　　副高：掌握　正高：熟练掌握

黄疸的肝功能试验包括：①胆红素代谢试验。②血清蛋白测定与蛋白电泳。③血清酶活力测定。④血清总胆固醇及胆固醇酯测定。⑤血清铁和铜含量测定。⑥凝血酶原时间及其对维生素K的反应。⑦靛氰绿（ICG）排泄试验。

知识点26：黄疸的血清酶活力测定　　副高：掌握　正高：熟练掌握

黄疸的血清酶活力测定内容包括：①血清转氨酶ALT（GPT）和AST（GOT）：这两

项为肝细胞损害最敏感的指标。②碱性磷酸酶（ALP）：在肝内、外阻塞性黄疸及肝内胆汁淤积时，ALP显著增高。原发性肝癌时ALP也增高，以ALP-Ⅱ同工酶增高为主。③γ-谷氨酰转肽酶（γ-GT）：急性肝炎时γ-GT可轻度或中度增高，原发性肝癌及胆汁淤积性黄疸时，γ-GT则显著增高。

知识点27：黄疸的血清总胆固醇及胆固醇酯测定 副高：掌握 正高：熟练掌握

胆汁淤积性黄疸时，总胆固醇含量会增高；肝细胞性黄疸特别是有广泛肝坏死时，胆固醇酯会降低。

知识点28：黄疸的血清铁和铜含量测定 副高：掌握 正高：熟练掌握

胆汁淤积性黄疸时，血清铜增高，铁/铜比值<0.5；肝细胞性黄疸急性期时，血清铁增高，铁/铜比值>1。

知识点29：黄疸的凝血酶原时间及其对维生素K的反应 副高：掌握 正高：熟练掌握

凝血酶原时间及其对维生素K的反应可对胆汁淤积性黄疸和肝细胞性黄疸进行区分。两种黄疸中，凝血酶原时间均延长，但胆汁淤积性黄疸对注射维生素K有反应，而肝细胞性黄疸则无反应。

知识点30：黄疸的靛氰绿（ICG）排泄试验 副高：掌握 正高：熟练掌握

通过黄疸的靛氰绿（ICG）排泄试验可对黄疸进行诊断。患者按0.5mg/kg静脉注射ICG，15分钟后抽血检查，正常人ICG平均潴留量为注射剂量的10%，肝实质病变时潴留量会增加。

知识点31：黄疸的影像学检查 副高：掌握 正高：熟练掌握

（1）B超检查：对肝的大小、形态、肝内有无占位性病变、胆囊大小及胆管系统有无结石与扩张，脾有无肿大与胰腺有无病变的诊断有较大的帮助。

（2）计算机断层扫描（CT）：在上腹部扫描，对显示肝、胆胰等病变及鉴别引起黄疸的疾病较有帮助。

（3）磁共振成像（MRI/MRCP）：MRI对肝的良、恶性肿瘤的鉴别比CT为优，亦可用以检测代谢性、炎症性肝病。MRCP可无创观察肝内外胆管，判断梗阻部位。

（4）经十二指肠镜逆行胰胆管造影（ERCP）：可通过内镜观察壶腹区与乳头部有无病变，可经造影区别肝外或肝内胆管阻塞的部位，可取组织学，有利于明确梗阻的病因诊断。也可了解胰腺有无病变。

（5）肝活检组织学：对疑难黄疸病例的诊断有重要的帮助，但用于胆汁淤积性黄疸时可发生胆汁外溢造成腹膜炎，伴肝功能不良者亦可因凝血机制障碍导致内出血，故应慎重考虑指征。

知识点32：黄疸的诊断及鉴别诊断　　副高：掌握　正高：熟练掌握

首先要确定是否有黄疸，注意排除假性黄疸，后者见于服用米帕林，进食过多胡萝卜、南瓜、西红柿及柑橘等食物，使胡萝卜素在血中的含量增加（超过2.5g/L）也可使皮肤黄染，但发黄的部位多位于手掌、足底、前额及鼻部皮肤，一般不发生于巩膜和口腔黏膜。假性黄疸时，血清胆红素正常。

确定黄疸后，应进一步明确黄疸的类型并探讨黄疸的病因。目前临床上应用较多的分类仍是溶血性黄疸、肝细胞性黄疸及胆汁淤积性黄疸。溶血性黄疸较少见，诊断比较容易；肝细胞性及胆汁淤积性黄疸比较多见，两者鉴别有时比较困难，应细致收集必要的资料，认真加以鉴别。

知识点33：黄疸的护肝疗法　　副高：掌握　正高：熟练掌握

黄疸患者应给予高热量饮食，适当选用护肝药物，注意避免使用损肝药物。阻塞性黄疸时，可因肠道缺乏结合的胆汁酸盐而出现脂溶性维生素A、维生素D、维生素K的缺乏，宜注射补充。

知识点34：黄疸的对症支持治疗　　副高：掌握　正高：熟练掌握

黄疸患者应针对黄疸的症状进行支持治疗，如镇痛、退热。瘙痒明显者，可试用熊去氧胆酸，每日4次，每次100～150mg。对Gilbert综合征、Crigler-Najjar综合征Ⅱ型，应用肝细胞葡萄糖醛基转移酶的诱导剂苯巴比妥，可降低血清非结合胆红素。

知识点35：黄疸的中医中药治疗　　副高：熟悉　正高：熟悉

对黄疸进行中医治疗时，可选用有退黄作用的中药方剂，随症状加减，如茵陈四逆汤、大黄消石汤和茵陈蒿汤或茵陈五苓散等。也可静脉滴注茵栀黄、甘草酸二胺（甘利欣）注射液。

第十三节 腹　水

知识点1：腹水的概念　　副高：掌握　正高：熟练掌握

腹水又称腹腔积液，是由多种病因使体液进入腹腔，速度超过腹膜的吸收能力而引起的腹腔内游离液体聚积，为临床常见体征。正常人腹腔内有少量液体，约50ml，对肠道等腹腔内脏器起润滑作用。病理状态下，腹腔内积聚的游离液体超过200ml时称为腹水。

知识点2：腹水的病因　副高：掌握　正高：熟练掌握

（1）肝脏疾病可引起腹水，主要包括各种类型的肝硬化，如酒精性肝炎、病毒性肝炎、血吸虫性肝病以及血色病、肝豆状核变性等遗传代谢性疾病引起的肝硬化。其他如肝多发性囊肿、急性和慢性重症肝炎、原发性和继发性肝癌等也可引起腹水。

（2）心脏疾病可引起腹水，主要包括心包积液、慢性缩窄性心包炎、充血性心力衰竭等。

（3）肾脏疾病可引起腹水，主要包括急性和慢性肾炎、肾病综合征、多囊肾、尿毒症、糖尿病性肾病等。

（4）腹膜疾病可引起腹水，主要包括：①腹膜炎，急性弥漫性腹膜炎、自发性腹膜炎、结核性腹膜炎以及多发性腹膜炎等；②腹膜肿瘤，腹膜转移癌、腹膜间皮瘤等。

（5）胰腺疾病可引起腹水，包括胰腺假性囊肿破裂、胰腺癌和术后胰腺渗漏等。

（6）肝静脉阻塞综合征（Budd-Chiari综合征）、肝小静脉闭塞病（VOD）以及门静脉血栓形成等可引起腹水。

（7）其他病因：如营养不良性低蛋白血症、丝虫病、腹腔内肿瘤、结核及外伤或手术等引起的乳糜性腹水、黏液性水肿、Meigs综合征，以及异位妊娠、卵巢囊肿破裂等可引起腹水。

知识点3：腹水的分类和病因　副高：掌握　正高：熟练掌握

依据腹水中血清-腹水清蛋白梯度（SAAG）可以将腹水分为门脉高压性腹水和非门脉高压性腹水。SAAG就是将血清清蛋白浓度减去腹水中的清蛋白浓度，以g/L表示。这种分类的优点是便于识别门脉高压性腹水，而且不受其他因素的影响。

知识点4：门脉高压性腹水的病因　副高：掌握　正高：熟练掌握

门脉高压性腹水的SAAG≥11g/L，最常见者为肝硬化引起的门脉高压。其他可能的原因包括酒精性肝炎、心源性腹水、大块肝转移瘤、急性肝衰竭、布-加综合征、门静脉血栓、静脉闭塞性疾病、妊娠脂肪肝等。

知识点5：非门脉高压性腹水的病因　副高：掌握　正高：熟练掌握

非门脉高压性腹水的SAAG＜11g/L，多见于腹腔恶性肿瘤、结核性腹膜炎、胰源性腹水、胆源性腹水和肾病综合征等。

知识点6：确保SAAG作为腹水分类指标的准确性需注意的事项　副高：掌握　正高：熟练掌握

为了确保SAAG作为腹水分类指标的准确性，需注意：①血清标本与腹水标本需同一天或最好在同一小时内获取。②低血压或休克时门静脉压力降低，此时获取的标本可影响准确性。③腹水中白蛋白浓度很低，实验室检测白蛋白的标准曲线下限应作相应调整。④当SAAG为11g/L时，需重复测定。⑤腹水脂质可干扰白蛋白检测，因此乳糜腹水时，可能有假的高SAAG。

知识点7：肝硬化腹水的形成机制 副高：掌握 正高：熟练掌握

肝硬化腹水的形成是由于肝脏和内脏生成的过多淋巴液从肝脏和内脏表面漏入腹腔所致。新的周围动脉扩张学说假设：肝硬化门静脉高压导致一氧化氮水平升高，使得周围血管扩张，导致有效动脉血容量减少和血管充盈不足，从而刺激神经-体液（包括肾素-血管紧张素-醛固酮系统和内皮素-1）活性增加。这些体液递质促进水钠的潴留。随着病情的发展，血管内容量充盈过度，生成过多的淋巴液。当通过肝窦间隙和Glisson间隙滤出的淋巴液超过了淋巴管回收淋巴液时，就形成了腹水。在肝硬化患者中，由于肝窦毛细血管化使肝窦裂隙闭合，因此，腹水中总蛋白含量常很低。

知识点8：恶性腹水的形成机制 副高：掌握 正高：熟练掌握

恶性腹水是指恶性肿瘤导致的腹水，包括腹膜转移癌、癌广泛肝转移、肝细胞癌以及原发于腹膜的间皮瘤等。癌性腹水形成的机制取决于肿瘤的位置。腹膜转移癌因癌细胞附着在腹膜上，导致蛋白含量高的液体渗入腹膜腔。癌广泛肝转移因组织被癌细胞代替和/或门静脉被癌栓阻塞导致门静脉高压形成。肝细胞癌导致门静脉高压形成或门静脉血栓形成。此外，肿瘤患者的低蛋白血症也可加重腹水的形成。

知识点9：结核性腹水的形成机制 副高：掌握 正高：熟练掌握

结核性腹水形成的主要原因是腹膜结核病灶的炎症性渗出，也可由结核结节或肿块压迫局部血管和淋巴管使液体渗入腹腔。

知识点10：心源性腹水的形成机制 副高：掌握 正高：熟练掌握

心源性腹水见于充血性心力衰竭和缩窄性心包炎。回心血量减少和心排出量降低引起有效动脉血容量减少，从而使肾素-血管紧张素-醛固酮系统活性增高和交感神经兴奋，由此导致肾血管收缩和水钠潴留。

知识点11：胰源性腹水的形成机制 副高：掌握 正高：熟练掌握

急性胰腺炎、胰管破裂和慢性胰腺炎假性囊肿都可形成腹水。胰源性腹水是由胰液漏入腹腔所致，含大量淀粉酶，对腹膜有化学性刺激作用。胰源性腹水偶可并发细菌感染和左侧胸腔积液。

知识点12：淋巴性腹水的形成机制 副高：掌握 正高：熟练掌握

广泛的腹膜后损伤、远端脾肾分流或腹腔广泛淋巴结清扫术后，淋巴管被截断，导致淋巴液漏出。此外，肿瘤侵及淋巴结并使含乳糜液的淋巴结破裂时也能产生腹水。

知识点13：肾病综合征导致的腹水的形成机制 副高：掌握 正高：熟练掌握

大量蛋白（尤其是清蛋白）从尿中丢失，使有效动脉血容量减少，导致肾素-血管紧张素-醛固酮系统的活性增加和交感神经系统兴奋，导致肾脏的钠水潴留。

知识点14：结缔组织病所致的腹水的形成机制 副高：掌握 正高：熟练掌握

系统性红斑狼疮等结缔组织病所致的腹水是由于多发性浆膜炎、血管炎所致，腹膜的炎症和血管通透性增加导致腹水的形成。

知识点15：腹水的诊断程序 副高：掌握 正高：熟练掌握

腹水的诊断程序一般包括以下方面：①确定腹水的存在；②诊断性穿刺，了解腹水的特性；③根据患者的病史、体征以及必要的检查明确腹水的病因。

知识点16：腹水的病史和体格检查 副高：掌握 正高：熟练掌握

（1）仔细询问病史：详细的病史有助于初步判断腹水的病因，如是否有慢性肝炎的病史，是否长期大量饮酒等。同时，还应注意询问有无引起的腹水的其他疾病，如心力衰竭（心瓣膜病或心肌病）、限制性心包炎、肾病综合征、肿瘤、结核等。

（2）全面体格检查：腹水的常见体征包括视诊可见患者腹部膨隆，叩诊移动性浊音阳性。如果移动性浊音阳性，说明腹腔内至少有1000ml的腹水。如果移动性浊音阴性，则只有不到10%的患者存在腹水。但对体型肥胖的患者来说，体格检查确诊腹水有一定困难，需要依靠腹部超声检查来确认。腹水伴有颈静脉怒张或肝静脉回流征者高度提示存在心脏疾病。

知识点17：腹腔穿刺 副高：掌握 正高：熟练掌握

腹腔穿刺抽取腹水进行相应的检查是鉴别腹水性质最有效、最经济的方法，它可以很快地鉴别门脉高压性腹水和其他病因所致的腹水，同时也可以发现是否存在腹水感染。腹腔穿刺术相对安全，所以，对每例有腹水明显体征的患者，都应该进行腹腔穿刺和腹水的实验室检查。

知识点18：腹水细胞计数

副高：掌握 正高：熟练掌握

腹水细胞计数可以判断患者是否存在自发性腹膜炎。腹水中性粒细胞计数≥250×10^6/L可以诊断自发性腹膜炎。肝硬化腹水中的红细胞计数一般<1000×10^6/L，而血性腹水（红细胞计数>50000×10^6/L）多见于腹膜肿瘤和结核性腹膜炎所致的腹水，或肝癌破裂出血。只有2%左右的肝硬化患者出现血性腹水，而这些血性腹水的患者中，有约30%有可能存在肝细胞癌。

知识点19：腹水的血常规、红细胞沉降率以及尿常规检查

副高：掌握 正高：熟练掌握

通过血常规、红细胞沉降率以及尿常规检查，可以了解腹水患者有无贫血以及白细胞数量改变。结核、肿瘤患者可有红细胞沉降率加快；肾脏疾病患者的尿液会有改变。

知识点20：腹水的肝功能检查

副高：掌握 正高：熟练掌握

腹水的肝功能检查项目包括碱性磷酸酶、血清转氨酶、胆红素、γ-谷氨酰转肽酶、血浆蛋白以及乳酸脱氢酶等。以上各项指标腹水患者均可有异常改变。

知识点21：腹水的胰酶检测

副高：掌握 正高：熟练掌握

腹水的胰酶检测项目包括脂肪酶、血、尿淀粉酶和胰蛋白酶等。胰酶检测对胰源性腹水有诊断价值。

知识点22：腹水的化验检查

副高：掌握 正高：熟练掌握

腹水的化验检查对确定腹水的病因有重要价值，尤其在良、恶性腹水的鉴别中更为重要。腹水的化验检查包括腹水常规检查、生化及细菌培养等，目前用于临床的生化指标有腹水蛋白质，葡萄糖定量、铁蛋白、胆固醇、乳酸脱氢酶及纤维连接蛋白，癌标志物癌胚抗原（CEA）、甲胎蛋白（AFP）、CA125、CA19-9等。

知识点23：腹水的病原免疫学检查

副高：掌握 正高：熟练掌握

腹水的病原免疫学检查包括：各型肝炎病毒抗原抗体、血清PPD抗体或结核菌素（OT）皮内试验、血吸虫环卵试验、血清CEA、AFP等。

知识点24：腹水细胞学检查

副高：掌握 正高：熟练掌握

如果怀疑患者存在腹膜肿瘤，可以行腹水细胞学检查。腹水细胞学检查的阳性率很低（7%），对诊断癌性腹水的准确性为60%~90%。但是一般不用来诊断原发性肝细胞癌。

知识点25：腹水的影像学检查　　副高：掌握　正高：熟练掌握

腹部超声探查可发现少量腹水、肝脾大和腹部肿瘤等征象；胸部X线检查可发现心肺疾病；胃肠X线钡餐可检出结核、消化道肿瘤等疾病。

知识点26：腹水的内镜检查　　副高：掌握　正高：熟练掌握

胃肠内镜可明确有无结核、肿瘤以及消化道炎症等，如发现食管-胃底静脉曲张，可确诊为门静脉高压。腹腔镜可了解腹膜和肝脏疾病，同时取活检可明确病变性质。

知识点27：感染性腹水的鉴别诊断要点（表4-13）　　副高：掌握　正高：熟练掌握

表4-13　感染性腹水的鉴别诊断要点

病因	继发性腹膜炎	原发性细菌性腹膜炎（SBP）	结核性腹膜炎
病史	胰腺炎、阑尾炎、消化性溃疡等	慢性肝病、肝硬化	肺结核、肠结核
症状体征	腹痛、腹膜炎三联征	体征常不明显，可有腹部压痛、反跳痛	结核中毒症状、腹部揉面感、腹块等
腹水性状	黄色浑浊、渗出液	渗出液	黄绿色、浑浊、渗出液
SAAG	$<11g/L$	$\geq 11g/L$	$<11g/L$
细菌培养	杂菌生长	单一菌阳性	抗酸染色可阳性，结核杆菌培养可阳性
ADA	$<30U/L$	$<30U/L$	$>30U/L$
治疗效果	抗感染效果不佳，针对原发病治疗	抗感染治疗有效	抗结核治疗有效

知识点28：结核性腹膜炎与恶性腹水的鉴别诊断要点（表4-14）　　副高：掌握　正高：熟练掌握

表4-14　结核性腹膜炎及恶性腹水的鉴别诊断要点

	恶性腹水	结核性腹膜炎
病因	原发性或转移性肿瘤	肺结核、肠结核、腹膜结核
发病年龄	老年多见	儿童或青少年多见
性状	渗出液	渗出液
腹水实验室检查外观	血性常见	黄绿色，少数血性
腹水/血清LDH比值	>1	<1

续　表

	恶性腹水	结核性腹膜炎
抗酸染色/细菌培养	阴性	可阳性
腹水及血清CEA	可升高	正常
脱落细胞	可能找到癌细胞	阴性
穿刺放腹水治疗效果	积聚很快	积聚较慢
诊断性抗结核治疗效果	无效	有效

知识点29：腹水原发病的治疗　　副高：熟悉　正高：熟悉

腹水可进行原发病的治疗，如结核性腹膜炎应给予抗结核治疗，肿瘤则应予手术切除或化疗、放疗等。

知识点30：腹水的一般治疗　　副高：熟悉　正高：熟悉

腹水的一般治疗要求：患者需要卧床休息，每日测体重和尿量。肝硬化时，应给予适度及高热量的蛋白质饮食；伴发肝性脑病时，应给予低蛋白饮食。腹水患者必须限制钠、水的摄入，给予低盐或无盐饮食。

知识点31：腹水患者增加钠、水的排出治疗　　副高：熟悉　正高：熟悉

（1）利尿剂的使用：腹水患者可使用利尿剂，增加钠、水的排出，通常应用潴钾利尿剂与排钾利尿剂两种。原则上先用螺内酯，无效时加用呋塞米或氢氯噻嗪。开始时用螺内酯20mg，4次/日；根据利尿反应每隔5天增加80mg/d，若效果仍不显著，则加用呋塞米，40～60mg/d。螺内酯与呋塞米剂量的比例为100mg : 40mg，最大剂量为螺内酯400mg/d和呋塞米160mg/d。呋塞米在排钠的同时也排钾，故服用时需要补充氯化钾。

（2）导泻：一般可服用甘露醇，通过肠道以排出水分。

（3）放腹水加静脉输注清蛋白：此法治疗难治性腹水比大剂量利尿治疗效果好，且并发症少。可每日或每周3次放腹水，每次4000～6000ml，同时静脉输注清蛋白20～30g。

知识点32：腹水患者提高血浆胶体渗透压　　副高：熟悉　正高：熟悉

腹水患者需要提高血浆胶体渗透压，每周定期少量、多次静脉输注新鲜血浆或白蛋白，对改善机体一般情况、提高血浆胶体渗透压、恢复肝功能、促进腹水的消退等均有很大的帮助。

知识点33：腹水浓缩回输　　副高：熟悉　正高：熟悉

腹水浓缩回输是治疗难治性腹水的较好方法。放出腹水5000ml，通过超滤或透析等方

式浓缩处理成500ml，再静脉回输。

第十四节　腹腔肿块

知识点1：腹腔肿块的概念　副高：掌握　正高：熟练掌握

腹腔内脏器或组织由于各种原因形成的异常肿块称为腹腔肿块或腹腔包块。腹腔肿块多数来源于腹腔内疾病，少数来自腹膜后病变。腹腔肿块的性质可有先天性、炎症性、损伤性、梗阻性以及肿瘤性。

知识点2：引起右上腹肿块的原因　副高：掌握　正高：熟练掌握

（1）肝大：原发性或转移性肝癌、肝硬化、肝脓肿、肝淤血、多囊肝、肝血管瘤及肝泡球蚴病等。

（2）胆囊肿大：胆囊积液、急性胆囊炎、淤胆性胆囊肿大（胆总管下段梗阻、胰腺癌、壶腹癌等）、胆囊癌等。

知识点3：引起中上腹肿块的原因　副高：掌握　正高：熟练掌握

（1）胃肿块：慢性穿孔性溃疡与周围组织粘连、胃扭转、胃扩张、球部溃疡伴幽门梗阻、胃平滑肌瘤与肉瘤、胃淋巴瘤、胃癌等。

（2）肝左叶肿块：左叶肝癌、囊肿或脓肿。

（3）胰腺肿块：胰腺囊肿、胰腺脓肿及囊性纤维化、胰腺癌等。

（4）小肠肿瘤：小肠恶性淋巴瘤、小肠癌、平滑肌瘤和腺瘤、小肠纤维瘤。

（5）肠系膜淋巴结结核、肠系膜囊肿。

（6）横结肠肿块。

（7）腹主动脉瘤或某些腹膜后肿瘤等。

知识点4：引起左上腹包块的原因　副高：掌握　正高：熟练掌握

引起左上腹包块的原因有：①肝左叶肿瘤。②左侧结肠癌。③胃癌。④胰尾部肿瘤和囊肿。⑤腹壁脂肪瘤等。⑥游走脾。⑦脾大、肝硬化门静脉高压、血液病、感染、脾脓肿和囊肿、淋巴瘤等。

知识点5：引起左右腰腹部肿块的原因　副高：掌握　正高：熟练掌握

引起左右腰腹部肿块的原因有：①游走肾。②巨大肾积水。③肾下垂。④先天性多囊肾。⑤肾上腺囊肿。⑥肾包虫囊肿。⑦原发性腹膜后肿瘤。⑧嗜铬细胞瘤。

知识点6：引起右下腹肿块的原因 副高：掌握 正高：熟练掌握

引起右下腹肿块的原因有：①右侧附件炎性包块、卵巢肿瘤。②回盲部肿瘤、阑尾周围脓肿和黏液囊肿、阑尾类癌、克罗恩病、肠结核、阿米巴性肉芽肿。

知识点7：引起左下腹肿块的原因 副高：掌握 正高：熟练掌握

引起左下腹肿块的原因：①乙状结肠阿米巴肉芽肿。②直肠和乙状结肠血吸虫性肉芽肿；③慢性非特异溃疡性结肠炎。④左侧卵巢囊肿或肿瘤。⑤乙状结肠和直肠癌等。

知识点8：引起中下腹肿块的原因 副高：掌握 正高：熟练掌握

引起中下腹肿块的原因：①子宫肿瘤；②妊娠子宫；③膀胱肿瘤；④尿潴留等。

知识点9：引起广泛性与位置不定的腹部肿块的原因 副高：掌握 正高：熟练掌握

引起广泛性与位置不定的腹部肿块的原因有：①肠扭转。②肠套叠。③腹部包虫囊肿。④蛔虫性肠梗阻。⑤腹膜转移癌。⑥结核性腹膜炎等。

知识点10：腹腔肿块年龄和性别的诊断 副高：掌握 正高：熟练掌握

腹腔肿块根据年龄与性别有很大的不同：①婴儿常发生肠套叠和先天性疾病。②儿童可发生巨结肠、蛔虫性肠梗阻和肾胚胎瘤。③老年人应警惕恶性肿瘤的发生。④女性需排除妊娠、卵巢囊肿与子宫肌瘤等病。

知识点11：腹腔肿块诱因和经过的诊断 副高：掌握 正高：熟练掌握

根据诱因和经过可以对腹腔肿块进行区别和诊断：①生长缓慢、无明显症状的多为良性肿瘤。②无痛而进行性增大的可能是恶性肿瘤。③短期或突然出现包块，尤其是外伤后或白血病、血友病、紫癜患者，应怀疑有腹腔出血、血肿或脓肿形成。④包块时大时小或时隐时现，常提示间断痉挛或空腔脏器梗阻的可能。

知识点12：腹腔肿块根据临床伴随症状进行诊断 副高：掌握 正高：熟练掌握

（1）腹痛：同时伴腹痛、呕吐、便秘常提示肠梗阻；慢性肠道肉芽肿与肠道恶性肿瘤多呈钝痛；下腹绞痛可能系卵巢囊肿蒂扭转所致。

（2）呕吐：呕吐量多、含隔夜食物为幽门梗阻；呕吐物呈咖啡样，可能为胃癌。

（3）便血：肠套叠、慢性肠道肉芽肿、结肠肿瘤可有便血；胃肿瘤为黑粪；小肠肿瘤为痛性便血。

（4）发热：阑尾周围炎、急性胆囊炎、胰腺炎等炎性包块常有发热、畏寒、疼痛的症状；结核性病变常有低热的症状。

（5）黄疸：多为肝、胆、胰腺疾病所致；如伴有贫血亦应疑为溶血性贫血。

（6）膀胱刺激征、血尿、脓尿或尿潴留：可见于肾肿瘤、膀胱肿瘤、多囊肾、肾积水（积脓）等。

（7）阴道出血或闭经：常见于卵巢和子宫肿瘤或妊娠子宫等。

（8）多汗、阵发性高血压：常提示有嗜铬细胞瘤。

（9）体重减轻：多为消化系统脏器肿瘤或消耗性疾病。

知识点13：腹腔肿块根据肿块性状进行诊断 副高：掌握 正高：熟练掌握

（1）轮廓和大小：肿块界限不清者可能为炎性肿块；肿块表面一般光滑且体积巨大、无明显疼痛或管道梗阻多为良性；表面呈不规则或结节状、体积不大，但已有累及器官的表现者，常提示为恶性。

（2）质地：表面光滑而坚韧者为良性肿瘤，坚硬表面不平可能为恶性肿瘤；柔软有弹性常提示为囊肿。

（3）压痛：肿块无压痛者为良性，压痛不明显者可能为慢性炎症，压痛明显者多为炎性包块或损伤性血肿。

（4）活动度：胃、横结肠肿瘤及肝、脾、肾大而未发生周围粘连可随呼吸而活动，腹膜后及下腹脏器肿块，一般不随呼吸移动。

（5）搏动：肿块有搏动呈膨胀性，常见于腹主动脉瘤与三尖瓣关闭不全所致肝搏动。

（6）肿块与腹壁的关系；腹膜后肿块较固定，多在两肋较易触及；腹内肿块不易触及；腹壁内肿块表浅，明显向外隆起，边界清楚。

知识点14：腹腔肿块的常规实验室检查特点 副高：掌握 正高：熟练掌握

（1）血液检查：恶性肿瘤可有严重贫血；白细胞计数以及中性粒细胞比例增高多提示包块为炎性；脾大时可见脾功能亢进所致的全血细胞计数减少。

（2）尿液检查：包块来源于肾脏时常出现尿液检查阳性结果，如红细胞尿等。尿液检查对于包块是否来源于肾脏有很大的诊断意义。

（3）粪便检查：粪便潜血试验阳性时提示胃肠道有病变；怀疑寄生虫包块者做粪便虫卵检查可明确为何种寄生虫感染所致。

（4）肝肾功能、电解质检查：肝硬化患者常常可见肝功能异常、低钠血症等，肝硬化合并肝肾综合征时肾功能检查可明确诊断。

（5）肿瘤标志物检查：甲胎蛋白、癌糖抗原19-9（CA19-9）、CA50有助于消化道肿瘤的诊断。甲胎蛋白增高提示肝癌。

知识点15：腹腔肿块的影像学检查 副高：掌握 正高：熟练掌握

（1）腹腔肿块患者可进行以下X线检查：①腹部平片可显示腹腔钙化和肝、脾、肾影的肿大。②胆囊和肾盂造影有助于泌尿系统疾病和胆管疾病的诊断。③钡剂灌肠和钡餐造影可发现胃肠肿瘤性病变的性质，可判断胃肠外肿块的大小、部位以及性质。

（2）B超：B超对肝脏、胆囊的肿瘤等有诊断意义，且方便快捷、价格便宜。经直肠腔内超声检查已经作为中低位直肠癌诊断及分期的常规检查。

（3）CT、MRI和PET-CT：CT、MRI对实质性脏器的包块诊断价值很大，可了解脏器的病变情况，包括包块的性质、大小与周边脏器的关系等，并可了解有无原发病灶外转移及淋巴结浸润。PET-CT一般不推荐常规使用，多用于常规检查无法明确的转移复发病灶的诊断。

知识点16：腹腔肿块的内镜检查 副高：掌握 正高：熟练掌握

通过上述检查后拟诊为胃癌、结直肠癌、膀胱癌的患者应进行内镜检查以便确诊。

（1）电子胃镜和电子肠镜：电子胃镜和电子结肠镜检查是目前诊断胃癌、结直肠癌的金标准。镜下可直接观察到胃、肠道情况，并对可疑的病灶进行活检，而内镜活检病理学诊断结果可确诊胃癌、结直肠癌。超声胃镜和超声肠镜可显示肿瘤的范围、大小、浸润深度，对确诊早期结直肠癌具有决定性意义。近年来，内镜下染色放大技术、窄带成像技术（NBI）及共聚焦激光显微内镜等技术的应用可明显提高早期胃癌、结直肠癌的诊断率。

（2）膀胱镜：膀胱肿瘤在下腹部往往难以扪及；对于怀疑为巨大膀胱结石者做膀胱镜可明确诊断，并做相应的治疗，可用碎石钳取出。

知识点17：腹腔肿块的诊断性穿刺活检 副高：掌握 正高：熟练掌握

对于怀疑腹壁脓肿、髂窝脓肿、肝脓肿等，可进行诊断性穿刺活检。必要时采用外科手术剖腹探查或腹腔镜手术探查，可对大多数诊断不明包块作出直观判断。

知识点18：腹腔肿块与腹壁肿块的鉴别诊断 副高：掌握 正高：熟练掌握

腹腔肿块需要与腹壁肿块进行鉴别诊断。腹壁肿块的特点：位置较表浅，坐位或收紧腹肌时，包块明显且随腹肌移动，当腹肌松弛时包块不明显。腹腔内包块的特点：腹肌紧张时包块不明显，腹肌松弛时包块可清楚触及。

知识点19：假性肿块的类别　　　副高：掌握　正高：熟练掌握

以下属于假性肿块：①充盈的膀胱：尿潴留时，在耻骨上部可触及圆形、隆起的肿块，导尿或排尿后肿块即消失。②妊娠子宫：成年女性，有停经史，其他妊娠征象及妊娠检查阳性。③疝：如腹股沟疝、股疝、脐疝等，其特征是腹压增加时肿块增大，时隐时现，咳嗽时可触及膨胀性冲击感，如内容物是肠管，可闻及肠鸣音。④结肠肠管或主动脉：腹壁脂肪少且肌肉薄而松弛的人，可在左下腹触及条索状的结肠，较软，可推移活动，腹部中央、脊柱前可触及腹主动脉，它随心跳而搏动。⑤内脏下垂：如肾、肝等。⑥粪块：便秘患者可在盲肠、乙状结肠内触及肿块，清洁灌肠或通便后肿块消失。

第十五节　肝功能异常与检查程序

知识点1：血清转氨酶　　　副高：基本掌握　正高：掌握

血清转氨酶是常用肝功能试验指标之一，包括ALT和AST，其升高是反映肝细胞损伤即炎症坏死的标志。正常情况下，它们存在于肝细胞内，肝细胞膜发生损伤后，转氨酶“漏”出肝细胞，在随后的几个小时内，血清转氨酶水平升高。ALT是反映肝细胞损伤相对特异的指标，而AST不仅存在于肝细胞内，也存在于骨骼肌和心肌中。肌肉损伤后，AST可显著增加，而只有部分情况下才出现ALT升高。

知识点2：碱性磷酸酶　　　副高：基本掌握　正高：掌握

碱性磷酸酶（ALP）是常用肝功能试验指标之一，存在于靠近毛细胆管的肝细胞膜上，其升高常提示有肝损伤。由于ALP也存在于骨骼和胎盘中，所以血清ALP升高，还需要排除正常骨骼生长（少年）、骨病或妊娠期。也可以通过检测ALP同工酶的浓度以明确其升高是来源于肝损伤还是其他组织。

知识点3：γ-谷氨酰转移酶　　　副高：基本掌握　正高：掌握

γ-谷氨酰转移酶（γ-GT或GGT）是常用肝功能试验指标之一，存在于肝内毛细胆管，其升高提示胆管损伤。γ-GT的“肝特异性”较好，但由于很多药物可诱导其升高，故“肝疾病特异性”相对较低。

知识点4：胆红素　　　副高：基本掌握　正高：掌握

胆红素是常用肝功能试验指标之一，是血红蛋白的代谢产物，不溶于水，能被肝细胞摄取。在肝细胞中，胆红素与葡萄糖醛酸结合生成单葡糖醛酸化合物和二葡糖醛酸化合物。胆红素与葡萄糖醛酸结合后胆红素能够溶于水，且被肝细胞分泌至胆管中。

血清胆红素分为直接（结合）胆红素和间接（非结合）胆红素。溶血、血肿再吸收等情况下，胆红素水平升高，且以间接胆红素升高为主，直接胆红素占20%以下；而肝细胞损伤或胆管损伤时，血清胆红素升高以直接胆红素为主，直接胆红素占50%以上。直接胆红素溶于水，可通过尿排泄，所以高直接胆红素血症时可出现尿色加深；而肝外胆系梗阻时由于粪便缺少胆红素而颜色变浅。

知识点5：血清白蛋白　　副高：基本掌握　正高：掌握

血清清蛋白是反映肝合成功能的重要指标，其半衰期为21天，因而在肝功能不良时，其血清水平不会立即下降，所以清蛋白降低主要见于慢性肝功能障碍。而严重全身性疾病，如菌血症患者，血清清蛋白浓度相对快速下降，这是由于炎性细胞因子的释放和白蛋白代谢加快所致。如果没有明显肝损伤而出现低白蛋白血症，应考虑有泌尿系（如大量蛋白尿）和胃肠道（如蛋白丢失性肠病）丢失清蛋白的可能。

知识点6：凝血酶原时间　　副高：基本掌握　正高：掌握

凝血酶原时间（PT）是反映肝合成功能的重要指标，反映肝合成的凝血因子Ⅱ、Ⅴ、Ⅶ、Ⅹ的活动度。这些凝血因子的合成需要维生素K，应用抗生素、长时间禁食、小肠黏膜病变或严重胆汁淤积导致脂溶性维生素吸收障碍，都可导致维生素K缺乏因而使PT延长。肝细胞损伤时，即使有充足的维生素K，肝细胞合成的凝血因子也减少，故其PT延长反映的是肝合成功能障碍。如果补充维生素K后2天内PT延长得以纠正，则可以判断PT延长是由于维生素K缺乏所致；反之，则PT延长是肝细胞损伤引起肝合成功能障碍所致。PT一般以秒表示或较正常对照者延长秒数来表示。

知识点7：急性肝炎的常见病因（表4-15）　　副高：基本掌握　正高：掌握

表4-15　急性肝炎的常见病因

疾　病	提示诊断	诊断检查
甲型肝炎	输血史或静脉注射毒品史	抗HAV-IgM
乙型肝炎	危险因素	HBsAg，抗HBc-IgM
药物性肝炎	药物应用史	停药后症状改善
酒精性肝炎	饮酒史，AST：ALT＞2，AST＜400U/L	肝活检，戒酒后症状改善
缺血性肝炎	严重低血压或低氧血症史	转氨酶迅速改善

知识点8：慢性肝炎的常见病因（表4-16）　副高：基本掌握　正高：掌握

表4-16　慢性肝炎的常见病因

疾　病	提示诊断	诊断检查
乙型肝炎	家族史、性接触史等危险因素	HBsAg
丙型肝炎	输血史或静脉注射毒品	抗HCV，HCV RNA
非酒精性脂肪性肝病	肥胖，2型糖尿病，高脂血症	超声检查，肝活检
酒精性肝病	饮酒史，AST∶ALT＞2	肝活检，戒酒后改善
自身免疫性肝炎	ALT 200～1500U/L，女性，其他自身免性疾病	抗核体抗体或抗平滑肌抗体，肝活检

知识点9：以肝细胞损伤性为主的肝病　副高：基本掌握　正高：掌握

肝细胞损伤性疾病是指主要影响肝细胞的疾病，主要表现为转氨酶水平升高。肝细胞损伤分为急性和慢性。急性肝炎可伴有不适、食欲缺乏、腹痛、黄疸。一般转氨酶水平持续升高超过6个月，称为慢性肝炎。与急性肝炎相比，慢性肝炎患者转氨酶水平多般呈中度增加（2～5倍正常上限）。慢性肝炎患者可能没有明显症状，也可能有时会出现乏力和右上腹痛。

知识点10：乙型肝炎的危险因素　副高：基本掌握　正高：掌握

乙型肝炎危险因素包括：①乙肝家族史，特别是母亲HBsAg阳性。②静脉注射毒品史。③多个性伙伴。④不安全注射或其他有创医疗或美容操作史。

知识点11：丙型肝炎的危险因素　副高：基本掌握　正高：掌握

丙型肝炎的危险因素主要包括输血或血制品史、静脉注射毒品史。

知识点12：非酒精性脂肪性肝病的危险因素　副高：基本掌握　正高：掌握

非酒精性脂肪性肝病的危险因素包括肥胖、2型糖尿病或高脂血症。

知识点13：胆汁淤积症的常见病因　副高：基本掌握　正高：掌握

主要影响胆管系统的疾病称为胆汁淤积性疾病。胆汁淤积性疾病可影响中小胆管（如原发性胆汁性肝硬化)、大胆管(如胰腺癌所致的胆管阻塞)或两者兼而有之(如原发性硬化性胆管炎),一般均有ALP和GGT升高。虽然某些疾病引起胆红素升高可被称作“胆汁淤积”,但有些胆红素水平升高是严重的肝细胞损伤(如急性肝炎)所引起的,不是经典意义上的胆汁淤积。引起胆汁淤积症的常见病因见表4-17。

表4-17 引起胆汁淤积症的常见病因

疾 病	提示诊断	诊断检查
原发性胆汁性肝硬化	中年女性	抗线粒体抗体(M2亚型)
原发性硬化性胆管炎	与溃疡性结肠炎有关	ERCP,MRCP,ANCA
大胆管性阻塞	常有黄疸和疼痛	超声检查,MRCP,ERCP
药物性肝病	用药史	停药后改善
浸润性疾病	恶性肿瘤史,淀粉样变,结节病	超声检查,CT,肝活检
炎症	有炎症性疾病的症状	血培养,相关抗体检查

知识点14:肝功能异常的检查程序 副高:基本掌握 正高:掌握

对肝功能异常的患者,首先应尽可能明确其病因。同一患者有可能存在多种造成肝功能异常的疾病,诊断时需全面考虑。第一次出现肝酶学检查异常的患者大多无明显症状,而且其肝功能异常也是偶然被发现的。如果患者出现以下几种情况,可先观察几周至几个月后复查肝功能:①无肝病的危险因素。②肝酶小于正常值的3倍。③肝合成功能较好。④患者无不适主诉。如果复查结果仍为异常,则应考虑慢性肝炎或胆汁淤积的可能,并进行启动相应的检查程序。

患者也可能出现肝硬化或门脉高压。门脉高压大多数由肝硬化引起,但也有部分患者的门脉高压不是肝硬化所致,而是肝前性病变(如先天性肝纤维化和特发性门脉高压、门静脉血栓形成等)或肝后性病变(如布-加综合征、肝静脉血栓形成等)所导致的。肝硬化患者的评估与慢性肝炎和胆汁淤积患者相似。慢性乙型肝炎、慢性丙型肝炎、酒精性肝病、肝豆状核变性、遗传性血色病、α_1-抗胰蛋白酶缺乏等常导致肝硬化,可伴或不伴门脉高压。如果临床表现支持肝硬化诊断,则不一定要进行肝活检(除非希望通过组织病理学做出病因诊断)。

在评估肝功能检测结果时,一定要综合考虑患者的临床症状。一般来说,对于肝功异常小于正常值上限2倍的患者,如果患者无症状,白蛋白、凝血酶原时间和胆红素水平正常,可暂时随访观察。如肝功能持续异常,则应作进一步评估。

知识点15：ALT异常的处理（图4-2）　副高：基本掌握　正高：掌握

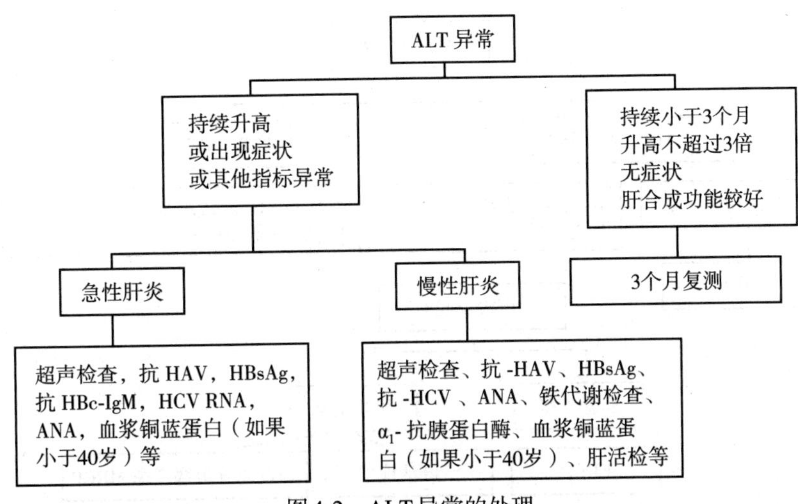

图4-2　ALT异常的处理

知识点16：碱性磷酸酶异常的处理（图4-3）　副高：基本掌握　正高：掌握

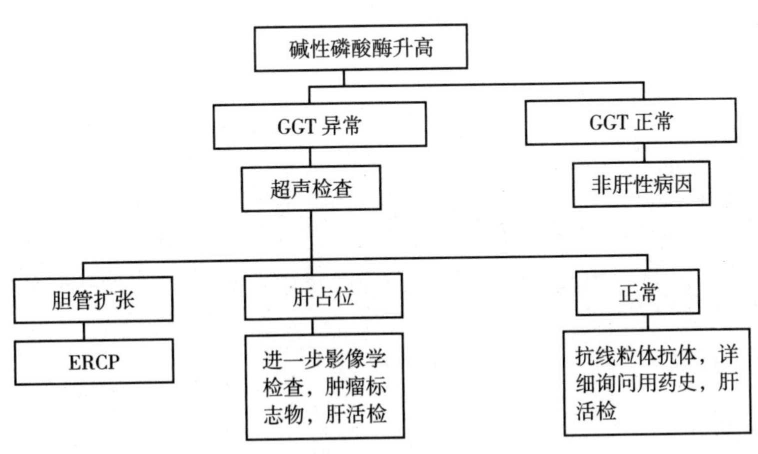

图4-3　碱性磷酸酶异常的处理

知识点17：直接胆红素升高的处理（图4-4） 副高：基本掌握 正高：掌握

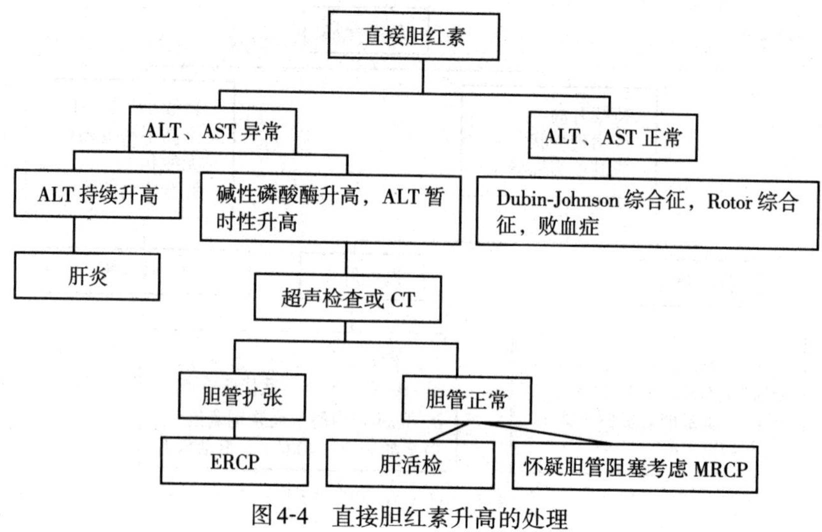

图4-4 直接胆红素升高的处理

第二篇 消化系统诊治技术

第五章 消化内镜的临床应用

第一节 消化内镜诊断应用进展

知识点1：消化内镜经历的发展历程 副高：基本掌握 正高：掌握

消化内镜经历了硬式半曲式内镜、纤维内镜、电子内镜的发展历程，1869年德国医生Kussmaul制成了第一台硬式胃镜，1932年Wolf Schindler合作研制成功半曲式胃镜，1958年美国医生Hirschawitz首先研制使用光学纤维胃镜，使消化内镜提高到一个新的水平，1983年美国雅伦公司研制成功电子内镜，以微型电荷耦合器件代替光导纤维，其更高的分辨率及数字化为消化内镜开辟了一个崭新的纪元。

知识点2：生物内镜的概念 副高：基本掌握 正高：掌握

生物内镜是指除常规内镜作出形态诊断外新的内镜诊断技术，还可在细胞分子水平作出诊断，除组织学诊断外还可进行功能诊断，揭示疾病的病理生理机制。

知识点3：光学活检的概念 副高：基本掌握 正高：掌握

光学活检是指无需进行组织活检，通过内镜检查即可得到组织学诊断类似的结果的诊断技术。

知识点4：诊断内镜的概述 副高：基本掌握 正高：掌握

诊断是消化内镜的首要功能和基础。消化内镜的检查结果是某些疾病明确诊断的“金标准”。近年来，诊断内镜向“微观化”的方向发展，在高清晰度内镜基础上发展出一些特殊内镜技术，包括色素内镜、放大内镜、窄带成像技术（NBI）、荧光内镜、共聚焦内镜等。其共同特点是：能够显示普通内镜无法显示的特殊微小结构，甚至可直接观察到细胞结构。这是诊断内镜的巨大革新。

知识点5：染色内镜的概念 副高：基本掌握 正高：掌握

染色内镜系指内镜下对要观察的黏膜或病变组织喷洒、注射导入色素（染料），增加正常组织与病变对比度，增强黏膜表面细小凹凸改变的立体感，使病灶的范围、形态更为清晰，从而提高肉眼识别能力，有助于内镜医师诊断和精确定位活检，以便有针对性地取材，提高病变的检出率。根据原理将色素分为吸收和不吸收2类，前者是能与某些细胞特异性结合而使其着色，如卢戈碘染色、亚甲蓝染色等，后者则主要是起增强对比的作用，如靛胭脂等。

知识点6：卢戈碘染色的原理及判断标准 副高：基本掌握 正高：掌握

卢戈碘染色为目前较普遍使用的一种食管染色法，特别对早期食管癌的诊断是不可缺少的方法。其染色的机制是成熟的非角化食管鳞状上皮内含非常多的糖原，遇碘后呈棕黄色。当食管炎症或癌变时细胞内糖原含量少甚至消失，因而碘染后浅染或不染，呈非染色区。食管卢戈碘染色判断标准：深染（多见于食管上皮增生性病变，比正常食管黏膜染色深，如糖原棘皮症）；棕褐色（见于正常食管黏膜染色）；淡染（多见于轻中度不典型增生或急慢性炎症）；不着色（多见于原位癌、浸润癌和重度不典型增生）。该染色法具有病理活检与染色结果一致性较高；操作简单、价廉以及可初步确定病变范围等优点。

知识点7：亚甲蓝染色 副高：基本掌握 正高：掌握

亚甲蓝染色的机制是细胞DNA含量从正常细胞到不典型增生，再到癌细胞逐渐增高，遇到亚甲蓝后呈蓝色，且DNA含量与颜色呈正相关，而在正常的黏膜组织上皮则不着色。胃黏膜亚甲蓝染色后正常黏膜、糜烂、溃疡边缘瘢痕、无肠上皮化生的胃炎及良性息肉均不着色，而胃癌的黏膜、肠上皮化生及不典型增生均着色。肠上皮化生为淡蓝色，呈多发性弥漫分布；不典型增生为浅蓝色，分布较肠上皮化生更为不规则；消化道肿瘤中胃癌着色率高，病变呈黑色或深蓝色。亚甲蓝可广泛应用于临床，因其分子量相对较小、较为安全，且代谢相对较快。但检出不典型增生和癌的敏感性和特异性较低是其缺陷。

知识点8：放大内镜的原理　　副高：基本掌握　正高：掌握

放大内镜是将电子内镜与显微镜组合而成，能够对黏膜表层结构进行放大观察的内镜系统。可相当于实体显微镜观察到的黏膜像，胃黏膜病变时通常伴有胃腺管开口胃小凹及集合小静脉等微细结构的形态学改变，这就是放大内镜诊断的基础。

放大内镜的放大倍率有多种不同的计算方法，目前使用的电子放大内镜的计算方法是以14英寸显示器显示出的所观察物体的大小与实际大小的比来表示。近年来伴随着电子内镜技术的进步，放大内镜在机械性能、放大倍数及图像清晰度等方面均有了很大改进。一是由固定焦距到可变焦距，使操作更为方便；二是放大倍数从最初的20～40倍增加到了80～170倍；三是高清晰度放大内镜的出现使其分辨率达了41万～85万像素。

知识点9：放大内镜的操作步骤　　副高：基本掌握　正高：掌握

（1）在进行放大内镜检查前，按医疗常规全面了解患者的全身情况，向患者说明检查的目的，消除患者的心理障碍，取得患者的积极配合。并签署相关医疗文书，对于内镜检查反应强烈的患者，可以考虑麻醉状态下进行检查。

（2）在放大内镜检查前清除黏膜表面的泡沫及黏液。具体方法：用注射器吸取预先准备好的温洗净液（37℃左右）30～50ml并加入少量的去泡剂，通过活检孔注入，注入时应当冲洗病变的周围，使清洁液流入病变部位。对于必须直接清洗的病变部位应当尽量减少注入时的压力。对于难以去除的黏液，可以使用加入蛋白酶的洗净液。

（3）先行普通内镜检查，发现胃黏膜可疑病变清洗后，先用0.5%亚甲蓝喷洒染色，3分钟后用蒸馏水冲洗表面浮色，启动放大功能对病灶局部胃小凹进行观察及形态学分类。

（4）因胃部检查存在着随着呼吸、大动脉搏动、蠕动以及黏液较多的影响，在观察分化型癌的不规则血管，必须使用最大的放大倍率。同时应当注意观察前必须充分去除黏液及泡沫，轻轻接触预观察的部位，在观察胃的腺口开口特征时必须使用透明帽，通过方向调节、旋转内镜、适当吸引或送气使前方的透明帽与黏膜密切接触，再以最大放大倍率来观察。在观察胃角以及小弯时应当将胃内多余的气体吸去。由于透明帽接触黏膜，故应当注意血管丰富、扩张的部位，避免引起大出血。

（5）放大肠镜检查时，开始按常规进行大肠镜检查，确定病变部位后，用蒸馏水彻底冲洗息肉周围的大肠黏膜并使冲洗液流过息肉表面，以使冲洗液将息肉及其旁黏膜表面的黏液彻底清除，尽量吸净息肉附近的潴留液后，用喷洒管将0.4%的靛胭脂5～10ml喷洒于息肉及其周围黏膜表面，观察腺管开口的形态，并于不同类型的腺管开口处分别活检1～2块。

知识点10：放大内镜在诊断早期食管癌中的应用　　副高：基本掌握　正高：掌握

我国是食管癌的高发地区。食管癌早期症状轻微，极易被忽视，早期诊断，早期治疗是关键。近年来，在国外特别是日本，由于色素放大内镜的应用，使早期食管癌的确诊率明显提高，改善了食管癌的预后。

根据碘染色和上皮乳头内毛细血管环变化的特点，可分为Ⅰ～Ⅴ型。早期食管癌浸润深度诊断标准：早期食管癌可见上皮乳头内毛细血管环的扩张、蛇行、口径不同、形状不均。这是上皮内癌的特点。当癌浸润黏膜固有层时除上述4种变化外还伴有上皮乳头内毛细血管环的延长。癌浸润到黏膜肌层时上皮乳头内毛细血管环明显破坏，但可见连续性。癌浸润到黏膜下层时上皮乳头内毛细血管环几乎完全破坏、消失，出现异常的肿瘤血管。异常血管的出现是癌浸润到黏膜下层的特征。

知识点11：放大内镜在诊断早期胃癌中的作用 副高：基本掌握 正高：掌握

放大内镜用于早期胃癌的目的主要是判断病变的良恶性、区分其组织学类型以及判断恶性病变的浸润深度和广度，有利于胃癌的早期诊断和治疗。条纹状、网络状的小凹及肿瘤血管的出现和集合静脉、真毛细血管网的消失为放大内镜下EGC比较有特征性的改变。但是由于黏膜的癌变一般均是在有炎症浸润和Hp感染的基础上发生的，炎症本身和Hp感染对胃黏膜的细微形态有一定的影响，所以要判断出癌变的部位及界限是比较困难的。

正常胃黏膜表面由纵横交错的浅沟分成许多胃小区，小区内遍布点状或线状的细小凹陷，称胃小凹。当胃黏膜发生病变时，首先表现为胃小凹的形态改变。在普通内镜下难于观察到胃小凹的形态改变，而放大内镜放大倍数可达到与实体显微镜相当的水平，可清晰地观察到胃小凹形态。

知识点12：胃小凹及细微结构根据Sakaki分型标准的分类 副高：基本掌握 正高：掌握

国内外普遍认同的Sakaki分型标准，将胃小凹及细微结构分为6大基本类型：A型：圆点状小凹；B型：短小棒状小凹，表现为排列较为紧密规则的短线棒状形态，可出现纡曲、延长或分支；C型：较B型稀疏而粗大的线状小凹；D型：斑块状小凹，小凹扩大、纡曲相互连接而形成斑块状、网格样外观；E型：绒毛状小凹，形似于肠绒毛样、指状外观；F型：小凹结构模糊不清、消失，排列极度不规则，糜烂面的钵形缺损与周边界限不清，或缺损区内呈现出颗粒状隆起及不规则粗乱毛细血管。

知识点13：放大内镜在诊断结肠病变中的作用 副高：基本掌握 正高：掌握

结肠黏膜表面存在大量的腺管开口，在实体显微镜下观察，这些腺管开口呈凹窝状，而这些凹窝的形态是存在一定的规律的，当黏膜发生病变时，则呈现不同的形态，目前国内仍普遍采用工藤分型法：将腺管开口分型分为：①Ⅰ型：为圆形，是正常黏膜的腺管开口。②Ⅱ型：呈星芒状或乳头状，开口较正常腺管开口大。③ⅢL型：腺管开口呈管状或类圆形，较正常腺管开口大。④ⅢS型：腺管开口呈管状或类圆形，比正常腺管开口小。⑤Ⅳ

型：腺管开口呈分支状、脑回状或沟纹状。⑥Ⅵ型：腺管开口排列不规则，不对称，开口大小不均；⑦ⅤN型：腺管开口消失或无结构。

通过放大及染色观察腺管开口的形态，从而判断病变的组织学类型，决定采取不同的治疗方法，有望在不取活检而仅通过观察腺管开口的形态判断其可能的病理组织学诊断，及时选择镜下切除。这样，既避免了因为活检造成黏膜及黏膜下层的炎症，进而导致与固有肌层粘连，影响病变的完全剥离，无法实施内镜下黏膜剥离术，又可以免去患者在一次肠镜检查后需要再次进行肠镜检查并治疗的痛苦，因为有一些患者在进行肠镜检查的过程中会存在一定程度的不耐受。

知识点14：窄带成像技术的原理 副高：基本掌握 正高：掌握

窄带成像（narrow band imaging，NBI）技术是将传统的宽光谱光通过滤镜转换成窄光谱光，使黏膜微细血管显示更清楚的技术。在NBI系统中通过滤光器将红、绿、蓝3色光谱中的宽带光波进行过滤，仅留下415nm、540nm和600nm波长的窄带光波。黏膜内血液对窄带光波吸收较强，因此能够增加黏膜上皮和黏膜下血管模式的对比度和清晰度，更好地勾勒出病灶边缘，血管结构显示清晰，便于对黏膜凹窝与绒毛的观察，与色素内镜效果近似，便于操作，无需染料，更为安全可靠。

知识点15：散射分光镜技术的原理 副高：基本掌握 正高：掌握

散射分光镜检查（light scattering spectroscopy，LSS）是一种检测组织对紫外线、可见光及接近红外线波长的光线的散射强度的检测技术。通过分析光线通过组织时的散射效应，了解细胞核形态的变化，可以从细胞的水平明确病变的性质，提高诊断的敏感性和特异性。光导纤维由内镜活检孔道插入，通过收集的散射光线信息，可定量分析出上皮细胞中细胞核的大小、异型程度变化、着色变化及染色质浓度变化等指标。该方法主要用于Barrett食管的诊断和指导活检。

知识点16：内镜光学相干成像技术的原理 副高：基本掌握 正高：掌握

内镜光学相干断层摄影术（optical coherence tomography，OCT）成像原理与超声类似，不同的是发射所采用的为光波而非声波。通过发射并收集反射回的光线，测量其延迟时间成像。OCT分辨率极高，接近光学显微镜的分辨率。Sivak等设计成功可通过标准内镜活检孔道的OCT探针，但成像范围很小。当组织表面存在变化时，光波照射到组织表面并反射回来的距离即会产生变化，此时通过发射并收集反射回的光波，测量其延迟时间，即可成像。由于OCT只能观察到消化道的黏膜层或黏膜下层；且每次成像的范围很小，不利于大范围的检查。OCT主要用于黏膜层或黏膜下层病变的检测，如癌前病变或早期癌等。目前有关OCT技术的临床应用主要集中在Barrett食管和早期食管癌方面。

知识点17：共聚焦激光显微内镜的原理 副高：基本掌握 正高：掌握

共聚焦激光显微内镜（CLE）被认为是最有发展前途的生物内镜技术，其原理将共聚焦激光显微镜整合于电子内镜上，利用激光扫描技术，照明光由光源经光源孔再聚集，在被聚集的物体表面中的某一深度形成一个光点，其反射光经聚焦后通过反射针孔到达成像面成像，其分辨率超过常规光学显微镜的极限。共聚焦内镜可在内镜检查的同时进行实时模拟组织学检查，可对黏膜粗糙部位进行检查并靶向活检，更易于检出黏膜内早期癌变。

知识点18：共聚焦激光显微内镜的应用范围 副高：基本掌握 正高：掌握

目前CLE的应用范围已从结肠瘤性病变和癌症的筛选检测延伸至Barrett食管、慢性胃炎、早期胃癌、幽门螺杆菌感染的诊断等诸多领域。共聚焦激光显微内镜生成的图像具有高质量、高分辨率的特点，其250μm的扫描深度可涵盖整个黏膜层，可分辨并显示胃肠黏膜上皮细胞、固有层的连接组织基质、血管和红细胞等结构，进行虚拟活体组织学检查。

知识点19：共聚焦激光显微内镜的操作过程 副高：基本掌握 正高：掌握

CLE的操作过程与标准电子内镜相似，完善内镜前检查（如血常规、凝血指标、肝炎标志物等）并获得患者的知情同意。首先行常规内镜检查，在静脉注射或局部应用荧光剂后开启共聚焦显微扫描成像系统，将内镜前端部共聚焦探头轻轻接触欲扫描的黏膜表面，开启扫描开关进行扫描。共聚焦成像平面的位置由操纵部手柄上的相应按钮控制。为获取高质量的显微图像，共聚焦探头应与被检查的黏膜组织可靠接触并尽量减少两者之间的相对运动，肌内注射丁溴东莨菪碱抑制胃肠蠕动是一种有效方式。共聚焦图像可与内镜图像同时生成并经图像采集脚踏开关以数字格式单独存储于主机硬盘。检查结束后可经毗邻共聚焦探头的活检孔道进行靶向活检。

知识点20：共聚焦激光显微内镜在Barrett食管中的应用 副高：基本掌握 正高：掌握

应用荧光素钠，CLE可以清晰地显示食管复层扁平上皮细胞和线圈状或短棒状乳头内毛细血管袢（IPCL）。Barrett食管是胃食管反流病的并发症之一，是发生食管腺癌的主要癌前病变。它以食管远端出现含有杯状细胞的特殊柱状上皮为特征。由于普通内镜下难以准确辨认病变时胃食管连接部和齿状线的关系，导致选择活检部位困难。通过共聚焦激光显微内镜则可以放大病变部位，迅速确定食管远端黏膜有无杯状细胞而诊断Barrett食管。Dunbar等发现CLE检出率比四象限活检法几乎增加2倍，且2/3的随访患者根本不需要活检。这提示CLE可对Barett食管及上皮内瘤变提供精确的诊断。

知识点21：共聚焦激光显微内镜在胃炎中的应用　　副高：基本掌握　正高：掌握

萎缩性胃炎是一种公认的癌前病变，常伴有肠上皮化生，是肠型胃癌的危险因素，特别是不完全型肠化。CLE研究发现萎缩性胃炎腺体减少、胃小凹开口扩大、数量减少、分布稀疏、血管数目减少、黏膜浅层即可见清晰的毛细血管网。CLE肠上皮化生有3个特点：杯状细胞、柱状吸收细胞和刷状缘、绒毛状小凹上皮。以此为标准判定肠化敏感度为98.13%，特异度为95.33%。此外，采用吖啶黄染色，激光共聚焦显微内镜可观察到幽门螺杆菌的形态和分布，提高活检准确率。

知识点22：共聚焦激光显微内镜在胃癌及癌前病变的应用　　副高：基本掌握　正高：掌握

CLE可以对胃黏膜放大1000倍，通过观察细胞学形态，微血管和腺体改变以及隐窝腺管开口来区分正常黏膜，慢性胃炎，肠化生及肿瘤。不同分化程度的胃癌在CLE中有不同的表现。新生腺体的破坏是高分化腺癌的特征，而肿瘤组织中出现黑色多边形细胞则分化程度较低。CLE对胃癌的诊断与病理学结果的一致率高达90%。CLE还可以对内镜下黏膜切除术后切缘进行监测，并可在其引导下再次内镜下黏膜切除，提高切除成功率。

肠上皮化生是一种癌前病变。对比CLE、放大电子染色内镜、自体荧光成像内镜以及常规白光内镜在诊断胃肠上皮化生中的作用，结果发现CLE有更高的敏感性和特异性。

知识点23：共聚焦激光显微内镜在溃疡性结肠炎中的应用　　副高：基本掌握　正高：掌握

采用亚甲蓝或靛胭脂进行全肠道染色内镜检查能提高溃疡性结肠炎的诊断率，而CLE则可确定所发现的“焦点”区域有无异型增生细胞，降低溃疡性结肠炎的癌变风险。Kiesslich等采用染色内镜指导下的CLE术检测溃疡性结肠炎患者中异型增生细胞，其诊断率显著高于普通内镜，有可能改善溃疡性结肠炎的预后。最近的一项研究则证实染色显微内镜指导下的活检优于其他筛查手段，有可能成为发现异型增生细胞的“金标准”。

知识点24：内镜逆行胰胆管造影术的原理　　副高：基本掌握　正高：掌握

内镜逆行胰胆管造影技术（ERCP）经过30多年的不断发展，已成为胆道及胰腺疾病影像诊断的“金标准”。目前国内胆胰疾病的内镜诊疗水平发展迅速，ERCP及内镜十二指肠乳头括约肌切开（EST）取石术、内支架引流术已比较普及，乳头括约肌气囊扩张作为不破坏乳头括约肌完整性的技术，也广泛开展。早期内镜下引流治疗急性胆源性胰腺炎已经获得广泛共识，并成为重要的治疗措施之一。对一些经ERCP等检查仍无法明确诊断的特殊疑难病例，子母镜可以直视下观察胆、胰管黏膜的早期病变，同时还可以行活检、刷检、胆胰液细胞学检查和肿瘤标记物测定。子母镜检查可对巨大的肝内胆管结石行高压液电、激光碎石，对胰管的检查仅限于胰头部及显著扩张的胰管。子母镜、胆管镜、超声内镜、腹腔镜和十二指肠镜结合将是胆胰疾病内镜诊治的方向。

知识点25：内镜逆行胰胆管造影术的适应证 副高：基本掌握 正高：掌握

凡属胰胆疾病及疑有胰胆疾病者皆为适应证。ERCP的适应证包括：①原因不明的梗阻性黄疸。②疑有胆管结石而常规检查不能确诊者。③疑有壶腹部、胆管或胰腺肿瘤。④复发性胆管疾病，疑有结石、炎症或畸形者。⑤胆管或胆囊术后症状反复而常规检查不能确诊者。⑥上腹部肿块疑为胰、胆疾病者。⑦慢性胰腺炎或复发性胰腺炎。⑧上腹疼痛或腰背痛、腹泻、消瘦或糖尿病疑胰腺病者。

知识点26：内镜逆行胰胆管造影术的禁忌证 副高：基本掌握 正高：掌握

ERCP的禁忌证有：①上消化道梗阻。②严重心、肺、肾、肝功能不全。③碘过敏者。④有胆管狭窄或梗阻、又不具备胆管引流技术者。⑤有其他内镜检查禁忌者。

知识点27：内镜逆行胰胆管造影术的优缺点 副高：基本掌握 正高：掌握

（1）优点：直接造影可获得高分辨率的显像，可显示末梢分支胰管，做到精细诊断，方便决定术式；除诊断外，尚可进行治疗。

（2）缺点：有放射性，有创，易出现术后胰腺炎、胆管炎、穿孔等并发症。

知识点28：内镜逆行胰胆管造影术的术前准备 副高：基本掌握 正高：掌握

（1）做好患者解释工作，争取积极配合。

（2）术前检查血常规、出血时间、凝血时间、血小板计数、肝功能及血尿淀粉酶。

（3）碘过敏试验。

（4）检查前一天晚上吃易消化食物，晚8时后禁食水，检查当天早晨禁食水。

（5）术前30分钟肌内注射地西泮10mg及山莨菪碱10mg，口服去泡剂3～5ml。

（6）咽部间歇喷雾表面麻醉剂。

知识点29：内镜逆行胰胆管造影术的操作方法 副高：基本掌握 正高：掌握

（1）体位：一般先取左侧卧位，内镜通过幽门后，再更换为俯卧位。

（2）插镜至十二指肠降部，寻找乳头，并摆正乳头位置，使乳头位于视野中心。

（3）插入导管。

（4）注射造影剂，显示胆管及胰管并摄片。

（5）摄片。

知识点30：内镜逆行胰胆管造影术的注意事项 副高：基本掌握 正高：掌握

（1）严格掌握适应证。

（2）使用器械需无菌处理。

（3）如胃肠蠕动频繁，可静注胰高血糖素1mg。

（4）注入造影剂不宜过多，压力不宜过大。

（5）术后2小时及次日晨查血尿淀粉酶，次日必要时复查血常规、肝功能试验。

（6）术后当日中午禁食，输液，必要时加用抗生素。

（7）严密观察病情，予以相应处理。①如血、尿淀粉酶增高，又伴腹痛或发热症状者，按急性胰腺炎处理。②如仅淀粉酶增高而无临床症状者，追查血淀粉酶至正常为止。③如胆管狭窄，造影剂进入狭窄管腔以上或进入囊肿者，在密切观察排空情况的同时，需给予广谱抗生素预防感染，必要时行外科手术治疗。④胰胆管显影的患者低脂半流质饮食2~3天。

知识点31：内镜逆行胰胆管造影术的并发症 副高：基本掌握 正高：掌握

ERCP的并发症：①胆管炎。②注射性胰腺炎。③乳头及胆管损伤。④败血症。⑤行乳头切开术者可并发出血。⑥穿孔。

知识点32：智能分光比色内镜（FICE）系统 副高：基本掌握 正高：掌握

智能分光比色内镜（FICE）系统又称为最佳谱带成像系统，是一项较新兴的技术。通过一种图像加工软件，FICE系统将传统白光图像以5nm为间隔分解成诸多单一波长的分光图像，然后根据检查前内镜预设置的参数，从中提取3个合适波长的图像赋值为红、绿、蓝三色光图像并加以合成，最终产生一幅实时FICE重建图像。目前使用的FICE系统最多可有50种波长组合，不同的组合在显示不同的组织时各有优势，有些可以加强黏膜表面结构的对比，有些则能更清晰地观察腺管开口形态或毛细血管网，及早发现黏膜的细微变化。最常用的组合为500nm、445nm和415nm，而有文献报道520nm、500nm、405nm是显示血管形态的最佳组合。内镜医师一般先在进镜时行常规内镜检查，再在退镜时通过一键转换开启FICE系统，进行消化道黏膜FICE图像的动态观察。FICE有助于胃食管反流病患者的食管微小黏膜破损的诊断，其敏感度、准确度比传统内镜高。

知识点33：I-Scan技术 副高：基本掌握 正高：掌握

I-Scan技术包含了传统的对比增强和表面增强2种基本强调模式，最大的特色在于色调增强功能。目前的色调增强有以下几种模式：①v模式（微血管形态模式）：通过软件控制入射光波长，去除长波长部分，使入射光以短波长为主，清晰显示血管结构。②p模式（微腺管形态模式）：特异性地对正常消化道黏膜反射的红光进行弱化处理，增强了病变部位与正常黏膜的对比作用。③e模式（食管模式）。④b模式（Barrett食管模式）。⑤g模式（胃模式）。⑥c模式（结肠模式）。e、b、g、c模式又称多通道多颜色对比的动态染色模式，针对消化道不同部位黏膜的特性，通过主机软件系统针对性设计染色功能，从而使不同部位病变显示出最佳光染色效果。以上功能除v模式外，其余模式均可以在进镜或退镜过程中一直开启。超高清电子内镜结合I-Scan并配合染色能够很理想地发现食管黏膜的细微破损，并指导靶向活检，从而由组织学上明确非糜烂性反流病、食管炎的诊断。通过I-Scan的v模式及p模式观察Barrett食管黏膜细微构造及微血管变化，有利于发现Barrett食管黏膜的肿瘤性改变。有研究表明，I-Scan能更好地显示早期胃癌黏膜表面细微结构及其与周围正常黏膜的分界，因此有助于早期胃癌的发现和进行内镜下病变整块切除。在下消化道疾病的应用方面，超高清电子内镜结合I-Scan及染色内镜较之单纯使用超高清电子内镜能发现更多的微小病变，其中大多为平坦型。

知识点34：小肠疾病的诊断方法　　副高：基本掌握　正高：掌握

过去小肠疾病的诊断主要依赖影像学检查，全消化道钡剂、小肠气钡双重造影、放射性核素扫描、选择性动脉造影、B超、CT、MRI、PET等，这些方法解决了临床部分问题，但敏感性和准确性较低，无法满足临床诊断的要求。1977年Tada等首次报道探条式小肠镜，开始对小肠进行内镜检查，并不断对小肠内镜检查方法进行改进和完善，包括推进式小肠镜检查法、探条式小肠镜检查法、循管插镜式小肠镜检查法、母子式小肠镜检查法等，缺点是观察范围非常有限，绝大部分小肠仍无法观察。近年来胶囊内镜和小肠镜的开发和临床应用，使全消化道内镜检查成为可能，目前已成为小肠疾病诊断与治疗的重要手段，并越来越呈现出其卓越的功能。

知识点35：胶囊内镜的基本构造及工作原理　　副高：基本掌握　正高：掌握

胶囊内镜（CE）检查系统由3个主要部分组成：内镜胶囊、信号记录器和图像处理工作站。

CE进入人体后依靠消化道蠕动波向前移行，并在移动中以每秒拍摄和传输2幅图像的速度向外连续发射，由连接在受检者腰腹间的接收器将信号接收并储存记录。胶囊电池能量耗尽后拍摄和传输过程自然终止。记录仪中的图像信号下载到工作站后可供专职医师分析、解读。胶囊内镜在近8小时中可传输图像约5万幅，每例完整检查者平均下载时间为2小时以上，平均解读时间为60～90分钟，胶囊内镜通常在吞服后24～48小时排出体外。

知识点36：胶囊内镜检查的适应证　　副高：基本掌握　正高：掌握

CE检查的适应证有：①不明原因的消化道出血，尤其是小肠部位的出血。②疑似克罗恩病。③疑似小肠肿瘤。④监控小肠息肉病综合征的发展。⑤疑似或难以控制的吸收不良综合征（如乳糜泻等）。⑥慢性腹痛或腹泻疑有小肠器质性疾病者。⑦观察小肠手术吻合口情况。⑧检测非甾体抗炎药相关性小肠黏膜损害。⑨遗传性出血性毛细血管扩张者。

知识点37：胶囊内镜检查的禁忌证　副高：基本掌握　正高：掌握

CE检查的禁忌证包括：有明显消化道动力异常者（主要是排空迟缓和无蠕动者）和不完全性及完全性梗阻者、起搏器或除颤器植入者、检查不合作者。使用某些特殊药物者，如解痉药、尼古丁类、降血糖药物等，在检查期间应暂停或调整药物使用时间。

知识点38：胶囊内镜检查的术前准备　副高：基本掌握　正高：掌握

（1）检查前患者准备：检查前2～3天进少渣半流质饮食，检查前禁食8～12小时，检查前4小时服用聚乙二醇电解质散溶液2000ml清洁肠道，检查前20～30分钟服用适量祛泡剂（如西甲硅油30ml）以消除肠道泡沫。

（2）检查前仪器准备：将天线阵列的电极片贴于患者腹部，并通过连接电缆与图像记录仪连接。若需要进行实时监视，则应连接好图像记录仪与计算机的通信连线。

（3）告知患者应详细了解注意事项并签署知情同意书。

知识点39：胶囊内镜检查的操作方法　副高：基本掌握　正高：掌握

（1）在图像记录仪开启状态下，从包装内取出胶囊使其离开磁体。

（2）患者吞服胶囊并饮用少量温水，胶囊在消化道内运动同时对消化道管壁进行实时摄像。

（3）嘱咐患者每15分钟确认数据记录仪上的指示灯是否以每秒2次的速度闪烁，以确保检查设备的正常运行。指导患者按时记录相关症状。

（4）当胶囊内镜电池耗尽时，将数据记录仪从患者身上取下，连接到可以进行数据处理的工作站，将数据记录仪中的图像资料下载到工作站，通过相关软件进行处理，其中典型的图片或者视频可被单独注释或者保存。

（5）嘱患者排便时观察胶囊内镜是否排出，必要时行腹部X线检查。

知识点40：胶囊内镜检查的术中及术后注意事项　副高：基本掌握　正高：掌握

（1）胶囊进小肠后2小时可以饮用150～250ml清水，4小时后可进食少量面包、蛋糕等干性食物，检查结束后可恢复正常饮食。

（2）吞服胶囊后要始终穿戴记录仪背心。

（3）检查过程中，患者允许自由走动，但不要远离检查场所，并且每15分钟观察一次数据记录仪的指示灯，正常应该每秒闪烁两次，如闪烁变慢或停止，应随时与检查医生联系，并记录当时的时间，同时也需记录进食、饮水及有不正常感觉（腹痛、恶心、呕吐等）的时间。

（4）避免近距离接触任何强力电磁场源区域，如磁共振（MRI）、无线电台，以免影响胶囊内镜的正常工作，使图像信号受到干扰。

（5）避免剧烈运动、抬举重物、屈体、弯腰及移动腰带，切勿撞击腰带上的数据记录仪。避免受外力的干扰，以防传感器贴片的脱落。

（6）8小时后，如果看到记录仪上的指示灯不再闪烁，长按中间黑色开关3秒以上，当所有灯都熄灭时，脱下记录仪，小心保管，不要重压。

（7）检查结束后注意胶囊是否从粪便内排出，胶囊通常在吞服后24～48小时被排出体外，如果没有排出，要及时回医院检查。

知识点41：胶囊内镜检查的并发症及处理　副高：基本掌握　正高：掌握

（1）吞服困难：一般幼儿多见，因胶囊相对于幼儿较大，而成年人吞服困难少见。吞服困难出现多与患者的精神因素及解剖异常有关，容易导致胶囊嵌顿于环咽肌或ZenKer憩室或误吸入气管。单纯因心理紧张导致的吞服困难一般在诱导及心理暗示，经调整吞咽动作或胃镜送入都能吞入食管，而解剖异常或中枢系统疾患继发者以往都认为是相对的禁忌证。

（2）胶囊滞留：指胶囊吞服后2周仍未排出，分为食管滞留和胃内滞留。食管滞留多见于老年患者，常合并憩室、食管功能紊乱、贲门失弛缓、食管裂孔疝等。胃滞留常因解剖异常、胃轻瘫、腹部手术史及幽门狭窄等导致。服用促动力药物或胃镜送入后都能吞下。

（3）肠梗阻：发生原因多为克罗恩病、小肠新生物、较大憩室等。恶性梗阻需要手术治疗。良性狭窄需要使用激素、生长抑制治疗，若治疗无效，则行小肠镜或手术治疗。

（4）排空延迟：发生原因多为腹部手术史、放射性肠炎、糖尿病周围神经功能紊乱及非甾体类抗炎药相关性肠炎等。随访观察有无腹痛、腹胀，有无排便、排气，必要时行腹部平片确定胶囊位置，服用通便药或泻药。

（5）其他：如毒性，胶囊完整性被破坏，胶囊内电池原料有一定的毒性。

知识点42：新型胶囊内镜的临床新应用　副高：基本掌握　正高：掌握

（1）食管胶囊内镜：2004年Given公司研发上市并通过美国FDA认证并投入临床的PillCam ESO为第一代产品。改进的第二代食管胶囊内镜于2008年应用于临床。PillCam ESO系统由智能胶囊、数据记录器、图形工作站组成。适用于食管静脉曲张、反流性食管炎中Barrett食管的筛查和随访。

（2）结肠胶囊镜：可筛查结肠息肉、结肠肿瘤等多种结肠疾病。适用于不愿进行结肠镜检查或对于结肠镜禁忌证的患者。

（3）磁控胶囊内镜：是实现胶囊内镜可控的最有前景及发展潜力的技术，其原理是运用磁力控制胶囊内镜的运行及速度。目前国产磁控胶囊内镜已经投入临床使用。

（4）压力/pH胶囊内镜：可检测食管的pH，用于诊断食管反流性疾病，亦可用于检测小肠的酸碱度。

（5）通畅检测胶囊内镜：用于检测消化道的通畅度，亦可作为常规胶囊内镜检查前的预检查，评估其在消化道滞留的风险。

（6）机器人胶囊内镜：目前胶囊内镜只能用于诊断，随着临床治疗的需求及技术的深入，胶囊内镜正朝着治疗甚至全功能的方向发展。机器人胶囊内镜是能够满足临床多方面需要的新技术。目前仍处于开发研制中。

知识点43：胶囊内镜需要改进的方面　　副高：基本掌握　正高：掌握

（1）在临床应用方面，研究者必须更好地把握检查的适应证，以便了解检查手段真实的敏感性和特异性，而且可为确定检查手段选择的顺序提供理论依据。

（2）在内镜构造和仪器改进方面，胶囊内镜应该具有更广阔的视野角度、更高的图像分辨率，进一步提高清晰度；延长电池供能时间，使小肠和结肠疾病的检出率同步提高；控制内镜移动速度和方向和具有活检装置。

（3）在图像分析解读和诊断方面，能将诊断时间缩短、效率提高，除了通过不同检查方法的比较验证提高诊断成功率和图像辨别能力以外，电脑软件技术的改进和高度智能化也不能忽略。

知识点44：与普通推进式电子小肠镜相比，双气囊内镜的特点　　副高：基本掌握　正高：掌握

与普通推进式电子小肠镜相比，双气囊内镜由于进镜原理的创新，在通常情况下可抵达回肠中下段，部分可达末端回肠，检查范围大大扩展，且具有视野广、图像清晰和充气、吸引、活检等基本功能，并可行内镜下治疗。其上行和下行镜相结合的进镜方式能使整个小肠得到全面、彻底的检查。

知识点45：小肠镜的分类　　副高：基本掌握　正高：掌握

（1）双气囊小肠镜（DBE）：在推进式小肠镜基础上改造，多加了一个带气囊的外套管，并且小肠镜前端也加了一个气囊，极大地增加了肠镜插入的深度，通过同时经口及经肛门的途径，可实现全小肠的可视可操作，彻底打破了小肠诊疗的“盲区”，解决了以往小肠诊疗困难的问题。

（2）单气囊小肠镜：这是一项较新的小肠镜技术，没有内镜前端的气囊，其安装较DBE方便，可实现单人操作，用于小肠疾病的评价和治疗。

（3）螺旋式小肠镜：这是正在研发的一项新技术，小肠镜由螺旋形外套管和内镜组成。

（4）推进式小肠镜：这是较传统的小肠检查技术，操作方便，但插入深度有限，一般到达屈氏韧带下40～100cm，可对近段空肠黏膜病变作出诊断。

（5）探条式小肠镜：依靠肠蠕动推进内镜前行，可观察至深部小肠，但因插入时间过长及患者不适感强，目前已较少应用。

知识点46：双气囊小肠镜的结构 副高：基本掌握 正高：掌握

双气囊小肠镜构造上与普通电子小肠镜基本相似，头端较普通内镜多一气孔，镜视角120°，长度为2.0m，外径8.5mm，外套管外径12.2mm，通过2.2mm的工作钳道，可向肠腔内充气、注水、吸引和钳取活组织行病理学检查，整个内镜操作系统由主机部分、内镜、外套管和气泵四部分组成。内镜和外套管前端各安装一个可充气、放气的气囊，两个气囊分别连接于根据气囊壁压力不同而自动调整充气量的专用气泵。

知识点47：双气囊小肠镜的适应证 副高：基本掌握 正高：掌握

DBE的适应证：①不明原因的消化道（小肠）出血及缺铁性贫血。②疑小肠肿瘤或增殖性病变。③疑小肠克罗恩病；不明原因的小肠梗阻。④多发性息肉综合征。⑤不明原因的腹泻或蛋白丢失。⑥小肠内异物。⑦协助外科手术中小肠腔的检查。⑧外科肠道手术后异常情况（如出血、梗阻等）。⑨已确诊的小肠病变治疗后复查。⑩相关检查提示小肠存在器质性病变可能者。

知识点48：双气囊小肠镜的禁忌证 副高：基本掌握 正高：掌握

DBE的禁忌证：①重要脏器严重功能异常者。②有高度麻醉风险者；无法耐受或配合内镜检查者。③相关实验室检查明显异常（如重度贫血、血浆清蛋白严重低下），在指标纠正前。④完全性小肠梗阻无法完成肠道准备者。⑤有多次腹部手术史者。⑥低龄儿童。⑦其他高风险状态或病变者（如中度以上食管，胃静脉曲张、大量腹水等）。⑧急性胰腺炎或急性胆管炎发作者。⑨孕妇。

知识点49：提高双气囊小肠镜安全性的方法 副高：基本掌握 正高：掌握

提高DBE安全性的方法：①掌握适应证。②操作前的准备工作。③设备的完好性。④操作技术熟练规范。⑤术中术后严密观察。⑥处理及时。

知识点50：双气囊小肠镜的操作方法 副高：基本掌握 正高：掌握

双气囊小肠镜操作前需先将外套管套在小肠镜身上，当内镜头部进入至十二指肠水平段后，先将小肠镜头部气囊充气，使内镜头部不易滑动，然后将未充气的外套管沿镜身滑插至内镜前部，随后将外套管气囊充气。此时，两个气囊均已充气，内镜、外套管与肠壁已相对固定，然后缓慢拉直内镜和外套管；接着将内镜头端气囊放气，操作者将内镜缓慢向深部插入直至无法继续进镜，再依次将镜头部气囊充气，使其与肠壁相对固定，并同时释放外套管气囊，外套管沿镜身前滑。重复上述充气、放气、滑行外套管和钩拉等动作，即可使镜身缓慢、匀速地推进到深部小肠。

知识点51：双气囊小肠镜的并发症及处理 副高：基本掌握 正高：掌握

DBE的并发症主要分为诊断性DBE操作的并发症、治疗性DBE操作并发症、继发于麻醉操作或药物的并发症。

（1）诊断性DBE操作的并发症：如急性胰腺炎、腹痛，经保守治疗、内镜治疗或外科手术治疗，大部分可缓解。

（2）治疗性DBE操作并发症：如黏膜损伤、出血、穿孔、节段性肠炎，经保守治疗、内镜治疗或外科手术治疗，大部分可缓解。

（3）继发于麻醉操作或药物的并发症：如咳嗽、呼吸窘迫、支气管痉挛、血氧饱和度降低、吸入性肺炎，多为经口进镜发生，经口进镜对呼吸影响较大，必要时可改为经肛门进镜。

知识点52：小肠出血的治疗 副高：基本掌握 正高：掌握

小肠出血的治疗包括内科止血、内镜止血、手术3个主要措施。

各种原因所致的小肠出血，首先都应给予输血、输液，应用止血剂治疗，克罗恩病等尚需针对病因治疗。

保守治疗无效或反复出血时，或检查明确出血原因为肿瘤、血管畸形、憩室时则需手术治疗。特别对于年龄45岁以上、腹部查体或B超检查发现腹部包块、急性大出血而内科治疗不能有效止血、伴有急腹症或长期出血无法确诊的患者，则应果断剖腹探查。如果患者一般情况差不能耐受开腹手术，可选择放射介入导管治疗。

即时行小肠镜下根据病灶性质及特征选择电凝、钛夹止血治疗。

知识点53：其他双气囊小肠镜的临床应用 副高：基本掌握 正高：掌握

（1）内镜下染色：方法同大肠镜下息肉及增殖性病变的染色方法。染色前应用蒸馏水冲洗肠道表面的附着物，染色后可清晰观察病灶的形态特征、绒毛、微绒毛及周边的情况。有助于诊断小肠黏膜病变，如乳糜泻、吸收不良综合征。

（2）黏膜下注射：主要用于小肠镜检查区域标记、病灶定位及止血。

（3）超声内镜：小探头超声内镜可以通过双气囊小肠镜2.8mm钳道进入肠腔进行检查，了解黏膜下病灶的来源、特征、性质以及血管特征。

（4）内镜下造影剂注射：在X线下可向肠腔内注射水溶性造影剂，有助于肠腔狭窄、占位及结构异常的病变。

（5）Roux-en-Y手术史患者小肠镜检查。

（6）内镜下息肉摘除术。

（7）内镜狭窄的扩张和支架置入术。

（8）取小肠异物。

（9）ERCP和经皮内镜胃造瘘术（PEG）。

知识点54：胶囊内镜与双气囊小肠囊的比较 副高：基本掌握 正高：掌握

（1）胶囊内镜与双气囊小肠镜相比存在以下不足：照片的质量不高；肠道积液对观察的影响；移动不可控性；大多胶囊内镜并非360°视野（美国生产胶囊可达360°视野），不能对病灶进行反复、多方位观察；不能取标本行病理检查；不能进行内镜下止血、病灶切除等治疗。

（2）双气囊小肠镜的缺陷：费用较胶囊内镜高；需麻醉，耗时长；对内镜医师的要求高；患者依从性比胶囊内镜小；初检未明确病因患者因费用增加或不良反应不愿接受第二次检查，导致不能完成整个小肠的检查。

知识点55：双气囊内镜检查的诊断应用 副高：基本掌握 正高：掌握

对疑有小肠病变的患者行双气囊内镜检查取得了良好的临床效果。在内镜所能到达的区域，大部分病变均能发现。选择适当的筛选性检查，对提高双气囊内镜的操作成功率和阳性率至关重要。而双气囊内镜在小肠疾病诊断中有重要价值，它是除外科手术外的一项“金标准”。

对于双气囊内镜检查阴性的患者，其结果可能与病变系非小肠源性疾病、检查时机掌握欠佳、内镜未能到达病灶部位等因素相关。经口腔进镜的双气囊内镜虽然在常规情况下能抵达回肠中下段，部分可深达末端回肠，但对于内镜未能抵达回盲瓣的患者，毕竟仍留有小部分肠段未得到检查。这部分患者可采用双气囊内镜从肛门进镜的方式经回盲瓣进入回肠，并继续上行抵达空回肠交界部，从而完成残留小肠段的检查。因此，以不同方式、在不同时间内对患者的小肠行自上而下和自下而上的双气囊内镜检查，能使整个小肠得到完整、全面的检查。在理论上这样的检查方式将使整个小肠不再有任何盲区。

知识点56：超声内镜的概念 副高：基本掌握 正高：掌握

超声内镜（EUS）是指将内镜和超声结合在一起的检查手段，通过内镜将超声探头引入体内进行超声扫描，由于超声探头离病变部位近、无腹壁衰减和消化道气体的影响，可采用较高频率的超声波，从而获得较清晰的图像。

知识点57：超声内镜检查的适应证及禁忌证 副高：基本掌握 正高：掌握

（1）适应证：①判断消化系统肿瘤侵犯深度。②判断有无淋巴结转移。③消化系统肿瘤的复发和放、化疗疗效的评价。④毗邻食管、胃、十二指肠及直肠器官的病变。⑤判断消化道黏膜下肿瘤的起源和性质。⑥判断食管静脉曲张的程度和栓塞治疗的效果。⑦显示纵隔病变。⑧判断消化性溃疡的病变深度和愈合质量。⑨判断十二指肠壶腹肿瘤。⑩中下段胆总管疾病的诊断。⑪胰腺良、恶性病变的诊断。⑫其他，如贲门失弛缓症和炎性肠病等的诊断。

（2）禁忌证：全身情况差，不能耐受消化内镜检查者。

知识点58：超声内镜的构造　　副高：基本掌握　正高：掌握

超声内镜根据用途大体可分为诊断用超声内镜和穿刺或治疗用超声内镜。诊断用超声内镜多采用机械环形扫描方式，穿刺或治疗用超声内镜多采用扇形扫描方式。超声内镜主要由内镜操纵部和超声探头组成。超声探头是超声内镜的最重要部件，探头位于内镜顶端的特制外套内，由单晶片组成，直径通常为9～13mm，工作时其外装有特制水囊。一个探头可行多种频率切换，频率范围为5MHz、7.5MHz、12MHz，这样既能显示消化管外脏器，又能清晰地显示靠近探头的结构。

附件包括超声附属设备和内镜附属设备。超声内镜专有附属设备包括超声内镜自动注水装置、超声内镜专用水囊、超声内镜专用穿刺针、其他如超声内镜专用活检钳。

知识点59：超声内镜的分类　　副高：基本掌握　正高：掌握

（1）新型超声内镜：目前应用于临床的有两种探头，即三维超声内镜和三维管内超声（3D-IDUS）。①三维超声内镜是在胃和十二指肠内对被显示器官和病灶进行二维显示后三维图像重建。②三维管内超声采用经内镜活检钳道对消化道、胆胰管及周围组织或病灶进行扫描显示，然后对获得的多幅图像进行三维重建，以获得相应的三维图像和容积大小。目前其主要应用于消化管、胆胰管的形态及毗邻的小病灶的诊断。该系统探头的最优化组成方式有电子相控阵探头、扇扫和线阵相结合的扫描方式、机械扇扫探头。目前能做的最小切面间隔为0.25mm，最大取样长度为40mm，成像的方式为主切面的双平面重建，即同步双切面重建。

（2）腹腔镜超声内镜（LUS）：是通过安装在腹腔镜探头上的超声装置直接检查腹腔内脏器，将腹腔镜技术与术中超声检查结合为一体的新兴影像学诊断技术。目前主要应用于：①腹腔/盆腔肿瘤的诊断和分期评估。②LUS引导下穿刺活检、药物注射、引流、介入物理治疗等。③应用于腹腔镜手术。

（3）胶囊超声内镜：目前还在开发研究中。

知识点60：超声内镜检查的并发症　　副高：基本掌握　正高：掌握

超声内镜检查并发症有窒息、吸入性肺炎、麻醉意外、器械损伤、出血、穿孔、心脑血管意外及经十二指肠镜进行腔内超声检查时的一些相应的并发症。

知识点61：超声内镜的探查方式　　副高：基本掌握　正高：掌握

（1）直接接触法：将内镜顶端超声探头外水囊的空气抽尽后，直接接触消化管黏膜进行扫描。

（2）水囊法：水囊注水3～5ml，使其接触消化道壁，以显示壁的层次及其外侧相应器官。

（3）水囊法+水充盈法：超声内镜插至检查部位后，先抽尽腔内空气，再注入无气水300～500ml，使已充水的水囊浸泡在水中。适用于胃底、胃体中上部及周围邻近脏器的检查，持续注水时也可用于食管、十二指肠、大肠病变检查。

第二节 消化内镜治疗应用进展

知识点1：消化道早期癌内镜治疗方法——病变毁损方法

副高：熟练掌握 正高：熟练掌握

病变毁损方法是指采用各种方法破坏癌细胞，但不能得到病理标本，不能对浸润深度等作出评估。这些方法包括激光、热探头或微波、高频电凝、氩气刀凝固、局部注射抗癌药物等。这种方法在临床未广泛应用，目前认为用于不适宜手术或拒绝手术治疗的消化道早期癌，而内镜下黏膜切除术（EMR）或内镜下黏膜剥离术（ESD）不能切除，或切除不完全时的补充治疗。

知识点2：消化道早期癌内镜治疗方法——病变切除方法

副高：熟练掌握 正高：熟练掌握

病变切除方法是指切除病灶，获得病埋标本，对浸润深度、切除完整性等作出进一步评估，进而决定是否需要补充治疗，包括内镜下黏膜切除术和内镜黏膜下剥离术。

知识点3：内镜下黏膜切除术的原理

副高：熟练掌握 正高：熟练掌握

根据主要是来自日本的一些报道，黏膜内和黏膜下癌淋巴结转移的概率分别为3%和20%，如果早期癌尚无淋巴结转移，则局部黏膜切除就可将病变完全切除，而无需剖腹手术，由此日本学者借鉴息肉切除的方法开始使用EMR方法治疗消化道早期癌。

知识点4：内镜下黏膜切除术的适应证

副高：熟练掌握 正高：熟练掌握

一般来说，无淋巴结转移、浸润深度较浅的早期肿瘤均可为EMR的适应证。多数学者认为EMR治疗早期消化道肿瘤的适应证有：

（1）食管癌：m_1或m_2病变，病变累及＜50%食管壁，通过内镜治疗可以治愈；sm_2、sm_3淋巴结转移概率在40%以上，需手术治疗；m_3及sm_1的处理尚有不同意见。

（2）胃癌：隆起型病变直径＜20mm；平坦或凹陷型病变直径＜10mm，无溃疡或瘢痕；局限于黏膜内，直径＜30mm的肠型腺癌；无淋巴结转移。对疑有淋巴结转移、拒绝外科手术的黏膜下癌患者或有手术禁忌证者可视为相对指征。

（3）大肠癌：黏膜下注射抬举征阳性；m_1或m_2病变。另外，结肠侧向发育型肿瘤病变主要在黏膜层，故也适宜于行EMR，sm_1癌可采用内镜治疗，不过要选择癌组织分化好、淋巴管或静脉内无癌栓、无淋巴转移和远处转移者。切除标本必须做细微的病理检查，并密切追踪观察。若为不完全切除或残留切除，原则上追加外科根治术。对于sm_2癌，原则上不应采用内镜治疗，而行外科根治术。但对一些老年人，有手术禁忌证、病变为有蒂型、内镜切除后证实为完全切除者，也可密切追踪观察。

知识点5：内镜下黏膜切除术的步骤　　副高：熟练掌握　正高：熟练掌握

（1）切除前评价：包括病变性质、范围、浸润深度等，评价手段包括常规内镜、色素放大内镜、NBI、超声内镜（EUS）等，有无淋巴结转移目前尚无可靠的直接诊断手段。

（2）标记：确定病变范围后，多采用氩离子凝固（APC）或高频电凝方法标记。

（3）黏膜下注射：采用甘油果糖加入少量1∶10000肾上腺素和亚甲蓝，1∶10000肾上腺素使局部血管收缩，预防出血；亚甲蓝可提示有无切除过深，注射甘油果糖造成的局部隆起维持时间较长。亦可注射其他液体，包括高渗糖溶液、透明质酸钠、羟丙基甲基纤维素等，其中透明质酸钠、甘油及羟丙基甲基纤维素持续时间长，效果好。

（4）采用各种EMR方法切除病灶。

（5）切除边缘评价：采用染色、放大内镜或EUS对切除边缘进行检查。

（6）切除标本处理：切除标本轻轻展开，使用大头针平铺固定，分次切除标本应仔细拼排后用大头针固定，病理医师全黏膜块组织学检查，对分化程度、浸润深度、切除完整性做出判断。

（7）EMR后补充治疗：补充治疗包括手术治疗、再次内镜切除治疗及其他方法等，目前补充治疗的争论主要集中在sm_1的处理。

（8）随访：EMR后1个月复查内镜，如正常则3个月后复查，6个月后再次复查，以后5年中每年复查1次。

知识点6：内镜下黏膜切除术切除标本的标准　　副高：熟练掌握　正高：熟练掌握

切除标准：①完全切除：切除标本的癌灶边缘与切除断端最短距离≥2mm。②不完全切除：切除标本的癌灶边缘与切除断端最短距离＜2mm。③残留切除：切除断端有癌细胞残留。EMR切除标本，黏膜下层只是部分被切除，评价黏膜下层浸润深度应作定量测量。

知识点7：内镜下黏膜切除术——剥离活检法　　副高：熟练掌握　正高：熟练掌握

剥离活检法是指先在病变黏膜下层注射使病变隆起，随后使用高频圈套器切除的方法。

知识点8：内镜下黏膜切除术——双管道内镜法　　副高：熟练掌握　正高：熟练掌握

双管道内镜法是指通过黏膜下层注射使病变隆起，应用双管道内镜将抓取钳和圈套器分别插入两个活检孔，并将抓取钳伸入圈套器内，用抓取钳抓起病灶黏膜后再用高频圈套器切除。

知识点9：内镜下黏膜切除术——透明帽法　　副高：熟练掌握　正高：熟练掌握

透明帽法是指将透明帽安装在内镜前端，黏膜下层注射使病变隆起后，圈套器安装在透明帽凹槽内，通过负压吸引将病变吸入透明帽套内，用圈套器切除。

知识点10：内镜下黏膜切除术——套扎器法　　副高：熟练掌握　正高：熟练掌握

套扎器法是指将套扎器套在内镜前端，高频圈套器安装在套扎器内，黏膜下层注射使病变隆起后通过负压吸引将病变吸入套扎器内，将橡胶圈套扎在病灶处，再用圈套器在橡胶圈下方切除。

知识点11：内镜下黏膜切除术——分次切除　　副高：熟练掌握　正高：熟练掌握

分次切除是指较大病灶不能一次切除者、凹陷性病变注射隆起不明显者，可以通过分次切除病灶。

知识点12：内镜下黏膜切除术的疗效评价　　副高：熟练掌握　正高：熟练掌握

内镜下切除的标本一般在8～30mm，应常规送病理组织学检查，并行每2mm间隔的连续切片，确定切除是否完全及病变浸润深度，以便评估早期癌切除效果。若病理检查提示有黏膜下层浸润或为残留切除时，应追加外科手术治疗。术后第1年需每1、6、12个月及以后的5年内每年一次内镜检查加活检，以免遗漏局部复发或残存灶。若早期胃癌黏膜切除术后2年内胃镜随访观察未见局部癌复发，则认为治愈。

知识点13：造成早期胃癌内镜下不能完全切除或残留切除的主要原因
副高：熟练掌握　正高：熟练掌握

造成早期胃癌内镜下不能完全切除或残留切除的主要原因有：①病变周围伴随Ⅱb的存在，术前未能准确估计范围。②肿瘤直径＞2cm。③病变位于操作困难的部位。

知识点14：早期胃癌内镜下黏膜切除术的并发症及处理
副高：熟练掌握　正高：熟练掌握

早期胃癌内镜下黏膜切除术甚为安全，严重并发症的发生率极低。一般可有腹痛、出血、穿孔。发生并发症后应及时处理。病变切除后造成的溃疡，其处理与消化性溃疡的治疗相同，一般可在4～6周内愈合。

知识点15：内镜黏膜下剥离术的原理　副高：熟练掌握　正高：熟练掌握

内镜黏膜下剥离术（ESD）的原理与EMR相同，在临床实践中很多学者尝试通过EMR切除直径＞2cm或有溃疡形成的病变，但由于技术条件的限制往往不能一次完全切除，分次切除往往切除不完整，或标本拼排影响组织学检查，无法确定是否根治。与EMR不同，ESD用各种切割器械如针状电切刀、IT刀、Hook刀等沿标记部位环形切割黏膜，使黏膜层与黏膜下层分离，能够一次性完全切除直径＞2cm，甚至近10cm的病变。

知识点16：内镜黏膜下剥离术的适应证　副高：熟练掌握　正高：熟练掌握

ESD主要应用于以下消化道病变的治疗：①消化道巨大平坦息肉。②早期癌以及癌前病变。③来源于黏膜肌层以及黏膜下层的黏膜下肿瘤。

（1）食管病变：①＞15mm的食管高级别上皮内瘤变。②早期食管癌，结合染色、放大和EUS等检查，确定病变的范围和浸润深度，局限于m_1、m_2、m_3以及sm_1且临床没有血管和淋巴管侵犯证据的高，中分化鳞癌。③伴有不典型增生和癌变的Barrett食管。④姑息性治疗，侵犯深度超过sm_1、低分化食管癌和心肺功能较差而不能耐受手术的高龄患者或者拒绝手术者，需结合术后放疗。

（2）胃病变：①不论病灶大小，不合并溃疡的分化型黏膜内癌。②肿瘤直径≤30mm，合并溃疡的分化型黏膜内癌。③肿瘤直径≤30mm，不合并溃疡的分化型sm_1黏膜下癌。④肿瘤直径≤20mm，不合并溃疡的未分化型黏膜内癌。⑤＞20mm的胃黏膜上皮内高级别瘤变。⑥EMR术后复发或再次行EMR困难的黏膜病变。⑦高龄或有手术禁忌证或疑有淋巴结转移的黏膜下癌，拒绝手术者可视为ESD相对适应证。

（3）大肠病变：①无法通过EMR实现整块切除的、20mm以上的腺瘤和结直肠早期癌。术前需通过抬举征、放大内镜或EUS评估是否可切除。②抬举征阴性的腺瘤和早期结直肠癌。③10mm以上的EMR残留或复发病变，再次EMR切除困难的病变。④反复活检仍不能证实为癌的低位直肠病变。

知识点17：内镜黏膜下剥离术的禁忌证　副高：熟练掌握　正高：熟练掌握

有严重的心肺疾病、血液病、凝血功能障碍以及服用抗凝剂的患者，在凝血功能未纠正前严禁行ESD。病变浸润深度超过sm_1为ESD的相对禁忌证。

知识点18：内镜黏膜下剥离术的术前准备　副高：熟练掌握　正高：熟练掌握

（1）与患者及家属术前谈话，签署知情同意书谈话重点：该病选择行ESD治疗的必要性、相对于其他治疗方法如EMR等的优势，以及ESD治疗相关的风险以及并发症。

（2）患者的准备术前必须行凝血功能检查，包括血小板计数、凝血酶原时间或国际标准化比值（INR）等，指标异常可能增加ESD术后出血的风险，应予以纠正后实施ESD。对服用抗凝药的患者需心内科医生评估原发病高危或低危风险，并酌情停药。

（3）麻醉与监护ESD手术耗时较长，清醒状态下患者难以耐受，所以上消化道ESD最好予以全麻并行气管插管，可以避免窒息；下消化道ESD最好予以静脉麻醉。

知识点19：内镜黏膜下剥离术的术前评估 副高：熟练掌握 正高：熟练掌握

术前完善各项相关检查，如超声内镜检查，可以明确病变侵及的层次，有无周围淋巴结的转移等。另外可辅以胸腹部CT检查，予以进一步明确病变有无转移。

对于没有淋巴结、血管转移的消化道局部病变，理论上都可以进行内镜黏膜下剥离术治疗。

知识点20：内镜黏膜下剥离术的操作方法 副高：熟练掌握 正高：熟练掌握

（1）标记：首先用0.1%～0.4%靛胭脂染色，清楚地显示肿瘤的边界，用针刀在肿瘤边界外侧约5mm做标记，每一标记间隔约2mm，标记时电凝功率设定约20W。如果功率过高可发生出血或穿孔。

（2）病变局部黏膜下注射：注射可使用10%甘油、5%果糖和生理盐水混合溶液，并加用少量肾上腺素和靛胭脂，使局部血管收缩以止血或减少出血。而加用靛胭脂可以使术者更容易分辨剥离范围，时刻监测剥离的深度，减少穿孔并发症的发生。

（3）边缘切开：黏膜下注射，病变充分抬举后，利用IT-Knife或flex-Knife沿标记外侧切开，首先切开的部位为病变的远侧端。

（4）黏膜下剥离：黏膜下剥离的难易程度与病变大小、部位、是否合并溃疡、瘢痕形成等有关。术中应及时反复黏膜下注射，以维持病灶的充分抬举，如果视野不清可使用透明帽子。术程中应按照病灶具体情况选择合适的治疗内镜及附件。术中出血可使用各种切开刀、热活检钳或止血夹等治疗。

（5）创面处理：当肿瘤完整切除后，应对ESD治疗创面上所有可见血管进行预防性止血处理，小血管或可能发生渗血部位以止血钳、氩离子血浆凝固等治疗，较大裸露血管应以止血夹夹闭，最后创面可喷洒黏膜保护剂以确认完全止血及保护创面，预防出血。

知识点21：内镜黏膜下剥离术的并发症及处理 副高：熟练掌握 正高：熟练掌握

内镜黏膜下剥离术（ESD）的术后常见并发症有胸痛、腹痛、出血、穿孔等，应及时处理。ESD术后形成的溃疡，应口服PPI，常规剂量8周。

知识点22：超声内镜引导下腹腔神经丛阻滞 副高：熟练掌握 正高：熟练掌握

超声内镜引导下腹腔神经丛阻滞（EUS-CPN）是指在EUS引导下将神经毁损药物注射

于腹腔神经丛区域，用于治疗由肿瘤、慢性胰腺炎等引起的剧烈腹痛。传统采用在CT、X线引导下经背侧穿刺和体表超声引导下经腹侧穿刺来进行腹腔神经丛阻滞，EUS-CPN与这些方法相比，由于腹腔神经节与胃腔仅一壁相隔，穿刺距离近，定位更为准确，并发症大为减少，其操作简单。另外对胰腺癌患者应用EUS分期和FNA取材的同时就可顺便完成此操作，因而EUS-CPN大大提高了EUS对胰腺癌应用价值。

（1）EUS-CPN应用的主要药物：一般采用无水乙醇，通过酒精的凝固作用使神经丛毁损。由于这种破坏是难以恢复的，所以止痛作用持久。同时加用5%利多卡因注射液或0.5%布比卡因注射液与其他药物联合应用以减轻注射药物产生疼痛。近年来有学者采用曲安奈德注射液（氟羟泼尼松龙）注射，能减轻局部炎症渗出、水肿，抑制炎性介质的释放防止粘连及瘢痕形成，也能产生持久的止痛作用。

（2）EUS-CPN可能出现的并发症：主要有低血压、腹泻、神经痛。术前应输液，防止低血压。术中应监测血压。术后检查有无直立性低血压，留院观察2小时，一般无需住院治疗。

知识点23：超声内镜引导下肉毒素注射　　副高：熟练掌握　正高：熟练掌握

超声内镜引导下肉毒素注射是指应用EUS引导准确地对食管括约肌注射肉毒杆菌毒素，最大限度地阻断神经肌肉接头，达到治疗贲门失弛缓症的目的，是贲门失弛缓症安全、微创的治疗方法之一，可作为扩张治疗的补充。此外，还可以应用EUS引导下注射肉毒杆菌毒素，用于Oddi括约肌功能失调的试验性治疗，对诊断该病有重要意义。

知识点24：超声内镜引导下注射治疗反流性食管炎　　副高：熟练掌握　正高：熟练掌握

超声内镜引导下注射治疗反流性食管炎是指在EUS引导下于贲门部黏膜下层注射胶体，加强抗反流屏障，减少食管反流。

知识点25：超声内镜引导下注射肿瘤治疗　　副高：熟练掌握　正高：熟练掌握

超声内镜引导下注射肿瘤治疗是指将EUS引导下穿刺注射应用于晚期肿瘤的姑息治疗，为肿瘤的治疗又提供了一种崭新的手段。EUS引导下注射化疗药物、免疫细胞，进行基因治疗，病灶内植入放射性粒子进行内照射放疗。近年来国内外也有EUS引导下胰腺肿瘤的光动力治疗和射频消融治疗的研究报道，但效果尚需进一步评价。

知识点26：超声内镜引导下胰胆管造影与支架植入术　　副高：熟练掌握　正高：熟练掌握

ERCP作为胰胆管疾病诊治的重要手段已经在临床广泛应用。但是，当患者已经有过胆管空肠吻合术、胰管空肠吻合术，患者因肿瘤压迫造成十二指肠狭窄内镜无法进入十二指肠壶腹，或因解剖原因等造成ERCP无法进行或未成功，为了接触胆管或胰管梗阻，内镜超声探头通过胃壁、十二指肠球部在超声引导下进行胆管、胰管的穿刺、造影，并将支架植入来解除胆管或胰管的梗阻。通过EUS引导进行胰胆管穿刺引流，作为ERCP的补充，提高内镜对胰胆管引流的成功率，拓展了EUS的引用范围。不过，在开始的研究阶段，可能由于使用的配件都来自ERCP或其他介入治疗不够专业，使得其成功率不够高且存在胆瘘、胰瘘，支架移位等并发症发生，相信通过研究改进配件和不断地积累经验，在不久的将来能成为一个有效的技术。

知识点27：超声内镜引流术的适应证和禁忌证　　副高：熟练掌握　正高：熟练掌握

（1）适应证：①假性囊肿压迫胃壁或十二指肠壁并明显出现压迫症状者且CT或超声、内镜超声显示囊肿壁与胃腔距离不超过1cm。②囊肿与主胰管不相通。

（2）禁忌证：①有出血性疾病或凝血功能障碍者。②全身状况差及不能合作者。③囊肿壁与胃腔距离超过1cm者。

知识点28：超声内镜引流术的并发症及处理　　副高：熟练掌握　正高：熟练掌握

（1）出血：少量渗血常见，可服用止血药物或行内镜下止血，大量活动性出血，内科保守治疗无效者应采取外科手术治疗。

（2）囊肿感染：引流不畅或向囊肿内注入液体易导致囊肿感染。如患者在引流后出现发热，应考虑有囊肿感染的可能性，并应积极地应用广谱、高效抗生素，并用甲硝唑溶液冲洗；如无效应考虑外科手术治疗。

（3）支架堵塞：支架堵塞会导致继发性感染，其防治方法为一个穿刺孔内放置多枚支架。

（4）其他：如引流管脱落、支架易位等，应做相应的处理。

知识点29：经口内镜下肌切开术的概念　　副高：熟练掌握　正高：熟练掌握

经口内镜下肌切开术（POEM）是一种通过隧道内镜技术进行肌切开的内镜微创新技术，2008年首次应用于贲门失弛缓症的临床治疗。我国起步于2010年，经过两年的迅速发展，目前已成为开展POEM手术治疗最多的国家。

知识点30：经口内镜下肌切开术的适应证　　副高：熟练掌握　正高：熟练掌握

确诊为贲门失弛缓症并影响生活质量的患者，均可进行POEM手术治疗。食管明显扩张、既往曾行外科Heller和POEM手术失败或症状复发者，接受过其他治疗（如球囊扩张、肉毒素注射、食管支架置入治疗者等），亦可进行POEM治疗，但手术难度会较高。

知识点31：经口内镜下肌切开术的禁忌证　　副高：熟练掌握　正高：熟练掌握

合并严重凝血功能障碍、严重心肺等器质性疾病无法耐受手术者，食管黏膜下层严重纤维化而无法成功建立黏膜下隧道者，食管下段或食管胃结合部明显炎症或巨大溃疡者为POEM手术禁忌证。

知识点32：经口内镜下肌切开术的术前准备　　副高：熟练掌握　正高：熟练掌握

（1）病情评估：明确贲门失弛缓症的诊断及分级，评估手术的难度以及预期效果，合并心肺疾病者术前需进行心肺功能检查。

（2）签订知情同意书：要告知患者以及家属该治疗的益处和可能的风险。风险主要包括：手术治疗效果不理想，消化道穿孔、大出血、纵隔感染，气胸、气腹、纵隔气肿、皮下气肿、心肺脑意外等。

（3）患者准备：术前流质饮食2天，手术当天观察有无食管潴留物，以防麻醉过程中误吸，并确保良好的内镜视野。如条件允许，可进行气管插管。

知识点33：经口内镜下肌切开术的术后处理　　副高：熟练掌握　正高：熟练掌握

术后予以禁食，根据具体情况来选择禁食的时间，一般24小时，应用抑酸药物、预防感染药物，并予以支持治疗。对于出现并发症的患者应加强病情观察，及时了解病情变化并予以相应处理。

知识点34：经自然孔道壁外内镜手术　　副高：熟练掌握　正高：熟练掌握

经自然孔道壁外内镜手术（NOTES）是指不经皮肤切口而经人体自然的管壁造口进行的腹部内镜外科手术。与腹腔镜手术相比，该术式腹壁无瘢痕，避免了切口感染和切口疝，疼痛和粘连轻，生理应激反应更轻，恢复更快，且不影响肌肉活动，尤其对于肥胖者，成本－效益比是否优于腹腔镜手术尚待临床研究。

知识点35：超声内镜的其他应用　　副高：基本掌握　正高：掌握

（1）超声内镜引导下腹腔神经节/丛阻滞技术（EUS-CPN）。

（2）超声内镜引导下实体/囊性肿瘤的无水乙醇注射消融术。

（3）超声内镜引导下胆管或胰管引流。

（4）超声内镜引导下肿瘤术前标记术。

（5）超声内镜引导下定向植入放射性粒子治疗腹腔内肿瘤。

第六章 诊断技术

知识点1：食管酸滴定试验的适应证　　副高：熟练掌握　正高：熟练掌握

食管酸滴定试验的适应证：①协助反流性食管炎的诊断。②鉴别不典型胸痛是否由食管疾病所致。

知识点2：食管酸滴定试验的禁忌证　　副高：熟练掌握　正高：熟练掌握

食管酸滴定试验的禁忌证是所有与插管有关的禁忌证，包括：①鼻咽部或上食管梗阻。②严重而未能控制的凝血性疾病。③严重的上颌部外伤和/或颅底骨折。④急性食管炎、食管黏膜的大疱性疾病。⑤心脏疾病未稳定的患者或对迷走刺激耐受差的其他患者。⑥相对禁忌证：食管肿瘤或溃疡、重度食管静脉曲张、不能合作的患者。

知识点3：食管酸滴定试验的操作方法　　副高：熟练掌握　正高：熟练掌握

（1）取坐位，放置鼻胃管至食管下段（距鼻孔30～35cm），以胶布固定。

（2）先以每分钟10ml的速度滴注生理盐水15分钟，若患者无不适则再以同一速度滴注0.1mol/L盐酸，直至患者出现症状，如无症状则观察30分钟。滴酸过程中出现胸骨后烧灼感或疼痛为阳性。

知识点4：食管酸滴定试验的注意事项　　副高：熟练掌握　正高：熟练掌握

（1）酸滴入的速度及时间可影响试验的结果，对同一组患者试验时应严格控制酸滴入的速度及时间。

（2）在某些症状性反流的患者有15%的假阴性，正常人有15%的假阳性（黏膜敏感者），当有典型症状而试验阴性时，不能除外食管炎的存在，应进一步行其他方面的检查。

知识点5：24小时食管酸度监测的适应证和禁忌证　　副高：熟练掌握　正高：熟练掌握

（1）适应证：24小时食管酸度（pH）监测的适应证包括：①胃食管反流病（GERD）。②非典型胸痛的鉴别诊断。③不明原因的慢性咳嗽或哮喘。④判断GERD的抗酸及抗反流治疗（药物及抗反流手术）效果。

（2）禁忌证：与插管有关的禁忌证，见“食管酸滴定试验的禁忌证”。

知识点6：24小时食管酸度监测的术前准备　　副高：熟练掌握　正高：熟练掌握

24小时食管酸度（pH）监测的术前准备内容：①检查前禁食12小时。②检查前对电极进行常规消毒及定标。③向患者说明检查过程，取得合作，减轻插管时不适，告诉患者如何使用动作键。④便携式24小时胃食管pH监测仪。⑤签署知情同意书（如医院有此规定）。

知识点7：LES的定位方法　　副高：熟练掌握　正高：熟练掌握

食管下括约肌（LES）的定位方法有：①内镜直视定位法。②透视定位法。③测压定位法。④pH梯度定位法。

知识点8：24小时食管酸度监测的方法　　副高：熟练掌握　正高：熟练掌握

（1）患者取坐位，将pH电极经鼻孔准确地放置在食管下括约肌（LES）上方5cm处。

（2）pH电极定位后，鼻腔处用胶布固定电极导线，连接记录仪，打开记录键，连续监测24小时。

（3）记录完毕，取出电极，将采集的数据由记录仪传输至计算机，由相应的软件进行数据处理，并打印结果。

知识点9：24小时食管酸度监测的常用指标　　副高：熟练掌握　正高：熟练掌握

24小时食管酸度监测的常用指标有：①pH＜4的反流次数。②pH＜4的总时间百分率。③立位时pH＜4的总时间百分率。④仰卧位时pH＜4的总时间百分率。⑤持续时间长于5分钟的反流次数。⑥最长反流持续时间。⑦反流面积。

知识点10：24小时食管酸度监测的注意事项　　副高：熟练掌握　正高：熟练掌握

24小时食管酸度（pH）监测的注意事项：①检查前患者应停用所有抗酸剂、抑酸剂及影响胃肠动力药物至少1周。②电极放置的位置应准确。③接受检查的患者应尽可能保持正常的生活、饮食和活动习惯，但要禁食酸性、碱性饮料及食物。

知识点11：24小时胆汁监测的适应证和禁忌证　　副高：熟练掌握　正高：熟练掌握

（1）适应证：①胃食管反流症状者（包括非典型症状）。②评价有并发症的GERD患者。

③治疗无效的酸反流者。④疗效较差的反流性食管炎患者。⑤胃切除术后有反流症状者。⑥抗反流手术前及术后评价。

（2）禁忌证：插管禁忌者。

知识点12：24小时胆汁监测的术前准备 副高：熟练掌握 正高：熟练掌握

24小时胆汁监测的术前准备工作：①术前至少6小时禁食任何固体或液体食物，以防呕吐、误吸，如同时进行pH监测，则应防止胃内容物的中和作用。②检查前对电极进行常规消毒。③向患者说明检查过程，取得合作，减轻插管时不适，告诉患者如何使用动作键。④Bilitec2000 24小时胆汁检测仪。⑤签署知情同意书（如医院有此规定）。

知识点13：24小时胆汁监测的方法 副高：熟练掌握 正高：熟练掌握

（1）根据操作手册标定仪器。

（2）鼻腔局部喷雾麻醉（利多卡因等），探头前擦少许润滑剂以便插管。

（3）患者取直立位，经鼻插入检查导管，检测探头置于LES上端上方5cm处，检测胆汁反流入胃时，探头应置于LES下方5～10cm。

（4）分别在鼻部、颊部用胶布固定导管，导管绕至耳后再于颈后部固定。

（5）连接导管与检测仪，开始检测，患者明确注意事项（包括饮食日记），携带日记后离开医院，连续监测24小时。

（6）患者次日返回医院，取出电极，将采集的数据由记录仪传输至计算机，由相应的软件进行数据处理，并打印结果。

知识点14：24小时胆汁监测的常用指标 副高：熟练掌握 正高：熟练掌握

24小时胆汁监测的常用指标：①胆汁反流次数。②持续时间长于5分钟的反流次数。③最长反流时间。④立位时及仰卧位时反流的时间百分比。⑤吸收值>0.14的总时间；⑥吸收值>0.14的总时间百分比。

知识点15：24小时胆汁监测的术前注意事项 副高：熟练掌握 正高：熟练掌握

检查前患者应停用所有抗酸剂、抑酸剂及影响胃肠动力药物至少1周。

知识点16：24小时胆汁监测的术中注意事项 副高：熟练掌握 正高：熟练掌握

（1）受试过程中，患者可保持正常日常活动，以使检查更符合生理情况。若为使检查标准化，亦可限定患者饮食、日常活动及睡眠时间。携带机器时严禁沐浴，小心保护机器。

（2）禁食吸收光谱与胆红素相近似的食物，否则会影响检查结果。食物颗粒必须细小，以防固体食物聚积在探头顶端。

（3）指导患者在检查过程中使用记录仪上的记事键，并记录日记，包括时间及备忘事项。

知识点17：24小时胆汁监测的术后注意事项 副高：熟练掌握 正高：熟练掌握

（1）患者恢复日常活动，正常饮食，继续服用检测前停用的药物。

（2）导管在戊二醛内浸泡30分钟消毒。与记录仪连接的导管末端切忌与消毒液体接触。探头顶端用纱布擦干后，置于盒内保存。

知识点18：高分辨率食管测压技术（HREM）的适应证和禁忌证 副高：熟练掌握 正高：熟练掌握

（1）食管测压的适应证：①食管动力障碍性疾病，如贲门失弛缓症、食管痉挛、LES功能不良、原发性食管上括约肌（UES）功能障碍、食管胃连接部位的解剖学异常或功能不良（如裂孔疝）等。②伴有典型或不典型食管症状，如胃灼热、反酸、反胃等，咽下困难或吞咽疼痛，经钡餐或内镜检查排除食管器质性病变者。③对一些异常症状行深入的探索，如原因不明的慢性咳嗽、反复出现的吸入性肺炎或肺部感染、哮喘、婴儿的异常呕吐等。④非心源性或不明原因胸痛。⑤某些累及食管运动功能的全身性疾病，如糖尿病、甲状腺功能减退、硬皮病、皮肌炎和缺铁性贫血等，以及中枢或周围神经病变累及食管运动者。⑥消化道动力药物药效观察和研究。⑦食管运动生理、病理生理学研究。⑧协助筛选合理的手术方式。⑨某些食管手术效果评价或食管、胃术后食管功能评价。

（2）禁忌证：①鼻咽部或食管狭窄、梗阻。②严重心肺疾病。③对插管过程不耐受者。④上消化道出血或有出血风险者。⑤精神或意识障碍不能合作者。

知识点19：高分辨率食管测压的操作前准备 副高：熟练掌握 正高：熟练掌握

食管测压操作前准备的工作包括：①术前3天禁服各种镇静剂及影响食管动力的药物；②术前禁食至少6小时，如有明显咽下困难，检查前一天晚餐应进流质，晚8时以后禁食；③对有胸痛、咽下困难、反食等症状的患者，应先行食管钡餐或内镜检查，以了解食管有无解剖异常，并除外机械性梗阻；④向患者解释检查目的，介绍检查方法，使其消除恐惧心理，配合检查；⑤签署知情同意书（如医院有此规定）；⑥进行胃镜检查后应休息至少24小时后再进行操作。

知识点20：高分辨率食管测压的操作方法 副高：熟练掌握 正高：熟练掌握

（1）打开仪器。

（2）连接导管与传感器，打开灌注开关，进行压力校准。

（3）插管，一般插至距鼻孔60cm处。

（4）数据采集：①VES、LES静息压；②10次5ml水单口吞咽；③2～3次10ml水连续吞咽。

（5）退出导管，停机。

（6）结果分析。

1）食管下括约肌（LES）：①静息压；②残余压；③LES长度；④EGJ分型等。

2）食管上括约肌（VES）：①静息压；②残余压；③VES长度等。

3）食管体部：①收缩力度；②收缩类型；③IBP类型等。

知识点21：食管测压术的注意事项 副高：熟练掌握 正高：熟练掌握

（1）生理因素，如括约肌的不对称性、胃消化间期运动的不同阶段、呼吸、体位变化等均可影响测压结果。

（2）不同仪器、不同方法，其结果差异较大，应建立相应正常对照值。

（3）术中受检者恶心、咳嗽、腹压增加等均可出现伪差描记，应予辨认并在受检者安静状态下重新检测。

知识点22：食管通过时间测定的适应证 副高：熟练掌握 正高：熟练掌握

食管通过时间测定的适应证：①贲门失弛缓症、弥漫性食管痉挛、硬皮病、糖尿病、胃食管反流病、裂孔疝、食管狭窄等；②药物、手术等疗效的观察。

知识点23：食管通过时间测定的术前准备 副高：熟练掌握 正高：熟练掌握

（1）术前禁食12小时。

（2）放射性示踪剂准备：通常选用^{99m}Tc-硫胶体或^{99m}Tc-DTPA。

知识点24：食管通过时间测定的方法 副高：熟练掌握 正高：熟练掌握

（1）患者取仰卧位（或坐位）于γ照相机探头之下，使食管位于视野中央（应包括食管上口及食管胃连接部）。

（2）患者口含15ml含有^{99m}Tc-硫胶体或^{99m}Tc-DTPA300μCi的水。

（3）嘱患者一次弹丸式吞咽，每秒1帧，连续采集16帧图像，以后每隔15秒干咽1次，连续2分钟或更长时间。

（4）试验完毕后由计算机以ROI技术勾画出全食管及分段食管，处理得到时间－放射性曲线，分析其通过时间及通过率。

1）食管通过时间（ETT）＝下段T_{max}－上段T_{max}

T_{max}代表放射性核素在该段达到最高峰值的时间，正常人ETT≤10秒。

2）食管分段通过时间（RTT）：将全食管分为上、中、下三段，分别计算出分段通过时间。

$$SEET_{1/2}=T_{1/2}-T_{max}$$

SEE $T_{1/2}$为分段食管（上、中、下段食管）排空峰值一半所需时间，$T_{1/2}$为某段排至高峰一半的时间；正常食管上－中段SEE $T_{1/2}$＜3秒，中－下段SEE $T_{1/2}$≤7秒。

3）食管通过率：正常人8次吞咽后（2分钟），通过率＞90%。

知识点25：食管通过时间测定的注意事项　　副高：熟练掌握　正高：熟练掌握

（1）体位、显像剂种类和容积、吞咽频率等都会影响结果，故需注意方法的标准化，结果才会具有可比性。

（2）采集、干咽的方式及参数的选择必须保持一致。

（3）本法不宜作为有食管症状患者的初选检查，也不能代替食管钡剂造影、内镜及食管测压。

知识点26：胃食管反流（GER）测定的适应证　　副高：熟练掌握　正高：熟练掌握

胃食管反流（GER）测定的适应证：①食管炎、食管狭窄、胃灼热和反流症状、小儿反复吸入性肺炎和不明原因的呕吐、肺部慢性炎症的病因诊断。②胃大部切除术后并发症的诊断。③抗反流药物疗效观察及抗反流手术后的评价。

知识点27：胃食管反流（GER）测定的术前准备　　副高：熟练掌握　正高：熟练掌握

（1）检查前空腹至少4小时以上。

（2）放射性示踪剂准备：通常选用^{99m}Tc-硫胶体或^{99m}Tc-DTPA，其标记率应＞98%。

知识点28：胃食管反流（GER）测定的方法　　副高：熟练掌握　正高：熟练掌握

（1）患者先口服300ml酸性试餐，再服15～30ml清水以去除留在食管的放射性示踪剂，5分钟内饮完。

（2）饮完后10～15分钟，让患者仰卧于γ照相机探头之下，使食管位于视野中央（视野包括胃和食管），将一条23cm×50cm的特制橡胶加压腹带缚于上腹胃的部位，通过压力泵控制，向囊内充气，在腹部逐级加压从0～13.3kPa，每升压2.67kPa（20mmHg）采集1帧图像，每帧30秒。

（3）通过计算机绘出食管和胃感兴趣区，计算GER指数（GERI）。

$$GERI（\%）=（E_t-E_B）/G_0\times100$$

E_t为t时的食管计数，E_B为食管本底计数，G_0为检查开始时胃的计数。

（4）婴幼儿检查不用腹带，鼻饲后5～10分钟，每2分钟采集1帧，共60分钟。2～4小时内在胸部显像几次，若在肺部或上呼吸道出现放射性，则提示有肺吸入。

（5）结果分析：①正常人食管内不见放射性存在，CERI＜4%。②贲门上方出现放射性或GERI＜4%时即为GER阳性。③在腹部未加压时即出现反流称为自发性反流，加压后的反流称为诱导性反流。

知识点29：胃食管反流（GER）测定的注意事项 副高：熟练掌握 正高：熟练掌握

酸性试餐为150ml橘子汁、150ml 0.1mol/L HCl和300～400μCi示踪剂混合而成；婴幼儿则由鼻饲管向胃内注入适量的含有显像剂5μCi/ml的牛奶，牛奶量按体表面积300ml/1.7m^{2}计算，总活度在200～300μCi。

知识点30：胃酸分泌功能检查法的适应证 副高：熟练掌握 正高：熟练掌握

胃酸分泌功能检查法又称五肽促胃液素法，其适应证包括：①疑诊促胃液素瘤。②鉴别胃良性与恶性肿瘤。③胃大部切除术和迷走神经切断术前后，估价手术效果。④萎缩性胃炎的诊断与随访。

知识点31：胃酸分泌功能检查法的禁忌证 副高：熟练掌握 正高：熟练掌握

胃酸分泌功能检查法的禁忌证：①新近有上消化道出血者。②食管狭窄、肿瘤及重度食管静脉曲张。③严重高血压、冠心病、心力衰竭。④孕妇、体弱者。

知识点32：胃酸分泌功能检查法的术前准备 副高：熟练掌握 正高：熟练掌握

胃酸分泌功能检查术前准备的工作包括：①检查前一天晚8时起禁食。②向患者解释检查意义，取得患者合作。③准备有关用具及药品。

知识点33：胃酸分泌功能检查法的方法 副高：熟练掌握 正高：熟练掌握

（1）采取坐位或半卧位。

（2）上胃管至胃腔且有酸性胃液抽出。

（3）测定基础胃酸分泌，抽尽空腹胃液后，休息半小时再抽吸胃液并弃去，然后抽吸1小时胃液测定其容量、盐酸浓度和pH。

（4）肌内注射五肽促胃液素，每1千克体重用量6mg。

（5）注药后持续抽吸胃液，每15分钟留1次胃液标本，共4次，即1小时胃液，计量各标本的容量、盐酸浓度和pH。留完标本后，拔出胃管。

（6）计算基础胃酸分泌（BAO）、最大胃酸分泌（MAO）及高峰胃酸分泌（PAO）。①BAO＝容量×盐酸浓度。②MAO为注射五肽促胃液素后的4次胃酸量之和。③PAO为4个标本中的2个最大数值之和乘2。

知识点34：胃酸分泌功能检查法的注意事项　副高：熟练掌握　正高：熟练掌握

（1）术前24～48小时停用影响胃酸分泌的药物，如丙胺太林（普鲁本辛）和H_2受体阻断药等。

（2）插管动作轻巧，以防损伤食管。

（3）如果在插管过程中患者出现呛咳、呼吸困难，说明插入气管，应马上退出胃管。

知识点35：上消化道内镜检查术的适应证　副高：熟练掌握　正高：熟练掌握

原则上凡是食管、胃、十二指肠的疾病，诊断不清时均可行此项检查。适应证：①疑有上消化道的炎症、溃疡、肿瘤、息肉或异物等，包括上腹部有症状而X线检查阴性或疑有病变但不能确诊者。②X线钡餐检查发现有溃疡或充盈缺损、息肉或肿块等，但不能确定其性质者。③原因不明的上消化道出血，可行急诊胃镜检查。④咽下困难、吞咽疼痛及胸骨后烧灼感疑有“食管性胸痛”者。⑤食管、胃术后症状复发或加重，疑吻合口病变者。⑥某些上消化道疾病的定期复查（如溃疡、萎缩性胃炎、癌前病变等）及药物治疗前后或手术后疗效的评价。⑦上消化道肿瘤术前检查，了解其类型、分期、浸润范围，以制订手术方案。⑧与胃有关的全身症状，如不明原因的贫血、消瘦、左锁骨上淋巴结肿大等。⑨对部分上消化道出血、食管静脉曲张、息肉及异物等进行治疗。

知识点36：上消化道内镜检查术的禁忌证　副高：熟练掌握　正高：熟练掌握

上消化道内镜检查术的禁忌证：①严重心、肺功能不全、频发心绞痛、严重心律失常和主动脉瘤等。②全身情况极度衰竭或休克者。③咽、喉部和呼吸道疾病（相对禁忌）。④急性腐蚀性食管炎、胃炎。⑤食管、胃、十二指肠穿孔的急性期。⑥神志不清或精神障碍不能合作者。⑦严重出凝血障碍、哮喘发作期、急性心肌梗死后。⑧严重脊柱畸形。⑨无痛内镜检查时静脉全身麻醉有关的禁忌证。

知识点37：上消化道胃镜检查术的术前准备　副高：熟练掌握　正高：熟练掌握

（1）与患者及家属沟通，告知胃镜操作的必要性、诊疗过程和可能的风险，签署内镜检查和/或治疗同意书。

（2）应了解患者平素有无服用阿司匹林等抗凝药物，服用抗凝药物及抗血小板聚集药物者，应参照表6-1停药。

表6-1 胃镜检查前后防止出血的处理

	检查前处理	检查后处理
抗凝药（华法林）	停药3～4天	停药3～4天
抗血小板药（阿司匹林类）	停药7～10天	停药4～5天

一般胃镜下活检、放置标识物、钳夹等操作属低度危险；黏膜下切除及黏膜下剥离、息肉电切、超声引导下穿刺等操作则属高度危险。

（3）详细了解病史，确认有无手术史，是否接受过胃镜检查；询问药物过敏史以便选择恰当的麻醉及镇痛方式；行无痛胃镜检查者，应有家属陪同。

（4）检查前应禁食6小时以上，如有胃流出道梗阻，则需禁食2～3天，必要时洗胃、胃管引流等。一般患者检查前1日晚餐正常进食，检查当日晨起后禁食、禁饮，保持空腹状态。重症及体质衰弱患者，术前应补液。

（5）对于术前精神紧张及焦虑的患者，应告诉患者如何在检查过程中配合医生的操作，让患者有足够的心理准备。危重患者应有医生陪同检查，留置静脉输液通道，准备好必要的抢救药品，以便必要时在内镜中心展开抢救；检查前给予吸氧、心电监护。

（6）检查所用设备是否调试正常，活检钳、细胞刷、止血药物、抢救药物是否准备好；检查图文报告系统是否已准备好。

（7）插镜前核对患者姓名、性别及年龄，询问病史，了解检查目的、再次评估检查的风险。嘱患者解开领口、放松腰带，摘掉眼镜及活动义齿。患者取左侧卧位，双膝屈曲。放置好铺巾，嘱患者轻轻咬住口垫。

知识点38：上消化道内镜检查术的方法　　副高：熟练掌握　正高：熟练掌握

（1）患者左侧卧位，头略后仰，双腿弯曲，松解腰带和领扣，有活动义齿应取出。

（2）嘱患者咬住牙垫，用右手拇指、示指和中指拿住镜管并插入口腔，再嘱患者做吞咽动作，顺势将胃镜送入食管。

（3）循腔进镜，一边推进一边注气，做大致观察，直至幽门及十二指肠。

（4）退镜时，应依次仔细观察十二指肠、幽门、胃窦、胃角、胃体、胃底、贲门及食管，对病变部位做活检或摄影。

知识点39：上消化道内镜检查术的注意事项　　副高：熟练掌握　正高：熟练掌握

（1）对年老、高血压、心脏病患者，应先做心电图，最好有心电监护。

（2）操作时动作要轻柔，适量注气，切忌用力过大。

（3）检查后，待咽部麻醉作用消失后才能进食，如有咽喉部疼痛不适或声音嘶哑，给予局部含漱药物。

（4）术后有明显黑粪或剧烈腹痛者应随诊。

知识点40：上消化道内镜检查术的并发症 副高：熟练掌握 正高：熟练掌握

上消化道内镜检查术的并发症：①器械损伤，擦伤、穿孔、出血、食管贲门撕裂、下颌脱臼、腮腺肿大等。②心血管及麻醉意外等。③其他，喉头痉挛、吸入性肺炎、咽喉部感染或咽后脓肿。

知识点41：内镜超声检查术的主要适应证 副高：熟练掌握 正高：熟练掌握

（1）消化系统恶性肿瘤术前分期：超声内镜可明确病变侵犯深度、范围，有无周围淋巴结转移及有无周围组织器官的侵犯。对决定是否能手术及选择何种手术方案具有重要的指导意义。

（2）黏膜下肿瘤诊断：超声内镜能显示病变发生层次，对病变定性诊断有帮助，超声内镜还能鉴别黏膜下肿瘤和管壁外压迫。

（3）对常规影像学检查诊断不明确的胆管及胰腺病变进行进一步诊断，例如早期胰腺癌等。

（4）判断食管静脉曲张内镜治疗效果。

（5）贲门失弛缓症诊断和鉴别诊断。

（6）判断消化性溃疡的愈合质量。

（7）炎性肠病诊断和鉴别诊断。

（8）纵隔病变诊断。

（9）超声内镜引导下诊断性穿刺。

知识点42：内镜超声检查术的绝对禁忌证 副高：熟练掌握 正高：熟练掌握

内镜超声检查术的绝对禁忌证：①严重心肺疾患不能耐受内镜检查者。②不合作的精神病患者或严重智力障碍者。③处于休克等危重状态者。④疑有胃穿孔者。⑤口腔、咽喉、食管及胃部的急性炎症，尤其是腐蚀性炎症。⑥其他，如明显的胸主脉瘤、脑出血等。

知识点43：内镜超声检查术的相对禁忌证 副高：熟练掌握 正高：熟练掌握

内镜超声检查术的相对禁忌证：①巨大食管憩室、明显的食管静脉曲张、高位食管癌、高度脊柱畸形者。②有心脏等重要脏器功能不全者。③原发性高血压未获控制者。

知识点44：内镜超声检查术的术前准备 副高：熟练掌握 正高：熟练掌握

内镜超声检查术的术前准备工作：①患者准备。患者需空腹6小时以上。术前15分钟可肌内注射地西泮5～10mg，解痉灵（丁溴东莨菪碱）20mg，必要时也可用哌替啶50mg。②器械准备。电子超声内镜术前应调试内镜探头，尤其是水囊是否密封、有无漏水，超声图像及内镜图像切换是否完好，微超声探头需用活检管道2.8mm的胃镜，在活检管道口安装专用注水接口及阀门，并于无气水中检查观察发出的超声波形是否正常。

知识点45：超声内镜在食管癌术前分期中的应用 副高：熟练掌握 正高：熟练掌握

应用超声内镜对食管癌进行临床分期具有重要意义。分期目的在于研究治疗方案和判断预后。在无淋巴结转移和远处转移的食管癌患者中，病变侵犯的深度将直接影响预后。在术后随访的食管癌患者中，原位癌（上皮内癌）和黏膜内癌（T_1m、仅黏膜层或黏膜肌层受损的T_1癌）的5年生存率是相似的，高达80%～85%，而T_1sm癌（黏膜下层癌）和T_2癌的5年生存率明显下降，40%～50%。当肿瘤突破固有层达T_3时5年生存率<25%。当出现区域性淋巴结时，T分期不十分重要了。$T_1N_1M_0$、$T_2N_1M_0$和$T_3N_1M_0$的预后相近，均比$T_3N_0M_0$差很多。

进行EUS确定肿瘤范围可以帮助判断能否进行内镜治疗、手术治疗，或选择放化疗、姑息治疗（如放置支架）等。对于无转移的浅表病变如原位癌和黏膜内癌经内镜黏膜切除术（EMR）治疗的五年生存率与手术切除无显著差别，但生活质量前者明显优于后者。若肿瘤侵犯了大血管或远处器官转移（T_4或M_1）时则手术治疗意义不大，可以考虑置入支架等治疗，对手术治疗后的患者行超声内镜，可以观察术后复发情况结合活检和细针穿刺是诊断吻合口复发最佳方法。当食管癌伴有食管严重变形狭窄时，超声内镜操作较为困难，应用微探头可以较好地解决这一问题。

超声内镜对食管癌分期的准确率较高，优于CT检查，但EUS不能替代CT检查，由于EUS有穿透深度限制，对远处转移（M）无法得出结论性判断，所以对食管癌要作出一个完善的临床分期，EUS应与CT联合应用。

知识点46：超声内镜在胃癌术前分期中的应用 副高：熟练掌握 正高：熟练掌握

和食管癌的分期方案类似，根据肿瘤侵犯深度和范围来判断肿瘤原发灶进展程度。有学者提出判断胃癌根治可能性的R分型将胃癌分为R_0（可行根治术的）和R_1（不能行根治术的），应用EUS对胃癌切除可能性判断非常正确，预测的率与实际手术的R_0率几乎完全相同。虽然T_1～T_3甚至一部分晚期的肿瘤都可以进行手术治疗，但对于T_3、T_4和N_2的肿瘤应用术前化疗"降期"将提高治疗效果。

多年研究表明，EUS对胃癌浸润深度（T）判断的总体准确率高达84%，EUS诊断淋巴结转移的敏感性为81%，特异性为50%。对于经胃镜及活检证实的胃癌病例，EUS的主要应用价值在于胃癌的TNM分期，而对于浸润型胃癌（皮革状胃）患者，尤其是内镜多次活检为阴性结果的，行EUS是首选的检查方法。在EUS下，浸润型胃癌与良性疾病一般有明显的区别。有些病例肿瘤可能已侵犯黏膜下层和固有肌层，但多次取活检均为阴性结果，EUS不仅可以显示病变范围和淋巴结转移情况，还可以根据胃壁的厚度，安全性地进行挖掘式活检、圈套活检、针吸活检等，使诊断率更高。对于胃内病变微小而胃周围有肿大淋巴结的患者，行细针穿刺检查，帮助确定病变的性质和组织来源，有助于寻找原发病灶。

早期胃癌诊断率的提高将明显提高术后的生存率。近年日本学者又提出了早期胃癌的EUS分型，将T_1期的肿瘤分成2个亚型：T_1m（黏膜内癌，限于第一、二层）和T_1sm（黏膜下层癌，不超过第三层）。这一分型对于胃癌的内镜下治疗很有指导意义。对于没有淋巴结转移的T_1m期胃癌行内镜黏膜切除术预后极佳，五年生存率与手术切除无显著差异，因此早期诊断和内镜微创治疗才是胃癌诊疗的努力方向。

EUS判断良、恶性溃疡的准确率仅67%，常常将一些良性溃疡误诊为恶性溃疡，如EUS发现胃壁厚度的变化明显超过溃疡大小（即有胃壁浸润现象），那么恶性溃疡的可能性较大。如果发现胃壁周围有转移淋巴结和侵犯周围组织，更可以提示其为恶性溃疡，因此EUS对于良恶性溃疡的鉴别有一定的价值。

知识点47：超声内镜对黏膜下肿瘤的诊断与鉴别诊断

副高：熟练掌握　正高：熟练掌握

超声内镜能显示病变所在的层次，通过病变的层次、各种病变的超声特点，对病变性质的判断有一定的帮助，同时超声内镜能准确地鉴别黏膜下肿瘤和腔外压迫。

当内镜超声显示消化道腔壁各层结构完整，而隆起可能由正常器官如脾脏、左肝、脾门血管、主动脉弓、胸主动脉、脊柱、胆囊等压迫所造成；也可以因为周围脏器异常增大或局限性隆起所致，如肝囊肿、脾脏占位、纵隔肿大淋巴结等压迫引起。当超声显示隆起处局部腔壁各层结构完整，对腔外压迫鉴别比较容易，有文献报道其准确率可达100%。

对于黏膜下占位临床常见的有异位胰腺、脂肪瘤、间质瘤、平滑肌瘤、囊肿、血管瘤、曲张静脉等。异位胰腺通常位于胃窦、十二指肠球部，个别可见于十二指肠降部、胃体和其他位置，超声显示病变位于黏膜下层，可以同时影响到黏膜层或固有肌层，超声特点为中等回声、部分低回声、强回声和无回声，其所在层次和超声具有不确定性，这也是它的特点。脂肪瘤则较有特征性，病变位于黏膜下层，呈高回声，边界清楚，因此临床相对比较容易诊断。间质瘤多位于固有肌层或黏膜肌层，呈低回声，边界清楚，呈低回声，病变较大时，回声往往不均匀。间质瘤可以是良性、潜在恶性或恶性，有研究试图通过超声的表现、病变的大小等来区分，但是其判断的准确率在40%～70%。由于单纯EUS对良恶性判断的准确率欠满意，因此还可以通过超声引导下穿刺来获取组织病理学证据。病变位于食管且来源于黏膜肌层、固有肌层的肿瘤，大多为良性，且病理诊断多为平滑肌瘤，因此对病变不很大、不影响食管功能的可以定期随诊。囊肿一般位于黏膜下层，超声图像呈无回声，边界清楚，囊肿多位于食管、十二指肠。位于食管、胃底的静脉曲张容易辨认；但孤立的，位于胃底、十二指肠的静脉曲张有时辨认困难，有时可能因活检而造成出血，通过内镜超声可以显示病变位于黏膜下层，呈无回声，通过多普勒超声显示血流的活动而容易鉴别。对于血管瘤，有时内镜下可以呈蓝色，超声显示病变位于黏膜下层，呈中等或强回声，多为实性，个别多普勒可以有血流活动。

知识点48：超声内镜对胃淋巴瘤、浸润型胃癌和Ménétrier病的鉴别

副高：熟练掌握　正高：熟练掌握

一般的胃癌在EUS下显示为正常超声层次结构连续性破坏。而浸润型为超声层次结构增厚，胃壁可以无层次结构的破损，但有回声强度的变化，病变处回声强度明显低于胃壁超声第三层结构，而近似于或略高于胃壁超声第二层或第四层结构。

胃淋巴瘤倾向于弥漫生长，并且较早地破坏胃壁深层结构。在胃壁深层中潜行的淋巴瘤比突出黏膜表面的淋巴瘤更易蔓延。早期的胃淋巴瘤表现为超声第二层结构增厚或第二层、第三层结构增厚，而进展期淋巴瘤多表现为团块，胃壁层次结构破坏、消失，病理改变不仅能在隆起及其周边组织内观察到，也可以在胃镜显示为正常的黏膜处发现问题。

Ménétrier病的特点是增厚结构一般限于第二、三层，有时可在增厚的黏膜层内见到潴留性囊肿。如果出现第四层结构增厚，不考虑此病，胃壁多与正常的胃壁各层的回声特点相似或回声略强，增厚的结构一般回声不减低，不会见到胃外淋巴结转移。

当鉴别出现困难时。活组织检查虽有助于确诊，但假阴性较多。在EUS监视下观察病变的厚度，并选择部位行挖掘式活检，诊断价值较高。对胃外有病变的则行细针穿刺活检，对区别淋巴结的性质很有意义。

知识点49：超声内镜对肺癌的诊断

副高：熟练掌握　正高：熟练掌握

部分肺癌可侵犯纵隔、压迫食管，在胃镜下可见食管狭窄处表面黏膜光滑，EUS下可见气管或双侧肺门的巨大肿块压迫食管，多呈低回声，内部回声不均，还可以通过EUS-FNA获得组织、细胞学的明确诊断。内镜超声可以很好显示纵隔肿大淋巴结，由于其具有较高的分辨力，可以显示至少25% CT不能发现的肿大淋巴结，对于肺癌分期及美国胸科医师学会制定的纵隔淋巴结分组，超声内镜可探及气管旁、主动脉－肺动脉、隆嵴下及食管旁等的淋巴结。内镜超声对于肺癌转移可探及的淋巴结多为第9组、8组、7组和5组淋巴结，气管隆嵴下和双肺门，EUS可以帮助发现这4组转移病灶并确定其性质。如果远离食管较远，气管旁的第4组则由于气管内气体干扰无法显示。

知识点50：超声内镜对于良性淋巴结的诊断

副高：熟练掌握　正高：熟练掌握

纵隔良性淋巴结大多直径<1cm，呈梭形，边界欠清楚，呈中等回声。

知识点51：超声内镜对转移性淋巴结的诊断　副高：熟练掌握　正高：熟练掌握

在纵隔中，真正的原发性肿瘤并不多见，相反，恶性肿瘤转移性淋巴结最常见，从形态学上讲，恶性肿瘤的转移性淋巴结一般直径6～30mm，大多回声低，呈类圆形或类方形，质地硬，探头压之不变形。最多见的就是肺癌和食管癌的纵隔淋巴结转移，有时原发病灶病变微小，CT不易发现。对这些转移性淋巴结，应首先努力寻找原发病灶。此外，对这些纵隔淋巴结细针穿刺也是重要选择，如果行EUS-FNA抽取足够的组织就有可能对肿瘤细胞的组织来源和性质进行判断，帮助寻找原发灶部位，对制订治疗方案有指导作用。

知识点52：超声内镜对纵隔结核的诊断　副高：熟练掌握　正高：熟练掌握

纵隔结核多见于儿童和青少年，也可见成年人，纵隔内可见多发肿大淋巴结，淋巴结回声明显不均，中央多有强回声光团并有声影（淋巴结钙化），EUS-FNA抽取组织病理检查可确诊结核。有时可破溃入食管，形成食管溃疡，患者可出现吞咽困难，EUS显示淋巴结与食管壁接触紧密，呈中等回声，有时可见点状强回声，边界欠清楚，局部食管壁超声结构破坏。进行EUS-FNA，获得豆腐渣样物，病理呈上皮样肉芽组织或抗酸染色阳性可以明确诊断，少数可以通过组织培养提高诊断敏感性。

知识点53：超声内镜对于纵隔囊肿的诊断　副高：熟练掌握　正高：熟练掌握

纵隔囊肿是先天的，临床并不少见，占纵隔占位的10%～15%，包括食管壁和食管外，一般没有症状，个别可出现胸痛、咳嗽、呼吸困难等。超声显示病变为圆形，边界清楚，无回声和远处回声增强效应等，有时可以出现肿块样回声。对临床怀疑囊肿诊断而没有临床症状者不主张进行EUS-FNA。对于为了明确诊断而不得不进行EUS-FNA者，应尽可能完全地吸净腔内液体并进行预防性抗感染治疗。

知识点54：胰腺内分泌肿瘤的超声内镜表现　副高：熟练掌握　正高：熟练掌握

胰腺内分泌肿瘤的内镜超声下的表现具有一定特征性，主要表现是在肿瘤边缘与正常胰腺之间的界限明显，通常有“晕”样改变，边界多比较完整。回声特点多呈低回声，少部分可以呈中等回声或强同声，大一点病变可以回声不均匀，可以有囊性变、甚至有钙化。

知识点55：十二指肠乳头癌浸润深度的分级　副高：熟练掌握　正高：熟练掌握

微型超声探头可显示十二指肠乳头部分层结构，目前常根据肿瘤组织与Oddi括约肌以及十二指肠壁固有肌层的关系，将十二指肠乳头癌浸润深度分为4级。

（1）d0级：肿瘤局限于相当于Oddi括约肌低回声带以内。

（2）d1级：肿瘤突破相当于Oddi括约肌的低回声带，但未侵犯相当于十二指肠固有肌层的低回声带。

（3）d2级：肿瘤侵犯十二指肠固有肌层，但未超过相当于该层的低回声。

（4）d3级：肿瘤超过相当于十二指肠固有肌层的低回声带。

知识点56：内镜超声检查术的注意事项 副高：熟练掌握 正高：熟练掌握

运用内镜超声检查术进行检查时先用低倍圆形全景图。需要仔细观察病变时，再逐级放大，并选用半圆形切面。观察远场邻近器官，先用7.5MHz观察黏膜表面病灶，再切换成12MHz以反复显示比较。7.5MHz显示病灶实质回声较好，12MHz显示消化道管壁或病灶近场的边界较好。

知识点57：内镜超声检查术的并发症 副高：熟练掌握 正高：熟练掌握

（1）窒息：发生率极低，主要是胃内注水过多时变动患者体位所致。避免方法：注水≤500ml，术中变动体位前抽尽胃内注入水。

（2）吸入性肺炎：较少发生，常系患者术中误吸胃内液体或注入水量过多所致。

（3）麻醉意外。

（4）器械损伤：如咽喉部损伤、食管穿孔、胃穿孔、消化道管壁擦伤。

（5）出血。

（6）心血管意外。

知识点58：内镜超声引导下细针抽吸活检术的概念 副高：熟练掌握 正高：熟练掌握

内镜超声引导下细针抽吸活检术（EUS-FNA）是指在内镜超声的引导下将穿刺细针通过内镜管道穿刺入目标组织，以获取目标的组织及细胞进行病理学诊断的一种内镜技术。

知识点59：EUS-FNA的应用范围 副高：熟练掌握 正高：熟练掌握

目前EUS-FNA的应用范围包括胰腺病变、左肾上腺病变、纵隔及肺部病变、直肠和前列腺病变、上消化道邻近的肿块等。

知识点60：EUS-FNA的适应证 副高：熟练掌握 正高：熟练掌握

EUS-FNA的适应证：①胰腺癌及其术前分期。②胰腺炎性肿块。③胰腺神经内分泌肿瘤。④胰腺囊性病变。⑤疑诊慢性胰腺炎，特别是自身免疫性胰腺炎。⑥微量腹水定性。⑦腹膜后淋巴结活检。⑧中、后纵隔淋巴结及占位性病变和部分肺部病变。⑨胃肠黏膜下肿瘤。⑩弥漫性胃、食管壁增厚。⑪其他（如肾上腺肿块、部分肝占位性病变等）。

知识点61：EUS-FNA的绝对禁忌证　　副高：熟练掌握　正高：熟练掌握

EUS-FNA的绝对禁忌证：①严重心肺疾患不能耐受内镜检查者。②无法配合者。③处于休克等危重状态者。④已知或怀疑消化道穿孔者。⑤口腔、咽喉、食管及胃部的急性炎症者，尤其是腐蚀性炎症者。⑥急性憩室炎者。⑦口服抗凝药物、抗血小板药物及凝血功能障碍或有出血倾向者。⑧服用阿司匹林等非甾体类药物囊性病变者。⑨其他如明显的胸主脉瘤、脑出血等。

知识点62：EUS-FNA的相对禁忌证　　副高：熟练掌握　正高：熟练掌握

EUS-FNA的相对禁忌证包括：①巨大食管憩室、明显的食管静脉曲张、高位食管癌、高度脊柱畸形。②有心脏等重要脏器功能不全。③原发性高血压未获控制。④操作者缺乏经验。

知识点63：EUS-FNA的术前准备　　副高：熟练掌握　正高：熟练掌握

EUS-FNA的术前准备工作包括：①患者需空腹6小时以上。术前15分钟可肌内注射地西泮5～10mg，解痉灵（丁溴东莨菪碱）20mg，必要时也可用哌替啶50mg。②患者停服影响凝血功能药物，如华法林、低分子肝素、噻吩丙吡啶类药物、非甾体类抗炎药等。③术前询问心肺疾病史，女性受检者询问月经史，避免月经期检查。④术前检查凝血功能、血小板、心电图。⑤建立静脉通道，有黄疸者，术前3天每天肌内注射维生素K_1，对于囊性病变患者，术前常规应用抗生素预防感染。⑥术前详细了解穿刺部位的各种影像学资料，明确穿刺部位及其毗邻器官情况，选择合适穿刺路径。

知识点64：EUS-FNA的操作方法　　副高：熟练掌握　正高：熟练掌握

（1）穿刺前准备好负压注射器，通常给予10ml负压。并将穿刺针安置于内镜腔道内，调节穿刺针外鞘合适长度后锁住安全锁。

（2）取出穿刺针插入超声内镜进行扫查，寻找显示病灶，选择合适的穿刺位置，应用彩色多普勒扫查，避开穿刺范围内血管。

（3）将穿刺针缩回外鞘并锁定，将针连同外鞘插入超声内镜工作管道，穿刺针手柄固定于内镜工作管道外口。

（4）确定穿刺靶标后解除手柄上的锁，测量穿刺针至穿刺靶标之间的距离，以防穿刺针不会超越穿刺目标。推进穿刺针约1cm直至在超声声像图上见到抵住消化道壁的针尖。

（5）如用球形头针芯的穿刺针需后退针芯5mm，使针尖锐利。在超声引导下将穿刺针刺入目标。

（6）助手拔出穿刺针针芯，安装准备好的负压注射器（通常给予5～10ml负压），在负压吸引下将细针在病灶内反复提插10次以上。

（7）缓慢释放负压，快速将针芯收回至针鞘内，再从内镜管道拔出。

（8）通过重新插入针芯或通过用空气/生理盐水将标本从针鞘中推出。

（9）将流出的有形组织甲醛溶液固定后行组织学检查，剩下不成形的碎片涂片送细胞学检查。观察取材量，决定是否重复操作或重复次数，原则上重复2～3针。

（10）检查结束后密切监测患者是否有出血、穿孔、胰腺炎及感染等并发症发生。

知识点65：EUS-FNA的注意事项 副高：熟练掌握 正高：熟练掌握

（1）注意不要将抬钳器抬得太高，因为此操作可导致穿刺针弯曲，使其远离超声扫描平面，影响其在超声图像中的显示。

（2）如用球形头针芯的穿刺针，需后退针芯5mm，使针尖锐利。将针扎入病灶后，在吸引前需确保将穿刺针针芯完全重新插入一次，可避免一些消化道细胞所造成的污染。

（3）对于实质性病灶，建议多次负压抽吸，但对于淋巴结应用无吸引、低压力吸引或减少抽吸次数。对于实质性病灶及淋巴结均建议多部位取材，对于胰腺囊肿，应尽可能取材其实质组织及囊壁。

（4）不同粗细的针（包括19G、22G、25G）对于穿刺诊断的阳性率没有明显影响，但使用19G针通过十二指肠壁穿刺时可增加穿刺失败风险，因此建议通过十二指肠壁穿刺时避免使用19G针。

（5）对于淋巴结及肝脏病灶，建议穿刺3针；对于胰腺实质性病灶，建议至少穿刺5针，对于胰腺囊性病灶，穿刺1针即可。

（6）在检查室内有细胞学技师或病理学家时，进行快速细胞学诊断可判断所得的标本量是否足够，但对于这一举措是否可提高EUS-FNA诊断率尚无定论。

知识点66：EUS-FNA的并发症 副高：熟练掌握 正高：熟练掌握

（1）窒息：发生率极低，主要是胃内注水过多时变动患者体位所致。避免方法即注水≤500ml，术中变动体位前抽尽胃内注入水。

（2）吸入性肺炎：较少发生，常系患者术中误吸胃内液体或注入水量过多所致。

（3）麻醉意外。

（4）器械损伤：如咽喉部损伤、食管穿孔、胃穿孔、消化道管壁擦伤。

（5）感染。

（6）出血。

（7）急性胰腺炎。

（8）其他：消化道穿孔、胆汁性腹膜炎、肿瘤种植等。

（9）心血管意外。

知识点67：胃内压测定的适应证　　副高：熟练掌握　正高：熟练掌握

胃内压测定的适应证：①协助确立胃动力障碍性疾病的诊断。②了解胃排空异常的可能原因。③用于监视动力疾病的过程。④测定动力药物的反应。

知识点68：胃内压测定的术前准备　　副高：熟练掌握　正高：熟练掌握

胃内压测定的术前准备工作：①术前禁食至少8～12小时。②向患者解释检查目的，介绍检查方法，使其消除恐惧心理，配合检查。③术前连接、调试、校正好仪器。

知识点69：胃内压测定的操作方法　　副高：熟练掌握　正高：熟练掌握

（1）一般采用液体灌注导管体外传感器法，在X线透视下将多孔测压导管由鼻腔慢慢送至十二指肠，并确定侧孔部位。

（2）受试者卧位或半卧位测定空腹压力变化3小时（此为消化间期），然后进食标准试餐，再记录2小时，运用便携式测压系统，可连续记录24小时。

（3）计算机处理分析，消化间期指标包括移行性运动复合波（MMC）Ⅰ、Ⅱ、Ⅲ期时相、所占比例，Ⅲ相持续时间、幅度、移行速度，Ⅱ相收缩波幅和运动指数；消化期指标包括收缩次数、幅度和运动指数。据此了解胃十二指肠运动情况，特别是胃窦－十二指肠协调运动情况。

知识点70：胃内压测定的注意事项　　副高：熟练掌握　正高：熟练掌握

（1）1周内停用影响胃动力药物。

（2）严格按要求准备及校正仪器。

（3）注意导管消毒、清洗及仪器的保养。

（4）检查中受试者保持安静，避免较大的移动等人为影响因素，如有可能应设呼吸导联。

（5）使用24小时便携式测压系统前务必教会受试者掌握各键功能。

知识点71：胃排空测定的适应证　　副高：熟练掌握　正高：熟练掌握

胃排空测定的适应证：①协助胃动力障碍性疾病的诊断。②观察影响胃排空疾病的胃排空情况，以选择适当的治疗。

知识点72：胃排空测定的术前准备　　副高：熟练掌握　正高：熟练掌握

（1）禁食8～12小时。

（2）根据不同方法准备各种器具、药品及标准试餐。

知识点73：胃排空测定的方法 副高：熟练掌握 正高：熟练掌握

胃排空测定的方法有插管法、X线法、放射性核素法、实时超声波法、胃磁示踪法、药物吸收动力试验、胃阻抗图法、呼气试验、磁共振成像（MRI）法。其中，放射性核素法现被认为是测定胃排空的“金标准”技术。

知识点74：胃排空测定的注意事项 副高：熟练掌握 正高：熟练掌握

（1）检查前一周停用影响胃动力的药物。

（2）各种方法按其规定程序及要求执行。

知识点75：胃排空核素法的适应证 副高：熟练掌握 正高：熟练掌握

核素测定方法是将放射性标记的药物，混匀于标准食物内，口服后用γ照相机在胃区进行连续照相，不仅可获得胃区的动态图像，同时可经计算机处理获得胃排空时间，因此称为放射性同位素闪烁照相法。其常见的适应证包括：①具有持续或反复的上腹不适、疼痛、早饱、腹胀、恶心和呕吐等症状，需明确或除外胃动力异常。②为胃轻瘫和功能性消化不良等胃动力异常疾病提供诊断依据，明确严重程度，以及帮助分析病因。③食管或胃疾病需要手术，手术前帮助确立诊断，手术后了解胃排空的变化。④评价胃动力药物的治疗效果，并协助寻找更好的治疗胃动力异常的药物。⑤胃的生理和病理研究。

知识点76：超声胃排空法 副高：熟练掌握 正高：熟练掌握

超声胃排空的检查方法目前常用的是Boloni法，以胃窦面积和胃窦体积为基础。胃窦面积法是根据患者不同体位时胃窦面积的变化反映胃的排空速度。而胃窦体积法则通过试餐前后胃窦体积的变化反映胃的排空。该方法与核素法有较好的一致性。

知识点77：胃排空^{13}C呼气试验 副高：熟练掌握 正高：熟练掌握

放射性核素闪烁照相法无论在基础研究还是临床应用上目前均认为是评估胃排空的金标准，尤其是双重标记放射性核素法的应用不仅能同时观察胃液体及固体的排空状况，还可了解食物在胃内的分布情况。但是该方法的放射性及需要较高的核医学条件而限制了它的应用。^{13}C是一种稳定的同位素，具有同碳元素相同的化学特性但无放射性。水溶性的醋酸或辛酸不在胃内分解吸收而以原形排入十二指肠，在十二指肠近端迅速被吸收并经肝脏代谢产生CO_2呼出体外，根据呼气中^{13}C丰度变化反映胃对液体食物的排空。因此应用^{13}C标记的试餐可测定胃排空状况。$^{13}CO_2$呼吸试验胃排空检测法由于其操作简便、无放射性，结果稳定、可靠而适用于基础和临床科研，尤其是用于对胃肠动力药物的临床疗效评价。但与闪烁照相法相比，单纯$^{13}CO_2$呼吸试验不能同时检测胃液相和固相排空、$^{13}CO_2$呼吸试验无法显示食物在胃内的分布。

知识点78：胃排空不透X线标志物法　　副高：熟练掌握　正高：熟练掌握

用不透X线标志物的测定原理是口服一种或一种以上不透X线标志物后定期摄片，计算在一定时间内不透X线标志物通过胃的情况。不透X线标志物可用硫酸钡做成钡条，长度为10mm，直径为1mm。进试餐时，分4～5次吞服不透X线的标志物20个，餐后定期摄腹部平片，直至标志物从胃内全部排出，或摄片至餐后一段时间，在拍片之前，可口服少许钡剂，使之勾画出胃的轮廓，便于观察。

该方法操作简单，仪器要求不高，只要能摄腹部平片，均可进行该检查。而且该方法目前已经简化成餐后5小时摄一张腹平片，很容易完成。可用于功能性消化不良、各种病因的胃轻瘫及胃动力紊乱情况的胃排空功能的测定，并用于观察促动力药对胃排空的反应。由于钡条是不消化的标志物，因此从某一种程度上来说，胃钡条排空检查也反映胃消化间期的功能。

知识点79：体表胃电记录的操作方法　　副高：熟练掌握　正高：熟练掌握

体表胃电记录即胃电图，其操作方法为：①受试者安静仰卧于检查床上，放松，避免任何外界或自身干扰，如说话、吞咽、深呼吸、翻身等。②放置电极：检测电极置于B超确定的胃体、胃窦、胃底、球部相应的体表部位，也可根据经验放置在相应部位，参考电极置于右耳垂，肢体电极置于右前臂距腕关节2cm处。③每路监视信号稳定后，仪器自动测定一段时间（一般6分钟）的胃电活动，也可动态测空腹、进餐及用药后变化，尚可行24小时胃电测定。④观察指标：胃电频率（FZ、FC、FP）、波幅（AP）、波形，现有电脑软件处理，可展示三维图、直方图等。

知识点80：胃电描记的注意事项　　副高：熟练掌握　正高：熟练掌握

（1）检查前一周停用影响胃动力的药物。

（2）不同仪器选择记录范围有一定差异，指标也不尽相同，使用前应了解仪器性能。

（3）胃电图仅提供功能诊断，不能判别具体疾病。

知识点81：胃顺应性的检测　　副高：熟练掌握　正高：熟练掌握

胃的顺应性与弹性有关，顺应性大小主要由结缔组织和平滑肌决定。胃的顺应性以压力变化和容积变化的比和表示，即在同样的压力状态下容积越大，顺应性越大；同样容积状态下压力越大，顺应性越小。胃顺应性检测与胃内压力、排空及症状发生等均有密切关系，主要用来检查近端胃压力及容积关系，其检测具有重要的临床意义，主要用来检查近端胃压力及容积关系。

顺应性的检测的设备为电子恒压器，由一个应力传感器通过电子转换器连接于一个注气（抽气）系统（气泵）。该检查通过在胃内置入一个双腔气囊，分别外连应力传感器和气泵。电子恒压器通过一个电子反馈机制来改变囊内的气体量以维持气囊内的恒压状态。当囊内压力升高时，气泵开始抽气，当囊内压力降低时，气泵开始注气。因此，在恒压状态下电子恒压器可以根据气囊内体积（缩小或扩大）的变化来测定胃底运动（收缩或舒张）的变化。

知识点82：胆汁－胃反流的检测　副高：熟练掌握　正高：熟练掌握

利用放射性核素在胆汁内浓聚，而不被胃肠道黏膜所吸收，并经肠道排出的特点，来观察有无胆汁－胃反流。所用的核素包括^{99m}Tc-二乙基乙酰苯胺基亚氨二醋酸（^{99m}Tc-EHIDA）。患者需空腹12小时，检查时患者仰卧于γ照相机探头下，视野包括上腹部，自肘静脉注入核素，按胆道显像方法照相，待胆囊显影、肠道内出现放射性，即给患者口服另一种核素，以显示胃的轮廓和位置，若有胆汁－胃反流，即可在胃的区域内，出现放射性填充。

知识点83：胃窦十二指肠测压的适应证　副高：熟练掌握　正高：熟练掌握

胃窦十二指肠测压主要用于研究工作，其临床适应证：①诊断或除外慢性假性小肠梗阻（CIP）。②研究影响胃肠动力的某些系统性疾病（如糖尿病、进行性系统硬化症），以确定小肠受累情况。③胃轻瘫及动力异常综合征；④CIP患者小肠移植术前评价。⑤评价无器质性病变，但有严重的特发性消化不良症状（如疼痛、恶心、呕吐等）的患者。⑥预测药物疗效：促动力药（如甲氧氯普胺、多潘立酮及红霉素）的即时疗效，可在动力检查时一并证实。⑦确定肠道营养的最佳方法（经口、胃或空肠）。

知识点84：胃窦十二指肠测压的术前准备　副高：熟练掌握　正高：熟练掌握

胃窦十二指肠测压的术前准备工作：①术前1周停用影响胃肠动力的药物（包括钙通道阻断药、肾上腺素药物、三环类抗抑郁药、阿片制剂）；②术前空腹一夜，以防插管时误吸，同时保证能记录到空腹运动模式（MMC）；③胃肠外营养患者，术前12小时应改用类晶体食物；④向患者详细说明检查过程，取得合作，以减轻插管时不适；⑤通常不施麻醉，但若必须施行麻醉（可静脉注射咪达唑仑2～5mg），插管后可静脉注射氟马西尼0.2～0.4mg催醒。需在药物代谢后约1小时再开始检测。

知识点85：胃窦十二指肠测压的操作方法　副高：熟练掌握　正高：熟练掌握

（1）经鼻腔插管，然后取右侧屈膝卧位，以便测压导管能通过幽门进入十二指肠。固态导管通常较硬，容易通过幽门进入十二指肠。置入较软的灌注式导管时可利用导丝。使用胃管或上胃肠道内镜，将导丝插至十二指肠悬韧带部位，再借导丝插入测压导管。

（2）将测压导管压力感受器准确置于胃窦十二指肠连接部常较困难。在透视下进行，有助于准确定位。上述方法失败时，亦可在内镜引导下插管，但术中应尽量少注气，否则会影响小肠动力。可通过观察运动模式，来确保将导管置于十二指肠。在胃窦十二指肠测压时，通常将一个或两个记录位置（感受器）置于胃窦，将末端感受器置于十二指肠近十二指肠悬韧带处。小肠测压时通常将中间感受器置于十二指肠悬韧带处。

（3）患者姿势：使用灌注式导管静态测压时，患者应保持舒服的卧位，可让患者看杂志或书。利用固态导管做动态测压时，患者可自由活动，次日按时返回医院拔管即可。

（4）进行动态测压时，患者应用记录仪上记录键或日记，记下进食、睡眠姿态变化、症状等起始时间。时间可从记录仪上读取。动态测压有助于了解白天空腹、进食及消化期间动力改变，以及夜间空腹动力状态。

（5）静态测压检测时间应至少维持6小时，以便能检测到MMC Ⅲ相，动态测压应维持24小时以上。

（6）术中可静注红霉素或皮下注射奥曲肽以进行激发试验。正常人静注红霉素可诱发出类似MMC Ⅲ相的运动。

（7）进食可抑制MMC，诱发餐后运动模式。试餐可在测得MMC之后，即可给予患者进食。

（8）静态测压常检测空腹4小时及餐后2小时压力。

知识点86：胃窦十二指肠测压的注意事项　副高：熟练掌握　正高：熟练掌握

（1）有几种不同的动力异常综合征可能产生同样的病理生理改变。由于对消化道各部分运动特征尚未完全明了，这方面的资料分析仍有困难。

（2）动力异常表现与特定病理、综合征间的关系尚未完全阐明。

（3）应激可能导致胃肠道动力异常，如胃排空迟缓、胃窦收缩减弱、MMC周期性运动受抑制及传导异常。

（4）应除外静脉输液所致的动力异常，高血糖［>7.84mmol/L（140mg/dl）］会减少MMC Ⅲ相及抑制胃排空。

知识点87：胃肠道钡剂检查的适应证　副高：熟练掌握　正高：熟练掌握

胃肠道钡剂检查的适应证：①确定胃、十二指肠溃疡及胃肠道肿瘤。②不明原因的消化道出血。③明确腹部肿块的部位及性质。④不明原因的腹痛。⑤疑胰头或壶腹肿瘤。⑥疑肠结核、克罗恩病者。⑦定期健康检查或胃癌高发人群普查。

知识点88：胃肠道钡剂检查的禁忌证　副高：熟练掌握　正高：熟练掌握

胃肠道钡剂检查的禁忌证：①胃肠道穿孔。②急性胃扩张。③肠梗阻。④急性消化道出血；⑤病情较重不易合作者。

知识点89：胃肠道钡剂检查的术前准备 副高：熟练掌握 正高：熟练掌握

胃肠道钡剂检查的术前准备工作：①检查前停服影响胃肠道功能及不透X线的药物。②检查前日晚8时后禁食，次日晨禁食、禁水。③便秘或结肠充气较多者，可用缓泻剂或洗肠。

知识点90：胃肠道钡剂检查的方法 副高：熟练掌握 正高：熟练掌握

胃肠道钡剂检查的方法：①胃十二指肠钡剂造影。②胃气钡双重对比造影。③十二指肠低张气钡双重对比造影。④小肠钡灌造影：口服法、插管法。

知识点91：消化道出血核素显像检查的原理 副高：熟练掌握 正高：熟练掌握

^{99m}Tc标记人体红细胞（体内或体外法标记）或静脉注射^{99m}Tc标记的胶体后，正常胃肠壁含血量少基本不显影，如胃肠壁有活动性出血灶，^{99m}Tc标记的红细胞或胶体便可从胃肠壁黏膜破损处逸出进入胃肠道，形成该部位放射性浓聚，故可用于消化道出血的定性与定位诊断。

知识点92：消化道出血核素显像检查的适应证 副高：熟练掌握 正高：熟练掌握

消化道出血核素显像检查的适应证：①消化道出血（尤其是下消化道出血）的定位。②胃肠道血管破裂性出血、异物刺伤、血管畸形、手术等。③胃肠道肿瘤出血。④外伤性脏器破裂出血；⑤胆道出血。

知识点93：消化道出血核素显像检查的显像剂 副高：熟练掌握 正高：熟练掌握

消化道出血核素显像检查的显像剂：①^{99m}Tc标记的自身红细胞。②^{99m}Tc-硫胶体或^{99m}Tc-植酸钠。

知识点94：消化道出血核素显像检查的体内标记红细胞法 副高：熟练掌握 正高：熟练掌握

体内标记红细胞法的方法：①口服KCl_4 400mg封闭胃黏膜使之不显影。②30分钟后静脉注射亚锡焦磷酸盐1～2支。③15分钟后患者取仰卧位，照相机或SPECT的探头自前位对准腹部（包括剑突至趾骨联合），矩阵128×128。④静脉注射$^{99m}TcO_4$淋洗液740MBq（20mCi），立即开始动态采集，前30分钟每5分钟一帧连续采集，后每10～15分钟采集一帧，60分钟仍为阴性者，需做延迟显像。⑤怀疑慢性间歇性出血的患者，可延长显像时间或用多次显像，以提高阳性率。

知识点95：消化道出血核素显像检查的^{99m}Tc标记硫胶体或植酸钠显像法

副高：熟练掌握 正高：熟练掌握

^{99m}Tc标记硫胶体或植酸钠显像法的方法为：①口服KCl_4 400mg封闭胃黏膜使之不显影。②30分钟后静脉注射^{99m}Tc标记硫胶体或植酸钠740MBq（20mCi），立即开始动态采集，每1～2分钟一帧连续采集30分钟。由于^{99m}Tc胶体可迅速自血液中被单核–巨噬细胞系统清除，显像观察延迟至60分钟即可。

知识点96：消化道出血核素显像检查的注意事项

副高：熟练掌握 正高：熟练掌握

（1）检查前停用止血药，特别是出血量少的患者，止血药易造成假阴性结果。

（2）怀疑出血灶与大血管或脏器重叠时，可加做侧位显像。

（3）^{99m}Tc标记硫胶体或植酸钠显像只适用于急性活动性胃肠出血而不适用于间歇性出血的延迟显像及胆道出血显像。

（4）危重患者应由临床医护人员陪同检查。

知识点97：十二指肠引流术的适应证

副高：熟练掌握 正高：熟练掌握

（1）对十二指肠及胆汁进行常规、细胞学、细菌学与寄生虫检查，可协助诊断慢性胆囊炎、胆管炎、结石、肿瘤及寄生虫病等。

（2）测定十二指肠液内的胰酶，以了解胰腺功能。

（3）反复引流可协助治疗慢性胆囊炎、胆管炎症。

知识点98：十二指肠引流术的禁忌证

副高：熟练掌握 正高：熟练掌握

十二指肠引流术的禁忌证：①近期有上消化道出血者。②重度食管静脉曲张、食管狭窄、食管肿瘤。③严重高血压、冠心病、心力衰竭。④晚期妊娠、体弱者。

知识点99：十二指肠引流术的术前准备

副高：熟练掌握 正高：熟练掌握

十二指肠引流术的术前准备工作：①术前对患者做好解释工作。②检查前晚餐后禁食、次晨空腹。③准备检查器械：无菌治疗碗一个，内有纱布数块，镊子一把，十二指肠引流管一根，无菌液状石蜡一小瓶，橡皮布、治疗巾各一条，弯盘一个，夹子一个，50ml注射器一副，清洁小玻璃瓶三个，无菌小玻璃瓶三个，无菌33%硫酸镁100ml。

知识点100：十二指肠引流术的操作方法 副高：熟练掌握 正高：熟练掌握

（1）先取坐位，将十二指肠引流管插入胃内，并将胃液全部抽出。

（2）右侧卧位，臀部垫高，嘱患者缓慢、间歇吞管，每1～2分钟吞管1cm，30～60分钟可达十二指肠。

（3）当第二标记（55～60cm）到达门齿后，再下送时应时常抽取少量液体，根据液体性质判断引流管头端位置。如呈淡黄色、较清澈、黏稠、酚红试验为红色时，提示引流管已进入十二指肠，若为黄色则示仍在胃内，此时可将管抽出10～15cm，然后再重新慢慢吞入。

（4）第三标记（75cm）已达门齿即可用胶布固定于面部，管外端置于床面之下，液体自然流出，此液称为D液（十二指肠液），应尽量将D液引流完。

（5）D液引流毕，注入微温的33%硫酸镁溶液50ml，使Oddi括约肌松弛，夹管10分钟，然后松开夹子，液体可自行缓慢流出。将首先流出的硫酸镁液弃去后，分别留取标本。①最初流出的为"A"胆汁，10～20ml，呈金黄色，为胆总管胆汁。②以后流出的为"B"胆汁，30～60ml，呈深黄色或深绿色，为胆囊胆汁。③最后流出的为"C"胆汁，呈淡黄色，为肝管胆汁。

（6）分别将"A""B""C"胆汁盛入清洁小玻璃瓶及无菌小玻璃瓶内，做好标记，送常规及细菌培养检查。

（7）胆汁采集完毕，即可拔出十二指肠管。

知识点101：十二指肠引流术的注意事项 副高：熟练掌握 正高：熟练掌握

（1）吞管不能太快，以防引流管在胃内盘曲。

（2）如引流管在胃内盘曲，经重新送入又未成功，可在X线透视下将引流管送至幽门部位。

（3）患者感到恶心频繁或引流管难以通过幽门时，可注入适量温水，5%颠茄酊10ml或注射阿托品0.5mg，或甲氧氯普胺5～10mg。

（4）注入硫酸镁后仍未见胆汁流出，可再注入50ml，若仍无胆汁流出，表示胆管痉挛或梗阻。

（5）留取各部分胆汁时，要注意颜色改变。取培养标本时，管端用碘酒或酒精消毒，保持无菌。

（6）检查过程中应询问患者有无不适并注意保暖。如引流管在1～3小时内仍不能进入十二指肠，为了减轻患者痛苦，可以停做或延期再做。

（7）留取的标本应及时送检，以免时间过久，细胞自溶，难以辨认。

（8）做治疗性十二指肠引流时，可充分引流全部胆汁。

知识点102：胰腺外分泌功能检查的适应证和禁忌证

副高：熟练掌握 正高：熟练掌握

（1）适应证：评估各种导致胰腺外分泌功能不足的疾病，如慢性胰腺炎、胰腺癌、胰腺手术后等的胰腺外分泌功能。

（2）禁忌证：①直接试验时插管禁忌者。②对试验药物过敏者。

知识点103：胰腺外分泌功能检查的直接试验方法　　副高：熟练掌握　正高：熟练掌握

直接试验是诊断胰腺外分泌功能不足的金标准。包括：①胰泌素试验。②胰泌素－缩胆囊素（CCK）试验。③胰泌素－铃蟾肽试验。④Lundh试验及改良方法。检测指标一般为：胰液量、HCO_3^-浓度、胰淀粉酶、脂肪酶、弹力蛋白酶、糜蛋白酶量。

知识点104：胰腺外分泌功能检查的间接试验方法　　副高：熟练掌握　正高：熟练掌握

胰腺外分泌功能检查的间接试验包括：①粪脂定量。②粪氮定量。③粪糜蛋白酶测定。④粪弹力蛋白酶测定。⑤氨基酸消耗试验（AACT）。⑥BT-PABA试验（胰功肽试验）。⑦荧光素月桂酸酯试验（PLT）。⑧双标记Schilling试验。

知识点105：胰腺外分泌功能检查的其他特殊试验方法　　副高：熟练掌握　正高：熟练掌握

胰腺外分泌功能检查的其他特殊试验：①胰泌素试验与影像学检查相结合。②胰泌素－超声检查。③胰泌素－磁共振检查。④核素呼气试验，如^{13}C淀粉呼吸试验、^{13}C三酰甘油呼吸试验。

知识点106：胰功肽试验的原理　　副高：熟练掌握　正高：熟练掌握

胰功肽（BT-PABA）试验为无创伤性，其原理是胰腺分泌的糜蛋白酶可分解BT-PABA，释出PABA，后者经小肠吸收后从尿中排出，排出率可反映胰腺的外分泌功能。

知识点107：胰功肽试验的操作方法　　副高：熟练掌握　正高：熟练掌握

（1）先排空尿液，并留尿做对照。

（2）将BT-PABA 500mg溶于250ml温水中口服。

（3）留6小时内的全部尿液，计量送检，测定尿中的PABA排泄率。正常人6小时排泄率为60%～70%，慢性胰腺炎＜60%，胰腺癌＜40%。

知识点108：胰功肽试验的术前准备　　副高：熟练掌握　正高：熟练掌握

（1）检查前3日停服磺胺类、胰酶制剂、利尿剂及复合维生素B等药物。

（2）检查日晨空腹。

知识点109：胰功肽试验的注意事项 副高：熟练掌握 正高：熟练掌握

肝、肾功能障碍，胃排空延迟及小肠吸收不良时均可影响PABA（对氨基苯甲酸）的排泄率，故应除外这些情况。

知识点110：肝穿刺活体组织检查术的适应证 副高：熟练掌握 正高：熟练掌握

对于大多数肝脏疾病患者而言，经过详细询问病史和全面体格检查，再辅以必要的实验室和影像学检查即可确诊。但有些疾病需要通过肝穿刺组织病理学检查才能明确诊断，而有些疾病需通过组织学检查评估其疾病分级、分期、预后或判断疗效，也有一些局灶性肝脏疾病需要通过肝穿刺进行治疗。肝穿刺的具体适应证如下：

（1）弥漫性肝脏病变的病因诊断：①原因不明的肝功能试验异常。②原因不明的黄疸或肝内胆汁淤积。③原因不明的肝脾肿大。④原因不明的门脉高压。⑤原因不明肝硬化。⑥原因不明发热。⑦多系统浸润性病变。

（2）肝占位性病变的诊断：①肝内肿瘤。②肝内非肿瘤性占位。

（3）已知肝脏疾病的分级、分期、预后及疗效判断：①慢性病毒性肝炎的分级、分期。②肝脏疾病疗效评估（如抗脂肪肝治疗、抗病毒治疗、抗纤维化治疗）。

（4）肝移植后肝脏情况的评估：①排异反应的诊断及评估。②疾病复发的诊断及评估；③新发疾病的诊断及评估。

（5）局灶性肝脏疾病的治疗：①肝脓肿穿刺引流。②肝囊肿穿刺硬化治疗。

知识点111：肝穿刺活体组织检查术的禁忌证 副高：熟练掌握 正高：熟练掌握

肝穿刺活体组织检查术的禁忌证：①出血倾向和凝血异常。②高度肝外阻塞性黄疸。③大量腹水，肝浊音界不清或明显缩小。④右侧胸腔、膈下或穿刺局部皮肤等处感染。⑤肝周围化脓性感染、化脓性胆管炎。⑥肝淤血。⑦高度怀疑肝棘球蚴病、肝放线菌病、肝血管瘤。⑧一般情况太差或不能合作者。

知识点112：肝脏穿刺术前和术后抗凝或抗血小板治疗药物的调整 副高：熟练掌握 正高：熟练掌握

（1）抗血小板药物如阿司匹林和氯吡格雷等需停用7～10天，抗凝药物华法林需停用5～7天，肝素类药物需停用12～24小时。

（2）肝穿刺术后第2天可开始服用华法林，术后2～3天可以开始服用抗血小板药物。

（3）对于长期血液透析的患者，应在肝穿刺术前充分透析，并尽可能避免使用肝素。

（4）如果血小板计数$<60\times10^9/L$，应考虑输血小板。

（5）在特殊情况下，可考虑输注血浆、纤维蛋白溶解抑制剂等预防或控制出血。

知识点113：肝穿刺活体组织检查术的术前准备　　副高：熟练掌握　正高：熟练掌握

（1）向患者（家属）说明行肝脏穿刺的目的、方法以及可能出现的并发症等，取得患者或其家属的同意并签署知情同意书。

（2）术前1～2天常规行血生化、凝血系列及血常规+血型检查。如有明显异常，可给予新鲜血浆或血小板、维生素K_1适当纠正，待复查达到要求后再行肝脏穿刺术。

（3）术前1～2天常规行胸部X线检查以明确有无胸腔积液并确定肺下界，腹部超声检查用来确定肝脏的形态、大小，有无血管瘤或其他占位，并明确胆囊的位置及大小。

（4）术前向患者讲解肝穿刺相关的注意事项，消除患者的紧张和恐惧，并取得其积极的配合。

（5）术前半小时测量患者的血压、脉搏及心率，并嘱患者排空尿液、练习屏气动作、放松情绪。

（6）物品准备：①消毒用的碘酒和75%酒精棉球，手套、口罩、无菌洞巾、纱布、注射器、生理盐水及腹带等。②1%～2%利多卡因注射液。③经过消毒的穿刺针（枪）。④4%的中性甲醛液（10%中性福尔马林）或其他固定液。

知识点114：肝穿刺活体组织检查术的体位和穿刺部位　　副高：熟练掌握　正高：熟练掌握

（1）体位：平卧位、背部垫高、右臂置于头后。

（2）穿刺部位：按肝大小及病变部位确定，一般为右腋前线或腋中线第7肋、8肋、9肋间隙的肝浊音区，尽量避开胆囊、肝下缘、膈顶部、结肠肝曲及胃十二指肠区。如肝大明显（肋弓下5cm以上者），亦可在肋弓下肝表面穿刺。穿刺肝左叶应特别慎重。有条件者最好在超声定位下穿刺。

知识点115：穿刺针　　副高：熟练掌握　正高：熟练掌握

（1）吸针：Menghini针、Klatskin针、Jamshidi针等，目前已有带自动装置的吸针。

（2）切针：Vim-Silverman针、Tru-Cut针，目前多采用自动穿刺枪。

（3）细穿刺针：主要用于诊断局灶性病变的细胞学检查。

知识点116：肝脏穿刺的操作方法分类　　副高：熟练掌握　正高：熟练掌握

（1）盲法肝脏穿刺：是指通过体格检查（触诊和叩诊）决定最佳穿刺点。

（2）影像学引导定位后肝脏穿刺：是指通过影像学（通常为超声）决定最佳穿刺点。

（3）实时影像学引导下肝脏穿刺：是指通过影像学（超声或CT）决定最佳穿刺点，并实时监测组织获取过程。

知识点117：肝穿刺活体组织检查术的操作步骤 副高：熟练掌握 正高：熟练掌握

（1）先于穿刺点涂甲紫作为记号。

（2）局部常规消毒，铺巾，局麻达肝包膜。

（3）用穿刺锥于穿刺点上刺一小孔，将穿刺针（插上针芯）通过皮肤小孔沿肋骨上缘进入皮下，通过肌肉、腹膜达肝包膜表面（成人为1.5cm左右）。

（4）取出针芯，接上注射器（预先盛有消毒生理盐水3～5ml）推出1ml生理盐水，以防针孔堵塞。

（5）右手示指固定穿刺针，其他手指紧握注射器，注意调整平面使穿刺针与肝表面垂直。

（6）嘱患者练习呼气后屏气动作2～3次，术者左手（或助手）拉开注射器使管内成负压（注射器内生理盐水成斜面），再嘱患者深呼气后屏气，术者右手持穿刺针直线进针刺入肝，随即直线退出，一般进针深度不超过6cm。

（7）穿刺后术者双掌交叉压迫穿刺处数分钟，涂碘酒，纱布敷盖，多头腹带包扎。

（8）将吸出的肝组织推入盛有甲醛液的标本瓶固定。

知识点118：肝脏穿刺后的处理 副高：熟练掌握 正高：熟练掌握

肝脏穿刺后穿刺局部以无菌敷料覆盖，并嘱患者应卧床休息4～6小时。密切关注患者生命体征，最初1小时应每15分钟测血压及脉搏1次；如无变化可以改为半小时一次，连续2小时仍正常者，再改为每小时一次，至术后4～6小时停止监测。

知识点119：肝脏穿刺术的注意事项 副高：熟练掌握 正高：熟练掌握

（1）有腹腔内手术史可能存在粘连的患者、肝脏缩小难以通过叩诊确定其边界的患者、肥胖患者以及显性腹水患者，建议在影像学引导定位后行肝穿刺术。

（2）对于肝内占位性病变患者，必须进行实时影像（常用超声）引导下穿刺术。

（3）若临床怀疑肝硬化，首选切针而不用吸针肝穿刺，因吸针易使硬化组织碎裂。

（4）鉴于非肿瘤性弥漫性肝病的诊断、分级和分期依赖于足够大小的肝组织，建议使用16G的活检针并需获得2～3cm以上长度的肝组织标本。

（5）建议在病理报告中注明肝穿刺标本是否包含11个完整的汇管区，因为标本小于此值可能会影响肝病的诊断及其分级和分期的准确性。

知识点120：肝脏穿刺术的并发症及处理 副高：熟练掌握 正高：熟练掌握

肝穿刺的并发症60%发生在术后2小时内，96%发生在24小时内，而致命的并发症多发生在术后6小时内。多数情况下，肝穿刺的并发症很轻微，只需紧密观察或内科处理即可，但在少数有大量出血或内脏严重穿孔的病例需要放射介入，甚至外科手术处理。

（1）局部疼痛：是最常见的并发症，84%的经皮肝穿刺患者可出现。大部分轻微，也可为短暂的中度疼痛，一般不超过24小时。不需做特殊处理，仅极少数疼痛剧烈者需服用镇痛剂。如穿刺部位随呼吸出现疼痛且深呼吸时加重，则提示有肝包膜下血肿形成，一般均可耐受并于20～30分钟后缓解或消失。

（2）出血：是最重要的并发症。穿刺后局部可流出少量血液，一般持续10～60秒自行停止。严重出血发生率为0.05%～1.70%，一般在穿刺后2～3小时内出现明显的症状。若有明显出血征象，应给予新鲜血浆及血小板。经积极的复苏处理后，血流动力学仍不稳定并持续数小时者，应行血管造影以决定是否需要栓塞或外科手术治疗。

（3）胆汁性腹膜炎：较少见，但较严重，多发生于肝外阻塞性的深度黄疸者，术中误穿胆囊也可引起。

（4）气胸：属少见并发症，有自限性，大多因为穿刺点选择太高，或者肺气肿患者肝脏下垂膈肌较低时，穿刺损伤肺组织引起气胸。目前在腹部超声或CT引导下进行穿刺，此并发症已较少发生。

（5）感染：可因消毒不严格引起，但穿刺后脓毒血症罕见。肝脏及胆道内已有感染病变者（肝脓肿、化脓性胆管炎等），穿刺后可引起感染扩散。

知识点121：肝穿刺抽脓术的适应证　　副高：熟练掌握　正高：熟练掌握

（1）诊断肝脓肿。

（2）肝穿刺抽脓治疗肝脓肿

1）阿米巴性肝脓肿：①脓肿局部隆起显著、疼痛及压痛明显而即将有穿破危险者。②经足够的药物治疗3～7天后临床征象仍无改善者。③有继发细菌感染者。④脓腔较大脓液难以吸收者。

2）细菌性肝脓肿：①孤立性肝脓肿。②经7～10天治疗脓肿未见缩小者。

知识点122：肝穿刺抽脓术的禁忌证　　副高：熟练掌握　正高：熟练掌握

（1）有出血倾向者．需纠正后再行穿刺抽脓。

（2）左叶肝脓肿穿刺应慎重。

（3）脓肿位置特殊，邻近肝门、大血管或位置过深（>8cm）。

知识点123：肝穿刺抽脓术的术前准备　　副高：熟练掌握　正高：熟练掌握

术前准备基本同肝穿刺活体组织检查术。如疑为阿米巴性肝脓肿时，则应先用抗阿米巴药物治疗2～4天，待肝充血和肿胀稍减轻时再行穿刺；若疑为细菌性肝脓肿，则应在抗生素控制下进行穿刺。

知识点124：肝穿刺抽脓术的操作方法 副高：熟练掌握 正高：熟练掌握

（1）穿刺部位及体位同肝穿刺活体组织检查术，如有明显压痛点或肝区隆起，可在压痛最明显处或肝区隆起处穿刺；如压痛点不明显或病变部位较深，则应在超声引导下穿刺。

（2）局部常规消毒，铺巾，局部麻醉达肝包膜。

（3）先将连接肝穿刺针的橡皮管折起或夹住，然后将穿刺针刺入皮肤，嘱患者先吸气，并在呼气末屏住呼吸，将针头刺入肝内并继续徐徐前进，如有抵抗感突然消失表示已进入脓腔。

（4）将50ml注射器接于长针头的橡皮管上，松开钳夹的橡皮管进行抽吸。如抽不出脓液，可在注射器保持一定负压情况下再向前进针或后退少许，如仍无脓液，则示未达脓腔。此时应将针头退至皮下改变方向，重新穿刺抽脓。抽脓过程中，不需要用血管钳固定穿刺针，可让针随呼吸摆动，以免损伤肝组织。

（5）应注意抽出脓液的颜色与气味，尽可能抽尽，如脓液黏稠则用无菌生理盐水稀释后再抽；如抽出脓液量与估计不符，则应变换针头方向，以便抽尽脓腔深部或底部的脓液。

（6）拔针后以无菌纱布按压穿刺部位数分钟，胶布固定，并用多头腹带将下胸部扎紧，静卧8～12小时。

知识点125：肝穿刺抽脓术的并发症 副高：熟练掌握 正高：熟练掌握

肝穿刺抽脓术的并发症：①大出血。②胆瘘、胆汁性腹膜炎。③气胸、胸膜过敏反应。④膈损伤。⑤脓液沿穿刺孔道外溢至腹腔引起腹膜炎。

知识点126：肝穿刺抽脓术的注意事项 副高：熟练掌握 正高：熟练掌握

（1）有出血倾向、严重贫血和全身状况极度衰弱者，应积极处理后慎重穿刺。

（2）穿刺时要抑制咳嗽与深呼吸，以免针头划伤肝组织引起出血。

（3）穿刺后局部疼痛可服镇痛剂，如右肩部剧痛伴气促，则多为膈损伤，除镇痛外，严密观察病情变化。

（4）术后应定时测量脉搏、血压，直至稳定。如有并发症征象，应及时处理。

知识点127：肝静脉嵌塞压测定的适应证和禁忌证 副高：熟练掌握 正高：熟练掌握

（1）适应证：①测定门静脉压力，诊断门静脉高压症。②确定门静脉高压的类型。③观察药物治疗的反应。

（2）禁忌证：①腔静脉或肝静脉阻塞致导管不能到达肝静脉者。②肝性脑病或危重患者不易配合者。

知识点128：肝静脉嵌塞压测定的术前准备　　副高：熟练掌握　正高：熟练掌握

（1）术前禁食水。

（2）备皮。

（3）普鲁卡因皮试。

（4）准备好测压器材及血管造影设备。

知识点129：肝静脉嵌塞压测定的方法　　副高：熟练掌握　正高：熟练掌握

（1）穿刺部位局部浸润麻醉。

（2）经前臂静脉、颈静脉或股静脉穿刺插管至肝静脉，临床上大多采用Seldinger法经股静脉穿刺插管。

（3）依次测定下腔静脉压（IVCP）、肝静脉游离压（FHVP）和肝静脉嵌塞压（WHVP）。

知识点130：肝静脉嵌塞压测定的注意事项　　副高：熟练掌握　正高：熟练掌握

常规导管有时不易进入嵌塞部位，现多用Swan-Ganz气囊导管。

知识点131：肝静脉嵌塞压测定的并发症　　副高：熟练掌握　正高：熟练掌握

一般无特别并发症。少数导管经心脏时可诱发心律失常；凝血机制不良者，可有穿刺部位出血。

知识点132：门静脉循环时间测定术的适应证和禁忌证

副高：熟练掌握　正高：熟练掌握

（1）适应证：疑有门静脉性疾病（狭窄、阻塞）患者。

（2）禁忌证：①重症心肺疾病患者。②有药物过敏病史者。

知识点133：门静脉循环时间测定术的术前准备　　副高：熟练掌握　正高：熟练掌握

（1）测定前一天晚饭少食，测定当天低压灌肠一次。

（2）测定装置在治疗室准备好后再拿到病室实施测定。

（3）观察装置中滴壶内乙醚（一般放3ml）充分汽化后方可进行检测。

知识点134：门静脉循环时间测定术的方法 副高：熟练掌握 正高：熟练掌握

（1）患者取右侧卧位，露出肛门，右腿弯曲，左腿伸直。

（2）将备好的肛管前端涂上凡士林或液状石蜡，慢慢插入肛门，送入乙状结肠，深达20cm。

（3）在松开装置中钳子的同时，助手迅速推动注射器的筒栓，将汽化乙醚注入乙状结肠内并计时，当患者由呼吸嗅到乙醚味时立即关停秒表，所得时间即为门静脉循环时间。正常值为12～20秒。

（4）测定完毕后，将肛管慢慢拔出。

知识点135：门静脉循环时间测定术的注意事项 副高：熟练掌握 正高：熟练掌握

（1）装置中肛管不要太软，以免被肛门括约肌压瘪，阻碍乙醚进入肠内，难以达到20cm深处。

（2）玻璃管两端与胶管及肛管连接处须绑扎十分紧密，以免注气时脱出或漏气。

（3）肛管插入深度至少20cm。

（4）放开钳子，推动筒栓及按动秒表计时等动作必须同时敏捷进行，最好在术前能练习。

知识点136：门-体侧支分流核素测定的原理 副高：熟练掌握 正高：熟练掌握

将可被肠黏膜吸收的放射性示踪剂引入肠道，正常时示踪剂由肠黏膜吸收后经由门静脉系统到达肝，从而使肝脏首先出现放射性，然后示踪剂经肝静脉、下腔静脉至心脏，故心脏出现放射性应在肝之后，两者平均相差22秒。肝硬化伴门-体分流时，则示踪剂自肠黏膜吸收可经门-体侧支循环直接经由腔静脉到达心脏。因此，心脏先有放射性而后肝脏，而且心脏与肝脏放射性分布的相对含量也发生改变，即心脏放射性增强、肝放射性减少。对上述过程进行动态显像，再经相关计算可得到门静脉分流指数（SI），心/肝比值（H/L）等定量指标。多采用直肠-门静脉显像的方法，也有采用经十二指肠-门静脉显像。常用的示踪剂有^{99m}Tc-过锝酸盐、^{201}TI、^{123}I-IMP和^{99m}Tc-MIBI等。

知识点137：^{99m}Tc-过锝酸盐直肠-门静脉显像法的适应证 副高：熟练掌握 正高：熟练掌握

（1）肝硬化门静脉高压的诊断和预后判断。

（2）慢性肝炎与肝硬化的鉴别诊断。

（3）疑肝外门静脉高压症者。

（4）为选择手术提供参考。

（5）评价药物和手术疗效。

知识点138：^{99m}Tc-过锝酸盐直肠－门静脉显像法的操作方法

副高：熟练掌握　正高：熟练掌握

检查时自肛门插入肛管或F20导尿管20cm，至直肠上端，以避免$^{99m}TcO_4^-$在直肠下部经直肠下静脉吸收入体循环。相机视野包括心、肝、脾。经导管注入^{99m}Tc-过锝酸盐740MBq（20mCi）/2ml，再立即注入20ml空气，以使肛管内药物全部进入直肠内，立即以每帧0.1秒的速度连续采集5分钟。将所采集图像每四帧叠加成1帧，勾画出肝和心的感兴趣区（ROI），根据ROI分别生成肝－心的时间－放射性曲线，放射性曲线以每4秒为一计数点显示。全部动态图像可叠加成一帧合成图像，便于直观心肝影像。正常人表现为肝曲线早于心曲线出现，合成影像上肝脏和门静脉清楚可见，心影不清。一般在注入^{99m}Tc-过锝酸盐后20秒肝曲线开始上升，心曲线平均在肝曲线之后（22秒±3.8秒）出现。表明正常人从肝至心的循环时间约为22秒。当放射性提前到达心脏，便提示有门－体分流存在。表现为心曲线早于肝曲线出现，心影清楚，门静脉和肝影不清。其分流指数（SI）采用肝或心曲线开始上升至持续24秒所得的数据，按下列公式计算：

$$SI\% = \frac{\int_{24}^{AT} CH(t)}{\int_{24}^{AT} CH(t) + \int_{24}^{AT} CL(t)}$$

其中CH（t）为心脏时间－放射性曲线，CL（t）为肝脏时间－放射性曲线，AT为心脏或肝脏的放射性出现时间。当心脏先于肝脏显像时，AT取AT（h）值，反之取AT（l）值。

知识点139：腹腔穿刺术的适应证

副高：熟练掌握　正高：熟练掌握

腹腔穿刺术的适应证有：①腹部闭合性损伤、腹膜炎、腹水时，行腹腔穿刺抽取腹水送检以明确腹水性质，协助诊断。②当大量腹水严重影响呼吸、循环或导致腹胀时，穿刺放液缓解症状。③经腹腔穿刺向腹腔内注入治疗性药物，如抗生素、抗肿瘤药等。④重症胰腺炎时行腹腔穿刺后腹腔灌洗引流以减少有害物质的吸收，为重症胰腺炎的一种辅助治疗方法。

原则上首次出现腹水、腹水原因不明或腹水治疗效果不佳时，均应行诊断性腹腔穿刺。

知识点140：腹腔穿刺术的禁忌证

副高：熟练掌握　正高：熟练掌握

腹腔穿刺术的禁忌证：①明显出血倾向者。②腹膜广泛严重粘连者。③肝性脑病或肝性脑病先兆者。④包虫病性囊性包块者。⑤巨大卵巢囊肿者。⑥严重肠胀气者。⑦精神异常或躁动不能配合者。

大量腹水伴严重电解质紊乱者禁忌大量放腹水。

知识点141：腹腔穿刺术的操作者准备 副高：熟练掌握 正高：熟练掌握

（1）核对患者姓名，查阅病历及相关辅助检查资料，了解腹腔穿刺的适应证和禁忌证。

（2）术前应向患者说明腹腔穿刺的目的、意义，让患者了解腹腔穿刺的重要性、操作的简单过程、可能的并发症、需要配合的动作等，消除患者的顾虑，取得患者的同意并签署知情同意书。

（3）清洁双手。

（4）测量患者血压、脉搏、腹围及检查患者腹部体征，以便观察术后病情变化。

知识点142：腹腔穿刺术的患者准备 副高：熟练掌握 正高：熟练掌握

（1）排空膀胱，以防穿刺时损伤。

（2）在操作过程中若感头晕、恶心、心悸、呼吸困难，应及时告知医护人员，以便及时处理。

知识点143：腹腔穿刺术的物品准备 副高：熟练掌握 正高：熟练掌握

（1）消毒用品：棉签、安尔碘、口罩、帽子、无菌手套等。

（2）麻醉用品：2%利多卡因、注射器。

（3）腹腔穿刺包。

（4）各种容器及标本瓶：无菌试管数只（留取常规、生化、细菌学等）、量杯，如需送检脱落细胞还需准备干净250ml空瓶。

（5）治疗药物：如需腹腔注射治疗药物，应事先用注射器将药物准备好。

（6）其他：多头腹带、胶布等。

知识点144：腹腔穿刺术的体位选择 副高：熟练掌握 正高：熟练掌握

腹腔穿刺术患者根据病情和需要可取平卧位、半卧位，尽量使患者舒适，以便能够耐受较长时间的操作。对疑为腹腔内出血或腹水量少者行诊断性穿刺，取侧卧位为宜（左侧卧位居多）。术者站于穿刺部位同侧。

知识点145：腹腔穿刺术的穿刺点选择 副高：熟练掌握 正高：熟练掌握

（1）左下腹穿刺点：左下腹脐与左髂前上棘连线中、外1/3交点，此处不易损伤腹壁动脉，最为常用。

（2）中下腹穿刺点：脐与耻骨联合连线中点上方1.0cm、偏左或偏右1.5cm处，此处无重要器官且易愈合。

（3）侧卧位穿刺点：脐水平线与腋前线或腋中线交点处，此处常用于诊断性穿刺。

（4）B超定位穿刺点：少量腹水，尤其有包裹性分隔时，须在B超引导下定位穿刺。

知识点146：腹前外侧壁的解剖层次　副高：熟练掌握　正高：熟练掌握

腹前外侧壁的厚薄因人而异，由浅入深可分为6层，即皮肤、浅筋膜、深筋膜及肌层、腹横筋膜、腹膜外脂肪、壁腹膜。

知识点147：腹腔穿刺术的具体操作　副高：熟练掌握　正高：熟练掌握

常规消毒，铺巾，用2%普鲁卡因2ml局部浸润麻醉后，用腹腔穿刺针刺入腹腔，当感到腹壁层已被穿过阻力消失时，即用注射器抽出腹水30～50ml送检；若行放腹水减压者，应用血管钳夹住针栓后的橡皮管，穿刺见腹水流出后，将橡皮管连接到引流管上，松开血管钳，以胶布固定针头于腹壁上，腹水放至规定的量时停止；如需要腹腔内注药者，待放液完毕后，自穿刺针处注入；术毕拔出穿刺针，碘酒消毒，压迫针眼片刻，至无腹水外溢，盖上消毒纱布，并用多头腹带将腹部包扎。

知识点148：腹腔穿刺术的注意事项　副高：熟练掌握　正高：熟练掌握

（1）术中应密切观察患者，如有头晕、心悸、恶心、气促及面色苍白等，应立即停止操作，安静平卧，监测血压、脉搏等生命体征和腹部体征，必要时做输液、扩容等紧急处理。

（2）放腹水时若腹水流出不畅，可将穿刺针稍作移动或稍变换体位。

（3）放液不宜过快、过多；肝硬化患者一次放液一般不超过3000ml，否则易诱发肝性脑病和电解质紊乱，必要时可输入清蛋白以避免循环功能障碍。放液过程中要注意观察腹水颜色的变化。

（4）血性腹水患者，仅留取标本送检，不宜过多放液。

（5）对大量腹水者，为防止渗漏，在穿刺时应作一“S”形皮下隧道，方法是当针尖突破皮肤到达皮下后，即在另一只手的协助下，穿刺针头稍向一旁移动，然后再刺入腹腔。如仍有漏出，可用蝶形胶布或火棉胶粘贴。大量放液后，需束以多头腹带，以防腹压骤降，内脏血管扩张引起血压下降或休克。

（6）放液前后均应测量腹围、脉搏、血压，检查腹部体征，以观察病情变化。

（7）严格无菌操作，以防止腹腔感染。

（8）进针速度不宜过快，以免刺破漂浮在腹水中的肠管。

知识点149：腹腔穿刺术的并发症　副高：熟练掌握　正高：熟练掌握

腹腔穿刺术的主要并发症为出血、穿孔、感染、局部疼痛。大量放腹水可能因腹压骤降、导致内脏血管扩张引起血压下降或休克。肝硬化肝性脑病前兆患者可能诱发肝性脑病。有个别报道转移性腹膜癌肿沿穿刺针道转移。

知识点150：钡灌肠检查的适应证 副高：熟练掌握 正高：熟练掌握

钡灌肠检查的适应证：①腹痛、便血。②结肠良恶性肿瘤。③腹部肿块需排除源于结肠者。④腹平片疑结肠梗阻。⑤肠结核及炎症性肠病。⑥肠套叠、肠扭转复位等。

知识点151：钡灌肠检查的禁忌证 副高：熟练掌握 正高：熟练掌握

钡灌肠检查的禁忌证：①疑肠穿孔者。②病情严重或有其他严重疾病不易合作者。③急性大量便血，暂缓检查。④中毒性巨结肠。⑤孕妇。

知识点152：钡灌肠检查的术前准备和方法 副高：熟练掌握 正高：熟练掌握

（1）术前准备：①术前1～2天进少渣半流质或流质饮食，当天禁食早餐。②清洁肠道，同肠镜检查。

（2）方法：单对比造影、气钡双重造影。

知识点153：钡灌肠检查的注意事项 副高：熟练掌握 正高：熟练掌握

（1）向患者讲明检查过程及方法，以取得患者配合。

（2）操作熟练、迅速，尽量减少透视时间，倾斜检查床时，应让患者握好把手或进行双侧固定。

（3）严格掌握禁忌证。

知识点154：直肠、乙状结肠镜检查术的适应证 副高：熟练掌握 正高：熟练掌握

直肠、乙状结肠镜检查术的适应证有：①腹泻、便血原因不明或排便异常者。②疑血吸虫病而粪便孵化阴性者。③疑慢性结肠炎、溃疡性结肠炎、寄生虫性结肠炎、直肠及乙状结肠息肉、憩室、肿瘤等。④对某些直肠－乙状结肠出血、息肉等进行治疗。

知识点155：直肠、乙状结肠镜检查术的禁忌证 副高：熟练掌握 正高：熟练掌握

直肠、乙状结肠镜检查术的禁忌证：①全身状况极度衰竭或严重心、肺、肝、肾等疾患不能耐受者。②腹腔或肠道有急性炎症，肠梗阻及肛门周围蜂窝织炎等。③腹内压明显升高如大量腹水、巨大腹部肿块、妊娠等。④有出血倾向者不做活检。

知识点156：直肠、乙状结肠镜检查术的术前准备 副高：熟练掌握 正高：熟练掌握

（1）器械物品及药物准备。

（2）做必要的化验检查，一般应做血常规、出血时间、凝血时间、血小板计数、凝血酶原时间、肝功能、粪便常规等。

（3）术前一天晚餐后禁食。

（4）术前排空大小便，必要时可用开塞露或灌肠。

（5）精神紧张者给镇静剂和解痉剂。

（6）肛门指检观察肛门直肠有无狭窄、肿块和出血。

知识点157：直肠、乙状结肠镜检查术的方法　　副高：熟练掌握　正高：熟练掌握

（1）取膝胸位或左侧卧位。

（2）将直肠镜或乙状结肠镜装上闭孔器，涂以液状石蜡，从肛门缓慢插入直肠。

（3）当镜管进入5cm左右，取出闭孔器，装上照明装置，边窥视边顺肠腔慢慢向前推进，直肠镜检查可插入15cm左右，乙状结肠镜一般插入25～30cm，然后边退边观察。

（4）在进镜及退镜过程中注意观察：①黏膜有无水肿、充血、出血、糜烂、苍白、增厚、萎缩及结节等。②溃疡，大小、形状、数目、部位。③有无黏液、脓液、血性分泌物。④息肉及肿瘤，部位、大小、形态、表面。

（5）取活检。

知识点158：直肠、乙状结肠镜检查术的注意事项　　副高：熟练掌握　正高：熟练掌握

（1）遵从循腔进镜原则，禁忌盲目进镜，遇到阻力或肠黏膜盖住镜端，应退镜或用橡皮球边打气边窥视边推进，禁止使用暴力。

（2）取活检时，应注意避开血管，组织不可取得太深、太大，不得用力撕拉，取组织后用止血剂止血，观察无出血后再移动镜管。

（3）窥视中如发现病变，应注意病变性质、范围、深度，描述时应注意病变距肛门的距离，在什么方位及注明取活检的部位。

（4）术后注意患者一般状态、血压、脉搏、腹部及粪便情况，以观察有无并发症。

（5）如有便血，嘱患者卧床休息，应用一般止血措施，密切观察病情变化，必要时局部止血、输血或请外科协同处理。

（6）如有腹痛、腹肌紧张、腹部压痛及反跳痛，说明有肠穿孔，应及早手术。

知识点159：结肠镜的结构　　副高：熟练掌握　正高：熟练掌握

电子结肠镜的构造包括主机、显示器以及结肠镜3部分。其中结肠镜操作部分和结肠镜前端部分是内镜医师最常使用的结构。操作部分由螺旋、送气送水按钮、吸引按钮以及钳道口组成。结肠镜前端由物镜、送气送水喷嘴、光导纤维以及钳子孔道出口组成。

上述是基本的结肠镜结构，新研发的内镜除上述功能外，还增加了新的功能，包括内镜用副送水功能、血管强调功能以及可扩展的电子分光色彩强调技术功能等。

知识点160：结肠镜检查术的适应证 副高：熟练掌握 正高：熟练掌握

结肠镜检查术的适应证：①原因不明的下消化道出血。②原因不明的慢性腹泻。③原因不明的腹部肿块，不能排除结肠及回肠末端病变者。④原因不明的中下腹疼痛。⑤疑有良性或恶性结肠肿瘤，X线检查不能确诊者。⑥疑为慢性肠道炎症性疾病。⑦钡剂灌肠或肠系检查发现异常，需进一步明确病变的性质和范围。⑧结肠癌手术前确定病变的范围，结肠癌、息肉手术后复查及疗效随访；⑨原因不明的低位肠梗阻；⑩结肠息肉摘除、肠腔狭窄的扩张、乙状结肠扭转复位等治疗。

知识点161：结肠镜检查术的禁忌证 副高：熟练掌握 正高：熟练掌握

结肠镜检查术的禁忌证：①全身状况极度衰竭或严重心、肺、肝、肾等疾患不能耐受者。②大肠急性炎症性病变。③疑有肠穿孔或急性腹膜炎。④盆腔、腹腔手术或放疗后，有腹腔广泛粘连者或钡灌肠发现结肠解剖位置明显异常者。⑤妇女月经期、妊娠后期。⑥精神病患者及不合作者。⑦行无痛结肠镜检查时静脉全麻有关的禁忌证。

知识点162：结肠镜检查的术前准备 副高：熟练掌握 正高：熟练掌握

（1）与患者及家属沟通，告知肠镜操作的必要性、诊疗过程和可能的风险，签署内镜检查和/或治疗同意书。

（2）检查前3天进少渣饮食，检查前1天进流质饮食，检查前8小时开始禁食，保持空腹状态。不耐饥饿者可饮糖水。注意：不少患者未严格按要求进行饮食准备，由于服用足量洗肠液，其肠道清洁度与严格饮食准备的患者并无显著差异，但仍建议做好饮食准备，尤其是便秘的患者。

（3）嘱患者按时服用洗肠液，并按要求饮入足够的液体；检查前详细询问患者肠道准备后的腹泻情况，以排出淡黄色透明水样便为准；肠道准备不充分者应重新清洁肠道，必要时灌肠。注意：婴幼儿、年老体弱者、反复进行肠道准备者应注意防治脱水、电解质紊乱，必要时应给予补液。

（4）详细了解病史，确认有无手术史，是否接受过肠镜检查；询问药物过敏史以便选择恰当的麻醉及镇痛方式；行无痛肠镜检查者，应有家属陪同。

（5）检查所用设备是否调试正常，活检钳、细胞刷、止血药物、抢救药物是否准备好；检查图文报告系统是否已准备好。

（6）患者取左侧卧位，双膝屈曲。放置好铺巾，告知患者如何在检查过程中配合操作。

（7）检查前核对患者姓名、性别及年龄，询问病史，了解检查目的、再次评估检查的风险。

（8）危重患者应有医生陪同检查，留置静脉输液通道，准备好必要的抢救药品，以便必要时在内镜中心展开抢救。检查前给予吸氧、心电监护。

知识点163：结肠镜操作的基本姿势及要求　　副高：熟练掌握　正高：熟练掌握

采用单人操作的形式进行。患者体位可选择侧卧位，操作者采取一种轻松又不费劲的姿势进行操作，挺直腰板，左手放在与胸平行的高度握住内镜的操作部，右手握住距肛门20～30cm处的内镜镜身软管。在内镜插入过程中，保持内镜镜身呈相对直线状态，避免使肠管伸展，在缩短肠管的同时推进内镜，这是结肠镜得以顺利插入的基本要领，如果能够保持内镜的直线状态，就可以直接将手部动作传递到内镜的前端面无需任何多余的动作。将内镜插入弯曲的肠道，内镜镜身会出现一些暂时的偏离现象，必须不断地将偏离的镜身纠正到直线状态，尽可能避免在镜身偏离状态下继续插入，弯曲的消除法是操作内镜成功的重要因素之一。在弯曲处，按照镜身取直缩短法的原则，将伸展的肠管缩短程度，并保持镜身的直线状态，尤其是在肠道容易弯曲、伸展的乙状结肠和横结肠处更应如此。

知识点164：结肠镜不同部位内镜的通过方法　　副高：熟练掌握　正高：熟练掌握

（1）肛管和直肠的插入：根据系统提示经肛门插入内镜，进入2～3cm后开始寻找肠腔，直肠长12～14cm，沿骶骨向后弯曲。正常直肠黏膜呈淡红色，肠腔黏膜面有一条半月状的横皱襞，向肠腔突出1～2cm，近端膨大部分即直肠壶腹，然后寻腔进镜通过直肠乙状结肠移行部。

（2）通过乙状结肠－降结肠移行部（乙降移行部）：当镜头达直乙移行部时，可采用循腔进镜法，适当注气扩张肠管，能看清肠腔后循腔插镜，根据肠腔走行不断调整角度，尽量使肠腔保持在视野内。如遇闭合腔，注气后仍不能张开，多为肠袢折曲重叠，可反复抽气使肠管变软缩短，认准走行方向，将镜头越过半月形皱褶挤入折曲的腔内。如视野中只见斜坡状腔壁时，可调角度钮至最大限度，使镜头对准肠腔的走向，小心采用滑进法进镜，视野中可见黏膜不断后退，直至重新见到肠腔。当镜头进入降结肠阻力较大，不能继续进镜时，可采用钩拉旋镜法，抽气以缩短肠袢，并调角度钮使镜头钩住弯角皱襞，徐徐后退结肠镜并顺时针向旋转镜身，如此反复数次常可使肠管拉直，肠镜便顺利通过。降结肠肠腔形态较恒定，类似圆筒形或等边三角形。

（3）过脾曲：通过的难易，取决于乙状结肠于进镜中是否形成肠袢及脾曲弯曲的角度。通过乙状结肠有肠袢形成时，应尽可能解袢取直镜身，一般可顺时针向旋转镜身并缓缓退镜，便可使直肠、乙状结肠、降结肠形成直线。至结肠脾曲，肠管走向常呈向左走行的急弯，黏膜呈淡蓝色。如不能解除袢曲也可带袢进镜通过脾曲。

（4）通过横结肠：越过脾曲可见到内腔呈三角形的横结肠，当出现进镜反退时，说明乙状结肠结袢，可后拉内镜使肠管缩短，或更换体位，或通过助手辅助按压患者腹部以便进镜。

（5）通过肝曲：肝曲可通过肝脏透过肠管壁显现出来的“蓝斑”来确认，肝曲部的操作最重要的是抽气和充分退镜，使肠管充分缩短，然后调整角度和旋转操作。一般情况下，调角度向上并右旋镜身即可插入升结肠。出现进镜反退的情况时需判断是否因为乙状结肠或横结肠弯曲结袢，前者可通过反复推拉内镜解决；若判断为横结肠结袢可通过助手辅助按压患者腹部解决。

（6）通过升结肠到达盲肠：一般通过肝曲之后，内镜的前端刚一出现在升结肠，很快就会到达盲肠。如果在升结肠的途中只差一步就到达盲肠而不能前进时，尽量抽出升结肠内的气体常常会逐渐靠近盲肠。另外，更换体位或按压患者腹壁也是非常有效的。

（7）通过回盲瓣入回肠末端：肠镜抵达盲肠后，稍退肠镜即可见到位于8～10点位置的回盲瓣，当瓣口张开时，调节角度钮使镜头对准瓣口插入，瓣口闭合时候先将肠镜插入盲肠再缓慢退镜，用镜头压住瓣口上唇再送镜滑入回肠末端。通常可送入10～30cm，进入回肠末端可见黏膜呈天鹅绒状及散在的淋巴滤泡，而皱襞呈较浅的环形。

（8）倒镜观察直肠壶腹部：最后再退镜至壶腹部（半月瓣或肛门15cm左右）旋转上下钮至底，反转镜头后稍向前进少许镜身即可看见镜身，缓慢退镜观察壶腹部下段肛柱病变。

知识点165：结肠镜检查的术后处理　　副高：熟练掌握　正高：熟练掌握

（1）擦净肛周液体，搀扶患者离开检查台。注意患者一般情况，仔细观察有无并发症发生。行无痛肠镜的患者转运至复苏室观察，直到完全清醒，由家属或专人陪同离院或返回病房，检查后禁止从事驾驶、高空作业等活动。一般检查术后如无腹痛可进食普通饮食；取活检者，术后一天内宜进食少渣不产气饮食。

（2）及时填写肠镜检查报告，准确填写病检申请单，注意核对姓名及检查内容。

（3）检查完成后若有持续腹痛、便血，不宜过多行走或剧烈运动，应及时就诊。

知识点166：结肠镜检查术的并发症　　副高：熟练掌握　正高：熟练掌握

（1）穿孔：腹腔内肠壁穿孔一旦确诊应立即手术。近年来，有报道通过内镜下多种缝合技术修补穿孔部位，取得不错效果，但应由操作熟练的内镜医师完成。腹腔外肠壁穿孔可采用保守治疗，予以禁食补液，抗感染治疗，1～2周后穿孔一般能够愈合，腹膜后及皮下气肿能自行吸收。

（2）出血：大部分经镜下止血（如喷洒止血药物、电凝、钛夹止血等）及保守治疗可获痊愈。失血量大，内镜及保守治疗失败者需外科手术止血。

（3）肠系膜、浆膜撕裂：又称不完全肠壁穿孔。有腹腔内出血者一经确诊应立即外科手术，无腹腔内出血者行保守治疗，观察数天即可。

（4）肠绞痛：一般为检查刺激所致，经对症处理，严重者禁食、补液、胃肠减压，多能缓解。

（5）心脑血管意外、呼吸抑制：原有严重心脑血管疾病的患者，结肠镜应慎重进行。一旦出现呼吸、心跳停止应立即实施心肺复苏等。

（6）气体爆炸：这种情况极为罕见。由于肠腔内含有高浓度的甲烷和氢气等可燃性气体，通电进行息肉或黏膜切除以及电凝时可引起爆炸。多见于肠道准备不充分、用甘露醇清洁肠道等情况。

知识点167：腹腔内和腹腔外肠壁穿孔的对比（表6-2）

副高：熟练掌握　正高：熟练掌握

表6-2　腹腔内和腹腔外肠壁穿孔的对比

腹腔内肠壁穿孔	腹腔外肠壁穿孔
穿孔瞬间感剧烈腹痛，此后无明显症状，可有腹胀	穿孔当时常不易发现，逐渐出现后腹膜气肿，开始无任何不适
数小时后出现急性化脓性腹膜炎的症状和体征	1天后出现消化不良，无定位腹痛，后腹膜气肿蔓延至阴囊、会阴部、下腹壁，出现皮下气肿，严重者出现纵隔气肿及颈部皮下气肿，常伴发热及全身不适
腹部平片可见膈下游离气体	不同部位穿孔可在后腹膜间隙的不同位置出现透亮区

知识点168：腹腔镜检查术的适应证　副高：熟练掌握　正高：熟练掌握

腹腔镜检查术的适应证：①原因不明的肝和/或脾大。②明确腹部或盆腔肿块的性质。③黄疸的鉴别诊断。④协助诊断原因不明的腹水。⑤腹膜疾病，如结核性腹膜炎、腹膜间皮瘤或腹膜转移癌。⑥进行目的性肝、腹部肿块穿刺活检。⑦了解肝胆肿瘤的范围及其局部转移情况，或确定肝有无转移性病变，以决定手术的可能性。⑧腹腔镜下手术，如胆囊切除术、腹腔粘连松解术、输卵管结扎术等。

知识点169：腹腔镜检查术的禁忌证　副高：熟练掌握　正高：熟练掌握

腹腔镜检查术的禁忌证：①腹膜或腹腔内急性炎症。②急慢性心肺功能不全。③纵隔肿瘤、裂孔疝或其他疝（腹股沟、脐、膈或切口疝）不适于做气腹者。④腹腔有广泛粘连者。⑤出血倾向或凝血异常。⑥门静脉高压伴明显克-鲍综合征。⑦精神不正常或不能合作者。⑧过度肥胖、胃肠胀气明显或全身状态过度衰弱者。⑨妊娠3个月以上者。

知识点170：腹腔镜检查术的术前准备　副高：熟练掌握　正高：熟练掌握

（1）检查血常规、出血时间、凝血时间、血小板计数及凝血酶原时间。

（2）血型检查及交叉配合试验、备血。

（3）胸部透视及心电图检查。

（4）术前3天口服或注射维生素K、维生素C与钙剂。

（5）普鲁卡因皮试。

（6）准备腹部皮肤。

（7）向患者讲明检查的意义及过程，训练屏气动作，以取得患者的合作。

（8）术前禁食8小时、排空膀胱。

（9）术前半小时给予镇静剂（地西泮10mg肌内注射）。

（10）准备有关器具（气腹针、注气及压力监测器、腹腔镜全套设备、肝活检穿刺针及切开缝合手术器械等，消毒备用）及急救用品。

知识点171：腹腔镜检查术的操作方法 副高：熟练掌握 正高：熟练掌握

腹腔镜检查是进入腹腔的手术，必须在严格无菌下洗手、穿手术衣。术前再次检查腹腔镜及附属设备是否完备、照明是否良好、通气是否无障碍等。一切均正常时才开始进行手术检查。

（1）建立气腹：常用气体为N_2O和CO_2，在左下腹脐髂连线外1/3处，局麻后通过气腹针注气，一般注气量2000～2500ml，腹内压保持在10～15mmHg。

（2）选择切口：原则上根据所要检查的目标或脏器，选择适当位置。一般常选用脐右下方或右上方1.5cm处做切口，切口大小0.5～1.0cm。先用1%普鲁卡因20～30ml逐层浸润麻醉达腹膜，麻醉区域直径3～4cm。切开后用直血管钳逐层钝性分离，直到腹膜壁层。

（3）插镜：将带有套管的穿刺针在已充分麻醉的切口处，嘱患者鼓起腹部屏气，刺入腹腔后即拔出穿刺针，插入腹腔镜即可进行观察。

（4）窥视：逐一观察圆韧带及镰状韧带、肝左叶、肝右叶、胆囊、膈肌、脾、胃前壁、小肠、腹膜、大网膜等。对疑有病变的脏器应在不同角度及距离仔细观察，根据需要用肝穿刺针通过侧孔，进行有目的肝组织活检。肝穿刺后注意观察穿刺部位出血情况。

（5）放气与拔镜：观察完毕后取出腹腔镜，将套管活塞打开，徐徐放出腹腔内气体，最后拔出套管，缝合切口，消毒后盖上纱布，用多头腹带包扎。

知识点172：腹腔镜检查术的注意事项 副高：熟练掌握 正高：熟练掌握

（1）严格掌握适应证，遵循操作规程。

（2）术后静卧休息1天，密切观察血压、脉搏并记录。术后每半小时记录1次，观察2小时，以后每小时记录1次，观察4小时，再以后每2小时记录1次，观察2次。

（3）手术当天及次日，密切注意患者的一般情况、腹痛、腹部压痛、纵隔及皮下气肿、创口有无出血等。

（4）术后预防感染及静脉输液1000～1500ml及维生素C 2g，2～3天。

（5）检查当天晚餐开始进食。

（6）术后注意伤口局部情况，情况正常者第5～7天拆线。

知识点173：腹腔镜检查术的并发症 副高：熟练掌握 正高：熟练掌握

腹腔镜检查的严重并发症很少见，一般为0.17%～0.87%，与术者的操作技能和实践经验有关。并发症主要可分为人工气腹有关、与插镜和肝穿刺有关的并发症。

（1）人工气腹时可能引起的并发症：①血管或内脏刺伤。②皮下气肿，大网膜、肠系膜气肿，阴囊气肿。③纵隔气肿、气胸。④气体栓塞。⑤肩部及上腹疼痛。⑥气体注入肠腔。

（2）插镜时引起的并发症：①套管针刺破脏器或大血管。②套管针刺破腹壁血管。

（3）腹腔镜下肝穿刺引起的并发症：出血、感染、胆汁性腹膜炎，与经皮肝穿刺所引起的一样。

（4）其他：感染及切口疝。

知识点174：肛门直肠测压的适应证和禁忌证　　副高：熟练掌握　正高：熟练掌握

（1）适应证：①各种便秘。②大便失禁。③药物、手术或生物反馈治疗前的评价。④术前、术后评价。

（2）禁忌证：①肛门直肠梗阻致无法插管者。②精神病患者及不合作者。

知识点175：肛门直肠测压的术前准备　　副高：熟练掌握　正高：熟练掌握

（1）严重便秘患者，术前可清洁灌肠，其他患者无需特殊处理。

（2）术前排空尿液及粪便。

（3）向患者详细说明检查全过程，取得合作，减轻不适。

（4）术前按使用手册校对机器。

知识点176：肛门直肠测压检测的指标　　副高：熟练掌握　正高：熟练掌握

肛门直肠测压主要检测以下指标：①最大自主性收缩压，反映肛门外括约肌及耻骨直肠肌功能。②排便压力。③静息压力。④直肠扩张引起的肛门内括约肌抑制性反射（RAIR）。⑤直肠容量感觉阈值，包括引起感觉的最小容量及最大耐受容量阈值。⑥排便动力。⑦其他指标：括约肌长度、肛管容积向量分析。

知识点177：肛门直肠测压常用的测压方法　　副高：熟练掌握　正高：熟练掌握

肛门直肠测压常用的测压方法有：①静止测压法。②手法拖出测定法，拖出速度3～8mm/s。③自动拖出测定法。

知识点178：肛门直肠测压的具体方法　　副高：熟练掌握　正高：熟练掌握

（1）患者左侧屈膝卧位，左侧臀部下置一便盆。

（2）测压导管经润滑剂润滑后经肛门插入。不同导管放置位置不同。小气囊肛门直肠测压导管以上端气囊（肛门外括约肌气囊）刚进入肛管为准。灌注时或固定导管则应插入肛门6cm。

（3）测压前休息2～10分钟，以便患者适应导管。

（4）以直肠和/或肛管内压做基线进行检测。检测过程中注意超慢波和自发性慢波收缩或松弛是否存在，标记出患者移动、体位或交谈所导致的误差。肛门括约肌静息压测定可于检查开始时或结束前患者最放松时进行。

知识点179：肛门直肠测压的术后注意事项 副高：熟练掌握 正高：熟练掌握

（1）拔除导管。

（2）患者更衣后离开检查室。

（3）患者恢复日常生活。

（4）根据导管使用手册和医院规定，清洁、消毒检测导管。

知识点180：48小时全胃肠通过时间检查的适应证 副高：熟练掌握 正高：熟练掌握

48小时全胃肠通过时间检查又称胃肠传输试验或结肠传输试验。其适应证：①便秘（慢传输型或者出口梗阻型）。②先天性巨结肠。③结肠假性肠梗阻。④慢性腹泻。⑤大便失禁。⑥肠易激综合征。

知识点181：48小时全胃肠通过时间检查的方法 副高：熟练掌握 正高：熟练掌握

让患者吞下在X线下可见的标志物，然后每隔一定的时间通过X线对患者的腹部进行照相，以了解这些标志物在肠道内运行的情况以及受到阻碍的地方，从而对便秘的原因做出诊断。一般在早餐时让患者吞服含有20个标志物的试验餐，定时拍摄腹片，以了解标志物在肠道内运行的速度及分布情况，可计算排出率。正常情况下吞服试验餐后48～72小时，大部分标志物已排出。

方法一：检查当日清晨检查者空腹服用20根钦条，随早餐一起服用。

方法二：20根钦条分4～5次服用，一次4～5根，与早餐交替服用（注：不要咀嚼），服用完钦条后开始计时，分别在第2、3、4天与服用完钦条的同一时间各摄腹平片一张（此三片包括24小时、48小时、72小时）。

方法三：于第1天服标志物一粒，分别在第2、3、4天与服标志物同一时间各摄腹平片一张（此三片包括24小时、48小时、72小时）。

知识点182：48小时全胃肠通过时间检查的目的 副高：熟练掌握 正高：熟练掌握

诊断结肠慢传输型便秘，如果5天内排出80%，可视为正常。根据标志物停留的部位不同，可提示不同的便秘类型；如都在直肠说明出口梗阻；均匀全结肠，提示结肠无力；集中左半结肠，说明右半结肠无力。

根据腹部平片上标志物的分布，有助于评估便秘是慢传输型或是出口梗阻型。由于饮食起居等因素的影响，同一患者在不同时间可获得不同的结果，所以对那些经非手术治疗效果不佳而需手术治疗的患者有必要间隔一段时间后进行复查。

知识点183：48小时全胃肠通过时间检查的注意事项

副高：熟练掌握　正高：熟练掌握

（1）检查前一周停用影响促动力的药物。

（2）各种方法按其规定程序及要求执行。

第七章 治疗技术

第一节 管 饲 术

知识点1：管饲术的概念 副高：熟练掌握 正高：熟练掌握

管饲术是经胃肠道插入导管，给患者提供必需的食物、营养液、水及药物的方法，是临床提供或补充营养极为重要的方法之一。

知识点2：导管根据插入的途径分类 副高：熟练掌握 正高：熟练掌握

根据导管插入的途径，可分为五种：口胃管（导管由口插入胃内）、鼻胃管（导管经鼻腔插入胃内）、鼻肠管（导管由鼻腔插入小肠）、胃造瘘管（导管经胃造瘘口插入胃内）和空肠造瘘管（导管经空肠造瘘口插至空肠内）。

知识点3：鼻饲法的概念 副高：熟练掌握 正高：熟练掌握

鼻饲法是将导管经鼻腔插入胃内，从导管内灌注流质食物、营养液、水分和药液的方法。

知识点4：鼻饲法的适应证 副高：熟练掌握 正高：熟练掌握

鼻饲法的适应证：①昏迷或不能自行经口进食者，如口腔疾患或口腔手术后、上消化道肿瘤引起吞咽困难的患者；②破伤风等不能张口的患者；③早产儿、病情危重以及拒绝进食的患者。

知识点5：鼻饲法的禁忌证 副高：熟练掌握 正高：熟练掌握

鼻饲法的禁忌证：食管手术后、食管严重狭窄或阻塞。

知识点6：鼻饲法的术前准备 副高：熟练掌握 正高：熟练掌握

（1）评估患者：询问患者既往有无插管经历，充分评估患者病情、治疗情况、心理状态与合作程度，检查鼻腔状况，有无鼻中隔偏曲、鼻黏膜肿胀及炎症等情况。

（2）患者准备：了解鼻饲目的、操作过程及注意事项，若戴眼镜或义齿，应取下妥善放置。

（3）用物准备：治疗盘、治疗碗、胃管、镊子、止血钳、压舌板、纱布、治疗巾、手套、液状石蜡、棉签、胶布、别针、手电筒、听诊器、弯盘、注射器、50ml灌注器、鼻饲流食（38～40℃）或药液、温水、水温计。酌情准备漱口或口腔护理用物、松节油及75%乙醇溶液。

（4）其他准备：室内环境洁净，操作护士衣帽整洁，修剪指甲，洗手，戴口罩。

知识点7：鼻饲法插管的操作方法　　副高：熟练掌握　正高：熟练掌握

鼻饲法插管的操作方法：①核对信息：携用物至床边，核对患者床号、姓名、住院号，再次做好解释，取得患者合作。②体位放置：根据病情采取适应的体位。③铺巾保护：颌下铺治疗巾，置弯盘于口角旁。④鼻腔准备：检查鼻腔，选择通畅的一侧，用湿棉签清洁。⑤标记胃管：戴手套，测量胃管应插入的长度并做标记。⑥润滑胃管：将少许液状石蜡倒于纱布上，润滑胃管前端。⑦插入胃管：一手持纱布托胃管，一手持镊子夹住胃管前端送入鼻孔。⑧插管观察。⑨证实插入。⑩妥善固定：确认胃管在胃内后，用胶布固定胃管于鼻翼及颊部。⑪鼻饲灌注。⑫清洁处理。⑬做好记录：记录鼻饲时间、鼻饲物的种类、量及患者反应等情况。

知识点8：鼻饲法插管患者的体位放置　　副高：熟练掌握　正高：熟练掌握

患者根据病情采取半卧位或坐位，无法坐起者取右侧卧位，或平卧位并将头偏向一侧。昏迷患者取去枕平卧位，头向后仰，避免胃管误插入气管。

知识点9：鼻饲法插管时标记胃管的方法　　副高：熟练掌握　正高：熟练掌握

戴手套，测量胃管应插入的长度并做标记：①前额发际至胸骨剑突处长度；②由耳垂经鼻尖到胸骨剑突处长度；③成人一般为45～55cm，婴幼儿一般为14～18cm。

知识点10：鼻饲法插入胃管的方法　　副高：熟练掌握　正高：熟练掌握

插入胃管：①一手持纱布托胃管，一手持镊子夹住胃管前端送入鼻孔；②先稍向上平行再向后下缓慢轻轻插入；③插入胃管10～15cm（咽喉部）时，根据患者具体情况进行插管。

清醒患者：嘱患者做吞咽动作，当患者吞咽时顺势将胃管向前推进，直至预定长度，也可饮少量温开水以助胃管顺利插入。

昏迷患者：将患者头部托起，使下颌靠近胸骨柄，以增大咽喉部通过的弧度，再缓慢插入胃管至预定长度。

知识点11：鼻饲法插管观察的事项 副高：熟练掌握 正高：熟练掌握

插管观察：①插入不畅时应检查口腔，了解胃管是否盘在口咽部，也可将胃管抽出少许，再小心插入；②若插管过程出现剧烈恶心、呕吐，可暂停插入，嘱患者做深呼吸；③如患者出现咳嗽、呼吸困难、发绀等现象，表明胃管插入气管，应立即拔出胃管，休息缓解后再重新插入。

知识点12：鼻饲法证实胃管插入胃内的方法 副高：熟练掌握 正高：熟练掌握

证实胃管在胃内的方法有3种：①用注射器抽吸，能抽出胃液即可证实胃管在胃内；②置听诊器于患者胃区，用注射器经胃管快速注入10ml空气，同时听诊有气过水声，即胃管插入胃内；③将胃管末端置于盛水的治疗碗中，无气泡逸出，可证明胃管在胃内。

知识点13：鼻饲法鼻饲灌注的方法 副高：熟练掌握 正高：熟练掌握

鼻饲灌注：①胃管开口端连接灌注器，进行抽吸，见有胃液抽出，再注入少量温开水；②缓慢注入鼻饲液或药液；③鼻饲完毕后，再次注入少量温开水以清洁管腔，将胃管末端反折，用纱布包裹并用血管钳或夹子夹紧，用别针固定于大单、枕旁或患者衣领处，保留胃管再用。

知识点14：鼻饲法清洁处理的方法 副高：熟练掌握 正高：熟练掌握

清洁处理：酌情协助清洁患者面部；整理床单，嘱患者保持原卧位20～30分钟；清洁灌注器，放于治疗盘内，用治疗巾盖好备用；洗手。

知识点15：鼻饲法拔管的操作方法 副高：熟练掌握 正高：熟练掌握

（1）携用物至床前，核对，说明拔管原因及配合事项。

（2）铺治疗巾于患者颌下，置弯盘于口角旁，夹紧胃管末端放于弯盘内，揭去固定胶布。

（3）用纱布包裹近鼻孔处胃管，嘱患者深呼吸，在患者呼气时拔管，边拔管边用纱布擦拭胃管，到咽喉处快速拔出。

（4）清洁患者口腔、鼻腔及面部，擦去胶布痕迹，采取舒适卧位，整理床单，清理用物。

（5）洗手，记录拔管时间及患者反应。

知识点16：鼻饲法的注意事项 副高：熟练掌握 正高：熟练掌握

（1）插管动作应轻柔，避免损伤食管黏膜，尤其是通过食管3个狭窄部位（环状软骨水平处、平气管分叉处、食管通过膈肌处）时。

（2）每次鼻饲前必须证实胃管确实在胃内且通畅，并用少量温开水冲管后再注入鼻饲液或药液。

（3）需翻身或吸痰的患者应先翻身或吸痰后，再行管饲。注入后尽量不要搬动患者，以免引起呕吐或呛咳。

（4）每次鼻饲注入量200～300ml，鼻饲液温度应保持在38～40℃，间隔时间不少于2小时。新鲜果汁与牛奶应分别注入，防止产生凝块，药片应研碎溶解后注入。

（5）鼻饲中每次分离注射器与胃管末端时，均须用止血钳夹闭胃管外口，以免胃内容物流出及空气进入。

（6）鼻饲完毕后再次注入少量温开水冲管，防止鼻饲液凝结。

（7）每日向插胃管一侧的鼻腔滴少量液状石蜡，以润滑胃管，减轻咽喉部不适。

（8）鼻饲用物应每日更换消毒。

（9）长期鼻饲者，应每日进行口腔护理2次，定期更换胃管，应于当晚最后一次灌食后拔出胃管，次日晨由另一侧鼻孔插入鼻饲管。

（10）拔管时，应夹紧管口末端，避免管内液体反流入气管。

第二节　胃肠减压术

知识点1：胃肠减压术的概念　　副高：熟练掌握　正高：熟练掌握

胃肠减压术是将胃管自口腔或鼻腔插入胃内，利用负压和虹吸原理，吸引出胃肠道内的液体、气体和内容物，以降低胃肠道压力，缓解腹胀，减轻胃肠道壁充血水肿，局限炎症，有利于吻合口愈合，促进胃肠道功能恢复的一种治疗措施。

知识点2：胃肠减压术的适应证　　副高：熟练掌握　正高：熟练掌握

胃肠减压术的适应证：①急性胃扩张；②急性胰腺炎；③胃、十二指肠穿孔；④腹部较大型手术后；⑤机械性或麻痹性肠梗阻。

知识点3：胃肠减压术的禁忌证　　副高：熟练掌握　正高：熟练掌握

胃肠减压术的禁忌证：①食管狭窄；②严重的食管静脉曲张；③严重的心肺功能不全、支气管哮喘；④食管和胃腐蚀性损伤。

知识点4：胃肠减压术的术前准备　　副高：熟练掌握　正高：熟练掌握

（1）评估患者：充分评估患者病情及治疗情况，询问患者既往有无插管经历，了解心理状态与合作程度，观察鼻腔黏膜有无红肿、炎症，有无鼻中隔偏曲等情况。

（2）患者准备：了解胃肠减压的目的、操作过程及注意事项，取得患者配合。若戴眼镜或义齿，应取下妥善放置。

（3）用物准备：①备胃、十二指肠引流管并检查是否通畅；②备减压抽吸装置：手提式或电动低压抽吸器或负压引流盒，如无上述装置，可用注射器代替；③同放置胃管操作用物。

知识点5：胃肠减压术插管的操作方法　　副高：熟练掌握　正高：熟练掌握

（1）按常规方法插入胃管，胃管插入的深度为50～75cm，妥善固定。

（2）将胃、十二指肠引流管连接减压抽吸装置，低压抽吸。

（3）清理用物，整理床单位，记录抽吸情况及引流物颜色、性状、量。

知识点6：胃肠减压术拔管的操作方法　　副高：熟练掌握　正高：熟练掌握

（1）胃管通常在术后48～72小时、肠鸣音恢复、肛门排气后拔除。

（2）拔胃管时，先将吸引装置与胃管分离，夹紧胃管末端，嘱患者吸气后屏气，迅速拔出，以减少刺激，防止患者误吸。

（3）擦净患者鼻孔及面部胶布痕迹，妥善处理胃肠减压装置。

（4）记录拔管时间及患者反应。

知识点7：胃肠减压术的注意事项　　副高：熟练掌握　正高：熟练掌握

（1）胃肠减压管应妥善固定，防止扭曲、打折、受压、移位或脱出，一旦胃管脱出应及时报告医生。

（2）密切注意胃肠减压管是否通畅。

（3）维持有效负压：①负压吸引器压力值为-5～-7kPa，既能保持有效吸引，又能防止发生引流管堵塞；②一次性负压吸引器负压值最大为-10～14kPa，一般胃肠减压器压下2/3即可；③负压盒应先排气，再连通胃管，防止气体挤入胃内。

（4）注射器抽吸减压应每隔1～2小时抽吸一次。

（5）胃肠减压期间应禁食、禁水，一般应停服药物。如需胃内注药，则注药后应夹管并暂停减压0.5～1.0小时，避免药物被吸出。

（6）观察引流物颜色、性质和量，并总结24小时引流液量。

（7）观察胃肠减压后的肠功能恢复情况，术后12小时即可酌情鼓励患者在床上翻身，有利于胃肠功能恢复。

（8）适当补液，加强营养，维持水电解质平衡。

（9）加强口腔护理，预防口腔感染和呼吸道感染，必要时给予雾化吸入，以保持口腔和呼吸道的湿润及通畅。

第三节　灌　肠　术

知识点1：非保留灌肠的适应证　　副高：熟练掌握　正高：熟练掌握

非保留灌肠的适应证：①刺激结肠蠕动，作为排便排气用；②用于清洁洗肠，清除肠道毒物，作为乙状结肠镜检、腹部X线检查及肠道术前准备（清洁灌肠）。

知识点2：非保留灌肠术前灌洗液的准备　　副高：熟练掌握　正高：熟练掌握

非保留灌肠需要在术前准备以下灌洗液，按病情需要选用：①温开水，一般情况可使用；②生理盐水，适用于各种需要灌肠的患者；③肥皂水，以医用肥皂10～20g溶于温开水1000ml制成，也可加肥皂至水呈乳白色，此液常用于一般排便灌肠；④商品化甘油灌肠剂。

知识点3：非保留灌肠术前灌肠液的用量　　副高：熟练掌握　正高：熟练掌握

灌肠液的用量，按灌肠目的、患者年龄、病情而定。一般成人排便灌肠宜600～1000ml，而清洁灌肠则需用上述量的2～3倍，分次或连续灌洗，体弱、病重以及肠道有炎症者，一般用量宜偏小，以300～600ml为适量，灌肠液温度宜保持在40～42℃。

知识点4：非保留灌肠的方法　　副高：熟练掌握　正高：熟练掌握

（1）患者取侧卧位，双膝稍屈曲向前，或仰卧屈膝，露出肛门。

（2）肛管前段涂以润滑油，松开夹子，排出管内空气后，术者一手持肛管并稍折叠不使灌液流出；另一手将患者臀部分开，使肛门皱襞松展；将肛管徐徐插入肛门内6～10cm。

（3）固定肛管，提起灌肠筒，灌肠筒筒底离床的高度依不同要求和患者反应而异，一般为45～70cm，以能使灌肠液徐徐流入肠内为宜。当患者感到腹胀，可减慢灌入速度或暂时停止。

（4）灌肠液灌完后，夹紧橡皮管，拔出肛管，嘱患者忍耐片刻暂不排便，并帮助患者转为仰卧位，经5～15分钟后可排便。如便秘时间长或要求清洗高位结肠者，灌液后可先采取右侧卧位，10～15分钟后再转向左侧卧位，然后排便。

（5）清洁灌肠者，可按上述方法连续灌洗2～3次，直至洗净为止。

（6）注意观察排便的量、色、味及有无黏液脓血和寄生虫等。

（7）商品化灌肠剂为含有药筒和灌肠管的一次性用品，按说明将肛门和灌肠管润滑，直接将灌肠管轻柔插入肛门内6～10cm，缓慢挤入药剂。

知识点5：保留灌肠的适应证　　副高：熟练掌握　正高：熟练掌握

经直肠给药是保留灌肠的适应证，其常用的药物有水合氯醛、氨茶碱、生理盐水普鲁卡因溶液、大蒜溶液、黄连素（小檗碱）溶液及中药消炎制剂等。

知识点6：保留灌肠的方法 副高：熟练掌握 正高：熟练掌握

（1）小量药液（10～20ml）可直接注入，200ml以上药液，一般先行清洁灌肠（用清水或生理盐水）以便药物容易吸收。

（2）按前述方法灌肠。

（3）一般保留液不超过150ml。需灌入药液>200ml时，以采用滴管注入法为宜，滴入速度一般不超过70～90滴/分。

第四节 自身腹水浓缩回输术

知识点1：自身腹水浓缩回输术的概念 副高：熟练掌握 正高：熟练掌握

自身腹水浓缩回输术是指患者利用自身腹水中的蛋白再输入，以补充有效血浆容量。该方法主要用于肝硬化顽固性腹水的治疗。

知识点2：自身腹水浓缩回输术的适应证 副高：熟练掌握 正高：熟练掌握

自身腹水浓缩回输术的适应证：肝硬化失代偿期及布-加综合征所致的无感染性顽固性腹水者。

知识点3：自身腹水浓缩回输术的禁忌证 副高：熟练掌握 正高：熟练掌握

（1）感染性腹水（腹水细胞数>500×10^6/L、中性粒细胞>250×10^6/L或腹水细菌培养阳性）。

（2）严重心肺功能不全、心律失常、近期发生消化道出血以及严重凝血功能障碍者。

（3）血性腹水或癌性腹水患者。

知识点4：自身腹水浓缩回输术的术前准备 副高：熟练掌握 正高：熟练掌握

自身腹水浓缩回输术术前，患者应常规行胸部X线、心电图检查，查凝血功能、血常规、血电解质、血氨、尿素氮、肌酐以及腹水的常规、生化、细菌培养和细胞学检查。

知识点5：自身腹水浓缩回输术的操作方法 副高：熟练掌握 正高：熟练掌握

（1）准备腹水超滤机、肝素化管路等器械。

（2）嘱患者排空尿液后卧位，取左下腹（或右下腹）脐与左（或右）髂骨连线中外1/3

处为穿刺点。消毒皮肤后铺巾，以利多卡因局麻后用套管针穿刺至腹腔，拔出针芯后见有腹水自行流出，将多孔硅胶管自套管针插入即可拔出套管针，再将多孔硅胶管外端与超滤器连接。

（3）腹水自动吸入泵内，经膜的滤过作用，清除水及晶体物质而保留相对分子质量较大的蛋白质，经去泡器去除气泡后，经静脉缓慢回输。

（4）操作过程中要注意调节超滤压及回输速度，一般20滴/分，300～400ml/h为宜。平均输入时间每次6小时，回输总量原则上控制在术前24小时尿量加500ml左右。

（5）回输结束后拔除导管，严格消毒，必要时穿刺孔加以缝合或用火棉胶涂抹封闭，以防腹水外渗。

知识点6：自身腹水浓缩回输术的注意事项　　副高：熟练掌握　正高：熟练掌握

（1）回输前肌内注射异丙嗪25mg，或腹水中加入地塞米松3～5mg可减少回输发热等反应。

（2）浓缩回输法回输腹水前后应检测凝血因子。

（3）术后常规观察患者体温、血压、脉搏、肺底有无啰音，尿量及腹部体征变化，检测血电解质。回输后尿量增多时，需注意补充电解质，以防电解质紊乱。

第五节　三腔二囊管压迫止血术

知识点1：三腔二囊管的构成　　副高：熟练掌握　正高：熟练掌握

三腔二囊管（S-B管）由三腔（胃管腔、胃气囊腔、食管气囊腔）和二囊（胃气囊、食管气囊）组成，胃气囊腔通球形胃气囊，充气后压迫胃底；食管气囊腔通椭圆形气囊，充气后压迫食管下段；胃管腔通胃腔，经此腔可行吸引、冲洗或注入药液。

知识点2：三腔二囊管的优缺点　　副高：熟练掌握　正高：熟练掌握

（1）优点：①经济、方便；②操作简单，止血效果肯定；③为进一步治疗争取时间。

（2）缺点：①痛苦大，插管期间患者不适感明显。②并发症较多，插管时可能引起出血量增大、吸入性肺炎、窒息及心律失常等。③长期压迫可导致鼻、食管、胃黏膜溃烂、坏死，气管-食管瘘，继发呼吸道感染。④停用后早期再出血发生率高。

知识点3：三腔二囊管压迫止血术的概念　　副高：熟练掌握　正高：熟练掌握

三腔二囊管压迫止血术就是利用充气气囊直接压迫胃底和食管下段的曲张静脉，达到止血的目的，是消化内科常用的急救技术。

知识点4：三腔二囊管压迫止血术的适应证　　副高：熟练掌握　正高：熟练掌握

三腔二囊管压迫止血术的适应证：门静脉高压引起的食管、胃底静脉曲张破裂出血者。

知识点5：三腔二囊管压迫止血术的禁忌证　　副高：熟练掌握　正高：熟练掌握

三腔二囊管压迫止血术的禁忌证：严重冠心病、高血压及心功能不全者。

知识点6：三腔二囊管压迫止血术的术前患者准备

副高：熟练掌握　正高：熟练掌握

（1）向患者及家属说明放置三腔二囊管的重要性、方法及配合事项，以取得患者充分的配合，告知操作过程中的风险及意外，教会患者做吞咽及深呼吸动作，以配合插管。

（2）询问患者既往有无鼻部疾患，检查鼻腔状况，注意黏膜有无炎症、肿胀，有无鼻息肉、鼻甲肥厚和鼻中隔偏曲，清除鼻腔内的结痂及分泌物。

（3）若戴眼镜或义齿，应取下妥善放置。

（4）对躁动不安或不合作患者，可肌内注射异丙嗪或地西泮。

知识点7：三腔二囊管压迫止血术的术前用物准备

副高：熟练掌握　正高：熟练掌握

（1）治疗盘、治疗碗、三腔二囊管、镊子、止血钳3把或弹簧夹1～3只、50ml注射器、纱布、治疗巾、压舌板、液状石蜡、棉签、胶布、剪刀、别针、手电筒、手套、弯盘、血压计、听诊器、牵引架、滑轮、0.5kg重砂袋（或盐水瓶）、牵引绳。

（2）检查三腔二囊管有效期及性能：①向胃气囊注气200～300ml，压力维持40～50mmHg，食管气囊注气100～150ml，压力维持30～40mmHg；②用止血钳或弹簧夹夹住管口后检查气囊有无损坏、漏气或变形；③检查气囊是否漏气有3种方法，放入水中察看有无气泡逸出，观察注入气量与抽出气量是否相等，将气囊放在耳旁倾听有无漏气声；④在管腔末端开口处对应标记食管气囊、胃气囊和胃管腔。

知识点8：三腔二囊管压迫止血术插管的操作方法

副高：熟练掌握　正高：熟练掌握

（1）根据病情采取半卧位或坐位，无法坐起者取右侧卧位或平卧位并将头偏向一侧。

（2）颌下铺治疗巾，检查、选择、清洁鼻腔。

（3）协助患者口服液状石蜡20～30ml。

（4）戴手套，抽尽气囊内空气，用液状石蜡润滑三腔二囊管前端及气囊外面，由鼻腔慢慢插入，嘱患者做深呼吸。

（5）插入10～15cm（咽喉部）时，嘱患者做吞咽动作，当患者吞咽时顺势将三腔管向前推进，也可饮少量盐水或止血药液以助三腔管顺利插入。

（6）三腔管插入50～65cm，经检查证实已达胃腔（同证实胃管插入胃内的3种方法）。

（7）向胃气囊充气200～300ml，压力维持在40～50mmHg，将血管钳夹住胃气囊外口，然后将该管末端反折以弹簧夹夹紧，防止气体漏出。

（8）将牵引绳结扎在三腔管尾端前10～25cm处，并将三腔管向外牵拉至感到有中等阻力，表示充气的胃气囊已压迫胃底贲门部。牵引绳另端用0.5kg重牵引物通过滑轮牵引，固定于牵引架上，抬高床脚，使牵引角度呈40°左右，牵引物离地面约高30cm。

（9）若仍有出血，再向食管气囊充气100～150ml，压力维持在30～40mmHg，以压迫食管下段静脉，同样反折管腔末端，用弹簧夹夹紧。

（10）用注射器抽吸胃内容物，冲洗，遵医嘱注入止血药液。

（11）酌情协助清洁患者面部，整理床单，洗手。

（12）记录置管时间、长度及患者反应。

知识点9：三腔二囊管压迫止血术在压迫止血期的护理

副高：熟练掌握　正高：熟练掌握

（1）定时抽吸胃内容物，观察抽出液颜色、量的变化，以判断止血效果；防止胃膨胀引起呕吐及三腔二囊管脱出。

（2）观察气囊有无漏气，每隔4～6小时测气囊压力1次，每次测压后向气囊腔补充3～5ml气体。

（3）定时气囊放气，避免由气囊填塞和压迫所致食管、胃底黏膜糜烂或溃疡。①三腔二囊管放置24小时开始，气囊每隔12小时放气1次，每次15～30分钟；②放气时先放食管气囊内空气，然后放松牵引，酌情放胃气囊内气体；③放气时应密切观察患者生命体征，并不时抽吸胃内容物，了解是否有再出血情况；④观察完毕后分别向胃气囊和食管气囊充气，维持测压。

（4）出血停止后，可遵医嘱从胃管腔内注入流质，也可注入止血药液局部止血。

知识点10：三腔二囊管压迫止血术拔管的操作方法

副高：熟练掌握　正高：熟练掌握

（1）三腔二囊管一般放置时间为3～5天，经放气证明出血停止，留管观察24小时仍无出血，即可拔管。

（2）拔管前口服液状石蜡20～30ml，润滑黏膜和管、囊外壁，抽尽囊内气体，以缓慢、轻巧的动作拔管。

（3）记录拔管时间及患者反应。

（4）拔管后需继续观察病情，有无再出血情况。如有出血征兆，可再次置管压迫止血。

知识点11：三腔二囊管压迫止血术的注意事项 副高：熟练掌握 正高：熟练掌握

（1）严密观察患者意识、生命体征变化，观察止血情况。

（2）压迫止血过程中，如抽出新鲜血液，应检查牵引松紧或气囊压力，并做适当调整，保证牵引效果。

（3）三腔二囊管固定后不可任意拉动，如提拉不慎或患者用力咳嗽，可引起气囊破裂、滑脱至咽喉部，引起呼吸困难和窒息。此时应立即取下管口末端弹簧夹，抽出气囊内气体或剪断三腔管，放出气体。

（4）患者若感胸骨下不适，出现恶心或频繁期前收缩，应考虑胃气囊进入食管下端挤压心脏引起期前收缩，应随时予以调整。

（5）注意口腔与鼻腔清洁，嘱患者不要将唾液、痰液咽下，以免误入气管引起吸入性肺炎。每日2次向鼻腔滴入少量液状石蜡，减少三腔二囊管对鼻黏膜的损伤。

（6）注意营养供给，维持水、电解质平衡。

第六节 食管狭窄扩张术

知识点1：食管狭窄扩张术的适应证 副高：熟练掌握 正高：熟练掌握

食管狭窄扩张术的适应证：①炎性狭窄；②食管术后吻合口狭窄；③食管环/食管蹼；④贲门失弛缓症；⑤弥漫性食管痉挛；⑥晚期食管癌或贲门癌，为缓解咽下困难，也可姑息性扩张，常联合其他治疗，如局部化疗或置放支架。

知识点2：食管狭窄扩张术的禁忌证 副高：熟练掌握 正高：熟练掌握

食管狭窄扩张术的禁忌证：上消化道内镜检查禁忌者，食管化学性灼伤后2周内，食管病变疑为穿孔者。

知识点3：食管狭窄扩张术的术前准备 副高：熟练掌握 正高：熟练掌握

食管狭窄扩张术前应明确狭窄的部位、特点和病因。常规完成食管钡餐、内镜检查，必要时要行病理活检。对有手术史者，应详细了解手术方式和病理结果。向患者说明治疗目的、可能发生的情况，以便取得合作。

在扩张前，至少禁食12小时。如食管内有大量食物存留时，需延长禁食时间，必要时可插管灌注清洗。如有严重的食管炎，应先用药物治疗。

知识点4：食管狭窄探条扩张法的扩张方法 副高：熟练掌握 正高：熟练掌握

探条扩张法主要用于食管非动力性狭窄的扩张。扩张方法如下：

（1）经内镜活检孔道插入导丝，直视下将导丝的前段插入狭窄的远侧，退出内镜保留导丝。注意狭窄处距门齿的距离。

（2）根据狭窄口的大小，选择适当大小探条。套入导丝，并沿导丝慢慢将扩张器圆锥送入，直至圆柱部端通过狭窄部（注意探条插入的距离，最好在X线透视下操作），在狭窄处停留数分钟后退出探条，但保留导丝位置不变。如此，依次增加扩张器直径，使狭窄部分渐渐扩开。

（3）扩张完毕后，扩张器连同导丝一起退出。

（4）复查内镜，并进入狭窄部远侧进一步检查。同时观察扩张部有无损伤、活动性出血等。

知识点5：食管狭窄气囊法的扩张方法　副高：熟练掌握　正高：熟练掌握

气囊法主要用于食管动力性狭窄的扩张。扩张方法如下：

（1）经内镜活检孔道插入导丝，保留导丝在胃内，退出内镜。

（2）将气囊头端涂润滑剂后，沿导丝插入。

（3）在X线监视下或内镜直视下，使气囊中部位于贲门区域，然后注气，使气囊内压力达到40kPa（300mmHg），维持1分钟后放气，共2～3次，每次间隔2～3分钟，扩张后一起退出气囊和导丝。

（4）复查胃镜，检查LES区域是否被扩张开，注意贲门处有无撕裂伤及其他病变。

扩张应视患者耐受情况而定，若没有达到理想直径或压力标准，但患者疼痛难忍时应中止扩张。

知识点6：食管狭窄扩张后的注意事项　副高：熟练掌握　正高：熟练掌握

食管狭窄扩张术后，不可马上进食。扩张后2小时，如无不适，可以饮水，进少量半流质饮食。密切观察病情，注意有无胸痛、发热、咳嗽等。扩张后6～8小时，如无不适，可以离院，如出现以上情况应随诊，并及时处理。

知识点7：食管狭窄扩张疗效的评价　副高：熟练掌握　正高：熟练掌握

食管炎性狭窄，尤其是狭窄段≤1cm时，多数扩张1～2次可获得满意的疗效，扩张后症状缓解，进食增多，营养改善。狭窄段≥2cm时，尤其局部有明显的纤维增生时，有时需要反复扩张。贲门失弛缓症的气囊扩张，压力达到200～300mmHg时，大部分可获得较好疗效。临床上有疗效不明显者，主要见于少年病例，往往LES压很高，LES松弛率很低，扩张后维持时间不长，需反复多次扩张，可多达5～6次，但一般并不主张频繁扩张。

知识点8：食管狭窄扩张术的并发症　副高：熟练掌握　正高：熟练掌握

食管狭窄扩张治疗术中发生的并发症有穿孔、出血和感染。发生穿孔时，患者感到剧烈胸痛，如及时发现，可用钛夹封闭破口；如胸痛持续不缓解，且出现发热，可能是穿孔继发纵隔及胸腔感染。对小的穿孔，可采取保守治疗，立即禁食、输液和抗生素治疗，多数经3～5天，病情可缓解。如穿孔大时，应施行内镜下金属夹封闭或手术治疗。目前主张扩张治疗后应进行抗反流治疗，尤其是因反流引起的炎性狭窄病例。

第七节 消化道异物内镜取出术

知识点1：消化道异物根据异物的来源分类 副高：熟练掌握 正高：熟练掌握

消化道异物根据异物的来源可分为：①外源性异物，如硬币、别针、发夹、缝针、戒指等金属性异物，以及鱼骨、塑料玩具、食物块、橡胶管等非金属性异物；②内源性异物，胃内蛔虫团、植物性结块（如胃柿石）等。

知识点2：消化道异物根据异物的形状分类 副高：熟练掌握 正高：熟练掌握

消化道异物根据异物的形状可分为：①长条形异物，如竹筷、铁钩、体温表、牙刷、铅笔、铁丝等；②圆形异物，如硬币、金戒指、纽扣、果核、瓶盖等；③不规则形异物，眼镜架、义齿牙托、玩具等；④尖锐异物：如金属针、刀片、玻璃、铁夹子等。

知识点3：消化道异物根据异物滞留部位分类 副高：熟练掌握 正高：熟练掌握

消化道异物根据异物滞留部位可分为：①食管异物；②胃内异物；③十二指肠异物；④小肠异物；⑤结肠及直肠异物。

知识点4：消化道异物内镜取出术的适应证及处理异物原则 副高：熟练掌握 正高：熟练掌握

（1）急诊内镜取异物：大多数消化道异物可经内镜安全取出，在确定没有穿孔的情况下，均应行紧急内镜检查，并积极试取。尤其是对较大而锐利的异物、不规则硬性异物及有毒的异物，这些异物一般不易自行排出，且久留易引起消化道损伤和中毒（如纽扣电池）等严重后果。

（2）择期内镜取异物：对小而光滑的异物，估计能自行排出而对患者不会引起严重后果者，可先让其自行排出，待不能自行排出时，可择期内镜取出。

（3）口服药物溶解异物：对于小的植物性、动物性及药物性胃内结块，可先给口服药物溶解（如α-糜蛋白酶、食醋、碳酸氢钠、可乐等），使结块自行消化溶解，若药物治疗无效时，再择期行内镜下取出。

知识点5：消化道异物内镜取出术的禁忌证　　副高：熟练掌握　正高：熟练掌握

消化道异物内镜取出术的禁忌证：①已穿透出消化管以外的异物；②对内镜检查有禁忌的患者。

知识点6：消化道异物内镜取出术前的患者准备　　副高：熟练掌握　正高：熟练掌握

（1）对吞入金属性异物的患者应摄颈及胸部正侧位片、腹部平片，以确定异物的位置、性质、形状、大小及有无穿孔。尖锐物体贴近主动脉者，应行胸部CT检查，了解异物与主动脉位置关系。钡剂检查需根据情况，因其可影响视野，延误取异物的时机，且可影响胸部CT检查。

（2）患者应禁食8小时。

（3）如有条件实施麻醉，尽可能在静脉麻醉下施行，尤其是儿童、精神失常、检查不合作者，或异物较大、锐利者。不能麻醉者可于术前肌内注射地西泮10mg和丁溴东莨菪碱（解痉灵）20mg。

知识点7：消化道异物内镜取出术前的器械准备　　副高：熟练掌握　正高：熟练掌握

（1）内镜的选择：一般普通内镜即可，当异物取出有困难需要两种器械协同时，可用双孔手术胃镜。小肠及大肠异物可选用小肠镜或结肠镜。

（2）钳取器械的选择：钳取器械的选择主要取决于异物的性质和形状。常用器械有活检钳、圈套器、三爪钳、鳄嘴钳、“V”字钳、扁平钳、篮形取石器、网兜形取物器、内镜专用手术剪、拆线器、吻合钉取出器、磁棒、机械碎石器等。另可根据异物的性质形状自制一些器械，如胃内特大的碎石器、橡胶保护套、内镜套管等。钳取器械在插入前应先在体外进行模拟试验。

知识点8：消化道长条形棒状异物的取出方法　　副高：熟练掌握　正高：熟练掌握

长条形棒状异物可用圈套器取出。对外径较细、表面光滑的棒状物，可用三爪钳、鼠齿钳、鳄嘴钳、“V”字钳、扁平钳钳取较为方便。如异物一端直径大而锐利，另一端小面光滑，光滑的一端常先吞入，这类异物用圈套套取的位置一端不要超过1cm，否则退出贲门常较困难。

知识点9：消化道球形异物的取出方法　　副高：熟练掌握　正高：熟练掌握

球形异物表面光滑，钳取时较困难，套取又易脱落，因此先用篮形取石器或网兜形取物器取出较适宜。

知识点10：消化道长形锐利异物的取出方法 副高：熟练掌握 正高：熟练掌握

大多数情况下，吞服安全别针为关闭状态，很容易通过食管进入胃肠道排出体外。但有时安全别针张开嵌顿在食管，易引起食管穿孔等严重并发症。其内镜取出原则为变开口向上为开口向下，然后连同内镜一起退出，将食管内开口向上的别针推入胃腔内，使之转为开口向下，再取出。

缝针、刀片等异物往往在取出过程中易继发损伤贲门及食管黏膜，甚至造成严重损伤或穿孔，此时应在内镜头部固定一个橡皮保护套管，插入胃镜后，张开异物钳夹住异物一端，使异物的长轴与食管平行一致，提起抓取钳，使之进入橡皮保护套管内，慢慢退出胃镜，对张开型安全别针，带有铁托的义齿也可用这种改良的胃镜试取。

对于薄片状圆形金属异物，如各种硬币一般用活检钳或异物抓取钳取出较方便。对小的金属异物，可用磁棒吸住后随内镜退出。

知识点11：消化道食物团块及胃内结石的取出方法 副高：熟练掌握 正高：熟练掌握

食管内的食物团块应让患者呕出或设法让食物团块进入胃内。对食管完全性阻塞的患者往往需要内镜取出，可采用内镜下咬钳将食物咬碎，然后用圈套器或三爪钳取出。较大结石可用圈套器分割成20mm左右的结石，也可用机械碎石器绞碎。较硬难以碎裂的结石可试用5% $NaHCO_3$溶液或可乐口服7～14天，待软化溶解后再试取。

知识点12：吻合口及胃内缝线和吻合钉残留的取出方法 副高：熟练掌握 正高：熟练掌握

由于缝线及吻合钉可引起组织炎症反应，甚至导致溃疡及出血，因此对吻合口黏膜暴露缝线残留，应作为一种异物在内镜下取出。将缝线周围冲洗干净，采用剪刀或拆线器与活检钳拔除法取出。

知识点13：消化道异物内镜取出术的注意事项 副高：熟练掌握 正高：熟练掌握

（1）充分做好术前患者准备和器械准备工作。

（2）食管、贲门及胃内嵌顿性异物较难取出，因异物两端已刺破嵌顿处的黏膜，可先将嵌顿较松的一端松解后或退入胃内再试取，切勿暴力牵拉，以免引起消化道损伤。

（3）胃内异物在平卧时大多位于胃底及胃体上部的黏液湖内，较小的异物常被掩盖其中，必要时可让患者做“V”形屈曲位或抬高背部，使异物掉在胃体中下部；如黏液湖内黏液不易吸净，对金属异物也可在X线监视下试取。

（4）钳取异物注意选点，如金属异物的边缘、义齿的钢丝等处；长条异物应套住一端，并让尖锐端向下，以免损伤消化道黏膜。

（5）退出异物时，尽量将异物靠近内镜，不留间隙，否则有时可发生异物与内镜“脱位”现象。较大异物通过食管上端如食管环形收缩，应等待食管舒张时再退镜。当异物通过咽部时，助手应叫患者头部后仰，使咽喉部与口咽部成一直线，以利异物顺利取出。若在退镜时发生黏膜损伤或出血，应重新插入胃镜观察损伤情况，必要时行止血治疗。

（6）术中要求视野清楚，及时调整患者体位，应充分暴露异物整体，要求操作者与助手及患者密切配合，有信心和耐心。

（7）证实有消化管穿孔及异物锐利、且体积较大取出困难时，不必勉强用内镜试取，应行外科手术治疗。

知识点14：消化道异物内镜取出术的并发症及处理

副高：熟练掌握　正高：熟练掌握

（1）消化道黏膜损伤及出血、穿孔：较大而锐利的异物，取出不慎时可发生。黏膜损伤及出血者应禁食，给予制酸剂。

（2）消化道化脓性炎症及溃疡、纵隔脓肿：在异物吞下或取出过程中若有黏膜损伤，可发生急性炎症、糜烂及溃疡，如有穿孔可并发纵隔脓肿。患者出现高热、胸部疼痛等症状，除禁食、制酸外，应给予足量广谱抗生素及支持疗法，必要时外科手术治疗。

（3）窒息及吸入性肺炎：常发生在吞入特大异物及全麻下取异物的婴幼儿，因胃内容物吸入或较大异物在咽喉部堵塞引起。一旦发生应紧急处理抢救。

知识点15：消化道异物内镜取出术的临床评价

副高：熟练掌握　正高：熟练掌握

95%的上消化道异物可经内镜成功取出。对于尖锐异物（如鱼刺等）嵌顿超过3日者，可能已并发穿孔及纵隔感染，不推荐内镜下治疗。对于大于2.5cm的锐利异物，如刀片、玻璃、支架、义齿、骨头等在取出过程中易割破食管，可引起大出血及穿孔，风险极大，应谨慎小心，权衡利弊，必要时选择外科手术治疗。

第八节　消化道息肉高频电切除术

知识点1：消化道息肉切除治疗的意义

副高：熟练掌握　正高：熟练掌握

高频电流通过人体时会产生热效应，使组织凝固、坏死，可达到息肉切除、止血等治疗目的。高频电发生器可产生电凝、电切和凝切混合电流。消化道息肉切除治疗的意义在于：①全瘤活检明确息肉的性质；②治疗其出血并发症；③作为癌前期病变切除，预防癌的发生。

知识点2：消化道息肉高频电切除术的适应证

副高：熟练掌握　正高：熟练掌握

消化道息肉高频电切除术的适应证包括：①各种大小的有蒂息肉和腺瘤；②直径小于

2cm无蒂息肉和腺瘤，直径大于2cm腺瘤可分次切除；③多发性腺瘤和息肉，分布散在，数目较少。

知识点3：消化道息肉高频电切除术的禁忌证 副高：熟练掌握 正高：熟练掌握

消化道息肉高频电切除术的禁忌证：①有内镜检查禁忌者；②内镜下形态已有明显恶变，可能侵入黏膜下层者。

知识点4：消化道息肉高频电切除术的术前准备 副高：熟练掌握 正高：熟练掌握

消化道息肉高频电切除术前，需要了解患者全身各脏器功能，尤其是凝血功能，如有障碍，应提前纠正。注意提前停用抗凝及抗血小板药物至少1周。常规进行胃肠道准备。

知识点5：消化道息肉高频电切除术的切除方法 副高：熟练掌握 正高：熟练掌握

首先应行完整内镜检查，观察息肉部位、大小、形态和数目。然后选择适当的圈套器，利用调节镜端的弯角、旋转镜身，改变患者体位方向等，使整个息肉清晰充分暴露在视野中，息肉基底最好位于6点钟方向。息肉与镜端相距2cm左右，如瘤体大，可能还要远。插入圈套器，令助手打开圈套袢，最好套袢面与息肉相垂直，套住息肉，有蒂息肉应套在蒂的息肉侧，无蒂息肉套在基底稍上方，令助手轻轻地、缓慢收紧圈袢。切忌用暴力，尤其是细蒂，勒紧过快、用力过猛会在未做电凝前就机械性割断息肉，引起即刻出血。也不能在没有选择好适当位置就收紧套袢，因为一旦圈套勒紧后就很难松开，而且套圈钢丝已嵌入息肉，机械性地部分切割引起渗血，干扰视野使再选择位置相当困难。

一旦钢丝勒紧后轻轻向腔内抬起，即可通电。当看见腔内有白色烟雾，勒紧部黏膜发白，如此先电凝、后电切，反复间断多次通电，若用混合电流同样地也要间歇通电，每次通电时间为数秒钟，逐渐割断。在通电时要注意有无胃肠蠕动，一旦有蠕动出现立即停止通电，避免灼伤邻近黏膜，电凝过深会造成穿孔。

知识点6：消化道息肉高频电切除术的息肉回收 副高：熟练掌握 正高：熟练掌握

小于0.5cm息肉如用热活检钳方法灼除，不存在息肉回收问题。可用活检钳咬持息肉，退至镜端然后随内镜一起退出。0.5～2.0cm息肉用吸引方法或用抓持钳回收。较大息肉可用圈套器或网篮。

知识点7：消化道息肉高频电切除术的术后处理 副高：熟练掌握 正高：熟练掌握

（1）摘除后尽可能吸净腔内气体，再回收息肉。

（2）术后禁食和卧床休息6小时。

（3）留院观察24小时以上。

（4）术后流质饮食1天，以后可半流质或普食。如为食管息肉要适当延长禁食和流质饮食时间，大肠息肉患者可不必严格要求。

（5）术后2周避免重体力活动，小息肉时间适当缩短。

（6）有凝血功能障碍术前纠正者，或有出血倾向者，术后需用止血药2周。

（7）上消化道息肉摘除者术后需抑酸治疗2周。

（8）大肠息肉摘除者，术后保持排便通畅2周，有便秘者需用缓泻剂。

（9）术后随访目的：①发现初次诊治漏诊病变；②早期发现病变复发；③早期发现异型性病变。

知识点8：并发症——出血的原因　　副高：熟练掌握　正高：熟练掌握

出血是消化道息肉高频电切除术的并发症之一，分为即刻或早期出血和迟发性出血。即刻出血是指在术中或息肉刚摘除后见残端出血。早期出血是指息肉摘除后24小时内出血，它们的发生原因相同。迟发性出血是指息肉摘除24小时后发生，常见于3～7天，少数患者可更长。引起出血的原因主要为技术性原因所致，如通电前圈套袢产生的机械性切割、电流功率过小或过大造成凝固不足，切割时未交替使用先电凝、后电切反复通电程序操作、圈套位置选择不佳，切割后残端痂脱落过早等，此外患者有动脉硬化、凝血功能障碍或术后活动过度、饮食不节等，均可发生早期或迟发性出血。

知识点9：并发症——出血的处理　　副高：熟练掌握　正高：熟练掌握

一般在切除后仅有少量渗血可不做处理，随访观察，如出血较多，无论是即刻、早期或迟发性出血，均应该立即止血。即刻出血可立即施行内镜下止血的各种措施，包括药物喷撒、注射、电凝、氩离子凝固、金属夹夹闭等。

知识点10：并发症——穿孔的原因　　副高：熟练掌握　正高：熟练掌握

穿孔是消化道息肉高频电切除术的并发症之一，可发生在切除术时，也可发生在术后数天内。后者是由于焦痂深达浆膜，焦痂在术后脱落时出现穿孔。切除时引起穿孔的原因有圈套切割部位距肠壁太近、通电时未将息肉向腔内提拉、电流强度选择过小或圈套钢丝未收紧通电，致通电时间长和灼伤过深，偶见在视野不够清楚情况下，邻近正常黏膜被圈套器圈入或圈套钢丝与周围肠壁接触等。

知识点11：并发症——穿孔的症状　　副高：熟练掌握　正高：熟练掌握

食管穿孔后引起颈部及上胸部皮下气肿、胸痛、吞咽疼痛及梗阻感伴发热等纵隔炎的症状。胃及十二指肠或结肠穿孔均引起剧烈腹痛，出现弥漫性腹膜炎的症状和体征。直肠中下段、降结肠、升结肠后壁息肉，因为是腹膜间位和外位的脏器，该部位浆膜面无腹膜遮盖，可致腹膜外穿孔。穿孔早期可无症状和体征，穿孔后不久在会阴部、阴囊，下腹部出现皮下气肿、腹胀或轻度腹痛，伴发热。上述部位穿孔通过胸部摄片或腹部平片检查，均能提供有诊断价值的征象。

知识点12：并发症——穿孔的处理　　副高：熟练掌握　正高：熟练掌握

术中发现穿孔时，应尽量使用金属夹缝合。难以缝合的，若发生在食管或腹腔内，应该尽早手术治疗。腹腔外穿孔可采取保守治疗，禁食、补液、胃肠减压、抗生素应用，一般都不需要手术治疗。

知识点13：并发症——灼伤、浆膜炎　　副高：熟练掌握　正高：熟练掌握

灼伤、浆膜炎是消化道息肉高频电切除术的并发症之一，相对较轻，大部分患者无临床症状，能自愈。部分重者在术后数天内出现腹痛，局部有反跳痛，甚至肌紧张。但腹部X线透视无膈下游离气体可与穿孔鉴别。予以休息、对症治疗，可给予抗溃疡药2周，需要时输液并预防性使用抗生素。

知识点14：并发症——气体爆炸　　副高：熟练掌握　正高：熟练掌握

气体爆炸是大肠内做高频电切息肉时罕见特有的严重并发症。正常情况下，大肠内含有少量氢、甲烷等可燃性气体，若进食过多豆类等食物则产气可能增加。当氢、甲烷的浓度达到或超过可爆炸界限时，做高频电凝电切手术就可能发生爆炸。现有的结肠镜为了防止爆炸均设计有惰性气体输入装置，但实际使用单位并不多。治疗前应彻底清洁肠道，避免使用甘露醇灌肠，用空气反复置换肠内气体，即使不用惰性气体也是相当安全的。

第九节　食管-胃底静脉曲张的内镜治疗

知识点1：硬化剂治疗（EVS）的适应证　　副高：熟练掌握　正高：熟练掌握

硬化剂治疗（EVS）的适应证：①食管静脉曲张急性出血；②既往有食管静脉曲张出血史；③门静脉高压症外科手术后再发；④不适宜手术治疗者。

知识点2：硬化剂治疗（EVS）的禁忌证　　副高：熟练掌握　正高：熟练掌握

硬化剂治疗（EVS）的禁忌证：①有上消化道内镜检查禁忌者；②出血性休克难以控制。

知识点3：硬化剂治疗（EVS）的并发症　　副高：熟练掌握　正高：熟练掌握

（1）出血：穿刺点渗血，可用镜身压迫或喷洒凝血酶，也可用肾上腺素棉球压迫，一般均可止血。注射后数日再出血，主要是穿刺痂皮脱落、黏膜糜烂溃疡所致。溃疡引起出血大部分为渗血，用热凝、电凝等有时难以控制，常用止血夹子来控制出血。

（2）溃疡：发生率为22%～78%，有浅表溃疡及深溃疡两类，一般多无症状，可在3～4周内自愈。溃疡可用H_2受体阻断药或质子泵抑制剂。

（3）穿孔：发生率为1%～2%，发生于食管被刺破或穿刺针穿透食管及硬化剂反应性组织坏死。小穿孔可自愈，大穿孔病死率高达75%。

（4）狭窄：发生率为3%，可能与硬化剂剂型、浓度和注射方法有关。血管旁注射法发生狭窄高达31%。一般采用Savary锥形硅胶扩张器扩张，无需外科治疗。

（5）其他并发症：如胸骨后疼痛、咽下困难、低热等，一般在术后2～3天消失。肺部并发症有胸腔积液和急性呼吸窘迫综合征。少见并发症尚有菌血症、食管旁脓肿、纵隔炎、门静脉和肠系膜静脉曲张血栓形成。

（6）EVS后可能加重门静脉高压性胃病的病理变化。

知识点4：硬化剂治疗（EVS）的疗程　　副高：熟练掌握　正高：熟练掌握

第1次硬化剂治疗后，再行第2、3次硬化剂治疗，直至静脉曲张消失或基本消失。每次硬化剂治疗间隔时间为1周左右。第一疗程一般需3～5次硬化剂治疗。建议疗程结束后1个月复查胃镜，每隔3个月复查第2、3次胃镜，6～12个月后再次复查胃镜。发现静脉再生必要时行追加治疗。

知识点5：硬化剂治疗的疗效及影响因素　　副高：熟练掌握　正高：熟练掌握

硬化剂治疗（EVS）能延长复发出血间期，降低再出血率，提高累计生存率。

硬化剂治疗中影响疗效的因素有：①硬化剂注射次数：多数认为注射4次以上疗效好，一般认为每7～10天注射硬化剂者疗效好；②硬化疗法的时机：食管静脉曲张出血尤其是大出血患者，择期治疗较紧急处理效果好，也较安全；③肝病的严重程度：预后与肝病严重程度密切相关，轻者预后好。

知识点6：内镜食管静脉套扎术的概念　　副高：熟练掌握　正高：熟练掌握

内镜食管静脉套扎术（EVL）是把安装在内镜头端的橡皮圈套扎在被吸入的曲张静脉上，形成息肉状，数日后自行脱落，与内痔弹性橡皮环套扎原理一致。EVL具有设备简单、操作方便、安全有效、不良反应少和可重复进行等特点。主要适合于中度和重度以上静脉曲张患者。EVL治疗后的患者，可能会加重门静脉高压性胃病。

知识点7：内镜食管静脉套扎术的禁忌证 副高：熟练掌握 正高：熟练掌握

内镜食管静脉套扎术的禁忌证：①食管静脉曲张（EV）伴明显GV；②有上消化道内镜检查禁忌。

知识点8：内镜食管静脉套扎术的套扎部位 副高：熟练掌握 正高：熟练掌握

内镜食管静脉套扎术进行套扎时尽量接近齿状线，一般从食管胃结合部开始，螺旋形向口侧食管移动进行套扎。每次对食管曲张静脉应全部套扎，尤其有血疱样红色征者应彻底套扎，以防止未套扎静脉血液回流增多而出血。

知识点9：内镜食管静脉套扎术的疗程 副高：熟练掌握 正高：熟练掌握

内镜食管静脉套扎术套扎间隔10～14天可行第2次套扎，直至静脉曲张消失或基本消失。建议疗程结束后1个月复查胃镜，每隔3个月复查第2、3次胃镜，以后每6～12个月进行胃镜复查，复发时追加治疗。

知识点10：内镜食管静脉套扎术的术后处理 副高：熟练掌握 正高：熟练掌握

内镜食管静脉套扎术术后一般禁食24小时。观察有无并发症，如术中出血（曲张静脉套扎割裂出血）、皮圈脱落（早期再发出血）、发热、局部哽噎感等。

EVL具有设备简单、操作方便、安全有效、不良反应少和可重复进行等特点。主要适合于中度和重度以上静脉曲张患者。EVL治疗后的患者，可能会加重门静脉高压性胃病。

出血是本疗法的主要并发症，极少数急性大出血可能致命。负压吸引后橡胶圈不能释放是术中出血主要原因。术后在套扎球脱落前应注意饮食，避免精神刺激及增高门静脉压力的因素，以防止诱发出血。套扎前后给予降低门静脉压药物是防止出血的主要措施。套扎后多有食管黏膜浅表溃疡，可能使门静脉高压性胃黏膜病加重，因此术后应给予抑酸剂，如组胺H_2受体阻断药或质子泵抑制剂。

知识点11：组织胶治疗的适应证 副高：熟练掌握 正高：熟练掌握

组织胶治疗的适应证：①急性胃静脉曲张出血；②胃静脉曲张有红色征或表面有糜烂，有出血史。

知识点12：组织胶治疗的方法 副高：熟练掌握 正高：熟练掌握

组织胶是一种快速固化水样物质，与血液接触后即时聚合反应，闭塞血管，控制出血。注射前经胃镜活检孔道先注入1ml碘油，使碘油在导管内形成一层油性薄膜，预防组织胶堵塞活检孔道。现多采用三明治夹心法注射，碘油冲管，组织黏合剂注射，碘油冲管注射，也有人采用高渗糖溶液-组织黏合剂-高渗糖溶液。每点组织胶混合液不超过2ml。总量根据胃静脉曲张的大小进行估计，最好一次将曲张静脉闭塞。1周、1个月、3个月及6个月复查胃镜。可重复治疗至胃静脉闭塞。

知识点13：组织胶治疗的术后处理　　副高：熟练掌握　正高：熟练掌握

组织胶治疗的术后处理与硬化剂治疗相同，术后给予5~7天的抗生素治疗，酌情应用抑酸药。组织胶疗法与TIPS术和外科手术相比更为有效和经济，组织胶治疗后可发现排胶出血、败血症和异物栓塞等并发症，有一定的操作难度及风险；胃静脉曲张组织胶注射急诊止血率为95.2%。

第十节　消化道癌内镜下治疗

知识点1：Nd：YAG激光治疗食管癌及胃癌的适应证
副高：熟练掌握　正高：熟练掌握

Nd：YAG激光治疗食管癌及胃癌的适应证：①因高龄或其他疾病不能行手术切除者；②黏膜内癌或原位癌，内镜观察呈表面平坦型或表面糜烂型；③病变范围不大，内镜观察时一个视野能包括病变全貌者；④对阻塞性食管、贲门癌的姑息治疗，以缓解梗阻症状。

知识点2：Nd：YAG激光治疗食管癌及胃癌的操作方法
副高：熟练掌握　正高：熟练掌握

术前准备同胃镜检查，调试Nd：YAG激光治疗仪。通过内镜将Nd：YAG激光由光导纤维导入食管、胃腔内，在直视下对恶性肿瘤照射烧灼，使癌组织细胞变性破坏、汽化，达到消除局部癌瘤组织的目的。一般光导纤维的前端距靶组织大约10mm，功率70~90W，通常采用6~8次激光发射，每次持续1~2秒。纤维其前端要尽可能靠近肿瘤组织，但应避免接触肿瘤。

知识点3：Nd：YAG激光治疗的疗效评价　　副高：熟练掌握　正高：熟练掌握

（1）高能激光治疗胃肠道恶性肿瘤仅能消除局部癌瘤组织，对深层的癌组织和转移性病灶无效，所以仅是姑息治疗的方法之一。对于一些能行手术治疗并且疗效显著的肿瘤，应力争早期手术。

（2）激光治疗对隆起型肿瘤导致管腔狭窄或梗阻者效果较好，常可解除梗阻、改善症状，为其他治疗提供条件（如贲门梗阻者植入食管支架等）。对浸润型肿瘤则易造成穿孔。

（3）激光治疗和其他治疗配合应用（如静脉高能营养疗法、食管扩张、化疗、放疗等），可以提高综合疗效，延长生存期限。

知识点4：Nd：YAG激光治疗的并发症与处理 副高：熟练掌握 正高：熟练掌握

激光治疗主要的并发症是穿孔和剧痛。尤其是浸润型肿瘤的治疗必须谨慎掌握激光功率，以免并发穿孔。穿孔发生率约为5%，可产生严重症状，甚至可导致死亡。激光治疗剧痛的发生率约占5%，尤其是食管癌激光治疗后多见，必要时用包括哌替啶等镇痛剂。此外，多数患者有轻度的发热和不同程度的白细胞计数升高，一般不需特殊处理，数日后自行缓解。

知识点5：经内镜注射化疗药物的适应证 副高：熟练掌握 正高：熟练掌握

经内镜注射化疗药物的适应证：①高龄或有多脏器疾病不能接受手术治疗的胃癌、食管癌患者；②晚期胃、食管癌已失去手术机会或术后复发者；③拒绝手术治疗者。

知识点6：经内镜注射常用的化疗药物 副高：熟练掌握 正高：熟练掌握

经内镜注射常用的化疗药物有5-氟尿嘧啶（5-FU）、丝裂霉素C（MMC）、博来霉素（BLM）和多柔比星（ADM）。每次注射的剂量依次分别为50～500mg、2～6mg、10mg和20mg。注射剂量视肿瘤大小而异。

知识点7：经内镜注射化疗药物的方法 副高：熟练掌握 正高：熟练掌握

内镜直视下将注射针直接刺入肿瘤实体内，深度0.3～0.5cm，进针太浅药物会发生外溢，进针方向以垂直于肿瘤实体为佳。食管、贲门部肿瘤进针角度不小于45°角。每个注射点内注入0.5～1ml药液，在肿瘤部位以每隔1cm间距注射一个点，能达到较好疗效。对溃疡型肿瘤，宜注射于溃疡边缘的隆起处，切忌注于溃疡底部以免穿孔。在注射过程中避免将药物注入正常黏膜内。

知识点8：经内镜注射化疗药物的疗效评价 副高：熟练掌握 正高：熟练掌握

经内镜注射化疗药物后多数患者有效，可使肿块缩小。但大于3cm的肿瘤疗效较差。对于食管、贲门癌引起消化道梗阻，治疗后可使梗阻减轻，解除痛苦。因此有一定近期疗效，但不能达到根治的结果，它只是一种姑息性治疗手段。由于方法简单，操作方便，没有严重并发症，无全身化疗的不良反应，并有一定的近期疗效而应用于临床。本法也可以与激光、扩张治疗并用，以延长患者生命、减轻痛苦和改善生活质量。

知识点9：消化道早期癌内镜治疗存在的问题及展望 副高：熟练掌握 正高：熟练掌握

（1）我国消化道早期癌的内镜治疗率仍较低，相当多的患者接受了不必要的外科手术。

（2）既往东西方学者对消化道早期癌病理诊断标准存在较大的差异。2000年维也纳分类东西方学者取得了共识，我国学者也普遍接受并在临床工作中使用维也纳分类；2002年11月30日～12月1日来自日本、欧洲、美国的内镜、外科和病理学家在巴黎对日本提出的“胃肠道表浅瘤变”进行了详尽的讨论，东西方的认识逐渐靠近，尤其对内镜切除标本的包埋、切片及病理诊断方法取得了一致意见，但国内内镜切除标本的处理方法尚需近一步推广。

（3）ESD技术尚在不断地完善成熟中，在国内也刚刚起步，须进一步总结经验，进行多中心前瞻性随访研究，以对其做出全面评价。

第十一节　经内镜十二指肠乳头括约肌切开术

知识点1：EST的适应证　　副高：熟练掌握　正高：熟练掌握

经内镜十二指肠乳头括约肌切开术（EST）的适应证：①胆总管结石需取石、溶石及碎石治疗；②良性乳头狭窄引起的胆汁淤积伴肝内外胆管扩张者；③胆管恶性狭窄需行胆肠引流者；④有高度手术危险性的胆总管结石患者；⑤少数胆道蛔虫患者需通过乳头肌切开术取出虫体者；⑥急性化脓性胆管炎和急性胰腺炎需做紧急乳头切开术进行引流者。

知识点2：EST的禁忌证　　副高：熟练掌握　正高：熟练掌握

经内镜十二指肠乳头括约肌切开术的禁忌证：①有凝血机制障碍未纠正者；②造影显示壶腹部以上胆总管有长段狭窄者；③胆总管结石直径大于2cm又不准备用碎石器碎石者。

知识点3：EST的术前准备　　副高：熟练掌握　正高：熟练掌握

（1）患者按胃镜检查前准备并检查凝血时间及凝血酶原时间。

（2）准备并调试好具有绝缘性能的十二指肠镜以及高频电源发生器。

（3）将十二指肠乳头切开刀、网篮型或气囊型取石器，浸泡于75%酒精溶液半小时以上备用。

知识点4：EST的操作方法　　副高：熟练掌握　正高：熟练掌握

（1）插镜并寻找十二指肠乳头。

（2）将带有乳头切开刀的导管插入乳头进入胆总管，注入造影剂确认电刀的位置后，可准备切开。

（3）推进式电刀切开法是将电刀钢丝2/3在乳头外，展开钢丝在推进过程中用混合电流切割；拉式电刀则是将电刀钢丝2/3留在乳头内，拉紧钢丝，在退出过程中用混合电流切割。切开方向应在视野中乳头上方隆起部位11～12点钟的方向，切割长度10～20mm，以不超过乳头口侧的隆起上方为限。

（4）电凝、电切指数通常分别选择3.5～4.0和3.0～3.5，混合比例为3∶1或4∶1。尽量避免凝切时间过长，防止引起局部严重充血、水肿而诱发急性胰腺或胆管炎。

（5）若为治疗胆总管结石，在乳头括约肌被切开后，插入网篮型或气囊型取石器取石，或插入导管注药溶石及机械、激光碎石。

知识点5：ERCP＋EST的治疗过程 副高：熟练掌握 正高：熟练掌握

（1）进镜：患者静脉通路设在右前臂，患者咬住牙垫，左侧卧位或俯卧位，十二指肠镜为侧视镜，应稍左旋内镜、向下弯曲镜头，检查食管远端。进入胃腔后，尽可能吸除胃液，以减少患者误吸。稍注气推进内镜，角度旋钮调节向下，可见胃大弯和胃腔远端。进镜使幽门处于视野中心，此时幽门似要消失，称为落日征。轻插入幽门进入十二指肠球部及降部。角度旋钮调节向上向右，右旋镜身，回拉内镜，镜身在体外60～65cm，多可见十二指肠乳头。

（2）插管：插管前先排净导管里的气体，避免影响诊断，胆管造影从乳头开口处11～12点方向，从下向上斜插入。胰管造影从乳头开口处1点方向位置与开口垂直方向插入。困难插管的可行预切开。

（3）乳头括约肌切开（EST）：建议采用拉式弓形切开刀，并保留导丝以便进出胆道。电-流模式可采用钝切、混合或脉冲模式等。胆管EST应沿胆道的轴线方向进行切开，一般为乳头的11～12点方向，应缓缓匀速切开。应避免在同一部位通电时间过长，或行“拉链式”快速切开。切开大小1.0～1.5cm。

（4）取石：根据结石大小以取石网篮、取石球囊取出结石。取石原则为先从胆管远端开始，分次逐个取出结石。取石后以取石球囊清扫胆管并分段阻塞造影，证实结石是否取净。

知识点6：EST的术后观察 副高：熟练掌握 正高：熟练掌握

患者术后卧床休息并禁食24小时，给予静脉输液并加用抗生素，注意测量血压、脉搏，观察有无并发症。

知识点7：EST的并发症——出血 副高：熟练掌握 正高：熟练掌握

出血是内镜下十二指肠乳头括约肌切开术的主要并发症之一，中等量以上出血的发生率为1%～3%。常见原因为损伤胃十二指肠动脉的分支，或高频电刀使用不当造成切割过快或电凝不足所致；也可因切口过小、强行牵拉大的结石造成切口撕裂出血。切开时发生出血应迅速用低张力刀丝在出血处再次电凝，一般即可止血，亦可立即换上止血器电凝止血。如此法仍不能止血，亦可采用凝血酶或孟氏液冲洗，再全身应用止血药，并对病情密切观察，多数可自行痊愈。如损伤动脉大出血，呈喷射状，内镜很难止血，应及时输血，果断采取手术治疗止血。

知识点8：EST的并发症——穿孔　　副高：熟练掌握　正高：熟练掌握

十二指肠穿孔的发生率为1%～4%，原因包括切开速度失控致切口过长、远端总胆管壁内段过短、强行牵拉过大结石等情况。出现穿孔后，应禁食、胃肠减压及静脉补液，全身应用抗生素治疗。多数患者可经非手术治疗痊愈。但如形成腹腔脓肿时则应手术切开引流。

知识点9：EST的并发症——急性胆囊炎　　副高：熟练掌握　正高：熟练掌握

急性胆囊炎多发于伴有胆囊结石患者，所以在此类患者行乳头切开治疗时，应尽量减少通电烧灼次数，并做稍大的切口，使胆汁引流通畅，降低胆管内压力。同时术后应严密观察，一旦发生急性胆囊炎，及时行胆囊切除治疗。

知识点10：EST的并发症——结石嵌顿和胆管炎　　副高：熟练掌握　正高：熟练掌握

结石嵌顿和胆管炎多与结石过大或乳头切开口不够大有关。网篮取石形成结石嵌顿时，网篮既不能退出，结石亦难拉出，此时切忌用力强拉，更不能连同十二指肠镜同时用力向外拉，以防进一步损伤胆管。唯一办法是将网篮由纵柄分开，把十二指肠镜拔出，术后将网篮移入鼻腔固定，一般24～48小时结石可粉碎或排出，网篮自然拔除。如结石未破碎排出亦可再经十二指肠镜把隆起的乳头全部切开，结石必然排出。也可用机械碎石法粉碎结石，然后用网篮取石或药物排石。

第十二节　介入放射治疗

知识点1：腹腔动脉与肠系膜动脉造影术的概述　　副高：熟练掌握　正高：熟练掌握

腹部动脉插管造影术包括腹腔干（含肝动脉）、肠系膜上、下动脉选择性插管技术，是介入放射学的基本技术，能否进行选择性插管是确保血管介入治疗疗效的关键。除对肝癌的诊断、治疗有重要价值外，对消化道出血的诊断和治疗也有重要的临床意义。

知识点2：腹腔动脉与肠系膜动脉造影术的适应证　　副高：熟练掌握　正高：熟练掌握

胃肠道活动性出血而经内镜等检查不能明确病因和出血部位者：①寻找出血原因，如肿瘤、动脉瘤、血管畸形等；②发现出血部位：表现为特定区域造影剂外渗入肠腔（阳性率和出血量有关系，出血达到0.5ml/min才可由动脉造影显示，当出血量少、出血停止或血管反复痉挛时，血管造影阳性率降低）；③止血：通过注射血管收缩剂或栓塞剂达到止血目的。

知识点3：腹腔动脉与肠系膜动脉造影术的禁忌证 副高：熟练掌握 正高：熟练掌握

（1）欲选择插入动脉小于所用导管直径或已闭塞。

（2）现有器材难以完成选择性插管时切勿硬性操作。

（3）严重心、肝、肾功能不全，凝血功能障碍者。

知识点4：腹腔动脉与肠系膜动脉造影术的术前准备

副高：熟练掌握 正高：熟练掌握

（1）维持生命体征稳定。

（2）造影前尽可能先行内镜检查，仍不能明确出血原因者行造影检查。

（3）碘过敏试验。

（4）备皮：双侧腹股沟区及会阴部。

（5）尽可能在活动性出血时行动脉造影。

知识点5：腹腔动脉与肠系膜动脉造影术的注意事项

副高：熟练掌握 正高：熟练掌握

（1）勿硬性操作和选用安全性高的器材可预防动脉内膜损伤。

（2）动脉痉挛时痉挛的动脉呈细线状，造影剂及导丝难以通过，患者常感局部疼痛，可立即采用2%利多卡因溶液5ml或罂粟碱30mg局部动脉内注射，多可解除痉挛疼痛。

（3）对于非静脉曲张上消化道出血，尽可能于出血急性期造影，可提高阳性率。

（4）尽可能显示所有可能出血的动脉。

（5）应用足够量的造影剂。

（6）疑诊静脉曲张出血者，应增加造影剂量，延长照片时间；发现静脉曲张者，应排除有无其他活动性动脉出血。

知识点6：动脉造影不能明确出血病因及部位的可能原因

副高：熟练掌握 正高：熟练掌握

动脉造影不能明确出血病因及部位的可能原因：①出血停止；②出血范围大，造影剂外漏不集中而显示不清；③靶血管选择或超选择不准确；④造影剂量不足或照片时间过短。

知识点7：经导管注射血管收缩药止血的一般程序

副高：熟练掌握 正高：熟练掌握

一旦造影剂明确出血部位，可经导管注入血管收缩药以止血。此法适用于除血管异常、肿瘤性出血外的各种胃肠道出血，并有良好疗效，尤其是糜烂性胃炎、憩室出血、静脉曲张出血。经导管注射血管收缩药的一般程序为：

（1）超选择插管、造影显示出血部位。

（2）经导管注入垂体后叶素，每分钟0.2U，持续20～30分钟（恒量动脉输液泵）。

（3）重复造影：①仍出血，增量至每分钟0.4U，持续20分钟，重复造影，若仍出血，则此法无效；②若无出血，可带管回病房，同剂量维持24小时，无出血征象者，半量维持12～24小时后以5%葡萄糖溶液维持12小时后拔管。

知识点8：选择性栓塞止血 副高：熟练掌握 正高：熟练掌握

对于保守治疗效果不佳的消化道出血，经导管栓塞治疗疗效显著，已成为安全有效的止血方式。选择性血管栓塞可以减少供应出血灶的动脉血流、降低压力，减慢其血流速度，并借助于内科相关的止血措施，依赖患者本身的凝血功能，在出血血管表面上形成凝血块而达到止血的目的。如胃左动脉或胃十二指肠动脉分支出血，可行超选择性插管，经导管注入栓塞物止血。胃和十二指肠动脉侧支循环丰富，栓塞后即使不能立即止血，也不至于造成栓塞的胃及十二指肠黏膜发生缺血坏死。大、小肠因为由终末动脉供血，栓塞法止血宜慎用，以免产生肠管栓塞坏死。对于造影阴性病例，可结合病史对高度可疑出血部位的供血动脉进行试验性栓塞，试验性栓塞后即使有时不能达到止血的目的，也可以减低出血灶血流压力，从而为手术止血争取时间。常用栓塞剂：自身血凝块、明胶海绵、聚乙烯醇、组织黏合剂等。

知识点9：经血管收缩药注入或栓塞止血的术后观察 副高：熟练掌握 正高：熟练掌握

（1）有无继续出血指征：呕血、黑粪、血便、生命体征不稳定。

（2）局部伤口有无渗血、血肿、双侧足背动脉搏动是否对称。

（3）有无剧烈腹痛、脏器坏死或穿孔征象。

知识点10：经导管肝动脉化疗栓塞术的原理 副高：熟练掌握 正高：熟练掌握

经导管肝动脉化疗栓塞术（TACE）的原理是基于正常肝细胞的血液供应20%～50%来自肝动脉，75%～85%来自门静脉，而原发性肝癌组织的血液供应90%～95%来自肝动脉。通过肝动脉化疗栓塞，可使肝癌组织缺血、坏死、缩小，甚至消失，AFP降低或转阴，部分中晚期肝癌经TACE治疗后使肿瘤缩小，而对正常肝组织影响不大，可获外科手术切除的机会。

知识点11：经导管肝动脉化疗栓塞术常用的化疗药物 副高：熟练掌握 正高：熟练掌握

TACE常用的化疗药物：5-氟尿嘧啶（5-FU）、丝裂霉素C（MMC）、多柔比星（A）、顺铂（C）等，常联合应用。

知识点12：经导管肝动脉化疗栓塞术的适应证 副高：熟练掌握 正高：熟练掌握

TACE的适应证：①中晚期原发性肝癌；②转移性肝癌；③肝癌术前、减少术中出血、肿瘤播散机会；④肝癌术后复发而不宜再手术者；⑤肝癌主灶切除，肝内仍有转移灶者；⑥肝癌结节破裂出血，同时具有止血和治疗作用；⑦控制肝癌疼痛；⑧肝移植等待（桥梁治疗）。

知识点13：经导管肝动脉化疗栓塞术的禁忌证 副高：熟练掌握 正高：熟练掌握

TACE的禁忌证：①肿瘤体积占肝脏70%以上或全身广泛转移者（若用介入治疗以缓解症状或控制癌结节破裂出血属例外）；②肝功能严重受损、Child分级为C级者，如重度黄疸，丙氨酸氨基转移酶（ALT）明显升高，难以控制的腹水（尤其是伴少尿）等；③严重心、肺、肾功能不全者；④凝血机制障碍有出血倾向者；⑤碘过敏试验阳性；⑥门脉主干有癌栓阻塞者；⑦大的肝动－静脉瘘者；⑧严重门静脉高压、胃底－食管静脉重度曲张、有破裂出血危险者。

知识点14：经导管肝动脉化疗栓塞术的术前准备 副高：熟练掌握 正高：熟练掌握

TACE的术前准备：①检查：血常规、血小板、PT、KPTT、AFP定量及心、肺、肝、肾功能的检查；②碘过敏试验，普鲁卡因皮试；③备皮：双侧腹股沟区、会阴部；④术前禁食4小时，术前15～30分钟肌内注射地西泮10mg。

知识点15：经导管肝动脉化疗栓塞术的术后处理 副高：熟练掌握 正高：熟练掌握

TACE的术后处理：①局部伤口加压包扎，注意有无渗血、血肿、感染等；②监测血压、双侧足背动脉搏动；③常规用广谱抗生素2～3天，输液量为1000～1500ml；④若有恶心、呕吐、发热、肝区疼痛等栓塞后综合征，对症处理；⑤术后常规护肝治疗；⑥术后复查血、尿常规、肝、肾功能、AFP定量、肝区平片、B超或CT。

知识点16：经导管肝动脉化疗栓塞术化疗栓塞的并发症 副高：熟练掌握 正高：熟练掌握

TACE化疗栓塞的并发症：①术后不良反应：TACE术后多数患者会出现发热、肝区疼痛、消化道症状、白细胞数下降等不良反应，称为栓塞后综合征（PES），是一种自限性反应，可予以对症处理；②肝功能损害与衰竭：多与栓塞治疗后导致的肝脏实质细胞、胆管及肝血管的损伤有关，强调治疗病例选择及治疗前后护肝治疗；③异位栓塞：是TACE最严重的并发症，栓塞器官可为胆囊、脾、胃、十二指肠、胰、肺，以胆囊动脉栓塞最常见，约占53%，轻者可行内科对症处理，密切观察，一旦出现胆囊坏死、穿孔，上消化道大出血等重症表现可考虑外科手术治疗。

知识点17：影响经导管肝动脉化疗栓塞术疗效的主要因素

副高：熟练掌握　正高：熟练掌握

TACE是一种姑息疗法，不能达到根治目的，其效果仍不尽如人意。影响疗效的主要因素有：①患者肝功能分级、肿瘤类型及肿瘤血供（门静脉参与肿瘤供血）；②侧支循环建立；③栓塞后血管再通；④操作者的操作技术。

知识点18：肝血管瘤的分类

副高：熟练掌握　正高：熟练掌握

肝血管瘤是临床最常见的肝良性肿瘤，其大小不一，小者常需显微镜下诊断，大者至数十厘米。常位于右叶，90%为单发，肿瘤呈紫红色或紫蓝色，质多柔软，界清，切面呈网状。肝血管瘤可分为四类：①肝海绵状血管瘤；②硬化性血管瘤；③肝毛细血管瘤；④血管内皮细胞瘤。小肝血管瘤常无症状，多在体检时发现，无需治疗。大肝血管瘤可压迫周围脏器，肝包膜张力增高而引起肝区不适，甚至瘤体破裂、出血而危及生命。

知识点19：肝动脉栓塞中主要使用的栓塞剂

副高：熟练掌握　正高：熟练掌握

肝动脉栓塞（HAE）是介入治疗肝血管瘤的首选方法，其优点是适应证宽、损伤小、恢复快、疗效好。目前主要使用的栓塞剂包括平阳霉素、超液化碘油乳剂、吸收性明胶海绵颗粒、不锈钢圈、无水乙醇、鱼肝油酸钠、聚乙烯醇微球等，平阳霉素为使用最为广泛的栓塞剂，其治疗成功率、安全性高，术后可能出现轻度化疗反应，多不需要特殊处理。

知识点20：肝动脉栓塞的适应证

副高：熟练掌握　正高：熟练掌握

HAE的适应证：①生长迅速，大于5cm的肝血管瘤，不论部位、范围、数量均可；②不能手术切除或患者拒绝手术治疗的肝血管瘤；③肝血管瘤小于5cm，但引起压迫症状或疑有出血可能者；④出现继发于肝血管瘤的临床并发症，如严重血小板减少、贫血等。

知识点21：肝动脉栓塞的禁忌证

副高：熟练掌握　正高：熟练掌握

HAE的禁忌证：①严重心、肝、肾功能不全者慎用；②碘过敏试验阳性者；③凝血机制障碍，有出血倾向者。

知识点22：肝动脉栓塞的术前准备

副高：熟练掌握　正高：熟练掌握

HAE的术前准备有：①常规检查：血常规、血小板、PT、KPTI及心、肺、肝、肾功能检测；②碘过敏试验，普鲁卡因皮试；③备皮：双侧腹股沟区、会阴部；④术前禁食4小时，术前15～30分钟肌内注射地西泮10mg。

知识点23：肝动脉栓塞的操作过程 副高：熟练掌握 正高：熟练掌握

肝动脉造影后根据造影所见，将导管超选择插管至靶血管，在X线透视监控下注入栓塞剂进行栓塞治疗，至肿瘤完全填充或血流明显减缓为止，如肿瘤供血血管较粗，则需要加注吸收性明胶海绵行主干栓塞。栓塞结束后再次行肝动脉造影，确认肝血管瘤供血动脉被完全或基本栓塞后，拔出导管，压迫穿刺处15分钟，确认无出血，方可加压包扎。

知识点24：肝动脉栓塞的术后处理 副高：熟练掌握 正高：熟练掌握

HAE的术后处理有：①局部伤口加压包扎，注意有无渗血、血肿、感染等；②监测血压、双侧足背动脉搏动；③常规用广谱抗生素和护肝治疗2～3天，输液量为1000～1500ml；④若有恶心、呕吐、发热、肝区疼痛等，对症处理；⑤术后复查血常规，肝、肾功能和肝脏B超或CT。

知识点25：肝动脉栓塞的术后并发症及防治 副高：熟练掌握 正高：熟练掌握

（1）造影剂不良反应，应强调术前碘过敏试验，确认阴性者方可施行HAE。

（2）血管穿刺和插管并发症。

（3）栓塞的并发症：①术后不良反应。HAE后部分患者会出现肝区疼痛、消化道症状等，可予以对症处理。②异位栓塞。是HAE最严重的并发症，栓塞器官可为胆囊、脾、胃、十二指肠、胰、肺等，术中应注意导管插入的深度及栓剂的选用。

知识点26：肝动脉栓塞的疗效评价 副高：熟练掌握 正高：熟练掌握

栓塞剂停留在胆血管瘤血窦中形成血栓，血栓机化、纤维化可使肿瘤转变为纤维瘤样结构，无水乙醇还可引起血窦内皮细胞破坏而致使血窦永久性闭塞。临床上，HAE可缩小肝血管瘤，减少其破裂出血的可能性及压迫症状，从而达到治疗作用，部分患者可完全愈合。应用单一的栓塞剂疗效不能持久，肿瘤易复发，这是由于肝血管瘤的组织结构不同于肝癌，主要由多数增生衬以内皮细胞而构成的畸形血窦，并非实质性的肿瘤。单一的栓塞剂容易通过畸形的血窦而流失，临床上采取多种组合应用，主要组合是平阳霉素+碘油混合乳剂+明胶海绵。如血管再通或侧支循环建立，肝血管瘤可再增大，必要时可重复栓塞。

知识点27：经颈静脉肝内门体静脉支架分流术的概念 副高：熟练掌握 正高：熟练掌握

经颈静脉肝内门体静脉支架分流术（TIPS）是一种介入放射学新技术。其基本概念是经皮穿刺颈内静脉在肝实质内建立肝静脉和门静脉主要分支的分流通道，并放置特殊金属支架，从而建立门体静脉分流，以降低门脉压力，治疗肝硬化门脉高压所致的食管胃底静脉曲张出血（EVB）和顽固性腹水的介入治疗术。

知识点28：经颈静脉肝内门体静脉支架分流术适应证的分类

副高：熟练掌握　正高：熟练掌握

根据循证医学证据强度，TIPS适应证分为3类：①Ⅰ类适应证是指前瞻性随机对照研究已证实其在一定范围内具有确切的疗效；②Ⅱ类适应证是指前瞻性或回顾性队列研究结果支持其临床上广泛应用，但尚缺乏对照研究；③Ⅲ类适应证是指病例系列报道或专家意见推荐可以尝试TIPS。

知识点29：经颈静脉肝内门体静脉支架分流术Ⅰ类适应证

副高：熟练掌握　正高：熟练掌握

TIPS Ⅰ类适应证包括：①高危患者的急性食管静脉曲张破裂出血；②2周内接受2次内镜治疗，仍反复发生的食管静脉曲张破裂出血；③无法耐受药物或内镜治疗的食管静脉曲张破裂出血；④难治性腹水（4周内药物治疗、穿刺抽液无效或出现药物治疗肺不良反应无法继续治疗）；⑤反复出血的胃静脉曲张出血。

知识点30：经颈静脉肝内门体静脉支架分流术Ⅱ类适应证

副高：熟练掌握　正高：熟练掌握

TIPS Ⅱ类适应证：①Budd-Chiari综合征；②难治性肝性胸腔积液（4周内药物治疗、穿刺抽液无效或出现药物治疗肺不良反应无法继续治疗）。

知识点31：经颈静脉肝内门体静脉支架分流术Ⅲ类适应证

副高：熟练掌握　正高：熟练掌握

TIPS Ⅲ类适应证：①急性胃静脉曲张出血；②肝肾综合征；③肝肺综合征；④门静脉血栓形成；⑤出血性门脉高压性胃病、门脉高压相关的异位静脉曲张出血。

知识点32：经颈静脉肝内门体静脉支架分流术的绝对禁忌证

副高：熟练掌握　正高：熟练掌握

TIPS的绝对禁忌证：①首次曲张静脉破裂出血的预防；②充血性心力衰竭；③多囊肝；④不可控制的全身感染或脓肿；⑤不能缓解的胆道阻塞；⑥严重肺动脉高压。

知识点33：经颈静脉肝内门体静脉支架分流术的相对禁忌证

副高：熟练掌握　正高：熟练掌握

TIPS的相对禁忌证：①肝细胞癌（尤其是中心型）；②全部肝静脉阻塞；③门脉血栓；④严重凝血功能障碍（INR＞5）；⑤血小板减少＜20×10^9/L；⑥中度肺动脉高压。

知识点34：经颈静脉肝内门体静脉支架分流术的术前准备

副高：熟练掌握　正高：熟练掌握

TIPS的术前准备包括：①调整一般情况，提高对TIPS治疗的适应性；②调整凝血功能，纠正低蛋白血症及利尿；③肠道抗菌，以防止术后的异性蛋白大量吸收；④血管解剖的影像学诊断；⑤肝功能生化检查及重要器官的功能检查（心电图、心功能测定、肾功能检查）。

知识点35：经颈静脉肝内门体静脉支架分流术的术后观察

副高：熟练掌握　正高：熟练掌握

TIPS术后应严密观察，若条件许可，应进入ICU病房，以保证必要的病情监护，主要包括：①出血情况，是否终止或有无再出血征象；②腹水量的变化；③感染情况，尤其是肺部感染及败血症的可能性；④肾功能，水、电解质情况；⑤肝性脑病征象等。

知识点36：经颈静脉肝内门体静脉支架分流术的并发症及防治

副高：熟练掌握　正高：熟练掌握

（1）术后再出血原因多为门脉高压性胃病并凝血机制障碍、溃疡、支架阻塞及急诊时长时间三腔二囊管压迫致食管、胃黏膜糜烂性病变等。原则上讲，每例患者TIPS术后早期应行内镜检查，以尽早发现再出血征象。

（2）肝性脑病或血氨增高：应严格选择患者，注意药物治疗、缩小分流道直径、传统的去氨治疗和抗肝性脑病治疗均能取得较好疗效。

（3）TIPS功能障碍：对Child A、Child B级、肝功能较好且无凝血障碍者，可于TIPS术后第2天予以肝素1250U每日2～3次，7～10日，使KPTT延长2个单位维持1周，此后每日口服肠溶阿司匹林50～100mg，维持3～6个月，观察胃肠出血征象的有无。或者采用覆膜支架或球囊扩张也可取得一定疗效。

（4）全身轻度水肿：原因不明，一般呈自限性过程。

（5）肝性脊髓病：表现为无脊髓占位病变、脑脊液正常的上神经元损害的症状及体征，被认为与TIPS术后血氨持续升高有关。目前除护肝、降氨及补充B族维生素外，无特异治疗措施，临床缓解率低。

（6）DIC、败血症及其他并发症等。

知识点37：经颈静脉肝内门体静脉支架分流术的近期疗效判断指标

副高：熟练掌握　正高：熟练掌握

TIPS的近期疗效判断指标：①手术成功率；②术中并发症发生率；③手术死亡率；④30天内病死率与并发症发生率（如肝性脑病、再出血、败血症、DIC等）。

知识点38：经颈静脉肝内门体静脉支架分流术的远期随访跟踪

副高：熟练掌握　正高：熟练掌握

远期随访追踪：①半年、一年生存率；②三年生存率：其中，3个月、6个月复查特别重要，如有支架阻塞或不通畅可行第二次介入治疗，而超过半年之后则失去第二次介入治疗的机会，因支架内已形成完整的内皮细胞。

知识点39：经皮经肝穿刺门静脉途径栓塞静脉曲张术的概念

副高：熟练掌握　正高：熟练掌握

经皮经肝穿刺门静脉途径栓塞静脉曲张术（PTVE），是指在经皮经肝穿刺门静脉造影术（PTP）基础上发展起来的一种治疗食管静脉曲张的方法。即在PTP操作后，将导管超选择插入胃冠状静脉和/或胃短静脉，注射硬化剂或栓塞剂以栓塞食管胃底曲张静脉，达到止血或预防出血的目的。

知识点40：经皮经肝穿刺门静脉途径栓塞静脉曲张术的适应证

副高：熟练掌握　正高：熟练掌握

PTVE的适应证：①胃－食管静脉曲张破裂引起的急性或活动性或反复出血，经内镜或内科药物治疗无效者；②有食管静脉曲张手术分流禁忌证或拒绝手术者；③无出血病史，但内镜检查有食管静脉曲张伴红色征（樱桃红斑）或血囊肿征，而肝功能衰竭，Child C级不能耐受手术者；④分流手术后再发食管静脉曲张出血者。

知识点41：经皮经肝穿刺门静脉途径栓塞静脉曲张术的绝对禁忌证

副高：熟练掌握　正高：熟练掌握

PTVE的绝对禁忌证：①出血倾向或凝血障碍；②碘造影剂过敏、败血症、门静脉病变（门静脉主干狭窄或阻塞，门静脉血栓形成）。

知识点42：经皮经肝穿刺门静脉途径栓塞静脉曲张术的相对禁忌证

副高：熟练掌握　正高：熟练掌握

PTVE的相对禁忌证：休克状态的食管胃底静脉曲张出血、顽固性腹水、肺或肾有短路循环、穿刺路径上有肝癌、血管瘤。

知识点43：经皮经肝穿刺门静脉途径栓塞静脉曲张术的术前准备

副高：熟练掌握 正高：熟练掌握

PTVE的术前准备内容：①普鲁卡因、青霉素、碘过敏试验；②术前备血、备皮；③术前查血常规、血小板、PT、KPTT、肝功能、心电图、胸腹透视；④备50U/ml肝素化生理盐水；⑤除急诊PTVE外，术前原则上应做好腹部B超或CT检查、腹部血管造影、胃镜检查；在进行PTVE前应先做PTP造影，了解门静脉主干有无病变。

知识点44：经皮经肝穿刺门静脉途径栓塞静脉曲张术的术后观察

副高：熟练掌握 正高：熟练掌握

PTVE的术后观察内容：①一般情况，生命体征，尤其是血压、心率、面色、肢端皮温等。②有无呕血、黑便，与术前情况对比。③有无腹痛、发热、恶心、呕吐等不适。④术后1～5周复查内镜，评估疗效。⑤定期复查腹部（肝胆）B超，有无肝包膜下血肿等。

知识点45：经皮经肝穿刺门静脉途径栓塞静脉曲张术的术后并发症

副高：熟练掌握 正高：熟练掌握

PTVE的术后并发症：①门静脉血栓形成。为PTVE最严重的并发症之一。多由栓塞剂（Bucrylate胶）反流所致，该胶现已不用，发生率明显减少。②腹腔内大出血。③肝包膜下血肿。被认为是最常见的并发症，Hervieu（1981年）综述600例经皮经肝食管－胃底静脉栓塞术（PTO）中30%出现肝包膜下血肿。④肺、心、脑血栓。⑤其他合并症。左侧胸腔积液最多，其次有血胸、腹膜炎、腹水增加、败血症、血尿等。

知识点46：经皮经肝穿刺门静脉途径栓塞静脉曲张术应用的疗效评价

副高：熟练掌握 正高：熟练掌握

（1）对于肝功能处于代偿状态的患者，施行PTVE术临床价值可以肯定。

（2）PTVE对活动性EVB控制出血率很高。

（3）PTVE能延长再出血的时间，但比较急诊PTVE和择期PTVE，显然前者的再发出血时间短。

（4）PTVE的合并症虽可以接受，但当活动性出血、血流动力学不稳定、Child C级患者行PTVE治疗，风险大且收益小。

（5）最适宜PTVE者是持续出血、全身状态稳定、内科保守治疗无效或反复再发出血又不能手术的患者。

（6）PTVE能否增加EVB患者的存活率，取决于PTVE前肝功能状态，但减少因EVB活动性或急性出血所致的死亡率是公认的。

知识点47：脾动脉栓塞疗法的概念和分类　副高：熟练掌握　正高：熟练掌握

脾动脉栓塞疗法是指应用栓塞剂将脾动脉栓塞以治疗由于各种原因所致的脾肿大、脾功能亢进症的介入放射治疗手段。根据脾动脉栓塞的部位和栓塞范围的大小，脾栓塞术分为全脾栓塞、脾动脉主干栓塞和部分脾栓塞。

（1）全脾栓塞：栓塞剂几乎栓塞脾动脉所有分支，偶用于脾脏恶性肿瘤，已基本废弃。

（2）脾动脉主干栓塞：类似于脾动脉结扎，脾血供显著减少，远端侧支迅速建立，一般不出现脾梗死；通常用于外伤性脾破裂或外科脾切除的术前辅助治疗。

（3）部分脾栓塞：指部分脾动脉栓塞，脾实质栓塞面积常在30%～60%，为目前常用方法。多主张分次、少量栓塞。

知识点48：脾动脉栓塞疗法的适应证　副高：熟练掌握　正高：熟练掌握

脾动脉栓塞疗法的适应证包括：①各种原因所致的脾大并发脾功能亢进具有外科手术指征，但不能或不愿接受脾切除术者；②肝癌合并肝硬化、脾大、脾功能亢进导致血细胞减少，阻碍动脉插管足量化学治疗栓塞患者；③门静脉高压、脾大、脾功能亢进有上消化道出血史或出血倾向，经颈静脉门－腔分流术失败者。

知识点49：脾动脉栓塞疗法的禁忌证　副高：熟练掌握　正高：熟练掌握

脾动脉栓塞疗法的禁忌证包括：①严重黄疸，腹膜炎，肝功能严重损害，明显出血倾向者；②继发性脾大、脾功能亢进患者，其原发性疾病已达终末期患者；③脓毒血症患者，脾栓塞有发生脾脓肿的高危险性患者；④严重凝血功能障碍者（凝血酶原活动度低于70%）。

知识点50：脾动脉栓塞疗法的术前准备　副高：熟练掌握　正高：熟练掌握

脾动脉栓塞疗法的术前准备：①碘造影剂皮试；②备皮：双侧腹股沟区、会阴部；③肠道准备：术前3～5天口服非肠道吸收性抗生素（如新霉素）；④200ml生理盐水加入青霉素100万U和庆大霉素8万U，用于浸泡明胶海绵条。

知识点51：脾动脉栓塞疗法的术后观察　副高：熟练掌握　正高：熟练掌握

脾动脉栓塞疗法的术后观察内容有：①平卧24小时，观察血压、心率、穿刺点有无出血；②监测体温，有无发热、腹痛、板状腹等腹部体征；③定期监测血象变化；④脾脏超声或CT检查术后脾大小与厚度改变，有无脾区脓肿、血肿形成。

知识点52：脾动脉栓塞疗法的术后处理 副高：熟练掌握 正高：熟练掌握

（1）静脉滴注抗生素，用3～5日。

（2）激素应用：术后当日给予地塞米松15mg，静脉注射或滴注；术后第1～2天，地塞米松剂量为10mg；术后第3～5天，地塞米松剂量改为5mg。

（3）支持疗法：第1～3天静脉补液1500ml左右，内加保肝药物和维生素C等。若患者反应较重，进食差，可酌情给予脂肪乳剂、清蛋白、血浆等。

（4）患者脾区、左上腹或左下胸部疼痛，可予以吲哚美辛止痛。未能缓解者，酌情用布桂嗪、硫酸吗啡控释片等。

知识点53：脾动脉栓塞疗法的术后并发症及处理 副高：熟练掌握 正高：熟练掌握

（1）脾脓肿：原因不明，系脾栓塞最严重的并发症，一旦发生脾脓肿，需积极处理，除给予有效的抗生素外，酌情在B超下行经皮穿刺脾脓肿置管引流术。

（2）胸部并发症：胸膜反应、胸腔积液及左肺不张、肺炎等。多见于左侧，是脾栓塞最常见并发症，与患者左上腹疼痛限制左侧呼吸运动及胸膜反应相关，可给予抗生素、镇痛及鼓励患者适当运动来治疗。一般中等量以下的积液无需行胸腔引流术，可自行吸收，必要时可穿刺放胸腔积液1000～1200ml。

（3）脾外栓塞：如肺梗死、胰腺炎、胃黏膜糜烂等。

（4）脾破裂、血肿、假性囊肿：罕见。一旦发现，需及时治疗，可行经皮穿刺引流术。

（5）胰腺炎。

（6）其他：有门-脾静脉血栓形成、血肿、动脉内膜夹层形成等，可给予相应处理。

知识点54：脾动脉栓塞疗法的疗效评价 副高：熟练掌握 正高：熟练掌握

（1）目前多用部分脾动脉栓塞术，来治疗脾功能亢进、降低门静脉压力及某些血液病，避免“无脾状态”的产生，并已获得较肯定的近期和远期疗效。

（2）脾栓塞后，脾血流量明显减少，能改善门脉高压症状，延缓其发展。

（3）脾栓塞的部位主要在脾的外周，即红髓区，可使脾亢明显改善。

（4）栓塞面积的控制是提高疗效、减少并发症的关键。

（5）脾栓塞术有望广泛应用于脾亢、血液病、胃底静脉曲张破裂出血，尤其部分脾栓塞术兼有脾切除的早期好处和保留脾脏的长期优点，被认为有可能取代脾切除术。

（6）脾栓塞术有可能引起严重并发症，虽发生率较低，仍应慎重对待。

第三篇 消化系统疾病

第八章 食管疾病

第一节 胃食管反流病

知识点1：胃食管反流病的概念 副高：熟练掌握 正高：熟练掌握

胃食管反流病（GERD）是指酸性的或酸性和碱性的胃内容物非生理性逆流至食管等处，造成食管以及食管外组织化学性炎症性改变，并引起胃灼热、反酸、胸痛等症状的疾病。

知识点2：胃食管反流病的病因和发病机制 副高：熟悉 正高：熟悉

胃食管反流病是消化道动力障碍导致食管抗反流防御功能下降，胃酸、胆酸、胰酶等反流物对食管黏膜造成损伤的结果，其发病机制涉及以下几个环节：①食管下段括约肌（LES）压力下降和一过性LES松弛；②食管廓清功能下降；③食管黏膜屏障防御功能削弱；④胃十二指肠功能失调。

知识点3：胃食管反流病抗反流屏障的构成 副高：熟悉 正高：熟悉

胃食管反流病抗反流屏障是指食管和胃交界处的解剖结构，包括LES、膈肌脚、膈食管韧带、食管与胃底间的锐角（His角）等，其各部分结构和功能上的缺陷均可造成胃食管反流，其中最主要的是LES的功能状态。抗反流屏障的损伤是GERD病理生理学最重要的方面。

知识点4：与食管炎的严重程度有关的因素 副高：熟悉 正高：熟悉

食管裂孔疝大小、食管下端括约肌（LES）压力、食管酸暴露以及反流发作持续时间>5分钟的次数均与食管炎的严重程度显著相关。

知识点5：引起抗反流屏障LES压力降低的因素 副高：熟悉 正高：熟悉

引起抗反流屏障LES压力降低的因素有：①食物，如高脂肪食物、巧克力、咖啡等。②药物，如钙拮抗药、地西泮、茶碱等。③某些激素，如胆囊收缩素、促胰液素、胰高血糖素、血管活性肠肽等。

知识点6：抗反流功能破坏的原因 副高：熟悉 正高：熟悉

抗反流功能破坏的原因有：①缺少腹腔段食管，致使腹内压增高时不能传导腹内压至LES，使之收缩达到抗反流的作用；②小婴儿食管角（由食管和胃贲门形成的夹角、His角）较大（正常为30°～50°）；③横膈脚肌钳夹作用减弱；④膈食管韧带和食管下端黏膜解剖结构发生器质性或功能性病变。

知识点7：食管廓清能力的作用机制 副高：熟悉 正高：熟悉

正常情况下，食管廓清能力是依靠食管的推动性蠕动、唾液的中和作用、食团的重力和食管黏膜下分泌的碳酸氢盐等多种因素发挥其对反流物的清除作用以缩短反流物和食管黏膜的接触时间。其中推进性蠕动最为重要。当食管蠕动振幅减弱、消失或出现病理性蠕动时，食管通过蠕动清除反流物的能力下降，同时也延长了反流的有害物质在食管内的停留时间，增加了对黏膜的损伤；当蠕动强度降低30mmHg以下时反流物无法被排空。食管裂孔疝患者因LES位于膈上，膈肌松弛时发生反流，而收缩时反流物又不易排空，不可复性裂孔疝尤为明显。

知识点8：食管黏膜防御屏障的作用机制 副高：熟悉 正高：熟悉

食管黏膜防御屏障包括：①上皮前因素。黏液层、黏膜表面的HCO_3^-浓度。②上皮因素。上皮细胞间连接结构和上皮运输、细胞内缓冲系统、细胞代谢功能等。③上皮后因素。组织的基础酸状态和血液供应情况。任何导致食管黏膜屏障作用下降的因素（长期吸烟、饮酒以及抑郁等），将使食管黏膜不能抵御反流物的损害；当黏膜防御屏障受损时，即使正常反流也可导致GERD。因此，食管黏膜屏障作用下降在反流性食管炎发病中起着重要作用。反流物中的某些物质（主要是胃酸、胃蛋白酶，其次为十二指肠反流入胃的胆盐和胰酶）使食管黏膜的屏障功能受损，黏膜抵抗力减弱，引起食管黏膜炎症。

知识点9：胃、十二指肠功能失常的原因　　副高：熟悉　正高：熟悉

胃、十二指肠功能失常的原因包括：①胃排空功能低下使胃内容物和压力增加，当胃内压增高超过LES压力时可诱发LES开放，胃容量增加又导致胃扩张，致使贲门食管段缩短，使抗反流屏障功能降低，缓慢的近端（而非全胃）排空与反流发病次数增加和餐后酸暴露之间显著相关；②十二指肠病变时，十二指肠胃反流可增加胃容量，贲门括约肌关闭不全导致十二指肠胃反流。

知识点10：胃食管反流病的分类及相关概念　　副高：熟练掌握　正高：熟练掌握

根据内镜和病理结果，GERD可分为以下3种类型：①非糜烂性反流病（NERD），系指存在反流相关的不适症状，但内镜下未见Barrett食管（BE）和食管黏膜破损。②糜烂性食管炎（EE）或反流性食管炎，系指内镜下可见食管远段黏膜破损。③Barrett食管（BE），系指食管远段的鳞状上皮被柱状上皮所取代。在以上三种疾病形式中，NERD最为常见，EE可合并食管狭窄、溃疡和消化道出血，BE有可能发展为食管腺癌。

知识点11：非糜烂性反流病的分类　　副高：熟练掌握　正高：熟练掌握

根据24小时食管pH值监测及症状指数（SI），可将非糜烂性反流病分为3个亚型：①24小时食管pH值监测显示病理性酸反流，约占50%；②24小时食管pH值监测未显示病理性酸反流，但症状的产生与酸反流相关，症状指数≥50%，约占18%；③症状产生与酸反流无关，即24小时食管pH值监测显示酸反流在正常范围内，且症状指数阴性，约占32%。

随着24小时食管阻抗-pH监测的应用，非酸反流（pH＞4的反流）包括弱酸及弱碱反流开始为人所认识，其与症状的关系也开始为人认可。因此对于非糜烂性反流病患者根据24小时食管阻抗-pH监测可以将其分类为：①24小时食管阻抗-pH监测显示存在病理性酸反流，或者24小时总反流次数超过73次，包括酸和非酸反流；②24小时食管pH监测未显示病理性反流，但症状的产生与酸反流或者非酸相关，症状指数≥50%；③症状产生与各种反流均无关，即24小时食管阻抗-pH监测显示各种反流在正常范围内，且症状指数阴性。有人将此亚型归为功能性胃灼热，而功能性胃肠病罗马Ⅲ诊断标准把内镜下食管黏膜正常、食管测酸在正常范围内且症状指数阴性、PPI试验性治疗无效的胃灼热患者纳入功能性胃灼热范畴。

知识点12：导致非糜烂性反流病患者有症状而无黏膜损伤的情况　　副高：熟悉　正高：熟悉

导致NERD患者有症状而无黏膜损伤的情况：①伴有生理性反流而食管敏感性增强；②伴有病理性反流而食管黏膜抵抗力增强；③其他病理情况导致的非酸性物反流，如糖尿病

所致胃排空障碍、心理疾患等。

知识点13：胃食管反流病（GERD）的危险因素 副高：熟练掌握 正高：熟练掌握

胃食管反流病的危险因素包括年龄、性别、体重指数（BMI）增加、吸烟、过度饮酒、体力劳动、社会因素、心身疾病、家族史、阿司匹林、抗胆碱能药物、非甾体抗炎药等。

知识点14：胃食管反流病的临床表现 副高：熟练掌握 正高：熟练掌握

胃食管反流病的临床表现多样，轻重不一，主要有以下表现。其中，最典型的症状是胃灼热和反酸。患者症状的严重程度与病情的严重程度并不相关。

（1）反流症状为主：反酸、反食、反胃、嗳气等，多在餐后明显或加重，平卧或躯体前屈时易出现；因反流物多呈酸性，反酸常伴胃灼热，是胃食管反流病最常见的症状。反胃是指胃内容物在无恶心和不用力的情况下涌入口腔。

（2）反流物刺激食管引起的症状：胃灼热、胸痛、吞咽困难等。胃灼热是指胸骨后烧灼感，常由胸骨下段向上伸延，常在餐后1小时出现，卧位、弯腰或腹压增高时可加重。反流物刺激食管痉挛导致胸痛，疼痛发生在胸骨后或剑突下。严重时可为剧烈刺痛，可放射到后背、胸部、肩部、颈部、耳后，有的酷似心绞痛；部分患者有吞咽困难，可能是由于食管痉挛或功能紊乱，症状呈间隙性，进食固体或液体食物均可发生。少部分患者吞咽困难是由食管狭窄引起，此时吞咽困难可呈持续性进行性加重。有严重食管炎或并发食管溃疡者，可伴吞咽疼痛。

（3）食管以外的刺激症状：如咳嗽、哮喘、咽喉炎和龋齿等。少部分患者以咳嗽与哮喘为首发或主要表现，反流引起的哮喘无季节性，常有阵发性、夜间咳嗽与气喘的特点。个别患者可发生吸入性肺炎，甚至出现肺间质纤维化。这是由于反流物吸入气道，刺激支气管黏膜引起炎症和痉挛所致。反流物刺激咽喉部可引起咽喉炎、声嘶。反流物侵蚀牙齿可引起龋齿。反流还可能导致鼻窦炎和反复发作的中耳炎，并引起相关症状。

（4）其他：一些患者诉咽部不适，有异物感、棉团感或堵塞感，但无真正吞咽困难，称为癔球症。其中部分患者可能与酸反流引起食管上段括约肌压力升高有关。

知识点15：胃食管反流病的并发症 副高：熟练掌握 正高：熟练掌握

GERD有许多严重的并发症，主要包括：①上消化道出血。少数反流性食管炎因食管黏膜糜烂、溃疡而发生呕血和/或黑粪。②食管狭窄。严重、反复发作的食管炎使食管纤维结缔组织增生，导致管腔发生瘢痕狭窄，引起吞咽困难、呕吐、胸痛等症状。③Barrett食管。指食管鳞状上皮被胃或小肠的柱状上皮所取代，提示慢性炎症的长期刺激。Barrett食管可发生消化性溃疡，亦是食管腺癌的主要癌前病变。其腺癌的发生率较正常人高30～50倍，应注意随访。

知识点16：胃食管反流病的诊断标准　　副高：熟练掌握　正高：熟练掌握

GERD的诊断标准有：①明显的胃灼热、反酸等反流症状；②内镜下有反流性食管炎表现并能排除其他原因；③24小时食管pH值检测、食管测压检查、食管滴酸实验发现胃、食管反流的客观依据；④内镜检查阴性但试验性治疗（如奥美拉唑20mg，每天两次，连用7天）有效。

知识点17：胃食管反流病上消化道内镜检查的优点

副高：熟练掌握　正高：熟练掌握

上消化道内镜检查是诊断GERD的一线检查手段，主要用于诊断GERD的并发症，包括糜烂性食管炎（EE）、Barrett食管和食管狭窄等。对合并有报警症状，如体重下降和黑粪的患者，可进行直视下组织活检，有助于排除器质性病变。上消化道内镜检查的优点包括：①有助于确定有无反流性食管炎以及有无合并症和并发症，如食管炎性狭窄、食管裂孔疝、食管癌等；②有助于NERD的诊断；③与先行诊断性治疗相比，先行内镜检查能有效缩短诊断时间。

知识点18：胃食管反流病内镜Savary-Miller分级法

副高：熟练掌握　正高：熟练掌握

内镜分级标准很多，其中Savary-Miller分级法沿用已久，标准如下：①Ⅰ级，为单个或几个非融合性病变，表现为红斑或浅表糜烂；②Ⅱ级，为融合性病变，但未弥漫至环食管全周；③Ⅲ级，环食管全周的糜烂或渗出病变，但未发生狭窄；④Ⅳ级，呈慢性病变，表现为溃疡、狭窄、食管缩短及Barrett食管。

知识点19：1999年全国反流性食管炎研讨会制定的分级标准

副高：熟练掌握　正高：熟练掌握

1999年全国反流性食管炎研讨会制定的分级标准为：①Ⅰ级，内镜下正常（可有组织学改变）；②Ⅱ级（轻度），点状或条状发红、糜烂，无融合现象；③Ⅲ级（中度），有条状发红、糜烂，并有融合，但非全局性；④Ⅳ级（重度），病变广泛，发红，糜烂，融合成全周性或伴溃疡。

知识点20：反流性食管炎的内镜分型　　副高：熟练掌握　正高：熟练掌握

1996年洛杉矶世界胃肠病大会将反流性食管炎（RE）的内镜下表现分为四级：①A级，黏膜皱襞表面破损，但直径小于5mm；②B级，黏膜皱襞表面破损直径大于5mm，但破损无融合；③C级，黏膜破损相互融合，但尚未环绕食管壁四周；④D级，黏膜破损相互融合并累及至少75%食管壁。

知识点21：胃食管反流病的内镜检查 副高：熟练掌握 正高：熟练掌握

内镜可对食管黏膜进行直视检查，是判断酸产生的食管黏膜损伤及其并发症的有效方法，并可评估疗效及预后。因此内镜加活检是评判反流形成食管损伤类型及程度的“金标准”。反流性食管炎内镜下表现为非特异性的，如弥漫性黏膜红斑、水肿、脆性增加、糜烂、溃疡、狭窄及Barrett上皮。GERD患者的内镜下表现可分为内镜阴性GERD（非糜烂性反流病）及内镜阳性GERD（糜烂性食管炎）两大类，另有一类称为Barretf食管。目前确诊Barrett食管（BE）的唯一可靠的方法是内镜检查，敏感性在90%左右。内镜下难以判断有无异型增生，需依靠活检病理学检查确诊。

知识点22：胃食管反流病的诊断性治疗——PPI试验 副高：熟悉 正高：熟悉

对有典型胃食管反流病症状的患者，PPI试验具有较高的敏感性及特异性，其用于诊断GERD先于食管测压及食管24小时pH监测，且简便易行，具有较高的临床价值。7天治疗便可以评估该试验的敏感性。我国医学界共识建议用标准剂量的PPI，2次/天，疗程1~2周。对拟诊患者或疑有反流相关食管外症状的患者，尤其是上消化道内镜检查阴性时，可采用诊断性治疗。PPI试验不仅有助于诊断GERD，而且还启动了治疗。PPI试验是目前临床诊断NERD最实用的方法。

知识点23：胃食管反流病的食管钡餐检查 副高：熟练掌握 正高：熟练掌握

食管吞钡检查能发现部分食管病变，如食管溃疡或狭窄，但亦可能会遗漏一些浅表溃疡或糜烂。气钡双重造影对反流性食管炎的诊断特异性很高，但敏感性较差，但因其方法简单易行，设备及技术要求均不高，很多基层医院仍在广泛开展。食管钡剂检查还可以排除食管恶性疾病。

知识点24：胃食管反流病的核素胃食管反流测定 副高：熟练掌握 正高：熟练掌握

放射性核素显像是一种非侵入性检查。通过测定胃以上放射性试餐量可判断有无胃食管反流。核素显像能对反流发作次数定量并计算LES以上放射性的百分比。利用特殊示踪剂还可用来观察胆汁反流；如乙氨基二乙酸（IDA）示踪扫描可发现十二指肠内容物的反流。目前双核实法已成为测定胃排空的最佳方法，对疑有胃排空障碍者，用该法明确其部分反流机制，指导治疗。但因反流症状常间歇发作，短时间的扫描难以了解全面的反流情况，从而限制了胃食管闪烁扫描检查的价值。

知识点25：胃食管反流病的24小时食管pH监测 副高：熟练掌握 正高：熟练掌握

24小时食管pH监测是目前诊断是否有胃食管反流的定性和定量的检查方法。该方法能详细显示酸反流、昼夜酸反流规律、酸反流与症状的关系以及患者对治疗的反应，使治疗个体化。在内镜检查和PPI试验后仍不能确定是否存在反流时应用24小时食管pH监测。若食管24小时pH监测发现pH低于4的总时间≥4.0%，则可视为酸反流。

知识点26：胃食管反流病24小时食管pH/胆汁检测的方法及注意事项

副高：熟练掌握　正高：熟练掌握

（1）方法：从患者鼻腔插入一pH/胆汁监测电极，放在LES上5cm处，体外与记录仪连接，连续监测24小时。完成后将记录仪所记录的资料输入电脑进行分析。

（2）注意事项：①腐蚀性食管炎为禁忌证；②检查前3日停用影响胃酸分泌及胃肠动力的药物；③术前禁食6小时，以防呕吐或误吸。

知识点27：胃食管反流病的食管测压诊断　副高：熟练掌握　正高：熟练掌握

食管测压技术可借助压力传感器测量食管腔内压力，通过该技术可发现GERD患者LES静息压低下或瞬间LES松弛。食管测压可评价LES、食管体部及上食管括约肌（UES）三部分食管的功能。目前GERD的研究已经发现，部分GERD患者下食管括约肌（LES）及食管体部功能存在异常。当LES压力＜1.3kPa（10mmHg）时提示可能出现胃食管反流。食管测压除了可以帮助食管pH电极定位、术前评估食管功能和预测手术外，还能预测抗反流治疗的疗效和是否需长期维持治疗。

知识点28：胃食管反流病与其他疾病的鉴别诊断　副高：熟练掌握　正高：熟练掌握

GERD临床上仍应与其他病因的食管炎、消化性溃疡、各种原因的消化不良、胆道疾病以及食管动力疾病等相鉴别。胸痛为主时，应与心源性、非心源性胸痛的各种病因进行鉴别，如怀疑心绞痛，应做心电图和运动试验，在除外心源性胸痛后，再行有关食管性胸痛的检查。两种疾病的鉴别要点是：食管炎性胸痛表现为胸骨后或胸骨下烧灼痛、刺痛，也可以为钝痛；其发作与进食、体力活动、体位如卧位和弯腰等有关，进食牛乳、饮水、制酸药可缓解。而心绞痛多在夜间发病，劳累后加重，进食后不能缓解，体位对病情影响小，服用扩血管药物，如硝酸异山梨酯、硝酸甘油等明显有效。对有吞咽困难者，应与食管癌和食管贲门失弛缓症相鉴别。对有吞咽疼痛，同时内镜显示有食管炎的患者，应与感染性食管炎（如真菌性食管炎）、药物性食管炎等鉴别。

知识点29：胃食管反流病治疗的目的　副高：熟练掌握　正高：熟练掌握

GERD治疗的目的：缓解症状、治愈食管炎、提高生活质量、预防复发和并发症。

知识点30：胃食管反流病的一般治疗　　副高：熟练掌握　正高：熟练掌握

生活方式的改变应作为治疗的基本措施。抬高床头15～20cm是简单而有效的方法，这样可在睡眠时利用重力作用加强酸清除能力，减少夜间反流。脂肪、巧克力、茶、咖啡等食物会降低LES压力，宜适当控制。烟草、酒精可削弱食管酸廓清能力，降低LES压力，削弱食管上皮的保护功能，故GERD患者应戒烟戒酒。避免睡前3小时饱食，同样可以减少夜间反流。25%的患者经改变上述生活习惯后症状可获改善。

知识点31：胃食管反流病的药物初始治疗　　副高：熟悉　正高：熟悉

在GERD的初始治疗过程中，应尽快缓解症状，治愈食管炎。H_2受体阻断药（H_2RA）仅适用于轻、中度GERD的初始治疗和短期缓解症状。PPI抑酸能力强，是GERD治疗中最常用的药物。伴有食管炎的GERD治疗首选PPI，推荐采用标准剂量，疗程8周。PPI对H_2RA抵抗的EE患者同样有疗效。部分患者症状控制不满意时可加大剂量或换一种PPI。PPI缓解NERD患者胃灼热症状的疗效低于EE患者，但在改善症状方面的疗效优于H_2RA和促动力药。对于NERD患者，应用PPI治疗的时限一般认为疗程应大于4周。GERD的食管外症状，如反流性咽喉炎等，应用PPI治疗对大部分患者有一定疗效。

知识点32：胃食管反流病的药物维持治疗　　副高：熟悉　正高：熟悉

GERD是一种慢性疾病，大部分患者停药半年后复发。目前维持治疗的方法有三种：维持原剂量或减量、间歇用药（隔日一次）、按需治疗。通常严重的糜烂性食管炎（LA C-D级）需足量维持治疗，NERD可采用按需治疗。H_2RA长期使用会产生耐受性，一般不适合作为长期维持治疗的药物。夜间酸突破患者可采用调整PPI用量、睡前加用H_2RA、应用血浆半衰期更长的PPI等方法。在GERD的治疗中，抑酸药物治疗效果不佳时，促动力药联合抑酸药物治疗GERD可明显增加疗效，特别是对于伴有胃排空延迟的患者。

知识点33：胃食管反流病内镜治疗的方法　　副高：熟悉　正高：熟悉

GERD进行内镜治疗可以控制部分确诊患者的症状，创伤小，但安全性及疗效需进一步评估。方法：①LES植入不吸收生物相容性多聚体，使LES膨胀，LES压力和强度增加，大部分行植入治疗的患者可停用PPI；②腔内胃底折叠术在齿状线附近缝合胃壁组织形成皱褶，增加贲门附近的紧张度，延长腹腔内食管长度；③内镜下全层折叠术是于胃食管交界处进行浆膜对浆膜的折叠术，从而重建胃食管交界处的阀门屏障；④Stretta射频治疗系对胃食管连接处肌层行多点射频治疗，引起组织破坏、再生，增加LES的厚度和压力。

知识点34：胃食管反流病的外科手术治疗 副高：熟练掌握 正高：熟练掌握

凡长期服药无效、需终身服药者、不能耐受扩张者、需反复扩张者都可考虑行外科手术。Belsey、Nissen及Hill胃底折叠术是目前临床上最使用广泛的3种抗反流手术。手术的目的是建立腹段食管，在胃食管连接处以胃底肌肉包围食管下段建立一个“活瓣”以提高LES压力。对于食管体部运动功能尚正常的患者，Nissen胃底折叠术常能取得较好疗效；食管体部运动功能障碍者手术疗效欠佳，且易发生术后吞咽困难，故不能手术或仅选择不完全性手术（即Toupet胃底折叠术）。抗反流手术对缓解症状及食管黏膜损伤的愈合有效率可达85%。但长期随访发现仍有10%复发率。抗反流手术常见的并发症为吞咽困难。迷走神经切断术对GERD没有任何益处。

腹腔镜下抗反流手术的问世为临床医师提供了一种新的手术治疗方法，有些临床医师已将腹腔镜手术作为抗反流手术的首选方法之一。

知识点35：胃食管反流病的手术适应证 副高：熟练掌握 正高：熟练掌握

GERD的手术适应证为：①内科治疗难以治愈的顽固性食管炎；②难以耐受长期服用药物；③反流引起的严重呼吸道疾病；④扩张治疗后仍反复发作的食管狭窄。

知识点36：治疗食管狭窄的方法 副高：熟练掌握 正高：熟练掌握

食管狭窄是GERD的并发症之一。治疗的具体方法：在内镜下用一根金属导丝通过狭窄部，然后以探条扩张器或气囊通过导丝到达狭窄部进行扩张，保持一定时间和压力致狭窄部管径明显扩大且感吞咽困难明显缓解为止。

知识点37：治疗Barrett食管的方法 副高：熟练掌握 正高：熟练掌握

Barrett食管为GERD的并发症之一，治疗包括预防Barrett食管的发生和Barrett食管向腺癌的发展。长期质子泵抑制剂维持治疗可减少Barrett溃疡的发生，缩短Barrett食管黏膜长度，使复发率下降。此外可考虑手术治疗。其他方法如氩光凝固、多极电凝、激光和光动力治疗的效果尚有待进一步观察。应加强随访和早期识别异型增生以预防Barrett食管癌变。Barrett食管伴重度异型增生或癌变应及时手术治疗。

知识点38：胃食管反流病的疗效评价 副高：熟练掌握 正高：熟练掌握

根据1999年全国反流性食管炎研讨会制定的标准，反流性食管炎患者应根据内镜复查的积分改变判断疗效。①痊愈：内镜积分为0；②好转：内镜积分减少1～2分；③无效：内镜积分无变化或增加。

第二节 真菌性食管炎

知识点1：真菌性食管炎的病原菌 副高：熟练掌握 正高：熟练掌握

真菌性食管炎的病原菌以念珠菌最为多见，其中最常见的是白色念珠菌，其次是克鲁斯念珠菌和热带念珠菌。其他少见的有放线菌、组织胞质菌、隐球菌、毛霉菌、曲霉菌、芽生菌以及一些植物真菌等，这些菌均不是内生菌丛，而是从外环境中获得的。

知识点2：真菌性食管炎的发病率 副高：熟练掌握 正高：熟练掌握

有症状的真菌性食管炎发病率在艾滋病、白血病、淋巴瘤（特别是化疗后）以及一些先天性免疫缺陷综合征的患者中是很高的，艾滋病约占50%，而在一般的以胃肠病为主诉就诊的患者中发病率低于5%。在器官移植的患者中有症状的真菌性食管炎发病率相对较低。

知识点3：真菌性食管炎在器官移植患者中发病率低的原因 副高：熟练掌握 正高：熟练掌握

在器官移植的患者中有症状的真菌性食管炎发病率相对较低的病因有：念珠菌存在于正常人体的皮肤和黏膜，当机体全身和局部抵抗力降低或大量使用广谱抗生素，使其他微生物的生长受到抑制时，念珠菌便会大量生长而致病。

知识点4：念珠菌食管炎内患者 副高：熟练掌握 正高：熟练掌握

念珠菌食管炎多见于：①肿瘤患者，尤其是肿瘤晚期，并接受放射治疗或抗肿瘤药物治疗者；②长期接受抗生素或类固醇激素治疗者；③某些慢性病，如糖尿病或再生障碍性贫血患者；④反流性食管炎，食管黏膜有明显糜烂或溃疡者；⑤艾滋病或艾滋病病毒携带者等免疫缺陷性疾病患者。

知识点5：真菌性食管炎的病因和发病机制 副高：熟练掌握 正高：熟练掌握

真菌是常存于人体皮肤、黏膜的条件致病菌，是否造成感染与其侵袭力和机体防御力有关。免疫功能低下或缺陷状态、慢性衰竭、糖尿病及一些内分泌疾病、肿瘤、激素或免疫抑制药治疗、长期使用广谱抗生素等均可增加机体对真菌的易感性，致真菌过度生长并侵犯食管等器官引起感染。食管梗阻或运动功能减弱及年老亦可能与真菌性食管炎的发病有关。真菌性食管炎的病原菌以白色念珠菌最为常见，多来自口腔。

知识点6：真菌性食管炎的临床表现　　副高：熟练掌握　正高：熟练掌握

真菌性食管炎的常见症状为吞咽疼痛、吞咽不畅感或吞咽困难以及胸骨后疼痛或烧灼感，多呈慢性经过，也可呈急性发作或亚急性表现。较少见症状有厌食、恶心、呕吐、出血或高热，严重者甚至可出现穿孔或播散性念珠菌病等，病程较长者可出现营养不良。真菌性食管炎可伴口腔念珠菌病（即鹅口疮，婴儿多见），口腔及咽部见白色或黄色斑片附着，但并不完全一致。

知识点7：真菌性食管炎的并发症　　副高：熟练掌握　正高：熟练掌握

真菌性食管炎的并发症有食管狭窄、真菌团引起梗阻、上消化道出血、真菌扩散、食管-气管瘘、食管穿孔以及继发性细菌感染所致的败血症。

知识点8：真菌性食管炎的血常规检查　　副高：熟练掌握　正高：熟练掌握

真菌性食管炎在血常规检查中常可发现中性粒细胞减少。

知识点9：真菌性食管炎的血清学试验　　副高：熟练掌握　正高：熟练掌握

真菌性食管炎的血清学试验有：①琼脂凝胶扩散和反向免疫电泳检测念珠菌抗体；②放免和酶联法检测血清中甘露聚糖抗原（念珠菌细胞壁上的多糖）；③测定已感染患者血清凝集效价有2/3高于1∶160；④已感染者血清中抗原及其抗体效价有1/3迅速升高。

知识点10：真菌性食管炎的X线钡剂检查　　副高：熟练掌握　正高：熟练掌握

真菌性食管炎在X线钡剂检查时可见：食管黏膜纹理消失，边缘粗乱，有时呈颗粒状或结节状、锯齿状充盈缺损，表浅的龛影和管腔狭窄。部分患者亦可见食管节段性狭窄。

知识点11：真菌性食管炎的内镜检查　　副高：熟练掌握　正高：熟练掌握

内镜检查是目前唯一具有确诊价值的方法，敏感性和特异性均高。内镜下典型征象为食管黏膜弥漫性充血水肿，表面有散在的白色或黄色厚假膜附着，不易剥脱，大小及程度不等，其下黏膜糜烂、质脆、易出血。严重者黏膜见大片豆腐渣样污秽斑块、广泛出血、变脆、糜烂、溃疡或息肉样增生，完全剥脱则呈光滑、灰色、质脆，偶见真菌性肉芽肿。内镜下见食管黏膜附着白色斑块还可能是反流性食管炎、疱疹性食管炎、细菌性食管炎或服用硫糖铝等药物所致，需注意鉴别。真菌性食管炎的白斑附着以食管中下段较严重，但较少累及齿状线，此表现不同于反流性或其他原因所致食管炎，但若真菌性食管炎与其他食管病变合并存在时，内镜下表现可能不典型。诊断时还应注意除外与真菌性食管炎合并存在的恶性肿瘤。内镜检查时可取组织进行活检和培养。若培养结果阴性，必须进行涂片检查有无真菌菌丝，活检组织显示有菌丝侵入上皮时则可确定诊断。

知识点12：内镜下真菌性食管炎的分级　　副高：熟练掌握　正高：熟练掌握

根据内镜下的表现，真菌性食管炎可分为四级：①1级：少数隆起白斑，直径＜2mm，伴充血，无水肿或溃疡。②2级：多个隆起白斑，直径＞2mm，伴充血，无水肿或溃疡。③3级：融合的线状或结节样隆起斑块，伴充血和溃疡。④4级：3级表现加黏膜易脆，有时伴管腔狭窄。

知识点13：真菌性食管炎的病原菌检查　　副高：熟练掌握　正高：熟练掌握

病原菌检查多需在内镜下取材进行。真菌性食管炎确诊需内镜下刷检涂片见有真菌菌丝和芽孢，或活检组织病理学检查见组织有菌丝侵入。刷检阳性率显著高于活检，在溃疡底部取活检，用乌洛托品银染法查菌丝阳性率较高。内镜检查时进行真菌培养主要用于鉴定致病菌株及药敏试验以指导治疗，培养阳性不能单独作为确诊依据。另外，血清凝集素试验大于1∶160对确定念珠菌是否为侵入性感染有一定诊断价值。

知识点14：与食管静脉曲张的鉴别　　副高：熟练掌握　正高：熟练掌握

真菌性食管炎需要与食管静脉曲张进行鉴别。食管静脉曲张大多有肝脏病史，查体可见门脉高压体征，如腹水、脾大以及腹壁静脉曲张等。本病患者无吞咽疼痛，也极少发生吞咽困难。胃镜可见食管黏膜呈灰蓝色串珠状、蚯蚓状或团块状曲张静脉。

知识点15：与食管癌的鉴别诊断　　副高：熟练掌握　正高：熟练掌握

真菌性食管炎需要与食管癌进行鉴别。食管癌多发于中老年人，临床主要表现有消瘦、贫血、进行性吞咽困难等。本病通过纤维胃镜检查以及病理活检可以确诊，可合并真菌性食管炎。

知识点16：真菌性食管炎的治疗　　副高：熟悉　正高：熟悉

（1）一般治疗：流质饮食或软食；咽下疼痛剧烈者可适当给予止痛、解痉、镇痛剂。

（2）药物治疗：抗真菌药物治疗是真菌性食管炎治疗的核心。目前临床上使用的抗真菌药物主要有氟康唑、酮康唑、制霉菌素、两性霉素B、伊曲康唑等，国内仍以制霉菌素应用最广。治疗期间应密切注意药物不良反应，特别是肝功损害。

1）制霉菌素：以50万～100万U溶于4ml蒸馏水中，含嗽后缓慢咽下，一日4次，一般疗程为1～2周，或需延长。亦可将制霉菌素240万U/d溶于12ml水中分4次使用。为增加该药的黏滞性以使药物较长时间黏附于食管壁和病变处，从而提高疗效，可加入等量0.5%～1.0%甲基纤维素溶液，分次吞服。

2）酮康唑：每日200mg口服，10日为一疗程。

3）氟康唑和伊曲康唑：均为广谱抗菌药物，尤其适用于系统性念珠菌感染。两者均每日100～200mg口服，10～15日为一疗程。

4）5-氟胞嘧啶：250～500mg，每日4次，口服。用药过程中应观察血象和肝功能变化，肾功能有损害者忌用或慎用。

5）克霉唑：1g，每日3次，口服。

6）双氯咪唑：是一种广谱强力抗菌药物，常用250mg口服，每日3～6次；或200～1200mg静脉注射，每8小时1次，3周为1疗程。

7）我国研制的两性霉素B（庐山霉素）、球红霉素、金褐霉素（代号R22）、土槿甲酸和大蒜素等对本病亦有较好的疗效，可选用。

（3）外科治疗：真菌性食管炎后期并发食管狭窄者可试行内镜下扩张治疗，扩张无效或不宜扩张以及狭窄范围广泛者需手术治疗。

第三节 腐蚀性食管炎

腐蚀性食管炎

知识点1：腐蚀性食管炎的概念　　副高：熟练掌握　正高：熟练掌握

腐蚀性食管炎为摄入化学腐蚀物而引起的食管损伤，早期发生管壁组织水肿、溃疡、坏死甚至穿孔，晚期可形成管腔狭窄。

知识点2：常见的引起腐蚀性食管炎的药物　　副高：熟练掌握　正高：熟练掌握

常见的引起腐蚀性食管炎的药物有四环素及其衍生物、抗胆碱能药、氯化钾、奎尼丁、阿司匹林及非甾类抗炎药（NSAID）等。每种药物的发病机制各不相同：四环素及其衍生物的水溶液可直接损伤黏膜；氯化钾具有高渗性，可使与之接触的黏膜脱水；抗胆碱能药可加重胃-食管的反流；阿司匹林和NSAID破坏黏膜屏障及内源性黏膜保护机制。

知识点3：腐蚀性食管炎的发病机制　　副高：熟练掌握　正高：熟练掌握

腐蚀性食管炎的严重程度与腐蚀剂的种类、浓度和数量等密切相关。强碱能与脂肪起皂化作用并使蛋白质溶解，引起黏膜肿胀、坏死和溃疡，导致食管壁深层甚至食管周围组织和器官的损害。强酸引起食管黏膜的凝固性坏死，即刻在黏膜浅表发生凝固坏死并形成焦痂，限制了病损向深层进展，故不易损害食管壁的深层，但较易引起胃、十二指肠的损害。另外，化学腐蚀剂与食管壁接触的时间及患者的年龄、食管的功能状态也影响着病变的程度。

知识点4：腐蚀性食管炎的临床表现 副高：熟练掌握 正高：熟练掌握

腐蚀性食管炎患者服入化学腐蚀物后立即出现口腔、咽喉及胸骨后、上腹剧烈烧灼痛，可伴吞咽疼痛、吞咽困难、流涎、恶心、呕吐等症状。如发生剧烈胸痛、皮下气肿、感染症状或休克，提示食管穿孔；出现上腹痛、呕血表明胃可能被涉及；剧烈腹痛可能因胃穿孔所致。损伤呼吸道者可有呼吸困难、咳嗽。严重者还可有高热、大量呕血、休克、昏迷等表现。生存者约1周后临床症状可渐缓解。起病后4～6周，因食管瘢痕形成而致吞咽困难常持续或更趋明显，也有部分患者延迟至数月后才出现吞咽困难。

知识点5：腐蚀性食管炎急性期口咽部黏膜损伤的体征 副高：熟练掌握 正高：熟练掌握

腐蚀性食管炎急性期口咽部黏膜损伤的体征，可因吞服的腐蚀剂不同而有差别：吞服硝酸为黄色痂，盐酸为灰棕色痂，硫酸可见黑色痂，醋酸呈白色痂，强碱造成黏膜明显水肿，呈红或棕色并有溃疡。

知识点6：腐蚀性食管炎的实验室检查 副高：熟练掌握 正高：熟练掌握

当腐蚀性食管炎合并食管穿孔、出血或呼吸道感染时，实验室检查中可见血红蛋白水平降低、血白细胞计数升高。

知识点7：腐蚀性食管炎的放射学检查 副高：熟练掌握 正高：熟练掌握

X线检查应在急性炎症消退后，能吞服流食后方可行食管造影检查，急性期不宜做X线钡剂检查，此时食管壁水肿、痉挛，难以判断结果。如有食管瘘或穿孔，造影剂可流入呼吸道，必要时采用碘油造影。如怀疑食管穿孔，应摄立位X线胸、腹片。

知识点8：腐蚀性食管炎X线检查的分度 副高：熟练掌握 正高：熟练掌握

依据腐蚀性食管炎病变发展的不同阶段及损伤程度不同，X线检查可分为：①轻度：早期为食管下段继发性痉挛，黏膜纹理尚正常，也可轻度增粗、扭曲、后期瘢痕、狭窄不明显。②中度：食管受累长度增加，继发性痉挛显著，黏膜纹理不规则呈锯齿状或串珠状。③重症：管腔明显缩小，甚至呈鼠尾状。

知识点9：腐蚀性食管炎内镜检查的禁忌证 副高：熟练掌握 正高：熟练掌握

内镜检查是评估食管壁损伤范围及严重程度的最准确、可靠的方法，除休克或穿孔者外，应争取在发病后24小时内应尽早施行，以判断病变范围，防止因狭窄而形成梗阻。但操作需倍加小心。腐蚀性食管炎患者进行内镜检查时需注意以下事项：①临床表现提示已经发生或可能发生穿孔者应禁忌检查；②检查过程中应尽量少注气；③在条件许可下，力争检查到十二指肠；④如黏膜有明显黑色、棕色、灰色溃疡，且视野不清时，避免勉强通过；⑤尽量避免翻转镜身；⑥检查过程中保证气道通畅。

知识点10：腐蚀性食管炎的内镜分级　副高：熟练掌握　正高：熟练掌握

根据内镜所见，腐蚀性食管炎的严重程度可进行以下分级：①0级：黏膜外观正常。②1级：黏膜充血，血管扩张，上皮脱落，轻度水肿，可形成小溃疡。③2a级：黏膜发白，脆性增加，出血、糜烂、渗出、水疱，可见浅表溃疡形成。④2b级：2a所见伴散在或环壁深溃疡。⑤3级：外观呈棕黑色或灰色，多发性深溃疡和坏死组织。

0级、1级和2a级黏膜可完全无瘢愈合，炎症消散后不留任何后遗症。2b级和3级的患者中，约3/4因管壁很快形成肉芽组织、纤维细胞浸润、新生血管生成，在3周内即可有胶原纤维形成，收缩后引起食管狭窄。6周内重新生成上皮，长出致密纤维膜，导致管腔进一步狭窄，甚至完全阻塞或形成瘘管。3级损伤常为穿壁性，内镜下难以估计其深度，管壁发黑提示组织坏疽、即将穿孔，患者有死亡的危险，这些重度患者应在6周时复查内镜。以后则根据需要，继续定期复查，直至病变完全愈合或证实狭窄已形成为止。

知识点11：腐蚀性食管炎的诊断和鉴别诊断　副高：熟练掌握　正高：熟练掌握

腐蚀性食管炎一般根据其病史、症状及体征不难诊断，且常与腐蚀性胃炎并存。但在临床中应注意是否合并食管的其他病变。对于中老年男性患者而言，还需注意与食管癌的鉴别，食管癌以吞咽困难、消瘦等为主要表现，病情呈进行性加重，X线及胃镜结合活组织检查可明确诊断。

知识点12：腐蚀性食管炎的治疗原则　副高：熟练掌握　正高：熟练掌握

腐蚀性食管炎患者的治疗原则：①急性损伤后有穿孔、坏死者，应急诊切除食管，颈部食管外置，并行空肠造瘘以饲食，以后行食管重建；②食管损伤后早期经鼻腔放置胃管，即可喂食，又可防止食管腔完全闭锁，为日后扩张增加方便及安全度；③早期应用抗生素和肾上腺皮质激素，为预防或减轻炎症反应，减轻日后瘢痕形成；④狭窄范围长、程度重者或行扩张无效者，应行结肠代食管术以重建消化道。

知识点13：腐蚀性食管炎的治疗　副高：熟悉　正高：熟悉

（1）早期处理：立即终止与致病物质接触，停用可疑药物，并促进已吸收的毒物排出。腐蚀性食管炎应根据毒物性质、选择应用相应的解毒剂。禁止洗胃与催吐，以防止已进入胃内的化学腐蚀物再次与食管、气管接触而加重损伤。对服酸性腐蚀剂者立即用蛋清、牛奶、2%～3%氢氧化铝溶液或镁乳等中和；吞服碱性腐蚀剂可用稀盐酸、稀乙酸、橘子水、柠檬汁或食醋中和。还可少量口服橄榄油或食用油，以润滑创面，防止管腔粘连。吞酸性腐蚀剂忌用苏打中和，以免产出的二氧化碳增加食管、胃穿孔的危险。

（2）晚期食管狭窄的治疗：多采用探条扩张，其目的是防治食管腔狭窄，一般在4～6周进行扩张。亦可采用激光、微波等方法。如若上述治疗仍不满意，则应行外科手术治疗，行食管切除和食管胃吻合，或用结肠代食管以恢复消化道的功能。

知识点14：腐蚀性食管炎手术治疗的指征 副高：熟练掌握 正高：熟练掌握

腐蚀性食管炎患者若扩张无效，需进行食管胃吻合和食管切除术，或用结肠代食管以恢复消化道的连续性。其手术指征包括：①食管穿孔；②完全性食管狭窄；③食管狭窄呈袋形或不规则；④患者拒绝食管扩张或不能耐受者。

知识点15：腐蚀性食管炎的并发症 副高：熟练掌握 正高：熟练掌握

（1）全身并发症：服毒量较多，则有全身中毒现象，重者在数小时内或1～2天内死亡。

（2）局部并发症：①出血：在服毒后数天内可出现少量呕血，但大量出血则多为坏死组织脱落所致，常出现于1～2周内，严重者可致死亡。②食管穿孔：一般碱性腐蚀物较酸性者更易发生食管穿孔，多在食管下端破裂至左侧胸腔，有时穿至气管，形成气管食管瘘。③腐蚀性胃炎、胃穿孔和腹膜炎：以酸性腐蚀物者为多，可呈急腹症表现，病情危重。④呼吸系统并发症：喉水肿、吸入性肺炎、肺脓肿等可以并发于腐蚀性食管炎急性期和瘢痕狭窄时期，尤易发生于儿童患者。⑤食管瘢痕狭窄：常为难以避免的晚期并发症，胃瘢痕狭窄也常并发于吞咽酸性腐蚀物的患者中。

贲门失迟缓症

第四节 贲门失弛缓症

知识点1：贲门失弛缓症的概念 副高：熟练掌握 正高：熟练掌握

贲门失弛缓症又称巨食管症或贲门痉挛，是一种原因不明的以LES松弛障碍和食管体部无蠕动为主要特征的原发性食管动力紊乱性疾病。临床常见症状主要有吞咽困难、食物反流以及下段胸骨后疼痛或不适，可伴有体重减轻，甚至营养不良，严重影响患者的生活质量。本病多见于30～40岁的成年人，男女发病比例大致相同，但其他年龄段也可发病，有5%的患者在成年前即已发病。

知识点2：贲门失弛缓症的病因 副高：熟练掌握 正高：熟练掌握

贲门失弛缓症的病因尚不完全清楚。其可能病因为：①病毒感染；②神经源性病变；

③食管平滑肌病变；④精神、情绪因素。

知识点3：贲门失弛缓症的发病机制　　副高：熟练掌握　正高：熟练掌握

贲门失弛缓症的发病机制有先天性、肌源性及神经源性3种学说。目前人们广泛接受的是神经源性学说，即贲门失弛缓症患者的病理改变主要在神经而不在肌肉。食管的正常运动和LES的正常舒缩功能受中枢迷走神经、颈、胸交感神经和食管壁内的肌间神经丛共同精细调节。

知识点4：食管远端的重要神经元　　副高：熟练掌握　正高：熟练掌握

食管远端包括LES壁内神经系统有两种重要神经元：一种为胆碱能神经元，释放乙酰胆碱兴奋食管平滑肌引起收缩；另一种是抑制环行肌层的非肾上腺能非胆碱能（NANC）神经元。NANC神经元主要由氮能和肽能神经元构成。氮能神经释放的一氧化氮（NO）和肽能神经释放的血管活性肠肽（VIP）及降钙素相关肽（CGRP）等调节LES的松弛。

知识点5：贲门失弛缓症的临床表现　　副高：熟练掌握　正高：熟练掌握

大多数患者起病缓慢，起病时症状不明显，呈间歇性发作症状。突然起病者多与情绪波动有关。

（1）吞咽困难：吞咽困难是本病最常见、最突出的表现，占80%～90%。吞咽困难的特点是时轻时重，多不进行性发展，而呈间歇性发作，常因情绪因素及进食刺激性食物诱发，有时患者自己会采取伸脖子、挺胸、双手过头、突然站起等方法来减轻吞咽困难，当疾病发展至食管明显扩张时吞咽困难反而减轻。后期症状可为持续性，普食或流食都可出现梗阻，但很少有食管癌的从固体到流食到液体的规律性吞咽困难的发病过程。

（2）反食：发生率可达90%，反流物为潴留在食管内的食物，体位改变即可出现反流。常在进餐或餐后发生反食，因反流物未与胃酸接触，故多不呈酸性反应。患者常主诉仰卧位睡眠时床上有反流物。由于食管所在位置及其与气道的密切关系，反食可造成误吸，部分患者可出现咳嗽、咳痰、发生呼吸道反复感染乃至吸入性肺炎。极度扩张的食管压迫邻近组织器官可发生发绀及声嘶等。

（3）疼痛：占40%～90%，多位于胸骨后，常在进食后发生，并时常迫使患者停止进食。疼痛性质不一，可以是闷痛或刺痛，类似心绞痛的胸痛，单纯根据临床表现很难区分，甚至可用硝酸盐类缓解，但与快速进餐关系密切，有热饮缓解、冷饮加重的特点。

（4）体重减轻：重症、病程较长时，可出现体重减轻，但营养不良一般不重。小儿则影响生长发育。

知识点6：贲门失弛缓症的并发症　　副高：熟练掌握　正高：熟练掌握

贲门失弛缓症的并发症主要有：①吸入性呼吸道感染。食管反流物被吸入气道时可引起支气管和肺部感染，并发吸入性肺炎、肺脓肿、支气管扩张、肺不张及肺结核等。②食管黏膜病变。由于食物潴留、化学性或细菌性刺激而引起食管黏膜损害，表现为食管炎、食管黏膜白斑及食管真菌病。③食管癌。病程长达10年或以上，尤其食管长期有严重潴留时，由于食管潴留发生慢性食管炎，对食管长期刺激，可合并食管癌。④其他少见并发症。偶见食管下段有压出型憩室、食管静脉曲张而不伴贲门静脉高压及肺性肥大性骨关节病等。

知识点7：贲门失弛缓症的X线检查　　副高：熟练掌握　正高：熟练掌握

贲门失弛缓症病史长和食管有扩张者胸片显示纵隔右侧光滑而规则的食管轮廓。食管吞钡早期食管中下段轻度扩张、正常蠕动减弱或消失、不规则食管收缩、食管下端和贲门部呈特征性的鸟嘴状或胡萝卜根状变细进入膈下。滞留于食管内的钡剂可因口含硝酸甘油引起LES的松弛开放而突然迅速地进入胃内。这一征象有助于贲门良恶性病变的鉴别。

知识点8：食管扩张的分度　　副高：熟练掌握　正高：熟练掌握

日本学者把食管扩张分为以下三度：①Ⅰ度，扩张直径＜3.5cm，病变范围仅位于食管下端；②Ⅱ度，扩张直径3.5～6.0cm，病变范围波及食管下1/3段；③Ⅲ度，扩张直径＞6.0cm，部位已达食管下2/3段。

知识点9：贲门失弛缓症的上消化道内镜检查　　副高：熟练掌握　正高：熟练掌握

上消化道内镜检查为本症必不可少的鉴别诊断方法。镜检时可见食管体部管腔扩张或弯曲变形，可伴憩室样膨出，并可见到腔内存留有未消化食物和液体，常影响细微观察。有时可见到体部食管呈环形收缩。LES持续收缩使食管出口关闭，但给胃镜稍稍柔和加力，镜端尚可进入胃腔内，此点与肿瘤等所致的狭窄难以推进感有所不同。内镜检查还可观察到食管壁的一些继发性改变，诸如溃疡、糜烂、炎症等。内镜检查最重要的作用在于通过细微观察与活检，除外贲门部恶性肿瘤的可能，此点对老年患者尤为重要。胃镜进入胃腔后，对胃底、穹隆部反转观察不应省略。食管贲门癌可继发于贲门失弛缓症，甚至可发生在食管中、上部。内镜超声检查可见食管层次清楚，食管壁可有不同程度增厚，尤其以肌层最为显著。若为肿瘤所致，超声内镜可发现异常低回声区。

知识点10：贲门失弛缓症食管测压所见的改变　　副高：熟练掌握　正高：熟练掌握

贲门失弛缓症测压所见的特征性改变：①体部食管缺乏蠕动；②吞咽时LES松弛不完全，LES呈现高压状态（超过30mmHg）。

可供诊断时参考的改变还有：①食管腔内基础压升高；②出现等压波形等。

知识点11：食管通过时间测定的方法　副高：熟练掌握　正高：熟练掌握

食管通过时间测定的常用方法有放射性核素食管通过时间、吞咽食管通过时间以及钡剂食管排空指数测定。这几种检查方法可以判断食管运动是否正常，了解食管运动功能的治疗后效果。

知识点12：贲门失弛缓症的诊断　副高：熟练掌握　正高：熟练掌握

具有典型的临床症状，持续时间至少6个月，一般情况较好，无明显体征。X线有食管下端“鸟嘴样”改变的典型征象或经食管测压均可确诊为贲门失弛缓症。难以明确时，可行内镜检查、超声内镜及食管通过时间测定等辅助诊断，并能确定有无食管并发症，做出鉴别诊断。

知识点13：与反流性食管炎的鉴别诊断　副高：熟练掌握　正高：熟练掌握

贲门失弛缓症需要与反流性食管炎进行鉴别，反流性食管炎的鉴别点：①有食管炎、管腔狭窄及食管裂孔疝的证据；②LES压力降低；③食管内pH值下降；④各种检查有反流现象。

知识点14：与弥漫性食管痉挛的鉴别诊断　副高：熟练掌握　正高：熟练掌握

贲门失弛缓症需要与弥漫性食管痉挛进行鉴别，弥漫性食管痉挛的鉴别点：①有胸痛；②LES可弛缓；③X线检查食管排空迅速；④食管测压可见食管体部压力曲线呈强而有力的重复波，对醋甲胆碱无过强反应。

知识点15：与食管癌的鉴别诊断　副高：熟练掌握　正高：熟练掌握

贲门失弛缓症需要与食管癌进行鉴别，食管癌的鉴别点：①内镜下有肿瘤的肉眼表现；②组织病理活检可明确诊断。

知识点16：与结缔组织病的鉴别诊断　副高：熟练掌握　正高：熟练掌握

不少结缔组织病，如硬皮病、红斑狼疮、皮肌炎、淀粉样变及混合性结缔组织病，都可出现不同程度的吞咽困难、胸痛、反食等症状，甚至X线检查时还可发现食管蠕动缓慢、不规则乃至食管扩张，但是无远端食管固定性狭窄。此类疾病共同的临床特征有长期不规则发热，关节痛，不同程度的皮肤及内脏损害，病程缓解和加剧交替，免疫球蛋白水平增高，狼疮细胞阳性等。食管测压十分有助于两者的鉴别诊断。

知识点17：与假性失弛缓症的鉴别诊断　　副高：熟练掌握　正高：熟练掌握

假性失弛缓症易发生于年龄较大的患者，症状发生突然，早期即可出现消瘦，主要是由于肿瘤浸润造成的功能损害。这种损害可以和真正的贲门失弛缓症完全一样，文献报道此类肿瘤中胃癌（特别是贲门胃底癌）最为常见，其他包括胰腺癌、前列腺癌、支气管源性癌及淋巴瘤。严重的反流性食管炎或食管消化性溃疡造成的纤维化亦包括在内。因此，细致的内镜检查必不可少（包括高质量与足够数量的活检标本），此类情况下，胃镜前端通过结合部时阻力较大，甚至无法进入（切忌强进）。临床医生在作出贲门失弛缓症的诊断时，要警惕假性贲门失弛缓症存在的可能性。

知识点18：贲门失弛缓症的并发症　　副高：熟练掌握　正高：熟练掌握

（1）反流所致的食管外并发症：食管反流物被吸入气道时引起的支气管和肺部感染，尤其在熟睡时更易发生。约1/3患者可出现夜间阵发性呛咳或反复呼吸道感染。反流物刺激还可诱发咽炎、哮喘等疾病。

（2）食管本身的并发症：本病可继发食管炎、食管黏膜糜烂、溃疡和出血、压出型憩室、食管气管瘘、自发性食管破裂和食管癌等。本病食管癌的并发率为0.3%～20%，当贲门失弛缓症并发癌变时，症状极不典型，应定期行内镜检查。

知识点19：贲门失弛缓症的一般治疗　　副高：熟练掌握　正高：熟练掌握

贲门失弛缓症的一般治疗包括：①早期患者应注意饮食习惯，少食多餐，进食质软热量丰富的食物，进食时应细嚼慢咽，避免过冷过热和刺激性食物；②饭后1～2小时不宜采取卧位，睡眠时应取高枕卧位；③对精神神经紧张患者可予以心理治疗和镇静剂；④晚期患者因食管极度扩张导致食物潴留，应每晚睡前做食管引流灌洗，并酌情禁食，通过输液，给予必要的热量、维生素，及时纠正水电解质和酸碱平衡紊乱。

知识点20：治疗贲门失弛缓症的胃肠动力药物　　副高：熟悉　正高：熟悉

患者晚期常继发食管运动明显减弱，排空延迟，故可采用胃肠动力药物莫沙必利5mg，每日3次；甲氧氯普胺5～10mg每日4次口服；或多潘立酮10～20mg，每日4次口服，增加LESP和食管下端的蠕动，缩短食管与酸性反流物的接触时间。

知识点21：治疗贲门失弛缓症的胆碱能药物　　副高：熟悉　正高：熟悉

丁溴东莨菪碱10～20mg/次，肌内注射或静脉注射，可阻断M胆碱受体，使乙酰胆碱不能与受体结合而松弛平滑肌，改善食管排空，可获疗效。

知识点22：治疗贲门失弛缓症的局部麻醉药　　副高：熟悉　正高：熟悉

2%普鲁卡因溶液60ml，于餐前15～20分钟口服，有助于LES松弛，可能与该药抑制兴奋活动过程，而使LES松弛首关。

知识点23：治疗贲门失弛缓症的钙拮抗药　　副高：熟悉　正高：熟悉

钙拮抗药可干扰细胞膜的钙离子内流，解除平滑肌痉挛，可松弛LES，有效解除吞咽困难及胸骨后疼痛。硝苯地平舌下含服能降低LES静止压、食管收缩振幅和自发性收缩频率，同时也能改善食物在食管中的排空，使吞咽困难改善。常用量为10～20mg，每日3次。

知识点24：治疗贲门失弛缓症的硝酸盐类常用药物　　副高：熟悉　正高：熟悉

硝酸盐或亚硝酸盐类药物在体内降解产生NO，松弛LES，从而缓解患者临床症状。常用的硝酸盐类药物有：硝酸甘油0.3～0.6mg，每日3次餐前15分钟舌下含服；硝酸异山梨酯5～10mg餐前10～20分钟舌下含服，每日3次，疗程不宜过长，一般为2周，防止产生耐药性。

知识点25：治疗贲门失弛缓症的肉毒毒素　　副高：熟悉　正高：熟悉

肉毒毒素（BTX）是梭状芽孢杆菌属肉毒梭状菌产生的外毒素，分子量约为15000D，以其抗原性不同可分为A～G 7个类型，目前只有A型用于临床，作用于神经肌肉接头处，抑制乙酰胆碱的释放，导致肌肉松弛和麻痹。目前，肉毒毒素被广泛用于临床治疗不同类型的神经系统和眼科疾病。其副作用较少，且持续时间短暂，大多能耐受。肉毒毒素注射治疗贲门失弛缓症时，在内镜下将LES分成四个象限，用硬化药注射针沿LES周径（一般4个点）分别注入1ml（20U/ml或25U/ml）肉毒毒素注射液，总量80～100U。

知识点26：肉毒毒素注射治疗的适用范围　　副高：熟悉　正高：熟悉

肉毒毒素注射治疗适用于药物治疗失败、LES扩张和外科手术治疗风险大的老年患者或拒绝创伤性治疗的患者。

知识点27：贲门失弛缓症扩张治疗的适应证　　副高：熟练掌握　正高：熟练掌握

扩张治疗适应证主要有：①对药物治疗效果欠佳或不能坚持用药的患者；②妊娠期进食困难明显加重者；③合并其他严重疾病，年迈体弱，不能接受手术治疗，但能接受扩张疗法者。

知识点28：贲门失弛缓症扩张治疗的禁忌证 副高：熟练掌握 正高：熟练掌握

扩张治疗的禁忌证主要有：①有膈上憩室，既往有食管穿孔史、邻近的主动脉瘤；②如有食管炎存在，不管是真菌或其他原因所致，应先做内科治疗，待炎症消失后再做扩张术。

知识点29：贲门失弛缓症扩张治疗的并发症 副高：熟练掌握 正高：熟练掌握

扩张治疗是目前治疗贲门失弛缓症首选的非手术治疗方法，其主要并发症有：食管穿孔、吸入性肺炎、食管撕裂、消化道出血等，其中最严重的是食管穿孔，发病率为1%～5%。如果患者术后出现疼痛、皮下气肿，均应想到食管穿孔的可能，可行水溶性造影剂造影确诊，及早进行手术修补。

知识点30：贲门失弛缓症的经口内镜下肌切开手术 副高：熟练掌握 正高：熟练掌握

POEM手术全称为经口内镜下肌切开术，是最近几年发展起来的新技术，是在食管表层（黏膜）“开窗”后，沿食管夹层（黏膜下层）直视下切开食管下端及贲门周围肌肉，再用金属夹缝合表层裂口。该手术时间短，创伤小，恢复特别快，疗效可靠。

知识点31：贲门失弛缓症手术治疗的指征 副高：熟练掌握 正高：熟练掌握

凡具有下列情况之一者，可考虑手术治疗：①多次气囊扩张无效者；②由于食管扩张或扭曲，扩张器不能通过者；③精神病患者不能合作，难以接受气囊扩张术者；④伴有贲门溃疡或瘢痕形成者；⑤并发其他病变，如胆结石、消化性溃疡等而又有手术适应证者；⑥伴有巨大膨出性食管憩室或食管裂孔疝，扩张疗法易引起穿孔、出血等并发症者；⑦食管癌不能除外者；⑧扩张术并发穿孔者；⑨手术方式多以Heller手术为主者。

第五节 食管贲门黏膜撕裂综合征

知识点1：食管贲门黏膜撕裂综合征的概念 副高：熟练掌握 正高：熟练掌握

食管贲门黏膜撕裂综合征是指因为剧烈频繁恶心、呕吐引起食管内压力突然增高，导致下端食管或贲门部黏膜纵行撕裂，发生以上消化道出血为主的综合征。本病是消化系统的常见急症，具有起病急、症状重，但一般预后良好的特点。本病又称为Mallory-Weiss Syndrome（MWS）。

知识点2：食管贲门黏膜撕裂综合征的病因　副高：熟练掌握　正高：熟练掌握

临床上凡可引起剧烈恶心、呕吐或其他致腹内压增加的情况，均可导致食管贲门黏膜撕裂。其中较常见原因有剧烈咳嗽、顽固性呃逆、顽固性便秘、大量饮酒、幽门梗阻、妊娠反应、抬举重物、肿瘤患者应用化疗后剧烈呕吐、胃镜检查中U形反转观察贲门时手法过猛、观察时间过长等。

知识点3：食管贲门黏膜撕裂综合征的发病机制　副高：熟练掌握　正高：熟练掌握

本病多发生在反复剧烈呕吐和酗酒的患者，由于反射性幽门括约肌收缩和胃窦剧烈痉挛，导致幽门闭锁，经实验测量，当幽门闭锁，胃内压升高到160mmHg时，下段食管黏膜和黏膜下层即可发生破裂，甚至发生食管肌层破裂。因压力梯度最大在胃食管连接处，且压力的大小与空腔脏器的直径成反比，所以90%的病例发生在此，仅约10%发生在食管下段。因黏膜纵向撕裂所需张力是水平的一半，故撕裂呈纵向。

知识点4：食管贲门黏膜撕裂综合征的临床表现　副高：熟练掌握　正高：熟练掌握

本病可发生于任何年龄，但临床以40～50岁的男性病例多见。典型表现为突发急性上消化道出血，且出血前有反复干呕或呕吐，继之呕血，多为新鲜血液。但也有部分患者出血前无恶心呕吐，且有5%～10%的患者仅表现为黑粪或便血。由于是动脉出血，少数患者特别是有多处裂伤的患者，因出血量大可导致失血性休克而死亡。

知识点5：食管贲门黏膜撕裂综合征的急诊胃镜检查　副高：熟练掌握　正高：熟练掌握

急诊胃镜检查为诊断本病最有效的方法。内镜表现为贲门部或胃食管连接处黏膜呈纵行撕裂，80%病例为一处撕裂，一般长度为3～50mm，宽度为2～3mm，也可为多处。伤口呈红色，病变处可有鲜血流出。陈旧性撕裂伤可见裂隙状肿胀、糜烂，有白色苔状物附着，周围黏膜充血水肿。愈合期呈溃疡样改变，周边黏膜略红。内镜不但可明确病因，还可进行治疗，但最好在24小时内急诊胃镜检查，因本病在发病72小时后撕裂即可自愈。胃镜操作时U形反转检查可能使裂伤加重，应注意操作手法轻柔。

知识点6：食管贲门黏膜撕裂综合征的双重对比钡剂造影　副高：熟练掌握　正高：熟练掌握

双重对比钡剂造影多于入院24小时内或出血停止后进行检查，出血部位的小动脉可表现为一小的圆形透明影；钡剂不能顺利流过黏膜面，而是受阻出现异向流动，在出血灶附近形成一个钡剂充盈缺损区；钡剂不能涂布于活动性出血部位，严重出血时，可被血流截断或冲走形成特征性表现。然而因滞留于胃内的钡剂可妨碍内镜观察或选择性腹腔动脉造影检查，所以双重造影应安排在这些检查之后进行。

知识点7：食管贲门黏膜撕裂综合征的选择性腹腔动脉造影

副高：熟练掌握 正高：熟练掌握

对无法耐受或有其他严重疾病而不能做急诊胃镜的患者，以及内镜或钡剂检查未发现病变者，可行血管造影检查。可检出速度为每分钟0.5ml的出血。有出血的患者，血管造影可见造影剂自食管和胃交界处外溢，虽然造影可对本病作出诊断，但毕竟是有创检查，如患者情况允许，应尽量行胃镜检查。

知识点8：与Boerhaave综合征的鉴别诊断

副高：熟练掌握 正高：熟练掌握

食管贲门黏膜撕裂综合征需要与Boerhaave综合征进行鉴别，Boerhaave综合征可引起食管破裂，有颈部皮下气肿、呼吸急促、腹肌触痛三联征，胸腹部X线检查出现腹水、气胸、液气胸、纵隔气肿等改变，行碘油食管造影检查可确诊。

知识点9：与糜烂出血性胃炎的鉴别诊断

副高：熟练掌握 正高：熟练掌握

食管贲门黏膜撕裂综合征需要与糜烂出血性胃炎进行鉴别，糜烂出血性胃炎可表现为呕咖啡样物，部分患者可呕鲜血。但一般伴有无规律的上腹部疼痛，发病前多有服用非甾体抗炎药或大量饮酒病史。另外，一些急危重症或严重感染的患者在晚期可出现因糜烂出血性胃炎所致的上消化道出血，胃镜见胃黏膜呈多处糜烂出血，可予鉴别。

知识点10：与消化性溃疡并出血的鉴别诊断

副高：熟练掌握 正高：熟练掌握

食管贲门黏膜撕裂综合征需要与消化性溃疡并出血进行鉴别，消化性溃疡并出血以呕咖啡样物和排黑粪多见，既往多有慢性上腹部疼痛，秋冬季发作，空腹痛及夜间痛多见，并伴有反酸、胃灼热等症状，出血后疼痛反而减轻，胃镜见胃或十二指肠溃疡形成，可确诊。

知识点11：与食管－胃底静脉曲张破裂出血的鉴别诊断

副高：熟练掌握 正高：熟练掌握

食管贲门黏膜撕裂综合征需要与食管－胃底静脉曲张破裂出血进行鉴别，食管－胃底静脉曲张破裂出血表现为呕鲜血，但呕血量大，常合并失血性休克，既往多有慢性肝病史，查体可见蜘蛛痣、肝掌、脾大和腹水等肝硬化或门脉高压表现，胃镜检查见食管和/或胃底静脉曲张，可以鉴别。

知识点12：与食管癌合并出血的鉴别诊断　副高：熟练掌握　正高：熟练掌握

食管贲门黏膜撕裂综合征需要与食管癌合并出血进行鉴别，食管癌合并出血可表现为呕血，但既往有进行性吞咽困难、消瘦、贫血等表现，胃镜可见食管腔内肿物，并通过活检病理证实。

知识点13：与食管自发性破裂的鉴别诊断　副高：熟练掌握　正高：熟练掌握

食管贲门黏膜撕裂综合征需与食管自发性破裂进行鉴别，食管自发性破裂表现为剧烈呕吐后出现突发胸痛、呼吸困难、纵隔或皮下气肿，也可有呕血，因为是食管全层破裂，不同于食管贲门黏膜撕裂症，后者是食管-胃黏膜不完全撕裂。

知识点14：食管贲门黏膜撕裂综合征的一般治疗　副高：熟练掌握　正高：熟练掌握

食管贲门黏膜撕裂综合征一般治疗包括：①卧床休息、禁食；②严重出血者应予重症监护；③保持呼吸道通畅，避免呕吐时引起窒息；④大量出血在出血停止24小时后可进流质；⑤必要时输血以补充血容量及纠正休克，稳定生命体征；⑥多数患者出血后常有低热反应，一般无需使用抗生素。

知识点15：食管贲门黏膜撕裂综合征的药物治疗　副高：熟悉　正高：熟悉

食管贲门黏膜撕裂综合征药物治疗包括：①止吐镇静：可肌内注射甲氧氯普胺10mg或地西泮10mg；②药物止血：a. 冰盐水灌注，每次300ml，每30～60分钟一次，连续灌注2～3小时；b. 口服8～16mg/100ml去甲肾上腺素溶液，10～15分钟一次，每次30ml；③H_2受体阻断药或质子泵抑制剂可降低胃酸分泌、促进伤口愈合；④其他止血治疗：动脉导管灌注垂体后叶素，以0.1～0.2U/min速度灌注，最高浓度为0.3～0.4U/min，持续12～24小时，或从动脉导管注入栓塞剂（明胶海绵或硅胶小球等）可达到止血目的。在止血过程中，同时进行原发病处理。

知识点16：食管贲门黏膜撕裂综合征的内镜下治疗　副高：熟练掌握　正高：熟练掌握

内镜下局部止血为本病的主要治疗手段，而且有效、及时、安全。

（1）局部喷洒法：常用巴曲酶、凝血酶或去甲肾上腺素喷洒在出血处，收缩血管，减少出血。还可喷洒中药如云南白药等。

（2）电凝或激光治疗：通过高频热效应或使光能转化为热能，使组织蛋白变性达到止血目的，尤其激光止血迅速安全，成功率可达94%。

（3）局部注射：对出血的小动脉还可选用局部注射硬化药如鱼肝油酸钠或乙氧硬化醇，还可注射1∶10000肾上腺素止血。

（4）血管夹：一般来说，用血管夹止血效果好，通过对病变部位及附近组织的紧箍，阻断血流，达到止血目的。

总之，内镜下治疗可以达到立竿见影的效果，尤其适用于有活动性出血的患者。内镜下止血的治疗方法还包括内镜下激光治疗、内镜微波止血、三腔二囊管压迫止血、动脉灌注药物。

知识点17：食管贲门黏膜撕裂综合征血管造影后栓塞治疗

副高：熟练掌握 正高：熟练掌握

如患者出血不止，胃镜检查又未能发现出血灶，应选择血管造影栓塞治疗，即将血管造影导管尽量接近动脉，多为胃左动脉，然后从导管注入明胶海绵和硅胶小球等，20分钟后重复造影了解出血情况，若仍有造影剂外溢，可重复注入栓塞剂。

知识点18：食管贲门黏膜撕裂综合征的外科治疗 副高：熟练掌握 正高：熟练掌握

有5%～10%的患者因大出血或持续性出血经内科治疗无效，最终需采取手术治疗，多采用撕裂黏膜叠层缝合术。MWS外科手术治疗适应证包括：①经内科治疗无效者；②大量出血不止危及生命者；③有食管穿孔可疑者。缝合撕裂的黏膜及结扎出血的血管。术后应进行胃肠减压以防止呕吐再度引起出血。

第六节 巴雷特（Barrett）食管

知识点1：巴雷特食管的概念 副高：熟练掌握 正高：熟练掌握

巴雷特食管（BE）是指食管下段的复层扁平上皮被化生的单层柱状上皮所替代的一种病理现象，可伴有肠上皮化生或不伴有肠上皮化生。其中伴有肠上皮化生者属于食管腺癌的癌前病变。

知识点2：巴雷特食管内镜诊断明确交界线 副高：熟练掌握 正高：熟练掌握

巴雷特食管内镜诊断要明确两个交界线：①齿状线：即Z线，为食管鳞状上皮和胃柱状上皮交界线（SCJ），内镜表现为两种色调不同黏膜的交界线，呈齿状，边缘不齐；②食管－胃交界（EGJ）：内镜判断为食管腔与胃纵行皱襞交接处，其内镜下定位的标志为最小充气状态下胃黏膜皱襞的近侧缘和/或食管下端纵行栅栏样血管末梢。

知识点3：巴雷特食管的病因和发病机制　　副高：熟练掌握　正高：熟练掌握

主要有两种学说。①先天性异常：Barrett上皮的发生系先天性异常所致，即由胚胎期食管上皮发育障碍引起，胚胎期由前肠演变而来，表面被覆的单层柱状上皮，在胚胎4～6个月从食管中段逐渐向胃及口侧由鳞状上皮取代，至出生前完成，在发育过程中这种取代停止即形成Barrett上皮。依此假设则当食管下段表现柱状上皮时相应的食管上段亦应有此上皮，但临床上并不支持。儿童期BE可能并非是先天性而与慢性胃食管反流有关。②获得性异常：多数学者认为本病是因胃食管反流造成食管下段黏膜长期处于酸性环境下的一种适应性变化，由耐酸的柱状上皮取代鳞状上皮，因此它是反流性食管炎的后期表现。24小时pH监测显示BE患者的食管廓清能力下降及基础胃酸分泌增加导致食管接触酸的总时间延长，因此高酸和酸反流是BE形成的重要原因。

知识点4：巴雷特食管的发生顺序　　副高：熟练掌握　正高：熟练掌握

巴雷特食管的发生顺序：①多种原因的食管反流；②食管呈现炎症和糜烂；③柱状上皮而不是鳞状上皮再生；④异常的被覆上皮累及食管下段。

知识点5：巴雷特食管的临床表现　　副高：熟练掌握　正高：熟练掌握

巴雷特食管患者无特异性症状，约51%的患者可存在胃灼热、反酸、胸骨后疼痛等反流性食管炎的症状，并发食管腺癌时还可有吞咽困难等表现，但患者往往在行胃镜检查时才可发现。食管狭窄也较为常见，突出症状为吞咽困难，狭窄部位多位于SCJ。溃疡多发生于柱状上皮，称为Barrett溃疡，部分可合并隐性出血。

知识点6：巴雷特食管的诊断　　副高：熟练掌握　正高：熟练掌握

巴雷特食管的诊断主要根据食管黏膜活检和内镜检查。当内镜检查发现食管下段有柱状上皮化生表现时称为“内镜下可疑BE”，经病理学检查证实有柱状细胞存在时即可诊断为BE，发现有肠上皮化生存在时更支持BE的诊断。

知识点7：巴雷特食管的内镜诊断　　副高：熟练掌握　正高：熟练掌握

发生BE时Z线上移，表现为EGJ的近端出现橘红色（或）伴有栅栏样血管表现的柱状上皮，即SCJ与EGJ分离。内镜结合组织学检查和病理活检，是目前诊断BE及BE癌变最有效的手段。BE监测的目的是在出现明显症状或发生转移之前发现不典型增生或癌变。BE的长度测量应从EGJ开始向上至鳞柱状上皮交界；BE中不典型增生和肿瘤是呈灶性分布的，故必须多次进行系统活检（目前常用四象限活检法）才可能发现BE不典型增生或腺癌；色素内镜与放大内镜、窄带光谱成像内镜（NBI）、激光共聚焦内镜已应用于BE的诊断，这些技术能清晰显示黏膜的微细结构，有助于定位，并能指导活检。

知识点8：放大内镜下黏膜的分类 副高：熟练掌握 正高：熟练掌握

放大内镜下可将黏膜分为3型：①Ⅰ型为小圆凹型；②Ⅱ型为裂缝、网状型；③Ⅲ型为脑回绒毛型。其中Ⅲ型与肠上皮化生相关。

知识点9：巴雷特食管在内镜下按形态分类 副高：熟练掌握 正高：熟练掌握

巴雷特食管在内镜下按形态可分为：①全周型。病变红色黏膜向食管延伸，累及全周，与胃黏膜无明显界限，其游离缘距食管下括约肌在3cm以上。②岛状。齿状线处1cm以上出现斑片状红色黏膜或红色黏膜内残留岛状灰白色黏膜。③舌型。与齿状线相连，伸向食管呈舌形或半岛状。

知识点10：巴雷特食管在内镜下按长度分类 副高：熟练掌握 正高：熟练掌握

巴雷特食管按化生的柱状上皮长度分为：①长段BE。化生的柱状上皮累及食管全周且长度≥3cm。②短段BE。化生的柱状上皮未累及食管全周或虽累及全周但长度<3cm。

知识点11：巴雷特食管的分类 副高：熟练掌握 正高：熟练掌握

巴雷特上皮的本质系食管黏膜的胃化生或肠化生性变化。根据上皮病理组织学特点Barrett可分为3个类型：①胃底型上皮（完全胃化生），与胃底上皮相似，有胃小凹、黏液腺、壁细胞、主细胞，分泌胃酸和蛋白酶原，然而与正常胃黏膜相比，Barrett上皮比较萎缩，腺体较少而且短小；②交界性上皮（不完全胃化生），与贲门上皮相似，有胃小凹、黏液腺，但无壁细胞和主细胞；③特殊型上皮（不完全型肠化生），与小肠上皮相似，表面有绒毛和凹陷，有杯状细胞、潘氏细胞等，但无小肠吸收功能。在以上3种类型中，第3种类型最常见而且癌变率高，其黏液组化显示化生细胞内含大量硫酸黏蛋白，可作为一种癌前特异标志。

知识点12：巴雷特食管的病理学诊断 副高：熟练掌握 正高：熟练掌握

（1）活检取材：推荐使用四象限活检法，即常规从EGJ开始向上以2cm的间隔分别在4个象限取活检，每个间隔取8块以上的黏膜组织能有效提高肠上皮化生的检出率。对怀疑有BE癌变者应每隔1cm进行四象限活检，提倡应用新型内镜技术进行靶向活检。

（2）食管下段化生的柱状上皮的组织学分型：①胃底型：可见主细胞和壁细胞；②贲门型：有胃小凹和黏液腺，但无主细胞和壁细胞；③特殊肠化生型：不完全小肠或结肠表型，表面有微绒毛和隐窝，杯状细胞是其特征性细胞。

（3）BE伴有异型增生，包括轻度异型增生和重度异型增生。

知识点13：巴雷特食管的并发症　　副高：熟练掌握　正高：熟练掌握

（1）食管狭窄：发生率较高。主要表现为顽固性持续性吞咽困难，常发生于主动脉弓水平，其位置越高，梗阻症状出现越早。

（2）食管溃疡：发生于严重的巴雷特食管基础上，主要表现为胃灼热、吞咽困难加重，可有明显的吞咽疼痛。

（3）上消化道出血：主要见于巴雷特溃疡侵袭食管壁或周围血管壁所致，表现为呕血和黑粪。

（4）食管腺癌：巴雷特食管伴异型增生者易发生腺癌。异型增生为柱状上皮进展为腺癌的过渡性病理状态，主要表现为进行性加重的吞咽困难和消瘦。

知识点14：巴雷特食管的药物治疗　　副高：熟练掌握　正高：熟练掌握

巴雷特食管的发生与食管下端异常酸暴露有关，抑酸剂是治疗反流症状的主要药物，质子泵抑制剂（PPI）优于H_2受体阻断药。PPI能控制症状，治愈食管炎，也可辅助内镜消融治疗。使用质子泵抑制剂时应按照胃食管反流病常规剂量、足疗程进行。促动力药、黏膜保护剂、镇痛药、平滑肌瞬时松弛抑制剂等对控制症状和治疗反流性食管炎亦有一定疗效。治疗成功的指标应是基础胃酸分泌减至＜1mmol/h，同时食物刺激后的酸分泌亦显著减少。

知识点15：巴雷特食管的内镜治疗　　副高：熟练掌握　正高：熟练掌握

适用于伴有重度异型增生和癌局限于黏膜层的BE患者。目前巴雷特食管常采用的内镜治疗方法有高频电治疗、激光治疗、氩离子凝固术、内镜下黏膜切除术、射频消融、光动力治疗和冷冻消融等。理想的治疗是彻底破坏化生上皮、不典型增生上皮，但不损伤深层组织，以免发生狭窄和穿孔等严重并发症。对不伴异型增生的BE，因其癌变的概率低，不提倡内镜治疗。伴有轻度异型增生的BE癌变率亦较低，可先行内镜随访，若进展为重度异型增生，应行内镜治疗。

知识点16：巴雷特食管的手术治疗　　副高：熟练掌握　正高：熟练掌握

（1）适应证：手术治疗主要适用于保守治疗无效的巴雷特食管及其并发症。下列情况需考虑手术治疗：①内科正规治疗症状不能控制者；②经久不愈的出血性溃疡；③伴中度以上异型增生者；④食管狭窄，扩张术无效。

（2）手术方法：巴雷特食管的外科治疗有Nissen手术（360°全周胃底折叠术）、Hill手术（经腹胃后固定术）、Dor手术（贲门前胃底固定术）、腹腔镜抗反流术等，主要针对抗反流治疗，使用较少。

第七节 食 管 癌

知识点1：食管癌的概念 副高：熟练掌握 正高：熟练掌握

食管癌是指从下咽到食管胃结合部之间食管上皮来源的癌，发病部位以食管中段居多，下段次之，上段最少。食管癌属于恶性肿瘤，以鳞状上皮癌多见。临床上晚期最典型的症状是进行性吞咽困难。本病具有地区性分布、男性高于女性以及中老年人群易患的流行病学特点。

知识点2：食管癌的病因和发病机制 副高：熟练掌握 正高：熟练掌握

食管癌的发生与亚硝胺、霉菌、营养不良、微量元素缺乏、食管损伤和慢性炎症、遗传因素等多种原因有关，发病机制较为复杂。鳞癌组织发生学上表现为食管上皮基底细胞单纯增生-不典型增生-原位癌的连续过程。腺癌表现为食管Barrett上皮或食管异位胃黏膜-不典型增生-原位癌的过程。

知识点3：早期食管癌的分类、分期 副高：熟练掌握 正高：熟练掌握

早期食管癌是指局限于食管黏膜和黏膜下层的肿瘤，不伴淋巴结转移，包括原位癌、黏膜内癌和黏膜下癌。

早期食管癌理论上可以分为三期：①M_1期。局限于上皮层内。②M_2期。突破上皮层，而未累及黏膜肌层。③M_3期。未突破黏膜肌层。

知识点4：1976年全国食管癌工作会议制定的临床病理分期标准（表8-1） 副高：熟练掌握 正高：熟练掌握

表8-1 1976年全国食管癌工作会议制定的临床病理分期标准

分期		病变长度	病变范围	转移情况
早期	0	不规则	限于黏膜（原位癌）	（-）
	Ⅰ	<3cm	侵及黏膜下层（早期浸润）	（-）
中期	Ⅱ	3～5cm	侵犯部分肌层	（-）
	Ⅲ	>5cm	侵透肌层或外侵	局部淋巴结（+）
晚期	Ⅳ	>5cm	明显外侵	局部淋巴结或器官转移（+）

知识点5：食管癌的TNM分类系统　　副高：熟练掌握　正高：熟练掌握

（1）肿瘤浸润（T）——原发肿瘤浸润的深度

T_0没有原发肿瘤的证据；

Tis原位癌，上皮内肿瘤；

T_1肿瘤只侵犯黏膜或黏膜下；

T_2肿瘤侵犯固有肌层；

T_3肿瘤侵犯外膜；

T_4肿瘤侵犯邻近脏器；

（2）区域性淋巴结受累（N）——恶性播散到局部或区域的淋巴结

N_0没有局部或区域淋巴结的转移；

N_1发现一个或更多恶性淋巴结受累；

Nx不能评价淋巴结浸润；

（3）远隔转移（M）；

M_0没有远隔转移（腹腔轴线的淋巴结被认为是近端和中段食管癌的转移）；

M_1有远隔转移；

Mx不能评价转移（例如因为食管阻塞）以及甚至不能评价胃；

知识点6：基于TNM标准的食管癌分期（表8-2）　　副高：熟练掌握　正高：熟练掌握

表8-2　基于TNM标准的食管癌分期

分　期	肿瘤浸润深度	淋巴结侵犯	转移性疾病
0期	Tis	N_0	M_0
Ⅰ期	T_1	N_0	M_0
ⅡA期	T_2/T_3	N_0	M_0
ⅡB期	T_1/T_2	N_1	M_0
Ⅲ期	T_3	N_1	M_0
	T_4	任何N期	M_0
Ⅳ期	任何T期	任何N期	M_1

知识点7：食管癌的病理形态分型及组织学分类　　副高：熟练掌握　正高：熟练掌握

早期食管癌的病理形态分型为糜烂型、隐伏型、乳头型和斑块型。

中晚期食管癌的病理形态为蕈伞型、髓质型、缩窄型、溃疡型和未定型。

我国食管癌中约90%为鳞状细胞癌。少数为腺癌，极少数为恶性程度高的未分化癌。

知识点8：食管腺癌的起源

副高：熟练掌握 正高：熟练掌握

食管腺癌主要起源于食管下1/3的Barrett黏膜的腺管状分化的恶性上皮性肿瘤，偶尔起源于上段食管的异位胃黏膜或黏膜和黏膜下腺体。

知识点9：食管癌的扩散和转移

副高：熟练掌握 正高：熟练掌握

（1）淋巴转移：食管癌的主要转移方式。

（2）直接转移：早中期食管癌主要为壁内扩散，因食管无浆膜层，容易直接侵犯邻近器官。

（3）血行转移：晚期可以转移到肝、肺、骨、肾、肾上腺、脑等处。

知识点10：食管癌的癌前疾病

副高：熟练掌握 正高：熟练掌握

食管癌的癌前疾病包括Barrett食管、慢性食管炎、食管憩室、反流性食管炎、食管白斑症、食管失弛缓症和食管良性狭窄。

食管癌的癌前病变是指鳞状上皮不典型增生，包括轻度、中度和重度不典型增生。

知识点11：食管癌的早期症状

副高：熟练掌握 正高：熟练掌握

食管癌早期患者在吞咽时胸骨后有针刺样轻微疼痛或烧灼感，尤以进食过刺激性或粗糙过热食物时显著。食物通过缓慢且有滞留感。以上症状时轻时重，持续时间长短不一，有时可无症状。

知识点12：食管癌的中晚期症状

副高：熟练掌握 正高：熟练掌握

进行性吞咽困难是食管癌中晚期患者最常见的主诉。狭窄的食管腔最初导致固体食物的吞咽困难，随着疾病的进展管腔进一步阻塞，导致液体食物吞咽困难，并导致营养物质摄入的减少和体重下降。食管癌中晚期出现的症状可能与食管肿瘤的位置有关。疼痛可能与吞咽困难或肿瘤扩展到纵隔有关。梗阻部位以上的食物或肿瘤侵入气道可以引起反流、咳嗽和误吸，喉返神经受侵和/或反复的反流会引起声嘶或声音改变。有长期反流症状的患者，如最近出现进行性吞咽困难，同时反流的症状减轻，则很有可能在他们Barrett食管的部位发生了腺癌。显性胃肠道出血如呕血或黑粪并不常见。贫血常常出现，且慢性的、亚临床的出血正是贫血的原因。

知识点13：食管癌吞咽困难程度的分级

副高：熟练掌握 正高：熟练掌握

食管癌吞咽困难的程度可被分为五级：0级：没有吞咽困难；1级：能进普通饮食但有阻滞感；2级：能进半流质；3级：能进流质；4级：只能饮水；5级：无法饮水。

知识点14：食管癌的血液生化检查　　副高：熟练掌握　正高：熟练掌握

食管癌患者血液碱性磷酸酶或血钙升高应考虑有骨转移的可能，血液天冬氨酸转氨酶（谷草转氨酶）、碱性磷酸酶、胆红素或乳酸脱氢酶升高可考虑有肝转移的可能。

知识点15：食管癌的内镜检查　　副高：熟练掌握　正高：熟练掌握

内镜检查是食管癌诊断中最重要的手段之一，对于食管癌的定性定位诊断和手术方案的选择有重要作用，是拟行手术治疗患者必需的常规检查项目。早期可见表浅溃疡，局部黏膜糜烂、增生或粗糙，易出血。对可疑部位应用碘染色和放大技术进一步观察，进行指示性活检，是提高早期食管癌检出率的关键。晚期可见大而深的溃疡、管腔不规则狭窄及肿瘤明显隆起等变化。超声内镜（EUS）下食管癌表现为全周性或局部管壁增厚，正常食管声像破坏，病变多呈低回声或以低回声为主的杂乱回声。EUS有助于判断肿瘤浸润深度、有无纵隔淋巴结转移，辅助食管癌的鉴别。

知识点16：食管拉网细胞学检查　　副高：熟练掌握　正高：熟练掌握

食管拉网细胞学检查是指将特制外有线网带有气囊的导管吞入胃内，充气后缓慢拉出，使气囊外的线网与病变处摩擦，取表面黏液组织涂片、染色，显微镜下检查癌细胞。此法对早期食管癌检测阳性率可达90%。

知识点17：食管癌的上消化道造影检查　　副高：熟练掌握　正高：熟练掌握

早期食管癌X线钡剂造影的征象有：①黏膜皱襞增粗、迂曲及中断；②食管边缘毛刺状；③小充盈缺损与小龛影；④局限性管壁僵硬或有钡剂滞留。

中、晚期病例可见病变处管腔不规则狭窄、充盈缺损、管壁蠕动消失、黏膜紊乱、软组织影以及腔内型的巨大充盈缺损。如果造影表现为典型的“鸟嘴征”，提示贲门失弛缓的诊断，而患者吞咽困难病史较短、年龄超过55岁、食管狭窄段超过3.5cm而又缺乏近端扩张的表现应当考虑食管下段癌或贲门癌的诊断。

在内镜检查前或者食管扩张治疗后怀疑食管穿孔时，应该考虑上消化道造影检查。如果食管近乎完全梗阻、食管狭窄扭曲内镜难以完成时应该考虑上消化道造影检查。另外，食管气管瘘以及食管动力受损也是上消化道造影检查的指征。

知识点18：食管癌的食管CT扫描检查　　副高：熟练掌握　正高：熟练掌握

食管CT扫描检查可清晰显示食管与邻近纵隔器官的关系。如食管厚度>5cm，与周围器官分界模糊，表示有食管病变存在。CT有助于制定外科手术方式、放疗的靶区及放疗计划。但CT扫描难以发现早期食管癌。

知识点19：食管癌的鉴别诊断 副高：熟练掌握 正高：熟练掌握

（1）食管良性狭窄：食管良性狭窄是指食管化学性烧伤或反流性食管炎引起的瘢痕狭窄，以儿童及年轻人较多，一般有误服强酸或强碱史。食管癌病变一般位于食管下段，常伴有食管裂孔疝或先天性短食管。鉴别主要靠内镜及活检。

（2）贲门痉挛：主要症状为吞咽困难，病程长，间歇性发作，患者平均年龄较低，上消化道造影有典型的改变。

（3）食管憩室：食管中段的憩室常有吞咽障碍、胸骨后疼痛等症状，而吞咽困难较少。食管憩室有发生癌变的机会，因此在诊断食管憩室的时候应避免漏诊。

（4）食管结核：食管结核较少见的临床表现有进食哽噎史。X线所见病变部位缩窄发僵，有较大溃疡，周围的充盈缺损及黏膜破坏不如食管癌明显。鉴别诊断主要靠胃镜检查。

（5）食管其他肿瘤：以平滑肌瘤常见，一般症状较轻，X线检查表现为“涂抹征”，进一步鉴别主要依靠内镜检查，一般不取活检。食管其他恶性肿瘤如食管肉瘤，临床表现不易与食管癌鉴别，鉴别诊断依靠X线检查和内镜检查。

（6）其他：如功能性吞咽困难、重症肌无力、食管功能性痉挛以及食管外压迫，均须根据患者病史、症状、体征以及X线检查和内镜检查来鉴别。

知识点20：食管腺癌 副高：熟练掌握 正高：熟练掌握

食管腺癌占食管恶性肿瘤的0.46%～1.50%，85%的食管腺癌来自Barrett食管。主要症状如吞咽困难等与食管鳞癌相似，预后不良。

知识点21：食管肉瘤 副高：熟练掌握 正高：熟练掌握

食管肉瘤好发于食管下段，其来源均始于间叶组织。来自纤维细胞的纤维肉瘤最多见，占肉瘤的半数；来自于平滑肌细胞的平滑肌肉瘤少见；来自横纹肌细胞的横纹肌肉瘤最罕见。肉瘤的瘤体多较大，带蒂呈息肉样圆形、卵圆形或结节状。平滑肌肉瘤质地较实，而横纹肌肉瘤和纤维肉瘤较软，表面可有假包膜。

知识点22：食管恶性黑色素瘤 副高：熟练掌握 正高：熟练掌握

食管恶性黑色素瘤的肿瘤绝大部分为有蒂的息肉状、结节状或分叶状。病变一般局限于黏膜下层以上，少数肿瘤已侵犯肌层，肿瘤邻近上皮多有增生，基底细胞有黑色素母细胞或黑色素。临床症状主要是吞咽困难和胸骨后疼痛。X线检查可见较大的充盈缺损，肿瘤突入到食管腔内，可发生于食管各段，但多见于食管中段。内镜下肿瘤呈黑色、棕色或灰白色。组织学检查可见瘤细胞内含特殊染色证实的黑色素颗粒；肿瘤来自于相连的鳞状上皮。典型的显微镜下所见为黏膜与黏膜下层之间有不同程度活性的黑色素细胞。

知识点23：食管癌外科手术的适应证、禁忌证及方法

副高：熟练掌握　正高：熟练掌握

（1）食管癌外科手术适应证：①Ⅰ、Ⅱ期和部分Ⅲ期食管癌；②食管癌放疗后复发，无远处转移，一般情况能耐受手术者。

（2）食管癌外科手术禁忌证：①诊断明确的Ⅳ期、部分Ⅲ期（侵及主动脉及气管的T_4病变）食管癌患者；②心肺功能差或合并其他重要器官系统严重疾病，不能耐受手术者。

（3）食管癌外科手术方法有：①食管癌减状治疗术；②重建术；③切除术。

知识点24：食管癌减状治疗的适用范围及方法　副高：熟练掌握　正高：熟练掌握

食管癌减状治疗适用于有食管-支气管瘘、肿瘤不能切除者、不适合于放射和手术治疗者、放射治疗中或治疗后咽下困难严重者、手术后有狭窄或吻合口瘘者。

食管癌减状治疗常用的方法有胃或空肠造瘘术、转流吻合术以及食管腔内置管术。

知识点25：食管癌放射治疗的适用范围　副高：熟练掌握　正高：熟练掌握

食管癌大部分为鳞状细胞癌，对放疗较敏感。适合于：①不能手术者；②上1/3或中1/3段食管癌；③老年体弱不能耐受手术者。

知识点26：早期食管癌的内镜治疗　副高：熟练掌握　正高：熟练掌握

早期食管癌的内镜介入治疗是近年来食管癌的诊治进展之一。常用的内镜治疗方法有：①内镜下黏膜切除术（EMR）和内镜下黏膜剥离术（ESD）；②内镜下消融术：包括氩离子血浆凝固法、微波法、激光法及光动力学等。

知识点27：早期食管癌内镜治疗的适应证　副高：熟练掌握　正高：熟练掌握

早期食管癌内镜治疗的适应证有：①原位癌，黏膜内癌和重度不典型增生，后者基本上为不易逆转的癌前病灶；②病灶最大直径<3cm，这是相对指征，如果病灶较大，可以同期切除2次或更多；③病灶侵及食管周径不超过2/4，而2/4～3/4可作为相对适应证；④最佳部位，病灶位于食管中下段，3～9点钟方位。但任何部位均可由转动内镜，将病灶调整到容易操作的6点钟方位。

知识点28：早期食管癌内镜治疗的禁忌证 副高：熟练掌握 正高：熟练掌握

早期食管癌内镜治疗的禁忌证有：①病变广泛，病灶 > 3cm或超过食管周径3/4的原位癌和黏膜内癌；②黏膜下浸润癌；③身体一般情况较差和心、肺、肝、肾等重要脏器功能不佳，不能承受内镜下手术操作者；④有食管静脉曲张者；⑤出、凝血时间不正常或有出血倾向者。

知识点29：进展期食管癌内镜下治疗的种类 副高：熟练掌握 正高：熟练掌握

进展期食管癌内镜下治疗的种类有：①单纯扩张术：方法简单，但作用时间短且需要反复扩张，对病变广泛者常无法应用；②食管内支架置放术：是治疗食管癌性狭窄的一种姑息治疗，可以较长时间的缓解梗阻，改善患者的生活质量；③内镜下消融术。最常用的是Nd-YAG激光。适用于外生型或息肉型肿瘤，并且病灶位于食管中段和下段的直线段，最好是 < 5cm的肿瘤。多次内镜激光治疗可以减小腔内肿瘤的大小而改善吞咽；④光动力治疗：用于治疗局部食管癌的闭塞。给患者注射一种光敏感化学物，它可以被良好地存留在肿瘤组织内。在内镜的引导下，与可调的氩-汞染料激光相连的分散纤维被置于邻近肿瘤的部位。激光激活放射出有合适波长的冷光，可以造成敏感肿瘤的选择性坏死。

知识点30：食管内支架置放术的适应证 副高：熟练掌握 正高：熟练掌握

食管内支架置放术的适应证包括：①食管的恶性梗阻，患者已无手术机会；②食管气管瘘是应用带膜支架的适应证；③放疗引起的食管狭窄以及食管肿瘤复发。

知识点31：食管内支架置放术的禁忌证 副高：熟练掌握 正高：熟练掌握

食管内支架置放术的禁忌证包括：①穿孔引起的腹膜炎或张力性气腹；②多发的食管狭窄，1～2枚支架不能完全覆盖的；③腹膜肿物是相对禁忌证。

知识点32：食管支架置放术中支架的放置位置及放置长度 副高：熟练掌握 正高：熟练掌握

食管中段狭窄对于支架放置来说最为适合。由于抗反流支架的出现，在胃食管结合部的狭窄部位放置支架逐渐增多。食管上段狭窄放置支架比较困难。

食管内支架置放术中，支架的上下端应该超出病变各2.5cm，以防止肿瘤长入引起支架再狭窄。

知识点33：食管支架置放术中支架的选择及释放 副高：熟练掌握 正高：熟练掌握

食管内支架置放术中，支架长度应长于病变长度3～4cm，支架放置前撤出内镜，将支架释放装置沿导丝推进并释放支架。支架释放完后应常规摄胸片了解支架位置、展开程度以及有无相应的并发症。

知识点34：食管癌的化学治疗　　副高：熟练掌握　正高：熟练掌握

食管癌患者在根治术前后或不能切除采取姑息治疗时，用化疗可提高早期患者的治愈率和中、晚期患者的生存率，多采用联合化疗，有PMB方案、CTB方案和FB方案等。

知识点35：食管癌的分期治疗模式　　副高：熟练掌握　正高：熟练掌握

Ⅰ期：首选手术治疗。如心肺功能差或不愿手术者，可行根治性放疗。完全性切除的Ⅰ期食管癌，术后不行辅助放疗或化疗。

Ⅱ期：首选手术治疗。如心肺功能差或不愿手术者，可行根治性放疗。完全性切除的$T_2N_0M_0$，术后不行辅助放疗或化疗。对于完全性切除的$T_3N_0M_0$和$T_{1\sim2}N_1M_0$患者，术后行辅助放疗可能提高5年生存率。对于食管鳞癌，不推荐术后化疗。对于食管腺癌，可以选择术后辅助化疗。

Ⅲ期：对于$T_3N_{1\sim3}M_0$和部分$T_4N_{0\sim3}M_0$（侵及心包、膈肌和胸膜）患者，目前仍首选手术治疗，有条件的医院可以开展新辅助放化疗（含铂方案的化疗联合放射治疗）的研究，与单一手术相比，术前同步放化疗可能提高患者的总生存率。与单纯手术相比较，不推荐术前化疗，术前放疗并不能改善生存率。但是对于术前检查发现肿瘤外侵明显，外科手术不易彻底切除的食管癌，通过术前放疗可以增加切除率。对于不能手术的Ⅲ期患者，目前的标准治疗是放射治疗，有条件的医院可以开展同步放化疗的研究。对于Ⅲ期患者，术后行辅助放疗可能提高5年生存率。对于食管鳞癌，不推荐术后化疗。食管腺癌患者可以选择术后辅助化疗。

Ⅳ期：以姑息治疗为主要手段，能直接化疗者，首选化疗，治疗目的为延长生命，提高生活质量。姑息治疗主要包括内镜治疗（包括食管扩张、食管支架等治疗）和镇痛对症治疗。

知识点36：食管癌的疗效评价　　副高：熟练掌握　正高：熟练掌握

（1）痊愈：肿块完全消失或症状及体征完全消失的时间持续1个月。

（2）好转：肿块缩小≥50%或估计缩小≥50%的时间持续1个月以上。

（3）无效：肿块缩小≤50%或增大，出现新病灶或病情无明显变化的时间持续≥1个月。

知识点37：食管癌的预防措施　　副高：熟练掌握　正高：熟练掌握

食管癌除早癌外，预后很差，因此预防食管癌应从以下几个方面着手：①研究食管癌的诱发因素，尽最大努力剔除，例如提高高发区群众生活，减少腌渍品的摄入，开展大规模的戒酒、戒烟运动等；②在高发区进行食管癌的普查，在普通人群中进行高危个体的筛查，积极推广色素内镜技术，提高早癌以及癌前疾病的发现率，并尽早治疗，减少癌的发病；③研究并开展食管癌的化学预防，试验性应用COX-2抑制药、营养干预、中药等措施，减少食管癌的发病。

第八节 食管裂孔疝

知识点1：食管裂孔疝的概念
副高：熟练掌握 正高：熟练掌握

食管裂孔疝是指胃底部通过增宽的膈食管裂孔进入胸腔。某些患者腹腔内的其他脏器也可以随同疝入胸腔。

知识点2：食管裂孔疝的病因
副高：熟练掌握 正高：熟练掌握

（1）先天性食管裂孔疝：是因患者膈食管裂孔发育不全，比正常人宽大松弛所致。

（2）后天性食管裂孔疝：其形成可有以下原因：①随年龄增长出现食管裂孔周围支持组织松弛，或长期慢性疾病削弱了膈肌张力而使食管裂孔扩大；②肥胖、腹水、妊娠、便秘等使腹内压增高；③继发于长期反流性食管炎，由于食管纤维化而缩短及炎症引起继发性食管痉挛导致部分胃囊拉向胸腔而引起。

知识点3：食管裂孔疝的分类
副高：熟练掌握 正高：熟练掌握

食管裂孔疝可分为滑动型、食管旁疝和混合型3个类型。其中，滑动型的齿状线上移，为最常见的类型，食管旁疝和混合型均少见。

知识点4：滑动型食管裂孔疝
副高：熟练掌握 正高：熟练掌握

滑动型食管裂孔疝又称为可回复性裂孔疝，表现为食管胃连接部和一部分胃经增宽了的食管裂孔向上移位至纵隔。裂孔较大时部分结肠、大网膜亦可凸入胸腔，多在平卧时出现，立位时消失。因系沿食管纵轴方向向上滑动，也称为轴性食管裂孔疝。由于食管胃连接部移位入胸腔，故使得下食管－胃的夹角（His角）由正常的锐角变为钝角，且食管下括约肌（LES）的功能也受到影响，食管正常的抗反流机制遭到破坏，可出现病理性胃食管反流。

知识点5：食管旁疝
副高：熟练掌握 正高：熟练掌握

此型食管裂孔疝是食管胃连接部仍固定在腹膜后原来的位置上，一部分胃从增宽的食管裂孔经食管旁进入胸腔，有完整的腹膜作为疝囊。此型少见，有时可伴有结肠、大网膜的疝入。因为食管胃连接部仍然位于膈下并保持锐角，所以很少发生胃食管反流。食管旁疝可以发生胃腔阻塞，疝囊内食物和胃酸因排空障碍而淤滞，由此而导致血流障碍、黏膜淤血，可以发生溃疡，出血、嵌顿、绞窄和穿孔等并发症。

知识点6：混合型食管裂孔疝　　副高：熟练掌握　正高：熟练掌握

混合型食管裂孔疝少见，是指滑动型疝和食管旁疝同时存在。食管胃连接部和一部分胃部疝入胸腔，常出现胃扭转，脾、结肠脾曲和小肠也可随同疝入胸腔。此型食管裂孔疝常为膈食管裂孔过大的结果，通常由食管旁疝发展而来。

知识点7：食管裂孔疝的临床表现　　副高：熟练掌握　正高：熟练掌握

食管裂孔疝的临床表现：①咽下困难及疼痛。多见于食管炎糜烂或溃疡及伴食管痉挛患者，开始为间歇性，进过热、过冷食物时发作。②反胃。主要由胃内容物反流引起反流性食管炎所致，多见于滑动型，有时可吐出未消化的食物。③胸骨后烧灼感。剑突下或胸骨后烧灼样疼痛，在半卧位、站立或呕吐食物后减轻，饱餐、弯腰、下蹲、咳嗽等症状加重。④其他。可有慢性少量出血，可致缺铁性贫血，合并疝扭转、嵌顿可引起大出血，其他症状如贲门部疝入食管裂孔可反射性地引起咽部异物感，巨大裂孔疝嵌顿可压迫心、肺、纵隔，产生气急、咳嗽、发绀和心悸等症状。

知识点8：食管裂孔疝容易出现症状的诱因　　副高：熟练掌握　正高：熟练掌握

致使食管裂孔疝容易出现症状的诱因：过量进食、肥胖、平卧、弯腰、猛抬重物、便秘、皮带过紧、剧咳、妊娠、吸烟及饮酒等。

知识点9：食管胃X线钡剂检查的征象　　副高：熟练掌握　正高：熟练掌握

钡剂X线检查中，采取头低足高位的加压法，滑动性疝可见膈上疝囊征，食管胃环征和疝囊内出现胃黏膜皱襞影。小的食管旁疝可见胃底通过食管裂孔，在食管左侧脱入胸腔内，巨大的食管裂孔疝在胸透或胸部平片中，可在心脏左后方见到含气的囊腔，吞钡检查直接征象为疝囊内有胃黏膜影，膈上食管胃环、食管下端括约肌升高。间接征象为膈食管裂孔增宽>2cm，钡剂反流入膈上囊>4cm，食管胃角变钝，膈上3cm以上出现功能性收缩环。

知识点10：食管裂孔疝的内镜检查　　副高：熟练掌握　正高：熟练掌握

食管裂孔疝在内镜检查中可见贲门松弛、增宽、食管齿状线上移。当患者有恶心或呃逆反应时，胃镜下可见橘红色胃黏膜突入食管。合并反流性食管炎时，可见食管贲门充血水肿、出血、糜烂、溃疡及瘢痕性狭窄。

知识点11：与下段食管癌的鉴别诊断

副高：熟练掌握 正高：熟练掌握

食管裂孔疝需与下段食管癌进行鉴别。下段食管癌的食管下段发生肿瘤，使管腔呈囊性扩张，腔内黏膜中断、破坏，肿瘤下缘食管括约肌无明显收缩环，管壁僵硬，扩张的膈上食管无蠕动，固定不变。内镜下活检有确诊价值。

知识点12：食管裂孔疝的一般治疗

副高：熟练掌握 正高：熟练掌握

食管裂孔疝的一般治疗包括：①详细向患者解释病情，消除疑虑，有焦虑或精神紧张者可适当使用镇静剂；②少食多餐，避免有刺激性的食物，缓慢进食，餐后或夜间平卧时采取头高足低位，睡前不宜进食，平常应避免增加腹内压的因素，如弯腰或便秘等；③因抗胆碱能药物可降低食管下端括约肌的张力，促进胃食管反流，延缓胃的排空作用，故应忌用此药物。

知识点13：食管裂孔疝的药物治疗

副高：熟练掌握 正高：熟练掌握

可用抗酸药（硫糖铝1g，每日3次）、抑酸药（西咪替丁80mg，每日1次；法莫替丁20mg，每日2次）及促胃肠动力药（多潘立酮10mg，每日3次）。

知识点14：食管裂孔疝的外科治疗

副高：熟练掌握 正高：熟练掌握

手术治疗可纠正裂孔疝的解剖缺陷，但术后易发生食管胃连接部功能障碍，手术复发率亦高，一般多数患者应采取内科治疗。手术目的为加强LES张力和防止反流，修复扩大的食管裂孔，处理疝囊。食管裂孔疝外科治疗的手术指征包括：①疝囊扭转或绞窄造成急腹症者；②疝囊较大，且反复出现疝嵌顿，并引起压迫症状者；③严重食管炎、反复出血、溃疡及狭窄者。

第九章　胃　疾　病

胃炎1

胃炎2

第一节　急性胃炎

胃炎3

知识点1：急性胃炎的概念及分类　　副高：熟练掌握　正高：熟练掌握

急性胃炎是指由各种原因所致的急性胃黏膜炎性病变。

急性胃炎临床上分为急性单纯性胃炎、急性糜烂出血性胃炎、急性腐蚀性胃炎和急性化脓性胃炎。其中，急性糜烂出血性胃炎的临床意义最大且发病率最高，其以黏膜糜烂、出血为主要表现。

知识点2：急性单纯性胃炎的病因　　副高：熟练掌握　正高：熟练掌握

急性单纯性胃炎主要由以下因素引起：①化学因素，水杨酸盐类与肾上腺皮质激素类药物、烈酒、胆汁酸盐以及胰酶等。②物理因素，如进食过冷、过热或粗糙食物。③微生物，嗜盐杆菌、沙门菌和幽门螺杆菌，以及某些流感病毒和肠道病毒等。④细菌毒素，肉毒杆菌毒素和金黄色葡萄球菌毒素等。⑤其他，某些有毒植物如毒蕈等也可引起此病。

知识点3：急性单纯性胃炎的病理　　副高：熟练掌握　正高：熟练掌握

急性单纯性胃炎病变可为弥漫性，或仅限于胃窦部黏膜的卡他性炎症。黏膜充血水肿，表面有渗出物，可有点状出血和糜烂。固有膜有淋巴细胞、中性粒细胞、浆细胞浸润。严重者黏膜下层水肿、充血。

知识点4：胃黏膜防御机制　　副高：熟练掌握　正高：熟练掌握

胃黏膜防御机制包括黏膜屏障、黏液屏障、黏膜上皮修复、黏膜和黏膜下层丰富的血流、前列腺素和肽类物质（表皮生长因子等）和自由基清除系统。上述结果破坏或保护因素减少，使胃腔中的H^+逆弥散至胃壁，肥大细胞释放组胺，则血管充血甚或出血、黏膜水肿及间质液渗出，同时可刺激壁细胞分泌盐酸、主细胞分泌胃蛋白酶原。若致病因子损及腺颈部细胞，则胃黏膜修复延迟、更新受阻而出现糜烂。

知识点5：急性应激的发生机制 副高：熟练掌握 正高：熟练掌握

严重创伤、大手术、大面积烧伤、脑血管意外和严重脏器功能衰竭及其休克或者败血症等所致的急性应激的发生机制为：急性应激→皮质－垂体前叶－肾上腺皮质轴活动亢进、交感－副交感神经系统失衡→机体的代偿功能不足→不能维持胃黏膜微循环的正常运行→黏膜缺血、缺氧→黏液和碳酸氢盐分泌减少以及内源性前列腺素合成不足→黏膜屏障破坏和氢离子反弥散→降低黏膜内pH值→进一步损伤血管与黏膜→糜烂和出血。

知识点6：急性胃炎的病理学改变 副高：熟练掌握 正高：熟练掌握

急性胃炎主要病理和组织学表现以胃黏膜充血水肿，表面有片状渗出物或黏液覆盖为主。黏膜皱襞上可见局限性或弥漫性陈旧性或新鲜出血与糜烂，糜烂加深可累及胃腺体。

显微镜下可见黏膜固有层多少不等的中性粒细胞、淋巴细胞、浆细胞和少量嗜酸性细胞浸润，可有水肿。表面的单层柱状上皮细胞和固有腺体细胞出现变性与坏死。重者黏膜下层亦有水肿和充血。

对于腐蚀性胃炎患者，若接触了高浓度的腐蚀物质且长时间，则胃黏膜出现凝固性坏死、糜烂和溃疡，重者穿孔或出血甚至腹膜炎。

另外少见的化脓性胃炎可表现为整个胃壁（主要是黏膜下层）炎性增厚，大量中性粒细胞浸润，黏膜坏死。可有胃壁脓性蜂窝织炎或胃壁脓肿。

知识点7：急性单纯性胃炎的临床表现 副高：熟练掌握 正高：熟练掌握

急性单纯性胃炎患者有暴饮暴食、进不洁食物、嗜酒或服刺激性药物史。患者起病急，症状轻重不一。多于进食后数小时至24小时内发作，主要表现为上腹饱胀、隐痛、食欲减退、嗳气、恶心、呕吐。严重者呕吐物略带血性。伴急性肠炎者可有发热、腹泻、脐周痛，严重者有脱水等表现。查体可见上腹或脐周轻度压痛，肠鸣音亢进。

知识点8：急性化脓性胃炎的临床表现 副高：熟练掌握 正高：熟练掌握

急性化脓性胃炎患者起病常较急，有上腹剧痛，伴随恶心、呕吐、寒战和高热，血压可下降，可出现中毒性休克。体征有时酷似急腹症。

知识点9：急性单纯性胃炎的检查 副高：熟练掌握 正高：熟练掌握

（1）X线钡剂检查：可见病变黏膜粗糙、激惹。

（2）内镜检查：可见胃黏膜水肿、充血、渗出、斑点状出血或糜烂等。

知识点10：急性单纯性胃炎的治疗　　副高：熟练掌握　正高：熟练掌握

急性单纯性胃炎患者的治疗包括：①去除病因、卧床休息、进清淡流质饮食，必要时禁食1～2顿；②腹痛者给予丙胺太林或山莨菪碱（654-2）解痉剂或应用制酸剂；③细菌感染所引起的患者应给予抗生素，如庆大霉素、诺氟沙星；④呕吐、腹泻剧烈患者注意纠正水、电解质紊乱。

知识点11：急性腐蚀性胃炎的病因、病理　　副高：熟练掌握　正高：熟练掌握

急性腐蚀性胃炎是由于吞服强酸、强碱或其他腐蚀剂所引起的胃黏膜腐蚀性炎症。其病因包括：①强酸，浓盐酸、硫酸、硝酸、来苏。②强碱，氢氧化钾、氢氧化钠。③其他腐蚀剂。

急性腐蚀性胃炎的主要病理变化为黏膜充血、水肿，黏液增多，糜烂，溃疡，重者胃黏膜出血、坏死，甚至穿孔。

知识点12：急性腐蚀性胃炎的临床表现　　副高：熟练掌握　正高：熟练掌握

急性腐蚀性胃炎患者均有吞服强酸、强碱等腐蚀剂史。患者在吞服腐蚀剂后，最早可出现口腔、咽喉、胸骨后和上腹部剧烈疼痛，常伴有吞咽疼痛、咽下困难、恶心呕吐、呕吐物呈血样等症状，严重者可出现食管或胃穿孔，甚至发生虚脱、休克。查体可发现唇、口腔、咽喉因接触各种腐蚀剂而产生颜色不同的灼痂，强碱致透明性水肿等。上腹部明显压痛，胃穿孔者可出现腹膜炎体征。

知识点13：急性腐蚀性胃炎的诊断要点　　副高：熟练掌握　正高：熟练掌握

根据急性腐蚀性胃炎患者吞服强酸、强碱等腐蚀剂病史，结合临床表现及X线检查可做出诊断。急性腐蚀性胃炎患者查体可发现唇、口腔、咽喉因接触各种腐蚀剂而产生颜色不同的灼痂，如硫酸致黑色痂、盐酸致灰棕色痂、硝酸致深黄色痂、乙酸或草酸致白色痂，强碱致透明性水肿等。

知识点14：急性腐蚀性胃炎的治疗　　副高：熟练掌握　正高：熟练掌握

急性腐蚀性胃炎的治疗包括：①禁食、禁洗胃或使用催吐剂：尽早饮蛋清或牛乳稀释，强碱不能用酸中和，强酸在牛乳稀释后可服氢氧化铝凝胶60ml。②积极防治休克，镇痛，剧痛时慎用吗啡、哌替啶，以防掩盖胃穿孔的表现，喉头水肿致呼吸困难者，可行气管切开并吸氧。③防治感染：可选用青霉素、氨苄西林、头孢菌素等广谱抗生素。④输液：维持内环境平衡，需要时静脉高营养补液。⑤急性期过后，可施行食管扩张术以预防食管狭窄，幽门梗阻者可行手术治疗。

知识点15：急性胃黏膜病变的概念 副高：熟练掌握 正高：熟练掌握

急性胃黏膜病变（AGML）是指各种病因引起的以胃黏膜浅表糜烂性损害为特征的一组急性胃黏膜出血病变，又称糜烂出血性胃炎、应激性溃疡。临床较为常见，为上消化道出血的常见原因之一。

知识点16：急性胃黏膜病变的病因 副高：熟练掌握 正高：熟练掌握

（1）外源性因素：某些药物（非甾体抗炎药、肾上腺皮质激素、某些抗生素）、乙醇、微生物感染及细菌毒素等均可破坏胃黏膜屏障而导致H^+逆弥散，引起胃黏膜糜烂、出血。

（2）内源性因素：一些严重感染、严重创伤、颅内病变、大手术、休克等严重应激状态下，可兴奋交感神经及迷走神经，引起胃黏膜缺血缺氧和胃酸分泌增加，导致胃黏膜损害，发生糜烂和出血。

知识点17：急性胃黏膜病变的病理 副高：熟练掌握 正高：熟练掌握

本病典型损害为多发性糜烂和浅表性溃疡，常有簇状出血病灶，可累及全胃或某一局部，甚至可延伸至食管或十二指肠。显微镜下见胃黏膜上皮失去正常柱状上皮形态，并有脱落，黏膜层有多发局灶性出血坏死，甚至固有层亦有出血。

知识点18：急性胃黏膜病变的诊断 副高：熟练掌握 正高：熟练掌握

（1）临床表现：病前有上述服药、饮酒史或有上述各种严重疾病史。常突发呕血及黑粪，单独黑粪者少见，出血量一般不大，且常呈间歇性。可伴有上腹隐痛、烧灼痛、腹胀、恶心、呕吐。大量出血者可出现晕厥或休克。

（2）内镜检查：X线钡剂检查阴性。确诊有赖于发病24～48小时内进行急诊内镜检查，镜下可见胃黏膜糜烂、出血或浅表溃疡等。

（3）诊断要点：根据服药、饮酒及各种严重疾病史，典型临床表现及急诊胃镜可诊断。

知识点19：急性胃黏膜病变的鉴别诊断 副高：熟练掌握 正高：熟练掌握

（1）消化性溃疡出血：有慢性规律性、节律性上腹痛病史，胃镜、X线钡餐检查可显示溃疡病灶存在。

（2）食管静脉曲张破裂出血：有肝硬化病史，出血量大凶猛，胃镜可显示食管静脉曲张及出血部位。

（3）胃癌：多为老年患者，有乏力、食欲缺乏、贫血及消瘦等表现，胃镜能发现癌性病灶。

（4）弥散性血管内凝血（DIC）：常并有多脏器、组织出血，应查凝血及凝血酶原时间、3P试验、纤维蛋白原等。

知识点20：急性胃黏膜病变的治疗 副高：熟练掌握 正高：熟练掌握

（1）积极治疗原发病、除去致病因素最为重要。

（2）一般治疗：禁食、卧床休息，呕血停止后可给予流质饮食。密切观察生命体征。

（3）积极补充血容量：输液开始宜快，可选用林格液、低分子右旋糖酐等，补液量根据估计失血量而定，必要时输血，以迅速纠正休克。

（4）止血措施：静脉输注组胺H_2受体阻断药如雷尼替丁和法莫替丁、质子泵抑制剂如奥美拉唑等维持胃内pH 7.4，可明显减少出血；前列腺素抑制剂米索前列醇能预防应激性溃疡；弥漫性胃黏膜出血可用冰盐水、8mg/dl去甲肾上腺素溶液分次口服，每1～2小时1次；小动脉出血者可胃镜直视下采取微型夹、高频电凝或激光凝固止血；如经上述治疗仍未能控制的大出血者，可考虑手术治疗。

知识点21：急性胃炎的并发症及治疗 副高：熟练掌握 正高：熟练掌握

急性胃炎的并发症包括穿孔、腹膜炎、水电解质紊乱和酸碱失衡等。细菌感染者应选用抗生素进行治疗，因过度呕吐致脱水者应及时补充水和电解质，并适时检测血气分析，必要时纠正紊乱。对于穿孔或腹膜炎者，必要时进行外科治疗。

第二节 慢性胃炎

知识点1：慢性胃炎的概念及分类 副高：熟练掌握 正高：熟练掌握

慢性胃炎是指不同病因引起的胃黏膜的慢性炎症或萎缩性病变。

根据新悉尼胃炎系统和我国2006年颁布的《中国慢性胃炎共识意见》标准，由内镜及病理组织学变化，慢性胃炎可分为慢性非萎缩性（浅表性）胃炎和慢性萎缩性胃炎两大基本类型和一些特殊类型胃炎。

知识点2：慢性非萎缩性胃炎的常见病因 副高：熟练掌握 正高：熟练掌握

慢性非萎缩性胃炎的常见病因有：①Hp感染：Hp感染是慢性非萎缩性胃炎最主要的病因。②胆汁和其他碱性肠液反流：幽门括约肌功能不全时含胆汁和胰液的十二指肠液反流入胃，可削弱胃黏膜屏障功能，使胃黏膜遭到消化液作用，产生炎症、糜烂、出血和上皮化生等病变。③其他外源因素：酗酒、服用NSAID等药物、某些刺激性食物等均可反复损伤胃黏膜。

知识点3：Koch提出的确定病原体为感染性疾病病因的4项基本要求

副高：熟练掌握　正高：熟练掌握

Koch提出的确定病原体为感染性疾病病因的4项基本要求包括：①该病原体存在于该病患者中；②病原体的分布与体内病变分布一致；③清除病原体后疾病可好转；④在动物模型中该病原体可诱发与人相似的疾病。

知识点4：近年慢性胃炎的分类

副高：熟练掌握　正高：熟练掌握

（1）非萎缩性胃炎分为两种类型：①胃窦为主非萎缩性胃炎：是Hp感染性胃炎最常见类型，特征是胃窦部黏膜中度到重度炎症，而胃体黏膜正常或轻度炎症，腺体无萎缩，酸分泌正常或增加。②非萎缩性全胃炎：全胃黏膜有显著炎症，胃窦和胃体黏膜的炎症程度相似或稍不同。在Hp感染高发地区，以后可能会发展成萎缩性胃炎。

（2）萎缩性胃炎分为四种类型：①胃窦萎缩性胃炎：萎缩/化生变化是现在或以前有过Hp慢性感染的结果。胃窦（包括胃角部）黏膜常有中度到重度炎症，化生/萎缩灶呈斑片状分布，而胃体黏膜正常或轻度炎症，无萎缩变化。②胃体（胃体为主）萎缩性胃炎：泌酸腺黏膜有萎缩/化生变化，胃窦黏膜无萎缩或只有灶性萎缩。由自身免疫原因引起，发生胃癌的危险性也增加。极少数病例可以和胃窦萎缩共存，起因于同时有Hp感染；不同发病机制的萎缩性变化（胃体自身免疫性和Hp相关萎缩性胃炎）在分布部位上彼此合并，造成癌发生危险性增加。③多灶性萎缩性胃炎：是易发生胃上皮异型增生和肠型腺癌的一个危险因子，也易发生胃溃疡。活检见胃窦和胃体黏膜有灶性的萎缩/化生性改变，可有泌酸黏膜严重炎症，胃酸分泌减少。局限胃窦的萎缩性胃炎和多灶性萎缩性胃炎可能是同一疾病的不同阶段。④萎缩性全胃炎：胃窦和胃体的萎缩和炎症程度相似，可能是多灶性萎缩性胃炎的发展阶段，两者有共同的流行病学特性，是发生异型增生和浸润性癌的最主要基础。

知识点5：慢性胃炎的分级分期

副高：熟练掌握　正高：熟练掌握

慢性胃炎的分级分期是由Rugge和Centa提出的。根据5块活检（悉尼系统要求的部位）的病理检查，得出分期分级结果。分级用来衡量炎症程度，范围从0～4级，0级指任何一块标本的黏膜都无炎症细胞浸润，4级指所有活检标本均见非常密集的炎症细胞浸润。分期反映萎缩（伴或不伴肠化）的范围，从0期（无萎缩和肠化）到4期（所有胃窦和泌酸黏膜标本全部萎缩）。这一概念是试图模仿慢性肝炎的分级分期方法，优点是将炎症和萎缩程度半定量，套用设计好的标准，使诊断标准化，以便在不同国家、不同地区之间进行比较。

知识点6：慢性萎缩性胃炎的主要病因

副高：熟练掌握　正高：熟练掌握

胃内攻击因子与防御修复因子失衡是慢性萎缩性胃炎发生的根本原因。具体病因与慢性非萎缩性胃炎相似，包括：①Hp感染；②长期饮浓茶、烈酒、咖啡、过热、过冷、过于粗糙的食物，导致胃黏膜的反复损伤；③长期大量服用阿司匹林、吲哚美辛等非甾体类抗炎药，抑制胃黏膜前列腺素的合成，破坏黏膜屏障；④烟草中的尼古丁不仅影响胃黏膜的血液循环，还导致幽门括约肌功能紊乱，造成胆汁反流；⑤各种原因的胆汁反流可破坏黏膜屏障造成胃黏膜慢性炎症改变。

知识点7：Hp感染途径　　副高：熟练掌握　正高：熟练掌握

Hp感染途径为粪－口或口－口途径，其外壁靠黏附素而紧贴胃上皮细胞。

知识点8：慢性萎缩性胃炎萎缩程度的分类　　副高：熟练掌握　正高：熟练掌握

慢性萎缩性胃炎的萎缩程度可分为轻、中、重度。①轻度：胃黏膜厚度正常，腺体减少不超过原有的1/3；②中度：胃黏膜变薄，腺体排列紊乱，其数目减少半数左右，黏膜肌层增厚；③重度：胃黏膜明显变薄，腺体减少超过半数，黏膜肌层明显增厚。

知识点9：慢性胃炎的OLGA分级分期系统　　副高：熟练掌握　正高：熟练掌握

2005年，国际萎缩研究小组提出了不同于新悉尼胃炎系统的胃黏膜炎症和萎缩程度的分期标准，此后国际工作小组总结成为OLCA分级分期系统（表9-1）。该系统不同于新悉尼胃炎分类系统，旨在将慢性胃炎的病理组织学、临床表现和癌变危险联系起来分析。

表9-1　胃黏膜萎缩程度分期（OLGA）

组　别		胃　体			
		无萎缩（0分）	轻度萎缩（1分）	中度萎缩（2分）	重度萎缩（3分）
胃窦	无萎缩（0分）	0期	Ⅰ期	Ⅱ期	Ⅱ期
	轻度萎缩（1分）	Ⅰ期	Ⅱ期	Ⅱ期	Ⅲ期
	中度萎缩（2分）	Ⅱ期	Ⅱ期	Ⅲ期	Ⅳ期
	重度萎缩（3分）	Ⅲ期	Ⅲ期	Ⅳ期	Ⅳ期

知识点10：慢性胃炎的病理　　副高：熟练掌握　正高：熟练掌握

（1）慢性非萎缩性（浅表性）胃炎：以胃小凹之间的固有膜内有炎性细胞浸润为特征，胃腺体则完整。炎性细胞浸润仅限于胃黏膜的上1/3者为轻度，炎性细胞浸润胃黏膜超过1/3～2/3者为中度，浸润达全层者为重度。

（2）慢性萎缩性胃炎：可见腺体萎缩，数目减少，胃黏膜变薄，黏膜肌层增厚。有些可见幽门腺化生和肠腺化生。

知识点11：胃黏膜萎缩的产生途径 副高：熟练掌握 正高：熟练掌握

胃黏膜萎缩的产生主要有两种途径：①干细胞区室和/或腺体被破坏；②选择性破坏特定的上皮细胞而保留干细胞。两种途径在慢性Hp感染中均可发生。

知识点12：慢性胃炎的临床表现 副高：熟练掌握 正高：熟练掌握

多数慢性非萎缩性胃炎患者无任何症状。少数患者可有上腹痛或不适、上腹胀、早饱、嗳气、恶心等非特异性消化不良症状。某些慢性萎缩性胃炎患者可有上腹部灼痛、胀痛、钝痛或胀闷且餐后明显，食欲缺乏、恶心、嗳气、便秘或腹泻等症状。内镜检查和胃黏膜组织学检查结果与慢性胃炎患者症状的相关分析表明，患者的症状缺乏特异性，且症状约有无及严重程度与内镜所见及组织学分级并无肯定的相关性。

伴有胃黏膜糜烂者，可有少量或大量上消化道出血，长期少量出血可引起缺铁性贫血。胃体萎缩性胃炎可出现恶性贫血，常有全身衰弱、疲软、神情淡漠、隐性黄疸，消化道症状一般较少。

体征多不明显，有时上腹轻压痛，胃体胃炎严重时可有舌炎和贫血。

慢性萎缩性胃炎的临床表现不仅缺乏特异性，而且与病变程度并不完全一致。

知识点13：慢性胃炎的胃液分泌功能检查 副高：熟练掌握 正高：熟练掌握

在胃液分泌功能检查中可见：慢性非萎缩性（浅表性）胃炎的胃酸正常或偏低，慢性萎缩性胃炎的胃酸明显降低，甚至缺乏。

知识点14：慢性胃炎的内镜检查 副高：熟练掌握 正高：熟练掌握

在内镜下可见：①慢性非萎缩性（浅表性）胃炎的黏膜充血、水肿，呈花斑状红白相间改变，且以红为主，或呈麻疹样表现，有灰白色分泌物附着，可有局限性糜烂和出血点；②萎缩性胃炎的黏膜多呈苍白色或灰白色，可有红白相间，皱襞变细而平坦，黏膜下血管透见如树枝状，可有颗粒样小结节、散在糜烂灶，黏膜易出血。

知识点15：慢性胃炎的胃蛋白酶原测定 副高：熟练掌握 正高：熟练掌握

胃体黏膜萎缩时血清PGⅠ水平及PGⅠ/PGⅡ比例下降，严重时可伴餐后血清G-17水平升高；胃窦黏膜萎缩时餐后血清G-17水平下降，严重时可伴PGⅠ水平及PGⅠ/PGⅡ比例下降。然而，这主要是一种统计学上的差异。

知识点16：慢性胃炎的血清胃泌素测定　　副高：熟练掌握　正高：熟练掌握

如果以放射免疫法检测血清胃泌素，则正常值应< 100pg/ml。慢性萎缩性胃炎胃体为主者，因壁细胞分泌胃酸缺乏、反馈性地G细胞分泌胃泌素增多，致胃泌素中度升高。特别是当伴有恶性贫血时，该值可达1000pg/ml或更高。注意此时要与胃泌素瘤相鉴别，后者是高胃酸分泌。慢性萎缩性胃炎以胃窦为主时，空腹血清胃泌素正常或降低。

知识点17：慢性胃炎的血清维生素B_{12}浓度和维生素B_{12}吸收试验　　副高：熟练掌握　正高：熟练掌握

慢性胃体萎缩性胃炎时，维生素B_{12}缺乏，常低于200ng/L。维生素B_{12}吸收试验（Schilling试验）能检侧维生素B_{12}在末端回肠吸收情况且可与回盲部疾病和严重肾功能障碍相鉴别。同时服用^{58}Co和^{57}Co（加有内因子）标记的氰钴素胶囊。此后收集24小时尿液。如两者排出率均> 10%则正常，若尿中^{58}Co排出率< 10%，而^{57}Co的排出率正常则常提示恶性贫血；而二者均降低的常常是回盲部疾病或者肾衰竭者。

知识点18：慢性胃炎的Hp检测　　副高：熟练掌握　正高：熟练掌握

活组织病理学检查时可同时检测Hp，并可在内镜检查时多取1块组织做快速尿素酶检查以增加诊断的可靠性。其他检查Hp的方法包括：①胃黏膜直接涂片或组织切片，然后以Gram或Giemsa或Warthin-Starry染色（经典方法），甚至HE染色；免疫组化染色则有助于检测球形Hp。②细菌培养，为金标准；需特殊培养基和微需氧环境，培养时间3～7天，阳性率可能不高但特异性高，且可做药物敏感试验。③血清Hp抗体测定，多在流行病学调查时用。④尿素呼吸试验，是一种非侵入性诊断法，口服^{13}C或^{14}C标记的尿素后，检测患者呼气中的$^{13}CO_2$或$^{14}CO_2$量，结果准确。⑤多聚酶联反应法（PCR法），能特异地检出不同来源标本中的Hp。

根除Hp治疗后，可在胃镜复查时重复上述检查，亦可采用非侵入性检查手段，如^{13}C或^{14}C尿素呼气试验、粪便Hp抗原检测及血清学检查。应注意，近期使用抗生素、质子泵抑制药、铋剂等药物，因有暂时抑制Hp作用，会使上述检查（血清学检查除外）呈假阴性。

知识点19：慢性胃炎的诊断　　副高：熟练掌握　正高：熟练掌握

慢性胃炎的病史常不典型，症状无特异性，故慢性胃炎的确诊主要依赖于内镜检查和胃黏膜活检组织学检查，尤其是后者的诊断价值更大。幽门螺杆菌（Hp）感染的检测有助于病因诊断，怀疑A型萎缩性胃炎的患者应给予检测血清胃泌素抗体和相关的自身抗体。

测定基础胃酸分泌量（BAO）或最大泌酸量（MAO），有助于萎缩性胃炎的诊断及指导临床治疗。维生素B_{12}吸收试验（Schilling试验）有助于恶性贫血的诊断。

胃蛋白酶原（PC）反映主细胞数量，其分泌量一般和胃酸呈平行关系，分为Ⅰ型和Ⅱ型，测定其浓度和两者的比值可以作为萎缩性胃炎的非内镜生物标志。

知识点20：慢性胃炎悉尼系统和新悉尼系统的分类 副高：熟练掌握 正高：熟练掌握

1990年悉尼系统确定7种内镜下胃炎的诊断：①红斑渗出性胃炎；②平坦糜烂性胃炎；③隆起糜烂性胃炎；④萎缩性胃炎；⑤出血性胃炎；⑥反流性胃炎；⑦皱襞增生性胃炎。该系统与以往相比明显进行了细化，比较具体，有利于诊断的标准化，但该分类过于烦琐。1994年新悉尼系统将慢性胃炎分为非萎缩性胃炎和萎缩性胃炎两大类，后者再分为自身免疫性胃炎和多灶性萎缩性胃炎。

知识点21：慢性胃炎的鉴别诊断 副高：熟练掌握 正高：熟练掌握

（1）功能性消化不良：2006年《我国慢性胃炎共识意见》将消化不良症状与慢性胃炎作了对比，一方面慢性胃炎患者可有消化不良的各种症状；另一方面，一部分有消化不良症状者如果胃镜和病理检查无明显阳性发现，可能仅仅为功能性消化不良。当然，少数功能性消化不良患者可同时伴有慢性胃炎。这样在慢性胃炎－消化不良症状－功能性消化不良之间形成较为错综复杂的关系。但一般说来，消化不良症状的有无和严重程度与慢性胃炎的内镜所见或组织学分级并无明显相关性。

（2）早期胃癌和胃溃疡：几种疾病的症状有重叠或类似，但胃镜及病理检查可鉴别。重要的是，如遇到黏膜糜烂，尤其是隆起性糜烂，要多取活检和及时复查，以排除早期胃癌。

（3）慢性胆囊炎与胆石症：其与慢性胃炎症状十分相似，同时并存者亦较多。对于中年女性诊断慢性胃炎时，要仔细询问病史，必要时行胆囊B超检查，以了解胆囊情况。

（4）其他：慢性肝炎和慢性胰腺疾病等，也可出现与慢性胃炎类似症状，在详询病史后，行必要的影像学检查和特异的实验室检查。

知识点22：A型、B型慢性萎缩性胃炎的特点（表9-2） 副高：熟练掌握 正高：熟练掌握

表9-2 A型、B型慢性萎缩性胃炎的特点

项目		A型慢性萎缩性胃炎	B型慢性萎缩性胃炎
部位	胃窦	正常	萎缩
	胃体	弥漫性萎缩	多灶性
血清胃泌素		明显升高	不定，可以降低或不变
胃酸分泌		降低	降低或正常
自身免疫抗体（内因子抗体和壁细胞抗体）阳性率		90%	10%
恶性贫血发生率		90%	10%
可能的病因		自身免疫，遗传因素	幽门螺杆菌、化学损伤

知识点23：慢性胃炎的预后 副高：熟练掌握 正高：熟练掌握

从疾病进展和预防角度考虑，一般认为，不伴有肠上皮和异型增生的萎缩性胃炎可1~2年做内镜和病理随访1次；活检有中重度萎缩伴有组织转化的萎缩性胃炎1年左右随访1次；伴有轻度异型增生并剔除取于癌旁者，根据内镜和临床情况缩短至6~12个月随访1次；重度异型增生者需立即复查胃镜和病理，必要时手术治疗或内镜下局部治疗。

知识点24：慢性胃炎的一般治疗 副高：熟练掌握 正高：熟练掌握

慢性胃炎的一般治疗包括：①去除各种可能的致病因素，如戒烟、戒酒，避免使用对胃黏膜有损害的药物及控制口腔、咽部慢性感染；②采取规律、清淡易消化饮食，避免暴饮暴食，避免过硬、过酸、过于辛辣和过热饮食；③进食宜细嚼慢咽，定时定量。

知识点25：慢性胃炎的对症治疗 副高：熟练掌握 正高：熟练掌握

慢性胃炎伴胆汁反流者可应用促动力药（如多潘立酮）和/或有结合胆酸作用的胃黏膜保护药（如铝碳酸镁制剂）。

（1）有胃黏膜糜烂和/或以反酸、上腹痛等症状为主者，可根据病情或症状严重程度选用抗酸药、H_2受体阻断药或质子泵抑制药（PPI）。

（2）促动力药如多潘立酮、马来酸曲美布汀、莫沙必利、盐酸伊托必利主要用于上腹饱胀、恶心或呕吐等为主要症状者。

（3）胃黏膜保护药如硫糖铝、瑞巴派特、替普瑞酮、吉法酯、依卡倍特适用于有胆汁反流、胃黏膜损害和/或症状明显者。

（4）抗抑郁药或抗焦虑治疗：可用于有明显精神因素的慢性胃炎伴消化不良症状患者，同时应予耐心解释或心理治疗。

（5）助消化治疗：对于伴有腹胀、食欲缺乏等消化不良症而无明显上述胃灼热、反酸、上腹饥饿痛症状者，可选用含有胃酶、胰酶和肠酶等复合酶制剂治疗。

（6）其他对症治疗：包括解痉止痛、止吐、改善贫血等。

（7）对于贫血，若为缺铁，应补充铁剂。大细胞贫血者根据维生素B_{12}或叶酸缺乏分别给予补充。

知识点26：营养、保护胃黏膜的措施 副高：熟练掌握 正高：熟练掌握

慢性胃炎患者应该采取营养、保护胃黏膜的措施，可给予养胃冲剂、维酶素。伴恶性贫血者应给予维生素B_{12}和叶酸；有糜烂者可加用黏膜保护剂如枸橼酸铋钾、麦滋林-S等。

知识点27：胃黏膜保护药的种类

副高：熟悉 正高：熟悉

具有保护和增强胃黏膜防御功能或防止胃黏膜屏障受到损害的药物称为胃黏膜保护药。包括以下几类：

（1）胶体铋剂：能在酸性介质中形成高黏度的溶胶，与溃疡面及炎症表面有较强的亲和力，可在黏膜表面形成牢固的保护膜。同时由于可沉积于Hp的细胞壁导致细胞壁破裂，并抑制细菌酶的活性，干扰细菌的代谢，从而起到杀灭细菌、提高黏膜修复率的作用。

（2）前列腺素及其衍生物：此类药物由于其广泛的全身及局部效应，以及特异性针对前列腺素这一机体炎症反应中重要的炎性介质，故在治疗有广阔的应用前景。由于天然的PG口服后会被胃酸和胃蛋白酶分解破坏，故人工合成的PG及衍生物避免了这一缺点，可抑制组胺和胃酸合成，同时还增加黏膜血流、黏蛋白和HCO_3^-的分泌。

（3）硫糖铝：在酸性环境下，可解离、聚合为不溶性胶体，保护黏膜；同时能吸附胃蛋白酶和胆盐，抑制它们的活性；促进胃黏液的分泌，刺激局部PG的合成与释放，提高细胞活性。

（4）瑞巴派特（膜固思达）：具有保护黏膜，清除羟基自由基的作用。通过降低脂质过氧化等作用保护因自由基所致的胃黏膜损伤；抑制炎性细胞浸润。同时可阻止Hp黏附至上皮细胞、降低Hp产生的细胞因子浓度等而用于治疗Hp。

（5）替普瑞酮（施维舒）：是一类萜类物质。可促使胃黏膜的主要防御因子糖蛋白、磷脂质增加，提高防御能力；防止黏膜细胞增殖能力下降，促进损伤修复；促进内源性PG的合成。

（6）吉法酯（惠加强-G）：为合成的异戊间二烯化合物，具有加速新陈代谢、调节胃肠功能和胃酸分泌、保护胃肠黏膜的等作用。作用机制可能是直接作用于胃黏膜上皮细胞，增强其抗溃疡因子的作用。

（7）L-谷氨酰胺类（麦滋林-S）：能对胃肠黏膜上皮成分己糖胺及葡萄糖胺的生化合成有促进作用，故对损伤有保护和修复作用。

（8）依卡倍特钠（盖爽）：可与胃黏膜形成膜屏障，尤其在损伤部位有很高的结合性；可与蛋白酶原和蛋白酶结合抑制蛋白酶活性而具有直接抗蛋白酶作用；促使PG增加，从而使黏膜防御因子增强；也可以通过对尿素酶的抑制作用对Hp起到杀菌作用。

知识点28：胃黏膜防御修复的五个层次

副高：熟悉 正高：熟悉

1996年加拿大的Wallace教授较全面阐述胃黏膜屏障，根据解剖和功能将胃黏膜的防御修复分为五个层次：黏液-HCO_3^-屏障、单层柱状上皮屏障、胃黏膜血流量、免疫细胞-炎症反应和修复重建因子作用等。

知识点29：清除Hp感染的方案

副高：熟练掌握 正高：熟练掌握

对Hp感染的慢性活动性胃炎、中至重度萎缩性胃炎、中至重度肠化、不典型增生患者，应行清除Hp感染治疗。目前推荐的主要方案有以下3种：①PPI标准剂量+两种抗生素

（阿莫西林1.0g、克拉霉素0.5g、甲硝唑0.4g或呋喃唑酮0.1g，每日各2次，疗程1～2周）；②铋剂标准剂量+两种抗生素，剂量同上，疗程1～2周；③PPI+铋剂+两种抗生素四联疗法，剂量同上，疗程1～2周。

知识点30：慢性胃炎的中药治疗 副高：熟练掌握 正高：熟练掌握

治疗慢性胃炎常用的中成药有温胃舒胶囊、阴虚胃痛冲剂、胃康灵胶囊、三九胃泰、养胃舒胶囊、虚寒胃痛冲剂、复方胃乐舒口服液、猴菇菌片、胃乃安胶囊、养胃冲剂。上述药物还对胃黏膜上皮修复及炎症有一定的作用。

知识点31：叶酸的作用 副高：熟练掌握 正高：熟练掌握

在肿瘤发展的不同阶段，叶酸具有双重调节作用：①在正常上皮组织，叶酸缺乏可使其向肿瘤发展；②适当补充叶酸可抑制上皮组织转变为肿瘤；③对进展期的肿瘤，补充叶酸有可能促进其发展。所以补充叶酸需严格控制其干预剂量及时间，以便提供安全有效的肿瘤预防而不是盲目补充叶酸。

知识点32：慢性胃炎治疗中应当注意的问题 副高：熟练掌握 正高：熟练掌握

（1）尽早清除病因：及早根除Hp的治疗可以推迟或抑制胃癌的发生，否则萎缩肠化发展到某个阶段以后，即使根治了Hp，仍可发生癌变。

（2）合理使用药物：治疗慢性胃炎的药物有很多，应当衡量利弊，选择用药，尤其是老年人群，有些萎缩性胃炎已经无Hp感染，而萎缩和肠化一般难以逆转，故建议以解释、随访为主，适当选择强固胃黏膜上皮、促进黏液分泌或活化细胞代谢的药物。由于老年人群较易出现维生素和微量元素的缺乏，所以可考虑适量补充。

知识点33：疣状胃炎的病理学、病理生理学 副高：熟练掌握 正高：熟练掌握

在疣状胃炎发生中存在变态反应异常情形。其胃黏膜中有含有IgE的免疫细胞浸润，且远高于萎缩性胃炎和正常胃黏膜。另外与高酸分泌和H^+逆弥散有关。

疣状胃炎在显微镜下可见糜烂中心覆有渗出物，周围的胃小凹上皮和腺管增生，部分再生腺管常有一定程度异型性。黏膜肌层常增厚。

知识点34：疣状胃炎的临床表现 副高：熟练掌握 正高：熟练掌握

疣状胃炎多见于中壮年男性。多数临床表现为腹痛、恶心、呕吐、厌食，少数有消化道出血、体重下降的症状，可有贫血、低蛋白血症。疣状胃炎的症状与糜烂数目的多少无关。体征为上腹部压痛，可有贫血及消瘦的表现。

知识点35：疣状胃炎的辅助检查 副高：熟练掌握 正高：熟练掌握

疣状胃炎在胃镜下可见特征性的疣状糜烂，多分布于移行区和幽门腺区域，少数可见于整个胃，常沿皱襞顶部呈链状排列，圆或椭圆形，直径大小不一，但多为0.5～1.5cm。其隆起的中央凹陷糜烂，色淡红或覆有黄色薄膜。

知识点36：淋巴细胞性胃炎的病理特征与病因 副高：熟练掌握 正高：熟练掌握

淋巴细胞性胃炎为原因不明的特殊类型胃炎，其病理特征是表面上皮和胃小凹上皮中有大量上皮内淋巴细胞浸润。本病原因不明，可能与Hp感染有关。此外有乳糜泻临床表现和小肠组织学变化患者中，胃黏膜活检45%有本病的组织学变化，提示该病可能与乳糜泻有关。

知识点37：淋巴细胞性胃炎的病理学和病理生理学

副高：熟练掌握 正高：熟练掌握

伴有固有膜显著的慢性炎性细胞浸润，有活动性和局灶性糜烂，或者相反只有少量慢性炎细胞浸润。

每100个上皮细胞只有25～40个淋巴细胞。诊断的界限是上皮内淋巴细胞（IEL）数每100个上皮细胞大于25个。IEL几乎都是T淋巴细胞，且90%左右是$CD8^+$的T抑制细胞。胃体和胃窦都可累及，但前者明显。

知识点38：淋巴细胞性胃炎的辅助检查 副高：熟练掌握 正高：熟练掌握

诊断主要靠胃镜和病理。通常胃镜下可有痘疹样胃炎、肥厚性淋巴细胞性胃炎（HLG）。后者可表现为胃皱襞肥厚，缺乏Ménétrier病的组织学改变，仅有小凹轻度增生，胃体腺正常。皱襞增厚是由于黏膜下层水肿致使胶质网变形膨胀引起，可见血管充盈扩张。临床有的病例伴有体重减轻和蛋白丢失性肠病表现。少数并无异常表现。

知识点39：巨大胃黏膜肥厚症的概念 副高：熟练掌握 正高：熟练掌握

巨大胃黏膜肥厚症又称为胃黏膜巨肥症，是一种由于胃黏膜过度增生所致胃体黏膜皱襞肥厚巨大的疾病，少见且病因不清。包括Ménétrier病和肥厚性高酸分泌性胃病，归于蛋白丢失性胃肠病。

知识点40：巨大胃黏膜肥厚症的病理　副高：熟练掌握　正高：熟练掌握

（1）Ménétrier病的特点是胃体黏膜皱襞巨大扭曲呈脑回样，为表层和腺体的黏液细胞增生所致，使胃小凹延长扭曲，在深处有囊样扩张并伴有壁细胞和主细胞的减少，胃窦一般正常。

（2）肥厚性高胃酸分泌胃病的特点是胃体黏膜全层包括胃腺体在内肥厚增大，壁细胞和主细胞显著增多，常同时伴有十二指肠溃疡。

知识点41：巨大胃黏膜肥厚症的辅助检查　副高：熟练掌握　正高：熟练掌握

胃镜下常可见胃底胃体部黏膜皱襞巨大、曲折迂回呈脑回状，有的呈结节状或融合性息肉状隆起，大弯侧较显著，皱襞嵴上可有多发性糜烂或溃疡。组织学特征为胃小凹增生、延长，伴明显腺体囊状扩张。黏膜层增厚而炎细胞浸润并不明显。泌酸腺主细胞和壁细胞相对减少，代之以黏液细胞化生。

实验室检查可发现因血浆蛋白经增生的胃黏膜漏入胃腔后造成的低蛋白血症。高峰酸排量（PAO）低于10mmol/h，但是无酸并不多见。

知识点42：巨大胃黏膜肥厚症的临床表现　副高：熟练掌握　正高：熟练掌握

巨大胃黏膜肥厚症多发生于中年以后，常有体重减轻、上腹痛、水肿和腹泻等症状。体征无特异性，有上腹压痛、水肿、贫血。粪便潜血试验常为阳性。

知识点43：巨大胃黏膜肥厚症的诊断和鉴别诊断　副高：熟练掌握　正高：熟练掌握

根据前述的典型临床表现和实验室检查可诊断本病，但注意由组织学特征鉴别胃恶性淋巴瘤、弥漫浸润性胃癌、Zollinger-Ellison综合征、Cronkhite-Canada综合征和淀粉样变性鉴别。

另外，Hp感染也可以引起反应性胃黏膜肥厚，但后者的黏膜增厚和小凹增生较轻，而炎症却很明显，根除Hp后粗大黏膜可恢复正常。

知识点44：巨大胃黏膜肥厚症的治疗　副高：熟练掌握　正高：熟练掌握

本病目前尚无有效药物。目前主要是对症治疗。上腹痛或有溃疡用H_2受体阻断药，可改善症状和低蛋白血症。出血者给予黏膜保护药、止血药。必要时可行胃部分切除，可改善低蛋白血症。

第三节 功能性消化不良

知识点1：功能性消化不良的概念

副高：熟练掌握 正高：熟练掌握

功能性消化不良（FD）是临床上最常见的一种功能性胃肠病，是指具有上腹痛、上腹胀、早饱、嗳气、食欲缺乏、恶心、呕吐等上腹不适症状，经检查排除了引起这些症状的胃肠道、肝胆及胰腺等器质性疾病的一组临床综合征，症状可持续或反复发作，症状发作时间每年超过1个月。

知识点2：功能性消化不良的发病机制

副高：熟练掌握 正高：熟练掌握

健康人在消化间期表现为特征性的移行性复合运动波（MMC），其中MMC Ⅲ期起清道夫的重要作用，餐后进入消化期，近端胃呈适应性舒张，容纳食物，远端胃收缩、蠕动，消化食物，使其变为细小颗粒。胃窦、幽门与十二指肠协调运动在排空过程中起重要作用。FD患者的胃窦、幽门与十二指肠动力异常，不仅存在于消化期，也见于消化间期，后者包括MMC Ⅲ期出现次数减少，MMC Ⅱ期动力减弱和十二指肠胃反流等，因此患者空腹有症状，餐后不减轻甚至加重。

知识点3：功能性消化不良的临床表现

副高：熟练掌握 正高：熟练掌握

功能性消化不良的主要症状包括：①餐后饱胀不适：进食后食物长时间潴留于胃内而引起的饱胀不适的感觉。②早饱感：进食少许食物即感觉胃已充盈，不再有食欲，不能进食常规量饮食。③上腹部疼痛：脐以上腹部的疼痛不适，有些患者感觉组织器官受损，有些则无腹痛主诉而仅表现为腹部不适。④上腹部烧灼感：脐以上腹部的难以忍受的灼热不适感。

以上症状中最常见的是餐后饱胀、早饱感和上腹痛，且常伴有嗳气。恶心、呕吐并不常见，往往发生于胃排空明显延迟的患者，呕吐可为干呕或呕吐胃内容物。功能性消化不良常以某一个或某一组症状为主，至少在1年中持续或累积4周/年以上，在病程中症状也可发生变化。该病起病多缓慢，病程常经年累月，呈持续性或反复发作，不少患者由饮食、精神等因素诱发。部分患者伴有失眠、焦虑、抑郁、头痛、注意力不集中等精神症状。无贫血、消瘦等消耗性疾病表现。FD的体征多无特异性，大多数患者中上腹有触痛或触之不适感。

知识点4：功能性消化不良的临床分型

副高：熟练掌握 正高：熟练掌握

临床上可将FD分为3型：①溃疡型：以上腹痛及反酸为主；②动力障碍型：以早饱、食欲不振及腹胀为主；③非特异型。

知识点5：罗马Ⅲ诊断标准的分型及条件　　副高：熟练掌握　正高：熟练掌握

诊断为FD的患者，应该进一步区分FD的亚型，在罗马Ⅲ诊断标准中FD根据症状是否与进食相关可分为2类：

（1）餐后不适综合征（PDS）：与进食相关的FD。必须包括以下1条或2条：①正常量进食后出现餐后饱胀不适感，每周至少发生数次；②不能进食正常量食物，每周至少发生数次。支持标准：①上腹部胀气或餐后恶心或过度嗳气；②可能同时存在上腹痛综合征。

（2）上腹痛综合征（EPS）：与进食无关的FD。必须包括以下所有条件：①中等程度以上的上腹部疼痛或烧灼感，每周至少1次；②疼痛呈间断发作；③非全腹或全身痛，不位于腹部其他部位及胸部；④排便或排气后不缓解；⑤不符合胆囊或Oddi括约肌功能障碍的诊断标准。支持标准：①疼痛可能为灼烧样但不包括胸骨后疼痛；②疼痛通常由进食诱发或缓解，但也可能发生于空腹时；③可能同时存在餐后不适综合征。

知识点6：胃排空测定技术　　副高：熟练掌握　正高：熟练掌握

核素扫描被认为是测定胃排空的金标准，25%～50%患者胃半排空时间延长，主要是对固体食物半排空时间延长。

知识点7：功能性消化不良的辅助检查　　副高：熟练掌握　正高：熟练掌握

（1）生化检查：包括肝、肾功能及血糖等，排除肝、肾功能损害或糖尿病引发的消化不良。

（2）肿瘤标志物：对于有报警征象者可以选择肿瘤标志物检查。

（3）上消化道内镜：可以发现胃、十二指肠炎症、溃疡及肿瘤等器质性疾病，同时可进行幽门螺杆菌的检查。在我国，建议胃镜作为首要及主要的检查手段。

（4）腹部B超：主要用于除外肝、胆、胰源性的消化不良，可以发现胆系结石或胆囊炎症、慢性胰腺炎或肝、胆、胰的肿瘤。

（5）胃肠动力相关检查：对于症状严重或常规治疗效果不佳的FD患者，可以进行胃电图、胃排空、胃容纳功能及感知功能的检查，对胃肠动力及其感知功能进行评估，指导或调整治疗方案。

知识点8：功能性消化不良的诊断标准　　副高：熟练掌握　正高：熟练掌握

FD的诊断标难有：①消化不良的症状在一年中持续4周或3个月以上；②内镜检查无食管、胃和十二指肠溃疡、糜烂和肿瘤性病变，也无这类疾病病史；③B超、X线、CT、MRI和有关实验室检查排除了肝、胆、胰腺疾病；④无精神疾病、结缔组织病、内分泌和代谢疾病及肾脏病；⑤无腹部手术史。

知识点9：功能性消化不良与慢性胃炎的鉴别诊断 副高：熟练掌握 正高：熟练掌握

慢性胃炎的症状与体征均很难与FD鉴别。胃镜检查发现胃黏膜明显充血、糜烂或出血，甚至萎缩性改变，则常提示慢性胃炎。

知识点10：功能性消化不良与消化性溃疡的鉴别诊断

副高：熟练掌握 正高：熟练掌握

FD需要与消化性溃疡进行鉴别诊断。消化性溃疡的周期性和节律性疼痛也可见于FD患者，X线钡剂检查发现龛影和胃镜检查观察到溃疡病灶可明确消化性溃疡的诊断。

知识点11：功能性消化不良与慢性胆囊炎的鉴别诊断

副高：熟练掌握 正高：熟练掌握

FD需要与慢性胆囊炎进行鉴别诊断。慢性胆囊炎多与胆结石并存，也可出现上腹饱胀、恶心、嗳气等消化不良症状，腹部B超、口服胆囊造影、CT等影像学检查多能发现胆囊结石和胆囊炎征象。

知识点12：功能性消化不良的诊疗原则 副高：熟练掌握 正高：熟练掌握

FD主要是对症治疗，要遵循综合治疗和个体化治疗的原则。治疗包括避免可能的诱发因素，缓解症状，减少复发以提高生活质量。

知识点13：治疗功能性消化不良的抑制胃酸分泌药 副高：熟悉 正高：熟悉

抑制胃酸分泌药适用于EPS中以上腹痛、烧灼感为主要症状者。常用抑酸剂包括H_2受体阻断剂和质子泵抑制剂（PPI）。H_2受体阻断药常用药物有西咪替丁，400mg/次，每日2次；雷尼替丁，150mg/次，每日2次；法莫替丁20mg/次，每日2次等。小剂量PPI可有效改善FD患者的消化不良症状，常用制剂包括奥美拉唑，20mg/次，每日1次；兰索拉唑，30mg/次，每日1次；泮托拉唑，20mg/次，每日1次；雷贝拉唑，10mg/次，每日1次；埃索美拉唑，20mg/次，每日1次。

知识点14：治疗功能性消化不良的胃肠促动力药 副高：熟悉 正高：熟悉

胃肠促动力药主要有以下几类：①拟胆碱能药，直接作用于平滑肌细胞，促使分泌乙酰胆碱，这类药物有贝胆碱等，现已基本不用；②多巴胺受体阻断药，作用于多巴胺受体，阻断多巴胺对上消化道的抑制作用，抑制胃底适应性舒张，增强胃窦收缩，促进胃排空，还作用于化学感受器而起镇吐作用，属本类药物的有甲氧氯普胺（胃复安）、多潘立酮（吗丁啉）、氯波必利等；③5-HT_4受体激动药，兴奋肠神经系统的肌间神经丛节前神经元的5-HT_4受体，间接增加胆碱能递质的传送，加速胃肠推进运动，属本类的有甲氧氯普胺、氯波必利、西沙必利、莫沙必利等；④胃动素受体激动药，激动胃肠道的胃动素受体，选择性引起MMC Ⅲ相强力收缩，促进胃排空，属于本类的主要是大环内酯类抗生素，如红霉素及其类似物、阿奇霉素等；⑤其他药物。

知识点15：胃肠促动力药需要具备的条件　副高：熟悉　正高：熟悉

作为胃肠促动力药，需具备的条件有：①增强胃肠道平滑肌的收缩力；②协调胃肠道的运动功能；③促进胃肠道的排空和胃肠内容物的前向移动。

知识点16：治疗功能性消化不良的抗抑郁药　副高：熟悉　正高：熟悉

FD的治疗效果欠佳而伴随明显焦虑、紧张、抑郁等症状者可试用抗抑郁药。抗抑郁药起效较慢，常用的药物有二环类抗抑郁药如阿米替林25mg，每天2～3次；具有抗5-羟色胺作用的抗抑郁药如氟西汀20mg，每天1次，宜从小剂量开始，注意药物不良反应。

第四节　消化性溃疡

知识点1：消化性溃疡的概念　副高：熟练掌握　正高：熟练掌握

消化性溃疡（PU）是指发生在胃和十二指肠的溃疡，主要包括胃溃疡（GU）和十二指肠溃疡（DU）。溃疡亦可发生于食管下端、胃-空肠吻合口附近及Meckel憩室，临床上以DU多见。由于溃疡的形成与胃酸及胃蛋白酶的消化作用有关，故称为消化性溃疡。

知识点2：保持黏膜完整的因素　副高：熟练掌握　正高：熟练掌握

保持黏膜完整的因素主要：①顶端屏障：主要有特殊的顶端细胞膜和胃黏膜细胞的紧密连接复合物组成。②前列腺素：胃、十二指肠黏膜合成多种前列腺素，其中以前列腺素E_2（PGE_2）和前列腺素I_2（PGI_2）最重要，可增加黏膜血流量，增加碳酸氢盐和黏液分泌。③黏液：黏液中多聚体糖蛋白是构成黏液黏滞性和凝胶性的主要成分。④碳酸氢盐（HCO_3^-）：HCO_3^-由胃上皮细胞分泌，刺激胃黏膜HCO_3^-分泌的因子有H^+浓度增加、PGE_2、抗胆碱能药物、缩胆囊素等。⑤黏膜血流量：是保持黏膜完整的重要因素。⑥黏膜的修复和重建。

知识点3：非甾类抗炎药引起溃疡的机制　副高：熟悉　正高：熟悉

NSAID引起溃疡的机制：①NSAID能抑制环氧化酶的活性，阻断内源性前列腺素E_2和

I_2的合成，削弱黏膜抵御损害因子的能力；②NSAID抑制胃黏液的合成和碳酸氢盐的分泌，削弱黏液－碳酸氢盐屏障；③NSAID能抑制溃疡边缘的细胞增生，阻碍黏膜修复与溃疡愈合；④NSAID能减少胃和十二指肠黏膜血流，以糜烂和溃疡处为甚。

知识点4：幽门螺杆菌的毒性因子 副高：熟悉 正高：熟悉

Hp的毒性因子包括：①空泡毒素（Vac A）和细胞毒素相关基因（Cag A）蛋白：Vac A可使黏膜上皮细胞空泡变性、坏死。②尿素酶：产生的氨能降低黏液中黏蛋白的含量，破坏黏液的离子完整性，削弱屏障功能，造成H^+反弥散。③脂多糖、脂酶和磷脂酶A：均能破坏黏液的屏障功能。

知识点5：消化性溃疡的病因及发病机制 副高：熟练掌握 正高：熟练掌握

消化性溃疡的发生是由于对胃、十二指肠黏膜有损害作用的侵袭因素和黏膜自身防御、修复因素之间失衡的综合结果。具体在某一特例可表现为前者增强，或后者减弱，或兼而有之。

十二指肠溃疡与胃溃疡在发病机制上存在不同。十二指肠溃疡的发病机制主要是防御、修复因素减弱所致，而胃溃疡常为胃酸、药物、幽门螺杆菌等侵袭因素增强。故消化性溃疡是由多种病因导致相似结果的一类异质性疾病。

知识点6：消化性溃疡的病理 副高：熟悉 正高：熟悉

胃溃疡多发于胃小弯，尤以胃窦小弯侧胃角附近多见，胃底或胃大弯侧较少见；溃疡常为单个，仅5%为多发。溃疡呈圆形或椭圆形，直径大多在2cm以内。

十二指肠溃疡则以十二指肠壶腹部前壁或后壁多见，形态与胃溃疡相似，较胃溃疡小而浅，直径多在1cm以内。溃疡一般深至黏膜肌层，边缘光整。周围黏膜常有炎症水肿，活检切片用HE染色，常可找到Hp感染。溃疡深者可累及胃壁肌层，溃破血管时引起出血，穿破浆膜时则可引起溃疡穿孔。

知识点7：幽门螺杆菌的概念 副高：熟悉 正高：熟悉

幽门螺杆菌（Hp）是一种革兰阴性微需氧杆菌，定植于胃窦部胃黏液层与胃上皮之间，一般不侵入细胞内。在发展中国家，人群中Hp感染率为80%，而在发达国家为20%～50%。Hp感染在消化性溃疡、胃黏膜相关淋巴组织淋巴瘤、胃癌的发生中具有重要作用。

知识点8：幽门螺杆菌在消化性溃疡发病机制中的作用 副高：熟悉 正高：熟悉

Hp依靠其鞭毛穿过黏液层，定植于黏液层与胃窦黏膜上皮细胞表面，凭借其产生的氨及空泡毒素导致上皮细胞损伤，促进上皮细胞释放炎症介质；菌体细胞壁LewisX、LewisY抗原引起自身免疫反应，损伤黏膜屏障。

知识点9：胃酸在消化性溃疡发病机制中的作用　　副高：熟悉　正高：熟悉

胃酸、胃蛋白酶的侵袭作用与黏膜的防御能力间失去平衡，导致黏膜自我消化，形成溃疡。抑制胃酸、减少侵袭作用是治疗消化性溃疡的主要原理。虽然胃蛋白酶也是发病机制中的一个重要因素，但其需要在酸性条件下才具有酶活性。因此，抑制胃酸可同时抑制胃蛋白酶。

知识点10：幽门螺杆菌致胃、十二指肠黏膜损伤的学说　　副高：熟悉　正高：熟悉

幽门螺杆菌致胃、十二指肠黏膜损伤有以下四种学说，各学说之间可相互补充：①“漏雨的屋顶”学说。Goodwin把Hp感染引起的炎症胃黏膜比喻为“漏雨的屋顶”，无雨（无胃酸）仅是暂时的干燥（无溃疡），而根除Hp相当于修好屋顶，房屋不易漏雨，则溃疡不易复发。②胃泌素相关学说。指Hp尿素酶分解尿素产生氨，在菌体周围形成“氨云”，使胃窦部pH值增高，胃窦黏膜反馈性释放胃泌素，提高胃酸分泌水平，从而在十二指肠溃疡的形成中起重要作用。③胃上皮化生学说。Hp一般只定植于胃上皮细胞，但在十二指肠内存在胃上皮化生的情况下，Hp则能定植于该处并引起黏膜损伤，导致十二指肠溃疡的发生。此外，Hp释放的毒素及其激发的免疫反应导致十二指肠炎症，炎症黏膜可自身引起，或通过对其他致溃疡因子的防御力下降而导致溃疡的发生，在十二指肠内，Hp仅在胃上皮化生部位附着定植为本学说的一个有力证据。④介质冲洗学说。Hp感染可导致多种炎性介质的释放，这些炎性介质被胃排空至十二指肠而导致相关黏膜损伤。这个学说亦解释了为什么Hp主要存在于胃窦，却可以导致十二指肠溃疡的发生。

知识点11：根除Hp的疗效体现的方面　　副高：熟悉　正高：熟悉

根除Hp的疗效体现于：①Hp被根除后，溃疡往往无需抑酸治疗亦可自行愈合；②联合使用根除Hp疗法可有效提高抗溃疡效果，减少溃疡复发；③对初次使用NSAID的患者根除Hp有助于预防消化性溃疡发生；④反复检查已排除恶性肿瘤、NSAID应用史及胃泌素瘤的难治性溃疡往往均伴Hp感染，有效的除菌治疗可收到意外效果。根除Hp的长期效果还包括阻断胃黏膜炎症-萎缩-化生的序贯病变，并最终减少胃癌的发生。

知识点12：消化性溃疡患者的人格特征表现　　副高：熟练掌握　正高：熟练掌握

消化性溃疡患者的人格特征表现为顺从依赖、情绪不稳、过分自我克制、内心矛盾重重等。此类性格特点倾向于使患者在面对外来应激时，情绪得不到宣泄，从而迷走神经张力提高，胃酸和胃蛋白酶原水平上调，促进消化性溃疡的发生。

知识点13：胃溃疡的发生部位

副高：熟练掌握 正高：熟练掌握

胃溃疡可发生于胃内任何部位，但大多发生于胃窦小弯与胃角附近。年长者则多发生于胃体小弯及后壁，而胃大弯和胃底甚少见。组织学上，胃溃疡大多发生在幽门腺区与胃底腺区移行区域靠幽门腺区一侧。该移行带在年轻人的生理位置位于胃窦近幽门4～5cm。随着患者年龄增长，由于半生理性胃底腺萎缩和幽门腺上移［假幽门腺化生和/或肠上皮化生］，幽门腺区黏膜逐渐扩大，此移行带位置亦逐渐上移，伴随胃黏膜退行性变增加，黏膜屏障的防御能力减弱，高位溃疡的发生机会随年龄而增加。

知识点14：消化性溃疡的大小及深度

副高：熟练掌握 正高：熟练掌握

十二指肠溃疡的直径一般小于1cm，胃溃疡的直径一般小于2.5cm。巨大溃疡需与胃癌相鉴别。

消化性溃疡浅者仅超过黏膜肌层，深者可贯穿肌层甚至浆膜层。

知识点15：胃溃疡的形态

副高：熟练掌握 正高：熟练掌握

典型的胃溃疡呈类圆形，深而壁硬，于贲门侧较深作潜掘状，在幽门侧较浅呈阶梯状，切面呈斜漏斗状，溃疡边缘常有增厚而充血水肿，溃疡基底光滑、清洁，表面常覆以纤维素膜或纤维脓性膜而呈现灰白或灰黄色。溃疡亦可呈线状或不规则形。

知识点16：消化性溃疡的并发病变

副高：熟练掌握 正高：熟练掌握

溃疡穿透浆膜层即引起穿孔。前壁穿孔多引起急性腹膜炎；后壁穿孔若发展较缓慢，往往和邻近器官如肝、胰、横结肠等粘连，称为穿透性溃疡。当溃疡基底的血管特别是动脉受到侵蚀时，会引起大出血。多次复发或肌层破坏过多，愈合后可留有瘢痕，瘢痕组织可深达胃壁各层。瘢痕收缩可成为溃疡病变局部畸形和幽门梗阻的原因。

知识点17：消化性溃疡的显微镜下表现

副高：熟练掌握 正高：熟练掌握

在显微镜下，慢性溃疡底部自表层至深层可分为4层：①渗出层：最表层有中性粒细胞、纤维素等少量炎性渗出覆盖；②坏死层：主要由坏死的细胞碎片组成；③新鲜的肉芽组织层；④陈旧的肉芽组织——瘢痕层：瘢痕层内的中小动脉常呈增殖性动脉内膜炎，管壁增厚，管腔狭窄，常有血栓形成，有防止血管溃破的作用，亦可使局部血供不良，不利于组织修复。溃疡边缘可见黏膜肌和肌层的粘连或愈着，常伴慢性炎症活动。

知识点18：消化性溃疡的临床表现

副高：熟练掌握 正高：熟练掌握

（1）症状：慢性、周期性、节律性上腹痛是典型消化性溃疡的主要症状。但无疼痛者亦不在少数，尤其见于老年人溃疡、治疗中溃疡复发以及NSAID相关性溃疡。典型的十二指肠溃疡疼痛常呈节律性和周期性疼痛，可被进食或服用相关药物所缓解。胃溃疡的症状相对不典型。消化性溃疡还有其他胃肠道症状，如嗳气、反酸、胸骨后烧灼感、上腹饱胀、恶心、呕吐、便秘等可单独或伴疼痛出现。恶心、呕吐多反映溃疡活动。频繁呕吐宿食，提示幽门梗阻。部分患者有失眠、多汗等自主神经功能紊乱症状。

（2）体征：消化性溃疡缺乏特异性体征。疾病活动期可有上腹部局限性轻压痛，缓解期无明显体征。幽门梗阻时可及振水音、胃型及胃蠕动波等相应体征。少数患者可出现贫血、体重减轻等体质性症状，多为轻度。部分患者的体质较瘦弱。

知识点19：影响胃溃疡疼痛产生机制的因素 副高：熟练掌握 正高：熟练掌握

胃溃疡的症状相对不典型，其疼痛产生机制与下列因素有关：①溃疡及周围组织炎症可提高局部内脏感受器的敏感性，使痛阈降低；②局部肌张力增高或痉挛；③胃酸对溃疡面的刺激。

知识点20：十二指肠溃疡的疼痛部位 副高：熟练掌握 正高：熟练掌握

十二指肠溃疡疼痛位于上腹正中或偏右，胃溃疡疼痛多位于剑突下正中或偏左，但高位胃溃疡的疼痛可出现在左上腹或胸骨后。疼痛范围一般较局限，局部有压痛。若溃疡深达浆膜层或为穿透性溃疡时，疼痛因穿透出位不同可放射至胸部、左上腹、右上腹或背部。内脏疼痛定位模糊，不应以疼痛部位确定溃疡部位。

知识点21：消化性溃疡的疼痛性质与程度 副高：熟练掌握 正高：熟练掌握

溃疡疼痛的程度不一，其性质视患者的痛阈和个体差异而定，可描述为饥饿样不适感、隐痛、钝痛、胀痛、烧灼痛等，亦可诉为嗳气、压迫感、刺痛等。

知识点22：消化性溃疡的节律性 副高：熟练掌握 正高：熟练掌握

与进食相关的节律性疼痛是消化性溃疡的典型特征，但并非见于每例患者。十二指肠溃疡疼痛多在餐后2～3小时出现，持续至下次进餐或服用抗酸药后完全缓解。胃溃疡疼痛多在餐后半小时出现，持续1～2小时逐渐消失，直至下次进餐后重复上述规律。十二指肠溃疡可出现夜间疼痛，表现为睡眠中痛醒，而胃溃疡少见。胃溃疡位于幽门管处或同时并存十二指肠溃疡时，其疼痛节律可与十二指肠溃疡相同。当疼痛节律性发生变化时，应考虑病情加剧，或出现并发症。合并较重的慢性胃炎时，疼痛多无节律性。

知识点23：消化性溃疡的周期性 副高：熟练掌握 正高：熟练掌握

周期性疼痛为消化性溃疡的另外一个特征，尤其以十二指肠溃疡最为突出。除少数患者在第一次发作后不再复发外，大多数患者反复发作，持续数天至数月后继以较长时间的缓解，病程中出现发作期与缓解期交替。发作频率及缓解期维持时间，因患者个体差异、溃疡发展情况、治疗及巩固效果而异。

知识点24：消化性溃疡周期性发作的诱因

副高：熟练掌握 正高：熟练掌握

消化性溃疡周期性发作与下列诱因有关：季节（尤秋末或冬春）、精神紧张、情绪波动、饮食不调或服用与发病有关的药物等。

知识点25：巨大溃疡

副高：熟练掌握 正高：熟练掌握

巨大溃疡是指直径大于2.5cm的胃溃疡或大于2cm的十二指肠溃疡。症状常难以鉴别，但可伴明显的体重减轻及低蛋白血症，大出血及穿孔较常见。临床上需要同胃癌及恶性淋巴瘤相鉴别。随着内科抗溃疡药物的飞速发展，巨大溃疡的预后已大大好转。

知识点26：十二指肠壶腹后溃疡

副高：熟练掌握 正高：熟练掌握

十二指肠壶腹后溃疡系指发生在十二指肠壶腹部之后的溃疡。一般多发生在十二指肠降部乳头近侧的后壁和内侧壁。球后溃疡占十二指肠溃疡的5%～19%，内镜检查时应通过球部仔细窥视，不然常易漏诊。患者夜间痛及背部疼痛较十二指肠壶腹部溃疡更为明显而持久，也较易发生出血和梗阻。

知识点27：复合性溃疡

副高：熟练掌握 正高：熟练掌握

复合性溃疡是指胃和十二指肠同时存在溃疡，大多先发生十二指肠溃疡，后发生胃溃疡。本病以男性多见，疼痛多缺乏节律性，出血和幽门梗阻的发生率较高。

知识点28：对吻溃疡

副高：熟练掌握 正高：熟练掌握

对吻溃疡是指在球部的前后壁或胃腔相对称部位同时见有溃疡。胃腔内好发于胃体部和幽门部的前、后壁。当消化腔蠕动收缩时，两处溃疡恰相合。

知识点29：食管溃疡

副高：熟练掌握 正高：熟练掌握

食管溃疡通常见于食管下段、齿状线附近，多并发于胃食管反流病和食管裂孔疝患者。发生于鳞状上皮的溃疡多同时伴有反流性食管炎表现，也可发生于化生的柱状上皮（Barrett食管）。该病于食管－胃或食管－小肠吻合术后较多见。症状可类似于胃食管反流病或高位胃溃疡。

知识点30：高位胃溃疡　　副高：熟练掌握　正高：熟练掌握

高位胃溃疡是指胃底、贲门和贲门下区的良性溃疡，疼痛可向背部及剑突下放射，还可向胸部放射而类似心绞痛。多数高位胃溃疡患者有消瘦、贫血等症状。值得注意的是在老年人，由于半生理性胃底腺萎缩和幽门腺上移，幽门腺与胃底腺交界亦逐渐上移，伴随胃黏膜退行性变增加，黏膜屏障的防御能力减弱，高位溃疡的发生机会随年龄而增大。老年人消化性溃疡常见于胃体后壁及小弯侧，直径常较大，多并发急慢性出血。较小的高位溃疡漏诊率高，若同时伴有胃癌，常进展较快。

知识点31：幽门管溃疡　　副高：熟练掌握　正高：熟练掌握

幽门管溃疡是指位于胃窦远端、十二指肠球部前端幽门管处的溃疡。症状极似十二指肠溃疡，表现为进餐后出现腹痛，疼痛剧烈，无节律性，多数患者因进餐后疼痛而畏食，抗酸治疗可缓解症状，但不能彻底，易发生幽门痉挛和幽门梗阻，出现腹胀、恶心、呕吐等症状。疼痛的节律性常不典型，但若合并DU，疼痛的节律可较典型。常伴高胃酸分泌。内科治疗效果较差。

知识点32：球后溃疡　　副高：熟练掌握　正高：熟练掌握

球后溃疡是指发生于十二指肠球部环形皱襞远端的消化性溃疡，多发生在十二指肠降部后内侧壁、乳头近端。具有十二指肠溃疡的症状特征，但疼痛较重而持久，向背部放射，夜间疼痛明显，易伴有出血、穿孔等并发症。漏诊率较高。药物疗效欠佳。

知识点33：吻合口溃疡　　副高：熟练掌握　正高：熟练掌握

吻合口溃疡是指消化腔手术后发生于吻合口或吻合口附近肠黏膜的消化性溃疡。发病率与首次胃切除术式有关，多见于胃空肠吻合术，术后第2～3年为高发期。吻合口溃疡常并发出血，是不明原因消化道出血的重要原因。

知识点34：Meckel憩室溃疡　　副高：熟练掌握　正高：熟练掌握

Meckcl憩室是最常见的先天性真性憩室，系胚胎期卵黄管之回肠端闭合不全所致。位于回肠末端，呈指状，长0.5～13cm，距回盲瓣80～85cm。半数的憩室含有异位组织，大多为胃黏膜，可分泌胃酸引起局部溃疡。大部分患者无症状，可能的症状包括肠套叠、肠梗阻及溃疡所致出血或穿孔，多见于儿童。一旦出现症状，均应接受手术治疗。

知识点35：应激性溃疡　　副高：熟练掌握　正高：熟练掌握

应激性溃疡是指由烧伤、严重外伤、心脑血管意外、休克、手术、严重感染等应激因素引起的消化性溃疡。由颅脑外伤、手术、肿瘤、感染及脑血管意外所引起者称Cushing溃疡；由重度烧伤所致者称Curling溃疡。多发生于应激后1～2周内，以3～7天为高峰期。溃疡通常呈多发性、浅表性不规则形，周围水肿不明显。临床表现多变，多数症状不典型或被原发病掩盖。若应激因素不能及时排除则可持续加重。消化道出血常反复发作，部分患者可发生穿孔等严重并发症，预后差，病死率高。若原发病能有效控制，则溃疡可快速愈合，一般不留瘢痕。

知识点36：消化性溃疡活动期在内镜下的表现　　副高：熟练掌握　正高：熟练掌握

消化性溃疡活动期（active stage，A）又称厚苔期，为溃疡初发期，在内镜下看不到皱襞的集中。此期可细分为两个阶段：①A_1期。溃疡覆污秽厚苔，底部可见血凝块和裸露的血管，边缘不整，周围黏膜肿胀。②A_2期。溃疡覆清洁厚苔，溃疡边缘变得清晰，周边出现少量再生上皮，周围黏膜肿胀消退，并出现皱襞向溃疡中心集中的倾向。

知识点37：消化性溃疡愈合期在内镜下的表现　　副高：熟练掌握　正高：熟练掌握

消化性溃疡愈合期（healing stage，H）又称薄苔期。此期在内镜下可见皱襞向溃疡中心集中，可细分为两个阶段：①H_1期：溃疡白苔开始缩小，再生上皮明显，并向溃疡内部长入，溃疡边缘界限清晰，至底部的黏膜倾斜度变缓。②H_2期：溃疡苔进一步缩小，几乎全部为再生上皮所覆盖，毛细血管集中的范围较白苔的面积大。

知识点38：消化性溃疡瘢痕期在内镜下的表现　　副高：熟练掌握　正高：熟练掌握

消化性溃疡瘢痕期（scarring stage，S）在内镜下可见白苔消失，溃疡表面继续被再生上皮修复，可见皱襞集中至溃疡中心。此期可分为两个阶段：①S_1期：即红色瘢痕期，稍有凹陷的溃疡面全部为再生上皮所覆盖，聚集的皱襞集中于一点，当A期溃疡较大时，此期可表现为皱襞集中于一定的瘢痕范围，再生上皮起初为栅栏状，逐渐演变为颗粒状。②S_2期：即白色瘢痕期，溃疡面平坦，再生上皮与周围黏膜色泽、结构完全相同，皱襞集中不明显。

知识点39：上消化道钡剂X线检查　　副高：熟练掌握　正高：熟练掌握

上消化道气钡双重对比造影及十二指肠低张造影术是诊断消化性溃疡的重要方法。溃疡的X线征象有直接和间接两种。龛影为钡剂填充溃疡的凹陷部分所形成，是诊断溃疡的直接征象。胃溃疡多在小弯侧，侧面观位于胃轮廓以外，正面观呈圆形或椭圆形，边缘整齐，周围可见皱襞呈放射状向溃疡集中。胃溃疡对侧常可见痉挛性胃切迹。十二指肠球部前后壁溃疡的龛影常呈圆形密度增加的钡影，周围环绕月晕样浅影或透明区，有时可见皱襞集中征象。间接征象多系溃疡周围的炎症、痉挛或瘢痕引起，钡剂检查时可见局部变形、激惹、痉挛性切迹及局部压痛点。十二指肠球部变形常表现为三叶草形和花瓣样。间接征象特异性有限，需注意鉴别。

知识点40：钡剂检查的影响因素　　副高：熟练掌握　正高：熟练掌握

钡剂检查受钡剂及产气粉质量、体位和时机、是否服用有效祛泡剂、检查者操作水平、读片能力等影响明显。

知识点41：Hp感染的检测方法　　副高：熟悉　正高：熟悉

Hp感染的检查方法可分为侵入性和非侵入性两种。侵入性需在内镜下取胃黏膜活组织，包括组织学涂片、组织病理学切片、快速尿素酶试验（RUT）、细菌培养、聚合酶链反应（PCR）等；非侵入性检测手段无需借助内镜检查，包括^{13}C或^{14}C标记的尿素呼气试验（UBT）、血清学试验和粪便抗原试验（多克隆抗体、单克隆抗体）等。检查前应停用质子泵抑制药、铋剂、抗生素等药物至少2周，但血清学试验不受此限。

知识点42：Hp检测的适应证　　副高：熟悉　正高：熟悉

（1）对符合Hp根除适应证、拟行Hp根除治疗的患者可进行Hp相关的检测，包括消化性溃疡（不论是否活动和有无并发症史），胃黏膜相关淋巴组织淋巴瘤（MALT），慢性胃炎伴消化不良症状，慢性胃炎伴胃黏膜萎缩、糜烂，早期胃肿瘤已行内镜下切除或手术胃次全切除，长期服用质子泵抑制剂，胃癌家族史，计划长期服用NSAID（包括低剂量阿司匹林），不明原因的缺铁性贫血，特发性血小板减少性紫癜，其他Hp相关性疾病（如淋巴细胞性胃炎、增生性胃息肉、Ménétrier病），个人要求治疗者。

（2）多次根除治疗失败者可选择Hp培养及耐药性检测。

（3）已接受Hp根除的患者，根除治疗停药4周后应进行Hp的相关检测。

知识点43：Hp检测方法的选择路径　　副高：熟悉　正高：熟悉

（1）血清Hp抗体检测多用于人群感染的流行病学调查。

（2）细菌培养仅用于耐药性检测。

（3）Hp耐药性检测：①细菌培养，而后采用纸片法、琼脂稀释法和E-test法等。②分子生物学方法分析耐药基因突变。

（4）消化性溃疡活动性出血、严重萎缩性胃炎、胃恶性肿瘤可能会导致基于尿素酶的检测呈假阴性，应不同时间、采用多种方法或采用不依赖尿素酶的检测方法。

（5）残胃者用RUT检测Hp结果不可靠，推荐用组织学方法或HpSA方法。

（6）应用抗生素、铋剂和某些有抗菌作用中药者，应在至少停药4周后进行检测，应用抑酸剂者应在至少停药2周后进行检测。

知识点44：Hp检测结果的解读

副高：熟悉 正高：熟悉

（1）快速尿素酶试验：结果受试剂pH、取材部位、组织大小、细菌量、观察时间、环境温度等因素影响。阳性可确认现症感染，阴性不能除外感染，同时取2块组织进行检测（胃窦和胃体各1块），可以提高检测的敏感性。

（2）组织学检测：不同染色方法的检测结果存在一定差异。阳性可确认现症感染，阴性不能除外感染，同时取2块组织进行检测（胃窦和胃体各一块），可以提高检测的敏感性。

（3）细菌培养：阳性可确认现症感染，阴性不能除外感染，同时取2块组织进行检测（胃窦和胃体各1块），适当的标本转送可提高检测的敏感性。特异性高，可进行药敏试验和细菌学研究。

（4）尿素呼气试验：阳性可确认现症感染，检测值处于临界值附近时，结果不可靠，应间隔一段时间后复查或用其他方法检测。

（5）粪便抗原检测：准确性可与呼气试验媲美。

（6）血清抗体检测：反映一段时间内Hp感染情况，部分试剂盒可同时检测Cag A和Vac A抗体。不同试剂盒检测的准确性差异较大；与其他细菌抗原有一定交叉反应。本方法主要适用于流行病学调查。消化性溃疡出血或胃MALT淋巴瘤等也可作为现症感染的诊断手段，不能用于治疗后复查。

知识点45：消化性溃疡的胃液分析

副高：熟练掌握 正高：熟练掌握

胃溃疡患者的胃酸分泌正常或稍低于正常；十二指肠溃疡患者则多增高，以夜间及空腹时更明显。一般胃液分析结果不能真正反映胃黏膜泌酸能力，现多用五肽胃泌素或增大组胺胃酸分泌试验，分别测定BAO、MAO和高峰胃酸分泌量（PAO）。胃液分析操作较烦琐，且结果可与正常人群重叠，临床工作中仅用于排除胃泌素瘤所致消化性溃疡。如BAO＞15mmol/h，MAO＞60mmol/h，或BAO/MAO比值＞60%，提示胃泌素瘤。

知识点46：与胃黏膜相关淋巴样组织淋巴瘤的鉴别诊断

副高：熟练掌握 正高：熟练掌握

消化性溃疡需要与胃黏膜相关淋巴样组织（MALT）淋巴瘤进行鉴别。MALT的症状多非特异性，内镜下形态多样，典型表现为多发性浅表溃疡，与早期胃癌相比，界限不清，黏膜面可见凹凸颗粒状改变，充血明显。溃疡经抗溃疡治疗后可愈合、再发。早期MALT淋巴瘤几乎均伴有Hp感染，根除治疗多可有效缓解甚至治愈。进展至晚期可发展为高度恶性淋巴瘤，内镜下表现为多发的巨大溃疡和结节状隆起，缺乏皱襞蚕食状、变尖、中断等癌性所见，但与胃癌相比，胃壁舒展性较好。

知识点47：与胃泌素瘤的鉴别诊断　　副高：熟练掌握　正高：熟练掌握

消化性溃疡需要与胃泌素瘤进行诊断。胃泌素瘤是由胰腺非B细胞瘤分泌过量胃泌素、导致胃酸过度分泌所致，表现为反复发作的消化性溃疡、腹泻等症状。溃疡大多为单发，多发生于十二指肠或胃窦小弯侧，穿孔、出血等并发症发生率高，按难治性溃疡行手术治疗后易复发。由于胃泌素对胃黏膜具有营养作用，患者胃黏膜过度增生，皱襞肥大。

知识点48：与慢性胆囊炎和胆石症的鉴别诊断　　副高：熟练掌握　正高：熟练掌握

慢性胆囊炎和胆石症的疼痛与进食油腻食物有关，通常位于右上腹，并发射至肩背部，可伴发热及黄疸。可反复发作。对典型表现患者不难鉴别，不典型者需依靠腹部B超检查。

知识点49：消化性溃疡Hp感染的治疗　　副高：熟练掌握　正高：熟练掌握

根除Hp可有效治疗消化性溃疡，防止复发，阻遏胃黏膜持续损伤及其引起的一系列萎缩、化生性改变，从而降低胃癌发病的风险。存在Hp感染的溃疡患者，预防溃疡复发和并发症的第一步是给予Hp根除治疗。对有溃疡并发症病史，多次复发或顽固性溃疡病患者，应该持续治疗至证实Hp感染确实已被治愈。单用Hp根除疗法可使超过90%的十二指肠溃疡愈合。一种质子泵抑制药+两种抗生素组成的三联疗法是最常用的Hp根除方案。

知识点50：治疗消化性溃疡的制酸药　　副高：熟悉　正高：熟悉

制酸药为弱碱或强碱弱酸盐，能结合或中和胃酸，减少氢离子的逆向弥散并降低胃蛋白酶的活性，缓解疼痛，促进溃疡愈合。常用药物种类繁多，有可溶性和不可溶性两类。可溶性抗酸药主要为碳酸氢钠，不溶性抗酸药有碳酸钙、氧化镁、氢氧化镁、氢氧化铝及其凝胶剂、次碳酸铋等。

知识点51：常用H_2受体阻断药抑酸作用比较（表9-3）　　副高：熟悉　正高：熟悉

表9-3　常用H_2受体阻断药抑酸作用比较

药　物	相对抑酸强度	抑酸等效剂量（mg）	标准剂量（mg）	长期维持剂量（mg）
西咪替丁（甲氰咪胍）	1	600～800	400，bid	400，qd
雷尼替丁（呋喃硝胺）	4～10	150	150，bid	150，qd
法莫替丁	20～50	20	20，bid	20，qd
尼扎替丁	4～10	150	150，bid	150，qd

知识点52：治疗消化性溃疡的质子泵抑制药　　副高：熟悉　正高：熟悉

质子泵抑制药作用于壁细胞分泌面的H^+-K^+-ATP酶（质子泵）并使其失活，从而显著阻断任何刺激引起的胃酸分泌。仅当新的H^+-K^+-ATP酶合成后，壁细胞分泌胃酸的功能才得以恢复，因此质子泵抑制剂抑制胃酸分泌的时间较长。质子泵抑制药安全高效，价格逐渐下降。目前此类药物已成为治疗消化性溃疡和其他一系列酸相关性疾病的首选药物。目前临床上常用的质子泵抑制药包括奥美拉唑、兰索拉唑、雷贝拉唑、泮托拉唑和埃索美拉唑。

知识点53：治疗消化性溃疡的胃黏膜保护药　　副高：熟悉　正高：熟悉

胃黏膜保护药可保护和增强胃黏膜的防御功能，部分品种还能促进胃黏膜分泌，促进内源性PG合成、增加黏膜血流量等，加速黏膜的自身修复。黏膜保护药一般于餐后2～3小时服用。常用的胃黏膜保护药有米索前列醇（喜克溃）、铋剂、硫糖铝、铝碳酸镁、瑞巴派特（膜固思达）、替普瑞酮（施维舒）、吉法酯等。

知识点54：消化性溃疡药物治疗的选择　　副高：熟练掌握　正高：熟练掌握

对于Hp阳性的消化性溃疡患者，应首先根除Hp感染，必要时尤其对于胃溃疡患者，在根除治疗结束后再续用抗溃疡药物治疗。Hp阴性患者直接应用抗溃疡药物治疗，主要药物首选标准剂量质子泵抑制药，次选H_2受体阻断药或铋剂。胃黏膜保护药亦是有效的辅助药物，可选择1～2种合用。促动力药物等可酌情选用。通常治疗十二指肠溃疡和胃溃疡的疗程为4周和6～8周。

知识点55：消化性溃疡宜考虑维持治疗的情况　　副高：熟练掌握　正高：熟练掌握

对消化性溃疡患者符合下列情况者，宜考虑维持治疗：①不伴有Hp感染者；②Hp未能成功根除者在再次根除Hp间期；③Hp已根除但溃疡复发者；④不能避免溃疡诱发因素，如烟酒、生活精神压力、非选择性NSAIDs药物应用；⑤有严重并发症而不能手术者。

知识点56：消化性溃疡的维持治疗方案　　副高：熟练掌握　正高：熟练掌握

消化性溃疡的维持治疗方案包括；①正规维持治疗，适合于症状持久、反复发作、部分药物依赖者，可选择维持剂量质子泵抑制药、H_2受体阻断药或胃黏膜保护药，长期治疗需充分考虑药物体内蓄积危险、与其他药物相互作用及其他潜在风险。②间歇治疗，即当症状发作或溃疡复发时，按初发溃疡给予全疗程标准治疗。③按需治疗，即当症状发作时给予标准剂量治疗，症状控制后停药，易导致治疗不彻底，甚至可能贻误病情。

知识点57：内镜下治疗消化性溃疡的常见方法 副高：熟练掌握 正高：熟练掌握

内镜下治疗消化性溃疡的较常用的方法包括：①内镜直视下喷洒去甲肾上腺素、5%～10%孟氏液（碱式硫酸铁溶液）、凝血酶；②局部注射肾上腺素、硬化药、粘合剂；③使用热探头、热活检钳、氩离子凝固术等电外科设备；④使用钛夹钳夹止血等。

知识点58：治疗消化性溃疡的外科手术的适应证 副高：熟练掌握 正高：熟练掌握

治疗消化性溃疡的外科手术通常限于：①胃泌素瘤患者；②大量或反复出血，内科治疗无效者；③急性穿孔；④慢性穿透性溃疡；⑤器质性幽门梗阻；⑥癌性溃疡或高度疑及恶性肿瘤，或伴有高级别上皮内瘤变；⑦顽固性及难治性溃疡。

知识点59：消化性溃疡的并发症——上消化道出血 副高：熟练掌握 正高：熟练掌握

消化性溃疡所致消化道出血是其最常见并发症，也是上消化道出血的首要病因。十二指肠溃疡发生概率多于胃溃疡。部分患者可以消化道出血为首发症状。溃疡出血的临床表现取决于溃疡深度、出血的部位、速度和出血量。出血量大者同时表现为呕血和黑粪，出血量较少时则仅表现为黑粪或粪便潜血试验阳性。短时间内大量出血可引起头晕、心悸、晕厥、血压下降，甚至急性失血性休克。发生出血前可因病灶局部充血致疼痛症状加剧，出血后疼痛反可好转。上消化道出血24～48小时内应进行急诊内镜检查，既可进行鉴别诊断，又可明确出血情况，还可进行内镜下治疗。内镜下可见活动性渗血或喷射状出血（多为动脉性出血），溃疡基底黏附新鲜或暗红色血凝块，或可见裸露血管。有循环衰竭征象者，如心率>120次/分，收缩压<90mmHg或基础收缩压降低>30mmHg、血红蛋白<50g/L等，应先迅速纠正循环衰竭后再行内镜检查。

知识点60：消化性溃疡的并发症——消化性穿孔的分型 副高：熟练掌握 正高：熟练掌握

根据溃疡的不同部位，发生穿孔时间的急缓，分为急性、亚急性和慢性穿孔。①急性穿孔：多发生十二指肠前壁和胃的前壁，溃疡迅速穿透浆膜层，致急性化学性腹膜炎；②亚急性穿孔：穿孔较小，引致局限性腹膜炎；③慢性穿孔：多发生在后壁溃疡，因溃疡与邻近组织和脏器粘连，包裹而称为穿透性溃疡。

知识点61：消化性溃疡穿孔的症状和体征 副高：熟练掌握 正高：熟练掌握

急性穿孔时，突发剧烈腹痛，患者多能准确主诉发作时间，主诉辗转不安、难以忍受、有时可向右肩或右下腹放射，腹痛可迅速波及全腹。患者常取蜷曲、强迫体位。体检时发现肝浊音界缩小或消失，腹肌紧张如板状，伴明显压痛和反跳痛，肠鸣音减弱或消失。亚急性穿孔症状及体征与急性穿孔相似，但程度稍轻且范围较局限。慢性穿孔则表现为不同程度、持续而又顽固的上腹痛。伴随症状：急性穿孔时常伴有面色苍白、大汗、脉速的症状，严重时血压下降或休克。

知识点62：消化性溃疡穿孔手术治疗的适应证 副高：熟练掌握 正高：熟练掌握

消化性溃疡穿孔手术治疗的适应证包括：①非手术疗法6~8小时病情不见好转者；②发病急骤，腹膜炎严重或伴有休克；③同时合并出血或幽门梗阻者。

知识点63：消化性溃疡的并发症——典型幽门梗阻的临床表现 副高：熟练掌握 正高：熟练掌握

典型幽门梗阻临床表现为：①溃疡性疼痛加剧且无规律性，用制酸剂无效；②上腹饱胀，嗳气，反酸；③呕吐大量宿食，酸臭味，吐后症状缓解；④腹部可见胃蠕动波或胃型，有振水音，患者可见消瘦及脱水征。

知识点64：幽门梗阻的辅助检查 副高：熟练掌握 正高：熟练掌握

（1）X线检查：钡剂显示胃张力降低，胃腔显著扩张，常大于正常2倍以上，胃潴留显著，超过4小时甚至24小时仍可见铋剂残留，而正常钡餐后2小时即大部分排空，完全性幽门梗阻时钡剂检查列为禁忌。

（2）胃镜检查：可见胃潴留，用粗胃管抽出潴留物后，可明确梗阻程度和病因。

（3）B超胃造影检查：一次饮入充填剂400~600ml，正常胃第1小时排空>60%，第2小时基本排空，若胃无排空或排空明显延迟，则提示为“幽门梗阻”。

知识点65：幽门梗阻的治疗 副高：熟练掌握 正高：熟练掌握

（1）纠正水、电解质与酸碱平衡紊乱：每日补液总量约2500ml+胃管抽吸出的潴留量，补充生理盐水与10%高渗葡萄糖液，视血清电解质测定结果，通常每日补充氯化钾3~6g。

（2）胃肠减压：一般应持续抽吸胃潴留物3~5天，并用0.9%生理盐水冲洗。

（3）全胃肠外营养：既能使胃肠道得以休息，保证胃肠减压，又可补充营养，纠正失水和电解质紊乱。

（4）强化溃疡病治疗。

（5）手术治疗：经内科短期治疗无效，则可行手术治疗，以解除幽门梗阻并酌情根治溃疡病。常用胃部分切除或迷走神经切断术加胃空肠吻合术、胃窦切除术等。

知识点66：消化性溃疡的并发症——溃疡癌变的情形　　副高：熟练掌握　正高：熟练掌握

年龄45岁以上胃溃疡患者，出现以下情况应疑有癌变：①典型溃疡病疼痛规律消失，药物不能缓解；②短期内体重减轻和贫血，粪便潜血试验持续阳性；③强化溃疡治疗8周，病情无好转，复查溃疡仍不愈合；④胃镜检查见溃疡大于2.5cm，边缘不整，形态不规则，底凹凸不平，溃疡周围有结节糜烂等。

第五节　急性胃扩张

知识点1：概念　　副高：熟练掌握　正高：熟练掌握

急性胃扩张是指腹部大手术后或过度饱食后，胃内有大量液体、气体和食物潴留，致使胃发生急性扩张的一种综合征。

知识点2：病因　　副高：熟练掌握　正高：熟练掌握

（1）外科手术：创伤、麻醉和外科手术，尤其是腹腔、盆腔手术及迷走神经切断术，均可直接刺激躯体或内脏神经，引起胃的自主神经功能失调，胃壁的反射性抑制，造成胃平滑肌弛缓，进而形成扩张。

（2）疾病状态：嵌顿性食管裂孔疝、胃扭转以及十二指肠壅滞症、十二指肠肿瘤、异物等均可引起急性胃扩张。躯体部上石膏、腹腔内严重感染、糖尿病等均可影响胃排空，导致急性胃扩张。

（3）各种外伤产生的应激状态：尤其是上腹部挫伤或严重复合伤，其发生与腹腔神经丛受强烈刺激有关。

（4）进食：暴饮暴食或短时间内进食过多。

知识点3：临床表现　　副高：熟练掌握　正高：熟练掌握

急性胃扩张患者起病急，上腹饱胀，持续性胀痛，可有阵发性加重。伴呃逆、频繁呕吐、呕吐物为棕褐色酸性液体，呕吐后症状并无缓解。严重者出现脱水和碱中毒。查体可见上腹膨隆及巨大胃型和胃蠕动波，局部压痛，叩诊为高度鼓音，有振水音。如并发胃穿孔，则有急性腹膜炎体征。

知识点4：实验室及X线检查　　副高：熟练掌握　正高：熟练掌握

急性胃扩张在实验室检查中可发现血液浓缩、低血钾、低血钠和碱中毒。

急性胃扩张在X线检查中可见胃腔内充气、扩张、有较大液平面。

知识点5：诊断和鉴别诊断 副高：熟练掌握 正高：熟练掌握

（1）诊断：急性胃扩张患者在手术后早期或过度饱食后会发生上腹部饱胀以及临床特征的呕吐及呕吐物，即可疑诊有急性胃扩张，立即插入胃管，如吸出大量与呕吐物相同的液体，即可确诊。

（2）鉴别诊断：本病需与十二指肠壅滞症、幽门梗阻、小肠高位梗阻及弥漫性腹膜炎相鉴别。

知识点6：治疗措施 副高：熟练掌握 正高：熟练掌握

急性胃扩张的治疗措施包括：①积极治疗原发病；②暂时禁食，持续胃肠减压；③纠正失水、电解质和酸碱平衡紊乱，休克者应积极抗休克治疗，禁用抗胆碱能药；④并发胃穿孔或经保守治疗无效时，应施行胃造瘘术，术后继续胃肠减压。

知识点7：手术治疗的指征 副高：熟练掌握 正高：熟练掌握

急性胃扩张治疗的手术指征有：①过度饱食后发生的极度胃扩张，胃内容物无法吸出者；②严格内科治疗8～12小时效果不显著者；③有十二指肠机械梗阻因素存在者；④合并胃穿孔、大量胃出血者；⑤胃功能长期不能恢复，稍进食胃扩张潴留，静脉长期输液难以维持者。

第六节 胃 息 肉

知识点1：胃息肉的组织学分类 副高：熟练掌握 正高：熟练掌握

根据胃息肉的组织学可分为肿瘤性及非肿瘤性：前者即胃腺瘤性息肉；后者包括炎性息肉、增生性息肉、异位性息肉和错构瘤性息肉等。

知识点2：腺瘤性息肉的概念 副高：熟练掌握 正高：熟练掌握

腺瘤性息肉即胃腺瘤，是指发生于胃黏膜上皮细胞，大都由增生的胃黏液腺所组成的良性肿瘤，一般均起始于胃腺体小凹部。腺瘤性息肉多见于40岁以上男性患者，约占全部胃息肉的10%，好发于胃窦或胃体中下部的肠上皮化生区域。

知识点3：腺瘤性息肉的病理学分类 副高：熟练掌握 正高：熟练掌握

腺瘤性息肉病理学可分为管状腺瘤、管状绒毛状和绒毛状腺瘤，以管状腺瘤最常见。可根据病变的细胞及结构异型性将其病理学分为低级别上皮内瘤变与高级别上皮内瘤变。80%以上的高级别上皮内瘤变可进展为浸润性癌。

知识点4：腺瘤性息肉的内镜下表现 副高：熟练掌握 正高：熟练掌握

内镜下观察，胃腺瘤多呈广基隆起样，亦可为有蒂、平坦甚至凹陷型。胃管状腺瘤常单发，直径通常<1cm，80%的病灶<2cm。表面多光滑；胃绒毛状腺瘤直径较大，多为广基，典型者直径2～4cm，头端常充血、分叶，并伴有糜烂及浅溃疡等改变。胃绒毛状腺瘤的恶变率较管状腺瘤为高。管状绒毛状腺瘤大多系管状腺瘤生长演进而来，有蒂或亚蒂多见，无蒂较少见，瘤体表面光滑，有许多较绒毛粗大的乳头状突起，可有纵沟呈分叶状，组织学上呈管状腺瘤基础，混有绒毛状腺瘤成分，一般超过息肉成分的20%，但不到80%，直径大多在2cm以上，可发生恶变。

知识点5：增生性息肉的好发病部位 副高：熟练掌握 正高：熟练掌握

增生性息肉以胃窦部及胃体下部居多，好发于慢性萎缩性胃炎及Billroth Ⅱ式术后的残胃背景。

知识点6：增生性息肉的内镜下表现 副高：熟练掌握 正高：熟练掌握

增生性息肉组织学上由幽门腺及腺窝上皮的增生而来，由于富含黏液分泌细胞，表面可覆盖黏液条纹及白苔样黏液而酷似糜烂。增生性息肉多为单发且较小（<1cm），小者多为广基或半球状，表面多明显发红而光滑；大者可为亚蒂或有蒂，头端可见充血、糜烂等改变。有时可为半球形簇状。

知识点7：炎性息肉的临床表现 副高：熟练掌握 正高：熟练掌握

胃黏膜炎症可呈结节状改变，凸出胃腔表面而呈现息肉状外观。病理学表现为肉芽组织，而未见腺体成分。胃炎性纤维性息肉是少见的胃息肉类型，好发于胃窦，隆起病灶的顶部缺乏上皮黏膜，其本质为伴有明显炎性细胞浸润的纤维组织增生。

知识点8：错构瘤性息肉的存在形式 副高：熟练掌握 正高：熟练掌握

临床中错构瘤性息肉可单独存在，也可与黏膜皮肤色素沉着和胃肠道息肉病（Peutz-Jeghers综合征、Cowden病）共同存在。单独存在的胃错构瘤性息肉局限于胃底腺区域，无蒂，直径通常小于5mm。在Peutz-Jeghers综合征中，息肉较大，而且可带蒂或呈分叶状。

知识点9：错构瘤性息肉的组织学表现 副高：熟练掌握 正高：熟练掌握

错构瘤性息肉在组织学上表现为正常成熟的黏膜成分呈不规则生长，黏液细胞增生，腺窝呈囊性扩张，平滑肌纤维束从黏膜肌层向表层呈放射状分割正常胃腺体。

知识点10：异位胰腺的表现　　副高：熟练掌握　正高：熟练掌握

异位胰腺是异位性息肉的一种，常见于胃窦大弯侧，亦可见于胃体大弯。多为单发，内镜下表现为一孤立的结节，中央时可见凹陷。组织学上胰腺组织最常见于黏膜下层，深挖活检不易取得阳性结果；有时也可出现在黏膜层或固有肌层。如被平滑肌包围时即成为腺肌瘤。

知识点11：Brunner腺瘤的本质　　副高：熟练掌握　正高：熟练掌握

Brunner腺瘤多见于十二指肠球部，亦可见于胃窦，其本质为混合了腺泡、导管、纤维肌束和Paneth细胞的增生Brunner腺。

知识点12：胃肠道息肉病的类型　　副高：熟练掌握　正高：熟练掌握

胃肠道息肉病是指胃肠道某一部分或大范围的多发性息肉，常多见于结肠。可见于胃的息肉病主要有：胃底腺息肉病、家族性腺瘤性息肉病、黑斑息肉病、Cronkhitw-Canada综合征、幼年性息肉病、Crowden病。

知识点13：胃底腺息肉病的病因　　副高：熟练掌握　正高：熟练掌握

胃底腺息肉病（FGP）典型者见于接受激素避孕疗法或家族性腺瘤性息肉病（FAP）的患者，非FAP患者亦可发生但数量较少，多见于中年女性，与Hp感染无关。病变由泌酸性黏膜的深层上皮局限性增生形成。

知识点14：胃底腺息肉病的内镜下检查　　副高：熟练掌握　正高：熟练掌握

胃底腺息肉病在内镜下观察，息肉散在发生于胃底腺区域大弯侧，为3~5mm，呈亚蒂或广基样，色泽与周围黏膜一致。零星存在的胃底腺息肉没有恶变潜能。

知识点15：家族性腺瘤性息肉病　　副高：熟练掌握　正高：熟练掌握

家族性腺瘤性息肉病（FAP）为遗传性疾病，大多于青年期即发生，息肉多见于结直肠，55%的患者可见胃-十二指肠息肉。90%的胃息肉发生于胃底，为2~8mm，组织学上绝大多数均为错构瘤性，少数为腺瘤性，后者癌变率较高。

知识点16：黑斑息肉病的概念　　副高：熟练掌握　正高：熟练掌握

黑斑息肉病（PJS）为遗传性消化道多发息肉伴皮肤黏膜沉着病。息肉多见于小肠及直肠，亦可见于胃，为错构瘤性，多有蒂。癌变率低。

知识点17：Cronkhitw-Canada综合征的概述　　副高：熟练掌握　正高：熟练掌握

Cronkhitw-Canada综合征（CCS）为弥漫性消化道息肉病伴皮肤色素沉着、指甲萎缩、脱毛、蛋白丢失性肠病及严重体质症状。胃内密集多发直径0.5～1.5cm的山田Ⅰ型、Ⅱ型无蒂息肉，少数可恶变。激素及营养支持疗法对部分病例有效，但总体临床预后差，多死于恶病质和继发感染。

知识点18：幼年性息肉病的表现　　副高：熟练掌握　正高：熟练掌握

幼年性息肉病（JPS）为常染色体显性遗传病，多见于儿童，息肉病可见于全消化道，多有蒂，直径0.5～5.0cm，表面糜烂或浅溃疡，切面呈囊状。镜下特征性表现为囊性扩张的腺体衬有高柱状上皮，黏膜固有层增生伴多种炎性细胞浸润，上皮细胞多发育良好。

知识点19：Cowden病的诊断依据　　副高：熟练掌握　正高：熟练掌握

Cowden病为全身多脏器的化生性与错构瘤性病变，部分为常染色体显性遗传，全身表现多样、性质各异。诊断主要依靠：全消化道息肉病、皮肤表面丘疹或口腔黏膜乳头状瘤、肢端角化症或掌角化症确立。

知识点20：胃息肉的临床表现　　副高：熟练掌握　正高：熟练掌握

胃息肉可发生于任何年龄，患者大多无明显临床症状，有时表现为上腹饱胀、恶心、呕吐、疼痛、胃灼热等上消化道非特异性症状。胃息肉的疼痛多位于上腹部，为钝痛，一般无规律性。较大的息肉表面常伴有糜烂或溃疡，可引起呕血、黑粪及慢性失血性贫血。贲门附近的息肉体积较大时偶尔可产生吞咽困难，而幽门周围较大的息肉可一过性阻塞胃流出道引起幽门梗阻症状。很少见的情况是若胃幽门区长蒂息肉脱入十二指肠后发生充血水肿而不能自行复位时，则可能产生胃壁绞窄甚至穿孔。体格检查通常无阳性发现。

知识点21：胃息肉的诊断　　副高：熟练掌握　正高：熟练掌握

胃息肉较难通过常规问诊及体格检查所诊断。粪便潜血试验在1/5～1/4的患者可呈阳性结果。上消化道钡剂造影对直径1cm以上的息肉诊断阳性率较高，由于该项检查对操作水平要求较高，但可因钡剂涂布不佳、体位及时机不当、未服祛泡剂导致气泡过多等原因导致漏诊误诊。内镜与活组织病理学检查相结合是确诊胃息肉最常用的诊断方法。

内镜观察后应常规对病灶行组织病理学检查。活检取材部位应选择息肉头端高低不平、色泽改变、糜烂处。若存在溃疡，宜取溃疡边缘。需取得足够组织量以便病理制片，并充分考虑到取材偏倚及病灶内异型腺体不均匀分布。约半数息肉中，活检标本与整体切除标本的组织病理学不一致，故内镜完整切除有助于最终明确诊断。鉴于未经活检而直接切除的息肉可存在癌变风险，切除后可用钛夹标记创面，并密切随访病理结果及切端情况。

胃息肉的其他诊断方法包括变焦扩大内镜、超声内镜及胃增强CT。变焦扩大内镜可将常规内镜图像放大200倍，可清晰观察腺管开口及黏膜细微血管形态。胃病变的变焦扩大内镜分型有多种，其与病理学的相关性不如结肠黏膜凹窝分型。超声内镜在鉴别病变的组织学起源方面具有重要作用，应用30MHz的超声微探头可清晰显示胃壁9层不同的层次结构。从超声图像判断，胃上皮性息肉病变通常局限于上皮层与黏膜层，固有肌层总是完整连续，增强CT检查可发现较大的胃息肉，一定程度上可与胃壁内肿块、腔外压迫及恶性肿瘤相鉴别。

知识点22：胃息肉的胃镜检查　　副高：熟练掌握　正高：熟练掌握

胃镜直视下可清晰观察息肉的部位、数量、形态、大小、是否带蒂、表面形态及分叶情况、背景黏膜改变等特征。胃镜检查中使用活检钳试探病灶，可感知病变的质地。观察中需注意冲洗去附着的黏液、泡沫等，适当注气，充分暴露病变。判断息肉是否带蒂时，应更换观察角度、内镜注气舒展胃壁，反复确认。

知识点23：胃息肉的胃镜分型　　副高：熟练掌握　正高：熟练掌握

胃镜下可对息肉的形态进行分类，其中最常用的描述性术语是参照结肠息肉，根据是否带蒂分为广基（无蒂）、亚蒂和带蒂3类。

知识点24：胃息肉内镜下形态的山田分型　　副高：熟练掌握　正高：熟练掌握

山田将胃息肉分为四型，其中Ⅱ型和Ⅲ型介于广基与带蒂之间。①Ⅰ型：息肉的基底部平滑，与周围黏膜无明确分界（即广基息肉）。②Ⅱ型：息肉的隆起与基底部呈直角，分界明显。③Ⅲ型：息肉的基底部较顶部略小，与周围黏膜分界明显，形成亚蒂。④Ⅳ型：息肉的基底部明显小于顶部，形成明显的蒂部（即带蒂息肉）。

知识点25：胃息肉的中村分型　　副高：熟练掌握　正高：熟练掌握

中村结合了形态与组织学改变，将胃息肉分为3型：①Ⅰ型：此型最多见，多为腺瘤性息肉，直径一般小于2cm，多有蒂，亦可无蒂，胃窦多见。表面光滑或呈细颗粒状、乳头状或绒毛状。色泽与周围黏膜相同或呈暗红。②Ⅱ型：此型多见于胃窦体交界处。息肉顶部常呈发红，并有凹陷，由反复的黏膜缺损-修复而形成，合并早期胃癌的概率较高；③Ⅲ型：此型呈盘状隆起，形态类似0～Ⅱa型浅表胃肠肿瘤。

知识点26：内镜下胃息肉与黏膜下肿瘤的鉴别 副高：熟练掌握 正高：熟练掌握

内镜下观察到广基、境界不甚清晰的隆起灶时，需注意同黏膜下肿瘤相鉴别。表9-4列出了一些内镜下胃息肉与黏膜下肿瘤的鉴别要点。当鉴别存在困难时，宜行超声内镜检查。此外，可试行活组织检查，黏膜下肿瘤几乎不可能被常规活检取得，而仅表现为一些非特异性改变，如黏膜炎症等。少数情况下，需要同胃腔外压迫相鉴别。

表9-4 内镜下胃息肉与黏膜下肿瘤的鉴别要点

项 目	胃息肉	胃黏膜下肿瘤
形态	丘状、半球形、带蒂指状	丘状，半球形、球形。几乎不可能为长蒂、指状
高度	常较高	一般较低
大小	常较小	常较大
表面	平滑或粗糙	平滑
基底	有蒂或无蒂，境界通常较清	宽广，皱襞缓坡样，境界不甚清
桥形皱襞	有时可见	常见而典型

知识点27：桥形皱襞的概念 副高：熟练掌握 正高：熟练掌握

桥形皱襞是指胃黏膜皱襞在胃壁肿瘤顶部与周围正常组织之间的牵引改变，呈放射状，走向肿瘤时变细，是黏膜下肿瘤的典型特征。

知识点28：胃息肉与恶性肿瘤的鉴别 副高：熟练掌握 正高：熟练掌握

0-Ⅰ型、0-Ⅱa型早期胃癌可表现为息肉样、扁平隆起型改变，但肠型隆起型早期胃癌通常>1cm，表面多见凹凸不平、不规则小结节样，糜烂、出血或不规则微血管走行常见，活检钳触碰或内镜注气过程中易出血。弥漫型胃癌极少呈现为0-Ⅰ型和0-Ⅱa型。若内镜下观察到病灶周围的蚕食像及皱襞杵状膨大等改变，应高度怀疑为早期胃癌。全面、准确的活检病理是最佳鉴别方法。胃类癌多为1cm左右扁平隆起，一般不超过2cm，可多发，周围缓坡样隆起，中央时可见凹陷伴有发红的薄白苔，深取活检可获阳性结果。

知识点29：胃息肉与疣状胃炎的鉴别 副高：熟练掌握 正高：熟练掌握

疣状胃炎又称隆起糜烂型胃炎，是临床常见病，多发于胃窦及窦体交界，呈中央脐样凹陷的扁平隆起灶，胃窦黏膜背景可见有增生肥厚呈凹凸结节、萎缩、血管透见、壁内出血等炎症改变。较大的疣状灶需要通过活检鉴别。

知识点30：胃息肉的内镜切除方法　　副高：熟练掌握　正高：熟练掌握

胃息肉大多均可通过内镜切除而痊愈。切除方法包括活检钳咬除、热活检钳摘除、热探头灼除、网套后电外科切除、氩离子凝固术（APC）、激光及微波烧灼、尼龙圈套扎后圈套切除、黏膜切除术（EMR）、黏膜下剥离术（FSD）等多种。较小的息肉可选择前3种方法。圈套切除是较大息肉的最常用方法，并可与黏膜下注射、尼龙圈套扎等其他方法合用，切除后创面可用APC或热探头修整。EMR术适用于2cm以下扁平隆起病灶的完整切除，更大的病变完整切除则需要行ESD术，术前需于病变底部行黏膜下注射以便抬举病灶，常用的注射液有0.9%氯化钠溶液、1∶10000肾上腺素、50%葡萄糖、透明质酸钠、Glyceol（10%甘油果糖与5%果糖的氰化钠溶液）等，上述溶液中常加入色素以便于观察注射效果。有多种操作器械可进行EMR和ESD，具体使用因不同操作者喜好而定。

知识点31：胃息肉外科手术的适应证及术式　　副高：熟练掌握　正高：熟练掌握

可行外科手术的情况有：①内镜下高度疑及恶性肿瘤；②内镜下无法安全、彻底地切除病变；③息肉数量过多，恶变风险较高且无法逆转者；④创面出血不止，内科治疗无效者；⑤创面穿孔者。

外科术式可选择单纯胃部分切除术、胃大部切除术、胃癌根治术、腹腔镜下胃切除术等。

第七节　胃　　癌

知识点1：胃癌的病因　　副高：熟练掌握　正高：熟练掌握

胃癌的发生是多因素长期作用的结果。环境因素在胃癌的发生中居支配地位，而宿主因素居从属地位。幽门螺杆菌感染、饮食、吸烟及宿主的遗传易感性是影响胃癌发生的重要因素。

知识点2：癌基因的异常表达　　副高：熟练掌握　正高：熟练掌握

癌基因并非肿瘤所特有的，这类基因广泛存在于生物界中，从酵母到人的细胞里都存在着原癌基因。在正常细胞中癌基因可以有低水甲的表达，是细胞生长、分化和信息传递的正常基因。只有在其发生突变或异常表达时，才会导致肿瘤发生。胃癌的发生涉及ras、c-myc、met、c-erb-2、bcl-2、k-sam等多种癌基因，而且在不同阶段具有不同基因表达的改变，这些癌基因表达的改变影响着胃癌的生物学和临床特点。

知识点3：抑癌基因的失活　　副高：熟练掌握　正高：熟练掌握

胃黏膜正常上皮转化成癌是一个多步骤的过程，涉及多种癌基因、抑癌基因、生长因子及其受体、细胞黏附分子及DNA修复基因等的异常和积累。而抑癌基因是与癌基因的作用完全相反的一组基因，由于抑癌基因的失活或缺失，正常细胞就向恶性方向发展。因此，可以说肿瘤的形成和发展总是伴随着癌基因的激活和抑癌基因的失活这两种相关但又截然不同的变化。所以抑癌基因的研究，对于探索肿瘤的发病机制、寻找预防肿瘤和治疗肿瘤的新措施都具有重要的意义。与胃癌的发生发展有一定关系的抑癌基因有p53、APC、MCC、DCC、$p21^{WAF1}$、$p16^{INK4A}$和$p15^{INK4B}$等。

知识点4：胃癌相关基因表达的表观遗传修饰异常

副高：熟练掌握　正高：熟练掌握

表观遗传改变是指在细胞分裂过程中进行、非基因序列改变所致基因表达水平的变化，如DNA甲基化、组蛋白修饰以及染色质重建等，在基因表达调控中起重要作用。DNA甲基化是研究最多最深入的一种表观遗传机制，不仅在胚胎发育和细胞分化过程中起关键作用，而且在癌变过程中扮演重要角色。DNA甲基化通常发生在胞嘧啶和鸟嘌呤CpG二核苷酸的胞嘧啶残基上，多种基因的启动子区和第一外显子富含CpG，而CpG相对集中的区域称为CpG岛，生理情况下，CpG岛多为非甲基化。DNA甲基化参与细胞基因表达的调控，并与DNA构象的稳定、基因突变或缺失有关。基因组整体低甲基化以及特定区域（如启动子区）过甲基化，都将破坏基因组的正常甲基化模式，从而影响基因正常表达，最终导致癌变发生。

知识点5：癌基因的低甲基化

副高：熟练掌握　正高：熟练掌握

DNA甲基化是维持细胞遗传稳定性的重要因素之一，某些癌基因的甲基化水平降低或模式改变与癌基因的激活及细胞恶变有关。c-myc是一个多功能的癌基因，有转录因子活性，可启动细胞增殖、抑制细胞分化、调节细胞周期并参与细胞凋亡的调控。我们就胃癌组织中c-myc癌基因的甲基化状态进行了分析，结果表明c-myc启动子区低甲基化导致该基因过度表达，从而参与胃癌的发生。

知识点6：CpG岛甲基化致抑癌基因失活的机制

副高：熟练掌握　正高：熟练掌握

CpG岛甲基化致抑癌基因失活是细胞恶性转化的重要步骤。其机制可能为：①直接干扰特异转录因子和各种启动子识别位点的结合；②甲基化的DNA结合转录抑制因子引起基因沉默；③通过影响核小体的位置或与其染色体蛋白质相互作用而改变染色体的结构，介导转录抑制。

知识点7：与启动子区的高甲基化有关的抑癌基因

副高：熟练掌握　正高：熟练掌握

胃癌发生和发展中，以下抑癌基因的失活与其启动子区的高甲基化有关：p16基因、

APC基因、RUNX3基因、E-cad-herin基因、hMLH 1基因［导致微卫星不稳定（MSI）］。

知识点8：细胞凋亡与胃癌 副高：熟练掌握 正高：熟练掌握

细胞凋亡是胃肠道上皮细胞丢失的主要途径。胃肠道上皮细胞凋亡异常，便会导致胃肠疾病的发生。正常状态下，胃黏膜上皮细胞增殖缓慢，凋亡也缓慢，两者保持着动态平衡。胃黏膜上皮细胞的增殖与凋亡之间的动态平衡，维持着胃黏膜的正常生理功能，两者之间的平衡失调在胃癌的发生中起着重要的作用。因此，在研究胃癌的发生与发展时，应综合考虑细胞凋亡与增殖这一并存的矛盾。

知识点9：胃癌的病因 副高：熟练掌握 正高：熟练掌握

胃癌的发生是多因素长期作用的结果。我国胃癌发病率存在明显地区差异，环境因素在胃癌的发生中居支配地位，而宿主因素则居从属地位。有研究显示，幽门螺杆菌感染、饮食、吸烟及宿主的遗传易感性是影响胃癌发生的重要因素。

知识点10：胃癌的发生部位 副高：熟练掌握 正高：熟练掌握

胃窦癌发生率较高，其次为贲门癌。近几年贲门癌发生率有增长趋势。

知识点11：胃癌的TNM分期（美国癌症联合委员会，AJCC），第7版 副高：熟练掌握 正高：熟练掌握

表9-5 胃癌的TNM分期（美国癌症联合委员会，AJCC），第7版解剖学分期/预后分组

分 期	肿瘤浸润深度	淋巴结侵犯	转移性疾病
0期	Tis	N_0	M_0
ⅠA期	T_1	N_0	M_0
ⅠB期	T_2	N_0	M_0
	T_1	N_1	M_0
ⅡA期	T_3	N_0	M_0
	T_2	N_1	M_0
	T_1	N_2	M_0
ⅡB期	T_{4a}	N_0	M_0
	T_3	N_1	M_0
	T_2	N_2	M_0

续　表

分　期	肿瘤浸润深度	淋巴结侵犯	转移性疾病
ⅢA期	T_1	N_3	M_0
	T_{4a}	N_1	M_0
	T_3	N_2	M_0
	T_2	N_3	M_0
ⅢB期	T_{4b}	N_0	M_0
	T_{4b}	N_1	M_0
	T_{4a}	N_2	M_0
	T_3	N_3	M_0
ⅢC期	T_{4b}	N_2	M_0
	T_{4b}	N_3	M_0
	T_{4a}	N_3	M_0
Ⅳ期	任何T	任何N	M_1

知识点12：早期胃癌的大体类型　　副高：熟练掌握　正高：熟练掌握

早期胃癌按其大体形态，即癌灶与正常黏膜表面之间的凹凸程度分为以下几个类型：①Ⅰ型，隆起型：癌灶表面隆起，外观呈结节状或息肉状改变，基宽而无蒂，轮廓不规整。②Ⅱ型，表面型：癌灶表面没有明显隆起及凹陷，与周围黏膜差别不很大。该型又可分为3个亚型：Ⅱa型（表面隆起型）癌灶呈局限的无蒂扁平隆起，高度不超过黏膜厚度的2倍；Ⅱb型（表面平坦型）癌灶表面粗糙不平，与周围黏膜比较只具有色泽改变，苍白或发红，但无隆起及凹陷；Ⅱc型（表面凹陷型）较周围黏膜稍有凹陷，肉眼观察为浅糜烂或浅溃疡，边缘不规整，深度不超过黏膜厚度。③Ⅲ型，凹陷型：癌灶有明显凹陷，但黏膜溃疡深度不超过黏膜下层，周围皱襞有中断，边缘常有结节状隆起或增粗成杵状。

知识点13：进展期胃癌的大体形态　　副高：熟练掌握　正高：熟练掌握

胃癌突破黏膜下层累及肌层者即为进展期胃癌，也称中晚期胃癌。按照Borrmann分类，可分为以下四个类型：①Ⅰ型，息肉样型或蕈伞型：此型少见。向胃腔内生长形如菜花样隆起，中央可有糜烂与溃疡，呈息肉状，基底较宽，境界较清楚。②Ⅱ型，溃疡型：此型较多见，肿瘤有较大溃疡形成，边缘隆起明显而清楚，向周围浸润不明显。③Ⅲ型，溃疡浸润型：此型最多见。中心有较大溃疡，其边缘隆起，部分被浸润破坏，境界不清，癌组织在黏膜下的浸润范围超过肉眼所见的肿瘤边界，较早侵及浆膜或淋巴结转移。④Ⅳ型，弥漫浸润型：此型约占10%。弥漫性浸润生长，边界模糊。因夹杂纤维组织增生，致胃壁增厚而僵硬，又称“皮革胃”。

知识点14：早期胃癌的EUS分型

副高：熟练掌握 正高：熟练掌握

近年日本学者提出了早期胃癌的EUS分型，将T_1期的肿瘤分成两个亚型：T_{1m}（黏膜内癌，限于第一至第二层）和T_{1sm}（黏膜下层癌，不超过第三层）。这一分型对于胃癌的内镜下治疗很有指导意义。对于没有淋巴结转移的T_{1m}期胃癌行内镜黏膜切除术预后极佳，五年生存率与手术切除无显著差异。

知识点15：胃癌组织病理学分类

副高：熟练掌握 正高：熟练掌握

（1）2010年出版的第4版WHO胃肿瘤组织学分类中有关胃癌分类：腺癌包括乳头状腺癌、管状腺癌、黏液腺癌、差黏附性癌（即印戒细胞癌及其变异型）与混合型腺癌，腺鳞癌，伴淋巴样间质癌（即髓样癌），肝样腺癌，鳞状细胞癌和未分化癌。①管状腺癌：癌细胞构成大小不等的腺管或腺腔，分化良好。如向胃腔呈乳突状生长，称乳突状腺癌。②黏液腺癌：癌细胞产生的黏液在间质大量积聚，称胶质癌，如癌细胞充满大量黏液，将细胞核推向一侧，称为印戒细胞癌。③髓样癌：癌细胞大多不形成明显的管腔，星条索状或团块状，一般分化较差。

（2）根据癌细胞分化程度可分为高分化、中度分化和低分化三大类。

（3）Lauren分型系根据肿瘤起源将胃癌分为：①肠型胃癌：源于肠腺化生，肿瘤含管状腺体，多发生于胃的远端并伴有溃疡。②弥漫型胃癌：弥漫型胃癌波及范围较广，与肠腺化生无关，无腺体结构，多见于年轻患者。③混合型胃癌。④未定型胃癌。

（4）根据肿瘤生长方式将胃癌分为：①膨胀型：癌细胞间有黏附分子，以团块形生长，预后较好，相当于上述肠型。②浸润型：细胞以分散方式向纵深扩散，预后较差，相当于上述弥漫型。需要注意的是，同一肿瘤中两种生长方式可同时存在。

知识点16：早期胃癌的概念

副高：熟练掌握 正高：熟练掌握

早期胃癌（EGC）是指肿瘤仅浸润至胃黏膜层和黏膜下层而无论其大小或有无淋巴结转移及远处器官转移的胃癌，属胃癌的早期阶段，可分为黏膜癌（MC）和黏膜下癌（SMC）。

知识点17：胃癌的直接浸润蔓延

副高：熟练掌握 正高：熟练掌握

胃窦癌主要是通过浆膜下浸润的癌细胞越过幽门环或黏膜下的癌细胞通过淋巴管蔓延侵及十二指肠。贲门癌等近端癌则可直接扩展侵犯食管下端。胃癌也可直接蔓延至网膜、横结肠及肝和胰腺等。

知识点18：胃癌的淋巴结转移及血行转移

副高：熟练掌握 正高：熟练掌握

70%左右的胃癌转移（尤其是弥漫型胃癌更多）由淋巴结途径进行。癌细胞经过胃黏膜和黏膜下淋巴丛，转移至胃周淋巴结、主动脉旁淋巴结及腹腔动脉旁淋巴结。癌细胞也通过胸导管转移至左锁骨上淋巴结，当然，也有“跳跃式”转移。

胃癌的血行转移中，最容易受累的是肝和肺，另外是胰腺和骨骼及脑等。

知识点19：胃癌的癌前情况　　副高：熟练掌握　正高：熟练掌握

胃癌的癌前情况包括癌前疾病（即癌前状态）和癌前病变，前者是指与胃癌相关的胃良性疾病，有发生胃癌的危险性；后者是指较易转变为癌组织的病理学变化。近年，国外学者将上述的癌前疾病和癌前病变统归为广义的癌前病变，萎缩、肠化和异型增生均属于此。

（1）癌前疾病：①慢性萎缩性胃炎。②胃息肉：炎性息肉约占80%，直径多在2cm以下，癌变率低；腺瘤性息肉癌变的几率较高，特别是直径>2cm的广基息肉。③胃溃疡：癌变多从溃疡边缘发生，多因溃疡边缘的炎症、糜烂、再生及异型增生所致。④残胃炎：毕Ⅱ式胃切除术后，癌变常在术后10～15年发生。

（2）癌前病变：①异型增生：即不典型增生或上皮内瘤变，后者是WHO国际癌症研究协会推荐使用的术语。胃黏膜腺管结构及上皮细胞失去正常的状态出现异型性改变，组织学上介于良恶性之间。②肠上皮化生：部分学者认为肠上皮化生尤其是不完全型肠化容易导致细胞异型增生而发生癌变。

知识点20：胃癌的临床症状　　副高：熟练掌握　正高：熟练掌握

胃癌缺少特异性临床症状，早期胃癌常无症状。中晚期胃癌常见的症状有发热、食欲减退、消瘦、乏力、恶心、呕吐、上腹部不适或疼痛、呕血或黑粪、腹泻、便秘等。

知识点21：胃癌的临床体征　　副高：熟练掌握　正高：熟练掌握

早期胃癌常无明显体征，中晚期者可出现上腹深压痛，或伴轻度肌抵抗感。上腹部肿块约出现在1/3进展期胃癌患者，多质地较硬和不规则及压痛。另外，可出现一些肿瘤转移后体征，如肝大、黄疸、腹水、左锁骨上等处淋巴结肿大，其他当有胃癌伴癌综合征时，可有血栓性静脉炎和皮肌炎及黑棘皮病等相应体征。

知识点22：胃癌的并发症　　副高：熟练掌握　正高：熟练掌握

胃癌的主要并发症包括出血、穿孔、梗阻、胃肠癌瘘管和周围脓肿及粘连。

知识点23：胃癌的伴癌综合征　　副高：熟练掌握　正高：熟练掌握

某些胃癌可分泌激素和具有一定生理功能的物质，而引起一系列临床表现，即伴癌综合征。表现为皮肤改变、神经综合征和血栓-栓塞、类白血病表现、类癌综合征。

知识点24：胃癌的胃镜及腹腔镜检查 副高：熟练掌握 正高：熟练掌握

（1）胃镜检查：是确诊胃癌的必要检查手段，可确定肿瘤位置，获得组织标本以行病理检查。必要时可酌情选用色素内镜或放大内镜。对下列情况应及早和定期做胃镜检查：①40岁以上，特别是男性，近期出现消化不良、呕血或黑粪者；②慢性萎缩性胃炎伴胃酸缺乏，有肠化或异型增生者；③良性溃疡但胃酸缺乏者；④胃溃疡经正规治疗2个月无效；⑤X线发现大于2cm的胃息肉者；⑥胃切除术后10年以上者；⑦胃泌素G-17升高，胃蛋白酶原（PG）Ⅰ和PGⅠ/PGⅡ比值降低，可能系胃癌高危人群。

（2）腹腔镜检查：对怀疑腹膜转移或腹腔内播散的患者，可考虑腹腔镜检查。

知识点25：胃癌的超声胃镜检查 副高：熟练掌握 正高：熟练掌握

超声胃镜检查有助于评价胃癌浸润深度、判断胃周淋巴结转移状况，推荐用于胃癌的术前分期。对拟施行内镜下黏膜切除（EMR）、内镜下黏膜下层剥离（ESD）等微创手术者必须进行此项检查。

知识点26：胃癌的实验室检查 副高：熟练掌握 正高：熟练掌握

实验室检查常见缺铁性贫血，系长期慢性失血所致。或可见巨幼红细胞性贫血。偶有微血管病变引起的溶血性贫血。肝功能异常提示可能有肝转移。粪便潜血实验常呈持续阳性，有辅助诊断意义。肿瘤血清学检查可能出现异常，但对诊断胃癌的意义有限；或许对于监测病情进展与复发、评估预后有一定的帮助。

知识点27：早期胃癌的X线表现 副高：熟练掌握 正高：熟练掌握

气钡双重对比造影可发现小充盈缺损，提示隆起型早期胃癌可能，其特点是表面不规整、基底部宽。而对于浅表型者，可发现颗粒装增生或部分见小片钡剂积聚胃壁可较僵硬。凹陷型者可见浅龛影，底部毛糙不平。

知识点28：进行期胃癌的X线表现 副高：熟练掌握 正高：熟练掌握

（1）BorrmannⅠ型：充盈缺损为主，薄层对比法可观察隆起灶基底部的形态和估计隆起的高度方面有较大的作用。

（2）BorrmannⅡ型：当癌肿较小时，癌性溃疡与环堤都相对较为规则。随着癌肿的生长，环堤增宽，溃疡加深，环堤的内缘呈结节状，龛影的形态变得不规则，形成了“指压迹”和“裂隙征”。溃疡底多呈不规则的结节状，凹凸不平。环堤的外缘多清晰锐利，与周围胃壁分界清楚。

（3）Borrmann Ⅲ型：本型充盈像为主要表现。胃腔狭窄、胃角变形、边缘异常和小弯缩短。胃窦部者显示胃窦僵硬、胃腔狭窄；位于胃体小弯者则表现为大弯侧的切迹、B形胃或砂钟胃等；位于贲门部的癌，除贲门狭窄变形外，还可表现为胃底穹隆部的缩窄。当癌肿累及胃角部时，可出现胃角的轻度变形、胃角开大甚或胃角消失，常伴有胃壁边缘的不光滑或充盈缺损。小弯与大弯胃壁边缘的异常，可由癌肿直接侵袭或间接牵拉所致，主要表现为胃壁的僵直、边缘不光滑以及充盈缺损。

（4）Borrmann Ⅳ型：胃腔狭窄、胃壁僵硬可呈直线状、阶梯状或不规则状、蠕动消失、黏膜异常。

知识点29：胃癌的CT诊断　　副高：熟练掌握　正高：熟练掌握

（1）胃癌的基本征象：主要表现为胃壁增厚（可为局限性或弥漫性）、腔内肿块［可为孤立隆起、溃疡（胃癌形成腔内溃疡）、环堤（外缘可锐利或不清楚）］和胃腔狭窄。

（2）胃癌的转移征象：观察胃癌腹腔或肺部转移是CT的主要作用之一，可分析淋巴结大小、形态，也可研究浆膜及邻近器官受侵情况。

知识点30：胃癌的磁共振（MRI）检查　　副高：熟练掌握　正高：熟练掌握

推荐对CT造影剂过敏者或其他影像学检查怀疑转移者使用MRI检查。MRI有助于判断腹膜转移状态，可酌情使用。

知识点31：胃癌的上消化道造影　　副高：熟练掌握　正高：熟练掌握

上消化道造影有助于判断胃癌患者胃原发病灶的范围及功能状态，特别是气钡双重对比造影检查是诊断胃癌的常用影像学方法之一。对疑有幽门梗阻的患者建议使用水溶性造影剂。

知识点32：胃癌的诊断和鉴别诊断　　副高：熟练掌握　正高：熟练掌握

结合患者的临床表现、内镜及组织病理学、影像学检查等进行胃癌的诊断。鉴别诊断有以下几点。

（1）良性疾病：胃溃疡、胃息肉（胃腺瘤或腺瘤性息肉）、胃巨大皱襞症、肥厚性胃炎、疣状胃炎、胃黏膜皱襞脱垂、胃底静脉瘤、肉芽肿等良性病变。

（2）胃部其他恶性肿瘤：胃恶性淋巴瘤、胃间质瘤、胃神经内分泌肿瘤等。有肝转移者需与原发性肝癌相鉴别。

知识点33：早期胃癌且无淋巴结转移证据患者的治疗

副高：熟练掌握 正高：熟练掌握

早期胃癌且无淋巴结转移证据，可根据肿瘤侵犯深度，考虑内镜下治疗（EMR、ESD：高分化或中分化，无溃疡，直径小于2cm，无淋巴结转移的黏膜下或黏膜内癌）或手术治疗，术后无需辅助放疗或化疗。

知识点34：胃癌内镜治疗的适应证

副高：熟练掌握 正高：熟练掌握

内镜治疗的适应证主要是早期胃癌。主要有：①黏膜癌或仅小范围侵入黏膜下层者；②直径≤2cm者；③隆起型或凹陷型而无溃疡形成、无黏膜皱襞聚集者；④高分化型者；⑤对已不能手术治疗的进展期胃癌，为了缓解狭窄、出血等症状，可采用内镜下姑息治疗，如激光、微波、局部注射抗肿瘤药物及免疫增强剂等。对贲门部肿瘤造成梗阻者，可在内镜下放置支架，重建通道。

知识点35：内镜治疗早期胃癌的方法

副高：熟练掌握 正高：熟练掌握

内镜治疗早期胃癌的方法主要有：①剥离活检法：先在癌灶底部注射生理盐水或50%葡萄糖溶液，使病灶（包括凹陷的Ⅱc型病灶）隆起，然后行电凝切除。②内镜双套息肉样切除术：应用双管道内镜，首先用活检钳提起病灶，将圈套器套住病灶底部然后做电凝切割，亦可使用双圈套阀套切。③早期胃癌局部高渗盐水及肾上腺素注射下内镜根治术，应用高频电刀将预定切除病灶外周0.5～1.0cm处做点状切口，病灶黏膜下层内注射高渗盐水及肾上腺素（50%葡萄糖溶液40ml＋0.1mg肾上腺素，或3.7%氯化钠溶液40ml＋0.1mg肾上腺素），注射量约30ml，高频电刀沿病灶周围原点状切开处做环周切开（至黏膜下层），应用抓钳提起整个病灶。④其他方法：微波凝固治疗、Nd-YAG激光、纯酒精注射等。

知识点36：局部进展期胃癌或伴有淋巴结转移的早期胃癌患者的治疗

副高：熟练掌握 正高：熟练掌握

局部进展期胃癌或伴有淋巴结转移的早期胃癌，应当采取以手术为主的综合治疗。根据肿瘤侵犯深度及是否伴有淋巴结转移，可考虑直接行根治性手术或术前先行辅助化疗，再考虑根治性手术。成功实施根治性手术的局部进展期胃癌，需根据术后病理分期决定辅助治疗方案（辅助化疗，必要时考虑辅助化、放疗）。

知识点37：复发或转移性胃癌患者的治疗

副高：熟练掌握 正高：熟练掌握

复发或转移性胃癌应当采取以药物治疗为主的综合治疗手段，在恰当的时机给予姑息性手术（姑息性切除术、胃空肠吻合术等）、放射治疗、介入治疗、射频治疗等局部治疗，同时也应当积极给予镇痛、支架置入、营养支持等最佳支持治疗。

知识点38：早期胃癌的治疗 副高：熟练掌握 正高：熟练掌握

早期胃癌的治疗包括外科剖腹行胃癌根治术和内镜下胃癌切除术，根据肿瘤浸润的深度或有无淋巴结转移还可辅以化学药物治疗、免疫治疗和中医中药治疗。其中内镜下治疗的发展很快，已逐渐成为早期胃癌的首选和主要治疗方式。

知识点39：胃癌常用的化学治疗方案（表9-6） 副高：熟练掌握 正高：熟练掌握

表9-6 胃癌常用的化学治疗方案

方 案	药物及用法	疗 程	有效率（%）
MF	MMC，6～8mg，静脉滴注，1次/周 FT-207，200mg，3次/天，口服	6周	35
FAM	5-FU，400～600mg/m^2，静脉滴注，1次/周 MMC，10mg/m^2，静脉滴注，1次/周 ADM，30～40mg/m^2，静脉滴注，第一、四周各1次	6～8周	60
FAMeC	FAM中MMC用MeCCNU替代 125mg/m^2，1次/天，口服	6～8周	60
EAP	VP-16，120mg/m^2，静脉滴注，第四、五、六天 ADM，20mg/m^2，静脉滴注，第一、七天 DDP，40mg/m^2，静脉滴注，第二、八天	8天 1个月后重复1次	57 （15%肿瘤消失）
UFTM	UFT，2～3片，3次/天，口服 MMC，5mg/m^2，静脉滴注，1次/周	6周	64

知识点40：胃癌并发症的诊断和治疗 副高：熟练掌握 正高：熟练掌握

胃癌的并发症主要有出血、梗阻及转移。依靠病史、体格检查和粪便潜血试验和腹部平片等影像检查可诊断。出血治疗包括内镜下止血、应用补液止血和支持治疗。当系器质性梗阻，必要时可考虑姑息手术治疗。

知识点41：胃癌的预防 副高：熟练掌握 正高：熟练掌握

胃癌的预防措施可分为三级（表9-7）。

表9-7 胃癌的预防措施

预防级别	预防名称	预防内容
一级预防	病因预防	针对致病因子采取的措施，也是预防疾病发生的根本措施。①积极治疗癌前病变；②饮食预防：不吃或少吃熏制、油炸、烟熏、烘烤、霉变食物，避免吃富含硝酸盐和亚硝酸盐的食物，提倡低盐饮食，多吃新鲜蔬菜、水果和蛋白质丰富的食物，饮食规律、不暴饮暴食，少或不吸烟，不饮烈性酒；③抗Hp治疗；④化学预防：目前研究主要针对补充微营养素（如维生素C、叶酸和硒制剂等）对胃癌的预防
二级预防	早诊早治	早发现、早诊断、早治疗，目前进行较多的是高危人群的筛选
三级预防	综合防治	对症治疗、避免复发和防止疾病发展，提高中、晚期胃癌患者的生存率和生活质量

知识点42：胃癌患者的随访 副高：熟练掌握 正高：熟练掌握

胃癌患者的随访频率为治疗后3年内每3～6个月一次，3～5年每6个月一次，5年后每年一次。内镜检查每年一次。对全胃切除术后，发生大细胞性贫血者，应当补充维生素B_{12}和叶酸。

第八节 胃肠道淋巴瘤

知识点1：恶性淋巴瘤的概念和类别 副高：熟练掌握 正高：熟练掌握

恶性淋巴瘤（简称淋巴瘤）是原发于淋巴结和/或淋巴结外组织、器官的恶性肿瘤。可分为霍奇金淋巴瘤（HL）和非霍奇金淋巴瘤（NHL）两大类。HL源于B淋巴细胞，组织病理学上有特征性的RS细胞；NHL可来源于不同发育或分化阶段的淋巴细胞，包括B淋巴细胞、T淋巴细胞和NK细胞。

知识点2：淋巴瘤的病因 副高：熟练掌握 正高：熟练掌握

淋巴瘤的病因推测可能是在内因和外因的共同作用下，处于不同阶段的免疫活性细胞被转化或机体的调控机制被扰乱而导致淋巴细胞的异常分化和增殖。已经发现的病因包括以下几个方面。

（1）染色体异常：90%以上淋巴瘤可出现染色体异常，包括染色体易位、倒位、插入、缺失、突变和染色体数目的异常。染色体的易位或癌基因的激活可以是原发性的，获得性病毒感染也可导致基因表达异常，导致淋巴瘤的发生。

（2）病毒感染：病毒感染，特别是在机体免疫力低下的情况下，可引起宿主细胞分化和凋亡的改变，产生异常增生的克隆，引发淋巴瘤。

（3）细菌感染：黏膜相关组织（MALT）淋巴瘤的发生和幽门螺杆菌（Hp）感染有关。MALT淋巴瘤最常发生于胃，正常的胃黏膜无淋巴组织，Hp感染可导致淋巴样组织在胃黏膜内累积，黏膜内出现B淋巴滤泡，并常有淋巴上皮灶形成。胃黏膜内出现淋巴样滤泡被认为是Hp感染的特征。获得性胃淋巴样组织往往伴有淋巴上皮，据此可将其判定为黏膜相关组织，即MALT。

（4）物理、化学因素：长期或大剂量接受辐射能增加胃肠道淋巴瘤的发病率。接触烷化剂、多环芳羟类化合物、芳香胺类化合物等也与淋巴瘤的发生有关。

（5）免疫系统异常：当机体的免疫系统存在先天缺陷或受到损伤时，肿瘤的发生率明显升高。在原发性免疫缺陷患者和移植后发生肿瘤的患者中，NHL均占全部肿瘤的1/3。在美国，NHL的发病率上升可部分归咎于HIV感染流行和获得性免疫缺陷综合征相关淋巴瘤的增多有关。

知识点3：美国国家综合癌症网对NHL的分型　　副高：熟练掌握　正高：熟练掌握

美国国家综合癌症网（NCCN）在NHL临床实践指南中（www.nccn.org）根据疾病的进展情况将NHL最常见的亚型分为惰性、侵袭性和高度侵袭性淋巴瘤三类。

知识点4：在B细胞淋巴瘤中，惰性淋巴瘤的分类　　副高：熟练掌握　正高：熟练掌握

在B细胞淋巴瘤中，惰性淋巴瘤包括慢性淋巴细胞白血病或小淋巴细胞淋巴瘤、滤泡性淋巴瘤、边缘区淋巴瘤、MALT淋巴瘤、脾边缘区B细胞淋巴瘤、淋巴结边缘区B细胞淋巴瘤。

知识点5：在B细胞淋巴瘤中，侵袭性淋巴瘤的分类　　副高：熟练掌握　正高：熟练掌握

在B细胞淋巴瘤中，侵袭性淋巴瘤包括：弥漫性大B细胞淋巴瘤、套细胞淋巴瘤；高度侵袭性淋巴瘤包括：伯基特淋巴瘤、淋巴母细胞淋巴瘤、AIDS相关性B细胞淋巴瘤。

知识点6：胃肠道的淋巴瘤病理类型　　副高：熟练掌握　正高：熟练掌握

胃肠道最常见的淋巴瘤病理类型是B细胞来源的弥漫大细胞淋巴瘤（DLBLC），其次为MALT淋巴瘤，少见类型有肠病型T细胞淋巴瘤、滤泡性淋巴瘤、套细胞淋巴瘤，以及高度侵袭性的伯基特淋巴瘤、淋巴母细胞淋巴瘤等。

知识点7：MALT淋巴瘤的组织特征　　副高：熟练掌握　正高：熟练掌握

MALT淋巴瘤是低度恶性的结外淋巴瘤中的一种独特类型，其细胞起源是B细胞。MALT在组织学上包括Peyer淋巴小结、固有层、上皮内淋巴细胞和系膜淋巴结4个部分，其组织结构具有一定的特征，在胃MALT淋巴瘤中能见到这四种经典的结构。胃MALT淋

巴瘤可发生在胃的任何部位，胃窦最为常见。大体上为较浅的浸润性病变，可见一个或多个溃疡。低度恶性的胃MALT淋巴瘤在Peyer淋巴小结边缘带区域可以看到淋巴瘤浸润的反应滤泡，弥漫地播散到周围的黏膜中；低度恶性MALT淋巴瘤的一个重要特征是出现淋巴上皮细胞损伤，表现为淋巴瘤细胞聚集，侵犯每一个腺体；部分（1/3）胃MALT淋巴瘤在诊断时存在着向高度恶性的转化，p53突变和Bcl-2重排与恶性转化有关。在高度恶性胃淋巴瘤中仔细检查可以发现典型的孤立的低度恶性胃MALT淋巴瘤病灶。

MALT淋巴瘤的B细胞可表达表面和胞质免疫球蛋白，通常为IgM型。细胞通常是CD5和CD10，常表达CD21和CD35。60%低度恶性胃MALT淋巴瘤的3号染色体呈现3倍体，t（11；18）是胃MALT淋巴瘤患者中最常见的遗传学异常，它与胃MALT淋巴瘤患者的播散性疾病和抗生素耐药有关。

知识点8：原发性胃肠道淋巴瘤的一般临床表现 副高：熟练掌握 正高：熟练掌握

（1）腹痛：是胃肠道淋巴瘤的常见症状，胃淋巴瘤患者腹痛可能与进食有关，症状多呈逐渐加重。

（2）腹部包块：部分患者因发现腹部包块或出现肠梗阻就诊，常伴有腹痛。

（3）腹泻与营养不良：多数胃肠道淋巴瘤患者可出现不同程度腹泻，小肠受累时吸收不良尤为明显，可为脂肪泻，部分患者可以吸收不良为首发和主要表现。很少出现黏液脓血便。

（4）出血、肠穿孔：消化道出血可表现为粪便隐血或显性出血，大出血多发生于疾病迅速进展患者，保守治疗效果差。穿孔是淋巴瘤患者危重并发症之一。

知识点9：胃淋巴瘤的临床表现 副高：熟练掌握 正高：熟练掌握

胃淋巴瘤患者相对较年轻，患者常因上腹疼痛、消化不良、贫血等症状就诊，这些症状并无特殊性。体格检查可发现上腹部包块。患者可有粪便潜血、贫血。

知识点10：食管淋巴瘤的临床表现 副高：熟练掌握 正高：熟练掌握

食管淋巴瘤的症状与食管癌患者难以鉴别，主要表现为进行性吞咽困难。食管淋巴瘤罕见，患者多较年轻，进展快。

知识点11：小肠淋巴瘤的临床表现 副高：熟练掌握 正高：熟练掌握

小肠淋巴瘤较为局限，患者最常见的表现为腹部发作性绞痛和活动的腹部包块，部分患者可出现进行性不全肠梗阻；患者可有腹泻、吸收不良、贫血等表现，很少有发热、皮肤瘙痒等表现。可有免疫球蛋白重链异常。

知识点12：结直肠淋巴瘤的临床表现　　副高：熟练掌握　正高：熟练掌握

结直肠淋巴瘤较为少见，好发于右半结肠，表现为腹胀、腹痛、腹泻、低位肠梗阻、便血以及体重下降，症状与结肠癌难以区别。

知识点13：胃淋巴瘤的内镜检查　　副高：熟练掌握　正高：熟练掌握

（1）胃镜检查是诊断胃淋巴瘤最常用的方法，肿瘤常发生在胃窦部。胃镜下常为弥漫浸润型病变，胃壁增厚，胃腔狭窄，皱襞粗大，充气胃壁扩张性差，病变组织脆，易出血，胃镜下所见与进展期胃癌Ⅳ型类似。胃淋巴瘤也可为结节型病变，或较浅的浸润性病变，多发或单发，表面可见一个或多个溃疡，溃疡大而深。对内镜下怀疑淋巴瘤的病灶，建议多点深取活检，甚至取大块活检，以提高活检阳性率。

（2）超声内镜可以了解胃壁受累的深度和周围淋巴结情况，可作为常规内镜检查的补充。

（3）细针穿刺（FNA）活检在恶性肿瘤的鉴别诊断中已经广泛应用，但在淋巴瘤诊断中的作用仍有争议。

（4）结肠镜检查和活检对结直肠淋巴瘤的诊断有重要意义。

（5）对高度怀疑小肠淋巴瘤的患者情况允许，可争取小肠镜检查、活检，小肠淋巴瘤可为弥漫型或局灶型，表现为肠壁增厚变硬，黏膜多发结节隆起，或形成肿块，肿块表面伴溃疡，或造成肠腔狭窄；淋巴瘤也可表现为单一或多发溃疡，溃疡底部硬，边缘隆起，有浸润感。小肠镜下活检阳性率不高，特别是对浸润性病变。

知识点14：胃淋巴瘤的X线表现　　副高：熟练掌握　正高：熟练掌握

胃淋巴瘤的X线表现：①胃黏膜不规则增粗，但无明显破坏；②单发或多发的结节、肿块，表面可有溃疡形成，溃疡周围围堤常较光整；③浸润性病变，类似“皮革胃”，但仍有一定的扩张度。

知识点15：小肠淋巴瘤在气钡双重造影中的表现　　副高：熟练掌握　正高：熟练掌握

在气钡双重造影中小肠淋巴瘤表现为局限性或广泛性病变，呈单发或多发结节充盈缺损、浸润性改变、息肉样型病变、腔内外肿块形成或肠系膜受侵犯等类型，也可表现吸收不良的X线征象，或出现肠套叠。

知识点16：胃肠道淋巴瘤建议的治疗原则　　副高：熟练掌握　正高：熟练掌握

（1）惰性淋巴瘤　①Ⅰ、Ⅱ期：手术，或放疗＋化疗，或化疗＋局部放疗（某些胃MALT淋巴瘤可首选抗Hp）；②Ⅲ、Ⅳ期：无治疗指征，观察与等待；有治疗指征：化疗±

局部放疗。

（2）侵袭性淋巴瘤 ①Ⅰ、Ⅱ期：手术后化疗±利妥昔单抗±放疗，或化疗±利妥昔单抗±放疗；②Ⅲ、Ⅳ期：化疗±利妥昔单抗±局部放疗。

（3）高度侵袭性淋巴瘤 各期均以化疗±美罗华为主。

知识点17：惰性淋巴瘤的治疗指征 副高：熟练掌握 正高：熟练掌握

惰性淋巴瘤的治疗指征：胃肠道出血、肿瘤负荷高、有症状、疾病持续进展、危及各脏器功能、患者有治疗意愿。

知识点18：胃MALT淋巴瘤的抗Hp治疗 副高：熟练掌握 正高：熟练掌握

对于伴Hp感染的胃MALT淋巴瘤，应进行抗Hp治疗。Hp根除治疗后，肿瘤的缓解可能是缓慢的，如果患者未出现临床表现的恶化，可在治疗后3个月复查内镜加活检，再次进行分期。对Hp感染根除、仍存在淋巴瘤者，如有症状，或疾病明显进展，则行放疗；如无症状，可观察3个月，最早在观察3个月后考虑局部放疗，最长观察时间可至18个月。对Hp未根除者，如淋巴瘤消退或稳定，可考虑二线抗Hp治疗。对存在t（11；18）、t（1；14）、t（14；18）（q32；q21）的患者，抗Hp治疗可能无效，应首先考虑其他治疗。10%～40%胃MALT淋巴瘤不伴有Hp感染，对病变侵及肌层或累及邻近器官者，首选局部放疗。

知识点19：胃肠道淋巴瘤的手术治疗指征 副高：熟练掌握 正高：熟练掌握

手术在胃肠道淋巴瘤治疗中具有重要地位。手术治疗指征包括：①病变局限，先切除病变肠段，可提高对后续放化疗的耐受性；②出现出血、穿孔、肠梗阻等需要手术处理的并发症；③怀疑肠道淋巴瘤，难以取得病理诊断证据，可通过剖腹探查，切除病变同时取得病理确诊。

知识点20：胃肠道淋巴瘤的化学治疗 副高：熟练掌握 正高：熟练掌握

淋巴瘤属于对化疗敏感的肿瘤，对早期病例，可采取术后化疗，以减少远处复发，延长生存期；对部分早期病例，化疗结合放疗有可能替代手术，起到保留器官的作用。对晚期淋巴瘤或生长迅速的高度侵袭性淋巴瘤，应首选化疗，控制病情后再考虑放疗或手术。

胃肠道出血、穿孔是化疗常见的并发症，发病率约5%，主要是肿瘤组织对化疗敏感，治疗中瘤体消退太快，正常组织来不及修复所致。

知识点21：胃肠道淋巴瘤的放射治疗 副高：熟练掌握 正高：熟练掌握

放疗是淋巴瘤重要的局部治疗手段，适用于各期惰性淋巴瘤的治疗，也可作为化疗失败的补救治疗。放疗与全身化疗配合，可使部分胃肠道淋巴瘤的患者获得根治。照射技术的选择有助于减少放疗反应，包括急性胃肠道反应、出血、穿孔等。

第九节　胃　异　物

知识点1：外源性异物的概念　　副高：熟练掌握　正高：熟练掌握

外源性异物是指不能被消化的异物被有意或无意吞服，并滞留在胃内的异物，如食具、玩具、义齿、纽扣、戒指等。

知识点2：内源性异物的概念　　副高：熟练掌握　正高：熟练掌握

内源性异物是指在体内逐渐形成的不能通过消化道自身排除的异物，也称胃石。依据胃石的核心成分，可分为植物性胃石、毛发性胃石、混合型胃石。

知识点3：胃异物的原因　　副高：熟练掌握　正高：熟练掌握

外源性异物绝大多数是误咽下去的。植物性胃石的形成多见于进食生柿、黑枣、瓜子、果核等；毛发性胃石多见于有异食癖的女性和儿童，有咬嚼、咽下头发、毛线的习惯，吞食的毛发和食物残渣及胃液沉淀物形成胃石。

知识点4：胃异物的临床表现诊断　　副高：熟练掌握　正高：熟练掌握

外源性异物患者有吞服异物史。小而光滑的异物可无症状，也可有上腹不适、饱胀、隐痛、恶心、呕吐和口臭等。锐利的异物可损伤消化道黏膜，引起出血、穿孔，出现腹膜炎症状及体征。大异物可并发幽门梗阻。有毒重金属异物可引起中毒症状。胃石患者多有上腹痛、饱胀、嗳气、出血、穿孔等溃疡症状。体格检查上腹压痛阳性，大异物上腹可触及移动性肿物。

知识点5：胃异物的特殊检查　　副高：熟练掌握　正高：熟练掌握

金属类异物在X线下可显现，非金属类异物在上消化道气钡双重造影中可见与胃壁不相连、可移动的异物。内镜检查不仅可以观察到结块和异物，还可取出异物或钳取结块成分进行分析。

知识点6：胃异物的诊断要点　　副高：熟练掌握　正高：熟练掌握

通过详细询问病史、上腹部扪及移动性肿物可确诊。不透光的异物可通过透视或摄片证实，必要时可用胃镜辅助诊断。

知识点7：胃异物的治疗

副高：熟练掌握 正高：熟练掌握

应根据异物的特点区别对待。小而光滑的外源性异物，估计能自行排出且对患者不会引起严重危害的，可先口服润肠剂（液状石蜡、蓖麻油等）待其自行排出，若无法排除，择期内镜取出。直径超过2cm以及有毒的异物，在确定没有穿孔的情况下，都应行紧急内镜检查，并积极钳取。事先切忌吞入大量纤维素类食物，也不要吞钡检查，以免增加取出异物的难度。当异物直径＞2.5cm或长度＞20cm且形状不规则时，内镜取出有一定困难，可手术取出。对小的植物性、动物性胃内结石，可先口服药物如α-糜蛋白酶、胰酶片、食醋等溶解，如药物治疗无效，再择期内镜取出。排出胃内异物，一般禁用催吐剂与泻药。吞入异物或胃石过大，经内科治疗无效或发生穿孔、幽门梗阻等并发症者，可采取腹部手术探查取出。

第十章　肠道疾病

第一节　克罗恩病

知识点1：克罗恩病的概念　　副高：熟练掌握　正高：熟练掌握

克罗恩病（Crohn disease，CD）是一种病因未明、主要累及末端回肠和邻近结肠的慢性炎症性肉芽肿性疾病，整个消化道均可累及，常表现为消化道管壁全层性炎症，呈节段性或区域性分布。

知识点2：克罗恩病的病因　　副高：熟练掌握　正高：熟练掌握

克罗恩病的病因未完全明了，可能与下列因素有关：①感染：该病肠组织中发现副结核分枝杆菌，此菌感染可能与诱导复发有关，本病与病毒及衣原体感染无关。②免疫：该病患者体液免疫和细胞免疫均异常，出现肠外损害，如关节炎、虹膜睫状体炎等，用激素治疗后症状缓解，说明可能是自身免疫性疾病，但确切机制有待阐明。③遗传：约1/3患者有阳性家族史。

其致病机制可能是感染、饮食等环境因素作用于遗传易感人群的肠黏膜，引起机体的自身免疫反应所致。

知识点3：克罗恩病与遗传因素有关的证据　　副高：熟练掌握　正高：熟练掌握

克罗恩病与遗传因素有关的证据有：①单合子双胞胎之间患克罗恩病的一致性较双合子双胞胎患此病的一致性明显升高；②克罗恩病患者配偶双方同时患病的可能性很低；③本病有家族聚集性，已发现三代人均患有克罗恩病；④克罗恩病的发生多与遗传特征的抗组织相容性抗原（HLA）的HLA-DR4有关。

知识点4：克罗恩病与免疫机制有关的理由　　副高：熟练掌握　正高：熟练掌握

克罗恩病的发病和免疫反应有关，理由是：①本病主要病理发现是肉芽肿，这是迟发型变态反应所常见的组织学变化；②在组织培养中，患者的循环淋巴细胞对自体或同种结肠上皮细胞有细胞毒作用；③约半数患者血清中发现抗结肠上皮细胞抗体或出现循环免疫复合物；④已有人在细胞培养中证实正常人的肠上皮细胞主要刺激T5细胞增殖，而克罗恩病肠上皮细胞则可使Th细胞增殖，认为这可能是本病发生异常免疫反应的因素之一；⑤本病常出现肠外损害，如关节炎、虹膜睫状体炎等，且经肾上腺皮质激素治疗能使病情缓解，说明本病可能是自身免疫性疾病。

知识点5：克罗恩病的病理

副高：熟练掌握 正高：熟练掌握

克罗恩病的病变主要发生在末端回肠与邻近结肠，受累肠段的病变分布呈节段性，和正常肠段分界清楚。

病变早期，黏膜充血、水肿，浆膜有纤维素性渗出物，肠系膜淋巴结肿大，组织学可见全壁性炎症，肠壁各层水肿，以黏膜下最明显，有炎细胞浸润、淋巴管内皮细胞增生和淋巴管扩张。

病变进展期呈全壁性肠炎。肠黏膜面有许多裂隙状纵行溃疡，可深达肌层，并融合成窦道。由于黏膜下层水肿与炎细胞浸润，使黏膜隆起呈“鹅卵石”状。肠壁和肠系膜淋巴结可见非干酪性肉芽肿。由于慢性炎症使肠壁增厚，管腔狭窄，可形成环形或长管状狭窄。溃疡可穿孔引起局部脓肿，或穿透至其他肠段、器官、腹壁而形成内、外瘘。

知识点6：诊断克罗恩病的显微镜下特征

副高：熟练掌握 正高：熟练掌握

局灶（不连续）慢性（淋巴细胞和浆细胞）炎症和斑片状慢性炎症，局灶隐窝不规则（不连续的隐窝扭曲），以及非干酪样肉芽肿（与隐窝损伤无关）一般被认为是诊断CD的显微镜下特征。

知识点7：外科标本诊断克罗恩病的肉眼特征和显微镜下特征

副高：熟练掌握 正高：熟练掌握

表10-1 外科标本诊断CD的肉眼特征和显微镜下特征

肉眼特征	显微镜下特征
回肠病变*	透壁性炎症*
典型者直肠未受累及	炎症呈聚集性，淋巴样增生呈透壁性*
融合的深在线状溃疡，阿弗他溃疡	黏膜下层增厚（由于纤维化而增宽）
深在裂隙	裂隙
瘘管	结节样肉芽肿（包括淋巴结肉芽肿）*
脂肪环绕包裹肠管*	脑神经系统异常（黏膜下神经纤维增生和神经节炎）*
跳跃性病变（节段性病变）	上皮-黏液层相对完整（杯状细胞正常）
鹅卵石征	
肠壁增厚*	
肠管狭窄	

注：与没有*相比，有*对诊断CD有特征性鉴别意义

知识点8：克罗恩病的临床症状　　副高：熟练掌握　正高：熟练掌握

（1）腹痛：CD患者腹痛一般为中等度腹部痉挛性疼痛，部位以右下腹多见，与末端回肠病变有关，其次为脐周或全腹痛。

（2）腹泻：常为超过6周的慢性腹泻，粪便一般为糊状或水样便，无脓血或黏液。腹泻主要由病变肠段炎症渗出、蠕动增加及继发性吸收不良所引起。

（3）便血：仅40%～50%CD患者可能出现血便，明显低于溃疡性结肠炎出现血便的频率，且便血量一般较少。

（4）腹部包块：部分CD患者可能出现腹部包块，以右下腹和脐周多见，肠粘连、肠壁和肠系膜增厚、肠系膜淋巴结肿大、内瘘或者腹内脓肿为网膜所包裹等均可引起腹块。

（5）发热：CD活动性肠道炎症、组织破坏后毒素吸收及继发感染等均能引起发热。1/3 CD患者表现为间歇性低热或中等度发热。

（6）营养不良：营养不良的CD患者可表现为消瘦、贫血、低白蛋白血症、维生素缺乏、电解质紊乱等，可由食欲减退、慢性腹泻、肠道吸收障碍或消耗过多所引起。

知识点9：克罗恩病的体征　　副高：熟练掌握　正高：熟练掌握

查体特别注意一般生命体征（心率、血压）、营养状态（身高、体重、体重指数）、腹部检查（压痛、有无腹部包块、瘘管等）、肛周检查（有无肛周皮赘、包块、脓肿、溃疡、瘘管等）、直肠指诊及注意有无肠外表现（口、皮肤，关节、眼）。

（1）瘘管形成：瘘管是CD的特征性临床表现。因透壁性炎性病变穿透肠壁全程至肠外组织或空腔脏器而成，分内瘘和外瘘2种。前者多通向其他肠段，后者多通向阴道、膀胱、腹壁或肛周皮肤。14%～26% CD患者会在其病程中出现各种瘘管，其中肛周瘘管占50%以上，肠段之间瘘管约占25%，直肠阴道瘘约占10%，其他瘘管占10%～15%。

（2）肛周病变：20%～30%CD患者可能出现肛周病变，伴有结肠病变特别是直肠炎的CD患者出现肛周病变的概率更高，因此对CD患者尤其是有结肠受累的CD患者进行肛周检查非常重要。CD可能出现各种肛周病变，包括肛周瘘管与脓肿、直肠肛门病变（肛周溃疡、肛裂、肛门直肠狭窄）、直肠肛门皮肤黏膜病变（皮赘和痔疮）以及肿瘤。

知识点10：克罗恩病梗阻的形式　　副高：熟练掌握　正高：熟练掌握

梗阻是克罗恩病自然史中的重要特征，可以有几种形式：①疾病的早期，肠壁水肿和痉挛共同引起间歇性梗阻表现，餐后症状加重，放射学表现为“线样征”；②经过数年，持续炎症逐渐进展为纤维性狭窄，引起慢性梗阻，在慢性梗阻基础上可以反复发作急性肠梗阻，可能与突发的炎症、痉挛或未消化的食物阻塞狭窄的肠段有关。

知识点11：克罗恩病的肠外表现　　副高：熟练掌握　正高：熟练掌握

肠外表现可能发生在肠道病变之前，或与肠道病变伴发，或独立于肠道病变，它们可作为诊断CD的证据。

（1）骨关节表现：是最常见的肠外表现。CD的骨关节疾病比溃疡性结肠炎多见，引起很多周围关节发病。杵状指主要见于广泛小肠受累病例，脊柱关节炎比周围关节病少见，包括骶髂关节炎和强直性脊柱炎。代谢性骨病在CD也较为常见。另外，CD患者当小肠瘘管扩展至盆腔边缘和髋关节时有盆腔骨髓炎的危险。

（2）皮肤黏膜表现：皮肤结节性红斑在CD更常见，尤其是儿童，而坏疽性脓皮病更常见于溃疡性结肠炎（UC）。很多CD患者有口腔黏膜的异常。口腔溃疡在CD比溃疡性结肠炎多见，表现为阿弗他溃疡。

（3）眼睛表现：巩膜外层炎于CD患者比UC患者多见。

（4）肝胆表现：CD患者肝功能检查常有异常，但严重的肝胆疾病少见，重症病例可有脂肪肝。胆管周围炎可能是原发性硬化性胆管炎（PSC）在肝内的延伸，其在CD比UC少见。胆囊结石约见于25%的CD患者。胆盐池改变容易引起胆石形成，它与回肠功能障碍或手术切除回肠有关。

（5）泌尿生殖系统表现：除肠穿孔可侵犯泌尿生殖系统，引起肾盂、输尿管扩张积水外，CD患者还可有尿酸结石和草酸盐结石。

（6）小肠吸收不良：可能通过几种不同的病理生理机制发生，包括弥漫性小肠炎症、广泛小肠切除所致的短肠综合征，吸收不良能引起很多营养缺乏。

（7）其他肠外表现：有些患者可出现淀粉样变性，常表现为肾病综合征。有些患者出现血栓栓塞性并发症，可能突然致命，下肢和盆腔静脉栓塞常见，但也可能引起年轻患者卒中。CD还可能与骨髓异常增生综合征（MDS）伴发，CD或在MDS之前、之后或同时发生。

知识点12：克罗恩病的并发症　　副高：熟练掌握　正高：熟练掌握

克罗恩病肉眼出血少见，大出血发生于1%～2%的患者。克罗恩病慢性透壁炎症过程促使“黏性”浆膜粘连，减少了游离穿孔的可能性，发生率为1%～2%，常位于回肠。弥漫性腹膜炎也可能发生于腹腔内脓肿破裂。直肠或结肠黏膜受累者可发生癌变。

知识点13：克罗恩病的实验室检查　　副高：熟练掌握　正高：熟练掌握

血红蛋白和血清清蛋白常有降低。活动期外周血白细胞增多，红细胞沉降率（ESR）加快，血浆C反应蛋白（CRP）增高。

血清抗酿酒酵母抗体（ASCA）是CD较为特异的抗体，大多数研究认为ASCA^{+}/pANCA^{-}支持CD的诊断，而ASCA^{-}/pANCA^{+}支持UC的诊断。

粪便常规检查常可见白细胞，粪便潜血试验常呈阳性。腹泻患者应常规检查肠道病原菌、虫卵、肠道寄生虫以及艰难梭菌。有吸收不良综合征者粪脂排量增加并可有相应吸收功能改变。

知识点14：克罗恩病的影像学检查　　副高：熟练掌握　正高：熟练掌握

诊断克罗恩病可采取胃肠钡剂造影，必要时结合钡剂灌肠。在检查中可见多发性、跳跃性病变，呈节段性炎症伴僵硬、狭窄、裂隙状溃疡、瘘管、假息肉及鹅卵石样改变等。腹部超声、CT、MRI可显示肠壁增厚、腹腔或盆腔脓肿、包块等。

知识点15：克罗恩病的结肠镜检查　　副高：熟练掌握　正高：熟练掌握

诊断克罗恩病的结肠镜应达末段回肠。可见节段性、非对称性的黏膜炎症、纵行或阿弗他溃疡、鹅卵石样改变，可有肠腔狭窄和肠壁僵硬等。

知识点16：黏膜组织学检查中，病变部位较典型的改变　　副高：熟练掌握　正高：熟练掌握

内镜活检应包括炎症与非炎症区域，以确定炎症是否呈节段性分布；每个病变部位至少取2块组织。病变部位较典型的改变有：①非干酪性肉芽肿；②阿弗他溃疡；③裂隙状溃疡；④固有层慢性炎细胞浸润、底部和黏膜下层淋巴细胞聚集；⑤黏膜下层增宽；⑥淋巴管扩张；⑦神经节炎；⑧隐窝结构大多正常，杯状细胞不减少。

知识点17：克罗恩病的小肠检查　　副高：熟练掌握　正高：熟练掌握

（1）胶囊内镜检查：对发现小肠黏膜异常相当敏感，但对一些轻微病变的诊断缺乏特异性，且有发生胶囊滞留的危险。主要适用于疑诊CD，但结肠镜及小肠放射影像学检查阴性者。

（2）小肠镜检查：小肠镜可直视下观察病变、取活检及进行内镜下治疗，但为侵入性检查，有一定并发症的风险。主要适用于其他检查发现小肠病变或尽管上述检查阴性而临床高度怀疑小肠病变，需进行确认及鉴别者。

（3）CT小肠成像（CTE）或磁共振小肠成像（MRE）：是迄今评估小肠炎性病变的标准影像学检查，可反映肠壁的炎症改变、病变分布的部位和范围、狭窄的存在及其可能的性质（炎症活动性或纤维性狭窄）、肠腔外并发症，如瘘管形成、腹腔脓肿或蜂窝织炎等。典型CD的CTE或MRE表现见图10-1。

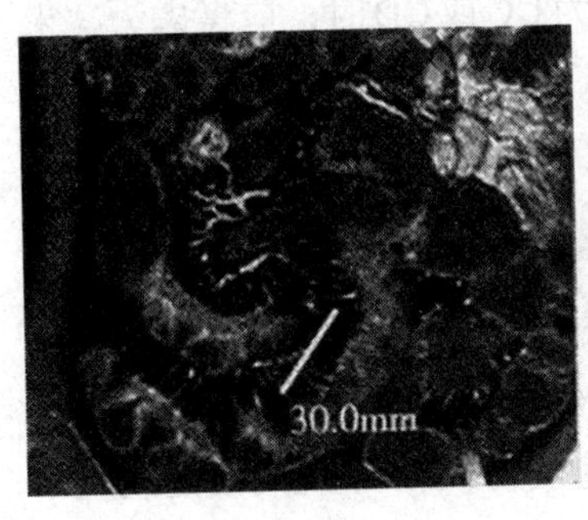

梳样征

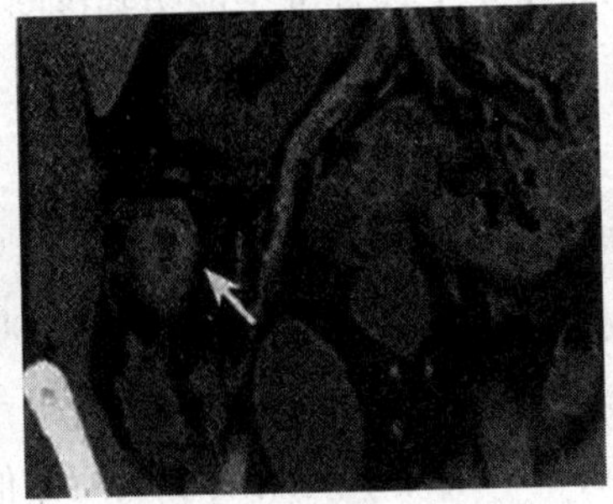
靶征

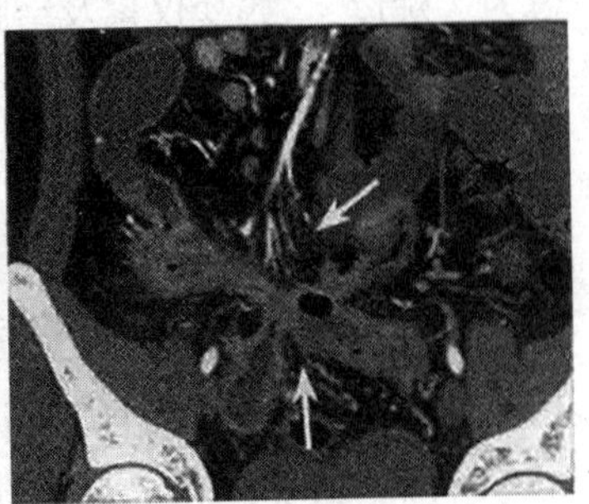
肠-肠瘘

图10-1　典型CD的CTE或MRE表现

知识点18：克罗恩病的X线检查

副高：熟练掌握 正高：熟练掌握

不管内镜检查的结果如何，原则上都应进行X线检查，以便了解小肠CD的部位和范围。

钡剂造影能了解疾病的范围、性质和严重性。钡剂造影可见病变肠段黏膜皱襞粗乱，纵行性或裂沟样龛影，鹅卵石样充盈缺损，假息肉、肠腔狭窄和瘘管等表现，病变呈节段性分布，有的可见“跳跃征”和“线样征”。“跳跃征”是由于病变肠段受激惹而痉挛，钡剂不能停留于激惹痉挛肠段而在其两端停留所致。“线样征”是钡剂迅速通过激惹痉挛肠段而在痉挛肠段肠腔中遗留的一细线状钡影，经典的“线样征”是由于痉挛而不是纤维化所致。肠壁深层水肿导致充盈钡剂的肠袢分离。

知识点19：WHO的克罗恩病的诊断标准

副高：熟练掌握 正高：熟练掌握

WHO制定CD的诊断标准如下：①非连续性或区域性肠道病变；②肠黏膜呈“鹅卵石”样表现或纵行溃疡；③全层性炎性肠道病变伴肿块或狭窄；④结节病样非干酪性肉芽肿；⑤裂沟或瘘管；⑥肛门病变，有难治性溃疡、肛瘘或肛裂。凡具备上述①②③者为疑诊；再加上④⑤⑥之一者为可以确诊；如具有④，加上①②③中的两项者，也可确诊。但由于这些条件在临床上难以满足，使该诊断标准应用受限。

知识点20：改良Mendeloff标准

副高：熟练掌握 正高：熟练掌握

（1）确诊CD：手术标本在肉眼观察和组织学检查有典型表现，显示节段性、透壁性病变、裂隙性溃疡和非干酪性肉芽肿，固有层和黏膜下层有淋巴细胞聚集。

（2）疑诊CD：①剖腹探查发现肠道有典型肉眼改变，但未做组织学检查；②手术标本具有典型大体特征而组织学检查结果不明确；③结肠镜表现符合并具有组织学特征强烈提示CD；④放射学检查显示伴有梗阻或瘘管的慢性炎症。

排除感染（特别是肠结核）、缺血、放射损伤、淋巴瘤或癌后，如果存在肉芽肿伴下列特征性改变之一，如跳跃性溃疡、不连续溃疡、裂隙性溃疡、瘘管、狭窄或阿弗他溃疡等；或无肉芽肿但有上述病变中的3项，可确诊CD。如果只有2项病变表现而无肉芽肿，则应考虑为“疑诊”。病变仅累及结肠，基于上述标准不能明确诊断为UC或CD时，应考虑为“未定型结肠炎”。

知识点21：日本IBD研究协会的克罗恩病的诊断标准

副高：熟练掌握 正高：熟练掌握

日本IBD研究协会的诊断标准中，CD的主要特点为：A．纵行溃疡；B．铺路石样外观；C．非干酪性肉芽肿。次要特点：D．线样不规则溃疡或阿弗他溃疡；E．不规则溃疡或上下消化道阿弗他样改变。

确诊CD：①C伴A或B；②C伴D或E。

疑诊CD：①A或B，但未能排除缺血性肠炎或溃疡性结肠炎；②C；③D或E。

知识点22：克罗恩病与肠结核的鉴别　　副高：熟练掌握　正高：熟练掌握

诊断克罗恩病应首先排除肠结核。肠结核患者既往或现有肠外结核史，内镜检查病变节段性不明显、溃疡多为横行，浅表而不规则。伴随其他器官结核，血中腺苷酸脱氨酶（ADA）活性升高，应多考虑肠结核。组织病理学特征对鉴别诊断最有价值，肠壁和肠系膜淋巴结内大而致密且融合的干酪样肉芽肿和抗酸杆菌染色阳性是肠结核的特征。亦可作结核菌培养、血清抗体检测或采用结核特异性引物行PCR检测组织中结核杆菌DNA。

知识点23：克罗恩病与肠阿米巴病的鉴别　　副高：熟练掌握　正高：熟练掌握

肠阿米巴病在右下腹可引起梗阻表现和炎性包块，其在很多细节类似溃疡性结肠炎或克罗恩病。如果结肠炎并发有回盲部阿米巴病，它与克罗恩病性回肠结肠炎混淆的可能性就更大。因此，在每个新发结肠炎病例应考虑阿米巴病。通过粪便、黏膜渗出物和活检组织中检出滋养体以及溶组织阿米巴血清滴度升高可做出阿米巴病的诊断。

知识点24：克罗恩病与急性阑尾炎的鉴别　　副高：熟练掌握　正高：熟练掌握

急性阑尾炎应与CD急性发作进行鉴别，急性阑尾炎的特点是发作前无慢性腹部症状病史，有转移性腹痛，腹泻少见。

知识点25：克罗恩病与贝赫切特综合征的鉴别　　副高：熟练掌握　正高：熟练掌握

贝赫切特综合征，又称白塞病，可以累及小肠，在病理学上极似克罗恩病。其疼痛性口腔溃疡、眼症状及外阴溃疡通常是其主要的临床表现，很少主诉肠道的不适。确诊贝赫切特综合征必须有反复发作的口腔溃疡和用其他病因不能解释的其他两项特征。HLA-B51等位基因阳性支持贝赫切特病的诊断。

知识点26：贝赫切特综合征国际研究组诊断贝赫切特综合征的标准　　副高：熟练掌握　正高：熟练掌握

贝赫切特综合征国际研究组诊断贝赫切特综合征的标准是：①反复发生口腔溃疡，过去12个月内发病不少于3次；②反复发生生殖器溃疡；③眼病，如葡萄膜炎、视网膜血管炎；④皮肤病变，如结节性红斑、假性毛囊炎、丘疹性脓疱和痤疮样结节；⑤针刺试验阳性，无菌穿刺针刺入患者前臂，24～48小时出现直径超过2mm的无菌性红斑性结节或脓疱为阳性。

知识点27：溃疡性结肠炎与结肠克罗恩病的鉴别（表10-2）

副高：熟练掌握 正高：熟练掌握

表10-2 溃疡性结肠炎与结肠克罗恩病的鉴别

项目	结肠克罗恩病	溃疡性结肠炎
症状	有腹泻，但脓血便少见	脓血便多见
病变分布	呈节段性	病变连续
直肠受累	少见	绝大多数受累
末段回肠受累	多见	少见
肠腔狭窄	多见、偏心性	少见，中心性
瘘管形成	多见	罕见
内镜表现	纵行或匐行溃疡，伴周围黏膜正常或鹅卵石样	溃疡浅，黏膜弥漫性充血水肿、颗粒状，脆性增加
活检病理特征	裂隙状溃疡、上皮样肉芽肿等、黏膜下层淋巴细胞聚集、局部炎症	固有膜全层弥漫性炎症、隐窝脓肿、隐窝结构明显异常、杯状细胞减少

知识点28：克罗恩病与缺血性结肠炎的鉴别诊断

副高：熟练掌握 正高：熟练掌握

缺血性结肠炎多见于老年患者，多有高血压、糖尿病或便秘等高危因素，一般先突发性左下腹痛，随后伴有便血。通常不累及直肠，组织学可见含铁血黄素的巨噬细胞，结肠黏膜中浅表上皮常遭破坏，深层隐窝不受累。大多数发作呈自限性，恢复较快。

知识点29：克罗恩病与放射性肠炎的鉴别诊断

副高：熟练掌握 正高：熟练掌握

放射性肠炎有明确的放射治疗史，见于盆腔接受放射治疗的患者，肠微血管系统对放射的反应可能引起肠道的慢性炎症，通常直肠乙状结肠受累最明显，回肠也可受累。表现为腹痛、腹泻，有的有黏液血便。

知识点30：克罗恩病的临床类型

副高：熟练掌握 正高：熟练掌握

推荐按蒙特利尔CD表型分类法进行分型（表10-3）。

表10-3 CD的蒙特利尔分型

确诊年龄（A）	A1	≤16岁
	A2	17～40岁
	A3	＞40岁

续　表

病变部位（L）	L1	回肠末段	L1＋L4*
	L2	结肠	L2＋L4
	L3	回结肠	L3＋L4
	L4	上消化道	
疾病行为（B）	B1**	非狭窄非穿透型	B1p***
	B2	狭窄型	B2p
	B3	穿透型	B3p
	P	肛周病变	

注：*：L4可与L1至L3同时存在；**：B1随时间推移可发展为B2或B3；***：p为肛周病变，可与B1～B3同时存在

知识点31：克罗恩病的疾病活动性评估　　副高：熟练掌握　正高：熟练掌握

临床上多用Best的CDAI计算法广泛应用于临床和科研（表10-4）。

表10-4　Best CDAI计算法

变　量	权　重	变　量	权　重
稀便次数（1周）	2	阿片类止泻药（0、1分）	30
腹痛程度（1周总评，0～3分）	5	腹包块（可疑2分；肯定5分）	10
一般情况（1周总评，0～4分）	7	血细胞比容降低值（正常*：男40，女37）	6
肠外表现与并发症（1项1分）	20	100×（1-体重/标准体重）	1

注：*：血细胞比容正常值按国人标准，总分=各分值之和，CDAI＜150为缓解期，CDAI≥150为活动期，CDAI 150～220为轻度、CDAI 221～450为中度，CDAI＞450为重度

知识点32：克罗恩病的一般治疗　　副高：熟练掌握　正高：熟练掌握

所有CD患者必须戒烟。保持充足的营养和纠正特殊营养成分的缺乏甚为重要，由于CD患者多有小肠的消化、吸收不良，故要注意营养补充的方法和有效性。一般给高营养低渣饮食，适当给予叶酸、维生素B_{12}等多种维生素及微量元素。要素饮食在补充营养的同时，还能减轻疾病的活动性，尤其适用于无局部并发症的小肠克罗恩病患者。完全胃肠外营养仅用于严重营养不良、肠瘘及短肠综合征者，应用时间不宜太长。

知识点33：与溃疡性结肠炎治疗相比，克罗恩病治疗的特点　　副高：熟练掌握　正高：熟练掌握

与溃疡性结肠炎（UC）治疗相比，克罗恩病的治疗有如下特点：①疾病严重程度与活

动性判断不如UC明确，临床缓解与肠道病变恢复常不一致；②治疗效果不如UC，疾病过程中病情复杂多变。

知识点34：克罗恩病的治疗药物——氨基水杨酸制剂　副高：掌握　正高：熟练掌握

水杨酸偶氮磺胺吡啶对克罗恩病结肠炎和回肠结肠炎有效并可用于结肠克罗恩病的维持缓解治疗。能在回肠、结肠靶向释放的5-氨基水杨酸（5-ASA）制剂如美沙拉嗪，对回肠和结肠克罗恩病均有效，但其效用与剂量、病变部位、制剂类型等有关，可用于缓解期的维持治疗。治疗期间应定期监测患者的肝、肾功能，监测患者的外周血象。

知识点35：克罗恩病的治疗药物——糖皮质激素　副高：掌握　正高：熟练掌握

糖皮质激素对小肠和大肠克罗恩病都有效，是目前控制病情活动最有效的药物，适用于CD活动期。一般口服泼尼松或泼尼松龙30～40mg/d，重者60mg/d，待病情缓解后减量，减量过程中加用氨基水杨酸制剂。病情严重者可先用氢化可的松或地塞米松静脉给药，待病情控制后过渡到口服用药。病变局限在左半结肠者还可用激素保留灌肠。由于副作用较大，一般激素不宜用作维持治疗。有激素依赖的患者，可加用免疫抑制药，若免疫抑制药有效，可逐步过渡到用免疫抑制药作维持治疗。布地奈德口服主要在肠道局部起作用，全身生物利用度低，故全身不良反应小，但效果较泼尼松稍差。

知识点36：克罗恩病的治疗药物——免疫抑制药　副高：掌握　正高：熟练掌握

免疫抑制药治疗CD有效。硫唑嘌呤（AZA）或巯嘌呤（6-MP）适用于对激素治疗效果不佳或对激素依赖的慢性活动性病例，且可用作维持治疗。剂量为硫唑嘌呤2～2.5mg/（kg·d）或巯嘌呤1.5mg/（kg·d），显效时间需3～6个月。严重不良反应少，主要是白细胞减少等骨髓抑制表现，白细胞减少与剂量相关且可逆，白细胞计数$<4\times10^9$/L应立即减量。其他还有发热、皮疹、关节痛、急性胰腺炎以及肝损伤等。

甲氨蝶呤（MTX）治疗CD有效，对糖皮质激素反应较差的病例可以试用。每周肌注甲氨蝶呤25mg，推荐总剂量为1.5g。不良反应包括恶心、痉挛性腹痛、轻度转氨酶升高、轻度白细胞减少症、间质性肺炎、与剂量有关的肝纤维化。有肝硬化、慢性肝炎、高乙醇摄入、肾脏疾病、慢性肺疾病等禁忌给予甲氨蝶呤。

其他免疫抑制药如环孢素（CsA）和他克莫司对CD的效果不肯定。

知识点37：结肠型CD活动期的治疗　副高：熟练掌握　正高：熟练掌握

结肠型CD分为轻度、中度和重度。治疗措施为：①轻、中度可选用5-ASA或SASP，SASP有效但不良反应多，亦可在治疗开始即使用糖皮质激素，远段病变可辅以局部治疗；②重度首先使用糖皮质激素：早期复发、激素治疗无效或激素依赖者需加用硫唑嘌呤

1.5～2.5mg/（kg·d）或6-MP 0.75～1.5mg/（kg·d），不能耐受者可改为甲氨蝶呤（MTX）15～25mg/w，肌内注射。

知识点38：小肠型CD活动期的治疗　　副高：熟练掌握　正高：熟练掌握

小肠型CD分为轻度、中度和重度。治疗措施为：①轻度回肠病变可用足量控释5-ASA，广泛性小肠CD营养治疗作为主要治疗方案；②中、重度使用糖皮质激素（布地奈德最佳）和抗生素，推荐加用硫唑嘌呤或6-MP，不能耐受者可改为MTX。营养支持治疗则作为重要辅助治疗措施。上述治疗无效，则考虑英夫利昔或手术治疗。

知识点39：抗生素在克罗恩病治疗中的合理应用　　副高：掌握　正高：熟练掌握

活动性CD的治疗中最常使用的抗生素是甲硝唑、环丙沙星和利福昔明。甲硝唑对诱导CD缓解有重要作用，机制可能包括：①抗微生物作用；②免疫抑制作用；③对组织愈合的直接作用。相对于小肠型CD，甲硝唑治疗结肠型和回结肠型CD更为有效，小肠和结肠之间肠道菌群差异可能有助于解释不同的甲硝唑疗效。环丙沙星能有效地抑制肠道细菌的生长，并有免疫调节的作用。口服环丙沙星（500mg，每日2次）对活动期回结肠型CD最有效，短期疗效堪比美沙拉嗪，并对美沙拉嗪耐药者有很好疗效。适量地应用环丙沙星或甲硝唑联合环丙沙星作为辅助性治疗结肠型CD有效，但对于单纯性小肠型CD疗效较差。两者与布地奈德（9mg/d）联合使用对活动期结肠CD有明显疗效。

抗生素用于肠切除术后防止复发、治疗肛周疾病和感染并发症时疗效获得肯定。而使用奥硝唑（1g/d，1y）亦能显著降低肠道切除术后的复发率，但有32%的患者因不能耐受而终止治疗。甲硝唑和环丙沙星已经被多项研究证实能有效地减少瘘管的流量，促进瘘管愈合。当CD患者临床症状恶化时，应考虑合并艰难梭菌感染的可能。此时应尽快检验粪便并尽早进行经验性治疗，不必等到粪检结果。治疗的主要药物是抗生素，最常用的是甲硝唑和万古霉素。

有学者提出使用抗生素后再使用益生菌改变肠道菌群环境，以治疗活动期CD并维持其缓解。联合治疗多采用肠道不吸收的广谱抗生素治疗急性期症状，再选择益生菌维持治疗。

知识点40：缓解期克罗恩病的治疗　　副高：掌握　正高：熟练掌握

应用糖皮质激素诱导缓解的CD患者往往需要继续长期使用药物，以维持无激素临床缓解。激素依赖的CD是维持治疗的绝对指征。其他情况宜考虑维持治疗，包括重度CD药物诱导缓解后、复发频繁CD、临床上有被视为有“病情难以控制”高危因素等。

糖皮质激素不应用于维持缓解。用于维持缓解的主要药物有：①氨基水杨酸制剂：使用氨基水杨酸制剂诱导缓解后仍以氨基水杨酸制剂作为缓解期的维持治疗。氨基水杨酸制剂对激素诱导缓解后维持缓解的疗效未确定。②硫嘌呤类或甲氨蝶呤：硫唑嘌呤是激素诱导缓解后用于维持缓解最常用的药物，能有效维持撤离激素的临床缓解或在维持症状缓解下减少激素用量。硫唑嘌呤不能耐受者可试换用6-MP，巯嘌呤类药物无效或不能耐受者，可考虑换用甲氨蝶呤。上述免疫抑制剂维持治疗期间复发者，首先要检查药物依从性及药物剂量是否足够，以及其他影响因素。

知识点41：克罗恩病的手术指征 副高：熟练掌握 正高：熟练掌握

与UC不同，CD手术切除病变肠段不能彻底解决复发问题且复发率极高，因此CD应以内科治疗为基础，手术适应证主要是针对并发症，包括完全性机械性肠梗阻、瘘管或脓肿经内科治疗无效者，以及急性穿孔或不能控制的大量出血，还有怀疑有癌变者。

知识点42：克罗恩病术后复发的预防 副高：熟练掌握 正高：熟练掌握

克罗恩病的病变肠道切除术后复发率相当高。患者术后原则上均应用药预防复发。一般选用5-ASA。硝基咪唑类抗生素有效，但长期使用不良反应多。易于复发的高危患者可考虑使用硫唑嘌呤或6-MP。预防用药推荐在术后2周开始，持续时间不少于2年。

知识点43：克罗恩病癌变的监测 副高：熟练掌握 正高：熟练掌握

小肠克罗恩病的炎症部位可能并发肿瘤；结肠克罗恩病的癌变危险性与UC相近，监测方法相同。

第二节 溃疡性结肠炎

知识点1：溃疡性结肠炎的概念 副高：掌握 正高：熟练掌握

溃疡性结肠炎（UC）是一种原因不明的主要发生在结肠黏膜层的炎性病变，以溃疡糜烂为主，多起始于远段结肠，亦可遍及全部结肠，以血性黏液便、腹痛、里急后重、腹泻为主要症状，多发生在20～40岁，起病缓慢，病程可为持续或呈活动性与缓解期交替的慢性过程。

知识点2：溃疡性结肠炎的病因 副高：掌握 正高：熟练掌握

UC病因未完全阐明，现有多种病因学说：①感染因素：病毒感染或某些细菌感染如溶血性大肠杆菌、变形杆菌及肠道厌氧菌感染可能与本病有一定关系。②免疫异常：体液免疫和细胞免疫均有异常，血液中可检测到结肠抗体、循环免疫复合物，淋巴细胞对正常肠上皮细胞有细胞毒性，一些细胞因子和炎症介质与本病发病有关。③遗传因素：有种族差异性，常有家族史。④精神因素：部分患者有焦虑、紧张及自主神经功能紊乱，可能为本病反复发作的诱因或继发表现。

知识点3：溃疡性结肠炎的病理　　副高：掌握　正高：熟练掌握

UC病变主要位于直肠和乙状结肠，亦可上升累及降结肠乃至整个结肠。炎症主要集中在黏膜层，也可累及黏膜下层。病灶呈连续的非节段分布。早期病变为黏膜弥漫性炎症，可形成隐窝脓肿，细小脓肿融合产生溃疡，纵形发展则溃疡面呈大片融合。在结肠炎症反复发作、修复过程中，肉芽组织增生，常出现炎性息肉。由于纤维瘢痕形成，可导致结肠缩短、结肠袋消失和肠腔狭窄。少数患者有结肠癌变。

知识点4：溃疡性结肠炎的临床症状　　副高：掌握　正高：熟练掌握

UC患者通常间歇性缓慢发病，少数患者暴发起病。当病变仅限于直肠时，常表现为便中带血，很多患者主诉便秘而不是腹泻。当病变逆行向上进展时，开始出现腹泻伴不同程度便血、排便急迫和里急后重。最典型的临床症状是：排便次数增加或腹泻，便血或粪便带血，可无腹痛、轻中度腹痛或严重腹痛，体重减轻少见。除此之外，其他一些非特异症状或上腹部症状也会造成患者的不安，如发热、疲乏、倦怠无力、恶心、口腔溃疡、关节痛等。

知识点5：溃疡性结肠炎的体格检查　　副高：掌握　正高：熟练掌握

对轻、中度UC患者而言，体格检查通常无明显异常发现，直肠指检可有指套染血。重症患者可有贫血、发热、心动过速、口腔溃疡、外周水肿、腹胀、肠鸣音减弱和病变区压痛等症状。

知识点6：溃疡性结肠炎的内镜检查　　副高：掌握　正高：熟练掌握

（1）结肠镜：UC病变多累及直肠，向结肠近端扩展，呈连续性、弥漫性分布。UC起病时，30%～50%UC患者仅有直肠和乙状结肠受累，20%～30%可能表现为左半结肠炎，仅有20%UC患者病变超过脾区乃至累及全结肠。极少数活动性全结肠炎UC患者可能出现倒灌性回肠炎。UC患者的倒灌性回肠炎一般仅累及紧邻小段回肠，为连续、弥漫性病变，而CD患者的回肠炎一般呈局灶性分布，累及范围可能较广。

（2）小肠镜：UC患者病变一般很少累及小肠。左半结肠炎伴有阑尾开口炎症改变或盲肠红斑改变在UC常见，无需进一步行小肠镜检查。全结肠炎UC患者可能出现倒灌性回肠炎，病变呈弥漫性分布，一般也无需进一步行小肠镜检查。

知识点7：溃疡性结肠炎的内镜下表现　　副高：掌握　正高：熟练掌握

由于结肠镜检查的直视性及可以同时采取黏膜组织进行病理组织学检查，使其成为目前诊断UC的首要检查手段。因此正确的观察识别和理解UC的典型内镜下黏膜表现非常重要。

典型的病变多从直肠开始，病变分布大概是直肠、直乙状结肠、左半结肠、全结肠。在通常情况下，全结肠炎性病变会突然在回盲瓣处终止，一些病例可以观察到和结肠病变连续的末端回肠炎，又称倒灌性回肠炎。在少数病例，由于局部治疗或病变处于静止期，即使在结肠近段病变存在的情况下，直肠会看起来相对正常。典型的活动期病变内镜下表现包括：①累及直肠的连续性环周病变。②黏膜血管纹理模糊或消失、充血、水肿、易脆，呈砂纸颗粒状外观，易出血。③多发性糜烂、浅小溃疡，少数融合成较深溃疡，覆盖或夹杂血性、黏液脓性渗出物。④部分左半结肠病变为主病例盲肠阑尾开口受累。⑤慢性病变者可见结肠袋囊变浅、变钝或消失，黏膜萎缩瘢痕化，假息肉形成及桥形黏膜，肠管纤维化、短缩偶有狭窄等。⑥治疗后可以导致病变不连续性、异质性，特别是直肠的局部治疗能使黏膜病变看起来完全愈合，内镜下易和克罗恩肠病混淆。

知识点8：溃疡性结肠炎和结肠克罗恩病的内镜下病变的鉴别（表10-5）

副高：掌握 正高：熟练掌握

表10-5 UC和结肠CD的内镜下病变的鉴别

结肠CD	UC
非连续性节段性病变	连续性病变
阿弗他溃疡，深、纵行匐行性溃疡	糜烂、浅小溃疡
直肠不受累或节段性炎症	直肠常受累
肛周病变	
回盲瓣狭窄和溃疡	回盲瓣开放、无溃疡

知识点9：溃疡性结肠炎在活动期的病理组织学表现

副高：掌握 正高：熟练掌握

UC在活动期的病理组织学检查可见：①黏膜全层有弥漫性特殊分布的慢性炎症细胞（淋巴细胞、浆细胞）及中性粒细胞、嗜酸性粒细胞浸润。特别是隐窝底部至黏膜肌之间灶性或弥漫性的浆细胞浸润是提示UC的有力证据；上皮细胞间中性粒细胞浸润结合上皮细胞破坏往往是疾病活动性的标志，隐窝炎、隐窝脓肿也是UC常见的病理组织学表现，但并非特异性的表现，在感染性肠炎及克罗恩结肠炎中也常见到。②黏膜结构的改变，上皮表面不规则、破坏，隐窝变浅、分叉、破坏、排列紊乱、隐窝和黏膜固有层分离等。③黏膜表层糜烂、溃疡形成，潘氏细胞化生、黏蛋白缺失、黏膜肌层增厚。

知识点10：溃疡性结肠炎在缓解期的病理组织学表现

副高：掌握 正高：熟练掌握

UC在缓解期的病理组织学检查可见：①中性粒细胞消失，慢性炎性细胞减少；②隐窝大小、形态不规则，排列紊乱；③腺上皮与黏膜肌层间隙增宽；④潘氏细胞化生。

知识点11：在溃疡性结肠炎活动期，可出现异常的指标

副高：掌握　正高：熟练掌握

在UC活动期，可出现异常的指标有外周血白细胞、血小板、CRP、ESR等。

知识点12：溃疡性结肠炎的实验室检查

副高：掌握　正高：熟练掌握

实验室检查有助于评估UC病情及排除其他肠炎。血常规、红细胞沉降率、C反应蛋白、粪便钙卫蛋白等有助于评估疾病严重度。重度、难治性UC必须进行血清、DNA或者免疫组化检查，了解有无合并巨细胞病毒及二重感染。粪便常规检查和培养有助于排除艰难梭状芽孢杆菌感染、沙门菌、志贺菌、阿米巴肠病、血吸虫病等疾病。抗中性粒细胞胞质抗体（ANCA）阳性有助于诊断。

知识点13：溃疡性结肠炎中临床表现的特殊性

副高：掌握　正高：熟练掌握

在UC临床上出现下列情况时，会造成诊断时的困惑：①如内镜下病变未累及直肠，这在急性UC时非常罕见，往往是由于直肠的局部治疗所致，可以通过病史及直肠黏膜活检找到慢性炎症的证据，因为病理组织学上隐窝结构变形破坏及基底膜浆细胞浸润只有在UC中才会出现；②腹泻不伴有便血，这在克罗恩病时常见，但在诊断UC时值得怀疑，在严重病例，病理组织学上的鉴别也是非常困难的，重要的是，病理组织学的评估是一个动态的过程，每次病理结果的解释都要结合以前的病理组织学结果、病史和内镜下表现综合分析判断；③在少数病例，肠外表现或系统性感染会成为UC的首发症状，这些症状包括结节性红斑、皮肤血管炎、原发性硬化性胆管炎、关节炎、MDS等，容易造成诊断的延误。

知识点14：溃疡性结肠炎的诊断标准

副高：掌握　正高：熟练掌握

UC的诊断应根据病史、临床表现，结合内镜、实验室及病理组织学检查结果，在排除细菌性痢疾、阿米巴痢疾、慢性血吸虫、肠结核等感染性结肠炎及克罗恩结肠炎、缺血性结肠炎、放射性结肠炎等疾病的基础上，综合判断而确诊。对初发病例，临床表现和内镜改变均不典型者，暂不诊断UC，须随访3～6个月，观察发作情况。

知识点15：溃疡性结肠炎的临床类型

副高：掌握　正高：熟练掌握

UC临床上可分为慢性复发型、慢性持续型、暴发型和初发型。初发型指无既往史、首次发作；暴发型指症状严重，每日排血便10次以上，伴全身中毒性症状，可伴中毒性巨结肠、肠穿孔、脓毒血症等并发症。除暴发型外，各型可相互转化。

知识点16：溃疡性结肠炎临床严重程度的分类 副高：掌握 正高：熟练掌握

UC根据临床严重程度可分为轻度、中度和重度。①轻度：患者每日腹泻4次以下，便血轻或无，无发热、脉搏加快或贫血，红细胞沉降率正常；②重度：腹泻每日6次以上，伴明显黏液血便，体温>37.5℃，脉搏>90次/分，血红蛋白（Hb）<100g/L，红细胞沉降率>30mm/h；③中度：介于轻度和重度之间。

知识点17：评估溃疡性结肠炎活动性的Mayo评分（表10-6） 副高：掌握 正高：熟练掌握

表10-6 评估UC活动性的Mayo评分

项目	0分	1分	2分	3分
排便次数	正常	比正常增加1～2次/天	比正常增加3～4次/天	比正常增加5次/天或以上
便血	未见出血	不到一半时间内出现便中混血	大部分时间内为便中混血	一直存在出血
内镜发现	正常或无活动性病变	轻度病变（红斑、血管纹理减少、轻度易脆）	中度病变（明显红斑、血管纹理缺乏、易脆、糜烂）	重度病变（自发性出血、溃疡形成）
医师总体评价	正常	轻度病情	中度病情	重度病情

注：3～5分为轻度活动，6～10分为中度活动，11～12分为重度活动

知识点18：溃疡性结肠炎的病变范围 副高：掌握 正高：熟练掌握

UC的病变范围分为直肠、直乙状结肠、左半结肠（脾曲以远）、广泛结肠（脾曲以近）和全结肠。根据结肠镜下所见炎症病变累及的最大范围分类（表10-7）。

表10-7 溃疡性结肠炎病变范围的蒙特利尔分类

分类	分 布	结肠镜下所见炎症病变累及的最大范围
E1	直肠	局限于直肠，未达乙状结肠
E2	左半结肠	累及左半结肠（脾曲以远）
E3	广泛结肠	广泛病变累及脾曲以近乃至全结肠

知识点19：溃疡性结肠炎的肠外表现 副高：掌握 正高：熟练掌握

（1）皮肤黏膜表现：UC患者最常见的皮肤黏膜损害为口腔溃疡、结节性红斑和坏疽性脓皮病。

（2）眼部损害：在国外，5%～8%的活动性UC患者可发生巩膜外层炎或前葡萄膜炎，亦可发生结膜炎、角膜炎、虹膜炎。眼病常随严重的结肠炎出现，可同时伴有关节炎及皮肤病变。UC患者最常见的眼部损害为巩膜炎和葡萄膜炎，也可表现为虹膜炎和结膜炎。

（3）肝胆系统疾病：UC患者肝胆系统疾病可能表现为原发性硬化性胆管炎、脂肪肝及自身免疫性肝病。UC患者出现原发性硬化性胆管炎时一般无症状，通常在生化检查时有碱性磷酸酶增高而被发现。

（4）骨与关节系统：为最常见的肠外表现之一，占UC所有肠外表现的7%～25%。分为外周性与中轴性关节病两大类，前者多为急性多关节炎，少有小关节炎；后者包括骶髂关节炎、强直性脊柱炎。

（5）血栓栓塞性疾病：患者出现动静脉血栓的发生率约5%，其危险性为正常人的3倍，与疾病活动性和严重度有关。发生部位可为腹腔、下肢或颅内。偶有浅表游走性血栓性静脉炎。发生机制可能与UC伴随的高凝状态、血小板增多、凝血因子增加有关。

知识点20：溃疡性结肠炎的并发症　　副高：掌握　正高：熟练掌握

（1）中毒性巨结肠：典型的中毒性巨结肠表现为结肠肠腔明显扩张，≥6cm或者盲肠肠腔>9cm，同时出现全身中毒症状，比如发热、腹痛、白细胞增多。UC患者发生中毒性巨结肠时可能出现肠穿孔，且死亡率高。对全结肠型及重度UC患者行肠镜检查可能诱发中毒性巨结肠。

（2）肠穿孔：中毒性巨结肠UC患者容易出现肠穿孔，肠穿孔及腹膜炎是超过50%UC患者的死因。

（3）消化道大出血：10% UC患者可能出现消化道大出血，3%UC患者可能因为严重的消化道大出血而需要进行肠切除。

（4）癌变：UC患者患结肠癌的危险因素包括：病变范围广、病期长、发病年龄早、重度炎症、合并原发性硬化性胆管炎及有结肠癌家族史。

知识点21：溃疡性结肠炎与克罗恩病的鉴别诊断　　副高：掌握　正高：熟练掌握

如果CD仅累及结肠则临床表现与UC相似，难以鉴别。CD的以下特征有助于与UC相鉴别：出现肛周瘘管、溃疡、脓肿等肛周疾病，出血量不大，结肠镜下直肠未受累而末端回肠有局灶性炎症，小肠镜下发现空回肠局灶性病变，活检发现非干酪性肉芽肿。UC患者可能出现抗中性粒细胞胞质抗体阳性，CD患者可能出现抗酿酒酵母抗体（ASCA）阳性，但是两者用来鉴别UC和CD实用性不大。

知识点22：溃疡性结肠炎与急性感染性结肠炎的鉴别诊断　　副高：掌握　正高：熟练掌握

UC需要与急性感染性结肠炎进行鉴别。各种细菌感染包括痢疾杆菌、沙门菌、大肠杆菌、耶尔森菌、空肠弯曲菌等感染。感染性结肠炎急性发作时发热、腹痛较明显，外周血血小板不增多，粪便检查可分离出致病菌，抗生素治疗有良好效果，通常在4周内消散。

知识点23：UC与阿米巴肠炎的鉴别诊断 副高：掌握 正高：熟练掌握

UC需要与阿米巴肠炎进行鉴别。阿米巴肠炎的病变主要侵犯右侧结肠，也可累及左侧结肠，结肠溃疡较深，边缘潜行，溃疡间黏膜多属正常。粪便或结肠镜取溃疡渗出物检查可找到溶组织阿米巴滋养体或包囊。血清抗阿米巴抗体阳性。抗阿米巴治疗有效。

知识点24：UC与血吸虫病的鉴别诊断 副高：掌握 正高：熟练掌握

UC需要与血吸虫病进行鉴别。血吸虫病有疫水接触史，常有肝脾大，粪便检查可发现血吸虫卵，孵化毛蚴阳性，直肠镜检查在急性期可见黏膜黄褐色颗粒，活检黏膜压片或组织病理检查发现血吸虫卵。免疫学检查亦有助鉴别。

知识点25：UC处理的原则性意见 副高：掌握 正高：熟练掌握

UC处理的原则性意见有：①确定UC的诊断。强调认真排除各种有因可查的结肠炎，对疑诊病例可按UC治疗，进一步随诊，但建议不首先使用糖皮质激素。②掌握好分级、分期、分段治疗的原则。溃疡性直肠炎治疗原则和方法与远段结肠炎相同，局部治疗更为重要，优于口服用药。③参考病程和过去治疗情况确定治疗药物、方法及疗程，尽早控制发作，防止复发。④注意疾病并发症，以便估计预后、确定治疗终点及选择内、外科治疗方法，注意药物治疗过程中的不良反应，随时调整治疗。⑤判断全身情况，以便评估预后及生活质量。⑥综合性、个体化处理原则。包括营养、支持、心理及对症处理，内、外科医师共同会诊以确定内科治疗的限度和进一步处理方法。

知识点26：溃疡性结肠炎的诊断步骤 副高：掌握 正高：熟练掌握

临床表现疑诊为UC时，推荐以下诊断步骤。

（1）病史中注意病程，腹泻腹痛多在4～6周，应特别注意新近肠道感染史、抗生素和非甾体抗炎药（NSAID）等用药史，戒烟与应激因素等。

（2）粪便常规与培养不少于3次，根据流行病学特点为除外阿米巴痢疾、血吸虫病等疾病应做相关的检查。

（3）结肠镜检查，兼做活检。重症患者或暴发型患者可缓做或仅做直、乙状结肠镜检查，以策安全。

（4）钡剂灌肠检查可酌情使用。重度患者不推荐。

（5）常规的实验室检查：血常规、血浆蛋白、红细胞沉降率（血沉）、C反应蛋白、腹部X线平片，超声检查有助于确定疾病的严重程度和活动度。

知识点27：溃疡性结肠炎的疗效标准 副高：掌握 正高：熟练掌握

（1）完全缓解：临床症状消失，结肠镜检查发现黏膜大致正常。

（2）有效：临床症状基本消失，结肠镜复查黏膜轻度炎症或假息肉形成。

（3）无效：经治疗后临床症状、内镜及病理检查结果均无改善。

知识点28：治疗UC的氨基水杨酸类药物 副高：熟悉 正高：熟悉

氨基水杨酸类药物包括美沙拉嗪或5-氨基水杨酸（5-ASA）和柳氮磺胺吡啶（SASP），在结肠内发挥局部黏膜抗炎作用，作用机制可能是通过影响花生四烯酸代谢产物的一个或多个步骤，抑制前列腺素合成，或清除自由基而减轻炎症反应，抑制免疫细胞的免疫反应及抑制激活的T淋巴细胞凋亡等综合作用。给药方式包括口服片剂、胶囊或混悬液、液体或泡沫状灌肠剂以及栓剂。氨基水杨酸制剂用于诱导轻–中度UC的缓解；也用于UC维持缓解；灌肠剂适用于轻、中度结肠远端UC患者，尤其适用于病变部位距离肛门60cm以内者；栓剂适用于病变在直肠者。在疗效方面，5-ASA与SASP至少可达到相似的有效性。SASP最常见的不良反应为头痛、恶心、上腹痛以及腹泻（发生率10%～45%），为剂量依赖性。5-ASA耐受性相对较好，有报道少数患者发生腹泻、头痛、恶心和皮疹。1g的SASP相当于美沙拉嗪0.4g，巴沙拉嗪1g相当于美沙拉嗪0.36g，奥沙拉嗪1g相当于美沙拉嗪1g。活动期UC用药剂量SASP 3～4g/d，分次口服，维持治疗剂量一般为控制发作之半，多用2～3g/d，并同时用叶酸口服。SASP栓剂0.5～1.0g，每日2次。5-ASA用药采用其相应换算剂量。

知识点29：治疗UC的糖皮质激素 副高：熟悉 正高：熟悉

糖皮质激素（GCS）包括口服泼尼松龙、泼尼松、布地奈德或静脉氢化可的松、甲泼尼龙。局部栓剂、泡沫状或液体灌肠剂包括氢化可的松、泼尼松龙间磺苯酸、倍他米松、布地奈德。作用机制为非特异性抗炎和抑制免疫反应，可能涉及免疫系统的多个环节，包括：①抑制核因子（NF-κB）激活；②GCS可抑制炎症“瀑布”中的“下游”介质，如磷脂酶的活性被抑制，可阻止细胞磷脂中花生四烯酸转化为游离花生四烯酸，使白三烯等炎症介质生成减少，降低IBD的炎症反应；③GCS对机体大多数细胞均有不同作用，可引起T和B细胞功能的缺陷，包括抑制性细胞功能和细胞性细胞毒作用的降低，以及免疫球蛋白产生的抑制等；④高浓度的GCS也可抑制吞噬性中性粒细胞、单核细胞和淋巴细胞的功能，此可能与白细胞介素1L-1和IL-2产生减少相关。GCS用于重度UC的治疗，但不用于维持缓解治疗。中度UC口服常用泼尼松30～40mg/d，分次口服；重度口服泼尼松或泼尼松龙40～60mg/d，观察7～10天，亦可直接静脉给药。不良反应包括Cushing综合征、骨质疏松、易感染等。

知识点30：溃疡性结肠炎应用激素治疗的指征 副高：熟悉 正高：熟悉

UC应用激素治疗的指征主要包括：①中、重度UC；②病变较广泛，如全结肠炎；③对氨基水杨酸类制剂无效或无反应；④疾病呈急性暴发过程，出现水和电解质紊乱、频繁便血、发热、中毒性巨结肠等；⑤伴有肠外表现，如关节炎、关节痛、虹膜炎、结节性红斑、坏疽性脓皮病、阿弗他溃疡等；⑥合并慢性活动性肝炎；⑦其他因素，如维生素D缺乏相比维生素D充足的UC患者更需要激素治疗。

知识点31：治疗溃疡性结肠炎的甲氨蝶呤药物 副高：熟悉 正高：熟悉

甲氨蝶呤（MTX）包括口服、皮下注射或肌内注射。用于对AZA或6-MP难以耐受或无效的CD诱导缓解或预防复发，其在UC中的作用不详。用药剂量为25mg/w。口服给药最为方便，小肠CD有可能影响MTX吸收时可以考虑皮下注射。用药前至用药后4周应监测全血细胞计数和肝功能，此后每月监测。早期用药毒性主要为胃肠道反应（恶心、呕吐、腹泻、口炎），持续治疗主要不良反应为肝毒性和肺炎。

知识点32：治疗溃疡性结肠炎的硫代嘌呤类药物 副高：熟悉 正高：熟悉

硫代嘌呤类药物包括硫唑嘌呤（AZA）和6-巯基嘌呤（6-MP）。该类药物对活动期UC以及诱导缓解有效，主要用于替代类固醇药物。适应证为1年内需要2次或2次以上皮质激素治疗、激素减量低于15mg即复发、停用激素治疗后6周内复发的UC。其用药剂量为AZA 2.0～2.5mg/（kg·d），6-MP 1.0～1.5mg/（kg·d）。药物说明建议在用药初始8周每周检测全血细胞计数，以后至少每3个月检测1次，但英国成人炎性肠病处理指南认为初始治疗4周每周检测，以后每6～12周检测即可。应提醒患者如有咽喉疼痛或其他感染征象随时就诊，不良反应最常见的是流感样症状，最严重的为骨髓抑制（粒细胞减少），其他包括肝毒性、胰腺炎等。

知识点33：治疗溃疡性结肠炎的环孢菌素 副高：熟悉 正高：熟悉

环孢素（CsA）可口服或静脉注射，2～4mg/（kg·d），用于难治性UC的治疗。静脉CsA用于可能面对结肠切除的难治性UC患者较为有效，用药持续时间应不超过6个月。荟萃分析表明CsA对CD无治疗价值。用药0、1、2周监测血压、全血细胞计数、肾功能及CsA血药浓度（目标值100～200ng/ml），之后每月监测。开始治疗之前建议检测胆固醇和血镁浓度。轻度不良反应有震颤、感觉异常、不适、头痛、肝功能异常、牙龈增生、多毛症，严重并发症有肾功能损害、感染和神经毒性。

知识点34：轻度溃疡性结肠炎在活动期的内科治疗　　副高：掌握　正高：熟练掌握

轻度UC在活动期可选用柳氮磺胺吡啶（SASP）制剂，每日3～4g，分次口服；或用相当剂量的5-氨基水杨酸（5-ASA）制剂。病变分布于远段结肠者可酌用SASP或5-ASA栓剂0.5～1g，每日2次；5-ASA灌肠液1～2g或氢化可的松琥珀酸钠盐灌肠液100～200mg，每晚1次保留灌肠；有条件者可用布地奈德2mg保留灌肠，每晚1次；亦可用中药保留灌肠。

知识点35：中度溃疡性结肠炎在活动期的内科治疗　　副高：掌握　正高：熟练掌握

活动期中度UC可用上述剂量水杨酸类制剂治疗，反应不佳者适当加量或改服糖皮质激素，常用泼尼松30～40mg/d口服。局部用药可作为辅助治疗。泼尼松龙应根据疾病严重程度和患者应答逐渐减量，一般在8周以上。减量太快与早期复发相关。不希望长期用糖皮质激素（以下简称激素）治疗。慢性活动性激素依赖者应用硫唑嘌呤1.5～2.5mg/（kg·d）或6-巯基嘌呤0.75～1.5mg/（kg·d）治疗。上述药物可以加局部制剂（激素或美沙拉嗪）。虽然局部制剂不能单独奏效，但一些受直肠症状困扰的患者可能受益。

知识点36：重度溃疡性结肠炎在活动期的内科治疗　　副高：掌握　正高：熟练掌握

重度UC一般病变范围较广，病情发展变化较快，须及时处理，足量给药。治疗方法如下：①如患者未曾使用过口服糖皮质激素，可口服泼尼松或泼尼松龙40～60mg/d，观察7～10天，亦可直接静脉给药，已使用糖皮质激素者，应静脉滴注氢化可的松300mg/d或甲基泼尼松龙48mg/d；②肠外应用广谱抗生素控制肠道继发感染，如硝基咪唑、喹诺酮类制剂、氨苄西林或头孢类抗生素等；③患者应卧床休息，适当输液、补充电解质；④便血量大、Hb＜90g/L和持续出血不止者应考虑输血；⑤营养不良、病情较重者可用要素饮食，病情严重者应予肠外营养；⑥静脉糖皮质激素使用7～10天后无效者可考虑环孢素2～4mg/（kg·d）静脉滴注7～10天，由于药物的免疫抑制作用、肾脏毒性作用及其他不良反应，应严格监测血药浓度，顽固性UC亦可考虑其他免疫抑制剂，如硫唑嘌呤（AZA）、6-巯基嘌呤（6-MP）等；⑦上述治疗无效者在条件允许单位可采用白细胞洗脱疗法；⑧如上述药物疗效不佳，应及时内、外科会诊，确定结肠切除手术的时机和方式；⑨慎用解痉剂及止泻剂，以避免诱发中毒性巨结肠；⑩密切监测患者生命体征和腹部体征变化，尽早发现和处理并发症。

知识点37：溃疡性结肠炎外科治疗的绝对指征　　副高：掌握　正高：熟练掌握

UC外科治疗的绝对指征：大出血、穿孔、明确或高度怀疑肿瘤及组织学检查发现重度异型增生或肿块损害伴中度异型增生。

知识点38：溃疡性结肠炎外科治疗的相对指征 副高：掌握 正高：熟练掌握

UC外科治疗的相对指征：①重度UC伴中毒性巨结肠、静脉用药无效者；②内科治疗症状顽固、体能下降、对糖皮质激素抵抗或依赖的顽固性病例，替换治疗无效者；③UC合并坏疽性脓皮病、溶血性贫血等肠外并发症者。

知识点39：溃疡性结肠炎手术治疗的一般原则 副高：掌握 正高：熟练掌握

UC手术治疗的一般原则：①需要手术的UC患者最好在外科医师和胃肠病学专家共同关心下治疗，应该与需要择期手术的UC患者讨论所有手术方式，包括回肠肛门袋的适当位置；②术前必须由擅长造口治疗的临床结直肠护理专家协商和造口部位标记，UC患者剖腹探查通常采用中间切口；③急性暴发性UC选择次全结肠切除，保留一长段直肠，将其整合入腹切口下端或将其取出做成黏液瘘管，以利于今后直肠切除并将腹腔内裂开的危险性降至最低，有脓肿存在和营养不良时不必进行一期吻合。

知识点40：UC围手术治疗药物的管理 副高：掌握 正高：熟练掌握

糖皮质激素治疗大于6周且每天用量≥20mg（泼尼松）是手术并发症的危险因素，所以如果可能术前糖皮质激素应减量。急危重结肠炎患者激素减量的速度取决于术前使用激素的剂量和时间，减量时应避免激素撤药危象。一般而言，如果患者使用激素小于2周，术后可停药；如激素使用超过2周，结肠切除术后从每天20mg开始减起，每周减5mg；术前使用硫唑嘌呤及环孢素并不会增加术后并发症的风险，考虑到全结肠切除术后患者UC症状好转，可停用硫嘌呤类药物及环孢素。

知识点41：UC缓解期的维持治疗 副高：掌握 正高：熟练掌握

除轻度初发病例、很少复发且复发时为轻度而易于控制者外，均应接受维持治疗。糖皮质激素不能作为维持治疗药物。维持治疗药物选择视诱导缓解时用药情况而定。

由氨基水杨酸制剂或糖皮质激素诱导缓解后以氨基水杨酸制剂维持。SASP 2～3g/d，并补充叶酸。也可用原诱导缓解剂量的全量或半量的5-ASA制剂。远段结肠炎以美沙拉嗪局部用药为主（直肠炎用栓剂每晚1次；直乙结肠炎灌肠剂隔天至数天1次），加上口服氨基水杨酸制剂疗效更好。

激素依赖者、氨基水杨酸制剂不耐受者可选用巯嘌呤类药物，剂量与诱导缓解时相同。

氨基水杨酸制剂维持治疗的疗程为3～5年或更长。巯嘌呤类药物维持治疗的疗程未有共识，视患者具体情况而定。

知识点42：结肠癌的监测　　副高：掌握　正高：熟练掌握

（1）建议UC患者8～10年进行结肠镜检查，重新评估病变范围。原先的广泛性病变已恢复者能否从监测中获益尚不清楚。

（2）选择监测的广泛性结肠炎患者，在第2个10年中应每3年做1次结肠镜检查，在第3个10年中应每2年做1次结肠镜检查，在第4个10年中应每年做1次结肠镜检查。

（3）最好全结肠每隔10cm随机活检4块，可疑病变区额外取活检。

（4）原发性硬化性胆管炎患者代表癌变风险更高的亚群，他们的结肠镜检查应更频繁（可能每年1次）。

如果发现异型增生（任何等级），病理活检应由第2位胃肠病理学家复核，如果证实是异型增生，通常建议患者做结肠切除。

第三节　缺血性结肠炎

知识点1：缺血性结肠炎的概念　　副高：掌握　正高：熟练掌握

缺血性结肠炎是由肠系膜上动脉或肠系膜下动脉的阻塞或灌注不良而引起的缺血性结肠病变。临床上突然起病，急性腹痛伴恶心、呕吐及腹泻，排出暗红色血便。严重者发生肠坏疽，并发肠穿孔及腹膜炎。

知识点2：缺血性结肠炎的病因和病理　　副高：掌握　正高：熟练掌握

缺血性结肠炎多见于中老年，其中半数患者有原发性高血压、动脉硬化、冠心病、糖尿病，男性略多于女性。主要好发于肠系膜上、下动脉交接的部位，如结肠脾曲及直肠乙状结肠交接部，因弓形动脉在此处发育较差。

知识点3：肠道的动脉血液供应　　副高：掌握　正高：熟练掌握

肠道的血液供应主要来自肠系膜上动脉和肠系膜下动脉。十二指肠的血供由腹腔动脉的分支胰十二指肠上动脉和肠系膜上动脉的分支胰十二指肠下动脉共同完成。小肠的血供来自肠系膜上动脉发出的10～15条小动脉，这些小动脉在肠系膜中反复分支，至系膜缘处吻合成血管弓，由弓上再分支至小肠壁，穿过肌层至黏膜下层形成疏散的动脉网，由此再分细支穿透黏膜肌层至黏膜层形成密集的动脉网，向小肠腺周围及绒毛内发出细支形成丰富的毛细血管网。肠系膜上动脉还分出回盲动脉、右结肠动脉和中结肠动脉分别供应盲肠、升结肠和横结肠，肠系膜下动脉分出左结肠动脉、乙状结肠动脉和直肠上动脉。直肠下段的血供由髂内动脉的分支直肠下动脉完成，并向上发出分支与直肠中动脉相吻合。

知识点4：与肠系膜静脉血栓形成相关的因素 副高：掌握 正高：熟练掌握

（1）高凝状态：包括：①周围深静脉血栓形成；②血小板增多；③抗凝血酶Ⅲ缺乏；④蛋白质C、蛋白质S缺乏；⑤真性红细胞增多症；⑥口服避孕药；⑦肿瘤；⑧妊娠；⑨门静脉高压。

（2）感染：包括：①腹膜炎；②胰腺炎；③盆腔或腹腔脓肿；④炎性肠病；⑤腹部手术或创伤。

知识点5：肠系膜血液循环的调节方式 副高：掌握 正高：熟练掌握

肠系膜血液循环主要通过以下三种方式进行调节：①内源性或局部血流调节：主要见于动脉跨壁压或组织氧含量改变时，发生相应的变化以维持适当的血流和供氧。如出现短暂性动脉受阻或进食时都会发生血管扩张。②外源性神经调节：肠系膜血管同样亦受源自内脏神经的节后交感神经纤维支配，刺激这些神经纤维，会引起小动脉或动脉收缩而减少肠管血液供给，若继续刺激，则发生部分或完全性血管扩张而使血流恢复正常。③内、外源性理化因子调节：肠缺血也可以见于没有解剖性血流梗阻的缺氧或低心排血量状态，即非梗阻性肠梗死。

知识点6：引起肠道血管阻力增加的因素 副高：掌握 正高：熟练掌握

引起肠道血管阻力增加的因素包括α受体激动药、血管加压素、血管紧张素Ⅱ、前列腺素E_2及洋地黄等。

知识点7：能够引起血管扩张的物质 副高：掌握 正高：熟练掌握

能够引起血管扩张的物质包括β受体激动药、前列腺素E_2、罂粟碱、硝酸甘油、钙通道阻断药、肠道激素如肠促酶肽、胃泌素及血管活性肠肽等。

知识点8：调控腹腔内消化系统脏器微循环的因素 副高：掌握 正高：熟练掌握

腹腔内消化系统脏器的微循环受下列因素调控：①作为阻力性血管的小动脉，是决定局部肠系膜血流的最重要因素；②毛细血管前括约肌，是决定毛细血管充盈状态的决定性因素。

知识点9：肠缺血见于非梗阻性肠梗死的原因 副高：掌握 正高：熟练掌握

肠缺血也可以见于没有解剖性血流梗阻的缺氧或低心排血量状态，即非梗阻性肠梗死。可能的形成原因包括：①超氧化阴离子作用；②对抗细菌毒素或肠腔内膜蛋白酶的保护性因子——小肠黏膜细胞刷状缘的糖蛋白成分的丧失；③肠黏膜绒毛末端的微小血管相互交通而造成氧分流。

知识点10：引起肠道缺血的原因　　副高：掌握　正高：熟练掌握

引起肠道缺血的原因很多，主要包括血管阻塞性缺血、非血管阻塞性肠缺血和肠腔细菌感染性缺血3个方面。

知识点11：引起血管阻塞性缺血的原因　　副高：掌握　正高：熟练掌握

引起血管阻塞性缺血的原因有：①动脉粥样硬化。这是引起肠缺血的最常见病因，病变动脉的横径缩小至正常的2/3以下时，就会出现缺血的症状。②肠系膜上动脉栓塞及血栓形成。由于肠系膜上动脉管腔较粗，从腹主动脉发生的角斜行，因此由于二尖瓣狭窄伴心房颤动、细菌性心内膜炎、心肌梗死、动脉粥样硬化的栓子脱落的各种栓子易进入肠系膜上动脉发生急性梗塞。③肠系膜上静脉血栓形成。继发性病因及药物造成的高凝状态可导致血栓形成。

知识点12：导致肠系膜上静脉血栓形成的原因　　副高：掌握　正高：熟练掌握

肠系膜上静脉血栓形成的继发性病因包括肝硬化、脾大、门静脉高压造成的肠系膜上静脉血流滞缓、手术创伤、腹腔化脓性感染等，某些药物造成的高凝状态可导致血栓形成，常见药物包括可卡因、麦角胺、雌激素、苯丙胺、洋地黄、加压素以及口服避孕药等。

知识点13：缺血性结肠炎的病理学　　副高：掌握　正高：熟练掌握

缺血性结肠炎的病理变化因缺血的程度和病程发展阶段的不同而表现不一。按病程将其分为缺血期、修复期和狭窄期。在缺血的急性期肉眼可见肠腔积液扩张，肠壁因水肿出血变厚，黏膜面出现不规则形褐色淤斑、出血灶，黏膜片状坏死脱落，显微镜下见上皮细胞坏死，黏膜固有层出血、水肿、中性粒细胞浸润，黏膜下层毛细血管扩张，小静脉内血栓形成。修复期肉眼见大小不一的溃疡，多位于系膜的对侧，溃疡纵行或匍行性，溃疡深者修复后形成瘢痕，常引起肠腔狭窄，有时因腺体增生过度形成假息肉。显微镜下见坏死残留的腺体出现增生，溃疡基底见丰富的毛细血管，浆细胞和淋巴细胞浸润，如累及肌层可见肌细胞质空泡形成和核固缩现象。狭窄期肠腔缩窄，肠壁增厚僵直，镜下见黏膜腺体结构不完整，大量纤维增生。

知识点14：缺血性结肠炎的临床表现　　副高：掌握　正高：熟练掌握

根据肠系膜血管阻塞的性质、部位、范围和发生的缓急，缺血性结肠炎的临床表现略有差别。典型的临床表现为无诱因或在便秘、感染、服降压药物、心律失常、休克等诱因下突发腹痛、腹泻及便血，早期伴有恶心呕吐。肠坏死的程度，症状的轻重依缺血血管的大小、缺血时间的长短、侧支血供的程度、有无低血压、细菌侵入等而不同。

知识点15：缺血性结肠炎的临床类型　　副高：掌握　正高：熟练掌握

关于缺血性结肠炎的临床类型，Boley分为可逆型与非可逆型；Marston则分为坏疽型、狭窄型及一过型，狭窄型及一过型相当于可逆型；此外，还有分为坏疽型与非坏疽型两型。1977年Marston在其专著中，对他1966年提倡的分类加以修改，指出坏疽型病例不应作为缺血性肠炎，因此缺血性肠炎只包括一般型及狭窄型两类。但近年来发表的研究中许多学者仍按三型分类。

知识点16：缺血性结肠炎的实验室检查　　副高：掌握　正高：熟练掌握

多数缺血性结肠炎患者的外周血白细胞增多［（10～30）×10^9/L］，红细胞沉降率（血沉）增快为20～100mm/h，可出现血清转氨酶、肌酸激酶、乳酸脱氢酶、碱性磷酸酶增高，腹水淀粉酶增高及代谢性酸中毒。粪便检查可见红细胞和脓细胞，隐血试验阳性，但培养无致病菌生长。据报道D-二聚体升高对诊断有一定意义，但其升高程度与病情严重程度的关系仍需进一步研究。

知识点17：缺血性结肠炎的结肠镜检查　　副高：熟练掌握　正高：熟练掌握

典型缺血性结肠炎患者于结肠脾曲及直肠乙状结肠交接部可见黏膜充血糜烂，或多发性溃疡及血痂；活检有典型的缺血坏死，黏膜下水肿、出血和毛细血管扩张。

知识点18：缺血性结肠炎血管造影检查的阳性征象　　副高：掌握　正高：熟练掌握

选择性动脉造影有助于发现病变部位和范围，为诊断本病的重要检查手段，可为手术治疗提供参考。阳性征象为：①非血管阻塞性肠系膜缺血：主动脉没有阻塞，其中小分支可存在节段性狭窄，肠系膜动脉主干和分支呈弥漫性痉挛或分支的节段性痉挛，如果给予罂粟碱解痉处理，则立即可见血管管径扩张；②栓子：肠系膜上动脉内的圆形充盈缺损，伴远端血管完全或次全闭塞；③血栓形成：常在肠系膜上动脉起始处，可见血管突然中断，可伴有反应性血管收缩，管径普遍变细；④肠系膜静脉血栓形成：表现为门静脉–肠系膜静脉系统发生闭塞，伴有血管腔内充盈缺损或静脉侧支形成。

知识点19：缺血性结肠炎的X线检查　　副高：掌握　正高：熟练掌握

腹部平片多数病例早期可见局限性痉挛，随后见肠腔积气，节段性扩张，病变肠段结肠袋消失，但无特异性；部分患者可见类似小肠Kerckring皱襞样的横嵴，后者为本病的特征性X线征象之一。钡灌肠检查早期可见特征性的多发息肉样充盈缺损，称为“指压迹征”，肠管痉挛、脾曲锐角征早期亦多见，随后出现结肠袋消失，溃疡所致不规则龛影，有时呈锯齿样充盈缺损，如肠壁内出现钡剂显影则有特异性，说明坏死深达肌层。后期表现为铅管样狭窄、由假憩室形成的龛影和假息肉形成的充盈缺损。

知识点20：缺血性结肠炎的诊断 副高：掌握 正高：熟练掌握

对凡具有易患因素的患者，如高血压病、冠心病、动脉硬化症、心力衰竭和心房纤颤等疾病，一旦出现腹痛持续>2h，尤其是症状与体征不相称，即应考虑本病，争取早期诊断和早期治疗。如胃肠分泌物中隐血阳性或血便、外周血白细胞增多等对诊断有一定帮助，如出现剧烈腹痛、急腹症或休克体征须警惕有无肠坏死、穿孔。对可疑患者必要时可行血清酶学、内镜、CT、MRI、血管造影及彩色多普勒等检查协助明确诊断。

知识点21：缺血性结肠炎的鉴别诊断要点 副高：掌握 正高：熟练掌握

缺血性结肠炎有时需与UC、结肠Crohn病相鉴别。其要点为：病情变化快，多为一过性、可逆性改变，几天内复查结肠镜可见明显改善。

知识点22：结肠缺血症与急性肠系膜缺血症的鉴别 副高：掌握 正高：熟练掌握

表10-8 结肠缺血症与急性肠系膜缺血症的鉴别

项　目	结肠缺血症	急性肠系膜缺血症
年龄	多于60岁以上	相对年轻
腹痛	多固定于左侧腹部或左下腹部	多于上腹部、脐周或全腹部
黏液血便	可见	少见
检查方法	首选钡剂灌肠	首选血管造影
里急后重感	可有	少有
肠系膜血管造影	检查时结肠血流多已恢复正常	常显示相应的病变

知识点23：缺血性结肠炎原发病的治疗 副高：掌握 正高：熟练掌握

纠正心力衰竭和心律失常，补充血容量，同时尽可能避免使用血管收缩剂、洋地黄类药物，肠缺血症状加重，诱发或加速肠管坏死；慎用肾上腺糖皮质激素，以免坏死的毒素扩散和促发肠穿孔。

知识点24：缺血性结肠炎的抗凝及溶栓治疗 副高：掌握 正高：熟练掌握

肠系膜血管血栓形成患者，主张诊断明确后应立即予以抗凝治疗，可用肝素和链激酶、尿激酶溶栓治疗。24小时后再进行血管造影检查，如果肠管血供已建立，则可以去除导管，继续使用抗凝剂和纤溶药治疗7～10天，然后改为双嘧达莫、阿司匹林等药物适量口服，持续3个月。在使用过程中要注意出血倾向，监测出、凝血功能以便随时调整剂量。因应用肝素抗凝治疗可引起肠道出血，对肠系膜动脉血栓形成或栓塞是否应用抗凝治疗还存在争议。

知识点25：缺血性结肠炎的扩血管药及其他治疗 副高：掌握 正高：熟练掌握

目的在于解除血管痉挛。可以把罂粟碱用生理盐水稀释至1.0g/L，按30～60mg/h速度用输液泵经肠系膜动脉插管输入。如无并发症，动脉给药可持续5天。非血管阻塞性肠缺血在输注24小时后改生理盐水30分钟，再重做血管造影以决定是否继续用药。选用足量，广谱而有效的抗生素，纠正电解质和酸碱平衡失调，加强支持治疗以促进肠黏膜细胞功能的恢复。

知识点26：缺血性结肠炎的介入治疗 副高：掌握 正高：熟练掌握

对于非血管阻塞性肠缺血的早期患者，经过原发病的积极治疗和经动脉内灌注扩血管药物后，是可以治愈的。一旦确诊为非血管阻塞性肠缺血，无论有无腹膜炎体征，都可以经造影导管向动脉内灌注血管扩张剂。罂粟碱被证明是一种安全可靠的药物，一般以1mg/ml的浓度以30～60mg/h恒速灌注。在用药过程中，反复进行血管造影来动态观察血管痉挛情况，如果注药后血管痉挛缓解，临床腹痛逐渐减轻或消失，可以逐渐停止灌药。一般持续用药不超过5天。如果灌药后病情无明显缓解，还出现腹膜炎的体征，则应急诊行剖腹探查术。对于血栓形成或栓塞者，可通过导管灌注链激酶、尿激酶等溶栓剂，可使早期患者避免手术治疗。溶栓治疗有引起消化道出血的并发症，治疗中应引起重视。近年应用的其他介入治疗方法尚有经皮经腔血管成形术、大动脉开窗术等。

知识点27：缺血性结肠炎剖腹探查术的方法 副高：掌握 正高：熟练掌握

老年人肠系膜血管阻塞的诊断一旦确立，即需要考虑剖腹探查术。术中可以根据肠袢的色泽和肠系膜动脉的搏动来判断栓子栓塞和血栓形成，然后再采取不同的手术方式。手术方式有：①动脉栓子摘除术；②肠系膜动脉血管重建术。

知识点28：结肠缺血症的手术指征 副高：掌握 正高：熟练掌握

（1）急性指征：①腹膜刺激征；②暴发性全结肠炎（有或无中毒性巨结肠）；③大出血。

（2）亚急性指征：①急性节段性缺血性结肠炎治疗2～3周无效，症状持续；②发生蛋白丢失性肠病；③败血症复发。

（3）慢性指征：①有症状的结肠狭窄；②有症状的节段性缺血性结肠炎。

第四节　真菌性肠炎

知识点1：真菌性肠炎的概念　　正高：熟练掌握

真菌性肠炎是指由于长期使用激素、广谱抗生素、免疫抑制剂、抗肿瘤药及放射治疗等引起机体抵抗力低下，肠道发生的真菌感染性炎症。它是全身或消化道真菌感染的一部分。常见的真菌性肠炎有肠道念珠菌病、放线菌病和组织胞浆菌病等，以念珠菌病最为常见。

知识点2：肠道念珠菌病的病因与发病机制　　正高：熟练掌握

念珠菌寄生在正常人的口腔、胃肠道、阴道、皮肤等部位，当机体因疾病或药物等因素致使免疫力下降，尤其在细胞免疫功能低下时，或因长期使用广谱抗生素使局部菌群受到抑制时，念珠菌即大量繁殖，先产生局部病变，进而可全身播散。白色念珠菌肠炎以回肠末端及大肠多见。

知识点3：肠道念珠菌病的病理　　正高：熟练掌握

肠道念珠菌病中可见肠道黏膜充血水肿、糜烂出血和溃疡，可见白色假膜；浆膜充血，局部可有炎性渗出物附着。少数有真菌性小动脉炎及小静脉炎。

知识点4：肠道念珠菌病的临床表现　　正高：熟练掌握

肠道念珠菌病多在长期大量使用广谱抗生素、激素、免疫抑制剂后出现，表现为腹泻，黄色稀水样或豆腐渣样便、泡沫较多，有黏液。部分患者在肛门周围可见黄白色假膜。有些病例先有口腔念珠菌感染（鹅口疮）。

知识点5：肠道念珠菌病的实验室检查　　正高：熟练掌握

肠道念珠菌病在实验室检查中可见：①粪便及假膜涂片可找到念珠菌及菌丝；②血清念珠菌凝集效价在1∶160以上；③反复血、尿真菌培养阳性；④肠镜检查同病理。若仅有口腔及粪便真菌阳性而无局部病变的带菌者不能诊断为肠道念珠菌病。

知识点6：肠道念珠菌病的治疗措施　　正高：熟练掌握

肠道念珠菌病的治疗措施：①去除诱因，如及时停用广谱抗生素和激素等；②注意口腔及皮肤卫生，若口腔有真菌感染，可用碳酸氢钠饱和液涂搽或漱口，每1～2小时1次，或用

2%甲紫涂搽；③抗真菌药物治疗：制霉菌素50万~100万U，每日4次，克霉唑1g，每日3次，酮康唑（里素劳）1片，每日1~2次口服，静脉用药有氟康唑，首剂400mg，随后每日200mg，疗程1~2周，直至病损消失，培养转阴。

知识点7：放线菌肠炎的病因

正高：熟练掌握

放线菌病是由Israelii放线菌引起的一种慢性或亚急性、化脓性和肉芽肿性病变，最常侵犯的部位有面颈部、肺、胸膜和回盲部，形成多发性瘘管并排出带有放线菌颗粒（硫黄样颗粒）的脓液。腹部放线菌病约占该病的四分之一，其中以回盲部最常见，直肠、横结肠和乙状结肠少见。

知识点8：放线菌肠炎的临床表现

正高：熟练掌握

回盲部放线菌病常表现为右下腹隐痛，压痛和肿块，少数可形成脓肿和持久性瘘管，直肠放线菌病可形成亚急性和慢性肛周脓肿、坐骨直肠窝脓肿或直肠旁脓肿。表现为腹泻、里急后重和黏液脓性粪便。

知识点9：放线菌肠炎的真菌及病理检查

正高：熟练掌握

将放线菌肠炎病变处的脓液用生理盐水调匀后通过薄纱过滤，可找到“硫黄样颗粒”，将该颗粒置于玻片镜检，发现放线菌菌落，即可确诊。

知识点10：放线菌肠炎的鉴别诊断

正高：熟练掌握

放线菌肠炎有时需要与阑尾炎、阑尾脓肿或回盲部结核、阿米巴病、回盲部肿瘤、腰大肌脓肿及女性生殖器官肿瘤相鉴别。鉴别需结合病史，但最后确诊依据为查到真菌菌体。

知识点11：放线菌肠炎的治疗

正高：熟练掌握

治疗放线菌肠炎应以青霉素为首选药。每天80万~240万U，疗程至少3~4周，可使用数月，否则易复发。此外，磺胺类、四环素、红霉素、氯霉素等均有一定的疗效。

知识点12：组织胞浆菌病的临床表现

正高：熟练掌握

组织胞浆菌病临床表现为不规则发热，肝、脾和淋巴结大，皮肤及黏膜损害，白细胞减少。该病的小肠和结肠以溃疡性病变为主，也可发生出血和梗阻，与胃肠道其他溃疡病变或肿瘤相似。结肠病变表现可酷似结肠癌或慢性结肠炎，伴有黏膜息肉样变及慢性腹泻。

知识点13：组织胞浆菌病的诊断　正高：熟练掌握

手术活组织检查获得组织胞浆菌为组织胞浆菌病的诊断依据。皮肤试验和补体结合试验可作其诊断参考，在某些病例中骨髓涂片检查、肝穿刺活检、淋巴结活检或穿刺涂片检查亦有助于明确诊断。

知识点14：组织胞浆菌病的治疗　正高：熟练掌握

治疗组织胞浆菌病以两性霉素B最为有效。开始以1～5mg两性霉素B溶于5% 500ml葡萄糖中静脉滴注，每日1次，以后逐渐递增，最大量每日75mg。疗程一般3个月，总量2g左右。用药过程中注意检查肝、肾功能、血象和电解质变化。

第五节　抗生素相关性腹泻

知识点1：抗生素相关性腹泻的概念　副高：熟练掌握　正高：熟练掌握

有700多种药物可引起腹泻，其中25%为抗生素。由于抗生素的滥用，其不良反应也明显增加，抗生素相关性腹泻（AAD）是较为突出的表现之一，是指应用抗生素后发生的与抗生素有关的腹泻。AAD的发病率因人群及抗生素种类的差异而不同。

知识点2：发生抗生素相关性腹泻的高危因素　副高：熟练掌握　正高：熟练掌握

发生AAD的高危因素有使用广谱抗生素、抗生素治疗超过3天、高龄、多项医疗干预措施或伴随疾病等，特别是高龄患者免疫功能低下、基础病多样化，加之胃黏液缺乏、胃黏膜萎缩、胃肠供血不足等因素，具有发生抗生素相关性腹泻的高度危险性。

知识点3：肠道正常菌群的种类　副高：熟练掌握　正高：熟练掌握

作为宿主生物屏障的肠道正常菌群达500多种，具体可分为三大类：①优势的原籍菌群：主要有类杆菌、双歧杆菌、消化球菌及优杆菌等，此类细菌有免疫调节，抑制和清除病原菌的作用；②与宿主共栖条件致病菌：主要有肠杆菌、肠球菌等，以兼性需氧菌为主，为肠道非优势菌群，在肠道菌群平衡时无害，在特定条件下具有侵袭性，对人体有害；③过路菌：主要有变形杆菌、假单胞菌，其长期定植机会少，菌群平衡时此类菌数量少，如数量超出正常水平可致病。

知识点4：抗生素相关菌群失调性腹泻的病因　副高：熟练掌握　正高：熟练掌握

正常肠道菌群之间及宿主之间保持着生态平衡状态，维持身体健康，当患有某种感染性疾病使用抗生素或围术期预防性使用抗生素时，破坏了正常菌群内各种微生物之间的相互制约关系，使其在质和量方面失去平衡，发展为菌群失调，特别是广谱抗生素抑制肠道内的正常菌群，使其数量急剧减少，甚至形成“无菌状态”，而某些外来细菌或过路菌成为优势菌群，从而导致腹泻或肠炎。此外抗生素致肠道菌群失调使多糖发酵成短链脂肪酸减少，未经发酵的多糖不易被吸收，从而滞留于肠道引起渗透性腹泻；抗生素也可直接引起肠黏膜损害，肠上皮纤毛萎缩，降低细胞内酶的活性，或者与肠道内胆汁结合使脂肪吸收减少，从而导致吸收障碍性腹泻。

抗生素导致肠道菌群失调而引发腹泻与其抗菌谱、给药途径及药代动力学等也有关，即口服、广谱及经胆汁排泄率高者易发生此病，如林可霉素、阿奇霉素、氨苄西林等。抗结核杆菌、抗真菌和抗寄生虫的抗菌药尚未见相关报道。

知识点5：抗生素相关性出血性结肠炎的临床表现

副高：熟练掌握　正高：熟练掌握

抗生素相关性出血性结肠炎（AAHC）由患者口服氨苄西林及其衍生物引起。它以肉眼血便为主要临床表现，病变局限于右半结肠，每日排便十余次，病程短，可在1～3天自愈。本病患者粪便内未找到难辨梭状芽胞杆菌，故原因不清，可能为药物的变态反应所致。

知识点6：抗生素相关性出血性结肠炎的诊断

副高：熟练掌握　正高：熟练掌握

AAHC的诊断主要依靠结肠镜检查，肠镜下可见升结肠和横结肠黏膜全周性糜烂，黏膜水肿显著，可见脓性渗出物。

知识点7：与AAD严重程度有关的因素

副高：熟练掌握　正高：熟练掌握

AAD严重程度与下列因素有关：①抗生素使用时间。时间越长、联合使用抗生素的种类越多，腹泻的发生率就越高，高级广谱抗生素种类越多，引起腹泻的危险性就越高。②医疗操作、检查和各种治疗措施。尤其是有肠道损伤性的检查、治疗措施越多，引起AAD发生的机会就越大。③粪常规及普通培养的非特异性。本检查可使AAD早期被误诊为一般的肠炎或菌痢，继续使用原先药物或加用针对杆菌的抗生素从而使腹泻加重。

知识点8：菌群失调的分度

副高：熟练掌握　正高：熟练掌握

菌群失调分为三度：①Ⅰ度肠道菌群失调。细菌总数在正常低值，革兰阳性杆菌较正常略减少，而革兰阴性杆菌稍有增加（或革兰阳性球菌较正常增加），呈Ⅰ度比例失调改变。②Ⅱ度肠道菌群失调。细菌总数较正常明显减少，革兰阳性杆菌显著减少，革兰阴性杆菌明显增多（拟杆菌、大肠埃希菌），革兰阳性球菌较正常增多（双/链球菌、葡萄球菌等）（或球杆比例倒置），见到少量类酵母样菌，呈Ⅱ度菌群失调改变。③Ⅲ度肠道菌群失调。细菌总数极少，革兰阳性、革兰阴性杆菌大部消失，类酵母样菌或葡萄球菌占优势（或出现革兰阳性粗大杆菌成堆排列，并有卵圆形芽胞，应考虑艰难梭菌），呈Ⅲ度菌群失调改变。

知识点9：AAD的内镜检查　副高：熟练掌握　正高：熟练掌握

AAD在肠镜检查中可见黏膜有充血水肿、糜烂，在直肠、乙状结肠甚至全结肠及回肠末端可见散在的口疮样糜烂病变，周围绕以红晕。假膜性肠炎可形成典型的假膜样病变，表现为黏膜表面有大小不等的斑块状或片状假膜，呈粉红色或棕色，微隆起于黏膜。假膜柔软不易剥离，剥脱后可见黏膜有糜烂或小溃疡。

知识点10：AAD的诊断　副高：熟练掌握　正高：熟练掌握

出现腹泻患者首先要通过临床分析和实验室检查排除是否为感染性腹泻。仔细询问病史十分重要。患者常有恶性肿瘤、慢性消耗性疾病、大手术后使用抗生素病史，发病可在用抗生素后数小时至数月不等，一般在10～30天，个别病例在停用抗生素后数日内起病。确诊依赖菌群分析及肠镜检查。

知识点11：AAD的病因治疗　副高：熟练掌握　正高：熟练掌握

AAD患者应针对病因治疗，停用抗生素或改用敏感窄谱抗生素。重症患者可针对致病菌（如艰难梭状杆菌）选用万古霉素、甲硝唑、杆菌肽等治疗。真菌性肠炎可用抗真菌药物治疗，如制霉菌素、两性霉素B、酮康唑、咪康唑等。

知识点12：活菌的分类　副高：熟悉　正高：熟悉

活菌有两类，一类是使用需氧菌消耗肠道内氧，使之成为厌氧环境，促使厌氧菌生长恢复菌群的平衡，如整肠生（地衣芽胞无毒株活菌制剂）、酪酸菌（米雅BM颗粒、宫入菌）、促菌生（蜡样芽胞杆菌活菌制剂）；另一类直接用厌氧菌，如丽珠肠乐（双歧杆菌活菌制剂）、培菲康（Bifico，含肠道双歧杆菌、嗜酸乳杆菌、粪链球菌）、妈咪爱（含乳酸活菌、粪链球菌、枯草杆菌）。

知识点13：ADD的对症及支持治疗　副高：熟悉　正高：熟悉

治疗ADD重点是维持水、电解质平衡。轻症患者可口服补液盐，失水较多或饮水有困难者则应静脉补给。在大量广泛使用抗生素时，进行肠道菌群的监测是十分必要的，对老年患者尤应如此。对于抗生素相关性肠道菌群失调诱发的腹泻，必须足够重视肠源性感染发生的可能，这是减少医院内感染，降低本病发生率的重要措施。

第六节 假膜性肠炎

知识点1：假膜性肠炎的概念

正高：熟练掌握

假膜性肠炎（PMC）是由难辨梭状芽胞杆菌引起的结肠及小肠急性黏膜坏死性炎症，是抗生素相关性腹泻的特殊类型，往往发生在大手术后，特别是在应用广谱抗生素后容易发生，也可发生于休克、心力衰竭、尿毒症、结肠梗阻等一些患者。其特点为肠黏膜上有渗出性假膜形成，多发生在长期大量应用抗生素以及危重患者，若处理不当则病死率较高。

知识点2：假膜性肠炎的病因和发病机制

正高：熟练掌握

本病由难辨梭状芽胞杆菌引起，常见诱因是长期应用抗生素或免疫抑制剂，造成患者尤其是危重患者肠道菌群失调，难辨梭状芽胞杆菌异常繁殖，产生细胞毒素及肠毒素，后者通过黏膜上皮细胞的cAMP系统，使水、钠分泌增加产生分泌性腹泻，甚而引起黏膜出血。

知识点3：难辨梭状芽胞杆菌造成结肠黏膜损伤的毒素

正高：熟练掌握

难辨梭状芽胞杆菌本身并无侵袭性，造成结肠黏膜损伤是由于其产生的四种毒素综合作用的结果。这四种毒素为：①毒素A：即肠毒素，分子量为6×10^5，毒素A使细胞内cAMP增加，而出现结肠黏膜炎症细胞浸润、出血及绒毛损害，使肠壁通透性增加，导致结肠的水、钠、氯等离子分泌增加。②毒素B：即细胞毒素，分子量为4.5×10^5。直接破坏肠黏膜细胞，形成坏死、假膜。③蠕动改变因子。④不稳定因子。

知识点4：假膜性肠炎的病理

正高：熟练掌握

假膜性肠炎多发生于结肠，部分在小肠。病变主要累及黏膜及黏膜下层，肉眼可见肠腔扩张，腔内液体增加，黏膜充血水肿，可有凝固性坏死，被以黄、棕或绿色斑状假膜。坏死一般限于黏膜层，若累及肠壁全层则导致穿孔。

知识点5：假膜性肠炎的临床表现

正高：熟练掌握

假膜性肠炎患者临床上主要表现为腹泻、腹胀及腹痛。腹泻为首发症状，每日有数次至数十次的水样便，重症者可为海蓝色水样便，混有脱落的假膜甚至假膜管型。腹泻同时伴有腹胀、腹痛，并有发热，容易被误认为原有感染性疾病的恶化。在病变发展过程中，可出现类似急腹症的腹痛。如持续用有关抗生素，则症状加重，可伴脱水、电解质紊乱、大量白蛋白丢失甚至死亡。除以上表现外，全身症状也较明显，体征有腹部压痛，甚至肌卫、反跳痛。部分患者伴有肠麻痹和肠扩张，可发生暴发性中毒性巨结肠、肠梗阻以及肠穿孔等严重并发症。

知识点6：假膜性肠炎的粪便检查及培养　　正高：熟练掌握

假膜性肠炎患者粪便检查的典型表现为肉眼观察可见粪便中混有假膜。显微镜下观察假膜由纤维素、黏蛋白、脱落的黏膜上皮细胞等组成。有确诊价值的实验室检查是粪便做厌氧菌培养，发现有难辨梭状芽胞杆菌生长。

知识点7：假膜性肠炎的毒素鉴定　　正高：熟练掌握

粪便难辨梭状芽胞杆菌的细胞毒素试验，对PMC的诊断有一定价值。如第1次阴性，对可疑病例应复查，有些病例可呈阳性。将患者的粪便滤液稀释不同的倍数，置组织培养液中观察细胞毒作用，1∶100以上有诊断意义。

知识点8：内镜下假膜性肠炎的病变特征　　正高：熟练掌握

内镜下假膜性肠炎的病变特征：①早期病变，在正常肠黏膜上可见散在的充血斑，微隆于黏膜。②典型病变，进一步发展，早期的充血斑呈现点状假膜，继而相互融合成数毫米至数厘米的圆形、椭圆形假膜，病变呈散在或较密集分布，散在病灶间可见正常黏膜是本病的特征之一，但重症病例假膜可融合成片，甚至呈管型，假膜呈黄白色、灰色、灰黄色、黄褐色不等，隆起于黏膜，周围绕以红晕是本病另一特征，假膜不易脱落，如剥下可见黏膜缺损形成糜烂，常有渗血。③修复过程，假膜脱落，隐窝内潴留分泌物排除，黏膜展平上皮细胞再生修复呈红色斑样，10天后黏膜恢复正常，无瘢痕遗留。

知识点9：假膜性肠炎的组织病理学检查　　正高：熟练掌握

假膜性肠炎组织学表现为黏膜隐窝（肠腺）上皮分泌亢进，有大量黏液充塞隐窝腔，伴多量中性粒浸润。并由白细胞、纤维素、慢性炎症细胞和坏死脱落的上皮碎片形成假膜，堵塞隐窝口，覆盖在炎症的黏膜上，状似蘑菇云。假膜内偶见革兰阳性粗大杆菌（难辨梭状芽胞杆菌）。病变处黏膜及黏膜下层充血水肿和炎细胞浸润，而病变之间的黏膜正常或仅显轻度炎症，炎症局限于黏膜肌层以内。

知识点10：假膜性肠炎的实验室检查及其他检查　　正高：熟练掌握

可出现异常的外周血白细胞增多，多在（10～20）$\times 10^9$/L或以上，甚或更高，以中性粒细胞增多为主。粪便常规检查可见白细胞，多数无肉眼血便或黏液便。可有低白蛋白血症，水、电解质和酸碱平衡紊乱。腹部X线平片可显示肠麻痹或轻至中度肠扩张。

知识点11：假膜性肠炎的临床分型

正高：熟练掌握

根据病情轻重将其分为3型。①轻型：腹泻次数3～5次/天，体温<38℃，没有脱水、酸中毒表现，白细胞数正常；②中型：腹泻次数5～20次/天，体温>38℃，伴脱水、酸中毒，白细胞数（10～15）$\times 10^9$/L；③重型：腹泻次数20次/天以上或脓血便，体温超过39℃，脱水、酸中毒明显，或出现中毒性休克、中毒性巨结肠，血白细胞数>15×10^9/L。

知识点12：假膜性肠炎的诊断及其依据

正高：熟练掌握

假膜性肠炎的诊断及其依据：①患者有大量或者长期使用抗生素史，或者正在应用抗生素。②临床上出现非特异性腹泻、腹胀、腹痛、发热、白细胞数升高等表现，特别是重病、年老体弱、手术后、恶性肿瘤等患者应用广谱抗生素后出现上述表现。③影像学检查腹部X线平片可见肠积气但无液平，肠轮廓亦不规则，有时可见广泛而显著的指印征，有时仅局限于一节段。气钡灌肠双重造影显示肠黏膜紊乱，边缘呈毛刷状，黏膜表面可见许多圆形或不规则结节状阴影。CT扫描可见肠壁增厚、皱襞增粗。④内镜检查发现黏膜水肿、充血，白色斑点状假膜，或者许多斑块状、地图状假膜，呈黄色、黄褐色或黄绿色。⑤粪便或者肠内容物细菌涂片发现明显菌群失调，或者培养出大量真菌、难辨梭状芽胞杆菌（毒素鉴定为致病菌）等。⑥组织活检可见肠黏膜炎症细胞浸润、出血和上皮细胞坏死、假膜形成等。假膜由纤维素样物、炎症细胞、细胞碎片及细菌菌落组成。

具有上述①②③条加上④⑤⑥中任何一条即可诊断。

知识点13：假膜性肠炎的病因治疗

正高：熟练掌握

在抗生素应用过程中，患者出现腹泻，应考虑假膜性肠炎可能，可进行进一步检查明确诊断，并立即停用相关抗生素，不宜应用抑制肠蠕动药，如地芬诺酯、洛哌丁胺，其对于假膜性肠炎不仅无效，而且会加重毒素的吸收以致诱发中毒性结肠扩张。

知识点14：PMC的抗难辨梭状芽胞杆菌治疗

正高：熟练掌握

PMC抗难辨梭状芽胞杆菌治疗包括：①对于中、重型患者，首选万古霉素，1.0～2.0g/d，分4次口服，儿童20～40mg/（kg·d），分2～4次口服；②甲硝唑，口服每次0.25～5.0g，1天3次，疗程7～10天；③杆菌肽，成人每次2500U，1天4次。

知识点15：假膜性肠炎的肠道微生态制剂治疗

正高：熟练掌握

应用肠道微生态制剂恢复肠道正常菌群，包括酵母菌、乳酸杆菌或双歧杆菌可帮助恢复肠道正常菌群，有助于缩短抗菌药物的疗程，减少复发。但益生菌对治疗PMC的作用目前尚缺乏足够的设计合理、严格对照的临床研究资料，对于其作为常规治疗PMC的应用尚需进一步证实。

知识点16：假膜性肠炎的抗休克与全身治疗　　正高：熟练掌握

补充液体、纠正电解质紊乱和酸中毒，必要时使用肾上腺皮质激素、血管活性药物及输全血。对治疗无效的重症患者以及并发中毒性巨结肠、结肠穿孔等急腹症患者应予外科手术治疗。

知识点17：难辨梭状芽胞杆菌复发患者的治疗措施　　正高：熟练掌握

难辨梭状芽胞杆菌复发患者的治疗措施：①万古霉素125mg口服，每6小时1次，服用1周，第2周每12小时1次，第3周每日1次，第4周隔日1次，第5、6周3天1次；②万古霉素125mg，每6小时1次，同时加用利福平600mg，每日2次，疗程1周；③万古霉素125mg，每6小时1次，2周后停用，改用考来烯胺（消胆胺）治疗2周；④万古霉素125mg，每6小时1次，2周后改用菌群调整制剂。

第七节　急性出血性坏死性肠炎

知识点1：急性出血性坏死性肠炎的概念　　副高：熟练掌握　正高：熟练掌握

急性出血性坏死性肠炎（AHNE）是与C型产气荚膜芽胞杆菌感染有联系的一种急性炎症性肠炎，其主要临床表现为腹痛、便血、发热、呕吐和腹胀。严重者可有休克、肠麻痹等中毒症状和肠穿孔等并发症。本病发病以夏、秋季多见，儿童、青少年发病率高于成年人。

知识点2：AHNE的病因和发病机制　　副高：熟练掌握　正高：熟练掌握

本病确切病因迄今未明，可能与肠道非特异性感染或免疫学机制有关，多数学者认为身体对致病因子敏感性增高，可能是本病的内因。细菌或病毒感染、暴饮暴食、摄入生冷不洁食物、营养不良和蛔虫感染均为致病的诱因。

本病的病变主要见于空肠下段和回肠上段，但也可见于十二指肠、结肠或食管。其预后与病变范围有关，累及肠管越大，症状越重，预后越坏。轻者血便持续2～6天，及时治疗，可于7～14天恢复健康。重症者病死率约为25%。并发肠穿孔及腹膜炎者，如治疗不当病情可迅速恶化而死亡。本病一经恢复，很少留有后遗症。

知识点3：AHNE的临床表现　　副高：熟练掌握　正高：熟练掌握

AHNE多有病前进食不洁饮食之病史。夏季发病率最高，其次为春季、秋季，冬季较少。罹病多为10岁以下儿童和20岁以下的青年人。男性为女性的2～3倍。临床主要表现为：①腹痛：初期为腹部不适感，逐渐加重，为持续性钝痛，阵发性加重，疼痛多位于左上腹或左中腹，也可在脐周或波及全腹，婴儿表现无原因的阵发性哭闹，四肢屈曲，面色苍白。②恶心、呕吐。次数不等，早期即可发生，多为胃内容物或伴有胆汁及咖啡物，甚至呕血。肠道蛔虫而致病者，可伴有吐蛔虫。③腹泻及便血：常随腹痛发作出现腹泻，1天数次到十数次，初为黄色稀便，1～2天后转为暗红色糊状或赤豆汤样血水便，粪质少。无脓液及黏液，有特殊腥臭味。肛门指诊可发现肉眼血便。④中毒症状：病初精神萎靡、发热、食欲缺乏、痛苦状。常于血便前、后出现明显的中毒症状及循环衰竭。其面色苍白，四肢厥冷，皮肤呈紫色网状花纹，脉细弱频速，血压下降，病情严重者多有高热及中毒性脑病，常伴有明显的腹胀或麻痹性肠梗阻，腹部可出现包块或肠型。

知识点4：AHNE的X线特征 副高：熟练掌握 正高：熟练掌握

AHNE的X线特征分为三个阶段：①早期阶段：胃肠道动力性肠梗阻，表现为小肠扩张呈管状，排列紊乱，内有短浅液平，结肠则少气或无气，肠道不规则性痉挛狭窄。②典型阶段：肠黏膜炎症性水肿，动力减退，病变肠段管状充气扩张且肠壁增厚，边缘模糊，肠腔内气体通过破坏的黏膜进入肠壁，形成黏膜下和/或浆膜下积气，呈现出本病特征征象，即肠壁积气。③晚期阶段：门静脉积气时提示预后不良，肠袢扩张固定，为肠壁全层坏死即将穿孔的重要X线征象，气腹则提示已穿孔，腹腔渗液进行性增多。

知识点5：AHNE的粪便检查 副高：熟练掌握 正高：熟练掌握

AHNE粪便检查中可见：镜检有大量红细胞、少量白细胞，潜血试验多阳性。培养多为大肠杆菌、克雷伯杆菌、梭形芽胞杆菌。

知识点6：AHNE的血常规检查 副高：熟练掌握 正高：熟练掌握

AHNE在血常规检查中可见：白细胞总数升高，中性粒细胞增多伴有核左移，甚至出现中毒颗粒。血小板减少，血红蛋白和红细胞总数也可有不同程度的减少。血沉也多增快。

知识点7：AHNE的诊断 副高：熟练掌握 正高：熟练掌握

本病可根据以下两项之一作出诊断：①患者尤以儿童和青少年有急性腹痛、呕吐、腹泻、发热或继而出现血便、肠梗阻征象和/或败血症休克，X线腹部平片符合本病的改变；②有上述症状，经剖腹或尸解证实为本病者，或粪便培养证实为C型魏氏梭状杆菌者。

知识点8：AHNE的鉴别诊断 副高：熟练掌握 正高：熟练掌握

（1）中毒性菌痢：流行季节，突然发热、腹痛、腹泻及黏液脓血便，粪便涂片和细菌培养有助于确诊。

（2）急性克罗恩病：亚急性起病，寒战、高热，右下腹痛、腹泻，常无黏液脓血便，约1/3病例可出现右下腹或脐周腹块。诊断依靠胃肠钡餐、钡剂灌肠和内镜检查。

（3）过敏性紫癜：临床特点除紫癜外，常有皮疹、血管神经性水肿、关节炎、腹痛及肾炎等症状。

知识点9：AHNE的一般治疗　　副高：熟练掌握　正高：熟练掌握

卧床休息、禁食，腹胀明显者，可行胃肠减压；腹痛消失、便血停止后，可开始进食流质饮食，逐渐过渡到半流质及正常饮食。过早进食易导致疾病复发。

知识点10：AHNE纠正水、电解质紊乱的治疗　　副高：熟练掌握　正高：熟练掌握

患者因呕吐、腹泻和禁食，应补充足够的热量、水、电解质和维生素。补液应以葡萄糖为主，占2/3～3/4，生理盐水占1/4～1/3，必要时可加输血浆、清蛋白、氨基酸、脂肪乳剂。大量便血者，应输全血。儿童每日补液量为80～100ml/kg，成人每日2500～3000ml。

知识点11：AHNE的抗生素治疗　　副高：熟练掌握　正高：熟练掌握

选择针对肠道杆菌感染的药物，如哌拉西林、氯霉素、庆大霉素、卡那霉素、阿米卡星及头孢菌素，或者根据细菌培养结果调整相应抗生素。一般常用两种抗生素，疗程7～14天。

知识点12：AHNE的抢救中毒性休克的治疗　　副高：熟练掌握　正高：熟练掌握

休克是本病死亡的主要原因，早期发现、及时处理是治疗本病的重要环节。开始应迅速补充血容量，改善组织缺氧，在补足液体的基础上，早期可用血管扩张剂，必要时用右旋糖酐、全血、血浆，以维持血浆渗透压，使血压回升。也可以同时应用654-2或阿托品。为抑制变态反应，减轻中毒症状，用氢化可的松每次5～10mg/kg，静脉滴注，疗程最多5～7天，不宜过长，以免发生肠穿孔。同时应用广谱抗生素，如氨苄西林和庆大霉素或阿米卡星静脉滴注。甲硝唑可控制肠道厌氧菌的繁殖。用法：轻者甲硝唑每日50mg/kg，分3次口服；重者给0.5%甲硝唑注射液1.5ml/kg静滴，每8小时1次。

知识点13：AHNE的对症治疗　　副高：熟练掌握　正高：熟练掌握

AHNE高热时给予解热剂、激素，并每日多次予以物理降温。烦躁不安肌内注射地西泮、苯巴比妥钠，或用冬眠1号静滴，但要密切观察血压变化。腹痛时肌内注射阿托品，如无效可用0.25%奴佛卡因做两侧肾囊封闭，必要时也可联合使用盐酸哌替啶与阿托品，腹泻

严重可应用复方苯乙哌啶、盐酸洛哌丁胺，并配合服用诺氟沙星（氟哌酸）、盐酸小檗碱等肠道抗菌药物。

知识点14：AHNE的手术治疗指征 副高：熟练掌握 正高：熟练掌握

手术治疗的指征包括：①肠梗阻经保守治疗无效；②有腹膜炎症或疑肠穿孔者；③多次大量出血，内科治疗不能止血者；④中毒性休克经抢救效果不明显或不稳定者；⑤腹部症状迅速恶化，明显腹胀，肠麻痹，有固定压痛点，估计为肠段坏死者，可行手术治疗。

知识点15：AHNE的手术方式 副高：熟练掌握 正高：熟练掌握

（1）若病变较集中或局限，可作病变肠段切除术；若病变过于广泛或全身情况太差，应避免作过多小肠切除，可将病变受累最严重部分切除并做肠造口，留待二期手术处理。

（2）术中若无肠坏死、穿孔、大出血等病变发现，可用5%普鲁卡因溶液做肠系膜根部封闭。

（3）术后应进行积极的内科治疗。

第八节 小肠肿瘤

知识点1：小肠良性肿瘤的分类及发生部位 副高：熟练掌握

小肠良性肿瘤包括小肠平滑肌瘤、小肠脂肪瘤、小肠腺瘤、小肠血管瘤和血管畸形。

小肠良性肿瘤的发生部位依次为回肠、空肠、十二指肠。

知识点2：小肠良性肿瘤的肿瘤类型 副高：熟练掌握

小肠良性肿瘤的肿瘤类型依次为平滑肌瘤、脂肪瘤、腺瘤、血管瘤。而纤维瘤、神经纤维瘤、淋巴管瘤等则罕见。

知识点3：小肠平滑肌瘤的概念 副高：熟练掌握

小肠平滑肌瘤在小肠良性肿瘤中最为常见，好发于回肠，多单发，由极类似正常的平滑肌组成。其可分腔内、壁间及腔外三种生长方式，以前者多见。肿瘤呈扩张性生长，常因血供不足发生溃疡、糜烂、出血，或由于向浆膜面生长产生肠套叠、肿瘤扭结导致肠梗阻。肿瘤供血不足可出现坏死、囊性变而穿孔，15%～20%的平滑肌瘤会发生恶变。

知识点4：小肠脂肪瘤的概念　　副高：熟练掌握

小肠脂肪瘤的发病率仅次于平滑肌瘤。好发于回肠末端，为起源于黏膜下的界限明显的脂肪组织肿块。一般肿瘤血管较少，常为单发，临床表现肠梗阻多于肠出血，血管丰富的脂肪瘤称为血管脂肪瘤。

知识点5：小肠腺瘤的概念　　副高：熟练掌握

小肠腺瘤好发于十二指肠，可为大小不一的单发息肉样病变，亦可成串的累及全部小肠。临床多见由肠套叠引起的肠梗阻，十二指肠腺瘤阻塞胆总管时可导致黄疸，绒毛乳头状腺瘤容易癌变。

知识点6：小肠血管瘤和血管畸形的概念　　副高：熟练掌握

小肠血管瘤好发于黏膜下血管丛和淋巴组织，也可来自浆膜下血管，以空肠居多，可分为毛细血管瘤、海绵状血管瘤和混合性毛细血管瘤。单发时形如息肉突入肠腔，弥漫浸润血管瘤则形态多样化且累及范围广。小肠血管畸形，肠壁黏膜下层小动脉、小静脉扩张，扭曲变形，毛细血管呈簇状增生并形成沟通。血管瘤和血管畸形的临床表现特点为反复无痛性、间歇性出血，常为自限性。

知识点7：小肠恶性肿瘤的分类　　副高：熟练掌握

小肠恶性肿瘤男性略多于女性，40~50岁以后发病率上升，60~70岁为高峰年龄，以腺癌、类癌、平滑肌肉瘤及恶性淋巴瘤为多。脂肪肉瘤、纤维肉瘤少见，约半数发生在回肠，其中以类癌最多见，十二指肠与空肠均以腺癌为主。

知识点8：小肠腺癌的概念　　副高：熟练掌握

小肠腺癌在小肠恶性肿瘤中约占半数，其发病部位以十二指肠最多，尤其以降部为甚。组织学上分为腺癌、黏液癌和未分化癌，最多见于分化较好的腺癌，淋巴结转移较早。小肠腺癌有时可同时有两个原发癌灶，另一个癌瘤位于结肠、乳房、胰、肾等器官。临床上以梗阻、出血、腹块或黄疸为主要表现。

知识点9：小肠平滑肌肉瘤的概念　　副高：熟练掌握

小肠平滑肌肉瘤起源于小肠黏膜肌层，常向肠腔外生长，易从腹部扪及。压迫肠管时可导致肠梗阻，肿瘤溃疡或自身坏死溃烂常引起大出血，甚至形成窦道，继发感染或穿孔。主要经血行转移至肝，其次通过淋巴或腹膜种植转移，但即使肿瘤转移，患者仍有较长的生存期。

知识点10：小肠淋巴肉瘤的概念　　副高：熟练掌握

小肠淋巴细胞肉瘤在原发性小肠恶性淋巴瘤中最常见，其次是网状细胞肉瘤和霍奇金病。发病部位以回肠居多，十二指肠少见。临床主要表现为腹痛、腹块及间歇性黑粪，可伴有发热，重者可出现吸收不良综合征。

知识点11：小肠肿瘤的临床表现　　副高：熟练掌握

小肠良性肿瘤较小时，常无临床症状。即使出现出血、梗阻等肿瘤并发症也属于非特异性。恶性肿瘤常有发热、腹痛及体重下降等伴随症状。

知识点12：小肠良性肿瘤的诊断　　副高：熟练掌握

根据以下几点可考虑为小肠良性肿瘤：①凡无手术史而出现原因不明小肠梗阻，尤其呈慢性、反复发作者；②仅便血而无呕血，又排除了大肠病变者；③腹部扪及活动度大的包块，但与腹腔实质性脏器无关联者。

知识点13：小肠肿瘤的影像学检查　　副高：熟练掌握

常规X线钡餐检查无助于诊断，小肠气钡双重造影可提高诊断率。多排CT仿真内镜可作为非侵入性检查，准确率较高，目前作为首选。选择性腹腔动脉造影对于平滑肌瘤、血管瘤、血管畸形等多血管性肿瘤有定性和定位诊断价值，但其受出血速度的影响，大于0.5ml/min阳性率高。核素扫描（ECT）时对肿瘤小量出血较敏感，但无定性价值，可作为血管造影的先期检查项目。

知识点14：小肠肿瘤的特殊检查　　副高：熟练掌握

（1）小肠镜和胶囊内镜检查：单或双气囊小肠镜的价值更高，一方面检出率更高，另一方面可取活检进行病理学诊断；胶囊内镜对小肠肿瘤具有较高的检出率，出现嵌顿和梗阻时可作为手术的指引。

（2）剖腹探查加术中肠镜：对临床高度怀疑小肠病变者较适用。

知识点15：小肠肿瘤的治疗及预后　　副高：熟练掌握

手术切除是小肠良性肿瘤的主要治疗方法，预后好；由于小肠恶性肿瘤对放疗及化疗均不敏感，应以手术切除为主要治疗；因腺癌早期即有淋巴结转移，原则上应行广泛切除术。

一般认为小肠肿瘤部位越高预后越差；腺癌预后差，5年生存率仅为20%，恶性淋巴肉瘤约35%，平滑肌肉瘤5年生存率可达40%。

肠结核1

第九节　肠　结　核

肠结核2

知识点1：肠结核的概念及病因　副高：熟练掌握　正高：熟练掌握

肠结核是结核杆菌侵犯肠道引起的慢性特异性感染，绝大多数继发于肠外结核。发病以青壮年为主，90%患者在40岁以下，女性略多于男性。

肠结核主要由人型结核杆菌引起，少数是由于牛型结核杆菌所致，系饮用未消毒的带菌牛奶或乳制品感染引起。

知识点2：肠结核的发病机制　副高：熟练掌握　正高：熟练掌握

肠结核的发病是人体和结核杆菌相互作用的结果，只有当入侵的结核菌数量较多，毒力较大，并有人体免疫功能异常、肠功能紊乱引起局部抵抗力削弱时，才会发病。结核杆菌在肠道多定居于黏膜腺体深部，引起局部炎症，再经巨噬细胞到达黏膜下层，使病变深化或在集合淋巴结内形成特异性病变，肠结核与肠系膜淋巴结结核、结核性腹膜炎三者合称腹腔结核，但结核性腹膜炎不大可能是肠结核来源，而肠结核致肠穿孔却可引起结核性腹膜炎。

知识点3：结核杆菌侵犯肠道的途径　副高：熟练掌握　正高：熟练掌握

结核杆菌侵犯肠道的途径有以下3种：①胃肠道感染：这是结核杆菌侵犯肠道的主要途径。②血行播散：见于粟粒型肺结核，经血行播散侵犯肠道而发病。③直接蔓延：由腹腔或盆腔结核直接蔓延引起。

知识点4：肠结核的发生部位　副高：熟练掌握　正高：熟练掌握

肠结核好发于回盲部（以回盲瓣为中心，包括盲肠、阑尾、回肠末段和升结肠起始部各10cm以内）又称为回盲部结核，其次少见于空肠、回肠、升结肠、横结肠、降结肠，更罕见的是多部位结核。

知识点5：结核杆菌进入肠道后多在回盲部引起病变的原因　副高：熟练掌握　正高：熟练掌握

结核杆菌进入肠道后多在回盲部引起病变，其原因可能有：①结核杆菌属于抗酸菌，在胃内很少受到胃酸的影响，故其能顺利到达回盲部，此时含结核杆菌的肠内容物已形成食糜，由于回盲瓣的作用，食糜在回盲部停留时间较长，而且该段肠管蠕动、逆蠕动相对较强，容易引起局部组织机械性损伤，这样就使肠道内的结核杆菌有充分的时间和机会接触肠黏膜而发生感染。②回盲部的淋巴组织丰富，此处的结核杆菌可沿肠管的淋巴系统进入绒毛内的中央淋巴管，从而隐藏在黏膜的深面诱导炎症的发生。侵犯到固有层、黏膜下层、肌层的结核杆菌可进入Pryer集合淋巴结形成含有上皮和淋巴组织的结核结节，再进一步由浆膜下沿着肠管的肠系膜附着部位侵犯至肠系膜淋巴结，所以回盲部是肠结核的好发部位。③结核结节增大时常有干酪样坏死和伴发闭塞性动脉内膜炎，影响邻近肠管的血供，造成黏膜的水肿和局灶性坏死。坏死组织脱落形成小的溃疡，融合增大后呈深浅不一的潜行溃疡。溃疡的边缘不规则，溃疡沿肠壁淋巴管道顺肠周径发展。

知识点6：肠结核的病因

副高：熟练掌握　正高：熟练掌握

肠道结核多由人型结核杆菌引起，占病因的90%以上。患者多继发于开放性肺结核或喉结核，结核杆菌随吞咽的痰进入肠道，也可能是通过与肺结核患者共进饮食，因未采取消毒隔离措施，致使结核杆菌直接进入肠道引起感染。开放性肺结核，特别是空洞型肺结核发生肠结核的机会更多。除肠道感染外，也可能经由血源感染。急性粟粒型结核约有半数以上患者合并肠结核。少数肠结核由牛型结核杆菌所致，系饮用未经消毒的带菌牛奶或乳制品而感染。

知识点7：肠结核的病理分型

副高：熟练掌握　正高：熟练掌握

（1）溃疡型：较多见，溃疡常为多发，可聚集一处或散发在肠不同部位，其大小不一，边缘不齐，常为潜行性溃疡。底部有干酪样物质，其下为结核性肉芽组织。溃疡愈合后形成环状瘢痕而引起肠腔狭窄。结核杆菌可通过淋巴管侵犯浆膜引起纤维渗出和多个灰白色结节形成，并累及肠系膜和淋巴结。溃疡可导致穿孔并发弥漫性腹膜炎、局限性脓肿或肠瘘。

（2）增生型：回盲部肠结核以增生型为多见，可以累及升结肠近段或盲肠，肠壁显著增厚变硬，黏膜可有多个小溃疡或大小不等的息肉样肿块。大量的结核肉芽肿和纤维组织增生，导致肠壁局限性增厚和变硬，有息肉或瘤样肿块突入肠腔使肠腔变窄，引起肠梗阻。

（3）混合型：人体的免疫反应能力决定了病理类型，溃疡型肠结核患者常有活动性肺结核，增生型肠结核多无明显的肺部病变，即使有肺结核也多属静止状态。上述溃疡与增生两型的病变不是绝对的，溃疡型以坏死为主，而增生型以结核肉芽肿及纤维组织增生为主，两者常在同一患者不同时期存在，在一定的条件下互相转化。兼有两种病变者称混合型或溃疡增生型肠结核。

知识点8：肠结核的临床表现

副高：熟练掌握　正高：熟练掌握

肠结核起病缓慢，病程较长，疾病早期缺乏特异症状，但随病情进展可有以下几种表现：①慢性腹痛：疼痛性质一般为隐痛或钝痛，多位于右下腹，是肠结核好发于回盲部之故。②大便习惯改变：腹泻是溃疡型肠结核的主要表现，而便秘多见于增生型肠结核。腹泻、便秘交替出现是肠功能紊乱的一种表现。腹泻次数可每日达十余次，伴里急后重，粪便中可有黏液或脓液，极少数患者可出现便血。③腹部包块：回盲部增生型肠结核常发生周围纤维性粘连，肠系膜淋巴结肿大；溃疡型肠结核肠壁有穿孔或已有结核瘤形成时，病变的肠管和周围组织粘连，也会表现为右下腹肿块，往往难与恶性肿瘤相鉴别。④全身症状：溃疡型肠结核表现下午低热或不规则热，伴有盗汗、倦怠、消瘦。同时有肠外结核特别是肺结核的临床表现。回盲部增生型肠结核无毒血症症状、无发热。

部分患者体检时可在右下腹扪及包块、压痛、腹膜刺激征、腹水，少数患者有肠梗阻、瘘管等并发症。

知识点9：肠结核的实验室检查　　副高：熟练掌握　正高：熟练掌握

血液检查可有轻、中度贫血，血沉多明显加快。粪便常规检查多无特异性，粪便浓缩找结核杆菌阳性率不高，当获得阳性结果时，必须进行痰液浓缩找结核杆菌，只有痰菌阳性时才有意义，故对诊断帮助不大。结核杆菌试验强阳性对本病诊断有帮助，但效价低。用从结核杆菌培养液提取的结核蛋白衍生物做皮内试验称PPD试验，强阳性提示体内有结核杆菌感染。聚合酶链反应（PCR）有较高的敏感性，但操作污染可产生假阳性结果。

知识点10：肠结核的结肠镜检查　　副高：熟练掌握　正高：熟练掌握

结肠镜检查可明确病变的性质与范围，可见溃疡或肉芽，并能取活检做病理组织学检查，对肠结核的诊断具有重要和肯定的价值。内镜下肠结核可分为炎症型、溃疡型、增生型及混合型。①炎症型为发生于黏膜内的早期病变，表现为黏膜充血水肿，孤立或散在的糜烂，表面渗出，病变表浅，无溃疡和增生性病变；②溃疡型是由于结核分枝杆菌侵犯肠黏膜血管，引起闭塞性血管炎，肠黏膜缺血坏死以及结核结节发生干酪样坏死、破溃，表现为肠壁大小不等的溃疡，呈堤状或放射状隆起，底部覆盖黄白色苔，部分可见肉芽组织生长，溃疡界限多不明显；③增生型是因大量结核性肉芽组织形成和纤维组织显著增生，表现为增生性结节，类似铺路石样改变；④混合型为上述多种病变同时存在。通过全面分析内镜的特点和结合临床表现可提高肠结核的诊断率。

知识点11：肠结核的组织活检　　副高：熟练掌握　正高：熟练掌握

典型的结核病变为肠壁结核肉芽肿伴干酪样坏死，即病变中心是干酪样坏死，周围有类上皮细胞、朗格汉斯细胞和淋巴细胞浸润。因病变始发于黏膜下层和淋巴管，肠镜下活检阳性率较低，在溃疡旁堤样隆起的内侧缘和增生型结节顶端同一部位多次深凿活检可提高阳性率。传统的抗酸染色镜检和细菌培养阳性率极低，PCR技术可提供一种新的诊断途径。

知识点12：肠结核的X线钡剂检查　　副高：熟练掌握　正高：熟练掌握

X线钡餐透视对肠结核所致肠黏膜破坏和溃疡的形成、肠道的累及范围、肠腔的狭窄程度及瘘管的显示具有重要诊断价值。溃疡型肠结核的病变肠段呈激惹征象，钡剂排空很快，充盈不佳，而病变上、下肠段充盈良好，称跳跃征象。病变肠段如能充盈，可见黏膜粗乱、肠壁边缘不规则，呈锯齿状。增生型肠结核表现为充盈缺损，肠壁僵硬，结肠袋消失，肠腔狭窄。对有并发肠梗阻者，钡剂检查要慎重，以免加重肠梗阻。

知识点13：肠结核的药物治疗试验　　副高：熟练掌握　正高：熟练掌握

青壮年患者出现腹泻、腹痛、低热、盗汗，伴有右下腹压痛、肿块或原因不明的肠梗阻者疑为肠结核时，可给予抗结核药物治疗2～3周，如临床症状有好转便更支持肠结核的诊断。

知识点14：肠结核的腹腔镜检查　　副高：熟练掌握　正高：熟练掌握

腹腔镜检查适合诊断十分困难而腹腔又无广泛粘连的患者。腹腔镜检查病变肠段浆膜面可见灰白色小结节，活检有典型的结核样改变。

知识点15：肠结核的确诊标准　　副高：熟练掌握　正高：熟练掌握

只要符合以下任意一条标准，即可确诊为肠结核：①病变组织的病理切片找到结核杆菌；②病变组织的病理切片镜下见有结核结节以及干酪样坏死性肉芽肿；③手术确实发现病灶，采取肠系膜淋巴结活检，证实有结核病变；④病变组织细菌培养或动物接种证实有结核杆菌生长。

知识点16：诊断典型肠结核时应考虑的内容　　副高：熟练掌握　正高：熟练掌握

典型的肠结核诊断并不困难，在诊断过程中应考虑：①肠外结核病灶，主要是肺结核；②发热、盗汗等结核毒血症表现，多见于溃疡型肠结核，增生型肠结核无毒血症状；③腹痛、腹泻、便秘等消化道症状；④右下腹压痛、肿块或原因不明的肠梗阻；⑤多数患者有轻度贫血和轻度白细胞计数升高，尤其多见于溃疡型肠结核，也可出现血沉加快，痰培养阳性，结核菌素试验阳性对诊断有参考价值；⑥X线钡剂透视与钡剂灌肠可显示肠管激惹征及充盈缺损和狭窄征象及瘘管形成，溃疡型肠结核显示回盲部激惹现象，易充盈，造成钡影残缺，增生型肠结核可见回盲部有不规则充盈缺损，近段肠管扩张，盲肠变形，升结肠缩短，对肠结核诊断有重要价值；⑦结肠镜检查可见溃疡或肉芽等病变，并能取组织活检做病理组织学检查，若全面分析内镜的特点，再结合临床表现可提高肠结核的诊断率。如能取得病变标本，应用聚合酶链反应技术对肠结核组织中的结核杆菌DNA进行检测，有可能对肠结核的诊断及鉴别诊断带来新的途径。

知识点17：肠结核与克罗恩病的鉴别诊断　　副高：熟练掌握　正高：熟练掌握

克罗恩病青壮年多见，便血少见，穿孔少有，常合并痔疮、肛裂、肠壁脓肿。内镜所见：病灶为非连续性（节段性分布）；好发部位：以回肠末端为中心的回盲部、升结肠；病灶特点：纵行溃疡，深凿见被覆厚白苔及黏液，可见铺路石样黏膜病变。病理检查：炎症分布肠壁全层，常有裂沟，可形成瘘管；镜检见非干酪样肉芽肿，肠系膜淋巴结偶见；偶有恶变；抗酸染色或PCR检测结核杆菌DNA阴性；抗结核治疗无效。

知识点18：肠结核与结肠癌的鉴别诊断　　副高：熟练掌握　正高：熟练掌握

结肠癌中老年多见，常有便血，偶有穿孔，常合并贫血、肠梗阻；内镜所见：病灶局限于某一肠段；好发部位：直肠、回盲部、升结肠；病灶特点：不规则溃疡，表面粗糙，质脆易出血；病理检查：炎症分布于肠壁基层及全层，无裂沟，镜检见癌细胞团，抗酸染色或PCR检测结核杆菌DNA阴性；抗结核治疗无效。

知识点19：肠结核与阿米巴或血吸虫病性肉芽肿的鉴别诊断　　副高：熟练掌握　正高：熟练掌握

阿米巴或血吸虫病性肉芽肿既往有相应的感染史，通过直肠或乙状结肠镜检查或从粪便中检出病原体或虫卵多可证实诊断，相应的特效治疗有明显疗效。

知识点20：肠结核与溃疡性结肠炎合并逆行性回肠炎的鉴别诊断　　副高：熟练掌握　正高：熟练掌握

两者鉴别一般无困难，后者以脓血便为主，这在肠结核中相对少见，溃疡性结肠炎如累及回肠者，其病变必累及整个结肠，并且以乙状结肠、直肠最为严重，乙状结肠镜或直肠镜检查可以鉴别。

知识点21：肠结核与回盲部淋巴瘤的鉴别诊断　　副高：熟练掌握　正高：熟练掌握

发热、贫血、消瘦、肠道增生性病变均可为淋巴瘤的临床表现，有时与肠结核难以鉴别，但由于淋巴瘤以特异性抗原受体基因重排的单一性细胞增殖为特征，因此克隆性免疫球蛋白（Ig）和T细胞受体（TCR）基因重排的检出可作为淋巴瘤诊断的重要指标。但是基因重排技术也存在假阳性和假阴性结果，故诊断淋巴瘤的金标准仍然是病理诊断。

知识点22：肠结核的一般治疗 副高：熟练掌握 正高：熟练掌握

肠结核患者需要加强一般治疗。活动性肠结核患者应卧床休息，进食高蛋白、高热量、高维生素及易消化的饮食，每日补充新鲜水果、鲜奶；必要时输液，补充电解质或白蛋白。

知识点23：肠结核的抗结核药物治疗 副高：熟练掌握 正高：熟练掌握

抗结核药物治疗是肠结核的关键治疗。应坚持早期、联合、规范化全程治疗，不可随意更改治疗方案或终止治疗。一般采用两阶段用药方法，包括：①强化阶段治疗：根据病情轻重，此阶段治疗常每日给予三联或四联，疗程2～3个月。如异烟肼0.3～0.4g，每日1次（晨间）顿服，利福平0.45g，每日1次，空腹口服，链霉素0.75～1.0g，每日1次，肌内注射，若不便用链霉素，可改用乙胺丁醇0.75g，每日1次，吡嗪酰胺（PZA）0.5g，每日3次，口服。②巩固阶段治疗：强化治疗后应继续用异烟肼和利福平巩固治疗，持续用药7～10个月。在应用抗结核药物期间，应注意肝功能损害、第Ⅷ对脑神经、球后视神经炎和皮疹等不良反应。

知识点24：肠结核的化学药物治疗原则 副高：熟练掌握 正高：熟练掌握

肠结核的化学药物治疗原则有：①坚持早期、联合、规律、适量、全程的原则；②我国推荐对于无合并症的肺外结核病原则上采用初治菌阳的化疗方案；③建议推荐实施DOTS策略。

知识点25：肠结核的对症治疗 副高：熟练掌握 正高：熟练掌握

肠结核腹痛者可用抗胆碱能药物，如阿托品、颠茄，注意水、电解质及酸碱平衡紊乱；肠结核有不完全性肠梗阻的患者，必要时胃肠减压以缓解症状。

知识点26：肠结核的手术适应证 副高：熟练掌握 正高：熟练掌握

肠结核的手术适应证有：①急性穿孔形成弥漫性腹膜炎；②慢性穿孔形成腹腔脓肿或肠瘘；③伴有消化道出血，经非手术治疗无效；④增生型回盲部肠结核易致不完全或完全性肠梗阻；⑤增生型回盲部肠结核病变局限；⑥诊断尚不肯定，又不能除外癌症者。

知识点27：肠结核的手术方式 副高：熟练掌握 正高：熟练掌握

肠结核患者需要根据病情而定，原则上应彻底切除病变肠段，再行肠道重建术：①回盲部或右半结肠切除术。增生型回盲部肠结核伴梗阻可行回盲部切除，如升结肠同时受侵犯宜行右半结肠切除术，然后行回肠横结肠端端或端侧吻合术，近年来已开展腹腔镜辅助下行回盲部切除术并取得良好效果。②如回盲部病变炎症浸润广泛而固定无法切除，为解除梗阻，可先行末端回肠横结肠端侧吻合术，待3个月后二期切除病变肠段，再行肠道重建术。

知识点28：肠结核的并发症　副高：熟练掌握　正高：熟练掌握

（1）肠梗阻：是本病最常见的并发症，主要发生在增生型肠结核，往往系肠壁环状狭窄或腹膜粘连、肠系膜挛缩、肠袢扭曲变形引起。梗阻多呈慢性进行性，以不完全性肠梗阻多见，轻重不一，少数可发展为完全性肠梗阻。

（2）肠穿孔：主要为亚急性及慢性穿孔，可在腹腔内形成脓肿，破溃后形成肠瘘，急性穿孔较少见，常发生在梗阻近段极度扩张的肠曲，严重者可因肠穿孔并发腹膜炎或感染性休克而致死。

第十节　吸收不良综合征

知识点1：吸收不良综合征的概念　副高：熟练掌握　正高：熟练掌握

吸收不良综合征是指各种病因所致小肠对脂肪、蛋白质、糖、矿物质、维生素等营养物质吸收障碍产生的综合征。临床表现主要有腹泻、消瘦和各种营养物质缺乏，如贫血、水肿、舌炎及出血倾向等。

知识点2：引起胰酶缺乏或活力减低的原因　副高：熟练掌握　正高：熟练掌握

胰酶缺乏或活力减低是引起吸收不良综合征中肠腔内消化障碍的原因之一，其产生的原因有：①胰腺功能不足，如慢性胰腺炎、胰腺癌、胰腺纤维囊肿和胰腺广泛切除术后；②胃酸过多致胰脂肪酶失活（促胃液素瘤）。

知识点3：引起胆盐缺乏的原因　副高：熟练掌握　正高：熟练掌握

胆盐缺乏是引起吸收不良综合征中肠腔内消化障碍的原因之一，其产生的原因有：①胆盐合成减少（各种严重肝实质病变）；②胆盐丢失增加，末端回肠疾病、末端回肠切除术及引起胆汁排泄障碍性疾病（如胆道梗阻或原发性胆汁性肝硬化）；③胆盐分解增加（小肠细菌过度生长、糖尿病性肠病、硬皮病、盲袢综合征等）；④胆盐与药物结合（新霉素、考来烯胺、碳酸钙、秋水仙碱等）。

知识点4：引起肠黏膜吸收不良的原因　副高：熟练掌握　正高：熟练掌握

肠黏膜吸收不良（黏膜相）的原因有：①黏膜表面积减少：小肠广泛切除、胃结肠瘘、短路手术后造成吸收面积减少。②黏膜损害：如小肠免疫缺陷病（低丙种球蛋白血症、选择性IgA缺乏病）、乳糜泻、热带性脂肪泻、寄生虫病等。③肠黏膜上皮细胞遗传性缺陷：如双糖酶缺乏症、胱氨酸尿症、蛋氨酸吸收不良、葡萄糖-半乳糖载体缺陷、无β脂蛋白血症、维生素B_{12}选择性吸收不良。④广泛小肠浸润性病变：Whipple病、肠结核、小肠淀粉样变、嗜酸细胞性肠炎、淋巴瘤等。

知识点5：引起淋巴或血流障碍的原因　　副高：熟练掌握　正高：熟练掌握

淋巴或血流障碍（输送相）的原因有：①淋巴系统发育畸形（小肠淋巴管扩张）；②淋巴管阻塞（淋巴瘤、结核瘤、Whipple病）；③肠系膜血液循环障碍（肠系膜动脉硬化、血管炎）。

知识点6：吸收不良综合征的临床表现　　副高：熟练掌握　正高：熟练掌握

吸收不良综合征的临床表现有：①腹泻：常见症状之一，典型脂肪泻，量多，具有恶臭、浅黄或灰白色稀水样或糊状便，表面常漂浮油脂层，同时伴有腹胀、肠鸣或腹痛。②营养不良：轻症者不明显，重症者可呈恶病质，通常有不同程度体重下降、贫血及低蛋白性水肿，患者常苍白、乏力、怠倦、萎靡。③维生素及矿物质缺乏：可致贫血、舌炎、口角炎、夜盲及低钙抽搐、夜尿增多等。

知识点7：吸收不良综合征患者维生素和矿物质缺乏的表现
副高：熟练掌握　正高：熟练掌握

维生素和矿物质缺乏可表现为以下方面：①缺铁性或大细胞性贫血；②出血倾向为脂溶性维生素K吸收不良和低凝血酶原血症的结果；③骨质疏松和手足抽搐，系长期维生素D、钙、镁等吸收不良所致；④周围神经损害、舌炎、口角炎或夜盲等，由于维生素B、维生素A缺乏而引起；⑤脂肪吸收不良致肠内草酸盐吸收过多，可形成尿路结石。

知识点8：血液检查　　副高：熟练掌握　正高：熟练掌握

吸收不良综合征在血液检查中可见：贫血，凝血酶原时间延长，血清铁、维生素B_{12}、胆固醇及电解质（钾、钠、镁）降低。

知识点9：小肠黏膜活组织检查　　副高：熟练掌握　正高：熟练掌握

经口小肠镜各段做活组织检查，可检出乳糜泻、小肠淋巴管扩张、小肠淋巴瘤、克罗恩病、淀粉病变等。结肠镜通过回盲瓣，可观察回肠末端病变。

知识点10：粪脂测定 副高：熟练掌握 正高：熟练掌握

在直接显微镜下观察，患者的粪脂超过饮食脂肪含量15%即可为阳性。使用此方法阳性率可高达90%，但可有一定的假阳性。用苏丹Ⅲ酒精染色使脂滴呈玫红色，根据脂滴多少可粗略估计脂泻程度。如疑为肠源性脂泻，粪便中以脂肪酸增加为主，则应先加几滴冰醋酸，再加苏丹Ⅲ溶液，加热煮沸后镜下观察。

知识点11：右旋木糖吸收试验 副高：熟练掌握 正高：熟练掌握

空腹口服5g木糖后，收集5小时尿液，测定木糖若< 1.2g，提示碳水化合物吸收不良；或口服两小时后测其血浆浓度，有助于校正尿液收集及肾功能的影响，若< 0.4g，提示确有吸收障碍；血尿木糖均低提示小肠吸收不良，若为正常，则提示脂泻可能由胰腺功能不全引起。

知识点12：氢呼吸试验 副高：熟练掌握 正高：熟练掌握

空腹时给一定量的单糖或双糖，如有吸收不良，则肠道细菌发酵摄入糖产生的微量氢气经循环至肺，可由呼气中测出。定时测定呼气中氢含量，可以反映碳水化合物吸收不良。通常用气相色谱仪测定其中氢含量，最常用于乳糖吸收不良、小肠细菌增生过度及胃肠传递时间测定。

知识点13：维生素B_{12}吸收试验 副高：熟练掌握 正高：熟练掌握

维生素B_{12}吸收主要部位在末段回肠，并需内因子和胰蛋白酶参与。肌内注射维生素B_{12} 1mg使体内库存饱和，然后口服小剂量STCo或^{60}Co标志的维生素B_{12}，收集24小时尿液测定放射性含量，正常人排出放射性维生素B_{12}应> 8%。回肠切除或功能不全、小肠细菌增生过度及恶性贫血时则低于此值。

知识点14：X线检查 副高：熟练掌握 正高：熟练掌握

钡餐检查可见小肠吸收不良者有钡剂聚集、分节或雪片状分布，黏膜皱襞粗肿、肠腔扩张等，称为吸收不良型X线表现。双重气钡及低张造影可显示更细微的病变，对乳糜泻、淋巴瘤、憩室及盲袢等病变颇具诊断价值。对小肠传递时间、病变肠段定位也有帮助。

知识点15：吸收不良综合征的诊断步骤 副高：熟练掌握 正高：熟练掌握

一般先做粪脂检查，如为正常，病情多不严重或为选择性吸收不良；如粪脂测定有异常，需做右旋木糖检查及X线钡剂检查，以确定小肠的结构和功能，正常者为胰腺功能不全致腹泻。有条件者做空肠黏膜活检，若为正常应考虑小肠细菌增生过度或回肠病变。维生素B_{12}吸收试验及小肠液培养对确诊有帮助。

知识点16：原发吸收不良的病因 副高：熟练掌握 正高：熟练掌握

原发吸收不良的病因有：①消化障碍，包括胰腺外分泌功能不全、胃切除术后、胃泌素瘤等。②胆盐浓度降低，包括肝脏疾患、细菌过度生长、回肠疾病、空回肠切除术及胆道疾病等。③小肠黏膜异常，如双糖酶缺乏和单糖吸收不良、乳糜泻、非肉芽肿性空回肠炎、克罗恩病、嗜酸细胞性胃肠炎、放射性肠炎、β脂蛋白缺乏症等。④吸收面积不足，包括短肠综合征、空肠-回肠短路等。⑤感染，包括热带性口炎性腹泻、Whipple病等。⑥淋巴管阻塞，包括恶性淋巴瘤（肠内）、淋巴管扩张症等。⑦心力衰竭、缩窄性心包炎等心血管疾患及先天性淋巴管发育异常。⑧药物引起的吸收不良。⑨艾滋病引起的吸收不良。⑩老年人发生的吸收不良。⑪原因不明的吸收不良。

知识点17：吸收不良综合征的病因治疗 副高：熟练掌握 正高：熟练掌握

乳糜泻患者给予去麦胶饮食，炎性肠病应给予SASP、激素、硫唑嘌呤治疗。

知识点18：吸收不良综合征的维生素补充治疗 副高：熟练掌握 正高：熟练掌握

吸收不良综合征的维生素补充即综合性补充营养物质和热量。

（1）脂溶性维生素：重症者，维生素A，每日10万～20万U，维持量每日2.5万～5万U；维生素D，每日0.5万～3万U，必要时增加剂量使血清钙正常；维生素K口服，有出血者用维生素K_1静脉滴注，直至凝血酶原时间达正常；维生素E每日口服100mg。

（2）水溶性维生素：叶酸开始每日10～20mg，1个月后改维持量每日5～10mg；维生素B_{12}每日100μg，肌内注射2～3周，病情改善后维持量100μg，每月1次；维生素B_1、维生素B_2、烟酸等长期口服，严重者可肌内注射。

知识点19：吸收不良综合征的热量供应治疗 副高：熟练掌握 正高：熟练掌握

吸收不良综合征的热量供应治疗包括：①口服中链三酰甘油（MCT），MCT可以很快被脂肪酶水解，即使在缺乏胆盐时，亦可被小肠黏膜吸收，对脂肪吸收不良者可以代替长链三酰甘油提供热量；②静脉高营养（TPN），对严重吸收不良者给予静脉内高营养治疗，可在短期内扭转病情；③要素饮食，是一种含有必需氨基酸、糖类、矿物质和维生素的饮食，含脂肪量少易消化，使用方便。

第十一节　嗜酸性粒细胞性胃肠炎

知识点1：嗜酸性粒细胞性胃肠炎的概念　　副高：熟练掌握　正高：熟练掌握

嗜酸性粒细胞性胃肠炎（EG）是嗜酸性粒细胞浸润胃肠道引起的各种胃肠道症状的一种少见疾病，此种疾病无寄生虫感染或全身其他各系统的嗜酸性粒细胞浸润。该疾病的临床表现随嗜酸性粒细胞在胃肠道浸润的部位及深度而有不同，多数伴随周围血嗜酸性粒细胞增多，患者对皮质激素治疗反应良好。

知识点2：嗜酸性粒细胞性胃肠炎的病因及发病机制　　副高：熟练掌握　正高：熟练掌握

（1）动物实验提示EG的发生可能与饮食中缺乏维生素E及硒有关，但还无相应临床观察证实。

（2）特殊食物过敏所致：80%患者有周围血嗜酸性粒细胞增多，半数患者有家族史或个人过敏体质病史，部分血清中IgE含量增加。但食物过敏以儿童期多见，成人难以找到确切的过敏食物。避免可疑的过敏食物效果并不理想。

（3）胃肠黏膜完整性损害：食物（或其他）抗原进入组织，使肥大细胞致敏并脱颗粒，释放组胺类物质、嗜酸性粒细胞趋化因子等，引起嗜酸性粒细胞浸润及脱颗粒，导致胃肠道黏膜炎症、分泌物增加等。因而有一系列胃肠道症状。

知识点3：嗜酸性粒细胞性胃肠炎的病理　　副高：熟练掌握　正高：熟练掌握

本病可累及咽部至直肠各段，其中以胃和小肠最多见。胃壁和小肠壁组织中大量嗜酸性粒细胞浸润是本病特征。嗜酸性粒细胞可浸润黏膜、肌层或浆膜层，甚至胃肠壁全层。最常见为黏膜和黏膜下层，除见大量嗜酸性粒细胞浸润外，黏膜及腺上皮细胞坏死，肠绒毛可完全消失，表现为肠吸收不良和胃肠道蛋白质丢失；其次为肌层病变；嗜酸性粒细胞浸润使胃肠黏膜增厚、僵硬，呈结节状，导致肠腔狭窄和梗阻；浆膜层病变最少见，浆膜增厚，并可累及肠系膜淋巴结及形成腹水。

知识点4：嗜酸性粒细胞性胃肠炎的临床症状　　副高：熟练掌握　正高：熟练掌握

EG缺乏特异的临床表现，症状与病变发生部位及广泛浸润程度有关。

（1）病变主要局限于黏膜、黏膜下层时，主要症状为腹痛、恶心、呕吐、腹泻和贫血。

（2）病变主要局限于肌层时，可出现餐后恶心、呕吐、痉挛性腹痛，典型表现为幽门梗阻和肠梗阻。

（3）病变局限于浆膜层时，出现以腹膜炎、腹水为主的临床症状和体征。

（4）全层病变患者，可出现上述各层病变的症状。

知识点5：嗜酸性粒细胞性胃肠炎的辅助检查　　副高：熟练掌握　正高：熟练掌握

（1）血液检查：外周血嗜酸粒细胞增多。另外，常可有缺铁性贫血、血浆清蛋白降低、血中IgE水平增高，红细胞沉降率增快。

（2）粪便检查：粪潜血阳性，部分患者有轻至中度脂肪泻。

（3）腹水检查：可见大量嗜酸性粒细胞。

（4）X线检查：胃肠X线钡餐可见黏膜水肿、皱襞增宽，呈结节样充盈缺损，胃肠壁增厚，腔狭窄及梗阻征象。

（5）CT检查：胃肠壁增厚、肠系膜淋巴结肿大或腹水。

（6）内镜及活检：适用于黏膜和黏膜下层病变为主的EG。镜下可见黏膜皱襞粗大、充血、水肿、溃疡或结节；活检可从病理上证实有大量嗜酸性粒细胞浸润，对确诊有很大价值。为提高本病诊断的准确性，活检组织至少6块，必要时反复内镜下活检。

知识点6：嗜酸性粒细胞性胃肠炎的诊断　　副高：熟练掌握　正高：熟练掌握

EG的诊断根据：①胃肠道症状；②胃肠道嗜酸性粒细胞浸润（120个/高倍视野），或有特异性的影像学表现；③除外寄生虫感染和其他可引起嗜酸性粒细胞增多的疾病，包括HES、淋巴瘤、炎症性肠疾病、麦胶性肠炎、哮喘等，外周血嗜酸性粒细胞计数增多和血清IgE水平升高并不是诊断依据。对临床可疑而又不能确诊的患者可实验激素治疗以协助诊断。

知识点7：嗜酸性粒细胞性胃肠炎的鉴别诊断　　副高：熟练掌握　正高：熟练掌握

（1）肠道寄生虫感染：如钩虫、蛔虫、血吸虫、旋毛虫等，外周血嗜酸性粒细胞绝对值明显升高；粪中能找到虫卵或幼虫；多种寄生虫皮内试验、血清学反应呈阳性。

（2）特发性高嗜酸性粒细胞综合征：本病诊断标准为：①血中嗜酸性粒细胞绝对值大于1.5×10^9/L，持续半年以上；②缺乏明确病因；③伴有多器官受累的相应症状和体征。

（3）变态反应性疾病：如支气管哮喘、过敏性鼻炎、荨麻疹等，除外周血嗜酸性粒细胞增多外，各有其临床表现。

（4）嗜酸性肉芽肿：主要发生在胃、大小肠，呈局限性包块，外周血嗜酸性粒细胞一般不升高，病理学特点为嗜酸性肉芽肿混于结缔组织基质中。

（5）胃肠道肿瘤：如恶性淋巴瘤与嗜酸性粒细胞白血病等，外周血嗜酸性粒细胞有增多，但各有肿瘤的临床特征。

知识点8：嗜酸性粒细胞性胃肠炎的一般治疗　　副高：熟练掌握　正高：熟练掌握

对于确定或可疑食物、药物，应停止服用。无过敏者，可筛选排除某些特异性食物，如牛奶、蛋类、肉类、鱼虾等，多数患者症状可减轻。

知识点9：嗜酸性粒细胞性胃肠炎的药物治疗　　副高：熟悉　正高：熟悉

（1）皮质类固醇激素：由于其抑制抗原抗体反应作用，对本病有良效，可用泼尼松每天20～40mg，10～14天后减量，如症状完全缓解可应用小剂量维持数周后停药。必要时需较长期小剂量维持。效果不佳时亦可选用或联用免疫抑制剂如硫唑嘌呤。

（2）色甘酸二钠：该药可抑制肥大细胞脱颗粒，防止组胺释放。可用100～200mg/d，疗程6～12周，合并抗组胺药物亦可收到一定效果。

知识点10：嗜酸性粒细胞性胃肠炎的手术治疗　　副高：熟练掌握　正高：熟练掌握

EG一般不采用手术疗法，当出现幽门梗阻和肠梗阻时，若内科保守治疗无效，可采取手术治疗。术后仍需激素维持治疗一段时间。

第十二节　间质瘤及其他胃肠道肿瘤

知识点1：胃肠道间质瘤的概念　　正高：熟练掌握

胃肠道间质瘤（GIST）是起源于胃肠道壁内包绕肌丛的间质细胞（ICC）的缺乏分化或未定向分化的非上皮性肿瘤，具有多分化潜能的消化道独立的一类间质性肿瘤。该肿瘤也可发生于肠系膜以及腹膜后组织，以梭形肿瘤细胞CD117免疫组化阳性为特征。

知识点2：胃肠道间质瘤的流行病学　　正高：熟练掌握

GIST多发生于胃，概率为70%，其次为小肠，概率为20%～25%，较少见于结肠、食管及直肠，偶可见于网膜、肠系膜和腹膜。

知识点3：胃肠道间质瘤在分子水平上的分型　　正高：熟练掌握

GIST从分子水平上可分为c-kit基因突变型、PDGFRα基因突变型和c-kit/PDGFRα野生型三种类型。

知识点4：CD34的生物学性质

正高：熟悉

CD34是细胞分化抗原，编码基因位于人染色体1q32，编码产物蛋白分子量为105～115kD。CD34表达谱广，特异性较低。真正的平滑肌瘤和神经鞘瘤不表达CD34。

知识点5：c-kit的生物学性质

正高：熟悉

c-kit基因位于人染色体4q11-21，编码产物为CD117，分子量为145kD，是跨膜酪氨酸激酶受体，其配体为造血干细胞生长因子（SCF），CD117与配体结合后激活酪氨酸激酶，通过信号转导活化细胞内转录因子从而调节细胞生长、分化、增生。c-kit基因突变导致酪氨酸激酶非配体激活，使细胞异常生长。

知识点6：胃肠道间质瘤的生长方式表现

正高：熟练掌握

GIST大部分肿瘤源于胃肠道壁，表现为膨胀性生长，多显孤立的圆形或椭圆形肿块，境界清楚。其生长方式表现为：①腔内型：肿瘤向消化道腔内突出，显息肉状，表面可有溃疡。②壁内型：在胃肠道壁内显膨胀性生长。③腔外型：肿瘤向消化道腔外突出。④腔内-腔外哑铃型：肿瘤既向消化道腔内突出，又向腔外膨胀性生长。⑤胃肠道外肿块型：肿瘤源于肠系膜或大网膜。

知识点7：胃肠道间质瘤在光镜下的组织学结构

正高：熟练掌握

GIST有两种基本的组织学结构，梭型（60%～70%）和上皮样（30%～40%）细胞型，两种细胞常出现在一个肿瘤中。

知识点8：胃肠道间质瘤细胞在光镜下的表现

正高：熟练掌握

上皮细胞型瘤细胞圆形或多边形，嗜酸性，部分细胞体积较大，核深染，形态多样，可见糖原沉积或核周空泡样改变；梭形细胞呈梭形或短梭形，胞质红染，核为杆状，两端稍钝圆，漩涡状，呈束状和栅栏状分布，间质可见以淋巴细胞和浆细胞为主的炎症细胞浸润，可见间质黏液变性、透明变性、坏死、出血及钙化。

知识点9：不同部位的胃肠道间质瘤所含的细胞型

正高：熟练掌握

不同部位的GIST所含的细胞型不同：①胃间质瘤有70%～80%为梭形细胞型，20%～30%为上皮样细胞型，即以往诊断的上皮样平滑肌瘤或平滑肌母细胞瘤或肉瘤；②小肠间质瘤通常为梭形细胞型；③食管和直肠的间质瘤多为梭形细胞型，瘤细胞排列结构多样。肝脏是恶性GIST最常见的远处转移部位，肿瘤较少转移至区域淋巴结、骨和肺。

知识点10：胃肠道间质瘤在电镜下的分化特点　　正高：熟练掌握

电镜下，GIST显示出不同的分化特点：①平滑肌分化的特点：如灶状胞质密度增加伴有致密小体的胞质内微丝、胞饮小泡、扩张的粗面内质网、丰富的高尔基复合体和细胞外基底膜物质灶状沉积，此类肿瘤占绝大部分。②神经样分化特点：如复杂的细胞质延伸和神经样突起、微管、神经轴突样结构以及致密核心的神经内分泌颗粒等。③无特异性分化特点：如间叶细胞，为小部分。

知识点11：胃肠道间质瘤的免疫组织化学特征　　正高：熟练掌握

作为酪氨酸激酶的跨膜型受体，CD117存在于造血干细胞、肥大细胞、黑色素细胞、Cajal细胞，被认为是诊断GIST的主要标志物之一，几乎所有的GIST均阳性表达CD117，CD117阴性需要进行kit和血小板源生长因子（PDGFRα）基因突变的检测。另一主要标志物CD34是骨髓造血干细胞抗原，功能不明，但特异性较CD117差，恶性GIST患者CD34表达率略低于良性GIST。故CD34常与CD117联合使用。另α-平滑肌肌动蛋白（SMA）、结蛋白、S100和NSE（神经元特异性烯醇化酶）、神经巢蛋白、波形蛋白等在GIST中均有较高阳性率，其中S-100和NSE有助于神经源性肿瘤的辅助鉴别，SMA和结蛋白有助于肌源性肿痛的辅助鉴别，波形蛋白可用于肿瘤良恶性程度的判断。

知识点12：胃肠道间质瘤的分化类型　　正高：熟练掌握

随着免疫组化和电镜技术的发展，可将GIST分为以下4种类型：①向平滑肌方向分化；②向神经方向分化；③向平滑肌和神经双向分化；④缺乏分化特征。

知识点13：胃肠道间质瘤的临床表现　　正高：熟练掌握

GIST的临床表现与肿瘤大小、部位、生长方式有关。一般症状隐匿，多在体检或腹腔手术中被发现。常见的临床表现有：①消化道出血：肿瘤多生长在腔内，临床为间歇性出血，出血量不等，可有导致出血性休克者。②腹痛：出现不同部位的腹痛，为胀痛、隐痛或钝痛性质。由于肿瘤向腔内生长形成溃疡，或腔向外生长并向周围组织浸润，可引起穿孔或破溃而形成急腹症的临床表现，如急性腹膜炎、肠梗阻等，这些并发症的出现往往可为本病的首发症状。③腹部肿块：以肿块向腔外生长多见。

知识点14：胃肠道间质瘤引起消化道出血的原因　　正高：熟练掌握

GIST引起消化道出血的原因有：①肿瘤表面黏膜缺血和溃疡形成，血管破裂；②肿瘤中心坏死或囊性变向胃或肠腔内破溃的结果。

知识点15：原发于食管的胃肠道间质瘤的临床表现

正高：熟练掌握

原发于食管的GIST约半数无症状，主要表现有不同程度的胸骨后钝痛，压迫感和间歇性吞咽困难，而吞咽困难的程度与瘤体大小无明显关系。少数可有恶心、呕吐、呃逆和瘤体表面黏膜糜烂、坏死，形成溃疡出血。

知识点16：胃肠道间质瘤的临床表现

正高：熟练掌握

胃GIST以消化道出血最为常见，表现为黑粪、呕血。其次为疼痛，腹部包块、消瘦、乏力、恶心、呕吐等，腹痛性质与消化性溃疡相似，如肿瘤位于胃窦、幽门部可出现梗阻症状，不少患者无症状。

知识点17：小肠胃肠道间质瘤的临床表现

正高：熟练掌握

小肠GIST多数为恶性肿瘤，向腔外生长，无症状者多见。以消化道出血为主要症状，表现为呕血、便血或仅潜血试验阳性，尤其是十二指肠肿瘤易形成溃疡，可发生大出血。也可因肿瘤膨胀性生长或肠套叠导致小肠梗阻。少数患者因肿瘤中心坏死，可引起肠穿孔。

知识点18：结肠、直肠和肛门胃肠道间质瘤的临床表现

正高：熟练掌握

结肠、直肠和肛门GIST以腹痛、腹部包块为主要症状，可有出血、消瘦、便秘等。直肠和肛门处，以排便习惯改变、扪及包块为主要表现，出血也常见。个别直肠GIST患者可见尿频、尿少。

知识点19：胃肠道外胃肠道间质瘤的临床表现

正高：熟练掌握

胃肠道外GIST多因肿瘤发生于网膜、肠系膜或腹膜，主要表现为腹部肿块，可有消瘦、乏力、腹胀等不适。

知识点20：胃肠道间质瘤的内镜检查

正高：熟练掌握

内镜检查是诊断GIST的主要方法，特别是对于腔内生长型GIST。内镜下可见胃肠壁黏膜下肿块呈球形或半球形隆起，边界清晰，表面光滑，表面黏膜色泽正常，可有顶部中心呈溃疡样凹陷，覆白苔及血痂，触之易出血，基底宽，部分可形成桥形皱襞。用活检钳推碰提示肿块质硬，可见肿块在黏膜下移动。肿块表面有正常黏膜覆盖时，普通活检常难以获得肿瘤组织，此时需借助穿刺活检。对于肿块表面顶部中心有溃疡样凹陷的肿瘤，在溃疡边缘取

活检则GIST检出的阳性率高。

对于小肠GIST，目前主要可运用推进式小肠镜、双气囊小肠镜、胶囊内镜作出诊断，超声内镜（EUS）可较准确地判断其性质，并可鉴别黏膜下病变、肠外压迫、血管病变及实质肿瘤。GIST镜下表现为胃肠壁固有肌层的低回声团块，肌层完整。直径>4cm的肿瘤，边界不规则，肿瘤内部囊性间隙，引流区见淋巴结肿大等则是恶性和交界性GIST的特点；而良性GIST的特点为直径<3cm、边界规则、回声均匀。EUS对GIST敏感，可检测出直径<2cm的肿瘤。由于GIST为黏膜下肿块，内镜下活检取材不易取到。目前除了通过手术获得标本以外，还可通过超声内镜指导下的细针抽吸活检（EUS-FNA）取得足够的标本，诊断准确。

知识点21：胃肠道间质瘤的钡剂或钡灌肠双重造影　　正高：熟练掌握

GIST在钡剂或钡灌肠双重造影下，内生长表现为球形或卵圆形、轮廓光滑的局限性充盈缺损，周围黏膜正常，如肿瘤表面有溃疡，可见龛影；向腔外生长的GIST表现为外压性病变或肿瘤的顶端可见溃疡并有窦道与肿瘤相通。胃间质瘤表现为局部黏膜皱襞变平或消失，小肠间质瘤有不同程度的肠黏膜局限性消失、破坏，仅累及一侧肠壁，并沿肠腔长轴发展，造成肠腔偏侧性狭窄。

知识点22：胃肠道间质瘤的CT检查　　正高：熟练掌握

CT可直接观察肿瘤的大小、形态、密度、内部结构、边界，对邻近脏器的侵犯也能清楚显示，同时还可以观察其他部位的转移灶。CT检查可以弥补胃肠造影及内镜对部分小肠肿瘤及向腔外生长的肿瘤诊断的不确定性，无论良恶性均表现为黏膜下、浆膜下或腔内的境界清楚的团块。良性或低度恶性GIST在CT下主要表现为压迫和推移，偶见钙化，增强扫描为均匀中度或明显强化；恶性或高度恶性GIST可表现为浸润和远处转移，可见坏死、囊变形成的多灶性低密度区，与管腔相通后可出现碘水和/或气体充填影，增强扫描常表现为肿瘤周边实体部分强化明显。肝脏是恶性GIST最常见的远处转移部位，肿瘤较少转移至区域淋巴结、骨和肺。

知识点23：胃肠道间质瘤的MRI检查　　正高：熟练掌握

MRI检查中，GIST信号表现复杂，良性实体瘤T_1加权像的信号与肌肉相似，T_2加权像呈均匀等信号或稍高信号，与周围组织分界清晰。恶性者，无论T_1WI或T_2WI信号表现均不一致，这主要是因瘤体内坏死、囊变和出血。近年来开展的小肠CT检查对于GIST的诊断具有一定的价值。

知识点24：胃肠道间质瘤的PET检测 正高：熟练掌握

PET检测是运用一种近似葡萄糖的造影剂PDF，可观测到肿瘤的功能活动，从而可分辨良性肿瘤还是恶性肿瘤、活动性肿瘤组织还是坏死组织、复发肿瘤还是瘢痕组织。其对小肠肿瘤的敏感性较高，多用于观测药物治疗的效果。PET可提高对治疗反应的判断率，并为新药的临床随访和治疗措施提供了依据。

知识点25：胃肠道间质瘤的超声检测 正高：熟练掌握

腹部超声可描述出原发和转移肿瘤的内部特征，通常显示与胃肠道紧密相连的均匀低回声团块。在大型肿块中不同程度的不均匀密度可能预示着肿块的坏死、囊状改变和出血。良性间质瘤超声表现为黏膜下、肌壁间或浆膜下低回声肿物，多呈球形，也可呈分叶状不规则形，黏膜面、浆膜面较光滑，伴有不同程度的向腔内或壁外突起。但由于GIST肿瘤往往较大，超声视野中不能观其全貌，无法获知肿瘤与周围组织的关系。

知识点26：胃肠道间质瘤的选择性血管造影检查 正高：熟练掌握

多数GIST具有较丰富的血管，因此，GIST的血管造影主要表现为血管异常区小血管增粗、迂曲、紊乱，毛细血管相呈结节状、圆形血管团、血管纤细较均匀，中心可见造影剂外溢的出血灶，周围为充盈缺损。瘤内造影剂池明显者常提示恶性。采用肠系膜上动脉造影有助于确定出血部位和早期诊断，故对原因不明消化道出血患者，X线钡剂和内镜检查均为阴性者，是腹腔血管造影的适应证。

知识点27：胃肠道间质瘤的免疫组织化学检测 正高：熟练掌握

GIST有赖于CD117染色的确诊。GIST的CD117阳性特点是普遍高表达，一般为胞质染色为主，可显示斑点样的“高尔基体”形式，上皮型GIST有膜染色，其他许多GIST则有核旁染色，梭形细胞肿瘤则胞质全染色。但是，不是所有的GIST均CD117阳性，而CD117阳性的肿瘤并非都是GIST。目前多用CD117与GIST的另一种抗原CD34联合检测。CD34在GIST中的阳性率为60%～70%，平滑肌瘤和神经鞘瘤不表达CD34。

知识点28：胃肠道间质瘤的症状诊断 正高：熟练掌握

GIST一般症状隐匿，多在体检或腹腔手术中被发现。最常见的症状是腹部隐痛不适，浸润到消化道内表现为溃疡或出血。其他症状有食欲和体重下降、肠梗阻等。

知识点29：胃肠道间质瘤的辅助检查诊断　　正高：熟练掌握

内镜检查是目前发现和诊断GIST的主要方法，肿瘤位于黏膜下、肌壁间或浆膜下，内镜下活检如取材表浅，则难以确诊，超声内镜指导下的肿块细针穿刺是一种术前提高确诊率的手段，但穿刺的技术水平、组织的多少均影响病理检查结果，同时也存在肿瘤播散的问题。光镜下细胞形态多样，以梭形细胞多见，异型性可大可小。可分为梭形细胞为主型、上皮样细胞为主型以及混合细胞型。电镜下超微结构与ICC相似。免疫组化对GIST诊断具有重要作用，免疫组化阳性率CD117（85%～100%）、CD34（50%～80%）、Vim（100%）、S-100（–/灶性+）。免疫组化CD117的意义为大部分GIST的CD117阳性。但是，不是所有的GIST均CD117阳性，而CD117阳性的肿瘤并非都是GIST；CD117阳性的肿瘤适合用酪氨酸激酶抑制药甲磺酸伊马替尼治疗。无论如何，GIST的确诊仍需组织学与免疫组化检测。

知识点30：判断良、恶性胃肠道间质瘤的病理学标准　　正高：熟练掌握

判断良、恶性GIST主要依据病理学标准：肿瘤的大小、核分裂象数目、肿瘤细胞密集程度、有无邻近器官的侵犯及远处转移、有无出血坏死或黏膜侵犯等。

知识点31：胃肠道间质瘤恶性程度的分级　　正高：熟练掌握

GIST的评估指标中较经典的是肿瘤大小和有丝分裂指数（MI）。根据这两个指标可将GIST恶性度分为四级：①良性：肿瘤直径＜2cm，MI＜5/50高倍镜视野（HP）。②低度恶性：肿瘤直径2～5cm，MI＜5/50HP。③中度恶性：肿瘤直径＜5cm，MI 6～10/50HP或者肿瘤直径5～10cm，MI＜5/50HP。④高度恶性：肿瘤直径＞5cm，MI＞5/50HP。

知识点32：胃肠道间质瘤恶性指标的分类　　正高：熟练掌握

Jewi等将GIST的恶性指标分为肯定恶性和潜在恶性，进而将GIST分为良性、潜在恶性和恶性。

（1）肯定恶性指标有：①远处转移（需组织学证实）；②浸润邻近器官（大肠肿瘤侵犯肠壁肌层）。

（2）潜在恶性指标有：①胃间质瘤＞5.5cm，肠间质瘤＞4cm；②胃间质瘤核分裂象＞5/50HP，肠间质瘤见核分裂象；③肿瘤坏死明显；④核异型大；⑤细胞密度大；⑥镜下可见黏膜固有层或血管浸润；⑦上皮样间质瘤中出现腺泡状结构或细胞球结构。

良性为无恶性指标，潜在恶性为仅具备一项潜在恶性指标，恶性为具备一项肯定恶性指标或2项以上潜在恶性指标。

GIST形态学恶性指标是由Saul suster提出的，包括：①肿瘤＞5cm浸润邻近器官；②瘤体内出现坏死；③核浆比增高；④核分裂象＞1/10HP；⑤肿瘤浸润被覆盖的黏膜。具有两项以上者为恶性，具有一项者为潜在恶性。

知识点33：胃肠道间质瘤复发和转移的危险性高低的估计

正高：熟练掌握

估计GIST的复发和转移的危险性高低来代替良恶性，肿瘤＞5cm，核分裂象＞2/10HP，表明有复发和转移的高危险性；而肿瘤＜5cm，核分裂象＜2/10HP，表明其复发和转移的低危险性；大多数致命的GIST常常显示核分裂象＞5/10HP。

知识点34：平滑肌肿瘤的分类

正高：熟练掌握

平滑肌肌瘤可分为普通型平滑肌瘤、上皮样型、多形性、血管型、黏液型及伴破骨样巨细胞型等多亚型。

知识点35：平滑肌肿瘤的组织学形态

正高：熟练掌握

平滑肌肿瘤包括平滑肌肌瘤和平滑肌肉瘤。平滑肌肌瘤的瘤细胞稀疏，呈长梭形，胞质明显嗜酸性。平滑肌肉瘤肿瘤细胞形态变化很大，从类似平滑肌细胞的高分化肉瘤到多形性恶性纤维组织细胞瘤的多种形态均可见到。

知识点36：胃平滑肌瘤的内镜表现

正高：熟练掌握

内镜下胃平滑肌瘤一般多为2～3mm，大者可达20mm，多见于胃底及胃体上部，大多为单发，少数可为多发。表面黏膜几乎总是非常光滑地隆起，呈半球形改变。体积较大、黏膜表面出现明显溃疡应疑为恶性GIST或平滑肌肉瘤。

知识点37：胃平滑肌瘤的辅助检查

正高：熟练掌握

超声内镜因可用于明确肿瘤的组织学起源而占有重要地位。超声内镜下肿瘤来源于胃壁5层结构中的第4层，呈现均匀的低回声团块，其余层次均完整连续。近年来开展的超声内镜引导下细针抽吸活检术（EUS-FNA）和切割针活检术（EUS-TCB）可提供细胞学和组织病理学诊断。肿瘤大小超过1cm时易被增强CT发现。增强CT或MRI可用于评价恶性平滑肌瘤（平滑肌肉瘤）的侵犯和转移情况。

知识点38：胃平滑肌瘤的鉴别诊断

正高：熟练掌握

胃平滑肌瘤的鉴别诊断主要包括：①与胃肠道间质瘤（GIST）及其他间叶性肿瘤相鉴别。GIST是最常见的胃肠道间叶性肿瘤，其特征为免疫组化KIT酪氨酸激酶受体（干细胞因子受体）阳性（CD117阳性），在70%～80%的病例中可见CD34阳性。而平滑肌瘤仅有结蛋白和平滑肌肌动蛋白阳性，CD117和CD34均阴性。其他间叶性肿瘤亦可表现为局限性隆起病变，超声内镜检查可提供有价值的诊断线索，确诊依赖细胞学或组织病理学。②与平滑肌肉瘤相鉴别。平滑肌肉瘤多发于老年人，为典型的高度恶性肿瘤，其免疫组化指标同平滑肌瘤，但体积通常大于2cm，镜下核分裂象>10个/10HP，可伴周围组织侵犯、转移等恶性生物学特征。③与胃息肉相鉴别。表面光滑、外形半球状的胃息肉时可表现为形似黏膜下肿瘤。超声内镜是鉴别此两种疾病最准确的方法。④与胃腔外压迫相鉴别。胃腔外压迫多见于胃底，亦见于胃的其他部位。大多为脾压迫所致，此外胆囊、肝等亦可造成。鉴别要点详见表10-9。

表10-9 内镜下胃腔外压迫与胃黏膜下肿瘤的鉴别

项　目	隆起形态	表面黏膜	活检钳探拭	边　界	桥形皱襞
胃腔外压迫	坡度相当缓	正常，一般表面可见正常皱襞	实性，可动	不清	一般无
胃黏膜下肿瘤	缓坡	平滑，有时可见充血、毛细血管扩张、增生改变	实性，硬，有时可动	某种程度上可以辨认	常见

知识点39：胃平滑肌瘤的治疗　　正高：熟练掌握

胃平滑肌瘤为良性肿瘤，恶变率低。对单发、瘤体直径<2cm者一般无需特殊治疗，临床观察随访大多病情稳定。或可行内镜下挖除治疗，但需注意出血或穿孔风险。对于多发、直径>2cm、肿瘤表面溃疡出血或伴有消化道梗阻症状、细胞病理学疑有恶变者，应予手术切除。手术方式可根据具体情况而定，选择肿瘤局部切除术、胃楔形切除术、胃大部切除术等，术中宜行冷冻切片排除恶性肿瘤。近年来开展的腹腔镜下胃部分切除术，创伤较小，疗效不逊于传统剖腹手术。

知识点40：胃肠道间质瘤与神经鞘瘤的鉴别诊断　　正高：熟练掌握

神经鞘瘤镜下可见瘤细胞呈梭形或上皮样，瘤细胞排列成栅栏状，核常有轻度异型，瘤组织内可见一些淋巴细胞、肥大细胞和吞噬脂质细胞，较多的淋巴细胞浸润肿瘤边缘，有时伴生发中心形成。免疫组化S-100蛋白、Leu-7弥漫强阳性，而CD117、CD34、desmin、SMA及actin均为阴性。

知识点41：胃肠道间质瘤与胃肠道自主神经瘤的鉴别诊断　　正高：熟练掌握

胃肠道自主神经瘤（GANT）少见。瘤细胞为梭形或上皮样，免疫表型CD117、CD34、SMA、desmin和S-100均为阴性。

知识点42：胃肠道间质瘤与腹腔内纤维瘤病的鉴别诊断　　正高：熟练掌握

腹腔内纤维瘤病（IAF）通常发生在肠系膜和腹膜后，偶尔可以从肠壁发生。虽可表现为局部侵袭性，但不发生转移。瘤细胞形态较单一梭形束状排列，不见出血、坏死和黏液样变。免疫表型尽管CD117可为阳性，但表现为胞质阳性、细胞膜阴性。CD34为阴性。

知识点43：胃肠道间质瘤与立性纤维瘤的鉴别诊断

正高：熟练掌握

立性纤维瘤（SFT）起源于表达CD34抗原的树突状间质细胞肿瘤，间质细胞具有成纤维/肌成纤维细胞性分化。肿瘤由梭形细胞和不等量的胶原纤维组成，细胞异型不明显。可以有黏液变。很少有出血、坏死、钙化。尽管CD34、bcl-2阳性，但CD117为阴性或灶状阳性。

知识点44：胃肠道间质瘤与胃黄斑瘤的鉴别诊断

正高：熟练掌握

胃黄斑瘤临床上较多见，通常认为是由于慢性黏膜炎症引起胃黏膜局灶性破坏，残留的含脂碎屑被巨噬细胞吞噬并聚集而成的泡沫细胞巢结构。内镜下表现为稍隆起的黄色病变，表面呈细微颗粒状变化，通常直径小于10mm。与高脂血症等疾病无特定关系，临床应观察随访。

知识点45：胃肠道间质瘤与胃脂肪瘤的鉴别诊断

正高：熟练掌握

胃脂肪瘤是比较少见的黏膜下肿瘤，其发病率低于结肠。多数起源于黏膜下层，呈坡度较缓的隆起性病变，亦可为带蒂息肉样病变，蒂常较粗，头端可伴充血。有时略呈白色或黄色。活检钳触之软，有弹性，即Cushion征阳性。超声内镜下呈均质中等偏高回声，多数来源于胃壁5层结构的第3层。临床通常无需处理，预后良好。

知识点46：胃肠道间质瘤与胃脉管性肿瘤的鉴别诊断

正高：熟练掌握

胃脉管性肿瘤包括血管球瘤、淋巴管瘤、血管内皮瘤、血管外皮细胞瘤等，以血管球瘤最常见。该肿瘤由人体正常动静脉吻合处的血管球器结构中各种组织成分增生过度所致，好发于皮肤，发生于胃者少见。多见于胃窦，表现为直径1～4cm、小而圆的黏膜下层来源肿瘤，由于含有大量平滑肌成分，故质地坚硬，易被误认为恶性肿瘤。临床症状如上腹疼痛不适、黑粪等多为肿瘤压迫胃黏膜所致。外科切除疗效良好，预后佳。

知识点47：胃肠道间质瘤的处理原则

正高：熟练掌握

GIST的处理原则：争取手术彻底切除，或姑息切除原发灶。复发转移不能切除采取甲磺酸伊马替尼（格列卫）治疗，放化疗几乎无效。

知识点48：胃肠道间质瘤的手术治疗　　正高：熟练掌握

目前，手术切除仍是GIST的首选治疗方法。过去的放化疗方案对GIST肿瘤无效果。对肿块体积较小的倾向为良性的GIST，可考虑行内镜下或腹腔镜下切除，但须考虑到所有GIST均具有恶性潜能，切除不充分有复发和转移的危险。首次完整彻底地切除肿瘤是提高疗效的关键。GIST的手术切除方案中整体切除比部分切除的治疗效果好，5年存活率高。因GIST极少有淋巴结转移，故手术一般不进行淋巴结的清扫。对倾向为良性的GIST，通常的手术切缘距肿瘤边缘2cm已足够；但对倾向为高度恶性的GIST，应行根治性切除术，为避免术中肿瘤破裂和术中播散，应强调术中无瘤操作的重要性。

知识点49：胃肠道间质瘤的甲磺酸伊马替尼药物治疗

正高：熟悉

近年来甲磺酸伊马替尼（格列卫），已成为治疗不可切除或转移的GIST患者最佳选择。格列卫是一种小分子复合物，具水溶性，可用于口服，口服后吸收迅速，生物利用度高，血液中半衰期为13～16小时，每日口服1次。格列卫可作为酪氨酸激酶的选择性抑制药，能明显抑制c-kit酪氨酸激酶的活性，阻断c-kit向下信号传导，从而抑制GIST细胞增生和促进细胞凋亡和/或细胞死亡。

知识点50：胃肠道间质瘤经甲磺酸伊马替尼治疗失败后的药物治疗

正高：熟悉

对甲磺酸伊马替尼产生原发性耐药或继发性耐药的GIST患者，可采用二线小分子多靶点作用药物靶向治疗，如舒尼替尼、尼罗替尼、索拉非尼、达沙替尼等。

知识点51：与胃肠道间质瘤预后有关的因素　　正高：熟练掌握

现已知的与GIST预后有关的因素有：①年龄及性别：年轻患者预后差，男性GIST患者预后差。②部位：食管GIST预后最好，其次是胃GIST、肠道GIST、网膜GIST、肠系膜GIST预后最差。③肿瘤大小与核分裂象：肿瘤越大，核分裂象越多，预后越差。④基因突变：有c-kit基因突变的GIST比无突变者预后差。⑤免疫组化表达：波形蛋白阳性表达的GIST预后较差，血管内皮生长因子、增殖标记PCNA、IG-67表达率高者预后差。⑥恶性度：低度恶性的GIST有50%复发，60%转移，高度恶性GIST有83%复发，全部发生转移。⑦DNA含量与核异型性密切相关并与预后相关：MF在1～5个/10HP的5年生存率在非整倍体DNA者为40%，二倍体DNA者达88%，MF＞5个/10HP时5年生存率在非整倍体DNA者为17%，二倍体DNA者达33%。

第十三节 消化道类癌及类癌综合征

知识点1：类癌及类癌综合征的概念 副高：熟练掌握 正高：熟练掌握

类癌是一组起源于肠嗜铬细胞（胺前体摄取与脱羧细胞，APUD）的内分泌瘤，能产生小分子多肽类或肽类激素。其发病率低，生长缓慢，具有恶性倾向。类癌致使血液中5-羟色胺、缓激肽等物质增多，临床上出现皮肤潮红、腹泻、腹痛及哮喘和心脏瓣膜病变等征象，谓之类癌综合征。40%类癌发生于胃肠道各部，其中以阑尾、末端回肠多见，其次为直肠。

知识点2：类癌及类癌综合征的发病机制 副高：熟练掌握 正高：熟练掌握

类癌细胞内含嗜铬亲银颗粒，属神经内分泌肿瘤细胞，能产生具有生理活性的5-羟色胺、胰血管舒缓素和组胺、缓激肽、儿茶酚胺等多种胺肽类激素，其中产生类癌综合征的主要物质是5-羟色胺和缓激肽，其次为组胺。类癌多为单发，肉眼外观为黏膜下灰黄色、边缘清楚的结节状肿块，质硬，直径多<1.5cm。

知识点3：阑尾类癌的病理 副高：熟练掌握 正高：熟练掌握

阑尾类癌常见在阑尾末端形成环绕管腔的黄色环状增厚，少数侵及肌层和浆膜层，局部淋巴结及肝转移少见。镜下类癌细胞密集成群，常排列成菊花状，核在周围呈栅状，这种结构是类癌的典型病理表现。

知识点4：类癌及类癌综合征的临床表现 副高：熟练掌握 正高：熟练掌握

类癌及类癌综合征的临床表现有：①多表现为全身症状，即反复出现皮肤潮红、腹痛、腹泻水样便，可有厌食、乏力、消瘦等肝转移症状；②发作性哮喘和心脏瓣膜病变，以肺动脉瓣和三尖瓣多见，其中，发作性哮喘可发展为慢性喘息性支气管炎和肺气肿；③可出现智力障碍、精神错乱等中枢系统功能紊乱，妊娠妇女患此病多早产、死胎或胎儿畸形；④局部症状常表现为类似急性阑尾炎的右下腹痛、腹块、肠梗阻及消化道出血，少数患者可出现穿孔，肠坏死罕见，常规肛门指检可发现大部分部包直肠类癌，多位于直肠前壁或侧壁。

知识点5：类癌及类癌综合征的实验室检查 副高：熟练掌握 正高：熟练掌握

类癌及类癌综合征的实验室检查有：①全血5-羟色胺（5-HT）浓度测定：正常为0.1～0.3mg/L，该病高达0.5～3mg/L。②尿5-HIAA（尿5-羟吲哚乙酸）：正常值2～10mg/24h，大于50mg/24h有诊断意义。③尿组胺：正常值23～90μg/24h，胃类癌可达4.5mg/24h。

知识点6：类癌及类癌综合征的鉴别诊断　　副高：熟练掌握　正高：熟练掌握

类癌及类癌综合征右下腹痛需与阑尾炎鉴别，末端回肠类癌导致复发性肠套叠出现右下腹包块，需与肠癌或肉瘤鉴别，有时需与克罗恩病鉴别。结合病史、肠镜、钡剂灌肠检查有助鉴别。

知识点7：类癌与类癌综合征的诊断　　副高：熟练掌握　正高：熟练掌握

由于两种疾病缺乏特殊征象且罕见，诊断较困难，若出现典型类癌综合征表现则诊断不难，血中5-HT浓度增加及尿中5-HIAA排出增多有助确诊。定位诊断及确定有无转移则需结合临床，可选择内镜检查（包括支气管镜）和组织活检、X线钡餐检查或钡灌肠、胸片、肝脏B超或CT等检查，超声心动图有助于心脏瓣膜病变的诊断。妇科检查及肛门直肠指检不可忽视。

知识点8：类癌及类癌综合征的手术治疗　　副高：熟练掌握　正高：熟练掌握

类癌及类癌综合征以手术切除为主。对于没有侵犯肌层及直径小于2cm者可行内镜治疗，超声内镜确定病变层次后，可考虑内镜下黏膜剥离术（ESD），难以完成者考虑外科局部切除手术；已侵犯肌层或直径大于2cm者，按胃肠道癌的切除范围进行手术。小肠类癌恶变率高，剖腹探查时已多有转移，应尽可能将肉眼病变切除，可明显提高5年生存率。

知识点9：类癌及类癌综合征的内科治疗　　副高：熟练掌握　正高：熟练掌握

类癌化疗效果较差，对放疗亦不敏感，但对骨转移引起的疼痛有效。对症治疗上，5-HT合成抑制剂2-甲基多巴，每日2g，分3～4次口服。此类药物还有色氨酸羟化酶抑制剂对氯苯丙氨酸，每日3g，可减少尿中绝大部分5-HIAA，并使腹泻停止，对皮肤潮红无效。5-HT阻断药：赛庚啶4～8mg，每日3次；二甲麦角新碱，2～4mg，每日3～4次，长期应用对类癌综合征伴发严重纤维化（腹后壁、心脏及肺）有效。平喘可口服喘定，每次0.1～0.2g，每日3次，或氨茶碱每次0.1～0.2g，必要时缓慢静脉滴注，亦可用异丙肾上腺素或沙丁胺醇（嗽必妥）喷雾，但禁用肾上腺素。人工合成的生长抑素奥曲肽（善得定）能有效控制症状，使肿瘤缩小，是治疗类癌危象（低血压或高血压、长时间皮肤潮红、神志恍惚或昏迷）的有效药物，紧急情况下可100～500μg静脉注射，每8小时一次，直到症状控制，改为皮下注射，每次100μg。

第十四节　肠系膜上动脉压迫综合征

知识点1：概念　　副高：熟练掌握　正高：熟练掌握

肠系膜上动脉压迫综合征是由先天性解剖变异和/或后天性因素引起局部解剖改变，致肠系膜上动脉压迫十二指肠水平部，使十二指肠受压迫部位的近端扩张，食糜淤积而产生反复发作的上腹痛及呕吐的临床综合征。本病多见于中年女性及无力体型者。

知识点2：病因和发病机制　　副高：熟练掌握　正高：熟练掌握

正常人十二指肠水平段固定在腹膜后，在第二腰椎前横过，跨于腹主动脉之前，肠系膜上动脉在相当于第一腰椎水平处由腹主动脉分出，并超越十二指肠前方而向下行。当两者之间角度过小、肠系膜上动脉过长或过短，从腹主动脉分出部位过低或分出角度狭窄等均可引起十二指肠机械性梗阻。

知识点3：症状诊断　　副高：熟练掌握　正高：熟练掌握

肠系膜上动脉压迫综合征临床表现为间歇性反复发作餐后饱胀，上腹部胀痛、恶心、呕吐，呕吐物含隔餐食物或宿食和胆汁，常于进食后2～3小时发作。仰卧位时症状明显，采左侧卧位、俯卧、膝胸位时，症状可减轻。如果长期不缓解，可导致消瘦、营养不良、水及电解质紊乱、脱水等症状。

知识点4：体征诊断　　副高：熟练掌握　正高：熟练掌握

肠系膜上动脉压迫综合征发作时，上腹部可见胃型、蠕动波和振水音，并可触及扩张的十二指肠。

知识点5：X线钡剂及动脉造影检查　　副高：熟练掌握　正高：熟练掌握

在X线钡剂检查中，肠系膜上动脉压迫综合征患者在十二指肠水平部可见钡剂中断（突然垂直切断），受阻肠段近端扩张，并见到顺向蠕动及逆蠕动，形成钟摆样运动，当俯卧位或膝胸左侧卧位时，钡剂便可顺利通过，逆蠕动波消失。

选择性肠系膜上动脉造影可以了解肠系膜上动脉与十二指肠在解剖角度上的关系。

知识点6：诊断　　副高：熟练掌握　正高：熟练掌握

根据以下标准，可以对肠系膜上动脉压迫综合征确立诊断：有餐后上腹部疼痛，厌食，呕吐或者体重减轻等症状；十二指肠第一段和第二段扩张，伴或不伴有胃扩张。黏膜皱襞垂直切断和倾斜压缩。可见顺向蠕动及逆蠕动。食物通过胃肠道延长4～6小时。俯卧位，膝胸位及左侧卧位可缓解梗阻症状。超声、CT、血管造影及其他影像学方法检测可见主动脉-肠系膜上动脉夹角呈22°～25°。

知识点7：鉴别诊断　　副高：熟练掌握　正高：熟练掌握

肠系膜上动脉压迫综合征需排除以下疾病：小肠腔内梗阻、胃食管反流病（GERD）、肠易激综合征（IBS）、慢性胃炎、憩室炎、消化性溃疡、胆石症、裂孔疝、肠癌、肝癌、慢性胰腺炎、小肠梗阻、结肠梗阻。

知识点8：内科治疗及外科手术治疗　　副高：熟练掌握　正高：熟练掌握

肠系膜上动脉压迫综合征无明显症状者，可不必处理。症状明显时，少量多餐，餐后俯卧半小时，可减轻症状。必要时静脉营养，同时纠正水、电解质紊乱。平日加强腹肌锻炼，劳逸结合。

本病发作频繁，内科保守治疗无效时，可考虑手术治疗。如做十二指肠空肠吻合术等。

第十五节　消化道息肉及息肉病

知识点1：肠息肉的概念　　副高：熟练掌握　正高：熟练掌握

肠息肉是指肠黏膜表面突出至肠腔内的息肉状病变。

知识点2：肠息肉的病理组织分型　　副高：熟练掌握　正高：熟练掌握

肠息肉从病理组织学上大致分为4类：①腺瘤性息肉：此为最常见的一类。息肉以腺上皮增生形成，故又称真性息肉。乳头状腺瘤、绒毛状腺瘤等也包括在此类之中。②炎性息肉：肠黏膜长期受炎症刺激而增生形成，如溃疡性结肠炎、克罗恩病、血吸虫病等疾病中发生的息肉样病变。③错构瘤息肉：幼年型息肉、黑斑息肉病的息肉等属于此类。④其他：如黏膜肥厚增生所形成的增生性息肉，黏膜下淋巴滤泡增生而致的息肉，某些源于类癌的息肉等。

知识点3：肠息肉的并发症　　副高：熟练掌握　正高：熟练掌握

肠息肉的常见并发症为出血、感染、癌变（一般认为直径达2cm左右的息肉应警惕恶变），较大的息肉因导致蠕动异常可诱发肠套叠。

知识点4：肠息肉的临床表现　　副高：熟练掌握　正高：熟练掌握

无并发症的小息肉常无症状。息肉渐大后，常可出现反复发作的腹部隐痛、黑粪或血便；诱发肠套叠者出现相应症状。大肠息肉特别是直肠息肉较早出现粪便黏液增多、黏液便、黏液血便、血便等症状。炎性息肉的临床表现则与其原发病有关。

知识点5：肠息肉的X线及内镜检查 副高：熟练掌握 正高：熟练掌握

较大的小肠息肉可被小肠X线钡剂造影发现；结肠钡剂灌肠可显示大部分的结肠息肉。直肠镜、乙状结肠镜及纤维结肠镜检查是大肠息肉大体观察及组织学活检的最佳手段。

知识点6：肠息肉的治疗 副高：熟练掌握 正高：熟练掌握

（1）无症状的小息肉可密切随诊观察。

（2）炎性息肉以治疗原发病为主。

（3）距肛缘30cm以内的息肉可经乙状结肠镜切除。有蒂者可用圈套器套扎蒂部后切除；基底部较宽者则需使用电灼。较高部位的结肠息肉可经纤维结肠镜切除。

（4）有症状的小肠息肉、可疑恶变的结肠息肉以及难以经内镜处理的结肠息肉应剖腹手术，作息肉单纯切除或肠段切除。

知识点7：肠息肉病的概念 副高：熟练掌握 正高：熟练掌握

肠息肉病是指以肠道广泛发生数目非常多的息肉，各具其特殊临床表现的一组综合征。此类综合征多与遗传因素有关。

知识点8：黑斑息肉病的概念 副高：熟练掌握 正高：熟练掌握

黑斑息肉病（Peutz-Jeghers综合征）又称多发性消化道息肉综合征，以黏膜皮肤色素沉着和胃肠多发性息肉为特征。

知识点9：黑斑息肉病的病因病理 副高：熟练掌握 正高：熟练掌握

黑斑息肉病属于遗传性疾病，其遗传方式为常染色体显性遗传，可隔代遗传。家族中发病率约为36%，多为双亲与子女同胞间同时发病，且大多为儿童或青年发病，也有在老年时才发现的。其息肉特点是具有错构瘤的典型组织学表现。其上皮组织与所在部位的上皮相同，但外形呈隆起形；镜下可见黏膜下层中有分支的平滑肌束。该病有2%～3%发生癌变。

知识点10：黑斑息肉病的临床表现 副高：熟练掌握 正高：熟练掌握

（1）色素沉着：主要分布在口唇（下唇更多）和颊黏膜，其次是手指及足趾（背、掌两面均有）。龟头、阴唇等处也有波及。色素沉着斑呈淡褐、深褐、黑褐和蓝黑色不等，对称散在性分布，可为圆形、椭圆形或不规则形，直径0.2～5cm，不高出皮肤表面。

（2）胃肠道息肉：部位很广泛。小肠息肉较多见，其次为结肠，胃息肉较少见。息肉数目多少不一，大小不等，多者可达数百枚，大者直径可达4cm。胃肠道的首发症状为便血、腹痛合并便血。腹痛常见原因是并发肠套叠。

约不到5%的患者仅有胃肠息肉而无色素沉着，另有5%仅有色素沉着而无胃肠息肉。

知识点11：黑斑息肉病的辅助检查　　副高：熟练掌握　正高：熟练掌握

内镜检查可见胃肠多发性息肉，可形成团聚的肿块，质软，呈红色或带紫色斑点。组织活检为错构瘤表现。胃肠钡剂检查可见胃肠道多发息肉征象。

知识点12：黑斑息肉病的治疗　　副高：熟练掌握　正高：熟练掌握

（1）色素斑不必治疗，必要时可试行激光、二氧化碳冰冻等疗法。

（2）本病息肉癌变率低，故无症状者可密切观察，定期随诊。部分胃和结肠息肉，可经胃镜或结肠镜行电凝切除。如发生出血或肠套叠等并发症，应及时手术。对个别孤立、较大的息肉可经肠壁切开切除，对密集于某一肠段的多发息肉引发反复腹痛者，可做肠段切除。

知识点13：家族性结肠息肉病的概念　　副高：熟练掌握　正高：熟练掌握

家族性结肠息肉病（FPC）又称家族性结肠腺瘤性息肉病，是以结肠黏膜呈弥漫性密集分布的腺瘤性息肉为特征、以癌变率高而著称的常染色体显性遗传性疾病。

知识点14：家族性结肠息肉病的病因与病理　　副高：熟练掌握　正高：熟练掌握

FPC的息肉大多从12岁左右开始出现，初起部位多在乙状结肠和直肠。随年龄的增长，息肉渐多渐大，且向结肠近侧蔓延。至20岁左右时息肉多已累及全大肠；大肠全切除标本平均有1000枚左右息肉。

息肉大小不等、直径可从数毫米至数厘米。本病只累及大肠而不侵犯小肠。镜下组织学结构为息肉状腺瘤，部分可有绒毛状形态。

本症癌变多发生于30岁左右，多先从直肠、乙状结肠发生，但本病的癌变具有明显的多中心性，且发病早、发展快、易扩散，预后极差。

知识点15：家族性结肠息肉病的临床表现　　副高：熟练掌握　正高：熟练掌握

FPC半数以上有家族史，症状多出现在20岁左右，常见症状为粪便带血、排便次数增多、黏液血便等，部分患者甚至排便时有息肉脱出至肛外。全身症状如乏力、消瘦、贫血等也较常见。直肠指诊可触及葡萄串样息肉。

知识点16：家族性结肠息肉病的辅助检查 副高：熟练掌握 正高：熟练掌握

（1）盲肠镜、乙状结肠镜、纤维结肠镜检查：均可见大肠壁上充斥着大小不等的息肉，甚至难以看到正常黏膜。

（2）钡灌肠气钡双重造影：可清楚地显示大肠息肉形态及范围。

（3）眼底检查：2/3的患者家族成员出生3个月就出现先天性视网膜上皮肥大，且常为双侧，其预测家族结肠息肉病准确率达97%。

知识点17：家族性结肠息肉病的确诊依据 副高：熟练掌握 正高：熟练掌握

FPC确诊依据：①具有家族性；②结肠内多发性息肉；③息肉组织学为腺瘤性；④常并发胃、小肠多发性息肉。

知识点18：家族性结肠息肉病的治疗 副高：熟练掌握 正高：熟练掌握

家族性结肠息肉病最终必然会发展为癌，所以此病诊断一经明确，即应手术治疗。可采取的手术方法有：①大肠全切除术及永久性回肠末端腹壁造口：根治效果确切，但生活质量差；②全结肠切除及回肠直肠吻合、直肠息肉电凝切除或损毁术：保留了直肠肛管的排便功能，但直肠内的息肉往往难以防止复发及癌变。

知识点19：Gardner综合征的病因与病理 副高：熟练掌握 正高：熟练掌握

Gardner综合征为一遗传性疾病，呈常染色体显性遗传。三联症主要是由单一遗传因子或多遗传因子遗传，以单一遗传因子遗传为主。

本征发生于结肠内息肉均为腺瘤性息肉，与家族性结肠息肉病一样，癌变率高，本征癌变率为50%，但本征癌变年龄较大。合并胃内息肉者组织学上有增生性息肉、腺瘤性息肉，其他部位息肉癌变者甚少。

骨瘤主要见于上颌、下颌、蝶骨以及头颅其他部位的扁平骨和四肢长骨，骨质肥厚程度不同，由轻度至巨大瘤体。骨瘤均为良性无恶性。

知识点20：Gardner综合征的临床特征 副高：熟练掌握 正高：熟练掌握

Gardner综合征属于常染色体显性遗传性疾病，比家族性结肠息肉病更少见。其临床特征为除结、直肠息肉病外，还可先后伴发以下病症的一种或数种：①发生于上、下颅骨的骨瘤或骨疣；②上皮样囊肿；③软组织纤维瘤；④硬纤维瘤；⑤手术后的肠系膜纤维癌病；⑥牙齿异常，有埋伏齿、过剩齿、痕迹齿；⑦甲状腺癌。

知识点21：Turcot综合征的诊断依据　副高：熟练掌握　正高：熟练掌握

Turcot综合征的诊断依据有：①家族史；②结肠内多发性息肉；③同时并发中枢神经肿瘤。

知识点22：Turcot综合征的临床特征　副高：熟练掌握　正高：熟练掌握

Turcot综合征又称神经胶质瘤-息肉综合征，有家族史，属于常染色体隐性遗传疾病。该病罕见，临床以大肠多发性腺瘤，合并中枢神经系统肿瘤为特殊征象。息肉数目少，一般20～100个。息肉直径大，往往大于3cm。

知识点23：幼年性结肠息肉病的病因　副高：熟练掌握　正高：熟练掌握

一般认为，幼年性结肠息肉病与遗传有关，具有家族性。约20%的患者可以伴有其他先天性异常，如先天性心脏病、肠旋转不良、Meckel憩室等，但也有慢性炎症性刺激的学说。

知识点24：幼年性结肠息肉病的病理　副高：熟练掌握　正高：熟练掌握

肉眼观察幼年性结肠息肉病表面呈光滑的有蒂性息肉，切面观察多见有灰白色黏液或充满液体的囊肿。组织学上表现为分化好而大小不规则的腺体，有的形成囊性扩张中贮有黏液，故又称潴留性息肉，毛细血管发达，无覆盖上皮，有较多的炎性细胞浸润，以嗜酸性粒细胞为主，纤维肉芽细胞增生，纤维增多。分布于小肠者含有绒毛型上皮，Paneth细胞及Blunner腺上皮、分布于胃者可具有多数黏液细胞，此息肉是一种错构瘤。

知识点25：幼年性结肠息肉病的治疗　副高：熟练掌握　正高：熟练掌握

（1）婴儿型：治疗原则首先控制腹泻和感染，并应用要素饮食或静脉高营养维持全身情况。对息肉集中分布的肠段进行手术切除吻合，对散在较大的息肉应作单个切除，出现肠套叠或肠梗阻等，按相应手术原则处理。

（2）结肠型：治疗原则对较大的息肉经结肠镜切除、如数量多，散在性分布，应分批分期进行。

（3）胃肠道弥散型：对胃和结肠的息肉要分批分期经内镜切除，小肠较大息肉伴肠套叠或梗阻者应剖腹手术切除息肉，解除肠梗阻。

知识点26：Cronkhite-Canada综合征的临床特征　副高：熟练掌握　正高：熟练掌握

Cronkhite-Canada综合征又称多发性消化道息肉综合征，其临床特征除有消化道息肉、皮肤色素沉着、指（趾）甲萎缩、脱毛四大症状外，还具有蛋白漏出性胃肠症状，低蛋白血症，无遗传性，中年以后发病等特点。

知识点27：Cronkhite-Canada综合征息肉发生部位　副高：熟练掌握　正高：熟练掌握

同时发生在胃、小肠、结肠者占56.2%，其次为胃、结肠并发者占36.2%，食管、胃、结肠占1.3%，单发于胃者占5%，结肠占1.3%。息肉大小、形态不一，从无蒂广基至有蒂，大小为数毫米至数厘米。发生在胃内息肉较为密集，体部往往伴有皱襞粗大，呈脑纹状，此与Menetrier综合征相似。发生在直肠息肉近肛门者较大并有蒂。

知识点28：Cronkhite-Canada综合征的临床表现

副高：熟练掌握　正高：熟练掌握

男女均可患此病，之比为1∶2。发病年龄31～85岁，以50～70岁为多。

（1）消化系统症状：有脂肪泻，味觉异常（甜辣难分），食欲不振，恶心，呕吐，腹痛，消化道出血等。

（2）外胚层病变：有毛发脱落，指（趾）甲萎缩，色素沉着。

（3）吸收不良所致的营养不良：低蛋白血症、消瘦、水肿、贫血、手足搐搦和恶病质等。

（4）免疫功能低下的表现：如易接受病毒感染或继发其他感染性疾病。

知识点29：Cronkhite-Canada综合征的实验室检查

副高：熟练掌握　正高：熟练掌握

Cronkhite-Canada综合征的实验室检查可见：①低蛋白血症；②电解质紊乱：低钾、低钙、低镁、低磷；③消化道X线钡剂检查：发现多处充盈缺损和特殊花边样改变；④内镜检查：可直接观察到消化道息肉的部位、大小，并可取活检做病理组织学检查。

知识点30：Cronkhite-Canada综合征的诊断依据

副高：熟练掌握　正高：熟练掌握

本征的诊断依据有：①典型的临床表现；②消化道X线检查有特征性改变；③内镜和病理组织学检查。

知识点31：Cronkhite-Canada综合征的治疗　副高：熟练掌握　正高：熟练掌握

（1）对症处理：包括止泻、镇痛、止血、补液和纠正电解质紊乱，尤其要补钾、钙以及微量元素锌和铜等。

（2）支持疗法：低蛋白血症和贫血者，应补充人体清蛋白、血浆、全血和静脉内高营养。

（3）药物治疗：蛋白同化激素、肾上腺皮质激素、氨基酸制剂以及多种维生素治疗对本征有良好效果。

（4）手术治疗：对息肉局限或单发者可应用内镜作息肉摘除，对已有癌变或癌变可疑者作病变肠段手术切除。

第十六节　大　肠　癌

知识点1：与大肠癌有关的因素　　副高：熟练掌握　正高：熟练掌握

大肠癌被认为与以下因素有关：①高脂低纤维饮食；②环境因素和地域差异；③遗传因素，约10%的大肠癌与遗传有关，均为常染色体显性遗传。

知识点2：饮食中纤维含量较高的人群大肠癌发生率较低的原因　　副高：熟练掌握　正高：熟练掌握

饮食中纤维含量较高的人群大肠癌发生率较低，这主要由于：①纤维可通过增加粪便的量而增加肠道的蠕动，缩短粪便在肠道内停留时间；②纤维可降低粪便pH值，其终末产物丁酸可促进多种结肠肿瘤细胞的分化与凋亡，从而保护黏膜不受脱氧胆酸损伤，防止恶变；③纤维可直接与致癌物结合或是某些细菌代谢酶降解以减少肠内潜在致癌物激活，减少肠内有毒物质与肠上皮的接触。

知识点3：引发大肠癌的高危人群　　副高：熟练掌握　正高：熟练掌握

引发大肠癌的高危人群有：①有便血、便频、粪便带黏液、腹痛等肠道症状的人群；②大肠癌高发区的中老年人；③大肠腺瘤患者；④有大肠癌病史者；⑤大肠癌患者的家庭成员；⑥家族性大肠腺瘤病；⑦溃疡性结肠炎；⑧克罗恩病；⑨有盆腔放射治疗史者。

知识点4：大肠癌的好发部位　　副高：熟练掌握　正高：熟练掌握

中国人大肠癌的好发部位依次为直肠、乙状结肠、盲肠、升结肠和横结肠。

知识点5：大肠癌的病理形态　　副高：熟练掌握　正高：熟练掌握

根据病理形态分为早期大肠癌和进展期大肠癌。早期系指局限于大肠黏膜和黏膜下层，其中局限于黏膜层者为黏膜内癌；侵犯黏膜下层者可能发生淋巴结转移或血液循环转移。进展期则指肿瘤已侵入固有肌层。

知识点6：大肠癌的组织学类型 副高：熟练掌握 正高：熟练掌握

大肠癌的组织学类型及进展程度与预后密切相关，根据恶性程度不同患者生存率有明显差异。绝大多数大肠癌为腺癌，包括筛状粉刺型腺癌、髓样癌、微乳头癌、黏液腺癌、锯齿状腺癌和印戒细胞癌，其他还有腺鳞癌、梭形细胞癌、鳞状细胞癌和未分化癌。

知识点7：大肠癌的病理学分期 副高：熟练掌握 正高：熟练掌握

以往大肠癌多采用Dukes分期（A期：癌局限于肠壁；B期：癌穿透浆膜层；C期：伴局部淋巴结转移；D期：远处转移）。目前多倾向于采用美国癌症联合委员会（AJCC）/国际抗癌联盟（UICC）大肠癌TNM分期法（T：肠壁浸润程度；N：淋巴结转移情况；M：远处转移）对大肠癌进行病理学分期。后者更有利于对疾病的评估。

表10-10 Dukes分期与TNM分期

肿瘤浸润深度	淋巴结转移	Dukes分期	TNM分期
黏膜层	−	A	$TisN_0M_0$ 0期
黏膜下层	−	A	$T_1N_0M_0$ Ⅰ期
肌层	+	C	$T_1N_{1\sim2}M_0$ Ⅲ期
	−	A	$T_2N_0M_0$ Ⅰ期
浆膜层	+	C	$T_2N_1M_0$ Ⅲ期
	−	B	$T_3N_0M_0$ Ⅱ期
侵及邻近组织器官发	+	C	$T_3N_{1\sim2}M_0$ Ⅲ期
	−	B	$T_4N_0M_0$ Ⅱ期
远处转移	+	C	$T_4N_{1\sim2}M_0$ Ⅲ期
	−	−	$T_{1\sim4}N_{1\sim3}M_0$ Ⅳ期

注：原发肿瘤（T）Tx，原发肿瘤无法评价；T_0，无原发肿瘤证据；Tis，原位癌，即肿瘤局限于上皮内或侵犯黏膜固有层；T_1，肿瘤侵犯黏膜下层；T_2，肿瘤侵犯固有肌层；T_3，肿瘤穿透固有肌层到达浆膜下层，或侵犯无腹膜覆盖的结直肠旁组织；T_4，肿瘤穿透腹膜脏层，或直接侵犯或粘连于其他脏器或结构，其中T_{4a}指肿瘤穿透腹膜脏层，T_{4b}指肿瘤直接侵犯或粘连于其他脏器或结构。

区域淋巴结（N）Nx，区域淋巴结无法评价；N_0，无区域淋巴结转移；N_1，1～3枚区域淋巴结转移，其中N_{1a}为1枚区域淋巴结转移，N_{1b}为2～3枚区域淋巴结转移，N_{1c}为浆膜下、肠系膜、结肠，直肠周围或周围软组织内有肿瘤卫星结节，无区域淋巴结转移；N_2为4枚以上区域淋巴结转移，其中N_{2a}为4～6枚淋巴结转移，N_{2b}为7枚及其以上淋巴结转移。

远处转移（M）M_0，无远处转移；M_1，有远处转移，其中M_{1a}为远处转移局限于1个脏器，M_{1b}为远处转移至1个以上脏器，部位或腹膜

知识点8：大肠癌的临床表现 副高：熟练掌握 正高：熟练掌握

大肠癌生长缓慢，早期多无症状。临床出现的频度：右侧结肠癌依次以腹部肿块、腹痛

及贫血最为多见；左侧结肠癌依次以便血、腹痛及便频最为多见；直肠癌依次以便血、便频及粪便变形多见。

（1）右侧结肠癌临床表现为原因不明的贫血、乏力、消瘦、低热等。早期偶有腹部隐痛不适，后期在60%～70%的患者中右侧腹部可扪及一质硬肿块。

（2）左侧结肠癌在早期临床上可表现为排便习惯改变，可出现便频、便秘或便频与便秘交替。肿瘤生长致管腔狭窄甚至完全阻塞，可引起肠梗阻表现，约10%的患者可表现为急性肠梗阻或慢性肠梗阻症状。

（3）直肠刺激症状临床表现：便频、里急后重、肛门下坠、排便不尽感，肛门痛等。粪便表面带血和/或黏液，严重时有脓血便。

知识点9：肿瘤局部浸润引起的症状　　副高：熟练掌握　正高：熟练掌握

肿瘤可环绕肠壁扩展，也可沿肠腔向上、向下浸润，并可穿出肠壁向肠外浸润。局部扩散是大肠癌最常见的浸润形式，癌瘤侵及周围组织常引起相应的病症。如直肠癌侵及骶神经丛致下腹及腰骶部持续性疼痛、肛门失禁等，侵犯女性生殖器官可表现为异常的阴道出血。升结肠及肝曲肿瘤侵犯十二指肠可导致十二指肠瘘而引起上消化道出血。肿瘤侵犯所致的上尿路梗阻和肾盂积水在初发和复发的结直肠癌中也并非罕见。

知识点10：肿瘤血管播散引起的症状　　副高：熟练掌握　正高：熟练掌握

晚期大肠癌也可血行转移，好发部位依次为肝、肺、肾上腺、骨骼、脑等。其中转移至肝区可表现为肝区疼痛、黄疸、转移性癌结节破裂出血等；转移至肺可表现为痰中带血、咯血、胸痛、胸腔积液等。在女性病例中，肿瘤可转移至两侧卵巢而引起Krukenberg瘤。骨骼和脑的转移相对较为少见。

知识点11：种植播散引起的临床表现　　副高：熟练掌握　正高：熟练掌握

癌肿侵及浆膜层时，癌细胞可脱落进入游离腹膜腔，种植于腹膜面、膀胱直肠窝（或子宫直肠窝）等部位。直肠指检可在膀胱直肠窝或子宫直肠窝内扪及肿块。腹腔内广泛播散者还可出现腹水，大量时有腹部膨隆、腹胀、移动性浊音阳性等表现。

知识点12：淋巴道转移的临床表现　　副高：熟练掌握　正高：熟练掌握

大肠肿瘤如侵犯黏膜肌层，就有淋巴道转移的危险。早期癌瘤可沿肠壁神经周围的淋巴结区间隙扩散，以后则由淋巴管转移到淋巴结。当癌细胞转移到腹主动脉旁淋巴结进入乳糜池后，可通过胸导管而发生锁骨上淋巴结转移，引起Virchow淋巴结肿大。也有少数病例由于上行淋巴管为癌栓所阻塞而使癌细胞逆行播散，在会阴部出现弥漫性小结节。

知识点13：大肠癌的实验室检查 副高：熟练掌握 正高：熟练掌握

（1）粪便潜血试验（FOBT）简便易行，虽非特异性，但其阳性常提示需要进行大肠镜检查。与联苯胺法和愈创木酯法化学法相比，免疫法特异度高而敏感性较低，其可测定血红蛋白分解后的球蛋白。

（2）粪便大肠脱落标志物检测与血液标志物不同的是，从大肠黏膜脱落的标志物本身来自肿瘤，并可持续释放，检测这些标志物有助于增加筛检的特异性和敏感性，包括粪便DNA检测K-ras、p53和APC等基因突变。

（3）血清标志物检测对于大肠癌的诊断、疗效评价、随访监测具有重要意义。大肠癌患者在诊断、治疗前、疗效评价及随访时必须检测CEA、CA19-9；建议检测CA242、CA72-4；有肝转移患者建议检测AFP；有卵巢转移患者建议检测CA125。

知识点14：大肠癌的特殊检查 副高：熟练掌握 正高：熟练掌握

（1）直肠指检：直肠癌大部分位于距肛缘7～8cm，可为手指触及。遇到患者有便血、直肠刺激、粪便变形等症状均应行直肠指检。

（2）结肠镜检查：具确诊价值，能直视病变以及同时做活组织检查。

（3）CT检查：结肠多排CT仿真内镜成像可用于难以耐受结肠镜检查的患者，具有无创性的特点。腹盆腔CT可了解有无肝转移、淋巴结及周围器官侵犯情况。

（4）X线气钡双重对比造影：可清晰显示肠黏膜的肿物、溃疡及狭窄等病变，但受肠道准备情况及操作者的技术水平影响。

（5）其他：B超偶可发现来源于肠道的肿块，可用于判断有无肝转移。超声内镜检查可显示肿块的大小、浸润深度及周围淋巴结转移情况，可用于疾病分期。胸部X线可用于判断有无肺转移。

知识点15：早期大肠癌和进展期大肠癌的内镜下形态分型 副高：熟练掌握 正高：熟练掌握

（1）早期大肠癌：①隆起型（Ⅰ型）分为三个亚型：有蒂型（Ⅰp型）、亚蒂型（Ⅰsp型）和广基型（Ⅰs型）。②平坦型（Ⅱ型）分为四个亚型：表面隆起型（Ⅱa型）、表面平坦型（Ⅱb型）、表面凹陷型（Ⅱc型）和侧向发育型肿瘤（LST）。

（2）进展期大肠癌：分为隆起型、溃疡型、浸润型（部分学者认为还有胶样型）。

知识点16：大肠癌的诊断要点 副高：熟练掌握 正高：熟练掌握

大肠癌的诊断要点有：①肠道功能紊乱：如腹泻、便秘、或两者交替，黏液便等；②肠梗阻所产生的腹胀、便秘、腹鸣、肠绞痛等；③癌肿溃烂所产生的血便或脓血便、贫血等；

④肿瘤坏死并发感染所产生的畏寒、发热；⑤癌肿转移所产生腰骶尾部持续性疼痛、肝大、腹水、黄疸；⑥全身症状：如消瘦、营养不良、乏力、恶病质等。

知识点17：大肠癌的鉴别诊断　　副高：熟练掌握　正高：熟练掌握

（1）内痔：便血是直肠癌多发症状，常误诊为痔。应做直肠指检及结肠镜检查确诊。

（2）肠炎与菌痢：直肠、乙状结肠癌出现脓血便伴有里急后重者，应予以鉴别，治疗效果不佳时应及时行肠镜检查。

（3）阑尾炎、结肠Crohn病等：右下腹痛、腹部包块时需考虑与阑尾炎、阑尾脓肿、肠结核、Crohn病等鉴别，左半结肠及直肠癌需和阿米巴肉芽肿、血吸虫肉芽肿鉴别；女性患者结肠癌性肿块还应与卵巢肿瘤鉴别。

（4）肠梗阻：大肠肿瘤生长到一定体积时可发生肠梗阻，尤其好发于乙状结肠转弯处和回盲瓣等狭窄部位，常伴有鲜血便和排便习惯改变。确诊依据X线、多排CT、肠镜检查加活检。

知识点18：大肠癌的外科治疗　　副高：熟练掌握　正高：熟练掌握

手术切除病变是大肠癌的首选治疗手段，其基本原则是进行肿瘤所在肠段及其相应的肠系膜和所属区域性淋巴结的切除。手术方法和范围的选择取决于肿瘤的部位和浸润范围。不可切除者可考虑捷径、造瘘等姑息手术。

知识点19：大肠癌的内镜下治疗　　副高：熟练掌握　正高：熟练掌握

早期大肠癌内镜下治疗包括高频电圈法息肉切除术、热活检钳摘除术、内镜下黏膜切除术（EMR）、内镜下分片黏膜切除术（EPMR）或内镜下黏膜剥离术（ESD）。但若切除标本病理检查证实癌细胞累及腺瘤根部则需追加外科手术以彻底根除癌组织。

知识点20：大肠癌的化学治疗　　副高：熟练掌握　正高：熟练掌握

化学治疗主要是用于术前、术中和术后的辅助治疗，治疗时应根据大肠癌临床病理分期给予相应的化学治疗方案（表10-11）。对于不能手术和放疗的患者也可作姑息治疗。给药途径包括全身用药、肠腔化疗和腹腔化疗等。除常规肿瘤化学治疗外，近年来一些生物靶向药物，如西妥昔单抗等相继应用于临床，主要用于一线治疗失败的转移性大肠癌，已证实可以显著改善患者的总生存期（OS）。

表10-11 大肠癌的化学治疗方案

大肠癌临床病理分期	推荐辅助化疗方案	疗 程
Ⅰ期	不推荐化学辅助治疗	—
Ⅱ期（有高危因素者：组织学分化差、T_4、血管淋巴管浸润、术前肠梗阻/肠穿孔等）	选用5-FU/LV、卡培他滨、5-FU/LV/奥沙利铂或CapeOx方案	术后8周内开始，疗程不超过6个月
Ⅲ期	选用5-FU/CF、卡培他滨、FOLFOX或CapeOx方案	术后8周内开始，疗程不超过6个月
Ⅳ期	5-FU/LV、伊立替康、奥沙利铂、卡培他滨和包括西妥昔单抗（K-ras基因野生型患者）及贝伐珠单抗	

注：FOLFOX：奥沙利铂+亚叶酸钙+氟尿嘧啶；CapeOx：奥沙利铂+卡培他滨

知识点21：大肠癌的新辅助治疗　　副高：熟练掌握　正高：熟练掌握

新辅助治疗目的在于提高手术切除率，提高保肛率，延长患者无病生存期。推荐新辅助放化疗仅适用于距肛门<12cm的直肠癌。除结肠癌肝和/或肺转移外，不推荐结肠癌患者术前行新辅助治疗。推荐以氟尿嘧啶类药物为基础的新辅助放化疗。治疗后必须重新评价，并考虑是否可行手术。

知识点22：大肠癌的放射治疗　　副高：熟练掌握　正高：熟练掌握

放射治疗用于直肠癌的治疗，术前放疗可提高手术切除率和降低术后复发率；术后放疗仅用于手术未达根治或术后局部复发者。放疗有发生放射性直肠炎的风险。

第十七节 肠易激综合征

知识点1：肠易激综合征的概念　　副高：熟练掌握　正高：熟练掌握

肠易激综合征（IBS）是一种常见的胃肠道功能紊乱性疾病，其特征为持续或间歇发作的腹痛、腹胀、排便习惯改变和粪便性状异常而无特异的生物化学或形态学异常。

知识点2：肠易激综合征的病因与发病机制　　副高：熟练掌握　正高：熟练掌握

IBS发病机制尚不完全清楚，目前认为属多因素的生理心理疾病，是机体应激反应与心理因素相互作用的结果。不同的IBS个体都可能涉及遗传、环境、社会心理及胃肠感染等因素的影响，导致胃肠动力、内脏敏感性、脑-肠轴相互调控作用、自主神经与激素作用及肠道微生态的变化等。伴有精神障碍（如恐慌、焦虑、创伤后应激紊乱等）、睡眠障碍及心理应对障碍的患者，应激性生活事件常可导致症状的加重。

知识点3：影响肠易激综合征的胃肠激素　副高：熟悉　正高：熟悉

许多肽类物质在中枢神经系统与胃肠道双重分布，称为脑-肠肽。脑-肠肽有60余种，目前研究较多的是5-羟色胺（5-HT）、缩胆囊素（CCK）、生长抑素（SST）、血管活性肠肽（VIP）、P物质和NO等。5-HT是引起疼痛感觉的调节和传递介质，由肠道黏膜的嗜铬细胞释放。5-HT分泌失调或感觉神经末梢对5-HT的敏感性增加均可引起人对内脏正常刺激的感觉异常。已经证实5-HT_3受体阻断药能降低IBS患者肠道敏感性。IBS患者中CCK和SST含量均高于正常对照组，而VIP具有显著的肠道抑制效应。

知识点4：肠易激综合征罗马Ⅲ诊断标准　副高：熟练掌握　正高：熟练掌握

IBS是基于症状来诊断的，除外了器质性疾病或代谢异常。目前最新采用的是IBS罗马Ⅲ诊断标准：反复发作的腹痛或腹部不适（腹部不适是指难以用疼痛来形容的不适感），最近3个月内每月发作至少3天，伴有以下2项或2项以上：①排便后症状改善；②发作时伴有排便频率的改变；③发作时伴有粪便性状（外观）的改变。在诊断前症状出现至少6个月，近3个月符合以上诊断标准。

下列症状可支持IBS的诊断：①异常的排便频率：每周≤3次排便或每天>3次排便；②异常的粪便性状：块状便/硬便或松散便/稀水便；③排便费力；④排便急迫感或排便不尽感；⑤排出黏液；⑥腹胀。

知识点5：根据粪便性状对肠易激综合征进行分型　副高：熟练掌握　正高：熟练掌握

根据主要的粪便性状对IBS进行分型，有以下四型：①便秘型IBS（IBS-C）：至少25%的排便为硬粪或干球粪[a]，松散（糊状）粪或水样粪<25%[*]；②腹泻型IBS（IBS-D）：至少25%的排便为松散（糊状）粪或水样粪[b]，硬粪或干球粪[a]<25%[*]；③混合型IBS（IBS-M）：至少25%的排便为硬粪或干球粪[a]，至少25%的排便为松散（糊状）粪或水样粪[b]；④不定型IBS：粪便的性状异常不符合上述IBS-C、D或M标准[*]。

注：*：在未用止泻剂或轻泻剂的情况下；a：Bristol粪便性状量表中的1～2型［分散的干球粪，如坚果（很难排出）或腊肠状，但很硬］；b：Bristol粪便性状量表中的6～7型（松散的碎片、边缘毛糙、糊状粪或水样粪，不呈固形，完全为液状）。

知识点6：肠易激综合征的临床特征　副高：熟练掌握　正高：熟练掌握

IBS的临床表现无特异性，起病隐匿，症状呈反复发作或慢性迁延，病程较长，可达数年及数十年，主要表现为腹部疼痛或不适，以及排便习惯的改变。此外，还可存在胃肠道以外脏器受累的症状。

（1）腹痛不适：该症状在IBS患者中十分常见，许多患者常以此为首诊症状。腹痛常发生于餐后或排便前，可位于腹部的任何地方，以左下腹和下腹多见。腹痛的程度轻重不一，可从腹部不适至剧痛。餐后腹痛者解便后可缓解。腹痛多发生于患者清醒时，很少影响食欲，当注意力分散或睡眠后，疼痛可缓解或消失。而当处于应激或情绪紧张时，可促发或加重症状。

（2）排便习惯改变：IBS患者排便习惯的改变表现为腹泻、便秘和腹泻便秘交替出现。IBS患者的腹泻表现为排便频率增多，每次粪量少，多为黏液稀便，同时伴有便意窘迫感或腹痛，便后缓解。IBS患者的腹泻并非频繁水样泻，极少出现明显的水、电解质紊乱和导致营养不良。便秘多发生于疾病早期，随病程缓慢进展，排便次数可从每周1～2次至数周1次不等，粪便呈羊粪状或细杆状，多伴有腹痛或腹胀。

（3）其他症状：可有嗳气、恶心等酷似功能性消化不良的症状，以及疲劳、失眠、纤维肌痛及心悸等表现。

知识点7：IBS的鉴别诊断　　副高：熟练掌握　正高：熟练掌握

IBS的诊断首先应排除器质性疾病，对于有报警征象的患者，特别是便血或潜血阳性患者，应仔细排查消化道肿瘤。以腹痛为主者，上腹或右上腹疼痛明显者应与胆系或胰腺疾病相鉴别；如腹痛位于下腹部，伴或不伴排尿或月经异常者，应考虑泌尿系或妇科疾病。以腹泻为主者应与炎症性肠病、肠道急慢性感染、乳糖不耐症、结肠憩室、慢性胰腺炎、吸收不良综合征相鉴别。便秘为主者应与功能性便秘或其他继发性便秘鉴别。

知识点8：肠易激综合征的诊断检查　　副高：熟练掌握　正高：熟练掌握

当怀疑IBS时，可能需要做的检查的包括血常规、便常规，寄生虫和潜血、结肠镜或钡灌肠造影。内镜检查能除外炎症、肿瘤及结肠黑变病，不必常规进行直肠黏膜活检。IBS患者血常规、ESR和CRP的检查很少有异常。一般不需要进行乳糖吸收试验，常规的腹部超声对诊断没有太大帮助。

知识点9：肠易激综合征的基本治疗　　副高：熟练掌握　正高：熟练掌握

应就症状发生的原因进行解释并指导患者如何应对这些症状。向患者提供健康生活方式的宣教，避免一些不当饮食诱发IBS症状发生。解释和使患者放心可能是内科医生最重要的治疗手段。IBS治疗的主要目的是帮助患者应对疾病，因此应该向患者灌输现实的治疗期望，而不能追求治愈。正确识别症状很重要，医生应对患者的生活质量、日常生活能力、患者性格特点、近期应激事件、焦虑和抑郁进行评估。绝大多数患者对心理治疗有效。

知识点10：肠易激综合征对症药物的选择（表10-12） 副高：熟悉 正高：熟悉

表10-12 对症药物的选择

症状	药 物	剂 量
腹泻	洛哌丁胺	2～4mg，必要时服用，日量大剂量12mg
	考来烯胺	4g，进餐时服用
	阿洛司琼	0.5～1.0mg，每日2次（对严重IBS女性患者）
便秘	欧车前	3.4g，每日2次进餐时服用，以后调整剂量
	甲基纤维素	2g，每日2次进餐时服用，以后调整剂量
	聚卡波非钙	1g，每日1～4次
	乳果糖	10～20g，每日2次
	山梨醇（70%）	15ml，每日2次
	聚乙二醇	17g加230ml水
	替加色罗	6mg，每日2次
	氢氧化镁	2～4匙，每日1次
腹痛	肌肉松弛药	每日1次至每日4次餐前
	三环类抗抑郁药	从25～50mg开始，以后调整剂量
	5-羟色胺再摄取抑制药	小剂量开始，必要时加量

知识点11：治疗肠易激综合征的药物——洛哌丁胺 副高：熟悉 正高：熟悉

洛哌丁胺是人工合成的外周阿片肽μ受体激动药，通过抑制肠壁环肌和纵肌的收缩，增加肠道水分和离子的吸收，增强肛门括约肌静息压力，从而减慢胃肠传输时间，于餐前或活动前服用可预防腹泻。

知识点12：治疗肠易激综合征的药物——阿洛司琼 副高：熟悉 正高：熟悉

阿洛司琼是一种选择性的5-HT_3受体阻断药，主要是抑制肠神经系统中非选择性的5-HT_3受体，抑制内脏感觉反射，抑制胃肠道移行性复合运动Ⅲ期运动（MMCⅢ）和结肠动力反应，可以减轻女性IBS-D患者的疼痛、排便急迫感和排便频率。但是缺血性肠炎和顽固性便秘是其主要不良事件，一度曾因此撤出市场，目前在严格掌握适应证的情况下使用。

知识点13：治疗肠易激综合征的药物——替加色罗 副高：熟悉 正高：熟悉

替加色罗是一种选择性的5-HT_4受体部分激动药，对便秘为主的IBS具有加速小肠和结肠传输的作用。尤其是对女性IBS-C患者能减轻疼痛，改善总体状况、排便频率和形状，使排便顺畅，腹胀缓解。美国胃肠病学院特别工作组将其列为A级推荐，但是近期由于其心脏不良反应，目前已暂时从市场撤出。

知识点14：治疗肠易激综合征的药物——5-羟色胺再摄取抑制药

副高：熟悉　正高：熟悉

5-羟色胺再摄取抑制剂（SSRI）是一类新型的抗抑郁药，相对于三环类抗抑郁药物常引起心动过速、低血压、口干、便秘、尿潴留、头晕等反应，其对去甲肾上腺素、多巴胺再摄取影响极小，有较少的毒性和不良反应。

知识点15：临床上常用的治疗肠易激综合征的微生态制剂

副高：熟悉　正高：熟悉

目前临床上常用的微生态制剂有：①米雅BM颗粒或片剂：其成分为酪酸菌，又名宫入菌，是一种革兰阳性厌氧菌，能与肠道内双歧杆菌、乳酸杆菌等共存，抑制肠内腐菌及一些致病菌的增殖，抑制毒素的产生，米雅BM片每粒20mg，含0.5亿活菌，一般每日3次，每次2片；②培菲康：含双歧杆菌、嗜酸杆菌和粪链球菌，每颗210mg，含0.5亿活菌，一般每日3次，每次2片；③乐托尔，是由嗜酸乳杆菌（LB菌株）在乳糖培养基中培养后加热杀灭、冻干制成，含LG菌株所产生的代谢物的死菌制剂，其规格行散剂［800mg/（100亿个菌·袋）］和胶囊［235mg/（50亿个菌·粒）］两种，用法为每日2次，每次2粒（袋）；④其他类似药品还有乳酸菌素片、丽珠肠乐、整肠生、乳酶生等。

知识点16：用于IBS心理治疗的抗抑郁药

副高：熟练掌握　正高：熟练掌握

用于IBS心理治疗的抗抑郁药包括以下几类：①三环类，如丙咪嗪、多虑平、阿米替林等；②四环类，如麦普替林、米安舍林等；③单胺氧化酶抑制剂，如异唑肼、烟肼酰胺等；④5-羟色胺重吸收抑制剂（SSRI），如帕罗西汀（赛乐特）、氟西汀（百忧解）等。前三类药物的不良反应较多，SSRI类的不良反应较少，且服用简单，帕罗西汀和氟西汀的用法均为每次20mg，每天1次，患者依从较好，临床应用较广。

知识点17：用于肠易激综合征的心理治疗和行为治疗

副高：熟练掌握　正高：熟练掌握

心理社会因素对IBS症状的诱发和加重、持续化具有重要的作用，采用心理行为干预治疗是IBS治疗的重要辅助手段。心理治疗的目的是纠正患者对IBS的不良认知和应对策略，提高患者对与疾病发作有关的应激事件的应对能力和耐受，提高患者的生活质量。目前用于IBS的心理治疗包括简短的心理动力治疗、认知行为治疗、认知治疗和催眠治疗。催眠治疗使直肠感觉正常，该疗法在IBS的心理治疗中评价最为充分。生物反馈治疗主要用于有排便异常患者的治疗。

第十一章　肝脏疾病

第一节　肝　硬　化

肝硬化

知识点1：肝硬化的概念　　副高：熟练掌握　正高：熟练掌握

肝硬化是由一种或多种病因长期或反复作用于肝脏引起的肝脏慢性、进行性、弥漫性损害，肝细胞广泛变性坏死，残存肝细胞形成再生结节，结缔组织增生及纤维化，导致正常肝脏结构破坏、假小叶形成，在此基础上出现以肝功能损害和门静脉高压为主的临床表现。肝硬化不是一个独立的疾病，而是各种慢性肝炎疾病的最后发展阶段。

知识点2：肝硬化的病因　　副高：熟练掌握　正高：熟练掌握

引起肝硬化的病因有：①病毒性肝炎：乙型、丙型肝炎，乙型和丁型病毒肝炎重叠感染经慢性病程所致。②酒精性肝病：长期大量饮酒者可历经轻症酒精性肝病、酒精性脂肪肝、酒精性肝炎、酒精性肝纤维化，最终进展为酒精性肝硬化。③自身免疫性肝病：自身免疫性肝炎或其他自身免疫性疾病累及肝脏。④胆汁淤积：肝外胆管阻塞或胆汁淤积持续存在时可引起原发性或继发性胆汁性肝硬化。⑤循环障碍：慢性心力衰竭、缩窄性心包炎、肝静脉或下腔静脉阻塞，可引起肝脏长期充血，肝细胞缺氧、变性、坏死，最终发展为心源性或淤血性肝硬化。⑥药物或毒物：服用甲氨蝶呤、异烟肼、维生素A、胺碘酮、马来酸哌克昔林、甲基多巴、酚丁、野百合碱，或长期接触四氯化碳、磷、砷等。⑦代谢和遗传性疾病：如肝豆状核变性、血色病、α_1-抗胰蛋白酶缺乏等。⑧寄生虫感染：血吸虫卵沉积在汇管区可刺激结缔组织增生，主要引起肝纤维化，华支睾吸虫偶引起继发性胆汁性肝硬化。⑨营养不良：吸收不良和营养失调会降低肝细胞对其他致病因素的抵抗力。⑩原因不明的隐源性肝硬化。

知识点3：肝硬化的基本病理演变　　副高：熟练掌握　正高：熟练掌握

肝硬化的基本病理演变为：肝细胞广泛变性坏死，残存肝细胞形成不规则的再生结节，结缔组织增生形成纤维间隔，包绕再生结节或将残存肝小叶重新分割，形成假小叶。假小叶形成是病变进入肝硬化的标志，此时肝内外血流动力学亦相应发生紊乱，形成门静脉高压。肝纤维化是形成肝硬化的一个关键过程。

知识点4：肝硬化的形态学分类　　副高：熟练掌握　正高：熟练掌握

肝硬化按结节形态可分为以下3种病理类型：①小结节性肝硬化。结节大小均匀，直径一般在3～5mm，最大不超过1cm，长期过量饮酒导致的酒精性肝硬化是典型的小结节性肝硬化；营养不良和贫血患者中也可见。②大结节性肝硬化。结节粗大，大小不均，直径一般在1～3cm，慢性病毒性肝炎导致的肝硬化常为大结节性肝硬化。③大小结节性混合性肝硬化。即肝内同时存在大小结节两种病理形态，大部分肝硬化为混合性。

知识点5：肝硬化的诊断分期　　副高：熟练掌握　正高：熟练掌握

（1）代偿性肝硬化：指早期肝硬化，肝功能一般属Child-Pugh A级。患者可有轻度乏力、食欲减少或腹胀症状，但无明显肝功能不全的表现。肝脏储备功能正常或基本正常，血清胆红素＜2mg/dl（＜35μmol/L），血清清蛋白正常或偏低，仍≥35g/L，凝血酶原活动度＞60%。可有门脉高压的表现，如轻度食管静脉曲张，但无腹水、上消化道（静脉曲张）出血及肝性脑病等。

（2）失代偿性肝硬化：指中、晚期肝硬化，肝功能一般属Child-Pugh B/C级。患者有明显失代偿症状和体征，乏力较明显，消化道症状加重。肝脏储备功能显著异常：血清清蛋白＜35g/L，A/G＜1.0，血清胆红素＞35μmol/L，凝血酶原活动度＜60%。可出现腹水、肝性脑病及门脉高压引起的食管－胃底静脉明显曲张或破裂出血。

知识点6：引起肝硬化的相关病因及症状表现　　副高：熟练掌握　正高：熟练掌握

HBV或HCV感染、长期大量饮酒、血吸虫病等病史可引起肝硬化。

肝硬化患者可有乏力、食欲缺乏、腹胀、腹泻、消瘦、皮肤瘙痒、发热等症状。有些代偿期肝硬化患者可无明显症状。

知识点7：肝硬化患者的体征　　副高：熟练掌握　正高：熟练掌握

肝硬化患者可有肝病面容、黄疸、肝掌、蜘蛛痣、腹壁静脉曲张的体征。患者在肝脏早期多可触及肝大，质硬、边钝，晚期因肝脏萎缩而触不到。可有不同程度脾增大；在肝硬化伴有腹水时，可出现脐疝及股疝。在酒精性肝硬化患者中可见腮腺肿大及Dupuytren掌挛缩，原发性胆汁性肝硬化患者可见黄色瘤。

知识点8：肝硬化其他各系统的表现　　副高：熟练掌握　正高：熟练掌握

（1）肝硬化内分泌系统紊乱的表现有：①因雌激素增多、雄激素减少，男性患者有性欲减退、睾丸萎缩、乳房发育和女式阴毛分布等，在女性可表现为月经失调、闭经、不孕等；②易发生肝源性糖尿病，与原发性糖尿病不易区别；③甲状腺激素异常可表现为总T_4升高、游离T_4正常或升高，而总T_3和游离T_3降低，TSH正常或升高；④可有肾上腺皮质激素增多，患者常有闭经、痤疮、多毛症、皮肤紫纹、满月脸等。

（2）血液系统表现：可出现贫血、白细胞和血小板减少及凝血机制障碍。

（3）呼吸系统表现：可出现肝肺综合征和门脉性肺动脉高压。

知识点9：肝硬化门静脉高压的表现 副高：熟练掌握 正高：熟练掌握

肝硬化门静脉高压的表现有：①脾大及脾功能亢进；②侧支循环开放（如食管、胃底静脉曲张、腹壁静脉曲张、痔静脉扩张）；③腹水、胸腔积液等。

门静脉高压

知识点10：肝硬化的生化学检查 副高：熟练掌握 正高：熟练掌握

血清丙氨酸氨基转移酶（ALT）、天冬氨酸氨基转移酶（AST）和胆红素水平可反映肝细胞受损情况，但与肝脏受损严重程度并不完全一致。碱性磷酸酶和γ-谷氨酰转肽酶可反映肝内胆汁淤积的情况，在原发性胆汁性肝硬化中此两种酶有中度以上升高；酒精性肝硬化时，γ-谷氨酰转肽酶升高明显。血清清蛋白可反映肝脏合成能力，肝硬化时血清清蛋白降低。在自身免疫性肝炎肝硬化时，可见γ-球蛋白升高，在原发性胆汁性肝硬化时IgM升高。胆碱酯酶可反映肝脏储备功能，在肝硬化时可有明显下降。

知识点11：肝硬化的血液学检查 副高：熟练掌握 正高：熟练掌握

血常规检查可显示轻度贫血，白细胞、血小板计数降低，提示脾功能亢进。凝血酶原时间与肝细胞受损害程度有一定的关系。如明显延长，而且经注射维生素K仍不能纠正（凝血酶原活动度低于40%），常表示肝功能严重衰竭。

知识点12：肝硬化的肝功能试验 副高：熟练掌握 正高：熟练掌握

肝硬化的肝功能检验主要可见蛋白代谢异常，表现为血清清蛋白降低，球蛋白升高。其次，凝血酶原时间延长也较常见。ALT、AST和血清胆红素升高仅用于判断病情活动性。

知识点13：肝功能的Child-Pugh分级（表11-1） 副高：熟练掌握 正高：熟练掌握

表11-1 肝功能的Child-Pugh分级

观测指标	分数		
	1	2	3
肝性脑病（期）	无	Ⅰ～Ⅱ	Ⅲ～Ⅳ
腹水	无	少	多
胆红素（mol/L）	<34	34～51	>51
清蛋白（g/L）	>35	28～35	<28
PT（>对照秒）	<4	4～6	>6

该评分预测短期存活率的敏感性及特异性约80%。

分级	评分	1～2年存活率（%）
A	5～6	100～85
B	7～9	80～60
C	10～15	45～35

知识点14：肝硬化肝纤维化的发病机制 副高：熟练掌握 正高：熟练掌握

肝纤维化是肝脏细胞外基质（ECM），以纤维胶原为主，持续沉积与再吸收的动态过程。其发生机制是近年来研究热点之一。从细胞生物学角度来看，肝纤维化是肝脏星状细胞等其他细胞被激活、增殖并合成过量细胞外基质的过程；从分子生物学的角度来看，肝纤维化是多种基因调节与表达异常所导致的细胞外基质合成增加和/或降解减少。

知识点15：肝硬化肝纤维化的进展模式 副高：熟练掌握 正高：熟练掌握

肝纤维化的进展模式主要包括：①坏死后或桥接纤维化；②细胞基质或窦周间隙纤维化；③胆管系统纤维化；④小叶中心纤维化。肝纤维化的进展模式与肝纤维化病因有一定关系。例如，在病毒性肝炎（尤其是慢性丙型肝炎）患者中，桥接纤维化比较典型；而代谢性或酒精性肝病的患者易发生窦周间隙纤维化。

知识点16：肝硬化的肝纤维化指标 副高：熟练掌握 正高：熟练掌握

评价肝硬化的肝纤维化指标有血清Ⅲ型前胶原（PⅢP）、单胺氧化酶（MAO）、脯氨酸羟化酶、胶原酶、N-乙酰-β-氨基－葡萄糖苷酶（NAG）、层黏蛋白（LN）、透明质酸（HA）等，指标异常有助于肝硬化的诊断。

知识点17：肝硬化的肝脏超声显像检查 副高：熟练掌握 正高：熟练掌握

肝硬化患者在肝脏超声显像检查中可见：早期可有肝脏增大，而晚期则左叶增大，右叶缩小，尾叶增大也较常见；肝脏边缘弯钝，肝脏表面凸凹不平，呈锯齿状、波浪状或结节状；肝实质回声增强、不均匀或呈结节状。脾脏常增厚（＞40mm）。门脉高压时，门静脉直径常＞14mm，脾门脾静脉直径常＞10mm。

知识点18：肝硬化计算机断层扫描（CT） 副高：熟练掌握 正高：熟练掌握

肝硬化患者在计算机断层扫描（CT）中可见：各叶比例失调，左叶外侧段和尾状叶增大常见。肝表面明显凸凹不整、边缘变钝，肝实质密度不均匀，可呈结节样。脾静脉及门静脉曲张，可见侧支循环形成，胃短静脉、胃冠状静脉及食管静脉曲张。对于发现肝占位病变，CT优于超声显像。

知识点19：磁共振成像（MRI）检查　副高：熟练掌握　正高：熟练掌握

肝硬化患者在磁共振成像（MRI）检查中可见：肝边缘波浪状或结节状改变，左肝外叶、肝尾叶增大，右肝及左肝内叶缩小，肝裂增宽，脾大。MRI对于鉴别肝脏占位病变能提供比CT更多的信息。

知识点20：上消化道内镜或钡剂X线造影检查　副高：熟练掌握　正高：熟练掌握

肝硬化患者在胃镜中可直接观察到食管胃底静脉曲张的部位和程度，并可进行内镜下治疗，如曲张静脉套扎术或硬化注射术。食管及胃钡剂造影亦可发现食管静脉及胃底静脉曲张征象；典型食管静脉曲张呈串珠样、蚯蚓样或虫蚀样充盈缺损，纵行黏膜皱襞增宽；胃底静脉曲张可见菊花样充盈缺损。

知识点21：肝硬化的肝组织活检检查　副高：熟练掌握　正高：熟练掌握

肝组织病理学活检检查是确诊代偿期肝硬化的金标准。除对肝脏组织切片进行光学显微镜下检查外，还可做各种特殊化学染色、免疫组化染色甚至原位杂交，有助于病因诊断。

知识点22：肝硬化的鉴别诊断　副高：熟练掌握　正高：熟练掌握

（1）肝硬化肝大时需与慢性肝炎、原发性肝癌、肝包虫病、华支睾吸虫病、慢性白血病、肝豆状核变性等鉴别。

（2）肝硬化腹水时需与心功能不全、慢性肾小球肾炎、结核性腹膜炎、缩窄性心包炎、腹腔内肿瘤和巨大卵巢囊肿等鉴别。

（3）肝硬化脾大应与疟疾、慢性白血病、血吸虫病相鉴别。

（4）肝硬化出现并发症时的鉴别包括：急性上消化道出血应和消化性溃疡、糜烂性出血性胃炎、胃癌并发出血相鉴别；肝性脑病与低血糖、尿毒症、糖尿病酮症酸中毒等鉴别，肝肾综合征和慢性肾小球肾炎、急性肾小管坏死等鉴别。

知识点23：肝硬化的并发症——上消化道出血　副高：熟练掌握　正高：熟练掌握

上消化道出血为肝硬化最常见的并发症。常引起出血性休克或诱发肝性脑病，每年静脉曲张引起的消化道出血发生率为5%～15%，首次出血死亡率为25%～30%。上消化道出血主要为食管、胃底静脉曲张破裂出血，部分患者并发消化性溃疡或急性胃黏膜病变。

知识点24：肝硬化的并发症——肝性脑病 副高：熟练掌握 正高：熟练掌握

肝性脑病（HE）是终末期肝病的常见并发症，初期为可逆性而反复发生，但重度肝性脑病是失代偿期肝硬化的重要死亡原因。临床可表现为程度不一的神经和精神异常，从只有用智力检测或电生理检验才能发现的轻微异常，到人格改变、智力减退、行为异常，甚至发生不同程度的意识障碍。肝性脑病根据发生的病因不同分为3型，A型HE为与急性肝功能衰竭相关的脑病；B型HE为门-体旁路性的HE，是与单纯性门体分流相关的脑病；C型为在肝硬化基础上发生的肝性脑病，是HE中最常见的类型，其中肝功能减退是脑病发生的主要因素，而门-体分流居于次要地位。根据HE的轻重又将C型HE分为轻微HE（MHE）及有临床症状的HE（SHE）。

肝性脑病的诊断主要依据急性肝功能衰竭、肝硬化和/或广泛门-体分流性病史、神经精神异常的表现与血氨测定等辅助检查，并排除其他神经精神异常。可以采用West Haven分级法对肝性脑病分级，对于3级以上可进一步采用Glasgow昏迷量表评估昏迷程度。

知识点25：肝硬化的并发症——肝硬化腹水 副高：熟练掌握 正高：熟练掌握

2010年欧洲肝病学会推荐了腹水分级标准。有助于临床确定相应的治疗策略（表11-2）。

表11-2 腹水的分级和治疗

分级	定义	治疗
1级	仅通过超声检测到的少量腹水	无需治疗
2级	可见明显对称性腹部膨隆的中量腹水	限钠和利尿
3级	可见显著腹部膨降的大量或严重腹水	腹腔穿刺大量放液，并限钠和利尿（顽固性腹水除外）

知识点26：肝硬化的并发症——自发性腹膜炎和其他感染 副高：熟练掌握 正高：熟练掌握

自发性腹膜炎是因肠道细菌移位进入腹水所致的腹腔感染，多为单一革兰阴性需氧菌感染。可有发热、腹痛，有或无压痛及反跳痛。有的患者起病缓慢，并无明显腹膜炎的症状及体征。腹水常规显示白细胞数$>500\times10^6$/L，中性粒细胞占比$>50\%$，即$>250\times10^6$/L。另外，失代偿期肝硬化患者也常并发呼吸道、泌尿系、肠道及胆道的细菌感染。

知识点27：肝硬化的并发症——肝肾综合征 副高：熟练掌握 正高：熟练掌握

肝肾综合征（HRS）是继发于严重肝功能障碍基础上的功能性肾衰竭，多发生在大量腹水的患者，其中主要发生机制为由于全身内脏动脉扩张所致的肾动脉收缩。其临床主要表现为自发性少尿或无尿、无明显蛋白尿、氮质血症、稀释性低钠血症和低尿钠、肾脏无重要病理改变，超声显像亦无肾实质萎缩或尿路梗阻的表现。

知识点28：肝肾综合征的分型　　副高：熟练掌握　正高：熟练掌握

肝肾综合征临床分有两型：①HRS-Ⅰ型（急进型）：其特征为肾功能迅速进展恶化，在数日至2周内，血清肌酐水平较开始水平增加1倍或升高至基线值的2倍，即>221μmol/L，或>2.5mg/dl，常伴有少尿或稀释性低血钠。②HRS-Ⅱ型：是HRS的慢性型，呈缓慢发展过程，持续数周至数月，其临床特征表现为对利尿剂有抵抗的难治性腹水。其肾功能损害相对较轻，血清肌酐水平介于133～221μmol/L（1.5～2.5mg/dl）。生存期较HRS-Ⅰ型长；HRS-Ⅱ型在某种诱因下可进展至HRS-Ⅰ型，称为慢加急HRS。

知识点29：肝硬化并发HRS的诊断标准　　副高：熟练掌握　正高：熟练掌握

肝硬化并发HRS的诊断标准有：①肝硬化合并腹水；②血肌酐升高>133μmol/L（1.5mg/dl）；③在应用清蛋白扩张血容量并停用利尿剂至少2天后血肌酐不能降至133μmol/L以下，清蛋白推荐剂量为1g/（kg·d），最大可达100g/d；④无休克；⑤近期未使用肾毒性药物；⑥不存在肾实质疾病，如蛋白尿>500mg/d、镜下血尿红细胞>50/HP和/或超声检查发现肾脏异常。HRS诊断建立在排除其他原因所致肾衰竭之上，如血容量不足引起的肾前性氮质血症，尿路梗阻，各种病因所致的器质性急、慢性肾衰竭。

知识点30：肝硬化的诊断标准　　副高：熟练掌握　正高：熟练掌握

肝硬化的诊断需结合病史、体检、生物化学检查、影像学检查等进行综合分析判断，必要时进行特殊检查，包括肝活组织检查，以资确诊。临床诊断主要依据如下：

（1）病史：如乙型、丙型病毒性肝炎感染史，长期饮酒史，血吸虫疫水接触史，药物中毒史、遗传代谢异常病史等。

（2）肝功能减退和门脉高压表现：乏力，食欲缺乏，消化道症状，出血倾向等肝功能减退表现；脾大、侧支循环开放（腹壁静脉曲张及食管静脉曲张）及腹水形成是门脉高压症的三大征象，其中侧支循环开放对诊断门脉高压症具有特征性，腹水、脾大的原因很多，需排除其他疾病后，才具有诊断意义。

（3）体征：肝脏触诊时质地坚实或坚硬，边缘锐利不规则，表面不平有结节感。慢性肝病面容对诊断亦具有重要意义；蜘蛛痣、肝掌、毛细血管扩张亦常见于肝硬化。

（4）生物化学检查：提示肝脏储备功能受损，低血清清蛋白血症伴高γ-球蛋白血症，凝血酶原时间（PT）延长及国际标准化比值（INR）升高、凝血酶原时间活动度（PTA）降低，胆碱酯酶活性减低，伴或不伴血清胆红素及氨基转移酶水平升高。

（5）影像学检查：提示有肝硬化及门脉高压症的特征性改变。常用的影像学手段如B型超声、CT、磁共振成像（MRI）等可以发现肝包膜增厚、肝表面轮廓不规则、肝实质的回声不均匀增强或CT值增高或呈结节状、各叶比例改变、脾脏厚度增加及门静脉和脾静脉直径增宽等肝硬化和门脉高压的征象。彩色多普勒超声检查或放射性核素扫描可以测定肝脏动脉和门脉的血流量及功能性门体分流情况。内镜检查有食管、胃底静脉曲张或门脉高压胃病表现。

具备上述5条中任何4条可确定诊断，具备3条者为疑似诊断，对疑诊病例或病因不明的隐匿性或隐源性肝硬化需借助肝活检组织学检查确诊。超声引导下应用自动肝穿刺枪进行肝活检的可靠性和安全性很高，患者痛苦小，简易可行。病理学诊断仍然是诊断肝硬化的金标准。

知识点31：肝硬化的病因治疗

副高：熟练掌握　正高：熟练掌握

在肝硬化早期，去除致病因素可减轻或逆转肝硬化。对乙肝肝硬化患者，可根据患者病情和意愿选择恩替卡韦、替诺福韦、替比夫定等进行有效的个体化抗病毒治疗，肝硬化患者禁用干扰素。对于酒精性肝硬化患者，戒酒是治疗的关键所在。对于肝豆状核变性患者应进行规范的驱铜治疗（主要药物为青霉胺、锌制剂）。对于血色病患者需采用放血疗法以减少体内铁负荷。有血吸虫病感染者应予抗血吸虫治疗。

知识点32：肝硬化的一般支持治疗

副高：熟练掌握　正高：熟练掌握

肝硬化代偿期患者可适当工作或劳动，但应注意劳逸结合，以不感疲劳为度。失代偿期患者应以休息为主。肝硬化患者的饮食宜以高热量、高蛋白质及维生素丰富的食物为主，蛋白质以每日每千克体重1～1.5g为宜，可进食瘦肉、鱼肉、鸡肉等优质蛋白。对有肝性脑病前驱症状者，应暂时限制蛋白摄入量。有食管静脉曲张者应避免进食坚硬粗糙的食物。严禁饮酒。肝硬化患者宜实行低盐饮食，尤其腹水患者更应限制钠的摄入。

知识点33：肝硬化患者输浓缩红细胞的指征

副高：熟练掌握　正高：熟练掌握

下列情况为输浓缩红细胞的指征：①收缩压＜90mmHg，或较基础收缩压降低幅度＞30mmHg；②心率增快（＞120次/分）；③血红蛋白＜70g/L或血细胞比容＜25%。输血量以使血红蛋白达到70g/L左右为宜。

知识点34：肝硬化代偿期病人的治疗原则

副高：熟练掌握　正高：熟练掌握

延缓肝功能失代偿、预防肝细胞肝癌，争取逆转病史。

知识点35：肝硬化的抗肝纤维化中药

副高：熟悉　正高：熟悉

肝硬化的抗纤维化中药有：①丹参注射液或丹参饮片：丹参注射液每日10～20ml（相当于生药15～30g），加入10%葡萄糖溶液250ml静脉滴注，30天1个疗程，一般3个疗程，丹参饮片每日15～30g，水煎服，用3～6个月。②桃仁或苦杏仁苷注射液：桃仁8～15g煎汤，每天分2～3次服，苦杏仁苷注射液0.5～1.5g，加5%葡萄糖500ml中静脉滴注，隔日一次，用3个月。③当归：每天8～15g，水煎，分次服。④其他中药，如黄芪、冬虫夏草、粉防己碱等均可选用。

知识点36：肝功能较好、无并发症的乙型肝炎肝硬化患者的治疗指征

副高：熟练掌握　正高：熟练掌握

肝功能较好、无并发症的乙型肝炎肝硬化患者无论有无病毒复制，常需抗病毒治疗。

知识点37：肝功能较好、无并发症的乙型肝炎肝硬化患者的治疗方案

副高：熟练掌握　正高：熟练掌握

肝功能较好、无并发症的乙型肝炎肝硬化患者的治疗目标是延缓和降低肝功能失代偿和原发性肝癌（HCC）的发生。其治疗方案包括：①恩替卡韦成人每日口服0.5mg。②替诺福韦：每日1次，300mg口服。因其有导致肝功能失代偿等并发症的可能，应十分慎重。如认为有必要，宜从小剂量开始，根据患者的耐受情况逐渐增加到预定的治疗剂量。

知识点38：肝功能失代偿期的乙型肝炎肝硬化患者的治疗指征

副高：熟练掌握　正高：熟练掌握

肝功能失代偿期的乙型肝炎肝硬化患者，治疗指征为HBs Ag阳性，无论有无病毒复制。

知识点39：肝功能失代偿期的乙型肝炎肝硬化患者的治疗方案

副高：熟练掌握　正高：熟练掌握

肝功能失代偿期的乙型肝炎肝硬化患者的治疗目标是通过抑制病毒复制、改善肝功能，以延缓或减少肝移植的需求，抗病毒治疗只能延缓疾病进展，但本身不能改变终末期肝硬化的最终结局。无论有无病毒复制可给予替诺福韦和恩替卡韦等药物，但不可随意停药。一旦发生耐药变异，应及时加用或换用其他核苷酸类似物。

知识点40：慢性丙型肝炎肝硬化患者抗病毒治疗适应证

副高：熟练掌握　正高：熟练掌握

HCV-RNA阳性均应抗病毒治疗。

知识点41：慢性丙型肝炎肝硬化患者的抗病毒治疗方案

副高：熟练掌握　正高：熟练掌握

直接抗病毒治疗（DAA），如索非布韦、达卡他韦、维中白他韦等。疗程进入肝硬化阶段，禁用干扰素抗病毒治疗。

知识点42：脾功能亢进的治疗　　副高：熟练掌握　正高：熟练掌握

以部分脾动脉栓塞和TIPS治疗为主。传统的全脾切除术后发生门静脉血栓严重感染风险较高，已不提倡。

知识点43：肝硬化腹水针对病因的治疗　　副高：熟练掌握　正高：熟练掌握

肝硬化腹水患者应根据腹水形成的不同病因，采取不同的治疗原则。如因心力衰竭所致的腹水，应采取强心利尿治疗；结核性腹膜炎的腹水应采取有效的抗结核治疗；因肾功能障碍所致的腹水，应改善肾功能，配合利尿治疗；癌性腹水，应积极治疗原发肿瘤，同时配合利尿治疗。

知识点44：肝硬化腹水患者钠盐摄入的治疗　　副高：熟练掌握　正高：熟练掌握

肝硬化腹水患者要限制每日的钠盐摄入量，一般控制在每天88mmol（2000mg）。门脉高压性腹水患者的体重改变与机体的钠平衡直接相关，要使患者体重下降和腹水减少，重要的是限钠而不是限水。

知识点45：肝硬化腹水患者限制水分摄入的治疗　　副高：熟练掌握　正高：熟练掌握

对大多数肝硬化腹水的患者来说，不必限制水的摄入。在肝硬化患者中，慢性低钠血症很常见，但患者很少因此而死亡。应用高张钠来快速纠正低钠血症可能会造成比低钠血症本身更为严重的并发症。因此，只有当血钠低于125mmol/L时，才需要限制水的入量。

知识点46：肝硬化腹水患者口服利尿药的治疗　　副高：熟练掌握　正高：熟练掌握

常规的口服利尿药治疗从每天早晨服一次螺内酯和呋塞米开始。起始剂量为螺内酯60mg/d和呋塞米40mg/d。因为螺内酯的半衰期较长，并可能导致高钾血症，故一般不单独应用。根据病情可以逐渐调整两种药物的剂量，如果利尿效果或体重下降不明显，可每隔3～5天同时增加两药的剂量，注意一定要保持两药100mg∶40mg的比例，这样可以维持正常的血钾水平。两药的最大剂量为：螺内酯400mg/d，呋塞米160mg/d。

知识点47：肝硬化张力性腹水的治疗　　副高：熟练掌握　正高：熟练掌握

一次大量放腹水可以迅速缓解张力性腹水。对限制钠盐和利尿药治疗效果不佳的有腹水患者，大量放腹水（>5L）的同时给予静脉补充清蛋白（每多放1L腹水补充8g清蛋白）治疗是安全的。放腹水治疗虽然能快速缓解症状，但是它对引起腹水的根本原因没有治疗作用。所以，对张力性腹水，单次大量放腹水后仍应继续给予限钠和利尿药治疗。

知识点48：利尿治疗无效表现 副高：熟练掌握 正高：熟练掌握

利尿治疗无效表现为：应用利尿药出现体重降低很少或无降低，同时尿钠的排出量＜78mmol/d；或者利尿药导致有临床意义的并发症，如肝性脑病、血清肌酐＞176.8μmol/L、血钠＜120mmol/L或血清钾＞6.0mmol/L。

知识点49：顽固性腹水的概念 副高：熟练掌握 正高：熟练掌握

顽固性腹水是指对限制钠的摄入和大剂量利尿药（螺内酯400mg/d，呋塞米160mg/d）治疗无效的腹水，或者治疗性腹腔穿刺术放腹水后很快复发者。

知识点50：肝硬化难治性腹水的治疗 副高：熟练掌握 正高：熟练掌握

（1）提高血浆胶体渗透性：难治性腹水常有显著低清蛋白血症（25g/L），每周定期、多次静脉输注清蛋白可提高血浆胶体渗透压，促进腹水消退。

（2）扩容+利尿：先扩容以增加肾脏血流量及肾小球滤过率，恢复利尿剂的敏感性，使腹水暂时缓解。可用20%甘露醇快速静脉滴注（1小时内），同时加用呋塞米。

（3）腹腔穿刺放液加输注清蛋白：大量放腹水可暂时改善症状，但易并发电解质紊乱、感染、肝肾综合征、肝性脑病等。现主张放腹水同时输注清蛋白，并掌握适应证。一般每次放腹水4000～6000ml。同时输注清蛋白40g，每周可进行2～3次。

（4）经颈静脉肝内门腔分流术（TIPS）：可有效缓解门脉高压增加肾脏血液灌流，显著减少甚至消除腹水。

（5）肝移植：顽固性腹水是肝移植优先考虑的适应证。

知识点51：放腹水同时输注清蛋白的适应证 副高：熟练掌握 正高：熟练掌握

放腹水同时输注清蛋白的适应证有：①大量腹水影响心肺功能；②腹水压迫肾血管引起少尿、下肢水肿；③同时并发自发性腹膜炎；④不具备TIPS技术或禁忌。

知识点52：自发性腹膜炎的治疗 副高：熟练掌握 正高：熟练掌握

除一般支持治疗外，强调早期、足量应用抗菌药物。细菌培养阳性者参考药敏试验给药，如细菌培养阴性，则应按最常见的致病菌（即大肠杆菌或肺炎克雷伯杆菌）选用静脉滴注头孢类抗生素，如头孢噻肟、头孢哌酮或头孢他啶等，用药时间不少于2周。预防自发性腹膜炎则常用诺氟沙星，400mg/d，消化道大出血者用7天。长期用药只限于曾患自发性腹膜炎而预防再发者。

知识点53：肝肾综合征的治疗 副高：熟练掌握 正高：熟练掌握

1型肝肾综合征发展迅速，在没有有效治疗的情况下，病死率为100%，平均生存时间不到2周。2型肝肾综合征发展相对缓慢，病情比较平稳，平均生存时间在6个月。肝肾综合征一经诊断，应给予扩充血浆容量，同时采用血管收缩剂以收缩内脏血管、增加肾脏灌注。

知识点54：肝肾综合征的药物治疗 副高：熟练掌握 正高：熟练掌握

主要通过静脉输注清蛋白来扩充血容量，国际腹水研究小组推荐剂量为1g/kg（第1天），以后为20～50g/d。血管收缩药物主要包括三类：垂体后叶素类似物（特利加压素）、生长抑素类似物（奥曲肽）及α肾上腺素能受体激动剂（米多君，去甲肾上腺素）。目前文献报道应用最多的是特利加压素，用法为0.5mg/4h，2～3天后逐渐增至1mg/4h，最大剂量2mg/4h。奥曲肽为100μg/d，皮下注射，必要时增至200μg。米多君为2.5～7.5mg，口服每日3次，必要时增至12.5mg。去甲肾上腺素用量为0.5～3mg/h持续静脉注射，从0.5mg/h开始，至少平均动脉压升高10mmHg或4小时的尿量大于200ml，如果其中一项未达标，则增加0.5mg/h，每4小时评价1次，最大剂量为3mg/h。当病情恢复（血清肌酐＜133μmol/L或肌酐清除率＞40ml/min）或用药达到15天时，可停药。

知识点55：肝肾综合征的透析治疗 副高：熟练掌握 正高：熟练掌握

肝肾综合征的透析治疗包括持续血液过滤、间歇血液透析和分子吸附再循环系统等，由于具有低血压、凝血异常、消化道出血等不良反应，而且不良反应较多，透析治疗通常不作为独立的治疗手段。但对于有肝移植适应证，而对药物治疗效果不佳的患者，透析可作为过渡治疗。

知识点56：肝硬化患者门静脉高压的外科治疗 副高：熟练掌握 正高：熟练掌握

各种分流、断流术，目的在于降低门静脉压力和消除脾功能亢进，但应掌握适应证和手术时机。一般情况差，肝功能损害明显者，分流术易并发肝性脑病，死亡率较高。

知识点57：肝硬化并发食管－胃底静脉曲张破裂出血患者的药物治疗 副高：熟练掌握 正高：熟练掌握

肝硬化并发食管－胃底静脉曲张破裂出血患者的药物治疗：尽早给予内脏血管收缩药物

以减少门静脉血流量，降低门静脉压。常用的血管收缩药物有生长抑素、奥曲肽特利加压素或垂体加压素。

知识点58：血管加压素（VP）及衍生物治疗食管-胃底静脉曲张破裂出血

副高：熟练掌握　正高：熟练掌握

（1）血管加压素（VP）+硝酸酯类：在我国常用垂体后叶素加硝酸甘油。垂体后叶素以每分钟0.2～0.4U持续静脉滴注12～24小时，血止后减半量维持24小时。硝酸甘油按每千克体重每分钟静脉滴注0.20μg（根据患者血压以调整剂量），使用时间同垂体后叶素；或舌下含服硝酸甘油0.6mg，每30分钟1次。

（2）特利加压素（三甘氨酰赖氨酸加压素，可利新）：为VP衍生物，生物半衰期较长，不良反应较VP少。起始剂量2mg/4h，出血停止后改为1mg，每日2次，维持5天。

知识点59：生长抑素治疗食管-胃底静脉曲张破裂出血

副高：熟练掌握　正高：熟练掌握

生长抑素有两种人工合成制品：①施他宁，为生长抑素14肽，首剂250μg静脉注射，继以每小时静脉滴注250μg，持续给药24～48小时或更长。注意滴注不能中断。②奥曲肽，又称善宁，为生长抑素8肽。首剂100μg静注，以后每小时25～50μg，持续36～48小时。上述药物治疗期间，如患者再发出血，宜追加首次剂量1次。

知识点60：三腔二囊管压迫止血治疗肝硬化并发食管-胃底静脉曲张破裂出血

副高：熟练掌握　正高：熟练掌握

三腔二囊管压迫止血可以用来治疗肝硬化并发食管-胃底静脉曲张破裂出血，一般胃囊注气150～200ml（囊内压50～70mmHg），食管囊注气100～150ml（囊内压35～45mmHg），每1～2小时应抽吸胃内物，观察有无继续出血，24小时后，每间隔6小时放气观察30分钟，一般压迫时间为2～5天，拔管前先放气24小时，如不再出血，口服20ml液状石蜡后再拔管。出血复发率高，目前只用于药物治疗无效的患者或作为内镜及TIPS治疗前的过渡方法，以获得内镜治疗时机。

知识点61：肝硬化并发食管-胃底静脉曲张破裂出血的内镜治疗

副高：熟练掌握　正高：熟练掌握

肝硬化并发食管-胃底静脉曲张破裂出血患者可以在内镜下直视止血，可以局部喷洒1%去甲肾上腺素、凝血酶，硬化剂、组织胶注射治疗及静脉套扎等。

（1）内镜曲张静脉套扎术（EVL）

适应证：①食管静脉曲张急性出血；②预防食管静脉曲张再出血。

并发症：①术中及术后致命性大出血；②术后胸痛、吞咽梗阻。

（2）硬化剂治疗（EVS）

适应证：①食管静脉曲张急性出血；②预防食管静脉曲张再出血。

并发症：①术中致命性大出血；②术后胸痛、吞咽梗阻、低热；③穿孔；④狭窄；⑤加重门脉高压性胃病。

（3）组织黏合剂注射治疗

适应证：①急性胃静脉曲张出血；②预防胃静脉曲张出血。

并发症：①注射治疗后排胶出血；②败血症；③异位栓塞。

知识点62：肝硬化并发食管-胃底静脉曲张破裂出血的手术治疗

副高：熟练掌握　正高：熟练掌握

肝硬化并发食管-胃底静脉曲张破裂出血患者经积极的非手术疗法仍不能止血者，可考虑采用分流手术或门奇静脉断流术，但分流术后肝性脑病发病率高、死亡率高。

知识点63：经颈静脉肝内门体静脉支架分流术治疗肝硬化并发食管-胃底静脉曲张破裂出血

副高：熟练掌握　正高：熟练掌握

肝硬化并发食管-胃底静脉曲张破裂出血经内科止血治疗不理想者，可施行经颈静脉肝内门体静脉支架分流术（TIPS）。在肝内门静脉属支与肝静脉间置入特殊覆膜的金属支架，建立肝内门体分流，降低门静脉压力，减少或消除由于门静脉高压所致的腹水和食管胃底静脉曲张出血。

对于大出血和估计内镜治疗成功率低的患者应在72小时内行TIPS。通常择期TIPS对患者肝功能要求在Child-Pugh评分B，食管胃底静脉曲张急性大出血时，TIPS对肝功能的要求可放宽至Child-Pugh评分C，这与该血管介入微创治疗具有创伤小、恢复快、并发症少和疗效确切等特点有关。

知识点64：肝硬化并发食管-胃底静脉曲张破裂再次出血的预防

副高：熟练掌握　正高：熟练掌握

肝硬化并发食管-胃底静脉曲张破裂出血在第一次出血后，70%患者会再出血，且死亡率高，因此在急性出血控制后，应采取措施预防再出血。在控制活动性曲张静脉出血后，可以在内镜下对曲张静脉进行套扎。如果无条件做套扎，可以使用硬化剂注射。对胃底静脉曲张宜采用组织胶注射治疗。也可根据设备条件和医师经验联合使用上述内镜治疗方法。没有条件的地方可采用药物预防再出血。首选药物为β受体阻断药普萘洛尔，该药通过收缩内脏血管、降低门静脉血流而降低门静脉压力，普萘洛尔由10mg/d开始，逐日加10mg，逐渐加量至静息心率降为基础心率75%左右，或心率不低于55次/分。普萘洛尔合用5-单硝酸异山梨醇酯可能更好降低门静脉压力。还可以使用长效生长抑素类似物，可有效降低肝静脉压力梯度，试用于二级预防。

知识点65：肝硬化并发食管－胃底静脉曲张破裂首次出血的预防

副高：熟练掌握 正高：熟练掌握

对中重度肝硬化并发静脉曲张伴有红色征的患者，需采取措施预防首次出血，普萘洛尔是目前最佳选择之一，普萘洛尔治疗的目的是降低肝静脉压力梯度至12mmHg以下。如果普萘洛尔无效、不能耐受或有禁忌证者，可以慎重考虑采取内镜下食管曲张静脉套扎术或硬化剂注射治疗。

知识点66：引发肝硬化肝性脑病的因素

副高：熟练掌握 正高：熟练掌握

肝硬化肝性脑病的诱发因素有：上消化道出血、高蛋白饮食、饮酒、应用镇静剂、催眠药、过度利尿、低血容量、低血钾、感染、手术（包括TIPS）等。

知识点67：肝硬化患者肝性脑病的治疗

副高：熟练掌握 正高：熟练掌握

肝硬化肝性脑病患者治疗的主要目的是清除体内的氨。主要措施包括：①治疗或去除可能的诱发因素。②减少氨的产生：低蛋白饮食可减少氨的产生，肝功能失代偿时应控制蛋白摄入量不超过70～80g/d，发生脑病时，不超过每日40g，患者苏醒后可逐渐增加。③减少氨的吸收：乳果糖在结肠内可被细菌降解，产生乳酸及乙酸，使NH_3变成NH_4^+，同时它还能改善肠道微生态，减少内毒素的产生与吸收，乳果糖剂量为20g（30ml），每日3次，口服，以维持排便每日2～3次为宜，如不能口服，用60～100ml灌肠亦可，山梨醇与乳果糖类似，剂量为500～750g，每日分3次服用。④促进氨的清除：L-鸟氨酸-L-天门冬氨酸每日20g静脉滴注，或6～9g，每日3次口服，对治疗肝性脑病有效。⑤其他：支链氨基酸可调节体内氨基酸平衡，静脉输注对不能耐受口服蛋白摄入者有维持营养的作用。苯二氮䓬受体阻断药氟马西尼对由苯二氮䓬类药物（如地西泮）诱发的肝性脑病有促苏醒的作用。对于有锥体外系症状者可应用多巴胺受体激动剂如溴隐亭。对于血液pH值偏碱者可静脉输注精氨酸。

知识点68：失代偿期肝硬化患者的常见死亡原因

副高：熟练掌握 正高：熟练掌握

失代偿期肝硬化患者的常见死亡原因：肝性脑病、上消化道大出血、继发感染和肝肾综合征等。

第二节 肝性脑病

知识点1：肝性脑病的概念

副高：掌握 正高：熟练掌握

肝性脑病（HE）又称为肝性昏迷，是由急性肝衰竭、严重慢性肝病和/或伴有门体分流，导致的以代谢紊乱为基础的中枢神经系统功能失调综合征。该病可从开始的情绪或行为改变、衣着不整和大脑反应迟钝，发展至昏睡及深度昏迷。肝性脑病是肝硬化最严重的并发症，也是最常见的死因。

知识点2：肝性脑病的病因

副高：掌握 正高：熟练掌握

大部分肝性脑病是由各型肝硬化（肝炎病毒性肝硬化最多见）与门体分流手术引起，小部分见于重症病毒性肝炎、中毒性肝炎和药物性肝病的急性肝衰竭。其余见于原发性肝癌、妊娠期急性脂肪肝、严重胆道感染。

知识点3：肝性脑病的常见诱因

副高：掌握 正高：熟练掌握

肝性脑病的常见诱因有：①消化道出血。血液积聚在消化道可引起氨和氮源性物质的吸收增加，出血能导致肾脏灌注降低引起肾功能损害，而随后的输血能引起轻度溶血，导致血氨水平升高。②肾衰竭。能引起尿素、氨和其他氮源性复合物的清除降低。③感染。感染能引起肾功能损害，增加组织的分解代谢，这两者均能增加血氨水平。④便秘。便秘能增加肠道氨的产生和吸收。⑤药物。作用于中枢神经系统的药物如阿片制剂、苯二氮䓬类、抗抑郁药等均可加重肝性脑病。⑥利尿治疗。大量利尿引起血钾水平降低和碱中毒可促进NH_4^+向NH_3转化。⑦饮食蛋白质过量。增加氮源性物质和氨的产生。

知识点4：肝性脑病的发病机制

副高：掌握 正高：熟练掌握

肝性脑病的发病基础是肝细胞衰竭和门、腔静脉之间的侧支分流。来自肠道的许多毒性代谢产物，未被肝脏解毒和清除，或经侧支进入体循环，透过血-脑屏障，引起大脑功能紊乱。

知识点5：肝性脑病的发病机制——氨中毒学说

副高：熟练掌握 正高：熟练掌握

血氨主要来自肠、肾及骨骼肌，正常人体内90%血氨来自肠。血氨增高是肝性脑病的临床特征之一，临床上发现肝硬化患者口服氯化铵或进食过多的蛋白质可导致肝性脑病。食物中的蛋白质被肠道细菌分解而产生氨。氨通过血流，主要经门静脉到达肝脏，通过鸟氨酸循环合成尿素，经肾排出。当肝功能衰竭时，不能有效消除氨，或因广泛的侧支循环开放，使肠道的氨不经肝脏而直接进入体循环使血氨增高，透过血脑屏障而引起一系列精神神经症状。

氨中毒在慢性肝性脑病的发病机制中十分重要，但也有不少病例血氨并不增高，因此血氨水平与肝性脑病的严重程度不完全一致，说明血氨升高不是昏迷的唯一因素。

知识点6：肝性脑病的发病机制——硫醇增多　　副高：掌握　正高：熟练掌握

由于蛋白质代谢障碍，硫醇在肝性脑病的血、尿，特别是呼出气中明显增多。硫醇与肝臭有关。近年发现，在肝性脑病中，硫醇、短链脂肪酸和氨中毒之间有相互加强毒性的关系。

知识点7：肝性脑病的发病机制——假性神经递质学说　　副高：掌握　正高：熟练掌握

当肝功能不全时，某些氨基酸代谢产生的胺类不能进行分解，而进入脑组织，在该处受非特异酶的作用，形成苯乙醇胺和鲸胺。这些物质结构上与神经传导递质相类似，称为假性神经传导递质。它取代了正常神经传导递质，从而使脑组织各部分发生功能紊乱。

知识点8：肝性脑病的发病机制——谷氨酸学说　　副高：熟练掌握　正高：熟练掌握

谷氨酸是脑内一种重要的兴奋性神经递质。谷氨酸的摄取和代谢改变参与了肝性脑病的发病机制。动物和人体研究发现，在脑的不同部位谷氨酸受体数目下降，结合的亲和性下降。这种谷氨酸盐能的神经递质的改变可能是神经细胞或星形胶质细胞受慢性氨毒性作用的结果。研究发现，鼠脑的星形胶质细胞与氨共同培养时可出现选择性将谷氨酸转运体表达下降。

知识点9：肝硬化后期氨基酸不平衡的表现　　副高：掌握　正高：熟练掌握

肝硬化后期有氨基酸不平衡，表现为：芳香族氨基酸如酪氨酸、苯丙氨酸、色氨酸等因肝脏不能脱氨降解而增高，支链氨基酸如缬、亮、异亮氨酸等因肝硬化时高胰岛素血症而被横纹肌与肾摄取代谢加快而降低。

知识点10：肝性脑病的发病机制——氨基酸不平衡及假神经传递介质学说　　副高：掌握　正高：熟练掌握

肝硬化后期的氨基酸不平衡可招致脑细胞代谢的严重紊乱。芳香族氨基酸又多为神经突触传递介质的前体，均可使神经冲动传递造成紊乱。但此代谢紊乱为肝硬化后期时的共同性表现，与肝性脑病的临床表现常不一致。

结肠来源的酪胺与苯乙胺等结构类同于多巴胺、肾上腺素等神经传递介质，但传递冲动的作用很弱，故名为假神经递质。肝硬化时这些假神经递质不能被肝灭活而逸入脑内，造成神经功能紊乱。

知识点11：肝性脑病的发病机制——锰的毒性 副高：掌握 正高：熟练掌握

肝硬化患者磁共振显像显示T1加权像在双侧苍白球有增加的信号，表明锰在局部沉着，锰具有神经毒性，正常时经肝胆道分泌至肠道然后排出体外，肝病时锰不能正常排出而流入体循环，在大脑中积聚产生毒性。

知识点12：肝性脑病的发病机制——γ-氨基丁酸（GABA）学说 副高：掌握 正高：熟练掌握

GABA是脑内主要的抑制性神经递质。在脑内所有的神经末端，24%～45%是GABA能型的。肝硬化患者GABA能神经增加，可能与肝脏代谢GABA下降有关。增高的GABA能神经活性可导致运动功能损害和意识障碍。Schafer和Jones认为肠源性GABA能引起神经功能抑制和HE。当GABA通过肝硬化患者的高通透性的血脑屏障后，与高敏感性的突触后GABA受体起作用。GABA受体与苯二氮䓬类和苯巴妥类受体相连接，调节氯离子的内流。GABA与受体结合后允许氯离子流入突触后神经细胞内，神经元呈现超极化状态，引起抑制性的突触后作用的产生。肝硬化患者摄入苯二氮䓬类和苯巴比妥类药物可增加脑内GABA能型的紧张性，诱发意识下降。

知识点13：肝性脑病的发病机制——单胺学说 副高：掌握 正高：熟练掌握

HE患者血浆色氨酸浓度有显著升高。正常情况下，血浆色氨酸大部分与清蛋白结合，仅少数为游离状态。晚期肝病患者血清清蛋白降低，导致游离氨基酸水平升高。实验表明，脑内色氨酸含量取决于游离色氨酸和结合色氨酸的比值。血浆游离色氨酸增高可竞争性地通过血脑屏障转运系统，使进入脑内的含量增多，脑内5-羟色胺等代谢产物也相应增多。此类代谢产物可对神经细胞产生毒性作用，引起HE患者各种神经精神症状。但也有报道肝硬化伴或不伴HE患者脑液色氨酸含量无显著差异，故色氨酸在HE发病机制中的作用仍有争议。

知识点14：肝性脑病的病理 副高：掌握 正高：熟练掌握

急性肝功能衰竭所致的肝性脑病患者的脑部常无明显的解剖异常，主要是脑水肿，是本症的继发性改变。慢性肝性脑病患者可能出现大脑和小脑灰质以及皮质下组织的原浆性星形细胞肥大和增多，形成Alzheiner Ⅱ型星形细胞，病程较长者则大脑皮质变薄，神经元及神经纤维消失，皮质深部有片状坏死，甚至小脑和基底部也可累及。

知识点15：肝性脑病的临床表现　　副高：掌握　正高：熟练掌握

肝性脑病患者有严重肝功能障碍和/或广泛门体侧支循环形成的证据，常有严重肝病或其他有关病史。不少患者有明显诱因，如上消化道大出血、感染、高蛋白饮食、利尿剂及镇静剂等。临床上出现扑翼样震颤和精神紊乱、昏睡或昏迷。急性肝性脑病常无前驱症状，起病数日内即进入昏迷。

知识点16：一期肝性脑病患者的临床表现　　副高：掌握　正高：熟练掌握

肝性脑病的一期，也称前驱期。此期患者有轻度性格和行为异常，如欣快易激动或淡漠少语，神志恍惚，注意力能集中，回答问题缓慢，吐词不清，衣冠不整，随地便溺，偶可出现扑翼样震颤（或称肝震颤，即当患者两臂平伸手指分开时，出现两上肢向外侧偏斜，伴急促而不规则扑翼样抖动）。脑电图多数正常。此期可从数天至数周，因症状不明显易被忽视。

知识点17：二期肝性脑病患者的临床表现　　副高：掌握　正高：熟练掌握

肝性脑病二期也称昏迷前期。此期患者的上述症状加重，并有定向障碍，表现为对时间、地点的概念错乱，常有幻觉、睡眠时间倒错、嗜睡和兴奋交替、不能完成简单计算，腱反射亢进、巴宾斯基征阳性，有扑翼样震颤，脑电图有异常。

知识点18：三期肝性脑病患者的临床表现　　副高：掌握　正高：熟练掌握

肝性脑病的三期，也称昏睡期。此期患者以昏睡和严重精神错乱表现为主。患者由嗜睡逐渐进入昏睡状态，但可以唤醒。对疼痛等刺激也有反应，偶尔出现短暂的躁动或幻觉，扑翼样震颤也可引出。肌张力增加，锥体束征常呈阳性，脑电图异常。

知识点19：四期肝性脑病患者的临床表现　　副高：掌握　正高：熟练掌握

肝性脑病的四期，也称昏迷期。此期患者的神志完全丧失，不能唤醒。浅昏迷时对外界刺激还有反应；深昏迷时，则各种反射均消失，肌张力降低，瞳孔可散大，对光反射减弱或消失。可出现阵发性惊厥、高热、踝阵挛或换气过度等。脑电图明显异常。扑翼样震颤尤其是深昏迷者不能引出。

知识点20：肝性脑病的Glasgow昏迷状态计分 副高：掌握 正高：熟练掌握

表11-3 Glasgow昏迷状态计分

睁眼反应		运动反应		语言反应	
分级	计分	分级	计分	分级	计分
自发性睁眼	4	服从语言指令	6	无定向障碍	5
按指令睁眼	3	疼痛刺激呈局部反应	5	有定向障碍	4
对疼痛刺激睁眼	2	疼痛刺激呈屈曲反应	3	不适当的言词	3
对刺激无反应	1	疼痛刺激呈伸展反应	2	不适当发音	2
		对疼痛刺激无反应	1	无语言反应	1

知识点21：肝性脑病的血氨检查 副高：掌握 正高：熟练掌握

正常人空腹静脉血氨为40～70μmol/L，动脉血氨含量为静脉血氨的0.5～2倍。慢性肝性脑病尤其是门体分流性脑病患者的血氨增高，急性肝功能衰竭所致的脑病血氨多正常。

知识点22：肝性脑病的脑电图检查 副高：掌握 正高：熟练掌握

前驱期脑电图多在正常范围内，从昏迷前期到昏迷期脑电图明显异常。典型改变为节律变慢，出现普遍性每秒4～7次的δ波或三相波，有的也出现每秒1～3次的δ波。昏迷时出现高波幅的δ波，每秒少于4次。

知识点23：肝性脑病的诱发电位检查 副高：掌握 正高：熟练掌握

由各种外界刺激经感受器传入大脑神经元网络后，产生同步放电反应，有别于脑电图所记录的大脑自发性活动。根据刺激的不同，可分为视觉诱发电位（VEP）、听觉诱发电位（AEP）和躯体感觉诱发电位（SEP）。诱发电位检查多用于轻微肝性脑病的诊断和研究。

知识点24：肝性脑病的智力测验（神经心理学检测） 副高：掌握 正高：熟练掌握

（1）数字连接试验（NCT）：是最早也最多应用于肝性脑病检测的方法。它要求受试者在尽可能短的时间内将纸上随机分布的数字1～25按由小到大的顺序以线相连，记录完成所需的时间。NCT方法简便易行，在一定程度上反映了人的复杂注意与精细运动技能等神经生理活动，但受到年龄、教育程度和学习记忆的影响。

（2）韦氏成人智力量表（WAIS-C）：是较常用于检测肝性脑病的智力检测方法。它包括语言及操作两部分共11项。韦氏量表法可较全面地检测患者的智商，但测定方法复杂，所费时间长，而且需要受过训练的专业人员操作，临床应用受到一定的限制。

（3）连续反应时间测定（CRT）：是由微电脑测试仪给出声信号和光信号，要求受试者对信号尽快做出反应，记录患者对信号做出反应的时间，以判定患者的反应能力。该法简单、敏感、可靠，不受被检查者文化程度、年龄职业的影响。

知识点25：肝性脑病质子磁共振光谱分析　　副高：掌握　正高：熟练掌握

质子磁共振光谱分析是近年来用于检查肝性脑病的一项新方法。Ross等用质子磁共振光谱分析检查发现亚临床肝性脑病（SHE）患者脑内胆碱与肌酸比值下降及α、β、γ谷氨酸的升高。Laubenberger等发现所有SHE患者质子共振光谱分析均表现为典型的代谢方式：肌纤维信号下降及谷氨酰胺信号增加。谷氨酰胺是一种强的渗透剂，其在星形胶质细胞中能改变细胞体积从而调节渗透浓度，谷氨酰胺可作为光谱分析的标志信号。质子磁共振光谱分析检查和神经心理测验诊断肝性脑病、亚临床肝性脑病一致率为94%。

知识点26：肝性脑病的主要诊断依据　　副高：掌握　正高：熟练掌握

肝硬化失代偿期并发中枢神经系统紊乱为肝性脑病的主要特征，一般诊断不难。主要诊断依据有：①严重肝病和/或广泛门体侧支循环；②精神紊乱、昏睡或昏迷；③有肝性脑病的诱因；④明显肝功能损害或血氨增高，扑翼样震颤和典型的脑电图改变有重要参考价值。

知识点27：肝性脑病的鉴别诊断　　副高：掌握　正高：熟练掌握

肝性脑病需与精神病以及可引起昏迷的其他疾病，如脑血管意外、糖尿病、低血糖、尿毒症、脑部感染和镇静剂过量等相鉴别。

知识点28：肝性脑病的治疗原则　　副高：掌握　正高：熟练掌握

肝性脑病的治疗原则有：①积极治疗原发性疾病，如重症肝炎、肝硬化、肝癌等；②清除诱发因素，如控制感染，停止放腹水，纠正水、电解质紊乱，抗休克等；③无特殊治疗，故采用综合治疗。

知识点29：肝性脑病患者清除诱因的治疗　　副高：掌握　正高：熟练掌握

肝性脑病患者由于大脑敏感性增加，应慎用或禁用麻醉、镇痛、催眠、镇静等药物。对继发感染和消化道出血，应及时治疗。避免快速和大量的排钾利尿与放腹水，注意纠正水、电解质和酸碱平衡失调。每日输入液体总量不超过2500ml为宜。肝硬化腹水患者的输液量一般约为尿量＋500ml，以免血液稀释、血钠过低而加重昏迷。因巴比妥类、苯二氮䓬类镇静剂能刺激GABA/BZ复合受体，加重肝性脑病，故应禁用。如患者出现躁狂，应以异丙嗪、氯苯那敏（扑尔敏）等抗组胺药代替镇静剂。如有睡眠节奏紊乱者可在睡前口服褪黑素以纠正其生物钟的紊乱。

知识点30：通过减少肠内毒物的生成和吸收治疗肝性脑病

副高：掌握　正高：熟练掌握

患者可以通过减少肠内毒物的生成和吸收来治疗肝性脑病。具体方法有：①调整饮食：开始数日内禁食蛋白质，神志清醒后可逐渐增加蛋白质；②清洁肠道：采取灌肠或导泻的方法清除肠内积食、积血或其他含氮物质，可用生理盐水或弱酸性溶液灌肠，禁用碱性溶液（如肥皂水）灌肠；③抑制肠道细菌生长：口服新霉素、甲硝唑或选服巴龙霉素、卡那霉素、氨苄西林均有良效。乳果糖是一种口服不吸收的双糖，其在结肠内被乳酸菌、厌氧菌等分解为乳酸和醋酸，降低结肠pH，使肠腔呈酸性，有利于乳酸杆菌等益生菌繁殖，使肠道细菌产氨减少，从而减少氨的形成和吸收。乳果糖的缓泻作用还有助于肠内含氮毒性物质的排出。其剂量为每日30～100ml，分3次口服，从小剂量开始，以调节到每日排粪2～3次、粪pH 5～6为宜。

知识点31：治疗肝性脑病的常用降氨药物

副高：掌握　正高：熟练掌握

（1）谷氨酸钠（5.75g/20ml，含钠34mmol）和谷氨酸钾（6.3g/20ml，含钾34mmol）：谷氨酸盐进入体内在ATP供能下直接与血中的氨结合成谷氨酰胺，经肾脏排出，但谷氨酸盐不能透过血脑屏障。谷氨酸钠和谷氨酸钾常联合应用，并应根据血钾、血钠、肾功能和水钠潴留等情况调整两者的比例，通常用谷氨酸钠11.5g，谷氨酸钾12.6g加入10%葡萄糖注射液中静脉滴注，1～2次/天。谷氨酸盐呈碱性，有代谢性碱中毒时不宜使用。

（2）精氨酸：精氨酸可促进肝脏的鸟氨酸循环而清除氨，故其降氨效果取决于患者肝功能的损害程度，肝衰竭时疗效不理想。但精氨酸呈弱酸性，适用于伴有代谢性碱中毒的患者，有纠正碱中毒之效。常用量为25%精氨酸40～80ml加入10%葡萄糖注射液500ml中静脉滴注，1次/天。静脉滴注过快可有呕吐、流涎、面色潮红等反应。

（3）L-鸟氨酸-L-门冬氨酸（OA）：鸟氨酸直接参与尿素循环，激活尿素合成过程的关键酶，提供反应底物鸟氨酸，加速尿素合成。门冬氨酸间接参与三磷酸循环及核酸的合成，并提供能量代谢的中间产物，增加肝脏功能。鸟氨酸门冬氨酸（雅博司）常用量：每次口服5g，2～3次/天；静脉滴注10～20g/d，最多不超过80g。严重肾功能衰竭者禁用。大剂量静滴（>40g/L），会有消化道反应，滴速减慢或减少用量（<10g/L），上述反应可减轻。

知识点32：肝性脑病中恢复正常神经递质的药物

副高：熟练掌握　正高：熟练掌握

（1）左旋多巴：直接使用多巴胺及去甲肾上腺素无治疗作用，因为它们不能通过血脑屏障。左旋多巴可以通过血脑屏障，在脑内经脱羧酶的作用而形成多巴胺以取代假性介质，以治疗慢性肝昏迷。

（2）溴隐亭：为左旋多巴胺受体激动剂，有激动突触后多巴胺受体的作用，可有效地改善肝性脑病。对难治性肝昏迷效果好。

知识点33：治疗肝性脑病的药物——左旋多巴 副高：熟悉 正高：熟悉

（1）用法：每日0.2～0.6g，每日最大量1.2g，加入5%葡萄糖500～1000ml静脉缓慢滴注，每日1次。2～6g分2～4次口服或加入生理盐水中鼻饲或灌肠。

（2）配伍禁忌：不能与单胺氧化酶抑制剂如麻黄碱共用，以免发生血压骤升；由于维生素B_6有多巴脱羟酶作用，使进入脑中的多巴浓度降低，故其与维生素B_6同用可有降低左旋多巴的作用；氯丙嗪可阻断多巴胺与神经受体的连接，具有削弱左旋多巴的作用。

知识点34：治疗肝性脑病的药物——溴隐亭的用法 副高：熟练掌握 正高：熟练掌握

溴隐亭开始口服每日2.5mg，每3天递增每日2.5mg，达每日15mg时，维持此剂量至少8～12周，以后需继续给维持量每日15mg，才不至很快反复。

知识点35：肝性脑病纠正氨基酸代谢失衡的治疗 副高：熟练掌握 正高：熟练掌握

Fisher认为肝性脑病的发生与人体内氨基酸失衡有关。维持大脑功能必需的支链氨基酸（BCAA）减少，芳香族氨基酸（AAA）增多，BCAA/AAA（正常3～3.5）可减少至1或1以下。以支链氨基酸为主的氨基酸溶液治疗肝性脑病，可降低血中AAA浓度，并增加DCAA/AAA比值，纠正氨基酸代谢的不平衡，促进脑功能恢复。每日用量250～500ml，静脉滴注。

知识点36：GABA/BZ复合受体阻断药的应用 副高：掌握 正高：熟练掌握

GABA受体的阻断药有荷包牡丹碱，BZ受体的阻断药为氟马西尼。氟马西尼已在临床用于试验，各组报道的应用剂量有较大的幅度，用药方法也不尽相同，临床和脑电图反应率也不同，0～74%。推荐使用剂量为0.5mg加0.9%生理盐水10ml在5分钟内推注完毕，再用1.0mg加入250ml生理盐水中滴注30分钟，对肝硬化伴发HE者的症状有很大改善。

知识点37：氟马西尼不能对所有HE患者产生效果的原因 副高：掌握 正高：熟练掌握

氟马西尼不能对所有HE患者产生效果的原因在于：①同时存在颅内压高、脑水肿、低氧、低血糖或肝功能衰竭终末期；②存在其他BZ受体的配位体；③某些非BZ的物质与HE

有关等。

知识点38：胰高血糖素–胰岛素–葡萄糖疗法治疗肝性脑病

副高：掌握 正高：熟练掌握

胰高血糖素能防止肝细胞坏死的进展，稳定病情还可改善氨基酸和氨的代谢，增加肝脏血流量。胰高血糖素与胰岛素合用尚可增加DNA的合成，有促进肝细胞再生的作用。用法：胰高血糖素1mg，正规胰岛素10～12U，加入10%葡萄糖液500ml中静脉滴注，每日1～2次，2～3周为一个疗程。

知识点39：肝性脑病并发症——脑水肿的治疗 副高：掌握 正高：熟练掌握

地塞米松每日20～70mg、氢化可的松每日400～600mg或泼尼松龙每日40～60mg静脉滴注或静脉注射，应用7～10天。20%甘露醇静脉滴注快速加压，每日2～4次。25%山梨醇250ml同上。50%葡萄糖60ml静脉注射，每日2～4次与甘露醇交替，以减少甘露醇反跳。50%甘油盐水溶液口服或鼻饲，每次50～100ml，4～6小时3次，疗效与甘露醇相似。

知识点40：肝性脑病并发症——继发感染的治疗 副高：熟练掌握 正高：熟练掌握

常见的继发感染有肺炎、泌尿道、肠道、腹膜感染及败血症等，应早期使用足量抗生素。选用抗生素应避免四环素、红霉素等肝脏毒性药物及卡那霉素、庆大霉素等肾毒性药物。可选用青霉素、氨苄青霉素或氯霉素损害较小的抗生素。

知识点41：肝性脑病并发症——DIC的治疗 副高：掌握 正高：熟练掌握

血小板＜50×10^9/L，PT延长超过正常对照3秒以上，Fb＜1.5g/L，3P试验阳性或FDP＞20mg/L时，则表示DIC存在。可用肝素治疗，0.5～1.0mg/kg静脉注射或加入葡萄糖中静脉滴注，每4～6小时1次，加强监护，及时调整用量。

第三节 酒精性肝病

知识点1：酒精性肝病的概念

副高：熟练掌握 正高：熟练掌握

酒精性肝病（ALD）是由于长期大量饮酒所致的肝脏损害。初期通常表现为酒精性脂肪肝，进而可发展成酒精性肝炎、酒精性肝纤维化和酒精性肝硬化；严重酗酒时可诱发广泛肝细胞坏死甚至急性肝功能衰竭。

知识点2：影响嗜酒性肝病发生与发展的因素　　副高：熟练掌握　正高：熟练掌握

许多因素可影响嗜酒者肝病的发生和发展。包括：①性别：女性对乙醇较男性敏感，女性安全的饮酒阈值仅为男性的1/3～1/2；②遗传易感性：乙醇主要在肝脏代谢，许多参与乙醇代谢的酶类（乙醇脱氢酶、乙醛脱氢酶）具有遗传多态性，因此安全的饮酒阈值的个体差异很大；③营养状态：营养不良、高脂饮食和内脏性肥胖均可促进酒精性肝损伤；④嗜肝病毒感染：嗜酒者对HBV、HCV感染的易感性增加，而乙醇又可促进嗜肝病毒在体内复制，从而促进肝硬化和肝细胞癌的发生；⑤与肝毒物质并存：饮酒可增加对乙酰氨基酚等药物的肝脏毒性，而甲苯磺丁脲、异烟肼以及工业溶剂则可增加乙醇的肝毒性，因此嗜酒者肝酶显著升高应警惕并发药物性肝损害的可能；⑥吸烟和咖啡：吸烟可增加酒精性肝硬化的发生，而经常喝咖啡则降低嗜酒者酒精性肝硬化的发生率，茶叶对酒精性肝病的防治可能亦有帮助。

知识点3：世界各地设定的相关饮酒量的危险阈值　　副高：熟练掌握　正高：熟练掌握

对酒精耐受量不同个体差异巨大，世界各地现设定的相关饮酒量的危险阈值不同。

（1）澳大利亚：男，平均≥40g/d；大量饮酒史≥60g/d；每周5天以上饮酒。女，平均≥20g/d；大量饮酒史≥40g/d；每周5天以上饮酒。

（2）美国：男，平均≥60g/d；女，平均≥48g/d。

（3）日本：男，平均≥80g/d，且连续5年以上；女性比男性量低。

（4）英国：男，平均≥30g/d；女，平均≥20g/d。

（5）中国大陆：男，平均≥40g/d；女，平均≥20g/d，超过5年；或两周内有大量饮酒史，≥80g/d。

（6）中国台湾：男，平均≥30g/d；女，平均≥20g/d。

知识点4：乙醇的代谢途径　　副高：熟练掌握　正高：熟练掌握

摄入体内的乙醇95%以上在体内代谢，其中90%以上要在肝脏代谢。乙醇在肝脏中经乙醇脱氢酶（ALDH）氧化为乙酸。

知识点5：在肝脏，参与乙醇代谢的酶系　　副高：熟练掌握　正高：熟练掌握

在肝脏，主要有三种酶系参与乙醇代谢，按主次分别是胞质中的乙醇脱氢酶（ADH）、微粒体的乙醇氧化酶系统（MEOS）以及主要存在于过氧化物酶体和线粒体内的过氧化物酶。其中，ADH有6种同工酶，其中ADH_1、ADH_2和ADH_3与乙醇代谢最密切，代谢80%以上的乙醇。当血液中乙醇浓度高于10mmol/L时，MEOS也参与乙醇代谢，其主要参加成分是细胞色素P4502E1（CYP2E1）、CYP2E2。

知识点6：乙醛造成慢性进行性肝损害的毒性 副高：熟练掌握 正高：熟练掌握

乙醛是造成慢性进行性肝损害的主要因素，其毒性包括：①与肝细胞内的蛋白质分子形成复合物，影响肝脏代谢；②作为黄嘌呤氧化酶和乙醛氧化酶的底物被氧化产生自由基，使脂质过氧化、破坏细胞膜；③与细胞骨架蛋白质结合形成加合物导致微管损伤，使肝转运功能紊乱，细胞内蛋白质水分潴留、细胞肿胀；④减少谷胱甘肽的含量；⑤干扰线粒体氧化磷酸化和电子传递系统；⑥改变线粒体内钙离子浓度；⑦增加胶原合成；⑧刺激免疫反应，乙醛尚可能与肝细胞膜结合形成新抗原，造成自身免疫反应。

知识点7：酒精性肝病的病因 副高：熟练掌握 正高：熟练掌握

乙醇及其中间代谢产物乙醛和乙酸等损伤肝细胞，是造成肝损害的基本原因。肥胖、高脂血症、糖尿病对酒精性脂肪肝有促进作用。此外，种族、遗传、营养和免疫等因素可有一定影响。

知识点8：酒精性肝病的病理学改变及分型 副高：熟练掌握 正高：熟练掌握

酒精性肝病病理学改变主要为脂肪变性、炎症反应和纤维化。

（1）依据肝细胞脂肪变性占据所获取肝组织标本量的范围，分为4度（F_0～F_4）。F_0：<5%肝细胞脂肪变；F_1：5%～30%肝细胞脂肪变；F_2：31%～50%肝细胞脂肪变性；F_3：51%～75%肝细胞脂肪变；F_4：75%以上肝细胞脂肪变。

（2）依据炎症程度分为4级（G_0～G_4）。G0：无炎症；G_1：腺泡3带呈现少数气球样肝细胞，腺泡内散在个别点灶状坏死和中央静脉周围炎；G_2：腺泡3带明显气球样肝细胞，腺泡内点灶状坏死增多，出现Mallory小体，门管区轻至中度炎症；G_3：腺泡3带广泛的气球样肝细胞，腺泡内点灶状坏死明显，出现Mallory小体和凋亡小体，门管区中度炎症伴（或）门管区周围炎症；G_4：融合性坏死和/或桥接坏死。

（3）依据纤维化的范围和形态，肝纤维化分为4期（S_0～S_4）。S_0：无纤维化；S_1：腺泡3带局灶性或广泛的窦周/细胞周纤维化和中央静脉周围纤维化；S_2：纤维化扩展到门管区，中央静脉周围硬化性玻璃样坏死，局灶性或广泛的门管区星芒状纤维化；S_3：腺泡内广泛纤维化，局灶性或广泛的桥接纤维化；S_4：肝硬化。

酒精性肝病的组织病理学诊断报告为：肝脏脂肪变程度F（0～4），炎症程度G（0～4），肝纤维化分级S（0～4）。

知识点9：酒精性肝病的临床表现 副高：熟练掌握 正高：熟练掌握

酒精性肝病患者的临床表现因饮酒的方式，对乙醇的肝细胞毒性作用的个体敏感性以及上述组织损伤的类型不同而有明显的差异。患者可在长时间内没有任何肝脏的症状和体征，症状一般与饮酒的量和酗酒的时间长短有关，一般患者在30多岁时出现明显症状，而40多岁时可出现严重的病变。仅有脂肪肝的患者通常没有症状，33%的患者可出现肝大，但表面光滑，偶尔有触痛。还可出现蜘蛛痣以及由酒精中毒直接造成的高雌激素血症和低雄激素血症的症状。酒精性肝炎患者可出现疲乏、发热、黄疸、上腹痛、肝脏杂音和肝触痛、肝大及白细胞增多，但这些临床表现在败血症、胆囊炎或机械性肝外胆管梗阻时也可出现。肝硬化也可无临床表现，或有酒精性肝炎的特征或出现明显的并发症：门静脉高压伴有脾大、腹水、肝肾综合征、肝性脑病，甚至肝细胞癌。

知识点10：酒精性脂肪肝的症状和体征　　副高：熟练掌握　正高：熟练掌握

酒精性脂肪肝可无症状或有轻度不适的症状，重者可出现乏力、食欲缺乏、腹胀、恶心、呕吐、肝区不适或疼痛等。

多数酒精性脂肪肝患者有肝大的体征，表现为肝脏质地软或充实，表面光滑，边缘钝，有轻度压痛。患者脾脏肿大不常见，部分可有轻度黄疸。

知识点11：酒精性脂肪肝的病理　　副高：熟练掌握　正高：熟练掌握

镜下可见>30%的肝细胞有大泡性脂肪变；早期或轻度患者，脂肪变主要见于肝腺泡3区，中、重度患者分别达到2区或者1区。中、重度嗜酒者的脂肪肝可伴有终末静脉周围纤维化。单纯性小泡性脂肪变多见于因急性肝损伤住院的嗜酒者，酒精摄入量多>170g/d。

知识点12：酒精性脂肪肝的实验室检查　　副高：熟练掌握　正高：熟练掌握

酒精性脂肪肝患者的血清转氨酶可有轻度到中度升高，约1/3患者血清胆红素水平增高，磺溴肽钠（BSP）排泄延迟，大多在20%以下。并发淤胆者，血清胆红素水平明显升高，伴碱性磷酸酶、γ-谷氨酰基转移酶（γ-GT）增高，血清三酰甘油、胆固醇、β-脂蛋白可有轻到中度升高。

知识点13：酒精性脂肪肝的CT特征　　副高：熟练掌握　正高：熟练掌握

（1）局限型酒精性脂肪肝的CT影像表现为：肝脏边缘多模糊不清，但无占位效应，相应肝表面无隆凸现象。增强扫描后低密度的肝实质强化，但仍保持相对低密度。增强的特征与正常肝脏相同，肝血管更清楚，走行分布自然，无受压变形、包绕和移位等占位征象。

（2）弥漫型酒精性脂肪肝的CT影像表现为：肝脏密度多均一，但在低密度区内可残存正常的肝岛，易误诊。相反，当肝占位性时的密度与脂肪肝相似时，因病灶显示不清楚而易漏诊。

知识点14：酒精性脂肪肝的纤维化扫描 副高：熟练掌握 正高：熟练掌握

纤维化扫描是一种基于瞬时弹性摄影（TE）的一项快速、无创、可行的新型超声技术。其原理通过50mHz的切变速度传送对2～-5cm的肝脏截面进行测量，再将其转化为坚硬度值（单位为千帕，kPa）。通常认为，肝脏硬度指标（LSM）与纤维化程度有很好的相关性，而与肝脏的结构破坏无关。一些静止的巨大结节性肝硬化，因胶原含量低，LSM值很低。FibroScan对各种病因的慢性肝病，尤其对酒精性肝病、非酒精性脂肪性肝病以及进展性肝纤维化有较高的诊断价值。对嗜酒者肝硬化及其并发症患者的肝脏贮备功能的预测能力也强于现有诸多方法。

知识点15：酒精性脂肪肝的CT检查诊断 副高：熟练掌握 正高：熟练掌握

弥漫性肝脏密度降低，肝脏/脾脏比＜1.0但＞0.7者为轻度；肝脏/脾脏比≤0.7但＞0.5者为中度；肝脏/脾脏比≤0.5者为重度。

知识点16：酒精性脂肪肝B超中的声像改变 副高：熟练掌握 正高：熟练掌握

在B超检查中，酒精性脂肪肝的声像改变：①肝脏轻度或中度增大，包膜光滑平整，边缘有时变圆钝；②肝脏回声增粗，近场回声细而密，呈云雾状强回声，回声衰减增加，深部回声微弱而稀少；③肝内脉管显示不清。

知识点17：酒精性肝炎的症状和体征 副高：熟练掌握 正高：熟练掌握

酒精性肝炎患者的症状轻重不等，一般较酒精性脂肪肝为重，重者可出现明显食欲缺乏、消瘦、恶心、呕吐、腹痛、黄疸，甚至发生腹水、肝性脑病。

大多有肝大、黄疸的体征表现，脾大见于10%～70%患者，少数伴腮腺肿大及掌挛缩症（Dupuytren挛缩）。

知识点18：酒精性肝炎的病理特点 副高：熟练掌握 正高：熟练掌握

酒精性肝炎发生于慢性嗜酒者，其病理特点为：①肝细胞明显肿胀呈气球样变，有时可见巨大的线粒体；②肝细胞质内有凝聚倾向，可形成Mallory小体；③汇管区和小叶内有明显的中性粒细胞浸润，并多聚集在发生坏死和含有Mallory小体的肝细胞周围；④中、重度的坏死灶可融合成中央静脉－汇管区或中央静脉－中央静脉桥接坏死；⑤重度酒精性肝炎病变初期中央静脉周围肝细胞呈明显气球样变、有Mallory小体形成、大量中型粒细胞浸润、窦周纤维化，其后肝细胞坏死、溶解、残留的Mallory小体缓慢消失并被白细胞环绕，局部胶原沉积、终末门静脉闭塞，从而导致门脉高压。

知识点19：酒精性肝炎的实验室检查　副高：熟练掌握　正高：熟练掌握

酒精性肝病患者在实验室检查中常见贫血及白细胞增多，血清胆红素水平升高，70%～80%的患者血清AST增高，80%以上患者碱性磷酸酶升高，凝血酶原时间有不同程度延长，血清酒精性透明小体抗原及抗体的检出有诊断意义。

知识点20：酒精性肝炎B超中的声像改变　副高：熟练掌握　正高：熟练掌握

在B超检查中，酒精性肝炎的声像改变：①肝脏增大或正常；②回声多为稍增强或不均质；③出现典型的“假平行管征”。

知识点21：酒精性肝纤维化和酒精性肝硬化的症状和体征　副高：熟练掌握　正高：熟练掌握

（1）症状：早期常无明显症状，常见症状包括体重减轻、食欲缺乏、乏力、倦怠、右上腹胀痛等。黄疸多表明同时合并酒精性或病毒性肝炎，肝内胆汁淤积或溶血。

（2）体征：营养状态差，面色黝黑、肝掌、蜘蛛痣、男性乳房发育较多见，腮腺肿大、掌挛缩亦可见到，肝大常见，但晚期也可不大或缩小，可出现脾大及其他门静脉高压体征，如腹水、食管和胃底静脉曲张等。

知识点22：酒精性肝纤维化的病理特点　副高：熟练掌握　正高：熟练掌握

酒精性肝纤维化的病理特点是不同程度的窦周纤维化和终末门静脉周围纤维化。轻度者可见少数纤维间隔形成，小叶结构保留；中度者纤维化范围更广，纤维间隔形成增多，常致小叶结构紊乱，此阶段有些患者可出现门脉高压；重度者即早期肝硬化，常见广泛的终末门静脉周围纤维化伴不同程度的终末门静脉闭塞，沿肝腺泡3区形成宽阔的含扩张血窦的血管纤维间隔，将肝腺泡分隔成微小结节。

知识点23：酒精性肝硬化的病理特点　副高：熟练掌握　正高：熟练掌握

典型的酒精性肝硬化呈小结节性肝硬化，肝大，再生结节大小较一致，为1～3mm。镜下可见结节内肝细胞再生不显著，肝细胞间仍可见窦周纤维化。有时结节内可见脂肪变和酒精性肝炎改变，表明患者仍在继续饮酒。结节内可见铁颗粒沉积、铜颗粒或铜结合蛋白沉积。结节周围小胆管增生显著。由于酒精本身可抑制肝细胞再生，而戒酒后肝细胞再生可以得到恢复，故戒酒后可发展为大小结节并存的混合性肝硬化。

知识点24：酒精性肝硬化B超中的声像改变　　副高：熟练掌握　正高：熟练掌握

酒精性肝硬化的声像改变：①肝脏体积常减少；②肝包膜增厚，回声增强，无明显的肝炎后肝硬化常见的锯齿状改变。

知识点25：酒精性肝纤维化和酒精性肝硬化的实验室检查　　副高：熟练掌握　正高：熟练掌握

酒精性肝纤维化和酒精性肝硬化患者的脾功能亢进可致全血细胞减少，血清清蛋白降低、球蛋白增高，IgA、IgG、IgM增高。血清胆红素和转氨酶可不同程度增高，碱性磷酸酶、γ-GT、γ-GT/ALT值显著升高。

知识点26：酒精性肝病的临床分型　　副高：熟练掌握　正高：熟练掌握

过去将酒精性肝病（ALD）分为三类，即酒精性脂肪肝、酒精性肝炎和酒精性肝硬化。我国和日本学者根据肝组织病理学改变，将ALD分为轻症酒精性肝病、酒精性脂肪肝、酒精性肝炎、酒精性肝纤维化、酒精性肝硬化五大类型。这些病理改变既可相继发生又可合并存在，例如酒精性肝硬化合并脂肪性肝炎。

知识点27：各型酒精性肝病的特征　　副高：熟练掌握　正高：熟练掌握

根据2006年2月中华医学会肝病学分会修订的《酒精性肝病诊疗指南》，各型ALD的特征分别为：①轻症酒精性肝病：肝脏生物化学、影像学和组织病理学检查基本正常或轻微异常；②酒精性脂肪肝：影像学诊断符合脂肪肝标准，血清ALT、AST可轻微异常；③酒精性肝炎：血清ALT、AST或γ-GT升高，可有血清总胆红素增高，重症酒精性肝炎是指酒精性肝炎中，合并肝性脑病、肺炎、急性肾衰竭、上消化道出血，可伴有内毒素血症；④酒精性肝纤维化：症状及影像学无特殊，未做病理时，应结合饮酒史、血清纤维化标志（透明质酸、Ⅲ型胶原、Ⅳ型胶原、层粘连蛋白）、γ-GT、AST/ALT、胆固醇、载脂蛋白-A1、总胆红素、α_2巨球蛋白、铁蛋白、胰岛素抵抗等改变，进行综合考虑；⑤酒精性肝硬化：有肝硬化的临床表现和血清生物化学指标的改变。

知识点28：酒精性肝病的特征类型　　副高：熟练掌握　正高：熟练掌握

酒精性肝病（ALD）的特殊类型包括Zievc综合征（黄疸、高脂血症、溶血三联征）、肝内胆汁淤积综合征、假性布-加综合征、酒精性泡沫样脂肪变性，以及饮酒相关代谢异常（低血糖症、高脂血症、高尿酸血症、血色病、卟啉症、酮症酸中毒）和脂肪栓塞综合征。

知识点29：与其他病因共存的酒精性肝病 副高：熟练掌握 正高：熟练掌握

根据病因，嗜酒者肝损伤有以下几种可能：①经典酒精性肝病：有长期过量饮酒史且有其他明确损肝因素存在的肝损伤；②酒精性肝病合并其他肝病：如慢性乙型肝炎、丙型肝炎、药物性肝病，甚至非酒精性脂肪性肝病（患者既符合酒精性肝损伤诊断标准又符合其他肝病诊断标准）；③混合病因肝损伤：存在两种或多种损肝因素但任一因素单独存在均不足以导致肝损伤或难以满足任一肝病的病因诊断；④难以明确病因或分型：嗜酒者合并其他尚未确诊的隐匿性肝病，肝活检以及严格戒酒一段时间后重新评估，有助于嗜酒者肝损伤病因的判断。

知识点30：酒精性肝病的诊断要点 副高：熟练掌握 正高：熟练掌握

酒精性肝病的诊断要点包括：①长期过量饮酒为诊断ALD的前提条件：长期大量饮酒一般是指男性饮酒量≥40g/d，女性饮酒量≥20g/d，持续5年以上，或2周内有大量饮酒史，折合乙醇量>80g/d，但应注意性别、遗传易感性等因素的影响。乙醇40g相当于50度白酒100ml，具体换算法：乙醇（g）=含乙醇饮料（ml）×乙醇含量（%）×0.8（乙醇比重）。②血清AST与ALT之比大于2，γ-谷氨酰转肽酶和平均红细胞容积（MCV）升高，禁酒后这些指标明显下降，有助于酒精性肝损害的诊断。③ALD的临床特征与其疾病分型有一定相关性。酒精性脂肪肝通常表现为无症状性轻度肝大，肝功能正常或轻度异常。酒精性肝炎往往存在肝脏和全身炎症反应，表现为发热、黄疸、肝大，偶可出现腹水、门脉高压相关性出血以及肝性脑病等失代偿期肝病征象，多有外周血白细胞总数增加；转氨酶水平增高但常小于400U/L，否则需警惕合并药物性肝损伤、病毒性肝炎、缺血性肝炎。酒精性肝硬化的临床特征与其他原因肝硬化相似，酗酒史有助于其病因诊断。④影像学检查有助于发现弥漫性脂肪肝以及肝硬化和门脉高压相关的证据，并可提示有无肝静脉血栓形成、肝内外胆管扩张、肝癌等其他疾病。⑤肝活检有助于对肝病毒慢性感染的嗜酒者肝脏损伤病因的判断，可准确反映ALD的临床类型及其预后，并为激素治疗重症酒精性肝炎提供参考依据。

知识点31：酒精性肝病的病情评估 副高：熟练掌握 正高：熟练掌握

根据血清总胆红素和凝血酶原时间有助于判断ALD的严重程度，两者均在正常范围或仅有总胆红素轻度增高者为轻度，总胆红素明显升高（>85.5μmol/L），但凝血酶原时间正常者为中度，总胆红素升高同时伴有凝血酶原时间延长3秒以上者则为重度。

对于酒精性肝炎，根据凝血酶原时间-总胆红素计算获得的Maddrey指数［4.6×凝血酶原时间（秒）+血清胆红素（mg/dl）］有助于判断酒精性肝炎患者的近期预后：大于32者4周内病死率高达50%，故又称重症酒精性肝炎（一旦有脑病者可属于重症酒精性肝炎）。

对于酒精性肝硬化，Child-Pugh分级是评估患者预后的简单方法，终末期肝病预后模型（MELD）则不仅有利于判断ALD患者的短期生存情况，还能判断肝移植等手术后的死亡风险。

知识点32：酒精性肝病的免疫学指标 副高：熟练掌握 正高：熟练掌握

酒精性肝病免疫学方面主要变化的指标有：①血清抗肝细胞膜抗体（ALM-ab）或乙醛复合物抗体。前者的阳性率约为74%，后者效价40为异常（红细胞凝集试验）。②血清乙醇特异性抗体。其效价的高低与病情程度一致。③血清免疫球蛋白（Ig），IgA_1/IgA_2值降低。④抗核抗体或抗平滑肌抗体、抗肝特异性蛋白抗体。细胞间黏附分子（ICAM-I）的高表达。该指标与酒精摄入量、疾病的活动程度以及肝组织学病理改变均密切相关。

知识点33：酒精性肝病的肌纤维化检测指标 副高：熟练掌握 正高：熟练掌握

酒精性肝纤维化的检测指标有：肌腱蛋白、粗纤维调节素、层粘连蛋白（这三者易受饮酒量的影响）、Ⅲ型前胶原氨基端肽、透明质酸、Ⅵ型胶原、基质金属蛋白酶2（MMP2）、转化生长因子β_1、单胺氧化酶、脯肽酶、赖氨酰氧化酶、血小板源性生长因子BB。

知识点34：酒精性肝病的组合生物学指标 副高：熟练掌握 正高：熟练掌握

（1）天冬氨酸氨基转移酶，丙氨酸氨基转移酶（AST/ALT）：是临床最常用的判断酒精性肝病的指标。当AST/ALT＞2时，需要考虑酒精性肝病。AST/ALT上升的依据有：肝内维生素B_6减少致ALT活性降低；酒精性肝炎引起磷酸吡哆醛的消耗；大量饮酒时线粒体的损害会导致线粒体天门冬氨酸增多和AST产生增多。

（2）血清谷氨酸脱氢酶（GDH）/鸟氨酸氨甲酰转移酶（OCT）：GDH/OCT＞0.6时支持酒精性肝病的诊断。

（3）AST/血小板指数（APRI）：2009年亚太肝病学会提出的肝纤维化共识认为APRI是预测肝纤维化的简单无创指标，也可作为评估酒精性肝病患者预后的指标。该指数的优势在于，仅含2项最常用的指标，易于临床应用和验证，且其背后有合理的发病机制支持。肝纤维化晚期，血小板生成素（巨核细胞生长因子）合成的减少、门脉压力的增高、脾内血小板混合和隔离的增多，导致了血小板数量的进一步减少。从对APRI的验证结果看，与肝纤维化分期的相关性偏低。由于AST水平既反映纤维化程度又反映炎症活动度，PLT计数在轻微和显著肝纤维化之间也存在较大重叠，且未纳入其他重要临床因素（如年龄等）必然会降低APRI的诊断价值。

（4）ASH FibroSURE：由法国Biopredictive公司研发的FibroMax肝纤维化诊断系统，利用血清中的几项指标，通过特定的计算机模型运算，确定肝纤维化病理情况。包括分别定量判断肝纤维化的Fibrotest FibroSure（FT）、脂肪变性的SteatoTest、非酒精性脂肪性肝炎的NashTest、酒精性脂肪性肝炎的AshTest和慢性肝病炎性坏死的ActiTest诊断系统。对那些由于凝血或意识障碍而未能接受肝脏活检的嗜酒患者，临床上往往存在怀疑酒精性肝病。AshTest便可以解决这一矛盾，该系统包括α_2巨球蛋白（A2M）、结合珠蛋白（HPT）、载脂蛋白A1（ApoA1）、总胆红素（TBIL）、GCT、ALT、AST、TC、空腹血糖的指标，并结合年龄、性别、身高、体重，共10项指标，对AH及纤维化均有较高的预测价值，尤其是Maddrey DF > 32的组织学严重的患者。

（5）ANI（酒精性肝病/非酒精性脂肪性肝病ALD/NAFLD指数）：包括MCV、AST/ALT、体重指数（BMI）、性别5项简单的客观变量。

ANI=0.637×MCV＋3.91×（AST/ALT）−0.406×BMI＋6.35（男性）−58.5。

区分两者疾病的阈值是−0.66。当ANI > −0.66时，考虑酒精性肝病；ANI < −0.66时，说明为非酒精性脂肪性肝病。

知识点35：酒精性肝病的鉴别诊断　　副高：熟练掌握　正高：熟练掌握

酒精性肝病需要与以下疾病进行鉴别诊断：①非酒精性脂肪肝：询问是否有长期饮酒史对鉴别有帮助；②病毒性肝炎：无饮酒史，肝炎标志物阳性，应注意临床上不少情况两者可以合并存在；③非酒精性肝硬化：通过询问病史并注意各种不同病因所致肝硬化的特点一般鉴别不难，但亦应注意临床上常可合并存在。

知识点36：酒精性肝病的治疗原则　　副高：熟练掌握　正高：熟练掌握

酒精性肝病的治疗原则：戒酒和营养支持，减轻酒精性肝病的严重程度；改善已存在的继发性营养不良和对症治疗酒精性肝硬化及其并发症。

知识点37：酒精性肝病的一般治疗　　副高：熟练掌握　正高：熟练掌握

酒精性肝病患者及时戒酒为治疗的前提（注意部分患者可出现戒断综合征），饮食应以高蛋白、高维生素、高糖为主，重症患者尤其应注意休息，并给予静脉支持疗法。

知识点38：酒精戒断综合征的概念及治疗　　副高：熟练掌握　正高：熟练掌握

酒精戒断综合征，是指对酒精已形成躯体依赖，因疾病或某些原因突然停止饮酒或减少饮量后出现震颤、幻觉、意识障碍、肌肉抽搐、自主神经功能紊乱等一系列神经精神症状，严重者可导致死亡。苯二氮䓬类药物是急性酒精戒断综合征的首选，能减轻戒断症状和减少癫痫和/或谵妄发作的危险，但需要注意的是药物不良反应及适应人群。

知识点39：酒精性肝病的营养支持治疗　　副高：熟练掌握　正高：熟练掌握

ALD患者通常合并热量-蛋白质缺乏性营养不良，及维生素和微量元素（镁、钾和磷）的严重缺乏，而这些营养不良又可加剧酒精性肝损伤并可诱发多器官功能障碍。为此，ALD患者宜给予富含优质蛋白和维生素B类、高热量的低脂软食，必要时额外补充支链氨基酸为主的复方氨基酸制剂。合并营养不良的重度酒精性肝炎患者还可考虑全胃肠外营养或进行肠内营养，以改善重症ALD患者的中期和长期生存率。

知识点40：酒精性肝病的保肝抗纤维化治疗 副高：熟练掌握 正高：熟练掌握

甘草酸制剂、水飞蓟宾、多烯磷脂酰胆碱，还原型谷胱甘肽等药物有不同程度的抗氧化、抗炎、保护肝细胞膜及细胞器等作用，临床应用可改善肝脏生化指标。S-腺苷甲硫氨酸、多烯磷脂酰胆碱对ALD患者还有防止肝脏组织学恶化的趋势。保肝药物可用于合并肝酶异常的ALD的辅助治疗，但不宜同时应用多种药物，以免加重肝脏负担及因药物间相互作用而引起不良反应。秋水仙碱现已不再用于酒精性肝硬化的抗肝纤维化治疗，中药制剂在肝纤维化防治中的作用及安全性有待大型临床试验证实。

知识点41：酒精性肝病的非特异性抗炎治疗 副高：熟练掌握 正高：熟练掌握

非特异性抗炎治疗主要用于Maddrey判别函数>32和/或伴有肝性脑病的重症酒精性肝炎患者的抢救。首选糖皮质激素泼尼松龙（40mg/d×28天），旨在阻断或封闭重症酒精性肝炎患者肝内存在的级联瀑布式放大的炎症反应。对于合并急性感染（包括嗜肝病毒现症感染指标阳性）、胃肠道出血、胰腺炎、血糖难以控制的糖尿病患者，可考虑使用肿瘤坏死因子（TNF-α）抑制药——己酮可可碱（400mg，每日3次，口服，疗程28天）替代激素治疗。有条件者亦可试用抗TNF-α的抗体英利昔单抗治疗。

知识点42：酒精性肝病的药物治疗 副高：熟练掌握 正高：熟练掌握

（1）维生素C及B族维生素、维生素K和叶酸。

（2）每日静脉滴注胰岛素及胰高糖素12小时，治疗3周，可使肝功能得到一定程度改善。

（3）甘草酸制剂、水飞蓟宾类、多烯磷脂酰胆碱和还原性谷胱甘肽等药物有不同程度的抗氧化、抗炎、保护肝细胞膜及细胞器等作用，临床应用可改善肝脏生物化学指标。S-腺苷蛋氨酸治疗可以改善酒精性肝病患者的临床症状和生物化学指标。

（4）干扰素、秋水仙碱及中药桃仁、丹参、当归等可抑制肝纤维化。

（5）对严重病例，如深度黄疸、发热、凝血酶原显著延长者可用泼尼松30mg，每日一次，用2~3周后减量。

知识点43：酒精性肝硬化并发症的治疗 副高：熟练掌握 正高：熟练掌握

进行酒精性肝病治疗时，要积极处理酒精性肝硬化的并发症，如门静脉高压、食管胃底静脉曲张、自发性细菌性腹膜炎、肝性脑病和肝细胞肝癌等。对酒精性肝硬化患者定期监测甲胎蛋白和B超有助于早期发现HCC。严重酒精性肝硬化患者可考虑肝移植，但要求患者肝移植前戒酒3~6个月，并且无其他脏器的严重酒精性损害。

知识点44：酒精性肝病的肝移植治疗　　副高：熟练掌握　正高：熟练掌握

对于终末期ALD患者，肝移植术是较好的选择。在欧美，酒精性肝硬化是原位肝移植的主要适应证，术后1年生存率为66%～100%。ALD肝移植候选者的评估应谨慎，应由有经验的成瘾行为管理专家参与。戒酒至少3～6个月后再考虑肝移植，可避免无需肝移植患者接受不必要的手术；戒酒6个月后肝移植则可显著减少肝移植后再度酗酒的发生率。

知识点45：酒精性肝病的预后　　副高：熟练掌握　正高：熟练掌握

ALD的预后取决于患者ALD的临床病理类型、是否继续饮酒，以及是否已发展为肝硬化，大脑、胰腺等全身其他器官的受损程度，是否合并HBV和/或HCV感染以及其他损肝因素。其中是否戒酒是决定预后的关键因素，而酒精性肝炎的严重程度是影响患者近期预后的主要因素，是否已发生肝硬化则是影响患者远期预后的主要因素。

第四节　非酒精性脂肪性肝病

知识点1：非酒精性脂肪性肝病的概念　　副高：熟练掌握　正高：熟练掌握

非酒精性脂肪性肝病（NAFLD）是指除外过量饮酒和其他明确的损肝因素，以弥漫性肝细胞大泡性脂肪变为病理特征的临床综合征。其疾病谱包括非酒精性单纯性脂肪肝（NAFL）、非酒精性脂肪性肝炎（NASH）及其相关肝硬化和肝细胞癌，它们的发病和胰岛素抵抗及遗传易感性关系密切。

知识点2：NAFLD的病因　　副高：熟练掌握　正高：熟练掌握

NAFLD的危险因素包括：高脂肪高热量膳食结构、多坐少动的生活方式，胰岛素抵抗、代谢综合征及其他（肥胖、高血压、血脂紊乱和2型糖尿病）。全球脂肪肝的流行主要与肥胖症患病率迅速增长密切相关。由于肝脏是体内脂肪代谢的重要器官，肝细胞内脂质尤其是三酰甘油沉积是形成NAFLD的先决条件，因脂质摄入异常或肝细胞内的细微结构如线粒体等的功能障碍，造成脂质代谢在合成、降解和分泌过程中失衡，使脂质在肝细胞内异常沉积而形成NAFLD。NAFLD进展很慢，随访10～20年肝硬化发生率低（0.6%～3.0%），而NASH患者10～15年内肝硬化发生率高达25%，NASH为NAFLD发生肝硬化的必经阶段。

知识点3：NAFLD的组织病理　　副高：熟练掌握　正高：熟练掌握

NAFLD的病理改变为以大泡性为主的肝细胞脂肪变，依肝内脂肪变、炎症和纤维化的程度，NAFLD可分为单纯性脂肪性肝病、非酒精性脂肪性肝炎、脂肪性肝硬化三种。①单纯性脂肪性肝病：肝小叶内>30%的肝细胞发生脂肪变，以大泡性脂变性为主，不伴有肝细胞变性坏死、炎症及纤维化；②非酒精性脂肪性肝炎：腺泡3带有气球样肝细胞，腺泡点灶状坏死，门管区炎症伴（或）门管区周围炎症。腺泡3区出现窦周/细胞周纤维化，可扩展到门管区及其周围，出现局灶性或广泛的桥接纤维化；③脂肪性肝硬化：肝小叶结构完全破坏，代之以假小叶形成和广泛纤维化，为小结节性肝硬化。根据纤维间隔有否界面性肝炎，分为活动性和静止性。脂肪性肝硬化发生后肝细胞内脂肪变性可减轻甚至完全消退。

知识点4：NAFLD的发病机制 副高：熟练掌握 正高：熟练掌握

NAFLD是遗传-环境-代谢应激相关性肝病，“二次打击”学说和“四步骤学说”可解释其复杂的发病机制。初次打击主要为胰岛素抵抗。胰岛素抵抗通过促进外周脂肪分解和高胰岛素血症引起肝细胞内脂肪储积而形成单纯性脂肪肝（第一步），而有脂肪变的肝脏对内、外源性损害因子敏感性增高。二次打击主要为反应性氧化代谢产物增多，导致脂质过氧化伴细胞因子释放、线粒体解耦联蛋白-2以及Fas（膜受体，TNF-α受体家族）配体被诱导活化，进而引起已发生脂肪变的肝细胞发生气球样变和炎症坏死，即为脂肪性肝炎（第二步）。炎症的持续存在则激活肝脏星状细胞，从而启动肝脏纤维增生，形成肝纤维化（第三步）。进展性肝纤维化及持续炎症坏死可导致肝小叶结构改建，最终形成肝硬化（第四步）。

小肠细菌过度生长和肠黏膜屏障功能减退及其伴随内毒素产生增多，通过激活肝脏库普弗细胞、释放TNF-α等炎症因子促进脂肪性肝炎的发生和发展。此外，肝毒药物、缺氧、肝脏细胞色素P450（CYP）2E1表达增强，以及肝组织铁负荷过重和遗传易感性等因素，均可作为二次打击参与NASH的发病。

知识点5：NAFLD的发病机制——胰岛素抵抗 副高：熟练掌握 正高：熟练掌握

胰岛素抵抗是NAFLD最重要的发病机制。多种分子机制参与胰岛素抵抗的形成：①游离脂肪酸破坏胰岛素受体底物1（IRS1）酪氨酸磷酸化，促进去磷酸化及丝氨酸残基磷酸化，使胰岛素受体底物失活，导致胰岛素抵抗；②肿瘤坏死因子α（TNF-α）激活应激相关蛋白激酶，包括IKKβ、JNK、PKC亚型等，这些激酶促进IRS1分子的丝氨酸磷酸化，抑制了胰岛素的信号传导，产生胰岛素抵抗；③瘦素诱导IRS1分子的去磷酸化，破坏脂肪酸β氧化，促进甘油三酯合成；④脂联蛋白能抑制肝细胞对脂肪酸的摄取，增加线粒体脂肪酸氧化，促进脂蛋白输出，从而减少肝细胞中脂肪酸的堆积，和胰岛素有协同作用，其减少可加重胰岛素抵抗。

胰岛素抵抗主要通过两种机制导致肝细胞脂质沉积：脂肪分解增加和高胰岛素血症，两者均造成输入肝脏的游离脂肪酸增多，线粒体氧化超载，三酰甘油合成增加，而APOB100合成减少，最终导致三酰甘油在肝细胞堆积。然而，约20%的NAFLD患者在确诊时体重、血脂、血糖均在正常范围。进一步研究提示，在NAFLD时肝脏胰岛素抵抗早于外周胰岛素抵抗，肝细胞脂肪变以及进一步的成脂性改变和肝脏炎症损伤均有可能诱发和加剧胰岛素抵抗。胰岛素抵抗和糖脂代谢紊乱与NAFLD之间可能互为因果。

知识点6：NAFLD的发病机制——氧化应激　　副高：熟练掌握　正高：熟练掌握

氧化应激是引起单纯性脂肪肝向脂肪性肝炎进展的主要原因。氧化应激的发生与细胞内的活性氧自由基（ROS）生成增加或细胞抗氧化防御系统的缺陷有关。线粒体、过氧化物酶体和细胞色素P450系统是肝细胞中ROS生成的主要部位。肝脏脂肪变时，进入肝细胞的游离脂肪酸大大增加，线粒体中脂肪酸β氧化产生的ROS也增加。肝细胞通过增加线粒体解偶联蛋白的表达，使线粒体内膜去极化而减少超氧阴离子的生成。然而，线粒体内膜电化学梯度的下降也减少了ATP的生成，在肝脏对ATP的需求增加的情况下，这些肝细胞就发生坏死。还有部分肝细胞不能上调抗氧化防御体系，大量的ROS使其线粒体DNA发生氧化损伤，这些线粒体DNA编码了部分电子传递链的组分；ROS还使TNF-α的生成增加，线粒体膜发生脂质过氧化，后者引起线粒体细胞色素C丢失。电子传递链的损伤使氧化磷酸化解偶联，进一步减少ATP生成，ROS生成增加。进行性细胞色素C丢失最终引起肝细胞凋亡。死亡的肝细胞释放IL-8等炎症趋化因子，使炎症细胞在肝脏中聚集，引起脂肪性肝炎。

知识点7：TNFα在NAFLD发病中的作用　　副高：熟练掌握　正高：熟练掌握

NAFLD患者Th1/Th2型细胞因子水平失衡，其中Th1型细胞因子比例增加，它们在肝脏炎症反应、肝细胞凋亡和坏死、纤维化形成、肝组织损伤后肝细胞再生等过程中发挥重要作用，其中以TNF-α的作用最为重要。TNF-α在NAFLD发病中的作用是多方面的：①引起胰岛素抵抗：TNF-α活化激活相关蛋白激酶，包括IKKβ和JNK，引起IRS1磷酸化，使胰岛素信号传导受阻；②抑制脂联蛋白表达，使肝细胞脂肪酸的摄取和合成增加，而氧化和输出减少，从而造成肝细胞中脂质堆积；③诱导肝细胞凋亡和坏死相关的分子，促进肝细胞死亡；④诱导产生其他细胞因子和趋化因子，促进肝脏炎症细胞浸润；⑤TNF-α能抑制成熟肝细胞的增生能力，促进原始肝细胞增生，从而导致肝脏肿瘤形成。

知识点8：NAFLD的发病机制——转录因子　　副高：熟练掌握　正高：熟练掌握

多种转录因子参与调节与脂肪代谢有关的酶的表达，在NAFLD的发病中起重要作用。其中促进脂质合成的转录因子包括固醇调节元件结合蛋白（SREBP），碳水化合物反应元件结合蛋白（ChREBP）和肝脏X激活受体（LXR）等。SREBP1c能调节参与脂肪合成关键酶的表达，如乙酰CoA合成酶，使脂质合成增加，此外，SREBP1c还能抑制MTTP的表达，使VLDL的分泌减少。SREBP2调节羟甲基戊酰辅酶A（HMGCoA）还原酶和LDL受体表达，在胆固醇平衡中起重要作用。葡萄糖、饱和脂肪和胆固醇能增加SREBP的丰度，而多不饱和脂肪酸减少SREBP的表达。ChREBP能上调丙酮酸激酶、乙酰CoA羧化酶和脂肪酸合成酶的表达，使碳水化合物氧化和脂肪合成增加。LRXα存在于肝脏和脂肪组织，能被胰岛素激活。LXR通过增加SREBP1c的转录而促进脂肪合成。促进脂质分解最主要的转录因子是过氧化物酶体增殖活化受体家族（PPARs）。其中PPARα主要在肝脏和骨骼肌表达，主要作用是增加脂肪酸摄取，促进线粒体脂肪酸β氧化。PPARα激动剂能促进脂肪酸分解，减少脂质从头合成。PPAR-γ主要在脂肪组织和小肠中表达，能促进脂肪组织分化，增加脂蛋白酯酶活性，促进脂肪酸转运蛋白和乙酰CoA合成酶的表达。PPAR-γ还能诱导脂联蛋白表达，后者具有增加胰岛素敏感性的作用。目前PPAR-γ已作为潜在的药物用于NAFLD的治疗。

知识点9：NAFLD的发病机制——肠道菌群失调　副高：熟练掌握　正高：熟练掌握

肠道微生态紊乱通过影响能量物质吸收、促进肥胖发生、加重胰岛素抵抗、干扰胆汁代谢等途径影响NAFLD的发生。肠道微生态紊乱所致的肠源性内毒素生成增加、肠黏膜通透性受损，导致内毒素吸收增加，加重肝脏炎症反应，这一环节在NAFLD向NASH发展中起重要作用。

知识点10：NAFLD的肝病相关表现　副高：熟练掌握　正高：熟练掌握

大多数NAFLD无症状，或仅有非特异性症状如乏力，但其程度与肝组织学严重程度和分期无关。部分患者有右上腹部不适，在儿童患者更常见。

体检多见腰围增粗的内脏性肥胖，50%以上肥胖患者可以有肝大，而有脾大者小于25%。少数患者可出现蜘蛛痣、肝掌，发展到失代偿期肝硬化时可出现腹水、食管静脉曲张破裂出血或肝性脑病。

NAFLD患者常见的生化异常是血清ALT、AST和γ-GT水平轻度增高持续半年以上。但肝酶水平与肝组织学改变的相关性很差，因而不能仅根据转氨酶增高与否诊断脂肪性肝炎。

知识点11：NAFLD代谢综合征的表现　副高：熟练掌握　正高：熟练掌握

推荐代谢综合征的诊断采用改良的2005年国际糖尿病联盟标准，符合以下5项条件中3项者诊断为代谢综合征：①肥胖症，腰围＞90cm（男性），＞80cm（女性），和/或BMI＞25；②三酰甘油（TG）增高，血清TG≥1.7mmol/L，或已诊断为高TC血症；③高密度脂蛋白胆固醇降低，HDL-C＜1.03mmol/L（男性），＜1.29mmol/L（女性）；④血压增高，动脉血压≥130/85mmHg（1mmHg＝0.133kPa）或已诊断为原发性高血压；⑤空腹血糖（FPG）增高，FPG≥5.6mmol/L或已诊断为2型糖尿病。

知识点12：NAFLD的人体学指标检查　副高：熟练掌握　正高：熟练掌握

疑似NAFLD的患者需常规测量身高、体重、腰围和血压。身高和体重可用来计算BMI以明确有无体重超重和肥胖，而腰围可反映内脏性肥胖。此外，还需重视近期体重波动（每月体重下降＞5kg或半年内体重增加＞2kg）和腰围变化对肝病的不良影响。

知识点13：NAFLD的影像学检查　　副高：熟练掌握　正高：熟练掌握

影像学检查首选B超，必要时做肝脏CT检查。亚太地区NAFLD工作组建议具备以下3项腹部超声异常发现中的两项以上者可诊断为脂肪肝：①肝脏近场回声弥漫性增强（明亮肝），回声强于肾脏；②肝内管道结构显示不清；③肝脏远场回声逐渐衰减。

Fibroscan是诊断慢性肝病肝纤维化比较可靠的方法，但肝脏脂肪变的干扰使其对于NAFLD患者肝纤维化的判断价值受到不利影响。

知识点14：NAFLD的肝活检检查　　副高：熟练掌握　正高：熟练掌握

目前肝活检仅被推荐用于：①常规检查难以明确诊断的患者；②进展性肝纤维化的高危人群但缺乏临床或影像学肝硬化证据者；③入选临床试验的患者；④为其他目的而行腹腔镜检查（如胆囊切除术、胃捆扎术）的患者，此举旨在减少肝活检风险和增加依从性。此外，弥漫性脂肪肝伴有正常肝岛或局灶性脂肪肝难以与肝癌相鉴别者，亦可行肝活检组织病理学检查。

知识点15：NAFLD的诊断条件　　副高：熟练掌握　正高：熟练掌握

明确NAFLD的诊断需符合以下3项条件：①无饮酒史或饮酒折合乙醇量小于140g/w（女性<70g/w）；②除外病毒性肝炎、药物性肝病、全胃肠外营养、肝豆状核变性、自身免疫性肝病等可导致脂肪肝的特定疾病；③肝活检组织学改变符合脂肪性肝病的病理学诊断标准。

知识点16：NAFLD的临床诊断　　副高：熟练掌握　正高：熟练掌握

鉴于肝组织学诊断难以获得，NAFLD临床诊断可为：肝脏影像学表现符合弥漫性脂肪肝的诊断标准且无其他原因可供解释；和/或有代谢综合征相关组分的患者出现不明原因的血清ALT和/或AST、γ-GT持续增高半年以上。减肥和改善胰岛素抵抗（IR）后，异常酶谱和影像学脂肪肝改善甚至恢复正常者可明确NAFLD的诊断。

知识点17：NAFLD的病理学诊断　　副高：熟练掌握　正高：熟练掌握

NAFLD的病理特征为肝腺泡3区大泡性或以大泡为主的混合性肝细胞脂肪变，伴或不伴有肝细胞气球样变、小叶内混合性炎症细胞浸润以及窦周纤维化。与成人不同，儿童NASH汇管区病变（炎症和纤维化）通常较小叶内严重。推荐NAFLD的病理学诊断和临床疗效评估参照美国国立卫生研究院NASH临床研究网病理工作组指南，常规进行NAFLD活动度积分（NAS）和肝纤维化分期。

知识点18：弥漫性脂肪肝的诊断标准

副高：熟练掌握 正高：熟练掌握

具备以下3项腹部超声表现中的2项者为弥漫性脂肪肝：①肝脏近场回声弥漫性增强，回声强于肾脏；②肝脏远场回声逐渐衰减；③肝内管道结构显示不清。可粗略判断弥漫性脂肪肝的程度，以及是否存在肝硬化，但其不能区分单纯性脂肪肝与脂肪性肝炎，且难以检出＜33%的肝细胞脂肪变。

知识点19：CT诊断脂肪肝的依据

副高：熟练掌握 正高：熟练掌握

CT诊断脂肪肝的依据为肝脏密度普遍降低，肝/脾CT值之比＜1.0。其中，肝/脾CT值之比＜1.0但＞0.7者为轻度，肝/脾CT值之比≤0.7但＞0.5者为中度，肝/脾CT值之比≤0.5者为重度脂肪肝。

知识点20：NAFLD的排除标准

副高：熟练掌握 正高：熟练掌握

（1）在将影像学或病理学脂肪肝归结于NAFLD之前，需除外酒精性肝病（ALD）、慢性丙型肝炎、自身免疫性肝病、肝豆状核变性等可导致脂肪肝的特定肝病；除外药物（他莫昔芬、胺碘酮、丙戊酸钠、甲氨蝶呤、糖皮质激素等）、全胃肠外营养、炎性肠病、甲状腺功能减退症、库欣综合征、β脂蛋白缺乏血症以及一些与胰岛素抵抗相关的综合征（脂质萎缩性糖尿病、Mauriac综合征）等可导致脂肪肝的特殊情况。

（2）在将血清转氨酶和/或γ-GT增高归结于NAFLD之前，需除外病毒性肝炎、ALD、自身免疫性肝病、肝豆状核变性、α_1-抗胰蛋白酶缺乏症等其他类型的肝病；除外肝脏恶性肿瘤、感染和胆道疾病，以及正在服用或近期内曾经服用可导致肝脏酶谱升高的中西药物者。

（3）对于无过量饮酒史的慢性HBV以及非基因3型HCV感染患者，并存的弥漫性脂肪肝通常属于NAFLD范畴。对于血清转氨酶持续异常的HBsAg阳性患者，若其血清HBV DNA载量低于104拷贝/ml且存在代谢危险因素，则转氨酶异常更有可能是由NAFLD所致。

（4）每周饮用乙醇介于少量（男性＜140g/w，女性＜70g/w）和过量（男性＞280g/w，女性＞140g/w）之间的患者，其血清酶学异常和脂肪肝的原因通常难以确定，处理这类患者时需考虑酒精滥用和代谢因素并存的可能。同样，对于代谢综合征合并嗜肝病毒现症感染和/或酒精滥用者，需警惕病毒性肝炎与脂肪性肝病以及ALD与NAFLD并存的可能。

知识点21：引起NASH的条件和因素

副高：熟练掌握 正高：熟练掌握

（1）空间肠旁路术和胃成形术等：其发生与原肝疾病、营养缺乏和细菌过度生长有关。胃肠手术后常造成微量营养素缺乏，特别是维生素和必需氨基酸。必需氨基酸与GSH和VIDL合成有关，使得三酰甘油转运受阻。细菌过度生长导致细菌毒素吸收增加，尤其是脂多糖或内毒素，而刺激Kupffer细胞释放肿瘤坏死因子α_1，直接或间接造成肝脏的炎症和损伤。

（2）其他原因的快速减肥：可由禁食、摄食紊乱、小肠切除等引起。肥胖者缓慢减肥可改善肝功能，而快速减肥可导致NASH，可能与谷胱甘肽的缺乏及CYP2E1的表达增加有关。

（3）全胃肠外营养（TPN）：可能与微量营养素如胆碱、牛磺酸和磷酸盐等缺乏、石胆酸的毒性作用和小肠细菌过度生长等有关。

（4）药物：包括胺碘酮、冠心宁、雌激素和其受体配基、甲氨蝶呤、氯喹、钙通道拮抗剂和皮质类固醇等，其可能通过造成线粒体损伤而加重NASH的危险因素。

（5）重度胰岛素抵抗的家族性综合征：胰岛素抵抗是肥胖和2型糖尿病的主要特征，也是NASH最易产生的因素。

（6）其他可能的关系：乳糜泻、血β脂蛋白缺乏症、铜代谢紊乱、职业性肝毒性物质等可能造成NASH发生。

知识点22：NAFLD的治疗目标　　副高：熟练掌握　正高：熟练掌握

鉴于NAFLD为代谢综合征的重要组分并且大多数患者肝组织学改变处于NAFL阶段，治疗NAFLD的首要目标为改善胰岛素抵抗，防治代谢综合征及其相关终末期器官病变，从而改善患者生活质量和延长存活时间；次要目标为减少肝脏脂肪沉积并避免因“二次打击”而导致NASH和肝功能失代偿，NASH患者则需阻止肝病进展，减少或防止肝硬化、肝癌及其并发症的发生。

知识点23：NAFLD的治疗措施　　副高：熟练掌握　正高：熟练掌握

NAFLD的治疗措施包括：①健康宣教提高认识，改变不良生活方式；②纠正潜在的危险因素，控制体重/减少腰围、降低血糖和血压、调整血脂；③减少或避免“二次打击”，必要时应用保肝药物防治脂肪性肝炎；④肝移植治疗NASH相关终末期肝病，但仍需加强代谢紊乱的控制。

知识点24：NAFLD的胰岛素增敏剂治疗　　副高：熟悉　正高：熟悉

（1）二甲双胍：是双胍类药物，它可能通过活化AMP依赖的蛋白激酶来增加线粒体游离脂肪酸氧化和极低密度脂蛋白合成，减少肝脏和骨骼肌的脂肪沉积，从而改善胰岛素抵抗。二甲双胍可显著降低NAFLD患者血清ALT水平并改善肝脏组织学。二甲双胍对NASH的疗效部分来自其胃肠道副作用和辅助减肥作用。

（2）皮格列酮和罗格列酮：是过氧化酶增殖物激活受体（PPAR）γ的激动剂，主要通过作用于前脂细胞而改善胰岛素抵抗，可能有助于NASH患者血清转氨酶和肝组织学的改善。但其疗效尚需通过大样本随机对照临床试验来证实，该类药物的缺点为体重增加、心血管疾病危险性增加以及治疗费用较高。

知识点25：NAFLD的抗氧化及抗炎治疗　　副高：熟悉　正高：熟悉

抗氧化及抗炎治疗的药物包括：①抗氧化剂：如维生素E和/或维生素C，谷胱甘肽前体、β甜菜碱，普罗布考；②针对TNF-α的药物：如己酮可可碱以及益生元和益生菌，此类药物可预防肠道细菌过度生长，从而减少肠道内毒素的产生及其相关肝脏氧化应激和炎症损伤；③非特异性保肝药物：熊去氧胆酸等对NASH具有治疗效果。

知识点26：NAFLD他汀类降脂药物的治疗　　副高：熟悉　正高：熟悉

对于有心血管疾病危险因素的患者，他汀为降低血液低密度脂蛋白胆固醇的标准治疗药物，没有肝病的患者应用他汀相对安全。当前虽然缺乏肝病患者他汀安全性治疗的足够数据，但不明原因性血清转氨酶持续增高和NAFLD患者可安全使用他汀，且他汀对NAFLD本身可能还有治疗作用。目前认为，他汀所致孤立性无症状性转氨酶轻度升高（＜120U/L）通常无需停药，而合并慢性活动性肝炎以及不明原因转氨酶升高和NAFLD的高脂血症患者也可在保肝药物基础上应用常规剂量的他汀。

知识点27：NAFLD减肥手术的治疗　　副高：熟悉　正高：熟悉

病态肥胖患者通过严格的膳食、运动和药物治疗后，如仍未达到有效减重和减轻并发症的目的，可考虑腹腔镜下行可调节胃部绷扎术和Roux-Y胃部旁路术等减肥。减肥手术具有迅速见效和效果持久的特点，是重度肥胖的NASH患者当前最佳治疗选择。减肥手术的优点为在改善胰岛素敏感性和减少代谢综合征和糖尿病相关风险的同时，可减轻甚至逆转NASH和肝纤维化，并显著改善患者社会心理功能和生活质量。因不同减肥手术的疗效及并发症有一定差异，医患对此应有充分认识，严格选择适应证及手术方法，并关注体重快速下降和营养不良对肝脏的不良影响。

知识点28：NAFLD的长期随访指标　　副高：熟悉　正高：熟悉

NAFLD的长期随访指标包括：①每半年一次。检查：人体学指标（体重、腰围、血压、计算BMI）、肝功能酶学指标（ALT、AST、γ-GT、ALP）、血脂全套（包括三酰甘油、高密度脂蛋白胆固醇、低密度脂蛋白胆固醇）、空腹血糖（如果FBG＞5.6mmol/L则做糖耐量试验）。②每年1次。检查：肝脏和腹部内脏B超、心电图、眼底镜评估动脉硬化程度，必要时做颈动脉超声波检查。

第五节　肝　脓　肿

一、细菌性肝脓肿

知识点1：细菌性肝脓肿的概念　　副高：熟练掌握　正高：熟练掌握

细菌性肝脓肿是指由化脓性细菌感染所致的肝脏内化脓性病变，主要继发于胆道、腹腔或身体其他部位的感染。本病的男女之比2∶1，临床多急性起病，以寒战、高热、肝区疼痛、肝大压痛为主要表现，亦可发生脓肿穿破等并发症。

知识点2：原因根据细菌感染途径与原发病分类　　副高：熟练掌握　正高：熟练掌握

根据细菌性肝脓肿的细菌感染途径与原发病分胆管炎性与非胆管炎性两类。

（1）胆管炎性：肝内外胆管结石、肿瘤、胆管蛔虫、胆管手术后胆管狭窄等。细菌逆行感染至肝内占本病首位。

（2）非胆管炎性：①门静脉（继发于化脓性阑尾炎、急性胰腺炎、肠道感染）；②肝动脉（骨髓炎、疖痈、败血症）；③邻近脏器化脓性病灶直接波及（胆囊坏死、胃穿孔、右肾周脓肿）；④肝脏外伤等。

知识点3：引起细菌性肝脓肿的病原菌　　副高：熟练掌握　正高：熟练掌握

引起细菌性肝脓肿的病原菌通常为革兰阴性菌，如大肠埃希菌、类链球菌、变形杆菌、克雷伯或肠杆菌等，在我国金黄色葡萄球菌亦常见。近几年来厌氧菌感染如类杆菌、微需氧或厌氧链球菌等，亦日益引起重视。细菌性肝脓肿以混合感染多见。

知识点4：细菌性肝脓肿的感染途径　　副高：熟练掌握　正高：熟练掌握

细菌性肝脓肿的感染途径有：①经胆道；②经门静脉；③经肝动脉；④肝外伤；⑤邻近组织脏器化脓性炎症的直接蔓延。

知识点5：细菌性肝脓肿形成的机制　　副高：熟练掌握　正高：熟练掌握

（1）经胆道为细菌性肝脓肿最主要的感染途径，由于胆道炎症、蛔虫症、结石以及其他如壶腹部狭窄、胰头癌等原因使胆总管狭窄与阻塞，细菌沿着胆管上行进入肝脏形成脓肿。

（2）所有胃肠道、腹腔内的感染均可通过门静脉进入肝脏，如痔核感染、坏疽性阑尾炎、菌痢、憩室炎、溃疡性结肠炎、大肠癌伴感染，可引起门静脉属支的血栓性静脉炎，脓毒栓子脱落进入肝内，即可形成脓肿。

（3）身体任何部位的化脓性病变，如败血症、骨髓炎、中耳炎、皮肤疖痈、亚急性细菌性心内膜炎、呼吸道感染等，特别在发生脓毒血症时，细菌可经肝动脉进入肝脏形成脓肿。

（4）肝外伤特别是肝的贯通伤或闭合伤后肝内血肿的感染能形成肝脓肿。

知识点6：细菌性肝脓肿的病因　　副高：熟练掌握　正高：熟练掌握

细菌感染是细菌性肝脓肿的病因，而机体抵抗力降低也是本病发病的重要因素。其致病菌多为大肠埃希菌、链球菌、葡萄球菌等，其他如副大肠埃希菌、变形杆菌、铜绿假单胞菌、产气杆菌、伤寒杆菌、真菌等均曾有报道。混合感染多于单一细菌感染。

知识点7：细菌性肝脓肿的病理 副高：熟练掌握 正高：熟练掌握

除逆行性胆管炎病变外，脓肿常为多发，散布于全肝，或局限于一叶，大小及数目不一，小则肉眼看不见，大的直径可超过10cm，大脓肿呈蜂窝状，可由许多小脓肿融合而成，亦可向邻近组织或器官侵袭，引起穿破并发症。

知识点8：细菌性肝脓肿的临床表现 副高：熟练掌握 正高：熟练掌握

细菌性肝脓肿的临床表现与阿米巴肝脓肿相似，但病情较重。多急性起病，寒战，高热呈弛张热或稽留热型，常伴大汗，全身状况日益衰弱，可伴有黄疸。局部表现主要为右上腹或中上腹持续疼痛，常放射至右肩；肝大伴显著压痛，右季肋区局部压痛或叩击痛。脓肿可穿破至膈下、胸腔和腹腔。

知识点9：细菌性肝脓肿的实验室检查 副高：熟练掌握 正高：熟练掌握

（1）血常规与血沉：白细胞总数及中性粒细胞增高，50%有贫血。红细胞沉降率加快。

（2）肝功能检查：可出现不同程度的损害，可有清蛋白、血清转氨酶、碱性磷酸酶升高，血清胆红素可轻至中度升高。

（3）脓液细菌培养：肝穿刺抽出脓液诊断即可确定。脓液墨黄绿、黄白或灰黄色，常有臭味，细菌培养可阳性。

知识点10：细菌性肝脓肿的B超检查 副高：熟练掌握 正高：熟练掌握

B超检查可确定细菌性肝脓肿的部位、数目及大小。早期的病变部位呈低至中等回声，与周围组织边界不清。随着病情的进展，超声下可见无回声的液化区，脓肿壁的回声增强。肝脓肿穿破横膈进入胸腔，常合并反应性胸膜腔积液。

知识点11：细菌性肝脓肿的X线检查 副高：熟练掌握 正高：熟练掌握

X线胸部透视中，肝右叶脓肿可见右膈肌升高、运动受限，肝影增大或局限性隆起，有时伴有反应性胸膜腔积液。左叶肝脓肿X线钡剂检查常可见胃小弯受压、推移征象。

知识点12：细菌性肝脓肿的肝脏CT检查 副高：熟练掌握 正高：熟练掌握

细菌性肝脓肿的肝脏平扫CT呈低密度、不均匀改变，形态多样化，单发或多发，单房或多房，圆形或椭圆形，边界清楚；已形成脓肿者壁较厚，脓肿腔内可有气影。增强的特点为：在未形成脓腔前不均匀增强，在形成脓腔后，其壁内侧光滑增强，壁外侧模糊。

知识点13：细菌性肝脓肿的MRI扫描检查　副高：熟练掌握　正高：熟练掌握

MRI扫描能发现细菌性肝脓肿患者肝内1cm以上的病变，并对鉴别病变性质有重要帮助。

知识点14：细菌性肝脓肿的经皮胆管造影　副高：熟练掌握　正高：熟练掌握

经皮胆管造影（PTC）是指注入造影剂后若与肝内胆管有交通，则为胆源性肝脓肿的可靠证据。肝内交通明显，造影剂显示呈梅花形；肝外胆管有狭窄者，病灶常分布于肝两叶。

知识点15：细菌性肝脓肿的诊断　副高：熟练掌握　正高：熟练掌握

根据病史，临床上出现寒战、高热、肝区疼痛、肝大，X线检查可见病侧膈肌抬高和固定、常有胸腔积液，加上腹部超声、CT、MRI影像检查即可诊断本病。对于影像检查不能确定的病例，诊断性肝穿刺抽脓是确诊的重要手段。

知识点16：阿米巴肝脓肿与细菌性肝脓肿的鉴别诊断（表11-4）　副高：熟练掌握　正高：熟练掌握

表11-4　阿米巴肝脓肿与细菌性肝脓肿的鉴别诊断

项　目	阿米巴肝脓肿	细菌性肝脓肿
病史	继发于阿米巴痢疾后	继发于胆道感染或其他化脓性疾病
病程	起病较缓慢，病程较长，症状较轻	病情急剧严重，全身脓毒血症状明显
血象化验	白细胞计数可增加，血液细菌培养阴性	白细胞计数增加，中性粒细胞可高达90%。有时血液细菌培养阳性
粪便检查	部分患者可找到阿米巴滋养体	无特殊发现
脓肿穿刺	大多为棕褐色脓液，镜检有时可找到阿米巴滋养体，若无混合感染，涂片和培养无细菌	多为黄白色脓液，涂片和培养可发现细菌
诊断性治疗	抗阿米巴药物治疗有好转	抗阿米巴药物治疗无效

知识点17：细菌性肝脓肿与肝结核（脓肿型）的鉴别诊断

副高：熟练掌握 正高：熟练掌握

肝结核形成脓肿时酷似细菌性肝脓肿，有时需要依靠肝穿刺进行肝组织学、病原学检查才能确诊。

知识点18：细菌性肝脓肿与原发性肝癌的鉴别诊断

副高：熟练掌握 正高：熟练掌握

细菌性肝脓肿需要与原发性肝癌进行鉴别。原发性肝癌患者肝大且质地坚硬呈结节状。患者迅速消瘦呈恶病质，腹水、黄疸常较明显。白细胞计数正常甚至降低，甲胎蛋白明显增高。B超或CT检查有实质性占位病灶存在。

知识点19：细菌性肝脓肿与胆囊炎胆石症的鉴别诊断

副高：熟练掌握 正高：熟练掌握

细菌性肝脓肿需要与胆囊炎胆石症进行鉴别。胆囊炎胆石症起病较急，以右上腹阵发性绞痛并向右肩部放射为主要表现，并有发热、黄疸、右上腹肌紧张伴压痛。有时可触及肿大的胆囊，肝大不明显。B超可见肿大的胆囊或胆道结石，X线检查一般无膈肌上抬、局限性膨隆、活动受限等表现。抗生素治疗有效。

知识点20：细菌性肝脓肿与膈下脓肿的鉴别诊断

副高：熟练掌握 正高：熟练掌握

细菌性肝脓肿需要与膈下脓肿进行鉴别。膈下脓肿多发生在内脏穿孔（如胃、阑尾、肠）或腹部外科手术的基础上。胸壁疼痛及压痛较明显，疼痛可因呼吸加重。体检时可发现膈肌上升而肝上界下移，膈下可有游离气体。B超或CT可发现脓肿不在肝内。

知识点21：细菌性肝脓肿的全身支持治疗

副高：熟练掌握 正高：熟练掌握

细菌性肝脓肿患者必须给予充分营养，补充维生素，纠正水、电解质及酸碱平衡失调。

知识点22：抗生素治疗的应用原则

副高：熟练掌握 正高：熟练掌握

抗生素应用的原则：①针对革兰阴性杆菌及厌氧菌；②根据细菌培养结果及药敏试验选用；③两种或两种以上抗生素联合应用；④全身用药加脓肿局部注射；⑤剂量与疗程应充分。

知识点23：革兰阳性球菌的抗生素治疗　副高：熟练掌握　正高：熟练掌握

（1）金黄色葡萄球菌与表皮葡萄球菌感染性肝病：可选用苯唑西林、头孢唑啉等耐酶青霉素类。

（2）耐甲氧西林葡萄球菌：可用万古霉素或去甲万古霉素、泰能（亚胺培南/西司他丁）等。

（3）肠球菌：可选青霉素、氨苄西林、头孢唑啉、万古霉素或去甲万古霉素。对严重的球菌类感染宜联合应用抗生素。

知识点24：革兰阴性球菌的抗生素治疗　副高：熟练掌握　正高：熟练掌握

革兰阴性杆菌包括大肠埃希菌、克雷伯杆菌、沙雷菌等，耐药性日趋严重，在获得药敏结果前可选用氨曲南、哌拉西林/舒巴坦等广谱青霉素与酶抑制药、第3或4代头孢菌素、喹诺酮类或联合氨基糖苷类抗生素。

知识点25：厌氧菌的抗生素治疗　副高：熟练掌握　正高：熟练掌握

厌氧菌可选用甲硝唑、克林霉素等抗生素进行治疗。

知识点26：细菌性肝脓肿进行肝穿刺抽脓术　副高：熟练掌握　正高：熟练掌握

肝穿刺抽脓术是指对孤立性细菌性肝脓肿选用穿刺、抽脓，做细菌培养。根据培养的结果选用敏感的抗生素。经7～10天治疗脓腔未见缩小者，可反复穿刺抽脓。

知识点27：穿刺抽脓与置管引流　副高：熟练掌握　正高：熟练掌握

对有较大脓肿形成、发热和毒性症状比较明显的细菌性肝脓肿患者，应尽早进行超声引导下穿刺置管，放置导管后可反复冲洗脓腔，直至不再排脓、临床症状消失、脓腔缩小，方可将导管拔出。

知识点28：进行手术切开引流的指征　副高：熟练掌握　正高：熟练掌握

手术切开引流的指征有：①巨大肝脓肿≥10cm，抽脓困难或脓液不易抽出者；②脓肿已穿破到胸腹腔者；③肝右叶前方脓肿，穿刺抽脓或置管困难者；④穿刺抽脓不畅，药物治疗后脓肿不见减小者；⑤较大的多发性脓肿或已融合为较大脓腔者；⑥肝脓肿伴有腹膜炎体征者。

二、阿米巴肝脓肿

知识点1：阿米巴肝脓肿的概念　　副高：熟练掌握　正高：熟练掌握

阿米巴肝脓肿是阿米巴肠病最常见的并发症，常继发于肠道阿米巴病。以长期发热、右上腹或右下胸痛、全身消耗及肝大、压痛、血白细胞增多等为主要临床表现，且易导致胸部并发症。

知识点2：病因及发病机制　　副高：熟练掌握　正高：熟练掌握

阿米巴肝脓肿是肠阿米巴原虫引起的肝脏感染性疾病。溶组织内阿米巴的生活史可分为滋养体、包囊前和包囊3种形态。

寄生在肠腔内的阿米巴小滋养体，借助对肠黏膜组织的溶解破坏作用，侵入肠黏膜下层及黏膜下小血管成为大滋养体，并随血流经门静脉系统进入肝脏。如果入侵肝脏的滋养体数量较大，机体抵抗力降低，可引起肝脏微血管及周围组织的炎症反应，形成微血管栓塞，导致局部组织缺血、缺氧、肝组织坏死。滋养体的溶组织作用引起肝小叶的灶性坏死、液化而成为微小脓肿。滋养体不断地从坏死组织向周围组织扩散，不断破坏正常肝组织，脓肿随之逐步扩大。肝内小脓肿也可互相融合，最后形成巨大的肝脓肿。阿米巴滋养体除经门脉血流侵入肝脏外，还可以直接通过肠壁或淋巴管侵入肝脏。

知识点3：病理表现　　副高：熟练掌握　正高：熟练掌握

阿米巴肝脓肿在肝内数目不等，大小也不一。以单个脓肿多见，最大的阿米巴肝脓肿直径可达30cm。典型的阿米巴肝脓肿内容物有阿米巴溶组织酶所引起的坏死组织和陈旧性血液，两者混合成为咖啡色或巧克力色的棕红色果酱样脓液，并带有肝腥味。脓肿壁组织坏死，与正常肝组织界限不明显。在脓肿壁的坏死组织中可以找到滋养体。合并细菌感染者脓液呈黄色、黄白色或黄绿色。如果是大肠埃希菌或厌氧菌感染，则脓液稀薄而有恶臭。

阿米巴肝脓肿向肝表面膨出时，可累及邻近组织脏器。由于肝脏淋巴管与胸腔淋巴管相通，肝脏又和膈肌相贴，故可引起同侧反应性胸膜炎。肝脓肿向右上方穿破，可造成膈下脓肿。脓肿穿破至胸腔、肺及支气管，造成阿米巴性脓胸、肺脓肿、肝-胸膜肺-支气管瘘。肝左叶阿米巴向下方破溃，可造成腹膜炎，也可穿入胃、肠管、肾，脓液随稀便或尿排出。

知识点4：临床表现　　副高：熟练掌握　正高：熟练掌握

阿米巴肝脓肿可发生在任何年龄，起病多缓慢，多数患者在患阿米巴痢疾数周或1个月后或至痢疾已经痊愈数月或数年后发生。但也可和痢疾同时发生，临床上以发热、肝区疼痛、肝大和压痛为主要表现。

知识点5：阿米巴肝脓肿发热的表现　　副高：熟练掌握　正高：熟练掌握

发热在阿米巴肝脓肿的临床表现中多见，可为首发症状。多数患者为弛张热和不规则热，少数为低热或稽留热，体温多在39℃以下。发热伴寒战者常合并细菌感染。

知识点6：阿米巴肝脓肿肝区疼痛的表现　　副高：熟练掌握　正高：熟练掌握

肝区疼痛是阿米巴肝脓肿较早出现的症状之一，具有重要的诊断价值。疼痛性质、部位、程度和脓肿在肝内的位置、大小、病程与患者的痛阈等因素有关。疼痛的性质不一，表现为胀痛、钝痛、刺痛或隐痛。脓肿靠近肝包膜时疼痛常较明显，刺激膈肌时可引起右肩部疼痛。脓肿位于肝下部则引起上腹部疼痛、压痛及腹肌紧张，易被误诊为胆囊炎或溃疡病穿孔。

知识点7：阿米巴肝脓肿肝大的表现　　副高：熟练掌握　正高：熟练掌握

阿米巴肝脓肿患者常有不同程度的肝大和压痛。一般为右肋缘下3～5cm，少数10cm以上。肿大的肝脏表面多柔软光滑，有少数可质地较硬、表面不平。肿大的肝脏由于炎症刺激，可出现腹肌紧张。

知识点8：阿米巴肝脓肿的并发症　　副高：熟练掌握　正高：熟练掌握

（1）血行播散：在阿米巴肝脓肿的并发症中，血行播散罕见，阿米巴原虫偶可侵入肝内血管，经肝静脉回流至右心，并随血流播散到全身而形成其他脏器的阿米巴病。

（2）继发细菌感染：是阿米巴肝脓肿的并发症之一。患者常高热不退，中毒症状明显。最常见的菌种有大肠埃希菌、金黄色葡萄球菌、产气荚膜杆菌、变形杆菌。其他厌氧菌也很常见。阿米巴肝脓肿患者肝穿刺抽脓后都应常规进行细菌培养检查。

（3）穿破：阿米巴肝脓肿位于肝脏表面，脓肿较大，反复多次抽脓可以诱发肝脓肿穿破。穿入胸腔形成脓胸，穿入肺内形成肺脓肿，与支气管相通则形成肝-胸膜-肺-支气管瘘，患者咳出大量脓液。穿破至肠道内，脓液可随粪便排出，预后较好。但如破入纵隔、心包、腹腔则预后差。

（4）其他：少数患者因脓肿压迫胆小管或肝组织可出现轻度黄疸。慢性患者则多呈慢性病面容、消瘦、贫血、下肢营养性水肿，甚至腹水。

知识点9：阿米巴肝脓肿的血象检查　　副高：熟练掌握　正高：熟练掌握

在血象检查中，多数阿米巴肝脓肿患者有轻至中度贫血。约70%的急性期患者白细胞计数增高，多为（10～20）$\times 10^9$/L，中性粒细胞占比为0.75～0.80，合并细菌感染时白细胞和中性粒细胞常明显增多。

知识点10：阿米巴肝脓肿的肝功能检查 副高：熟练掌握 正高：熟练掌握

阿米巴肝脓肿患者的肝功能大多正常。有时出现胆红素轻度升高、清蛋白下降、球蛋白上升、ALT轻度升高。

知识点11：阿米巴肝脓肿的粪便检查 副高：熟练掌握 正高：熟练掌握

阿米巴肝脓肿常继发于肠道阿米巴病，可在粪便中找到滋养体。采集粪便后应及时检测，因为在外界30分钟后阿米巴滋养体可能很快失去活力，导致形态不易辨认而使检出率明显下降。大便中能发现包囊，但一次粪检包囊检出率仅为50%～70%，多次检查能提高总的检出率。

知识点12：阿米巴肝脓肿的脓液检查 副高：熟练掌握 正高：熟练掌握

典型的阿米巴肝脓肿脓液呈咖啡色或棕色的果酱样液体，伴有肝腥味。滋养体存在于脓肿壁上，在穿刺抽脓后，使针头靠抵脓肿壁后再用力抽吸，将针头内的少许抽出物立即涂片检查，可以提高滋养体检出率。阿米巴肝脓肿合并细菌感染时，脓液呈黄白色或黄绿色并有臭味。脓肿穿入胸腔并形成肝–肺–支气管瘘时，痰液也可呈棕红色，痰中可能找到滋养体。

知识点13：阿米巴肝脓肿的免疫学检查 副高：熟练掌握 正高：熟练掌握

（1）检测抗原：用对流免疫电泳检测阿米巴肝脓肿脓液、肝活组织和血清中抗原也有助于本病的诊断。

（2）检测抗体：感染阿米巴原虫后体内可产生特异性抗体，常用间接血凝试验（IHA）、间接荧光抗体试验（IFA）、间接免疫过氧化物酶染色试验（IIP）、酶联免疫吸附试验（ELISA）等检测，阿米巴肝脓肿时阳性率在90%以上。

知识点14：阿米巴肝脓肿的超声检查 副高：熟练掌握 正高：熟练掌握

B超检查的准确率可达95%，在对阿米巴肝脓肿进行检查中可表现为肝区内出现圆形或卵圆形的边界清晰的低回声区或无回声区。

知识点15：阿米巴肝脓肿的胸部X线检查 副高：熟练掌握 正高：熟练掌握

肝右叶阿米巴肝脓肿常使右膈肌抬高、活动受限、压迫右肺底，导致右肺下部片状阴影、盘状肺不张、右侧胸腔积液等。若病变位于左侧，可出现左侧胸腔积液、心包积液等。

知识点16：阿米巴肝脓肿的CT检查　　副高：熟练掌握　正高：熟练掌握

CT诊断阿米巴肝脓肿的准确率可达92.5%，能发现1cm以下的小脓肿。表现为均匀的圆形或卵圆形的低密度区，边缘不甚清晰。增强后脓肿壁环状增强，若其内有气体存在，则对诊断有重要价值。

知识点17：阿米巴肝脓肿的诊断　　副高：熟练掌握　正高：熟练掌握

根据症状（长期不明原因的发热、食欲下降、消瘦、肝区不适或疼痛）与体征（肝大有压痛、叩击痛或右下腹局部隆起并有触痛者）、既往阿米巴痢疾史，通过影像学检查（超声、CT等发现肝内囊性占位）及实验室检查（粪便中发现溶组织阿米巴滋养体或包囊、脓液中找到大滋养体），一般不难对本病做出诊断。

知识点18：阿米巴肝脓肿的药物治疗　　副高：熟练掌握　正高：熟练掌握

（1）甲硝唑：对肠道内、外阿米巴滋养体和肠内包囊都有良好的杀灭作用，不良反应较轻，使用方便，价格低廉，目前仍是治疗阿米巴肝脓肿的首选药物。成人每次用量为0.4～0.6g，每日3～4次，20天为1个疗程。对脓肿较大、排脓不好的患者，疗程应延长至3～4周。脓肿大多在治疗后2～4个月逐渐缩小，完全吸收需半年至2年以上。

（2）替硝唑：对肠内、肠外阿米巴病的疗效与甲硝唑相似，但其毒性略低。成人每日2g，连服3～5天。

（3）氯喹：该药对阿米巴滋养体也有杀灭作用。口服后很快在肠道内吸收，在肝中的浓度为血浓度的500～600倍，故对阿米巴肝脓肿也有较好疗效。目前常用方案为：第1、2天每日2次，每次0.5g；以后每日2次，每次0.20g，共用21天。

（4）抗细菌感染治疗：阿米巴肝脓肿合并细菌感染者，应根据脓液或血培养结果和药物敏感性试验选用相应的抗生素药物进行治疗。

知识点19：阿米巴肝脓肿的穿刺治疗　　副高：熟练掌握　正高：熟练掌握

症状轻、脓肿直径＜3cm、对抗阿米巴治疗效果良好者，一般不须穿刺即可治愈。对脓肿局部疼痛和压痛明显、脓肿直径＞6cm、经足量抗阿米巴药物治疗1周后症状无改善、有穿破危险或并发细菌感染全身毒血症明显者，应考虑及早行脓肿穿刺抽脓。

知识点20：阿米巴肝脓肿外科治疗的指征　　副高：熟练掌握　正高：熟练掌握

内科治疗效果不佳者须外科手术治疗，其方法包括闭式引流、切开引流、肝叶切除或肝部分切除等。具体手术指征为：①巨大脓肿或多发性脓肿者；②脓肿破入腹腔或邻近脏器者；③脓肿合并细菌感染、脓液黏稠不易抽出或引流不畅者；④脓肿位置过深不宜穿刺且药物治疗效果不好者；⑤左叶肝脓肿有向心包穿破或穿刺抽脓有危险者。

第六节 肝结核

知识点1：肝结核的概念

正高：熟练掌握

肝结核是肝脏粟粒型分枝杆菌感染，伴肉芽肿形成，偶可引起胆管损害或结核瘤。肝结核也可发生在仅有肺结核而无肝脏直接感染者。患者一般有结核病的全身性症状和肝病局部表现，如肝大、压痛，偶伴脾大、黄疸或腹水。慢性肺结核死亡病例中有肝结核者可达99%。

知识点2：肝结核的病因和发病机制

正高：熟练掌握

由于肝脏血运丰富，结核杆菌易行血行播散。多数肝结核由全身血行播散性结核经肝动脉入肝；其次为消化道结核经门脉系统进入肝脏造成感染；少数如腹腔结核或脊柱结核可通过淋巴系统或邻近器官直接侵入。妊娠期结核尚可通过胎盘结核经脐静脉入肝形成直接传播。进入人体的结核杆菌均能到达肝脏，但肝脏含有丰富的单核巨噬细胞系统和吞噬功能很强的Kupffer细胞，胆汁也有抑制结核杆菌生长的作用，因此，并非所有侵入肝脏的结核杆菌都能致病并形成病灶。一般认为大量结核菌侵入或机体免疫功能低下或肝脏本身存在某些病变，如脂肪肝、纤维化、肝硬化或药物损伤等因素时，比较容易感染形成肝结核病灶。

知识点3：肝结核的病理

正高：熟练掌握

肝结核的基本病理变化为肉芽肿。肝结核性肉芽肿可表现为干酪样坏死、液化坏死、纤维组织增生及钙化等。

知识点4：肝结核的病理类型

正高：熟练掌握

有关肝结核的病理分型尚无统一标准，而且各种病理类型可相互同时存在，并可互相转化。有以下几种类型：①粟粒型（小结节型）：最常见，占80%，是全身结核血行播散的一部分，病变呈粟粒大小，直径0.6～2.0mm，质硬、呈黄色或灰白色多发小结节，也可发生于肝包膜上，镜下可见类上皮细胞，多核巨细胞和淋巴细胞围绕干酪坏死灶形成肉芽肿。②结节型：病灶比较局限，形成2～3cm、质硬、灰白色的实质性单发或多发结节，或附近病灶融合成团，酷似瘤样病变，故又称结核瘤，如果结核病灶中心干酪样坏死发生液化则形成脓肿，可以呈蜂窝状或单发巨大脓肿，脓液稀薄或因出血呈巧克力色，其中可见干酪样坏死物质，脓肿可穿破胸、腹腔或侵犯肝内胆管。③胆管型：病灶累及胆管或脓肿破入胆管所致，病变局限于肝内胆管及其周围肝实质，肝外胆管受累较少见，病变沿管壁发展，胆管壁增厚、溃疡或狭窄，以至胆管扩张。④结核性肝浆膜炎（肝包膜结核）：多为结核性腹膜炎累及肝脏包膜，肝包膜可普遍增厚或表面有灰白色条索，并可有粟粒样结核结节。

知识点5：肝结核的临床表现

正高：熟练掌握

多数肝结核病例有结核的全身症状和肝脏受累的表现，但通常无特异的症状和体征，而且个体差别很大。患者的全身症状包括低热、乏力、食欲减退、消瘦、盗汗等，其中发热最常见。肝结核局部表现包括肝大（肝脏中等硬度或较硬，可有肝区疼痛和触痛）、脾大（半数有触痛）、黄疸（肿大淋巴结压迫肝外胆管、结核侵犯胆管、肝内小肝管阻塞、肝细胞损害及脂肪变性可能是黄疸发生的原因）。病变严重者可导致肝硬化、肝功能衰竭和消化道出血等表现。

知识点6：肝结核的实验室检查

正高：熟练掌握

在肝结核的实验室检查中，80%的患者有中度或轻度贫血，红细胞沉降率（血沉）增快，白细胞计数正常或下降，血γ-球蛋白和碱性磷酸酶增高，胆红素轻、中度升高，转氨酶正常或轻度异常；皮肤结核菌素试验（PPD）阳性。穿刺抽出物涂片可找到抗酸杆菌，结核杆菌培养可为阳性。聚合酶链反应（PCR）检测结核杆菌对活动性结核有较高的诊断价值。

知识点7：肝结核的X线检查

正高：熟练掌握

在肝结核腹部平片上，约半数有肝区钙化影。肝结核主要继发于肺结核及肠结核，半数患者有胸腔结核病变。钡剂灌肠或肠系钡餐检查，约1/3患者有肠结核改变。

知识点8：肝结核的腹部B超检查

正高：熟练掌握

根据肝结核的声像图表现，可将其分为弥漫型、肿块型、脓肿型和钙化型；其中前三型可通过肝活检得到病理证实。①弥漫型肝结核：病理为粟粒样结节，超声仪表现为肝实质回声增强，临床上易误诊为肝炎或漏诊；②肿块型肝结核：病理表现是结核结节融合形成肉芽肿或干酪样坏死，超声表现为肝实质内低回声团块，病灶周围有炎性反应，呈高回声，无“声晕”，临床应与肝癌鉴别，后者超声特点为周围无炎性高回声，可见“声晕”，后方可有回声衰减，较大的瘤体有压迫症状；③脓肿型肝结核：病理表现为干酪样坏死和肉芽肿中心液化，超声表现与非结核性肝脓肿相似，诊断需结合病史和其他辅助检查；④钙化型肝结核：是结核病灶愈合过程中纤维化和钙化的结果，超声表现为肝实质内强回声，后方有声影，有时不易与肝内胆管结石鉴别，通常肝结核的钙化灶分布在肝实质内，无沿胆管分布的特征，一般不引起肝内胆管扩张。

知识点9：肝结核的计算机断层扫描检查

正高：熟练掌握

根据计算机断层扫描（CT）的显示，通常将肝结核分为粟粒型、结节型、脓肿型、胆管型。①粟粒型：最常见，为多发或弥漫性粟粒状小结节灶（直径≤2.0cm），常为全身结核的一部分，影像学可见肝肿大和细小结节灶，对非钙化性病灶直径<0.5cm者，CT大多难以发现，此外，肝包膜上发生粟粒型结核灶者很少见，有时包膜增生变厚形成“糖衣肝”，CT表现为肝包膜下多发结节状低密度灶和方叶肝包膜增厚；②结节型：由粟粒型肉芽肿融合而成，病理变化多样，直径>2cm，CT表现为结节状低密度灶，增强扫描可有周边性强化，亦可表现为肝内结节状混杂密度灶，其特点是病灶中心密度高或密度不均，边界不清，增强扫描后轻、中度强化，可单发或多发，此型易于发现；③脓肿型：结核性肉芽肿中心出现明显液化干酪样坏死时即形成结核性肝脓肿，CT表现为囊性病变，边缘可轻度强化或无明显强化，边缘无明显强化时，与肝囊肿十分相似，但囊内CT密度较囊肿为高，囊壁亦较模糊，当多个小结节灶合并互相融合成较大结节灶时，CT表现为成簇状改变即“成簇征”或“蜂窝状”病变，增强后呈多环状强化，具有一定的特征性；④胆管型：CT检查可见肝内胆管扩张，沿管壁或肝门区可见弥漫性或结节状钙化，此为特征性改变。肝结核的其他征象，如腹腔淋巴结肿大、钙化，肝内卫星灶、脾大、肝外结核等亦有重要的参考价值。

知识点10：肝结核的腹腔镜检查

正高：熟练掌握

肝结核的腹腔镜检查中可见：肝包膜增厚，多纤维粘连及灰白色散在、大小不等或粟粒状结节。肝活组织病理检查，可找到结核杆菌。但仍有少数患者经剖腹探查甚至尸检才能确定诊断。

知识点11：肝结核的磁共振成像检查

正高：熟练掌握

磁共振成像（MRI）可准确地反映肝结核的病理改变过程。在T1WI上，所有病灶都表现为低信号，如干酪样坏死、液化坏死、纤维组织增生及钙化，因此这种表现无特征性。T2WI上，病灶的表现多种多样，可反映结核性肉芽肿处于不同的时期。干酪样坏死是一种特殊的凝固性坏死，含自由水少，因此在T2WI上表现为低信号；而炎性肉芽肿含有各种炎性细胞和增生的小血管，在T2WI上是高信号，因此形成了病灶中心低信号（干酪样坏死）而周边为高信号（炎性肉芽肿）的表现。

如果病灶在T2WI上呈高信号，则反映了病灶内部为液化坏死，因液化坏死含自由水多。当病灶内含多种成分时，可表现为混杂信号。纤维化在T2WI上也呈低信号，故和干酪样坏死不易区别；但增强扫描门脉期和延迟期，纤维化组织有强化表现，而干酪样坏死无强化，呈极低信号，两者易于鉴别。

知识点12：肝结核的诊断

正高：熟练掌握

由于肝结核的临床表现和常规检查均无特异性，因此确定诊断很困难。当患者存在上腹部或右上腹部疼痛不适，影像学检查发现肝占位性病变或钙化灶并有下列情况者，应高度怀疑肝结核：①长期不明原因的发热、盗汗、乏力、食欲缺乏、消瘦；②轻、中度贫血，血沉加快，PPD试验阳性；③有结核病史或发现肺或肺外其他器官有结核病灶；④转氨酶轻度异常伴碱性磷酸酶和球蛋白升高。

对怀疑肝结核者，应及时在B超或CT引导下行肝穿刺。如为肝脓肿，抽出稀薄似巧克力样液体，内有白色坏死物者，要行涂片进行抗酸染色，并行结核菌培养。如果怀疑为肝包膜结核，可行腹腔镜检查；如果在肝表面见到乳白或灰白色结节者，可取活检进行病理学诊断。另外，可利用PCR方法对各种穿刺物进行结核杆菌DNA检查，这对活动性结核的病原学诊断很有帮助。

对于高度怀疑肝结核，但未得到病理或细菌学证实者，可诊断性治疗4～8周，如症状明显改善，有利于肝结核诊断。

知识点13：肝结核的鉴别诊断　　正高：熟练掌握

对肺外结核伴有肝大、压痛、发热者，应考虑为肝结核的可能。应注意与病毒性肝炎、肝硬化等鉴别；有肝大、高热、贫血及恶病质时，应与肝脓肿、肝癌、淋巴瘤等相鉴别。

知识点14：肝结核的抗结核治疗　　正高：熟练掌握

经肝活检、剖腹探查证实为肝结核，或症状典型又不能除外其他肝病时，可行抗结核诊断性治疗。通常在治疗1个月后可取得明显效果。肝功能轻度损害（如ALT升高）不是应用抗结核药物的禁忌证，治疗后肝功能大多恢复正常。但治疗期间应定期复查肝功能的变化，可适当延长疗程。常用三联抗结核药物如异烟肼（INH）+利福平（RFP）+乙胺丁醇（EMB），可参照肺结核连续用药6个月，然后INH+RFP 3～6个月。如中毒症状较重，可短期内加用类固醇激素。

知识点15：肝结核外科治疗的适应证　　正高：熟练掌握

多数肝结核患者经内科抗结核治疗可获得控制或痊愈，部分患者需在内科治疗的基础上接受外科治疗。适应证为：①孤立性结核结节较大，药物治疗效果不佳；②结核性干酪样脓肿较大、壁厚，药物治疗效果不好；③病灶或肝门淋巴结肿大，压迫胆管并发黄疸；④病灶侵入胆管或脓肿穿透胆管引起胆管炎或胆道出血；⑤并发门静脉高压，导致食管和/或胃底静脉曲张出血；⑥不能排除肝癌的肝占位性病变。

知识点16：肝结核外科治疗手术方式的选择　　正高：熟练掌握

肝结核手术方式的选择有：①局限性结核瘤样结节较大者可行肝叶、肝段切除术；②干酪样脓肿行脓肿切开，病灶清除，大网膜填塞，此方法简单、有效；③左外叶或肝边缘的脓肿也可采用肝部分切除术；④伴有黄疸者，应根据胆管受侵的部位和程度选择不同的术式以解除胆管梗阻。无论选择何种术式，术后均应按正规疗程进行抗结核药物治疗和支持治疗。

第七节 药物性肝病

知识点1：药物性肝病的概念

副高：熟练掌握 正高：熟练掌握

药物性肝病（DILI）是指在治疗过程中，由使用的药物本身或其代谢产物引起的肝脏损害，表现为肝细胞坏死、炎症反应、胆汁淤积、脂肪沉积或纤维化等。药物性肝病占所有药物反应病例的10%~15%，仅次于药物黏膜损害和药物热。

知识点2：引起肝损害的药物

副高：熟练掌握 正高：熟练掌握

引起肝损害的药物可分为两类：①可预测的肝损伤：其损伤程度与药物剂量有关，由药物本身引起肝损伤（直接损害），如甲氨蝶呤等；或药物干扰肝细胞正常代谢的某个环节（间接损害），如四环素、利福平、甲睾酮等；②不可预测的肝损害：是因患者特异体质或对某种药物过敏所致，其肝损害程度与用药量无关，如氯丙嗪、磺胺、甲基多巴、对氨基水杨酸等。

知识点3：较常见的损肝药物

副高：熟练掌握 正高：熟练掌握

较常见的损肝药物有：①抗生素：包括抗真菌药。②内分泌激素：如抗甲状腺药物、甲睾酮和蛋白同化激素、口服避孕药等。③解热镇痛药及抗风湿药：如对乙酰氨基酚、保泰松、吲哚美辛、水杨酸、别嘌醇等。④抗结核药：如异烟肼、利福平。⑤神经镇静药：如氯丙嗪、三氟拉嗪、地西泮等。⑥抗肿瘤药：如6-巯基嘌呤、硫唑嘌呤、甲氨蝶呤、氟尿嘧啶等。⑦麻醉药：如氟烷、甲氧氟烷、三氟乙基乙烯醚。⑧其他：中草药，心血管药、降血糖类药等。

知识点4：药物性肝病的病理

副高：熟练掌握 正高：熟练掌握

药物性肝病主要有两型：即肝炎型和胆汁淤积型，其病变和严重程度因药物及剂量、用药时间不同而异。轻者仅有点状坏死或灶性坏死，重者可为带状或大片状坏死，甚至网状支架塌陷；汇管区和小叶内可有炎症细胞浸润、胆汁淤积和库普弗细胞增生。如异烟肼、甲基多巴引起弥漫性肝炎；对乙酰氨基酚引起片状肝坏死；四环素可引起肝细胞内脂肪沉积；甲睾酮、口服避孕药、氯丙嗪可致肝内胆汁淤积。此外，药物还可引起肝脂肪性变、血管病变及肿瘤性病变等。

知识点5：药物性肝病的发病机制

副高：熟练掌握 正高：熟练掌握

药物性肝病可分为可预测性和不可预测性两种。前者主要是药物的直接毒性作用所致，一般通过自由基或代谢中间产物导致细胞膜脂质过氧化、从而产生肝细胞损伤，也可通过改变细胞膜或细胞内分子结构、激活凋亡途径等导致肝损伤。直接毒性有一定规律，常可预测，毒性与剂量成正比，自暴露于药物到出现肝损之间潜伏期通常较短，诊断相对较为容易。

大多数药物性肝病系不可预测性，根据其发生机制又可以分为代谢特异体质和过敏特异体质两类。越来越多的证据表明，代谢特异质与个体的CYP450遗传多态性密切相关。而过敏特异质或免疫介导的药物性肝病，通常是药物中间代谢物通过抗原提呈细胞（如树突状细胞）作用，经HLA-Ⅰ类抗原激活特异性细胞毒性T淋巴细胞从而导致肝细胞损伤；另一途径为中间代谢产物与细胞内蛋白分子结合形成加合物，通过抗原提呈细胞作用并经HLA-Ⅱ类抗原激活B淋巴细胞，使之产生抗加合物抗体，最终经抗体/补体依赖性细胞毒介导肝细胞损伤。本类药物性肝损伤与剂量无关、不可预测、潜伏期不定、诊断较难。

知识点6：肝脏的药物代谢　　副高：熟练掌握　正高：熟练掌握

第Ⅰ相反应为非极性（脂溶性）药物通过氧化、还原和水解等反应，生成极性基团。第Ⅰ相代谢酶细胞色素P450（以下称CYP450）的氧化反应极为活跃，几乎能代谢所有脂溶性药物，但同时也会产生有毒性的活性代谢中间产物。由于肝脏的CYP450活性为其他脏器的数十倍，故药物有害反应最易导致肝脏损害。第Ⅱ相反应为上述生成物与内源性高极性化合物结合，生成水溶性高、易于排泄的代谢产物。第Ⅲ相为药物或代谢产物经肝细胞转运分泌并由胆汁排泄的过程。

知识点7：药物性肝病的组织学特征　　副高：熟练掌握　正高：熟练掌握

药物性肝病的组织学一般特征为：①局灶性（小叶中央）边界较为明显的坏死和脂肪变性，坏死灶严重程度与临床表现不成比例；②汇管区炎症程度较轻，可能有胆管破坏性病变；③多数为中性粒细胞或嗜酸性粒细胞浸润；④类上皮肉芽肿形成；⑤微泡性脂肪变（线粒体损伤）和脂肪性肝炎。

知识点8：药物性肝病的类型　　副高：熟练掌握　正高：熟练掌握

（1）肝细胞性损伤：其临床生化的诊断标准是血清ALT升高超过正常范围上限的2倍，或同期检测的ALT/ALP升高倍数比值≥5。

（2）胆汁淤积性肝损伤：表现为血清ALP活性突出性升高，超过正常范围上限的2倍，或同期检测的ALT/ALP升高倍数比值≤2。

（3）混合性肝损伤：即血清ALT和ALP活性同时升高，其中ALT升高水平必须超过正常范围上限的2倍，同期检测的ALT/ALP升高倍数比值在2～5。

知识点9：急性药物性肝病的类型

副高：熟练掌握 正高：熟练掌握

根据用药后血清ALT和ALP明显升高，以及它们之间的比值，可将急性肝损伤分为3种类型：①肝细胞损伤：其临床生化的诊断标准是血清ALT升高超过正常范围上限的2倍，或同期检测的ALT/ALP比值≥5；②胆汁淤积性肝损伤：表现为血清ALP活性突出性升高，超过正常范围上限的2倍，或同期检测的ALT/ALP比值≤2；③混合性肝损伤：即血清ALT和ALP活性同时升高，其中ALT升高水平必须超过正常范围上限的2倍，同期检测的ALT/ALP比值在2～5。

知识点10：急性药物性肝病的严重度分级（表11-5）

副高：熟练掌握 正高：熟练掌握

表11-5 急性药物性肝病的严重度分级

轻度	ALT或（和）ALP升高达到DILI标准，但胆红素浓度<2×ULN
中度	ALT或（和）ALP升高达到DIU标准，胆红素浓度≥2×ULN或出现有症状的肝炎
重度	ALT或（和）ALP升高达到DILI标准，胆红素浓度≥2×ULN，并且出现下列情况之一：①国际标准化比率≥1.5；②腹水和/或脑病、病程<26周，并且缺少肝硬化的证据；③由于DILI导致的其他器官衰竭
致命性	死亡或肝移植

知识点11：药物性肝病的临床分类及相关药物（表11-6）

副高：熟练掌握 正高：熟练掌握

表11-6 药物性肝病的临床分类及相关药物

分类	相关药物举例
急性药物性肝病	
急性肝细胞性损伤	氟烷、对氨基乙酰酚、四环素等
急性胆汁淤积性损伤	同化激素、甾体类避孕药、氯霉素、红霉素酯
混合性肝细胞胆汁淤积性损伤	异烟肼、环氟拉嗪
亚急性药物性肝损伤	辛可芬、异丙异烟肼、甲基多巴等
慢性药物性肝病	
慢性肝实质损伤	
慢性肝炎	
Ⅰ型	氯美辛、呋喃妥英、甲基多巴、二甲基四环素、酚丁
Ⅱ型	替尼酸、肼屈嗪、氟烷
Ⅲ型	苯壬四烯酯、磺胺药
Ⅳ型	对乙酰氨基酚、阿司匹林、异烟肼

续 表

分 类	相关药物举例
脂肪变性	2-丙基戊酸钠
磷脂沉积症	哌克苷林、胺碘酮、已烷雌酚胺乙醚
肝纤维化和肝硬化	甲氨蝶呤
慢性胆汁淤积	
肝内胆汁淤积	有机砷、氯丙嗪
胆管硬化	5-氟去氧尿苷、10%甲醛溶液
血管病变	
肝静脉血栓	甾体类避孕药
静脉闭塞性疾病	吡咯双烷生物碱、乌拉坦等
紫癜性肝病	同化激素、甾体类避孕药
非肝硬化性门脉高压	化疗药、免疫抑制药、无机砷
肿瘤	甾体类避孕药

知识点12：急性肝细胞性药物性肝病的临床表现 副高：熟练掌握 正高：熟练掌握

急性肝细胞性药物性肝病的病理表现为坏死、脂肪变或两者均有。其生化表现为血清ALT和AST水平升高（8～200倍ULN），ALP水平轻度增高（低于3倍ULN），血胆固醇水平通常正常或降低。

主要临床表现为乏力、不适、恶心和黄疸，黄疸可能是最早的肝损伤表现，类似病毒性肝炎。严重者可表现为急性和亚急性肝衰竭，包括深度黄疸、出血倾向、腹水、昏迷和死亡。少数类似传染性单核细胞增多症，即急性肝细胞损伤伴有淋巴结肿大、淋巴细胞增多以及异型淋巴细胞的假性单核细胞增多症。

知识点13：胆汁淤积性药物性肝病的临床表现 副高：熟练掌握 正高：熟练掌握

（1）单纯性胆汁淤积：可由氯丙嗪、红霉素酯等药物引起。主要病变为胆管损伤，临床表现为黄疸明显和瘙痒；而转氨酶水平只有轻度升高，通常低于5倍ULN，ALP水平升高不超过2倍ULN，胆固醇水平通常正常。因ALP升高相对轻微，可与完全梗阻性黄疸相鉴别。

（2）炎症性胆汁淤积：多由同化激素和甾体类避孕药引起，主动病变为毛细胆管损伤，转氨酶升高不超过8倍ULN，ALP相对升高，通常超过3倍ULN，胆固醇通常升高，临床与生化表现几乎同完全性肝外梗阻，故应注意鉴别。

知识点14：混合性肝细胞性胆汁淤积损伤的临床表现 副高：熟练掌握 正高：熟练掌握

药物诱导混合型黄疸可能主要是肝细胞性黄疸伴胆汁淤积，混合性损伤更具有药物诱导损伤特征。应该注意的是，在药物撤除之后，部分胆汁淤积性损伤可持续1年之久，并且偶可发生胆管消失综合征。

知识点15：亚临床肝病的临床表现 副高：熟练掌握 正高：熟练掌握

亚临床肝病常仅表现为血清酶水平升高。一些药物可引起转氨酶和/或ALP水平升高，其发生率为5%～50%，大多仅轻微升高（<3倍ULN），通常不会进展或在继续用药情况下自行缓解。但是对于已知有肝毒性的药物应监测血清酶水平，当酶水平升高至3～5倍ULN时则应停药。

知识点16：亚急性药物性肝病的临床表现 副高：熟练掌握 正高：熟练掌握

亚急性肝坏死综合征的特点是严重的进行性肝病，伴深度黄疸和肝硬化表现。其发展比急性损伤慢，又比慢性肝炎进展快。

知识点17：药物性肝病的诊断 副高：熟练掌握 正高：熟练掌握

在无特异性诊断标志的情况下，诊断还主要依靠临床详细的病史和认真的分析和逻辑推理，即明确的用药史（先用药后发病）、肝细胞损害和/或胆汁淤积的生化特征、停药后肝损害减轻（但胆汁淤积型损害可能恢复较慢）、排除其他病因，必要时进行肝活检以助诊断。

知识点18：药物性肝病的临床生化标准 副高：熟练掌握 正高：熟练掌握

药物性肝病临床生化标准为具有下列几点当中的任一点：①丙氨酸氨基转移酶超过或等于5倍正常值上限（ULN）；②碱性磷酸酶（ALP）超过或等于2倍正常值上限（ULN）（特别是伴随5'-核酸酶或γ-GGT浓度的上升，而没有已知骨病导致的ALP水平的上升）；③ALT超过或等于3倍正常值上限，同时胆红素浓度超过2×ULN。

知识点19：诊断药物性肝病的RUCAM量化评分系统（表11-7） 副高：熟练掌握 正高：熟练掌握

RUCAM量化评分系统（表11-7）从服药至发病时间、病程、危险因素、伴随用药、排除其他病因、药物肝毒性的已知情况和再用药反应7个方面进行量化评分，按照累计分数大小，将药物性肝病的关联性评价分为极有可能（>8分）、很可能（6～8分）、可能（3～5分）、不大可能（1～2分）和无关（≤0分）5个等级，以便更准确地评估用药与肝病之间的关联性程度。该系统实质上来源于国际共识专家意见，判断过程清晰可见，是目前广泛认同和应用的国际标准。但是，这种量化评分系统比较烦琐，需进一步研究和改善，特别需要寻找针对药物肝毒性更为特异和敏感的标志。

表11-7　RUCAM量化评分系统

指　　标	评分
1. 药物治疗与症状出现的时间关系	
（1）初次治疗5～90天；后续治疗1～15天	+2
（2）初次治疗<5天或>90天；后续治疗>15天	+1
（3）停药时间≤15天	+1
2. 病程特点	
（1）停药后8天内ALT从峰值下降≥50%	+3
（2）停药后30天内ALT从峰值下降≥50%	+2
（3）持续用药ALT下降水平不确定	0
3. 危险因素	
饮酒或妊娠	+1
无饮酒或妊娠	0
年龄≥55岁	+1
年龄<55岁	0
4. 伴随用药	
伴随用药与发病时间符合	−1
已知伴随用药的肝毒性与发病时间符合	−2
有伴随用药导致肝损伤证据（如再用药反应等）	−3
5. 除外其他非药物因素	
6个主要因素：甲型、乙型或丙型病毒性肝炎；胆道阻塞；酒精性肝病，近期有高血压或心脏病发作史	
其他因素：潜在其他疾病；CMV、EBV或HSV感染	
（1）除外以上所有因素	+2
（2）可除外4～5个因素	+1
（3）可除外1～3个因素	−2
（4）高度可能为非药物因素	−3
6. 药物肝毒性的已知情况	
（1）在说明书中已注明	+2
（2）曾有报道但未在说明书中注明	+1
（3）无相关报告	0
7. 再用药反应	
（1）阳性（单纯用药后ALT升高>2倍正常值）	+2
（2）可疑阳性（ALT升高>2倍正常值，但同时伴有其他因素）	+1
（3）阴性（ALT升高<2倍正常值）	−2
（4）未再用药	0

知识点20：药物性肝病的诊断评分　　副高：熟练掌握　正高：熟练掌握

1997年，Maria等提出了一个评价药物性肝病因果关系的药物性肝病诊断评分（CDS）（表11-8），在用药与肝病的时间关系，除外其他病因、肝外症状（皮疹、发热、白细胞减少、嗜酸细胞增多）、再用药反应以及所用药物是否有肝病报道五个方面各自量化评分，以期提高临床诊断的可操作性。同样按照累计分数大小，将药物性肝病的关联性评价分为极有可能（>17分）、很可能（14～17分）、可能（10～13分）、不大可能（6～9分）和无关（<6分）5个等级。CDS积分方法虽然简单易行，但对长潜伏期药物反应、胆汁淤积型肝病以及停药后演变为慢性或死亡病例的关联性评价尚嫌不足。诊断效能低于RUCAM诊断方法。

表11-8 药物性肝病的诊断评分（1997年，Maria）

评价指标	计分
Ⅰ. 用药与临床症状出现的时间关系	
A. 初次用药至出现症状或化验异常的时间	
4天～8周（再用药时小于4天）	3
4天以内或8周以后	1
B. 从停药至症状出现时间（除胺碘酮等体内长期滞留药物）	
0～7天	3
8～15天	0
＞16天	−3
C. 停药至生化检查恢复正常的时间（下降至正常值上限2倍以下者视为正常）	
胆汁淤积或混合性肝损伤＜6个月，肝细胞损伤＜2个月	3
胆汁淤积或混合性肝损伤＞6个月，肝细胞损伤＞2个月	0
Ⅱ. 除外其他原因［病毒性肝炎（HAV、HBV、HCV、CMV和EVB）、酒精性肝病、胆道梗阻、既往有肝病、妊娠、急性低血压］	
完全除外	3
部分除外	0
怀疑为其他原因	−1
很可能是其他原因	−3
Ⅲ. 肝外表现［皮疹、发热、关节病、嗜酸性粒细胞增多（＞6%），白细胞减少］	
阳性项目≥4个	3
阳性项目2～3个	2
阳性项目1个	1
没有	0
Ⅳ. 有意或无意再用药	
再激发试验阳性	3
再激发试验阴性	0
Ⅴ. 所用药物是否有肝损伤报道	
有	2
无（上市5年内）	0
无（上市5年内）	−3

知识点21：药物性肝病的实验室检查 副高：熟练掌握 正高：熟练掌握

（1）肝功能试验：血清胆红素不同程度升高、血清转氨酶水平升高、重者凝血酶原时间延长、吲哚菁绿（ICG）滞留。

（2）外周血象：部分患者外周血嗜酸性粒细胞增多。

（3）病毒性肝炎血清学标记：阴性。

（4）巨噬细胞移动抑制试验或淋巴细胞转化试验：过敏型患者部分出现该试验阳性。

知识点22：药物性肝病与中毒性肝病的鉴别诊断 副高：熟练掌握 正高：熟练掌握

药物性肝病首先应与中毒性肝病鉴别，后者是指各种毒物所造成的肝损害，通过详细询问病史可鉴别，此外还应与病毒性肝炎、全身细菌感染、胆系疾病（如术后肝内胆汁淤积、胆管损伤）等鉴别。

知识点23：药物性肝病的诊断线索　　副高：熟练掌握　正高：熟练掌握

中华医学会消化病学分会肝胆疾病协作组根据急性药物性肝病的主要临床特点，将其诊断线索归纳为：①排除肝损伤的其他病因；②具有急性药物性肝损伤血清学指标改变的时序特征；③肝损伤符合该药已知的不良反应特征。

知识点24：药物性肝病的关联性评价——诊断标准

副高：熟练掌握　正高：熟练掌握

诊断标准：①有与药物性肝损伤发病规律相一致的潜伏期：初次用药后出现肝损伤的潜伏期一般在5～90天，有特异质反应者潜伏期可小于5天，慢代谢药物（如胺碘酮）导致肝损伤的潜伏期可大于90天，停药后出现肝细胞损伤的潜伏期≤15天，出现胆汁淤积性肝损伤的潜伏期≤30天；②有停药后异常肝脏指标迅速恢复的临床过程：肝细胞损伤型的血清ALT峰值水平在8天内下降>50%（高度提示），或30天内下降≥50%（提示），胆汁淤积性的血清ALP或TB峰值水平在180天内下降≥50%；③必须排除其他病因或疾病所致的肝损伤；④再次用药反应阳性：有再次用药后肝损伤复发史，肝酶活性水平升高至少大于正常值上限的2倍。符合以上诊断标准的①+②+③，或前3项中有2项符合，加上第④项，均可确诊为药物性肝损伤。

知识点25：药物性肝病的关联性评价——排除标准

副高：熟练掌握　正高：熟练掌握

排除标准：①不符合药物性肝损伤的常见潜伏期：即服药前已出现肝损伤，或停药后发生肝损伤的间期>15天，发生胆汁淤积性或混合性肝损伤>30天（除慢代谢药物外）；②停药后肝脏生化异常升高的指标不能迅速恢复：在肝细胞损伤型中，血清ALT峰值水平在30天内下降<50%，在胆汁淤积性中，血清ALP或TB峰值水平在180天内下降<50%；③有导致肝损伤的其他病因或疾病的临床证据。如果具备第③项，且具备①、②两项中的任何1项，则认为药物与肝损伤无相关性，可临床排除药物性肝损伤。

知识点26：药物性肝病的关联性评价——疑似病例

副高：熟练掌握　正高：熟练掌握

疑似病例：①用药与肝损伤之间存在合理的时序关系，但同时存在可能导致肝损伤的其他病因或疾病状态；②用药与发生肝损伤的时序关系评价没有达到相关性评价的提示水平，但也没有导致肝损伤的其他病因或临床证据。对于疑似病例，应采用国际共识意见的

RUCAM评分系统进行量化评估。

知识点27：药物导致的自发免疫性肝炎的临床诊断要点

副高：熟练掌握　正高：熟练掌握

药物导致的自身免疫性肝炎的临床诊断要点是：①AIH简化诊断标准得分≥6分（如果做肝活检）；②有或没有免疫抑制剂治疗诱导缓解的情况下，在激发AIH的药物停用后肝病缓解；③在停用免疫抑制剂后1年期限内无复发。

知识点28：药物性肝病的治疗

副高：熟练掌握　正高：熟练掌握

（1）立即停用有关药物或可疑损肝药物。

（2）注意休息，高热量高蛋白饮食，补充维生素，维持水、电解质平衡及护肝治疗。

（3）对过敏、胆汁淤积严重者，可用肾上腺皮质激素，待病情改善后逐渐减量，可连续应用2～3周。

（4）胆汁淤积型患者，可试用苯巴比妥，每次口服30～60mg，1日3～4次。腺苷蛋氨酸（SAMe）可用于肝内胆汁淤积的治疗，用法为每日1～2g静脉滴注，持续2周，以后改为每日1～6g，分2次口服，一般用4～8周。

（5）根据具体药物给予相应特殊治疗。如异烟肼中毒，可用较大剂量维生素B_6静脉滴注；对乙酰氨基酚引起肝坏死可用N-乙酰半胱氨酸，首次剂量为每千克体重140mg，口服或胃管注入，以后减半量，每4小时1次，共72小时。

知识点29：药物性肝病的停药指征

副高：熟练掌握　正高：熟练掌握

美国FDA和我国共识提出，在用药过程中出现以下任何1项者，才应考虑药物性肝病并需立即停用可疑药物：①ALT或AST＞8×ULN；②ALT或AST＞5×ULN，持续2周以上；③ALT或AST＞3×ULN，并且TB或INR升高（1.5～2.0）×ULN；④ALT或AST＞3×ULN，并有进行性加重的乏力、恶心、呕吐、右上腹痛征象，或发热、皮疹、嗜酸性粒细胞增多。

知识点30：血清转氨酶升高达到正常值上限2～5倍的无症状患者的监测方案

副高：熟练掌握　正高：熟练掌握

对于血清转氨酶升高达到正常值上限2～5倍的无症状者，建议的监测方案是：①48～72小时复查ALT、AST、ALP、TBL，以确定是否异常；②初始每周复查2～3次，如果异常肝脏血清生化指标稳定或下降，则可改为1次/（1～2周），直至恢复正常。

第八节 自身免疫性肝炎

知识点1：自身免疫性肝炎的概念 副高：熟练掌握 正高：熟练掌握

自身免疫性肝炎（AIH）是一种原因未明的自身持续性的肝脏慢性活动性炎症性疾病，可造成肝细胞炎症及坏死，最后致肝硬化。其特征主要为血清转氨酶升高、高γ-球蛋白血症、自身抗体阳性。本病可伴发其他自身免疫性疾病，本病女男之比为（4~6）:1。青少年期为发病高峰期，女性绝经期为另一小高峰。本病有明显的种族倾向和遗传背景。

知识点2：自身免疫性肝炎的病因和发病机制 副高：熟练掌握 正高：熟练掌握

自身免疫性肝炎（AIH）的病因和发病机制目前仍不清楚，一般认为是刺激因子、自身抗原、遗传易感性及免疫调节网络等多因素相互影响的结果。遗传学研究发现HLA Ⅱ类分子关键部位的基因多态性是影响AIH发生的主要原因。在AIH发病机制中流传最广泛的假说是：环境因素（药物或病毒或其他）对肝细胞所表达抗原的免疫耐受造成破坏，继而引起T细胞介导级联反应攻击已存在遗传易感性个体的肝细胞，即使此前并无肝脏损伤亦可导致自身免疫性肝炎的发生。

知识点3：自身免疫性肝炎的病理学 副高：熟练掌握 正高：熟练掌握

AIH在病理学主要表现为界面性肝炎，中至重度的淋巴细胞、特别是浆细胞浸润，伴或不伴小叶性肝炎，有些肝细胞呈玫瑰花结样排列，但无明显的胆管损伤、肉芽肿、铁沉积、铜沉积或提示其他病因的组织学变化。汇管区浆细胞浸润是该病的特征但并非诊断所必需；界面性肝炎伴或不伴小叶性肝炎是诊断AIH的必要条件，但界面性肝炎也可见于急慢性病毒性肝炎和药物性肝损害，因此需结合临床和其他实验室检查进行鉴别。

知识点4：自身免疫性肝炎的临床表现 副高：熟练掌握 正高：熟练掌握

自身免疫性肝炎（AIH）大多发生在年轻女性，临床表现与“慢性肝炎”类似，有自身免疫性抗体存在，肝炎病毒指标均为阴性，血清球蛋白，尤其是γ-球蛋白增高，容易反复发作，激素治疗有效。

知识点5：自身免疫性肝炎的肝病表现 副高：熟练掌握 正高：熟练掌握

大多数AIH患者隐匿起病，逐渐出现疲乏无力、恶心、食欲缺乏、腹胀及体重减轻等肝炎症状。可有轻、中度黄疸和皮肤瘙痒，20%~25%患者的起病类似急性病毒性肝炎。但严重黄疸和皮肤瘙痒常提示其他疾病。肝脾大常见，可有肝掌和蜘蛛痣。晚期可出现肝功能失代偿期的表现如腹水形成、肝性脑病、曲张静脉破裂出血和肝肾综合征等。

知识点6：自身免疫性肝炎的肝外表现 副高：熟练掌握 正高：熟练掌握

AIH可有肝外表现，包括：①关节疼痛。多为对称性、游走性、反复发作，但多无畸形。②皮肤损害。皮疹、皮下淤血、毛细血管炎。③血液系统改变。轻度贫血、白细胞和血小板减少、嗜酸性粒细胞增多。④肺部病变。可有胸膜炎、肺不张、肺间质纤维化、纤维性肺泡炎、肺动脉高压症。⑤肾脏病变。肾小球肾炎、肾小管酸中毒，肾小球内可有免疫复合物沉积。⑥内分泌失调。可出现类似Cushing病的症候群、桥本甲状腺炎、黏液性水肿或甲状腺功能亢进、糖尿病。⑦合并有其他风湿病。少数患者伴有溃疡性结肠炎。

知识点7：自身免疫性肝炎的肝功能试验检查 副高：熟练掌握 正高：熟练掌握

在肝功能试验中，AIH患者的转氨酶持续或反复增高，常为正常的3倍以上，一般为ALT＞AST，ALP及γ-GT常增高，清蛋白多正常，γ-球蛋白增高明显，以IgG增高最明显，其次为IgM和IgA，血清胆红素常明显升高。

知识点8：自身免疫性肝炎的免疫血清学检查 副高：熟练掌握 正高：熟练掌握

在免疫血清学检查中，多种自身抗体阳性为AIH的特征性表现。AMA（－），ANA、SMA或抗LKM-1≥1∶80（成人）和1∶20（儿童）。或有其他自身抗体如pANCA、抗SLA/LP、抗LC-1、ASGPR、抗肌动蛋白抗体等，对诊断本病有相对特异性，但亦可见于其他肝病。

知识点9：自身免疫性肝炎的临床分型 副高：熟练掌握 正高：熟练掌握

临床上根据免疫学标记的不同将自身免疫性肝炎分为三型：①Ⅰ型，又称经典自身免疫性肝炎，以女性多见，有抗核抗体及抗平滑肌抗体或抗肌动蛋白抗体；②Ⅱ型，则以儿童多见，以存在抗肝、肾微粒体Ⅰ型抗原的抗体为特征；③Ⅲ型，以存在抗肝脏可溶性抗原的抗体为特征。在以上分型中，Ⅱ、Ⅲ型较少见。Ⅲ型的分型根据则为某些临床价值仍未确定的自身抗体如可溶性肝抗原抗体（抗-SLA）和肝/胰抗体（抗-IP），但因抗-SLA在Ⅰ型和Ⅱ型中亦能被找到，故此型已被取消。

知识点10：自身免疫性肝炎的诊断标准 副高：熟练掌握 正高：熟练掌握

要确诊AIH不仅需有门静脉周围性肝炎、高丙种球蛋白血症和自身抗体阳性，而且需排除其他原因引起的肝脏病变，如嗜肝病毒感染、过量饮酒、输血或血制品、药物性肝病、胆系疾病、α_1-抗胰蛋白酶缺乏、血色病、非酒精性脂质性肝炎、原发性胆汁性肝硬化、原发性硬化性胆管炎和自身免疫性胆管炎等。血清γ-球蛋白需高于正常1.5倍，ANA、SMA或肝/肾微粒体Ⅰ型抗体效价在成人至少达1∶80或在儿童达1∶20。

知识点11：世界自身免疫性肝炎组修订的诊断标准（2010年）（表11-9）

副高：熟练掌握 正高：熟练掌握

表11-9 世界自身免疫性肝炎组修订的诊断标准（2010年）

特 征	疑 诊	确 诊
肝脏组织学	中或重度活动性界面肝炎伴或不伴小叶肝炎或小叶中央–门静脉区桥接坏死，但不伴胆系损伤或界限清晰的肉芽肿或其他提示不同病因的显著病理改变	同左
病毒标志物	甲、乙、丙型肝炎病毒现症感染标志物阴性	同左
血清生化	同右，但若Wilson病已被检查排除，患者血清铜或铜蓝蛋白浓度异常也可认为疑诊	血清转氨酶的任何异常，特别是血清碱性磷酸酶水平并非显著升高。血清α_1-抗胰蛋白酶、铜离子及铜蓝蛋白浓度正常
血清自身免疫抗体	ANA、SMA或抗KM-1≥1∶40（成人），或有其他自身抗体（pANCA、抗SLA、抗LC-1、AS-GPR、抗LKM-3、抗LKM2、抗LM等）	血清ANA、SMA阳性，或抗LKM-1抗体效价大于1∶80（儿童效价较低也有意义），血清AMA阴性
血清免疫球蛋白	血清球蛋白、γ-球蛋白或IgG浓度大于正常上限	总血清球蛋白、γ-球蛋白或IgG大于正常上限1.5倍
其他致病因素	近期未用过肝毒性药物，酒精摄入量<50g/d；大量饮酒或近期服用肝毒性药物的患者如在戒酒或停药后仍有持续性肝脏损伤的明确证据亦可疑诊AIH	近期未用过肝毒性药物，酒精摄入量<25g/d

注：AIH，自身免疫性肝炎；ANA，抗核抗体；ASGPR，无唾液酸糖蛋白受体抗体；抗LC-1，肝特异性胞液抗原型1抗体；抗LKM-1，肝/肾微粒体Ⅰ型抗体；抗LM，抗肝微粒体抗体；pANCA，核固抗中性粒细胞胞质抗体；抗SLA，可溶性肝抗原抗体；SMA，平滑肌抗体；AMA，抗线粒体抗体

知识点12：国际自身免疫性肝炎小组（IAIHG）对AIH的简化诊断标准（2008年）（表11-10）

副高：熟练掌握 正高：熟练掌握

表11-10 国际自身免疫性肝炎小组（IAIHG）对AIH的简化诊断标准（2008年）

项 目	因 素	评分
ANA或SMA	≥1∶40	1
ANA或SMA	≥1∶80	2*

续 表

项 目	因 素	评分
LKM-1	≥1∶40	
SLA	阳性	
IgG	超过正常值上限	1
	超过正常值上限1.1倍	2
肝脏组织学（肝脏炎症的必须证据）	与AIH相符	1
	为典型AIH	2
可排除病毒性肝炎	是	2

注：评分=6很可能为AIH；评分≥7可确诊为AIH。*：为对所有自身免疫抗体的附加分（最高2分）

知识点13：自身免疫性肝炎与PBC的鉴别诊断 副高：熟练掌握 正高：熟练掌握

AIH需要与原发性胆汁性肝硬化（PBC）进行鉴别。PBC女性多见，年龄集中在30～70岁，儿童罕见；临床表现主要表现为乏力、皮肤瘙痒；血清转氨酶轻度升高，而ALP、GGT升高明显；免疫球蛋白以IgM升高为主；组织学特征性改变为小叶间胆管非化脓性炎症、淋巴细胞聚集及非干酪样肉芽肿形成；最具诊断意义的免疫学检查是血清AMA-M2阳性。

知识点14：自身免疫性肝炎与药物性肝炎的鉴别诊断 副高：熟练掌握 正高：熟练掌握

AIH需要与药物性肝炎进行鉴别。药物性肝炎多有明确的用药史，停药后多数患者肝功能试验很快恢复正常。但有些药物可导致自身免疫性肝炎样的肝损伤，包括血清球蛋白升高、免疫球蛋白升高甚至自身抗体阳性，临床上不易与AIH鉴别。有明确的用药史、典型组织病理学特点和特征性的临床演变过程有助于二者的区别。对于困难病例需要进行长期临床、生化甚至病理学随访才能做出明确诊断。

知识点15：病毒性肝炎与自身免疫性肝炎的鉴别要点 副高：熟练掌握 正高：熟练掌握

当病毒感染与自身免疫现象共存时，病毒性肝炎与AIH的鉴别要点包括：①在急性病毒感染时，自身抗体的出现常常是短暂的，随病情恢复而消失，慢性感染时，有20%～40%的患者多种自身抗体持续阳性，但多数情况下其自身抗体效价相对较低；②病毒性肝炎诱导的自身免疫反应，抗核抗体和抗平滑肌抗体两者极少同时出现，且很少有pANCA及抗肝胞质抗原抗体阳性，而在AIH中抗核抗体和抗平滑肌抗体通常效价较高且通常共同出现；③病毒性肝炎伴发自身免疫反应以男性多见，而AIH患者以女性多见；④病毒水平检测是确诊病毒感染的最可靠证据。

知识点16：变异综合征的概念　　副高：熟练掌握　正高：熟练掌握

变异综合征是指具有AIH和其他肝病特征的患者（“重叠综合”）或有与确定性AIH诊断不一致的发现（“偏离综合征”）。它们很常见，认识这些变异型很重要；在典型的诊断谱中包含这些疾病可改变疾病行为和对预后的认识；对传统治疗的应答可能改变；它们可能提供典型疾病发病机制的线索。

知识点17：自身免疫性肝炎的一般治疗　　副高：熟练掌握　正高：熟练掌握

AIH患者在活动期要求卧床休息、限制体力活动，禁酒，忌用对肝脏有损害的药物，进食富含维生素饮食。出现肝功能失代偿期表现可对症治疗。

知识点18：自身免疫性肝炎给予积极治疗的指征　　副高：熟练掌握　正高：熟练掌握

对有以下表现者应当给予积极治疗：①血清AST长期升高超过正常值上限10倍以上或血清AST值在正常值上限5倍以上伴γ-球蛋白水平在正常值2倍以上者；②6个月内的病死率可达40%者；③组织学上出现桥接坏死或多腺泡塌陷者，5年病死率达45%。

知识点19：自身免疫性肝炎治疗的绝对适应证　　副高：熟练掌握　正高：熟练掌握

AIH治疗的绝对适应证包括：①血清AST≥正常上限值10倍；②血清AST≥正常上限值5倍且γ-球蛋白≥正常上限2倍；③病理检查有桥接坏死或多腺泡坏死；④出现失能症状。

知识点20：自身免疫性肝炎治疗的相对适应证　　副高：熟练掌握　正高：熟练掌握

AIH治疗的相对适应证包括：①有症状（乏力、黄疸、关节痛）；②血清AST和/或γ-球蛋白未达到绝对适应证的标准；③界面肝炎；骨质减少；④情绪不稳定；⑤高血压；⑥糖尿病或血细胞减少（白细胞计数≤2.5×10^9/L或血小板计数≤50×10^9/L）。

知识点21：成人患者单用泼尼松疗法　　副高：熟练掌握　正高：熟练掌握

单用泼尼松疗法适合用于：①年轻女性已妊娠或准备妊娠者；②恶性肿瘤患者；③白细胞明显减少者；④硫嘌呤甲基转移酶缺陷者；⑤疗程小于6个月的AIH患者。初始剂量为40～60mg/d，并于4周内逐渐减量至20mg/d。可使用等剂量的泼尼松龙代替泼尼松。

知识点22：成人患者泼尼松与硫唑嘌呤联合疗法 副高：熟练掌握 正高：熟练掌握

泼尼松初始剂量为30mg/d，并于4周内逐渐减量至10mg/d；硫唑嘌呤为50mg/d（或按1～2mg/kg体重计算用量）。优先推荐联合治疗方案，特别适用于：绝经后妇女、肥胖、痤疮、情绪不稳定、糖尿病、不稳定性高血压、骨质疏松症患者。泼尼松和硫唑嘌呤联合治疗可以减少糖皮质激素的用量和不良反应。治疗应强调个体化原则。激素剂量较大时可每周减量10mg，至20mg/d以下时，每周减量2.5～5.0mg为宜。应注意观察患者的治疗反应，应答良好者可按计划减量。如在某一剂量水平患者血清转氨酶水平下降不明显时，可将该剂量延长治疗1～2周再考虑减量。

知识点23：美国肝病学会2002年推荐的成人自身免疫性肝炎初始治疗方案（表11-11） 副高：熟练掌握 正高：熟练掌握

表11-11 成人治疗方案

时间	单用泼尼松治疗（mg/d）	联合治疗	
		泼尼松（mg/d）	硫唑嘌呤（mg/d）
第1周	60	30	50
第2周	40	20	50
第3周	30	15	50
第4周	30	15	50
维持量至治疗终点	20	10	50

知识点24：儿童开始和维持治疗方案 副高：熟练掌握 正高：熟练掌握

儿童开始治疗方案为：泼尼松2mg/（kg·d），最大量为60mg/d，共2周，单用或与硫唑嘌呤［1～2mg/（kg·d）］联合应用；维持治疗方案为：泼尼松在6～8周内逐渐减至0.1～0.2mg/（kg·d）或5mg/d，硫唑嘌呤剂量不变，硫唑嘌呤必须用至泼尼松完全停用后。

知识点25：自身免疫性肝炎治疗的停药指征 副高：熟练掌握 正高：熟练掌握

停药指征为：肝功能正常1～2年，间隔用药期间无复发，肝活检示无炎症。

知识点26：硫唑嘌呤的药物性不良反应 副高：熟练掌握 正高：熟练掌握

硫唑嘌呤的药物性不良反应有：淤胆型肝炎、胰腺炎、恶心、呕吐、皮疹、机会感染、骨髓抑制及恶性肿瘤。5%患者在用药早期即出现恶心呕吐、关节痛、发热、皮疹或胰腺炎等不良反应，应立即停药。因硫唑嘌呤的主要不良反应是骨髓抑制，故在严重血细胞减少时（WBC＜2.5×10^9/L或血小板＜50×10^9/L）应禁用硫唑嘌呤。

知识点27：自身免疫性肝炎初始治疗的终点与对策（表11-12）

副高：熟练掌握　正高：熟练掌握

表11-12　初始治疗的终点与对策

治疗终点	标　准	对　策
缓解	症状消失；血清胆红素和γ-球蛋白恢复正常；血清转氨酶正常或＜2倍正常值；肝组织正常或轻微炎症，无界面性肝炎	6周以上的时间逐渐停用泼尼松，停用硫唑嘌呤；定期监测以防复发
治疗失败	临床、实验室和组织学恶化；血清转氨酶增加67%以上；发生黄疸、腹水或肝性脑病	泼尼松60mg/d，或泼尼松30mg/d加硫唑嘌呤150mg/d，至少1个月，临床症状改善时每月泼尼松减量10mg、硫唑嘌呤减量50mg，直至维持病情处于缓解状态的最低量
不完全应答	治疗期间临床、实验室和组织学特征有改善或无改善；持续治疗＞3年，不能达到缓解；状况无恶化	低剂量维持治疗阻止恶化
药物毒性	发生有症状的骨量较少，情绪不稳定、难以控制的高血压、糖尿病或进行性细胞减少，进行性发展的容貌严重变化	药物减量，调整剂量后仍不能耐受者停药，能够耐受的维持治疗

知识点28：自身免疫性肝炎复发的概念

副高：熟练掌握　正高：熟练掌握

复发是指经治疗达到完全缓解停药后，转氨酶水平高于正常上限3倍以上、γ-球蛋白＞2g/dl、肝活检再次出现界面性肝炎的状况。

知识点29：自身免疫性肝炎复发的治疗方案

副高：熟练掌握　正高：熟练掌握

对第1次复发者可重新选用初治方案，但对第2次复发者则需调整治疗方案。有两个方案可供选择。①最低剂量泼尼松长期维持治疗。一般在采用泼尼松诱导缓解后每月减量2.5mg，直至症状缓解并使转氨酶控制在正常值5倍以下的最低剂量（多数患者的最低平均剂量为7.5mg/d），对于泼尼松、硫唑嘌呤联合用药者，首先将泼尼松逐渐减量至能够维持生化水平稳定的最低剂量，然后停用硫唑嘌呤同时调整泼尼松剂量以保持病情稳定。②单用硫唑嘌呤的长期维持治疗。此法最早用于泼尼松联合硫唑嘌呤治疗的患者，病情缓解后硫唑嘌呤加量至2mg/(kg·d)，然后泼尼松每月减量2.5mg直到完全停用，对于单用泼尼松的患者，可以加用硫唑嘌呤2mg/（kg·d），然后泼尼松每月减量2.5mg至停药。

知识点30：停止治疗的情形 副高：熟悉 正高：熟悉

治疗终点是指经治疗出现下述情况而停止治疗：①病情明显缓解（症状消失，AST≤正常值的2倍和肝组织学恢复正常或仅轻微异常）；②不完全反应（治疗延长至3年仍未能缓解）；③出现药物毒性反应（如外源性肥胖、满月脸、痤疮、糖尿病、情绪紊乱及多毛症等）；④治疗失败［治疗期间病情恶化、AST和/或血清胆红素≥前值的67%和肝组织学活动病变进展，如出现腹水或肝性肺病等］。

知识点31：其他治疗自身免疫性肝炎的药物 副高：熟悉 正高：熟悉

（1）环孢素A：用于治疗AIH的常规剂量为5～6mg/（kg·d）。其作为补救治疗方法曾成功应用于标准化治疗失败的成人AIH患者。同时有研究显示，先用环孢素A作为一线药物，继之应用糖皮质激素和硫唑嘌呤方案，对儿童AIH有效。

（2）他克莫司：常规剂量为4mg，每日2次。在几项小型试验中他克莫司应用于常规治疗无效的AIH患者，结果提示可改善患者的生化指标及组织学炎症活动指数。

（3）麦考酚酯：三个小型临床研究提示麦考酚酯可以在标准治疗中替代硫唑嘌呤，但必须与泼尼松联合应用。其优点是不受患者体内硫代嘌呤甲基转移酶活性的影响。

（4）布地奈德：是第二代皮质类固醇激素，口服后90%的药物在肝脏内首过代谢，在肝脏内被清除前可以高浓度作用于淋巴细胞，因而可减轻或避免激素的全身副作用。在严重的AIH及糖皮质激素依赖的患者中被证实无效，但初步研究认为该药对轻型AIH患者可能有应用价值。

（5）6-巯基嘌呤：治疗AIH的最初给药剂量为50mg/d，后逐渐增至15mg/（kg·d）。可用于硫唑嘌呤治疗失败的补救治疗。

（6）熊去氧胆酸：已被证实在严重AIH患者辅助治疗中无效，但可改善实验室指标，因此可能对轻微炎症活动的患者治疗有一定价值。

知识点32：肝移植的适用范围 副高：熟练掌握 正高：熟练掌握

下列AIH患者需考虑肝移植：①急性肝功能衰竭的患者；②失代偿期肝硬化且MELD≥15分者；③符合肝移植标准的肝癌患者。

第九节 原发性胆汁性肝硬化

知识点1：原发性胆汁性肝硬化的概念 副高：熟练掌握 正高：熟练掌握

原发性胆汁性肝硬化（PBC）是一种原因未明的慢性肝内胆汁淤积性疾病。其病变特点是肝内细小胆管的慢性非化脓性破坏、汇管区炎症、慢性胆汁淤积、肝纤维化，进而演变为再生结节不明显性肝硬化。

知识点2：原发性胆汁性肝硬化的病因和发病机制

副高：熟练掌握　正高：熟练掌握

PBC的原因尚未阐明。一般认为本病是一种典型的自身免疫性疾病，由遗传因素和环境因素共同作用所致，细胞免疫和体液免疫均发生异常。抗原特异性T细胞与自身抗原、病原体发生交叉反应使T细胞打破自身耐受，激活的$CD4^+$和$CD8^+$T淋巴细胞持续损伤胆小管，肝细胞和胆管上皮细胞HLA Ⅱ类分子表达上调，使其对激活的T淋巴细胞敏感性增强，加重了免疫介导的细胞损伤。体液免疫异常主要表现为抗线粒体抗体的出现，90%以上的原发性胆汁性肝硬化患者抗线粒体抗体阳性。免疫调节紊乱或自身免疫反应引起肝内或肝外胆管系统的损伤或长期梗阻，最终导致肝硬化。

知识点3：原发性胆汁性肝硬化的分子模拟假说

副高：熟练掌握　正高：熟练掌握

该假说认为，PDC-E2抗原表位的外源性抗原被肝脏局部淋巴结中的巨噬细胞加工处理后递呈给$CD4^+$细胞，从而打破了对自身线粒体内膜上的PDC-E2抗原的免疫耐受，诱导出自身反应性B细胞（产生AMA）和自身反应性T淋巴细胞。研究发现某些微生物如细菌、酵母的线粒体上有和人类PDC-E2相同的抗原表位，而且AMA阳性者中有泌尿系细菌感染史者比例高于AMA阴性者。因此，有人提出了细菌感染病因学。尽管缺乏足够的证据支持分子模拟机制，但目前的研究确实提示细菌感染的一些作用，血清学证据提示先前存在感染，并且在受损的小叶间胆管周围的单核细胞中发现了细菌代谢产物。

知识点4：原发性胆汁性肝硬化的自我修饰模型假说

副高：熟练掌握　正高：熟练掌握

该假说认为原发性致病因素诱导胆管上皮细胞发生凋亡，使隐蔽抗原表位暴露；或异体生物使胆管上皮细胞内的自身丙酮酸脱氢酶复合物发生改变，产生异常的或隐蔽的表位抗原，通过树突细胞的作用，自身免疫性T细胞被激活，表位抗原的扩散导致自身免疫耐受丧失。该假说的依据是：与其他细胞不同，胆管上皮细胞在细胞凋亡期间保持丙酮酸脱氢酶E2的免疫原性；酪蛋白酶在体外降解丙酮酸脱氢酶E2可生成有潜在免疫原性的蛋白片段。

知识点5：原发性胆汁性肝硬化的胎儿微嵌合假说

副高：熟练掌握　正高：熟练掌握

由于本病在病理组织学上和移植物抗宿主反应相似，均表现为非化脓性破坏性胆管炎，而且绝大多数患者为进入生育期后的女性，因此有人提出了胎儿微嵌合假说。该假说假设在妊娠期间胎儿细胞进入母体内并滞留下来，就像移植物一样作为同种异抗原在母体内引起抗宿主反应。为了考察母体内是否有胎儿的细胞留存，有人利用PCR或原位杂交技术从生过男孩的女性外周血单个核细胞中及肝组织中检测来源于Y染色体上的DNA序列。目前各家的研究结果颇不一致，没有充分的证据支持PBC发生的胎儿微嵌合假说。

知识点6：原发性胆汁性肝硬化的临床表现　副高：熟练掌握　正高：熟练掌握

本病主要发生于女性（占90%），男性病例仅占10%。可发生于任何年龄，但尚无儿童病例的报道，多数发病年龄为50岁。

初次确诊时，30%～40%的患者无明显症状，主要是在接受常规检查时发现血清碱性磷酸酶升高等生化指标异常，进而检测AMA或肝穿组织学检查而明确诊断。最常见的症状是乏力和皮肤瘙痒。乏力症状无特异性，其发生机制可能和中枢神经系统递质传递异常及促肾上腺皮质激素释放反应异常有关；乏力通常较顽固，一般不会自发缓解。瘙痒为PBC相对特异的症状，发生机制与内源性阿片类物质积聚以及中枢的阿片受体活性上调有关，有昼夜规律，一般夜晚更剧，可严重影响患者的生活质量。瘙痒可发生于疾病早期或疾病的任何阶段，有时随着疾病进展，瘙痒反而减轻。部分患者可发生右上腹不适等腹痛症状。早期患者并无黄疸，明显黄疸往往是PBC患者较晚期的表现。疾病后期，可发生肝硬化和门脉高压的一系列并发症，如腹水、食管胃底静脉曲张破裂出血和肝性脑病等。

体格检查可发现有皮肤色素沉着、肝脾大、黄色瘤等表现。

知识点7：原发性胆汁性肝硬化与胆汁淤积有关的并发症　副高：熟练掌握　正高：熟练掌握

PBC的特殊并发症与胆汁淤积有关，主要包括骨质疏松、脂溶性维生素缺乏、高脂血症、脂肪泻等。

知识点8：原发性胆汁性肝硬化的合并自身免疫疾病　副高：熟练掌握　正高：熟练掌握

PBC可合并其他自身免疫疾病：①PBC合并干燥综合征的比例为20%～75%，平均30%，部分患者口唇小涎腺活检病理检查存在干燥综合征的组织学变化；②约10%的PBC患者伴关节炎，常为双侧大小关节慢性疼痛，类风湿因子可阳性；③10%存在硬皮病或CREST综合征即钙质沉着、雷诺现象、食管功能失常、指（趾）硬皮病和毛细血管扩张综合征中任何一种表现；④少数患者可检测到抗甲状腺抗体，但临床上不一定有淋巴细胞性甲状腺炎或甲状腺功能亢进症；⑤半数伴有累及近曲或远曲小管的肾小管性酸中毒，但一般无临床意义；⑥偶合并炎症性肠病和肺间质纤维化。

知识点9：原发性胆汁性肝硬化的实验室检查　　副高：熟练掌握　正高：熟练掌握

PBC最突出的生化异常为ALP和γ-GT升高，而ALT和AST通常为正常或轻至中度升高。血清胆红素水平在PBC早期正常，随着疾病进展，血清胆红素（主要是直接胆红素）水平可逐步升高。血清胆汁酸水平升高，反映胆汁淤积的敏感性高于血清胆红素。患者的胆固醇和三酰甘油水平通常升高，早期，高密度脂蛋白胆固醇常明显升高，但随着疾病进展，脂蛋白水平降低。血清凝血酶原时间延长提示维生素K缺乏或者已经进展至疾病晚期。90%～95%的病例血清AMA阳性，为本病最突出的免疫学指标异常，也是最重要的诊断手段，其中M2亚型与PBC最为相关，诊断PBC的特异性最高。

知识点10：原发性胆汁性肝硬化的影像学检查　　副高：熟练掌握　正高：熟练掌握

B超常用于排除肝胆系统的肿瘤和结石，CT和MRI可排除肝外胆道阻塞、肝内淋巴瘤和转移性肿瘤。影像学检查还可提供其他信息，PBC进展到肝硬化时，可观测到门静脉高压的表现，在此阶段每6个月复查超声可早期发现肝恶性肿瘤。MQCP或ERCP检查在PBC患者常提示肝内外胆管正常。

知识点11：原发性胆汁性肝硬化的病理学检查　　副高：熟练掌握　正高：熟练掌握

根据2000年美国肝脏病研究协会（AASLD）PBC的诊疗指南，如果患者AMA高效价阳性（≥1∶40），并存在典型的胆汁淤积症状及生化异常，不需要肝活检病理学检查，即可作出PBC的诊断。所以，目前，肝活检主要是为了进行组织学分期，或者用于协助诊断血清AMA阴性的PBC或其他诊断不明确的患者。

知识点12：原发性胆汁性肝硬化的病理分期　　副高：熟练掌握　正高：熟练掌握

PBC的组织学分为4期，但组织学分期在肝内的分布并不均一，有时一处肝活检可同时有多个组织学分期的表现，通常按最高的组织学分期进行诊断。主要的病理学特征是慢性非化脓性破坏性胆管炎。具体病理分期为：①第1期，即胆管炎期。在该期汇管区产生炎症，淋巴细胞及浆细胞等浸润，导致直径100μm以下的间隔胆管和叶间胆管破坏，胆管周围可见上皮样细胞肉芽肿。②第2期，即胆管增生期。此期炎症从汇管区扩展到肝实质内，形成所谓界面性肝炎或碎屑样坏死，可见胆管破坏和小胆管增生。③第3期，即纤维化期。此期主要的特征为间隔或桥接纤维化，胆管减少更为常见（小叶间胆管减少＞50%），但尚无结节再生。④第4期，即肝硬化期。此期出现纤维化间隔和再生结节。

知识点13：原发性胆汁性肝硬化的诊断标准　　副高：熟练掌握　正高：熟练掌握

诊断PBC应符合以下标准：①有乏力、瘙痒或伴有黄疸的胆汁淤积表现；②抗线粒体抗体（AMA）阳性，免疫荧光法≥1∶40，或ELISA法AMA-M_2＞1∶100，常伴有IgM增高；③血清ALP和γ-GT水平升高；④血清甘氨酸胆酸增高；⑤肝活检有胆管破坏、减少；⑥AMA-M_2阴性者有GP210或SP100存在。

知识点14：原发性胆汁性肝硬化的鉴别诊断　　副高：熟练掌握　正高：熟练掌握

PBC的鉴别诊断主要包括其他任何病因所致的肝内或肝外胆汁淤积，要除外药物性肝损害或病毒性肝炎所致的淤胆型肝炎、原发性硬化性胆管炎、由胆管结石、狭窄或肿瘤引起的肝外胆道梗阻、自身免疫性肝炎、其他可以引起肝内胆汁淤积的少见病因包括结节病、肝脏淀粉样变性、特发性成人胆管缺乏症等。有10%～15%的PBC患者可合并自身免疫性肝炎（自身免疫性肝炎/PBC重叠综合征）。

知识点15：AMA阴性原发性胆汁性肝硬化的概述　　副高：熟练掌握　正高：熟练掌握

AMA阴性PBC也称为自身免疫性胆管炎（AIC），其临床表现、肝活检组织学、自然病史与AMA阳性PBC一致，但AMA阴性，通常有ANA和/或SMA阳性。AMA阴性PBC诊断需有肝活检证实有典型的胆管破坏性改变，如果存在肉芽肿则诊断更确切。患者IgM水平常较低，瘙痒症状少见，合并其他自身免疫性疾病多见。用UDCA治疗有效。

知识点16：AIH/PBC重叠综合征的诊断　　副高：熟练掌握　正高：熟练掌握

AIH/PBC重叠综合征是指患者同时具有AIH和PBC的临床表现和生化特征，互相重叠。约9%的PBC和8%的AIH患者有此表现。患者诊断为AMA阳性的PBC，但同时又有AIH的特点。有学者提出满足下列AIH和PBC 3项标准中的2项时可诊断PBC/AIH重叠综合征。AIH：①ALT＞5×ULN。②IgG≥2×ULN或SMA抗体阳性。③肝活检有中度或重度汇管区周围或间隔周围炎症。PBC：①ALP＞2×ULN或GGT＞5×ULN。②AMA阳性。③明显的胆管损伤。其中最常见的表现是转氨酶、碱性磷酸酶、IgG、IgM、ANA、AMA均呈阳性。值得注意的是，许多PBC患者存在ANA阳性，但并不具备AIH的其他特征，因此PBC患者ANA的出现不是AIH/PBC重叠综合征的标志。但PBC患者抗SLA的出现则提示AIH/PBC重叠综合征的可能。

知识点17：AIH/PBC重叠综合征的治疗　　副高：熟练掌握　正高：熟练掌握

偶有部分AMA阳性PBC患者UDCA治疗后AMA消失，出现AIH的临床特征，且对免疫抑制剂治疗有反应。还有少数报告典型AIH患者，但AMA阳性。

AIH/PBC重叠综合征的治疗目前还没有成熟的经验，UDCA治疗［13～15mg/（kg·d）］可能有效或“至少无害”，如果该治疗不能引起足够的生物化学指标缓解或患者血清学表现主要为肝炎型时，可加用糖皮质激素［如泼尼松0.5mg/（kg·d）］，有应答者剂量可递减。对于糖皮质激素抵抗的患者可以考虑加用免疫抑制剂如硫唑嘌呤，环孢素在AIH/PBC重叠综合征长期治疗中的作用尚不明确。AIH/PBC重叠综合征患者较典型PBC似乎预后略差。

知识点18：UDCA治疗原发性胆汁性肝硬化的作用机制　　副高：熟悉　正高：熟悉

熊去氧胆酸（UDCA）的作用机制主要包括：①拮抗疏水性胆酸的细胞毒作用；②促进内源性胆汁酸的排泌并抑制其吸收；③抑制细胞凋亡、抑制炎症和抗氧化作用；④免疫调节作用。

知识点19：原发性胆汁性肝硬化原发病的治疗　　副高：熟练掌握　正高：熟练掌握

UDCA是目前唯一被美国FDA批准用于治疗PBC的药物，2000年AASLD的诊疗指南也推荐应用UDCA治疗PBC，13～15mg/（kg·d），分次或1次服用。UDCA治疗可有效地改善PBC患者的生化指标，疾病早期（组织学1、2期）应用UDCA长期治疗可以显著延缓组织学分期的进展，病程的较晚期应用UDCA也可以使炎症坏死及胆管增生改善，但不能使纤维化逆转，所以，在PBC早期即应给予UDCA治疗，以延缓疾病的组织学进展。UDCA长期治疗可降低发生食管静脉曲张和肝硬化的风险，延缓或减少对肝移植的需求，显著降低患者的病死率，但用药的最初2年对生存率的改善作用不明显。失代偿PBC应用UDCA时需要加强对病情的监测。

知识点20：考来烯胺对原发性胆汁性肝硬化瘙痒的治疗　　副高：熟悉　正高：熟悉

考来烯胺是控制瘙痒最有效的药物，胆囊功能良好的患者应在早餐前后服用，因为一夜空腹后胆囊内储存的胆汁最多，此时服药结合的胆汁也最多，须服用一段时间后方可显效。剂量因人而异，一般从4g/d开始，可渐加量至16g/d，根据瘙痒减轻和不良反应（腹胀、腹泻、便秘）的情况而予以调整。考来烯胺也可结合其他药物但影响吸收，所以应和其他药物包括UDCA等间隔2小时以上服用。

知识点21：针对原发性胆汁性肝硬化瘙痒的治疗药物　　副高：熟练掌握　正高：熟练掌握

瘙痒的治疗措施主要旨在消除体内潴留的胆汁酸和拮抗阿片受体的活性。针对PBC瘙痒进行治疗的药物有：①考来烯胺：是控制瘙痒最有效的药物；②苯巴比妥：

2～4mg/（kg·d），对某些患者可控制瘙痒，个别患者应用更小的剂量也有效，可睡前一次服用；③利福平：具有酶诱导作用，剂量每次150mg，每日2～3次，对部分患者控制瘙痒有效，开始治疗后1个月内显效，不良反应包括间接胆红素升高、药物性肝损害等；④阿片受体阻断药：纳洛酮、纳曲酮等阿片受体阻断药可缓解患者的瘙痒症状，但对其长期应用的疗效和安全性需进一步研究；⑤其他：紫外线光疗、血浆置换等均有缓解瘙痒之效，肝移植为根本性治疗措施。

知识点22：针对原发性胆汁性肝硬化骨质疏松的治疗药物

副高：熟练掌握　正高：熟练掌握

根据年龄，所有PBC骨质疏松的患者每日应接受1000～1200mg元素钙，以及每日至少400～800U维生素D，应将血清25-羟维生素D升至25～30ng/ml以上，以纠正维生素D缺乏，对于吸收不良的患者需给予更大剂量的钙剂和维生素D。其他治疗和防治骨质疏松的药物主要包括二膦酸盐、降钙素等。

知识点23：针对原发性胆汁性肝硬化脂溶性维生素缺乏的治疗药物

副高：熟练掌握　正高：熟练掌握

PBC时有维生素A、维生素D或维生素E缺乏，应根据病情和实验室检查，及时予以补充。但在维生素E缺乏性神经性病变时，即使胃肠外补充维生素E，也不一定能使病变逆转。

知识点24：治疗原发性胆汁性肝硬化的D-青霉胺

副高：熟悉　正高：熟悉

D-青霉胺可降低肝铜含量和减轻纤维化。开始剂量为每日0.125g，每2周增加0.125g，直至维持量每日0.5g为止，如有严重皮疹、粒细胞减少等不良反应则应停止用药。

知识点25：原发性胆汁性肝硬化的肝移植治疗

副高：熟练掌握　正高：熟练掌握

对于PBC终末期患者，肝移植是唯一有效的治疗手段，指征主要包括患者发生了难治的严重瘙痒、乏力等症状，或者终末期肝病导致严重营养不良或骨质疏松、顽固性腹水、自发性细菌性腹膜炎、复发难治的静脉曲张出血、肝性脑病、肝肺综合征、肝肾综合征、发生了小肝癌（直径＜5cm，数目＜3个），或者生化指标：血清胆红素＞150μmol/L或血清白蛋白＜25g/L。PBC患者肝移植后的生活质量显著改善，5年生存率为80%～90%。肝移植后少数患者可有PBC复发，但一般进展缓慢，不会造成严重后果，极少数患者可发生肝衰竭。UDCA治疗复发的PBC有一定疗效。

知识点26：Mayo模型　　副高：熟练掌握　正高：熟练掌握

用于预测PBC预后的Mayo模型的应用最为普遍，该模型的指标包括年龄、血清总胆红素、清蛋白、凝血酶原时间和水肿情况。PBC肝移植的最佳时机为Mayo模型危险积分为7.8左右。Mayo模型主要用于对PBC群体的生存率预测以及评价临床试验的疗效，但对于PBC个体预后的预测价值有限，难以预测患者的远期生存率，尤其是难以精确预测早期患者的远期生存率。

知识点27：原发性胆汁性肝硬化的预后　　副高：熟练掌握　正高：熟练掌握

原发性胆汁性肝硬化无症状者或症状轻微者可存活10年以上。老年、黄疸加深、腹水、黄瘤消失者预后差。常见的死亡原因为肝硬化晚期并发症。肝移植可显著改善患者的生存期和生命质量。

第十节　肝豆状核变性（Wilson病）

知识点1：Wilson病的概念　　副高：熟练掌握　正高：熟练掌握

Wilson病又称肝豆状核变性，是由基因突变导致的铜代谢障碍性遗传病。临床上以肝损害、锥体外系症状和角膜色素环等为主要表现，偶可引起急性肝衰竭。本病多见于青少年和儿童，有显著的家族性，其发生率约为1/30000人。

知识点2：Wilson病铜的代谢　　副高：熟练掌握　正高：熟练掌握

食物中的铜主要由近端小肠吸收，而未吸收的铜则随粪便排出。被吸收的铜主要与清蛋白结合经门脉系统被运输到肝脏，在肝细胞内，一部分铜离子被泵入内质网内，与铜蓝蛋白前体结合形成铜蓝蛋白并被释放到血液循环中；而多余的铜离子则通过溶酶体直接分泌入胆汁而排泄。

知识点3：Wilson病的发病机制　　副高：熟练掌握　正高：熟练掌握

Wilson病是一种以原发性铜代谢障碍为特征的常染色体隐性遗传病，其基因定位于第13号染色体（13q14.3），因与另一种铜代谢障碍性疾病Menkes病基因ATP7A的结构具有高度同源性，而被命名为ATP7B基因。该基因编码的蛋白产物是一种铜转运P型ATP酶（ATP7B酶），主要表达于肝细胞，参与肝细胞内铜的跨膜转运过程。迄今已发现300余种ATP7B基因突变，相同基因的纯合子突变少见，大部分是复合杂合子。

ATP7B基因突变致使ATP7B酶功能降低或丧失，使得肝细胞溶酶体膜铜转运障碍导致铜由胆汁的排泄减少，因而沉积于肝细胞内，造成肝脏损害；同时，内质网膜铜转运障碍导致铜蓝蛋白合成减少。当铜含量超过肝脏对铜的储存能力，或肝细胞损伤导致细胞内铜释放时，血液循环中游离铜（非铜蓝蛋白结合铜）水平上升，导致肝外铜的过量储积。过量的铜通过产生自由基，引起脂质过氧化、抗氧化物质耗损和铜-蛋白多聚体化而发挥毒性作用，破坏细胞膜的完整性，改变酶的空间结构，损伤线粒体膜上的呼吸链，最终导致组织坏死，引起脑、角膜、肾等全身脏器损伤。

知识点4：Wilson病的病理生理基础 副高：熟练掌握 正高：熟练掌握

Wilson病的病理生理基础为遗传缺陷使肝细胞溶酶体排泄铜至胆汁减少及肝合成铜蓝蛋白减少，导致大量铜沉积于肝内及血清铜与清蛋白疏松结合进入血液循环，并沉积于脑、肾、角膜、骨关节等组织。

知识点5：Wilson病的肝脏病理变化 副高：熟练掌握 正高：熟练掌握

早期仅见脂肪变性（可为大泡或小泡性）、肝细胞糖原性空泡核及局灶性肝细胞坏死。可表现为慢性肝炎的病理特征，如碎屑样坏死、桥接坏死、嗜酸性小体、中或重度脂肪变性等；随病变进展可形成肝纤维化和肝硬化。在十几岁的患儿大部分可见肝硬化，多为大结节性。有些患者以神经系统表现为主，发生肝硬化较晚，但其肝脏亦有不同程度的病理改变。在发生肝衰竭的患者，可见大片肝细胞变性坏死和肝实质塌陷，而且这些病变往往发生在肝硬化的基础上。

罗丹宁或地衣红染色可显示肝细胞内富含铜颗粒，对诊断很有帮助，但阴性结果并不能排除铜过量。

知识点6：Wilson病神经系统的病理变化 副高：熟练掌握 正高：熟练掌握

整个神经系统均可受累，但病变主要集中于基底核的豆状核，表现为萎缩、变色、囊性变、凹陷。镜下表现为神经元变性坏死，星形胶质细胞增生、肥大、变性。

知识点7：Wilson病眼部的病理变化 副高：熟练掌握 正高：熟练掌握

主要表现是Kayser-Fleischer环和向日葵样白内障。Kayser-Fleischer环为铜元素呈颗粒状沉积在角膜后弹性层周围而形成的棕绿色色素沉着。而向日葵样白内障与前或后晶状体囊的铜颗粒样沉着有关。

知识点8：Wilson病的肝损害表现 副高：熟练掌握 正高：熟练掌握

Wilson病的肝脏病变常早于中枢神经系统损害，多为起病隐匿，疲乏、食欲缺乏及其他胃肠道症状，肝功能轻度异常，当神经症状出现时，已有肝硬化和门静脉高压症表现；其次为慢性活动性肝炎表现，有发热、黄疸和肝大等，症状时好时坏，迁延不愈逐渐发展成肝硬化；少数为10岁以前患者，呈急性或亚急性重型肝炎病程，同时伴有血管内溶血，常于病后数周或数月死亡。

知识点9：Wilson病急性肝衰竭的临床表现特征　副高：熟练掌握　正高：熟练掌握

急性肝衰竭是Wilson病的临床表现之一，常见于女性患者，男女比例约为1∶2，临床表现有如下特征：①血清转氨酶中度升高（<2000U/L），碱性磷酸酶水平相对较低（<40U/L），胆红素显著升高，碱性磷酸酯酶（U/L）与胆红素（mg/dl）的比例<2；②凝血功能障碍且不易被维生素K纠正；③Coombs试验阴性的血管内溶血性贫血；④迅速进展的肾衰竭。

知识点10：Wilson病的中枢神经系统症状表现　副高：熟练掌握　正高：熟练掌握

Wilson病的中枢神经系统症状以锥体外系运动障碍最显著而常见。表现为不自主运动和肌强直：①震颤（手腕、手指、上臂、下肢、头颈部、面肌、舌及躯体其他部位）、手足徐动、扭转痉挛等，震颤有安静时持续，动作时加重及睡眠时停止的特点；②肌强直表现为动作迟缓、构音困难或书写凌乱、面肌张力过强则表情木讷、口半张似哭似笑、涎液外流；③精神异常则表现为情绪不稳、行为幼稚、抑郁等。

知识点11：Wilson病的角膜色素环表现　副高：熟练掌握　正高：熟练掌握

角膜色素环见于90%以上的患者，是Wilson病的特征性体征，也是早期发现无症状杂合子的重要依据。在裂隙灯下见角膜缘有色泽甚美的色素环或弧，呈黄绿、蓝绿或棕红色等，驱铜治疗后色素变淡或消失。

知识点12：Wilson病的其他系统临床表现　副高：熟练掌握　正高：熟练掌握

肾脏病变主要包括近端或远端肾小管酸中毒、肾石症，氨基酸尿、高钙尿、血尿等。

骨骼关节系统病变包括骨质疏松、成熟期前骨关节病、关节炎等。

心肌受累可引起心肌病、心律失常。

皮肤改变可见蓝色弧影，虽不常见但具特征性。

此外还包括内分泌系统紊乱导致闭经、男性乳房发育、习惯性流产等。

知识点13：Wilson病的病理生化检查结果（表11-13）

副高：熟练掌握 正高：熟练掌握

表11-13 Wilson病的病理生化检查结果

项目	正常人	Wilson病
血清铜（μmol/L）	13～24（80～150μg/dl）	11～13（70～80μg/dl）
血清铜蓝蛋白（mg/L）	250～400	0～200
尿铜（μg/24h）	<100	>400
尿氨基尿素（mg/24h）	<400	>500
肝铜（μg/g干重）	<50	>250

知识点14：Wilson病的诊断依据

副高：熟练掌握 正高：熟练掌握

典型Wilson病的病例诊断不难，可依据：①发病年龄与家族史特点；②肝大、黄疸、腹水；③锥体外系表现，如不自主运动与肌强直；④角膜色素环；⑤病理生化指标。

知识点15：Wilson病的影像学检查

副高：熟练掌握 正高：熟练掌握

腹部超声可提示肝脏有慢性损伤或肝硬化的改变。在有神经或精神症状的Wilson病患者，头颅CT多见双侧豆状核低密度灶，部分患者可见基底核区高密度灶或钙化；MRI可见基底核在T_1加权像多呈低信号，T_2加权像多表现为对称性高信号。

知识点16：Wilson病的肝活检

副高：熟练掌握 正高：熟练掌握

肝组织铜染色有助于本病的诊断，而肝组织铜含量测定是诊断Wilson病的重要指标。大多数Wilson病纯合子患者肝组织铜含量超过250μg/g干重，未经驱铜治疗的患者，若肝铜含量正常（40～50μg/g干重）可排除Wilson病。但肝组织铜含量升高也可见于其他肝脏疾病，特别是慢性胆汁淤积性疾病如原发性胆汁性肝硬化和原发性硬化性胆管炎。

知识点17：Wilson病的基因检测

副高：熟练掌握 正高：熟练掌握

基因诊断可发现处于亚临床期的患者及杂合子携带者。目前基因检测仅限于针对患者的家族成员特别是兄弟姐妹的筛查，其目的是检测与先证者相同的单倍型或基因突变，而且需结合常规的临床和生化检测结果才能做出诊断。

知识点18：Wilson病的诊断　副高：熟练掌握　正高：熟练掌握

对于年龄在3～55岁的任何患者具有下列情况时均应考虑Wilson病：无法解释的肝功能异常、慢性活动性肝炎、肝硬化、急性肝衰竭；无法解释的神经或精神异常；无法解释的Coombs试验阴性的溶血性贫血；常规眼科检查发现Kayser-Fleischer环；同胞或双亲已被诊断为Wilson病。

美国肝病学会2008年Wilson病临床指南建议，对疑诊Wilson病者均应检查有无角膜Kayser-Fleischer环（裂隙灯检查）、血清铜蓝蛋白和24小时尿铜。若3项检查均阳性，可诊断为Wilson病；若3项检查均阴性，可除外Wilson病。若三项中只有1～2项阳性，则应行肝活检肝组织病理学检查及肝组织铜含量测定。

知识点19：Wilson病的鉴别诊断　副高：熟练掌握　正高：熟练掌握

长期胆汁淤积及少数原发性胆汁性肝硬化患者，可出现角膜色素环，尿铜与肝铜含量亦可增加，可依据发病年龄与家族史、无锥体外系症状等予以区别。只有肝损害而未出现角膜色素环和神经精神症状的本病患者，应与慢性活动性病毒性肝炎鉴别，后者血中可查出肝炎病毒相应的抗原抗体标志物。

知识点20：Wilson病促进尿铜排出的治疗　副高：熟练掌握　正高：熟练掌握

Wilson病的驱铜治疗至为重要。早期正规给药，大多数患者症状可得以控制，尤其对早期患者和无症状患者效果最佳。治疗方法包括：①D-青霉胺：为半胱氨酸衍化物，具有增加细胞膜通透性及铜络合作用，与组织内铜络合后形成水溶液物质，经肾脏排出。依Lange、Stemlieb长期应用经验，每日1～2g，分4次餐前半小时服下，直至神经精神症状好转，角膜色素环减轻，改用维持量，每日0.75g，长期服用；②锌制剂：乙酸锌、硫酸锌亦有络合铜和促进铜排出的作用，适用于对D-青霉胺不能耐受的患者，硫酸锌每次0.2g，一日3次。

知识点21：Wilson病限制铜摄入的治疗　副高：熟练掌握　正高：熟练掌握

Wilson病的限制铜摄入的治疗就是避免含铜量高的食物，如坚果、巧克力、猪肝、羊肝、动物血、乌贼、鱿鱼、虾蟹等食物；铜制食具和用具亦应禁用。

知识点22：Wilson病的药物治疗　副高：熟练掌握　正高：熟练掌握

（1）青霉胺：青霉胺（PCA）是青霉素的水解产物，其分子中含有巯基，可与组织中沉积的铜离子形成Cu-PCA复合体并从尿中排出，以解除体内铜的毒性作用。此外PCA还能够阻止细胞溶酶体内高铜颗粒的形成，并能促使其发生水解，从而迅速减轻铜对肝细胞的毒性作用。

目前PCA是治疗Wlison病的一线药物。口服PCA初始剂量为250～500mg/d，逐渐增加剂量至1000～1500mg/d，分2～4次餐前1小时或餐后2小时口服。因PCA具有维生素B_6拮抗作用，故需同时给予维生素B_6 25mg/d。治疗期间应定期检测血、尿常规、肝功能及24小时尿铜排泄量；当患者临床症状和体征稳定，24小时尿铜排泄量低于0.5mg或血清游离铜浓度低于10～15μg/dl时，可减量至最小剂量（750～1500mg/d）维持治疗。

PCA不良反应较多，早期不良反应主要是变态反应及消化系统症状，较严重的是出现神经系统症状的恶化；晚期不良反应包括维生素B缺乏症、神经炎、白细胞减少、骨髓抑制、肾脏损害、类风湿关节炎、系统性红斑狼疮、重症肌无力和皮肤损害等。如出现不良反应应立即停用PCA，并考虑换用其他药物。

（2）曲恩汀：曲恩汀为依地酸衍生物，是一种新型的多胺类金属螯合剂，是治疗不能耐受PCA或对PCA耐药患者的最佳选择，亦可作为以神经系统症状为主要表现患者的首选药物，适用于各期患者。常用剂量为750～1500mg/d，分2～3次口服，维持剂量为750mg/d或1000mg/d。曲恩汀不良反应较轻，主要是铁粒幼细胞性贫血。

（3）锌制剂：作用机制为促进肠黏膜细胞合成金属硫蛋白，后者对铜离子的亲和力大于锌离子，从而阻止外源性铜离子的吸收。可用于无症状患者或经螯合剂驱铜治疗后病情得到最大限度改善的患者。常用剂量为锌元素150mg/d，分3次口服，儿童患者应适当减量。

（4）四硫钼酸铵：该药在肠道内与铜离子形成难以吸收的复合物随粪便排出，阻止外源性铜离子吸收。且可与铜离子螯合，阻止其在细胞及组织中沉积；目前作为试验性药物治疗有神经症状患者，其确切疗效尚需进一步试验进行检测。

知识点23：妊娠期Wilson病的治疗　　副高：熟练掌握　正高：熟练掌握

在患者妊娠期间停止驱铜治疗可能导致急性肝衰竭，所以美国肝病学会2009年Wilson临床指南推荐在妊娠期间应该继续服药。锌制剂可以不改变剂量，但青霉胺或曲恩汀应该比原来剂量降低25%～50%。一般认为妊娠期间继续驱铜治疗对于母亲和胎儿是安全的，但其出生缺陷发生率是否和正常人有区别尚无文献报道。应该注意，服用青霉胺的母亲不可给婴儿哺乳，因为本药可分泌到乳汁有可能对婴儿造成伤害；乳汁中的曲恩汀及锌制剂对于婴儿是否有害尚不清楚。

知识点24：Wilson病的肝移植治疗　　副高：熟练掌握　正高：熟练掌握

肝移植可显著改善肝豆状核脑变性症状与病理生化指标。肝移植治疗的适应证为：①出现急性肝衰竭者；②失代偿期肝硬化对药物治疗无效者；③对于神经精神症状严重但无严重肝功能不全者，一般不推荐肝移植作为首选治疗。

第十一节　布-加综合征（Budd-Chiari综合征）

知识点1：Budd-Chiari综合征的概念　　副高：熟练掌握　正高：熟练掌握

Budd-Chiari综合征是指肝静脉和/或肝段下腔静脉部分或完全阻塞，使肝静脉和下腔静脉血液回流障碍所引起的下腔静脉高压、肝后性门静脉高压为特点的临床综合征。本病男女发病大致接近，发病年龄多在20～40岁，先天性发育异常者发病较早，而后天原因所致者发病较晚。

知识点2：Budd-Chiari综合征病因　　副高：熟练掌握　正高：熟练掌握

Budd-Chiari综合征的病因大致归纳为三类：①先天性血管发育异常（隔膜形成、狭窄、闭锁等）；②血液凝固异常或血栓的形成（如真性红细胞增多症、阵发性睡眠性血红蛋白尿、长期口服避孕药等）；③占位病变阻塞或压迫侵犯血管（如肝癌、肾癌、胰头癌及各种癌栓等）。

知识点3：Budd-Chiari综合征的临床分类　　副高：熟练掌握　正高：熟练掌握

Budd-Chiari综合征在临床上可分为暴发性或急性型、亚急性、慢性型和隐匿型。急性型患者常在数周内死亡，慢性患者病程较低可长达数年，最长12年。病程长短取决于血管阻塞的部位、范围及病程发展的速度。主要死因为肝昏迷、肝肾综合征及出血。

知识点4：Budd-Chiari综合征引起腹水的发生机制

副高：熟练掌握　正高：熟练掌握

Budd-Chiari综合征在肝静脉回流受阻而侧支代偿不足的情况下，血浆渗入肝淋巴间隙，导致超负荷的肝淋巴波通过肝包膜漏入腹腔，形成顽固而难以消退的腹水。后期因肝功能受损造成低蛋白血症，可使血浆胶体渗透压减低，是腹水产生的另一主要原因。

知识点5：Budd-Chiari综合征的诊断　　副高：熟练掌握　正高：熟练掌握

年轻人若有突发性腹痛、顽固性腹水、进行性肝大，伴有胸腔壁特别是腰背部及双侧下肢静脉曲张，轻微的肝功能异常，在排除心脏病等其他原因时应考虑Budd-Chiari综合征的可能，进一步检查可确诊。B型超声、多普勒超声和CT扫描可提示85%的诊断，但确诊有赖下腔静脉、肝静脉造影和肝活检的检查。

知识点6：Budd-Chiari综合征的病史及临床表现 副高：熟练掌握 正高：熟练掌握

Budd-Chiari综合征的临床表现主要取决于病因、阻塞部位及程度和发病急缓等。肝静脉阻塞者有右上腹痛、肝脾大、食管静脉曲张、胃肠出血、腹水生成快而多等表现；下腔静脉阻塞者除上述表现外，还有下肢沉重麻木感、下肢水肿、青紫、下肢浅表静脉曲张、色素沉着或溃疡，胸腔及腰背部浅表静脉曲张站立时明显且流向向上为特征，压迫肝脏不能使颈静脉充盈（肝颈静脉回流征阴性）。

知识点7：Budd-Chiari综合征的实验室检查 副高：熟练掌握 正高：熟练掌握

急性型有血清ALT、AST、GGT、胆红素增高，血清清蛋白降低，凝血酶原时间延长；亚急性型肝功能仅轻度异常或基本正常。慢性型肝功能变化与肝硬化相似。腹水多为漏出液，因含有大量淋巴液而混浊、黏稠，腹水蛋白浓度常高于25g/L，发生肝硬化后腹水蛋白浓度降低。腹水偶尔可呈血性，并发自发性腹膜炎时出现相应改变。

知识点8：Budd-Chiari综合征的超声检查 副高：熟练掌握 正高：熟练掌握

超声检查是具有较大诊断价值的非创伤性检查方法，其定性诊断率为97%，定位诊断率为100%。B型超声为首选检查方法，可提示病变部位，下腔静脉及肝静脉等受累状况；多普勒超声不仅显示血管消失、狭窄或迂曲扩张，还可显示无血流、血液呈平流、稳流或逆向血流，基本上可使全部Budd-Chiari综合征患者明确诊断。此外，还可见肝大、腹水，肝外侧支循环如奇静脉、半奇静脉。

知识点9：Budd-Chiari综合征的CT扫描 副高：熟练掌握 正高：熟练掌握

CT扫描是具有定位定性诊断意义的无创伤性检查方法。在急性期，CT平扫见肝脏呈弥漫性低密度球形增大伴有腹水，此为肝淤血的间接征象。特异性表现是下腔静脉和肝静脉内出现高度衰减的腔内充盈缺损（CT值60～70Hu），增强扫描可提高诊断价值。在亚急性期或慢性期，CT扫描均可见肝右叶缩小、肝尾叶肥大、腹水等，最具特征性的是肝静脉不显影（见于75%的患者），或表现为肝静脉扩张或充盈缺损，有时还可见肝静脉侧支通路。另一特征性变化是注射造影剂后45～60g，肝呈斑点状改变，提示肝静脉血流缓慢，造影剂滞留。

知识点10：Budd-Chiari综合征的MRI检查 副高：熟练掌握 正高：熟练掌握

MRI检查对本病的分型、阻塞部位的定位、定性方面有明显优势。可显示肝实质的低强度信号，提示肝脏淤血，组织内自由水增加，可清晰显示肝静脉和下腔静脉开放状态，甚至可区分血管内的新鲜血栓与机化血栓或瘤栓，同样可显示肝内和肝外的侧支循环，下腔静脉内的隔膜也可被显示。MRI对本病的诊断价值显著优于超声和CT，对肝内血管结构的显示还优于选择性肝静脉造影，对于选择治疗方案和制定介入或手术方案有较大帮助。

知识点11：Budd-Chiari综合征的下腔静脉和肝静脉造影检查

副高：熟练掌握　正高：熟练掌握

造影不仅能明确诊断，对决定手术适应征和选择术式也是必不可少。导管法兼可测压，可显示阻塞部位、程度、范围、侧支循环情况，有无外来压迫，肝静脉主干及开口部位是否通畅，并可推测阻塞的性质。如导管能插入肝静脉的狭窄部，肝内静脉的狭窄范围亦能显示。穿刺法肝静脉造影仅能见肝内静脉呈蛛网状，无法了解其阻塞部位，对有胶水及出血倾向者亦以导管法为宜。另外，肠系膜上动脉造影的门静脉相可了解门静脉是否通畅及冠-奇静脉间侧支循环的情况。

知识点12：Budd-Chiari综合征的内镜检查

副高：熟练掌握　正高：熟练掌握

腹腔镜检查对诊断Budd-Chiari综合征具有重要价值。镜下肝脏明显淤血肿大，呈紫蓝色，边缘钝圆，表面光滑，包膜下淋巴管显著扩张，血管迂曲，肝淋巴液外溢。晚期患者的肝脏表面不平，结节状，体积仍饱满，色泽暗红或棕红。如见明显硬化结节，而色泽不变淡，体积不缩小者高度提示Budd-Chiari综合征，直视下活检可明确诊断。目镜检查可检出食管胃底静脉曲张及其出血，能协助Budd-Chiari综合征的诊断，但没有确诊价值。

知识点13：肝穿刺活检

副高：熟练掌握　正高：熟练掌握

肝穿刺活检是最可靠的诊断方法。组织学表现为可见小叶中央区肝静脉周围有充血及肝窦淤血扩张，有的有中央静脉周围肝细胞坏死。慢性病例肝小叶中的肝细胞被红细胞取代被认为是特征性改变，晚期形成肝硬化时也可见血窦扩张。高度肝淤血或淤血性肝硬化时，若其病因非心脏病，则首先考虑本病。肝穿刺活检有评估病变范围与鉴别诊断价值，但有严重出血倾向和大量腹水时肝穿刺有一定危险性，故不宜作为手术前常规检查项目。

知识点14：慢性型Budd-Chiari综合征形成肝硬化的特点

副高：熟练掌握　正高：熟练掌握

慢性型Budd-Chiari综合征可形成肝硬化，但与其他原因导致的肝硬化比较有其特点：①一般无病毒性肝炎、长期嗜酒等病史，肝炎病毒标志物大多阴性，肝功能基本正常；②体检时可见胸腹和腰背部静脉曲张，下肢水肿、色素沉着或静脉曲张等下腔静脉阻塞的表现；③肝静脉和/或下腔静脉造影和肝活检可以明确诊断。

知识点15：门静脉血栓形成的特点 副高：熟练掌握 正高：熟练掌握

门静脉血栓形成可使门静脉阻塞血流受阻，形成窦前性门脉高压症。本病具有以下特点：①无特异性症状；②肝功能多正常；③肝脏及肝内门静脉、肝静脉结构正常；④门静脉内可见血栓或癌栓，其远侧的静脉扩张。

知识点16：肝小叶静脉闭塞病的特征 副高：熟练掌握 正高：熟练掌握

肝小叶静脉闭塞病主要见于经过大剂量化疗和/或放疗患者，尤其接受骨髓移植者，其次是长期摄入含有毒性生物碱的中草药所引起的中央静脉、小叶下静脉等肝内细小静脉阻塞，可有肝大疼痛、腹水等。其主要特征为：①有上述病史；②无躯干浅静脉曲张、下肢水肿等下腔静脉阻塞的表现；③肝静脉、下腔静脉造影无异常发现；④肝活检显示肝小静脉狭窄或阻塞，小叶中心性坏死、肝纤维化。

知识点17：与缩窄性心包炎的鉴别诊断 副高：熟练掌握 正高：熟练掌握

Budd-Chiari综合征需要与缩窄性心包炎进行鉴别。缩窄性心包炎一般有急性心包炎的病史，有呼吸急促、颈静脉怒张、肝颈静脉回流征阳性、静脉压升高、脉压变小、奇脉、心音遥远、可闻及心包叩击音等，无静脉曲张，胸部X线检查呈典型的三角形心影、心脏不大、搏动弱或无搏动、心包钙化，B型超声或CT检查可发现心包增厚等。

知识点18：与结核性腹膜炎的鉴别诊断 副高：熟练掌握 正高：熟练掌握

Budd-Chiari综合征需要与结核性腹膜炎进行鉴别。结核性腹膜炎多数有肺结核等病史，有盗汗、午后低热等结核中毒症状；腹壁触诊柔韧感，腹水征阳性，肝脾一般不大，无静脉曲张；X线检查可见腹腔钙化影，肝功能基本正常，结核菌素试验呈强阳性，血沉增快，腹水检查可进一步明确诊断。

知识点19：与肾病综合征的鉴别诊断 副高：熟练掌握 正高：熟练掌握

Budd-Chiari综合征需要与肾病综合征进行鉴别。肾病综合征有大量蛋白尿、低蛋白血症、水肿、高脂血症四大特征，可伴有血尿、高血压，腹水蛋白含量亦较低。查体可见全身水肿、皮肤苍白、肝脾不大、无腹壁静脉曲张、有腹水体征。影像学检查可见肝脾不大，肝静脉、下腔静脉无狭窄或闭塞。

知识点20：与绞窄性肠梗阻的鉴别诊断 副高：熟练掌握 正高：熟练掌握

Budd-Chiari综合征需要与绞窄性肠梗阻进行鉴别。绞窄性肠梗阻时绞窄肠管局部静脉回流受阻，动静脉血栓形成，小血管渗透性增加或破裂，导致腹腔内大量血性渗液。①常有腹部癌、手术、肠蛔虫、先天性畸形、肿瘤和结核等病史；②有持续性剧烈腹痛，呕吐频繁，停止排便排气；③腹部检查可见腹膜刺激征、肠鸣音减弱或消失、腹胀不对称、可触及有明显触痛的肿块，腹部穿刺可抽出血性液体；④阳线检查可见肠腔积气、多发性液平等肠梗阻征象；⑤早期出现休克等全身变化，虽抗休克等治疗但仍无好转，且有逐渐加重的趋势。

知识点21：Budd-Chiari综合征的治疗原则　副高：熟练掌握　正高：熟练掌握

Budd-Chiari综合征的治疗原则是解除肝静脉和下腔静脉的阻塞，降低门静脉高压和下腔静脉高压，消除或改善腹水和胃底－食管静脉曲张，防治曲张静脉破裂出血和后期肝肾功能衰竭等并发症。

知识点22：直接手术的适用范围　副高：熟练掌握　正高：熟练掌握

直接手术适用于下腔静脉膜性阻塞，而肝静脉通畅者。经右心房示指破膜或经皮气囊导管破膜，膜厚或有狭窄须在直视下切除，同时以补片扩大下腔静脉管腔。包括经右心房手指破膜术、经皮气囊导管破膜术和直视下根治性手术。

知识点23：间接手术的适用范围　副高：熟练掌握　正高：熟练掌握

单纯肝静脉阻塞而下腔静脉通畅，不适合做破膜术或破膜不能成功者，可做门体分流术或脾－肺固定术，降低门静脉压力和下腔静脉压力，防止发生各种并发症。

知识点24：Budd-Chiari综合征的分流术的内容　副高：熟练掌握　正高：熟练掌握

分流术包括门腔静脉侧侧分流术、肠腔静脉分流术、下腔静脉－右心房分流术、肠系膜上静脉－右心房分流术、门静脉－右心房转流术、脾静脉－右心房转流术、肠系膜上静脉－颈内静脉分流术、腹膜－颈静脉转流术、下腔静脉－肠系膜上静脉－右心房联合人工血管转流术、下腔静脉－肠系膜上静脉－颈内静脉联合人工血管转流术等。

知识点25：Budd-Chiari综合征内支架植入术　副高：熟练掌握　正高：熟练掌握

内支架植入术是临床上用于支撑体内管腔狭窄的管状结构或新建立通道的内用假体。主要弥补经皮腔内血管成形术（PTA）后血管再狭窄或闭塞的不足，发挥持续扩张的能力，保持血管的较长期通畅，达到更满意的治疗效果。适用于腔静脉节段性狭窄伴肝静脉通畅或副肝静脉通畅者。通过导管放支架于血管阻塞处，术后常规应用抗凝剂，并定期随访；必要时再次植入支架。目前存在的问题是术后支架塌陷移位。心、肝、肾功能衰竭及凝血功能异常者不宜行内支架植入术。

知识点26：Budd-Chiari综合征的球囊扩张术 副高：熟练掌握 正高：熟练掌握

下腔静脉膜型阻塞选择球囊扩张，下腔静脉节段性阻塞应放置血管腔内支架。可在下腔静脉造影确定狭窄或闭塞之后进行，如为完全闭塞，则先用心脏瓣膜刀将闭塞切开，然后由小到大选择不同直径的球囊导管在狭窄部位扩张，以30%泛影葡胺作为球囊充盈剂和压力传动剂，加压注射，同时观察狭窄扩张的情况，扩张后再造影，测压，以判断扩张效果，为防止复发，可立即放置金属支架。该术适用于膜性狭窄，也可用于节段性狭窄者，肝静脉应该是通畅或至少一支是通畅的。

知识点27：Budd-Chiari综合征的静脉成形术 副高：熟练掌握 正高：熟练掌握

腔静脉成形术是指采用球囊导管扩张技术使已经狭窄或闭塞的血管再通。主要适用于下腔静脉膜性阻塞者，还可适用于下腔静脉局限性闭塞者（闭塞段<2cm）和节段性狭窄者。此方法简便、易行、安全、有效，如果术后复发还可重复使用。目前存在的问题是术后再梗阻。本法无绝对禁忌证。长段下腔静脉阻塞者，尤其是病变远侧继发血栓形成者，应避免作本法治疗，以防血栓脱落造成肺动脉栓塞。

知识点28：Budd-Chiari综合征的肝静脉成形术 副高：熟练掌握 正高：熟练掌握

肝静脉成形术适用于肝静脉完全阻塞且无副肝静脉存在者。对肝静脉口部的膜性或节段性阻塞实施肝静脉成形术治疗，与下腔静脉成形术一样，具有损伤性小、并发症少、疗效显著持久等特点。这是因为此项治疗可以从根本上解除此类Budd-Chiari综合征的主要病因，使肝静脉回流得到有效恢复，从而不仅能使肝脏淤血肿大明显改善，也可使肝窦压力及肝后性门静脉高压得到明显缓解。因此，应将其作为此类Budd-Chiari综合征介入治疗最为合理的首选方法。然而在实际应用中，肝静脉成形术的技术难度和风险均较下腔静脉成形术大得多。

知识点29：Budd-Chiari综合征的副肝静脉成形术 副高：熟练掌握 正高：熟练掌握

副肝静脉成形术是一种安全、有效、易行的治疗方法，有与肝静脉成形术相等的治疗价值，近期疗效满意，影响远期疗效的关键仍然是术后再狭窄和支架内血栓形成的问题。其适应证为：①肝静脉和副肝静脉同时闭塞，伴有肝静脉为节段性闭塞，行肝静脉成形术在技术上难度较大，甚至难以成功，且具有较大的危险性时；②当肝内侧支循环丰富，而副肝静脉明显代偿性扩张，其管径大于8cm时开通副肝静脉可起到代偿肝静脉引流的作用。

知识点30：Budd-Chiari综合征的病因治疗　副高：熟练掌握　正高：熟练掌握

积极寻找病因，有明确病因或诱因者应以去除，如寄生虫感染者给予抗寄生虫治疗，由良、恶性肿瘤引起者行肿瘤切除、栓塞疗法、化疗或放疗，伴发于炎性肠病或胶原病者可使用肾上腺皮质激素控制病情活动，与口服避孕药或酗酒有关者应该停用避孕药或戒酒。

知识点31：Budd-Chiari综合征的支持和对症治疗　副高：熟练掌握　正高：熟练掌握

支持疗法的意义在于为明确诊断和相关治疗争取时间和创造条件。有腹水者给予限制钠盐摄入、利尿、输白蛋白、放腹水等。发生上消化道出血、肝性脑病等并发症者给予相应处理。

知识点32：Budd-Chiari综合征的溶栓和抗凝疗法　副高：熟练掌握　正高：熟练掌握

对于由血栓形成引起者应尽早给予溶栓疗法。可经导管局部给药，也可全身用药。一般先用尿激酶或链激酶25万U静脉注射，再以每小时10万～15万U持续静脉滴注12～48小时，血管造影证实血栓溶解后方可停药，注意监测凝血酶原时间。用药期间可同时用标准剂量肝素。如果患者高凝状态依然存在应给予长期乃至终身口服抗凝治疗如阿司匹林，如果血栓形成复发再次溶栓仍然有效。抗凝药对急性期病例可以采用，但因大多数患者不能早期诊断，临床应用价值甚微。抗凝治疗不能消除已形成的血栓，对隔膜样及纤维性阻塞无效。

第十二节　肝　　癌

知识点1：原发性肝癌的概念　副高：熟练掌握　正高：熟练掌握

原发性肝癌（PLC）是指发生在肝细胞或肝内胆管细胞的癌肿，主要包括肝细胞癌（HCC）、肝内胆管细胞癌（ICC）和HCC-ICC混合型3种不同病理类型，其中肝细胞癌（HCC）占原发性肝癌中的绝大多数。本病恶性程度高，浸润和转移性强，远期疗效取决于能否早期诊断及早期治疗，甲胎蛋白和影像学检查相结合是早期诊断的主要手段。

知识点2：原发性肝癌的致病因素　副高：熟练掌握　正高：熟练掌握

我国原发性肝癌（HCC）的主要致病因素为HBV感染，其他致病因素包括食物中的黄曲霉毒素B（AFB）污染及饮水污染等；吸烟、饮酒、遗传因素等也起一定作用。

知识点3：原发性肝癌的病因　副高：熟练掌握　正高：熟练掌握

原发性肝癌的病因尚不完全清楚，可能是多因素协同作用的结果。病毒性肝炎是原发性肝癌诸多致病因素中的最主要的因素，其中以慢性乙型、丙型肝炎最为常见。此外，不同原因所致的肝硬化是大多数肝细胞癌的共同特征，约70%的原发性肝癌发生在肝硬化的基础上，且多数是慢性乙型、丙型肝炎发展而形成的结节型肝硬化。酒精性肝硬化合并HBV、HCV感染者发生肝癌的风险性更大。黄曲霉毒素在肝癌发病机制中的作用已得到证实。家族史及遗传因素也是原发性肝癌发生的重要危险因素，其生物学机制尚不清楚。

知识点4：HBV与肝癌的关系 副高：熟练掌握 正高：熟练掌握

HBV与肝癌有密切、特定的因果关系，两者相关性高达80%。在全球范围内HBV感染和HCC流行率地理分布相吻合，HBsAg携带者HCC发病率是阴性患者的100倍。我国为HBV高度流行地区，我国肝癌患者中HBV总感染率达90%，并且最常见的感染模式是HBsAg、HBeAb、HBcAb三项同时阳性。男性患者乙肝相关性肝癌的发生率及病死率均明显高于女性。HBV除通过形成肝硬化而导致HCC外，还有直接致癌作用。

知识点5：HCV与肝癌的关系 副高：熟练掌握 正高：熟练掌握

HCV感染是西方国家及日本终末期肝病的首位原因，也是HCC的首要病因；HCV所致HCC绝大多数发生在肝硬化的基础上。无论在HBV感染率高或低的国家，病例对照研究和队列研究均显示HCV与HCC有关；HCC患者癌组织及癌周肝组织中可检出HCV复制的中间体（HCV-RNA负链）；感染HCV的黑猩猩在7年之后可以发生肝癌。

知识点6：黄曲霉毒素是原发性肝癌病因的证据 副高：熟练掌握 正高：熟练掌握

以下证据提示黄曲霉毒素（AFT）尤其是黄曲霉毒素B1（AFB1）是人类原发性肝癌的病因：①流行病学研究人群的AFB1摄入量（主要为霉变的玉米或花生）与其原发性肝癌病死率呈正相关，AFB1可使HBV携带者患HCC的风险提高3倍；②动物实验证实AFT可导致肝损害并诱发肝癌；③分子生物学研究发现AFB1可导致p53突变（249密码子）而使后者失去抑癌活性。

知识点7：原发性肝癌传统病理分类及组织学分型 副高：熟练掌握 正高：熟练掌握

传统病理分类把原发性肝癌（HCC）分为巨块型、结节型与弥漫型。

HCC的组织学分型：根据组织学特征可分为：①肝细胞癌：约占90%，多合并肝硬化，易侵犯血管致门静脉和肝静脉癌栓；②胆管细胞癌：约占5%，多不合并肝硬化；③混合型：约占5%；④特殊类型：如纤维板层型和透明细胞癌，更罕见。

知识点8：巴塞罗那临床肝癌（BCLC）分期系统 副高：熟练掌握 正高：熟练掌握

国际上先后制定过多个分期系统，目前多认为巴塞罗那临床肝癌（BCLC）分期系统

（表11-14）比较全面，既考虑了局部肿瘤，又考虑到肝功能和全身的总体状况，并具有多项循证医学的证据，故目前在全球范围内广泛应用。

表11-14　巴塞罗那临床肝癌（BCLC）分期系统

分　期	PST	肿瘤特征	肝脏功能评分
0期（极早期肝癌）	0	单个肿瘤<2cm	Child-Pugh A
A期（早期HCC）	0	单个肿瘤	Child-Pugh A-B
	0	3个肿瘤均<3cm	Child-Pugh A-B
B期（中期HCC）	0	多个肿瘤	Child-Pugh A-B
C期（进展期HCC）	1～2	血管浸润或肝外转移	Child-Pugh A-B
D期（终末期HCC）	3～4	任何肿瘤	Child-Pugh C

注：PST（病情评分）：PST0，正常活动；PST1，有症状，但几乎不影响下床活动；PST2，白天卧床时间少于50%；PST3，白天卧床时间多于50%；PST4，完全卧床

知识点9：纤维板层型肝癌的临床特点　　副高：熟练掌握　正高：熟练掌握

纤维板层型肝癌是HCC的一种特殊类型，由于癌细胞巢被平行的板层状排列的胶原纤维隔开而得名。其临床特点为：多见于青年，HBV多阴性且很少伴肝硬化；肿瘤常单发，生长较慢，AFP多阴性，手术切除率高，且不论切除与否预后均较好。

知识点10：原发性肝癌的消化系统症状　　副高：熟练掌握　正高：熟练掌握

HCC的消化系统症状常见食欲缺乏、恶心、腹胀及腹泻等，以食欲缺乏和腹胀最常见。肝区疼痛可为肝癌的首发症状，可能是因为肿瘤迅速增大使肝包膜张力增加、癌结节包膜下破裂或癌结节破裂出血等所致。

知识点11：中晚期肝癌的主要临床表现　　副高：熟练掌握　正高：熟练掌握

乏力、消瘦和发热常是中晚期肝癌的主要临床表现。乏力和消瘦可因肿瘤的代谢产物及进食少等引起，严重者可出现恶病质。发热多因肿瘤坏死、合并感染及肿瘤代谢产物引起，多为不规则低热，一般不伴寒战。

知识点12：原发性肝癌的体征　　副高：熟练掌握　正高：熟练掌握

（1）肝大与肝区肿块：进行性肝大和肝脏包块是肝癌最常见的体征。

（2）黄疸：为肝癌常见体征之一，因癌肿压迫或侵入胆管、肝门区转移的肿大淋巴结压迫胆管、胆总管癌栓形成或肝功能障碍等所致。通常一旦出现黄疸，多属晚期，但肝门区肝

癌及合并胆管癌栓者可较早出现黄疸。

（3）腹水：门静脉主干癌栓引起者常迅速增长为张力较大的腹水，而有肝静脉或下腔静脉癌栓者腹水更为严重，且常伴下肢水肿、腹痛。另外，癌结节破裂可引起血性腹水，癌浸润腹膜可引起癌性腹水。

（4）其他：如脾大、下肢水肿、右侧胸腔积液等。

知识点13：伴癌综合征的常见者和罕见者

副高：熟练掌握 正高：熟练掌握

伴癌综合征是指由于癌组织分泌影响机体代谢的异位激素或生理活性物质所引起的一组特殊症候群，有时可出现于肝癌症状之前，成为首发症状。常见低血糖、高纤维蛋白原血症、红细胞增多症、血小板增多症；高血压、高血糖、皮肤卟啉症、肥大性骨关节炎、甲状腺病变、性早熟、类癌综合征、高钙血症、高脂血症、多发性神经病变等罕见。

知识点14：细胞癌的转移

副高：熟练掌握 正高：熟练掌握

肝细胞癌多通过血行转移，其次为淋巴转移，亦有直接蔓延、浸润或种植者。胆管细胞癌常以淋巴转移居多。肝外转移以肺部最常见，其次为骨、肾上腺、横膈、腹膜、胃、肾、脑、脾以及纵隔。

知识点15：原发性肝癌的并发症

副高：熟练掌握 正高：熟练掌握

原发性肝癌终末期可并发肝性脑病，其占死亡原因的1/3。消化道出血约占肝癌死亡原因的15%。肝癌结节破裂出血发生率为9%～14%。因癌肿长期消耗，尤其在放疗、化疗后白细胞减少的情况下，抵抗力减弱，再加上长期卧床等因素，易发生继发感染，如肺炎、肠道感染、真菌感染等。

知识点16：原发性肝癌的肝癌诊断标志物

副高：熟练掌握 正高：熟练掌握

（1）甲胎蛋白：甲胎蛋白（AFP）是诊断肝癌的最好标志物。我国有60%～70%肝癌患者的AFP高于正常。AFP检测为目前最好的早期诊断方法之一，可在症状出现前6～12个月作出诊断。凡无肝病活动证据、AFP超出正常范围者，应高度怀疑肝癌。

应注意鉴别引起AFP升高的其他疾病。大量肝细胞坏死时的肝细胞再生及慢性肝病活动均可引起AFP升高，但AFP持续＞400μg/L者，或ALT下降而AFP上升者则应考虑肝癌。另外，泌尿生殖系统肿瘤，特别是畸胎瘤也可引起AFP升高。

（2）其他肿瘤标记物：AFP异质体、异常凝血酶原（DCP）、岩藻糖苷酶（AFU）、γ-谷氨酰转移酶同工酶Ⅰ等对肝癌具有一定的诊断价值，可作为AFP的补充手段。

知识点17：甲胎蛋白阳性率的特点　副高：熟练掌握　正高：熟练掌握

AFP的阳性率有以下特点：①随年龄增高而下降，但与性别无关；②肿瘤越小，AFP定量越低；③肝细胞癌的阳性率为70%左右，混合性肝癌仅25%；④Edmondson Ⅲ级的阳性率最高，而Ⅰ级和Ⅳ级较低。

知识点18：原发性肝癌的超声检查　副高：熟练掌握　正高：熟练掌握

超声检查是肝癌最常用的定位及定性诊断方法。超声显像的优点在于其非侵入性，无放射性损害，且价格较低廉，因而易于重复应用。近年来超声造影技术的出现提高了超声对HCC的诊断价值。但其不足之处是有检查盲区，检查结果受操作者经验与操作细致程度的影响。

知识点19：原发性肝癌的CT检查　副高：熟练掌握　正高：熟练掌握

目前，三期或多期快速扫描CT已成为肝癌诊断的常规检查，对于直径>2cm者比较容易做出正确的诊断。HCC的典型CT表现为：平扫低密度灶、注入造影剂后在动脉期快速强化、门脉期快速消退，即表现为“快进快出”。CT-动脉碘油造影（CTA，亦称碘油CT）能显示0.5cm的肝癌，即经肝动脉注入碘油后7～14天再做CT，则常可见肝癌结节呈明显填充，既有诊断价值，又有一定的治疗作用。

知识点20：原发性肝癌的MRI表现　副高：熟练掌握　正高：熟练掌握

MRI对于鉴别肝脏占位的性质有较大优势，尤其是近年特殊造影剂的应用进一步提高了其对HCC的诊断价值。HCC的MRI表现为：①在T1加权像上病灶呈高低混合信号区，反映病变的坏死或局部脂肪变，亦有不少癌结节在T1示等信号强度，少数呈高信号强度；②在T2加权像上呈不规则、不均匀的高信号；③病灶周围可见低于肿瘤及正常肝组织的线条状低信号影（“假包膜”）；④肿瘤内间隔比假包膜薄，为低信号强度；⑤肝内外血管癌栓形成，在T1加权像中为中等信号，在T2加权像中为高信号。

知识点21：原发性肝癌的肝动脉造影检查　副高：熟练掌握　正高：熟练掌握

肝动脉造影对肝癌的分辨率为1～2cm，确诊率为74%～94%，如做低压灌注造影、碘油造影和延迟摄片，其分辨率及确诊率可进一步提高。由于超声、CT、MRI等技术的发展，单纯做肝动脉造影已相对减少，但碘油CT（经肝动脉注入碘油后7～14天再做CT）技术在微小肝癌及肝癌术后亚临床复发转移的诊疗中仍具有特殊的地位。

知识点22：原发性肝癌的正电子发射断层显像检查

副高：熟练掌握 正高：熟练掌握

正电子发射断层显像（PET-CT）是影像与生化检查技术结合的新技术，能反映该病灶局部生化代谢情况，可用于全身扫描发现病灶及判定病变部位的代谢活性，在肝癌诊断中有一定作用。

知识点23：原发性肝癌的病理学检查

副高：熟练掌握 正高：熟练掌握

对于无肝硬化基础者，病理学检查是诊断HCC的必要条件。对于有肝硬化基础，但病变较小（1～2cm），且影像学表现不典型者，诊断HCC亦需要有病理学证据。病理学检查是诊断原发性肝癌的金标准，但需与临床特征结合。病理报告还可附有与肝癌药物靶向分子、生物学行为以及判断预后相关的免疫组化和分子标志物的检测结果，以供临床参考。

知识点24：美国肝病学会2005版指南提出的HCC诊断标准

副高：熟练掌握 正高：熟练掌握

（1）细胞学组织学标准（适用于＜2cm的病灶）。

（2）非创伤性标准（仅适用于有肝硬化的患者）：①放射学标准：两种影像学技术（B超、CT、MRI或血管造影）均发现＞2cm的动脉性多血管性病灶；②联合标准：一种影像学技术（B超、CT、MRI或血管造影）发现＞2cm的动脉性多血管性病灶，同时AFP＞400μg/L。

知识点25：美国肝病学会及欧洲肝病学提出的肝癌诊断程序要点

副高：熟练掌握 正高：熟练掌握

（1）小于1cm的结节诊断肝癌的可能性较低，如影像学检查无动脉期强化则其可能性更低。应每3～6个月行超声随访，如发现其增大，则提示恶变可能。如随访1～2年以上，病灶无明显增大，则不是肝癌。但仍应随访，因仍有变化可能。

（2）1～2cm的结节很可能是肝癌，如CT、MRI或超声造影中两项动态扫描均表现为特征性的肝癌血管强化，即动脉期快速不均质强化、静脉期快速退去，应诊断为肝癌；如果无此特征性血管强化，或两种检查不一致，应进行穿刺活检。但阴性结果并不能作为排除依据。对于影像学特征不典型的患者进行穿刺活检是非常重要的。如穿刺活检结果为阴性，仍应加强随访。

（3）在肝硬化基础上发现2cm以上的结节应高度怀疑为肝癌。如AFP＞200μg/L，且影像学表现为血供丰富；或两种影像学检查发现有特征性动脉增强，则可确诊，不须进行穿刺活检。如果动态影像学检查血管增强特征不典型，且AFP＜200μg/L，建议进行穿刺活检。

如果病变表现为动脉期强化，静脉期表现为特征性“快速退去”，则仅需一种影像学检查即可诊断。螺旋CT、增强MRI以及超声造影均可用于无创诊断。

（4）小病灶的穿刺活检阴性者，应每3～6个月随访超声或CT，直至诊断明确；如病灶增大，但仍表现为不典型肝癌，建议重复穿刺活检。若常规病理组织学检查无法确诊肝癌，则可通过评估组织学标志物GPC3、HSP70和GS鉴别重度不典型增生与肝癌。

知识点26：肝癌早期高危人群的标准　副高：熟练掌握　正高：熟练掌握

对高危人群的筛查是肝癌早期发现的主要途径。高危人群的标准为：35～65岁，有肝炎史5年以上和/或HBsAg阳性者。一般建议每6个月进行1次AFP联合超声检查，有助于发现早期肝癌、提高生存率。

知识点27：推荐进行原发性肝癌监测的人群和患HCC风险增加、但监测效果尚不确定的人群　副高：熟练掌握　正高：熟练掌握

美国肝病学会（AASLD）2010年肝癌指南中推荐进行监测的高危人群见表11-15。

表11-15　推荐进行HCC监测的人群和患HCC风险增加、但监测效果尚不确定的人群

人　群	监测有效果的发病率阈值（>0.25增加的寿命年）（%，年）	HCC的发病率
建议监测的高危人群		
大于40岁的亚洲男性乙肝患者	0.2	0.4%～0.6%/年
大于50岁的亚洲女性乙肝患者	0.2	0.3%～0.6%/年
有HCC家族史的乙肝患者	0.2	高于无家族史者
非洲/北美非裔的乙肝患者	0.2	在早年更容易患HCC
有肝硬化的乙肝患者	0.2～1.5	3%～8%/年
丙肝肝硬化	1.5	3%～5%/年
4期原发性胆管性肝硬化	1.5	3%～5%/年
遗传性血红蛋白沉着症肝硬化	1.5	尚不确定，可能>1.5%/年
α1-抗胰蛋白酶缺乏肝硬化	1.5	尚不确定，可能>1.5%/年
其他类型肝硬化	1.5	尚不确定
监测效果不确定的人群		
小于40岁（男性）/50岁（女性）的乙肝患者	0.2	<0.2%/年
丙肝患者伴3期纤维化	1.5	<1.5%/年
非硬化型非酒精性脂肪肝病	1.5	<1.5%/年

知识点28：中国原发性肝癌的临床诊断标准 副高：熟练掌握 正高：熟练掌握

主要依据慢性肝病背景、影像学检查结果以及血清AFP水平三大因素，2011版中国原发性肝癌诊疗规范建议如下，（1）+（2）①两项或者（1）+（2）②+（3）三项时，可以确立HCC的临床诊断：

（1）具有肝硬化以及HBV和/或HCV感染如HBV和/或HCV抗原阳性的证据。

（2）典型的HCC影像学特征：同期多排CT扫描和/或动态对比增强MRI检查显示肝脏占位在动脉期快速不均质血管强化，而静脉期或延迟期快速洗脱。①如果肝脏占位直径≥2cm，CT和MRI两项影像学检查中有一项显示肝脏占位具有上述肝癌的特征，即可诊断HCC。②如果肝脏占位直径为1～2cm，则需要CT和MRI 2项影像学检查都显示肝脏占位具有上述肝癌的特征，方可诊断HCC，以加强诊断的特异性。

（3）血清AFP≥400μg/L持续1个月或≥200μg/L持续2个月，并能排除其他原因引起的AFP升高，包括妊娠、生殖系统胚胎源性肿瘤、活动性肝病及继发性肝癌等。

知识点29：血清AFP阳性时，HCC的鉴别诊断 副高：熟练掌握 正高：熟练掌握

血清AFP阳性时，HCC应该与下列疾病进行鉴别。

（1）慢性肝病：如肝炎、肝硬化，应对患者的血清AFP水平进行动态观察。肝病活动时AFP多与ALT同向活动，且多为一过性升高或呈反复波动性，一般不超过400μg/L，时间也较短暂。如果AFP与ALT两者的曲线分离，AFP上升而ALT下降，或AFP持续高浓度，则应警惕HCC的可能。

（2）妊娠、生殖腺或胚胎型等肿瘤：鉴别主要通过病史、体格检查、腹盆腔B超和CT检查。

（3）消化系统肿瘤：某些发生于胃肠以及胰腺的腺癌也可引起血清AFP升高，称为肝样腺癌。鉴别诊断时，除了详细询问病史、体检和影像学检查外，测定血清AFP异质体有助于鉴别肿瘤的来源。如胃肝样腺癌时，AFP以扁豆凝集素非结合型为主。

知识点30：血清AFP阴性时，HCC的鉴别诊断 副高：熟练掌握 正高：熟练掌握

血清AFP阴性时，HCC应该与下列疾病进行鉴别。

（1）继发性肝癌：多见于消化道肿瘤转移，还常见于肺癌和乳腺癌。患者可无肝病背景，了解病史可能有黑粪、饱胀不适、贫血及体重下降等消化道肿瘤表现，血清AFP正常，而CEA、CA199、CA50、CA724以及CA242等消化道肿瘤标志物可能升高。影像学检查特点：①常为多发性占位，而HCC多为单发；②典型的转移瘤影像，可见“牛眼征”（肿物周边有晕环，中央缺乏血供而呈低回声或低密度）；③增强CT或DSA造影可见肿瘤血管较少，血供没有HCC丰富；④消化道内镜或X线造影检查可能发现胃肠道的原发癌灶病变。

（2）肝内胆管细胞癌（ICC）：是原发性肝癌的少见病理类型，好发年龄为30～50岁，

临床症状无特异性，患者多无肝病背景，多数AFP不高，而CEA和CA199等肿瘤标志物也可能升高。影像学检查CT平扫表现常为大小不一的分叶状或类圆形低密度区，密度不均匀，边缘一般模糊不清，但是最有意义的是CT增强扫描可见肝脏占位的血供不如HCC丰富，且纤维成分较多，有延迟强化现象，呈"快进慢出"特点，周边有时可见肝内胆管不规则扩张；还可有局部肝叶萎缩，肝包膜呈内陷改变，有时肝肿瘤实质内有线状高密度影（线状征）。影像学检查确诊率不高，主要依赖手术后病理检查证实。

（3）肝肉瘤：常无肝病背景，影像学检查显示为血供丰富的均质实性占位，不易与AFP阴性的HCC相鉴别。

（4）肝脏良性病变：①肝腺瘤：常无肝病背景，女性多，常有口服避孕药史，与高分化的HCC不易鉴别，对鉴别较有意义的检查是^{99m}Tc核素扫描，肝腺瘤能摄取核素，且延迟相表现为强阳性显像。②肝血管瘤：常无肝病背景，女性多，CT增强扫描可见自占位周边开始强化充填，呈"快进慢出"，与HCC的"快进快出"区别，MRI可见典型的"灯泡征"。③肝脓肿：常有痢疾或化脓性疾病史而无肝病史，有或曾经有感染表现，有发热、外周血白细胞和中性粒细胞增多等，脓肿相应部位的胸壁常有局限性水肿，压痛及右上腹肌紧张等改变。B超检查在未液化或脓稠时常与肝癌混淆，在液化后则呈液性暗区，应与肝癌的中央坏死鉴别；DSA造影无肿瘤血管与染色。必要时可在压痛点作细针穿刺。抗炎或抗阿米巴试验治疗为较好的鉴别诊断方法。④肝包虫：肝脏进行性肿大，质地坚硬和结节感、晚期肝脏大部分被破坏，临床表现可极似肝癌；但本病一般病程较长，常具有多年病史，进展较缓慢，叩诊有震颤即"包虫囊震颤"是特征性表现，往往有流行牧区居住及与狗、羊接触史，包虫皮内试验（Casoni试验）为特异性试验，阳性率达90%～95%，B超检查在囊性占位腔内可发现漂浮子囊的强回声，CT有时可见囊壁钙化的头结。由于可诱发严重的过敏反应，不宜行穿刺活检。

知识点31：NCCN2009版肝癌指南推荐的手术切除指征

副高：熟练掌握　正高：熟练掌握

美国国家综合癌症网（NCCN）2009版肝癌指南推荐的手术切除指征有：①Child-Pugh A，仅有轻至中度门脉高压；②单个肿瘤，且无大血管侵犯；③切除肿瘤后有足够的存留肝体积（无肝硬化者至少为20%，肝硬化Child-Pugh A级者为30%～40%），而且主要血管和主要肝管的流入或流出不受影响；④多发病灶或有大血管侵犯者是否可行切除术尚有争议。

肝移植

知识点32：原发性肝癌的原位肝移植治疗

副高：熟练掌握　正高：熟练掌握

原位肝移植是治疗不可切除的小肝癌或肝功能Child-Pugh C级HCC的最有效方法，其5年存活率可达75%。美国肝病学会（AASLD）2005年版HCC指南和美国国家综合癌症网（NCCN）2009版指南仍要求符合米兰标准才可进行肝移植，但最近报道认为适当放宽标准（如UCSF标准）仍可取得较好效果。肝移植术适合于仅有≤5cm孤立病灶者或每个病灶

≤3cm，总体未超过3个病灶者。已出现静脉癌栓、肝内播散或肝外器官转移者则不再适合肝移植。

知识点33：NCCN2009版肝癌指南推荐的局部消融治疗的适应证

副高：熟练掌握 正高：熟练掌握

局部消融治疗包括射频、微波、冷冻、乙醇注射等方法，国外多用于不可切除或全身情况不能耐受手术的HCC患者，而国内应用范围和适应证较宽。以下是美国国家综合癌症网（NCCN）2009版肝癌指南仍推荐的适应证，包括：①肿瘤部位可及（经皮或术中）；②肿瘤直径≤3cm者效果最佳，肿瘤直径为3～5cm者可采用局部消融+放射介入［经肝动脉化疗栓塞（TACE）/单纯栓塞（TAE）］，肿瘤直径≥5cm者应采用动脉栓塞治疗；③对肿瘤紧邻大血管、胆管及腹腔其他脏器者进行消融时应特别小心。

知识点34：2009年版中国原发性肝癌规范化诊治共识认为HIFU存在问题

副高：熟练掌握 正高：熟练掌握

高强度聚焦超声消融（HIFU）是我国研发的一种非侵入性的体外适形治疗肿瘤的新技术。2009年版中国原发性肝癌规范化诊治共识认为HIFU存在以下问题：①通过超声发现肿瘤存在盲区；②治疗中存在照射通道被肋骨遮挡的问题，甚至需要切除肋骨，违背微创的初衷；③疗效受呼吸运动的影响。因此认为，HIFU还不能作为HCC单独治疗模式，但可以考虑作为TACE后进行补充治疗，或作为姑息治疗手段。

知识点35：NCCN2009版肝癌指南推荐的介入放射治疗的适应证和禁忌证

副高：熟练掌握 正高：熟练掌握

介入放射治疗包括经肝动脉化疗栓塞（TACE）、单纯栓塞（TAE）和放射性核素栓塞，一般不主张单纯经肝动脉化疗。以下是美国国家综合癌症网（NCCN）2009版肝癌指南仍推荐的适应证和禁忌证：①任何部位的肿瘤，只要血管条件能满足仅栓塞肿瘤而不误栓正常肝组织者；②总胆红素>51mmol/L（3mg/dl）是经肝动脉化疗栓塞、单纯栓塞的相对禁忌证，但仍可进行肝段栓塞术；③Child-Pugh C级或门脉主干有癌栓者是放射介入治疗的禁忌证。

知识点36：原发性肝癌放射治疗的适用范围

副高：熟练掌握 正高：熟练掌握

对下述患者可考虑放射治疗：肿瘤局限，因肝功能不佳不能进行手术切除，或肿瘤位于重要解剖结构，在技术上无法切除或拒绝手术；手术后有残留病灶者；要求一般情况好，如KPS≥70分。对已经发生远处转移的患者进行姑息治疗以减轻患者的症状，改善生活质量。

知识点37：原发性肝癌的生物导向疗法　　副高：熟练掌握　正高：熟练掌握

生物治疗包括免疫治疗（细胞因子、过继性细胞免疫、单克隆抗体、肿瘤疫苗）、基因治疗、内分泌治疗、干细胞治疗等多个方面。目前大多数生物治疗技术尚处于研发和临床试验阶段，仅部分已应用于临床。目前用于肝癌过继性细胞免疫治疗的免疫活性细胞主要是细胞因子诱导的杀伤细胞（CIK）和特异杀伤性T淋巴细胞（CTL）。CIK细胞治疗对于清除残癌、降低抗肿瘤不良反应、改善生活质量有较好疗效。放射免疫靶向治疗具有一定疗效，目前已批准用于肝癌治疗的^{131}I-美妥昔单抗注射液，须继续扩大临床试验范围，获得更确切的证据，目前暂不推荐作为常规治疗。

知识点38：全身情况适合手术的原发性肝癌患者的治疗选择程序　　副高：熟练掌握　正高：熟练掌握

（1）如果患者肝功能为Child-Pugh A级或B级，无门脉高压，肿瘤位置合适，有足够的剩余肝体积，可行HCC切除术或局部消融治疗。

（2）对其中符合米兰标准，且有条件进行肝移植者，可行肝移植。

知识点39：肿瘤无法切除的原发性肝癌患者的治疗选择程序　　副高：熟练掌握　正高：熟练掌握

（1）如因肿瘤部位或剩余肝体积不足等因素导致不可切除，但仍符合米兰标准者，可行肝移植。

（2）如果也不符合米兰标准，或肝脏肿瘤广泛者，则行以下治疗：索拉非尼（Child-Pugh A级或B级）；局部治疗（射频、微波、冷冻、乙醇注射）或TA-CE/TAE；定向或立体放疗；参加放疗+化疗的临床试验；参加全身或动脉内化疗的临床试验；参加其他临床试验；支持疗法。

知识点40：肿瘤局限，但全身情况及其他合并疾病导致不能耐受手术的原发性肝癌患者的治疗选择程序　　副高：熟练掌握　正高：熟练掌握

肿瘤局限，但全身情况及其他合并疾病导致不能耐受手术的患者可行以下治疗选择程序：索拉非尼（Child-Pugh A级或B级）；局部治疗（射频、微波、冷冻、乙醇注射）或TACE/TAE；适形或立体放疗；参加其他临床试验；支持疗法。

知识点41：转移性肝癌的概念　　副高：熟练掌握　正高：熟练掌握

转移性肝癌又称继发性肝癌，是指人体其他器官的恶性肿瘤转移到肝脏后形成的肝脏恶性肿瘤。几乎所有实体肿瘤均可以转移到肝脏，其中最多见来源于结直肠癌，腹腔其他脏器

恶性肿瘤肝转移也比较常见，如胃癌、胰腺癌等。其他多见的还有肺癌、乳腺癌等，肝转移是肺癌最常见的肺外转移部位，而乳腺癌肝转移排在肺、骨转移之后，居第3位。

知识点42：转移性肝癌的发生机制 副高：熟练掌握 正高：熟练掌握

转移性肝癌的发生机制主要有：①肝脏接受门静脉及肝动脉的双重血供，许多重要腹部脏器血液均向门静脉汇流，而且肝脏Disse间隙的滤过液可以提供丰富的营养物质，这是转移性肝癌高发的主要因素；②肿瘤还可以通过肝动脉、下腔静脉以及肝静脉转移至肝脏；③淋巴转移也是转移性肝癌的另一种重要的发病途径；④肝脏邻近器官的恶性肿瘤可以通过直接浸润途径累及肝脏。上述转移机制中以血行转移最为常见。

知识点43：转移性肝癌的病理学 副高：熟练掌握 正高：熟练掌握

转移性肝癌数目可为1个，也可以是多个，以多发转移瘤常见，并且同一患者的转移灶大小多相似。大部分病理类型为腺癌，最常见来源于结直肠。转移癌肉眼观通常呈白色，界限清楚，中央出血坏死，在肝表面形成特征性的脐状凹陷。

大部分转移癌的组织学特征与原发病灶相同或相似，但有小部分组织学特征与原发灶明显不同，以至于有些患者临床上仅仅有转移性肝癌的表现而找不到原发病灶。转移性肝癌的肝动脉血供较原发性肝癌少可作为两者的鉴别。

知识点44：转移性肝癌的临床表现 副高：熟练掌握 正高：熟练掌握

转移性肝癌的病程发展较缓和，通常不伴有肝炎以及肝硬化等肝病基础，早期仅表现为原发肿瘤症状而无肝脏受累症状。当发生广泛肝转移时，可出现肝区疼痛、腹胀、食欲减退以及上腹部扪及肿块等肝脏受累症状，部分原发疾病症状轻微的患者以肝脏转移癌主诉首诊。晚期患者因累及胆管或肝功能受损而出现黄疸，由于门脉高压或低蛋白血症而出现大量腹水，预后不良。

知识点45：转移性肝癌的诊断和鉴别诊断 副高：熟练掌握 正高：熟练掌握

若同时存在肝脏占位和合并其他脏器恶性肿瘤时，AFP阴性者应首先考虑为转移性肝癌；但部分消化系统肿瘤特别是胃癌和胰腺癌伴肝转移时可出现AFP升高，但通常是低浓度的AFP升高。若AFP为阴性，既往无基础肝病背景，HBV和HCV均为阴性，肝癌结节多发、散在、形态较规则且大小相似，虽未发现肝外器官恶性肿瘤也应首先考虑转移性肝癌的可能，必要时可通过细针穿刺病理学检查以帮助寻找原发灶。其他器官恶性肿瘤术后出现肝脏结节，特别是伴有CEA、CA19-9升高，应首先考虑转移性肝癌可能。仔细询问病史、进行体格检查及必要的胃肠X线钡剂造影、超声或CT检查能发现原发灶的存在，可明确诊断。

知识点46：转移性肝癌的治疗　　副高：熟练掌握　正高：熟练掌握

转移性肝癌的治疗方案很多，包括手术、化疗（全身静脉化疗和介入治疗）、基因治疗和肝转移灶的局部治疗（射频消融、激光消融、无水乙醇注射和冷冻切除术）等。尤其对于结直肠癌肝转移，手术是目前最重要的治愈手段。目前临床研究最多、治疗效果最显著、预后最好的也是结直肠癌肝转移的治疗。回顾性对照研究证实，对于可切除的结直肠癌肝转移瘤，肝转移灶切除术可以明显延长5年存活率。

第十二章 胆系疾病

第一节 原发性硬化性胆管炎

知识点1：原发性硬化性胆管炎的概念

正高：熟练掌握

原发性硬化性胆管炎（PSC）是一种病因不明的慢性炎症性纤维化疾病，导致胆总管、总肝管及肝内胆管逐渐狭窄乃至闭塞。其临床表现为持续时间不一的胆汁淤积，最终进展为胆汁性肝硬化，常伴有溃疡性结肠炎。肝移植为终末期PSC唯一有效的治疗手段。本病多见于年轻男性。

知识点2：原发性硬化性胆管炎的病因

正高：熟练掌握

目前认为PSC可能与基因易感性及自身免疫有关，PSC的等位基因HLA-B_8、DR_3出现频率增加，70%患者合并溃疡性结肠炎，也可伴有腹膜后纤维化、Riedel甲状腺肿等纤维化疾病。

知识点3：原发性硬化性胆管炎的病理改变

正高：熟练掌握

PSC早期病理改变为胆管系统的纤维化改变，累及整个肝内、外胆管系统，少数仅累及肝外胆管系统，后期肝实质细胞受损。①肝外胆管的改变：纤维增生，瘢痕形成，管壁增厚，在胆管腺体周围，有炎性细胞呈群集样浸润，这些变化为非特异性的，与手术创伤引起的术后胆管狭窄无明显区别。②肝内大胆管的改变：与肝外胆管所见相似。肝内小胆管典型改变为有的汇管区胆管增生，有的汇管区胆管减少，另一些汇管区则呈水肿，常伴有纤维性胆管炎/胆管周围炎。

知识点4：从做肝移植的原发性硬化性胆管炎患者切除的肝脏可见有原发性硬化性胆管炎的特征性改变

正高：熟练掌握

剖腹探查术中可见PSC引起胆总管增厚，呈硬化的条索伴炎症粘连，较大的胆管中可见胆汁淤积或软的胆色素性结石，胆囊本身也可有纤维化性囊壁增厚和慢性炎症改变。从做肝移植的PSC患者切除的肝脏可见有PSC的特征性改变，包括：①较大胆管有薄壁的囊状或管状扩张，伴半圆形或环形的纤维化嵴形成；②胆小管形成纤维化条索伴管腔部分或完全的胆管上皮闭塞。上述病变与胆管造影时的念珠状或断枝状改变一致。

知识点5：原发性硬化性胆管炎的临床表现　　正高：熟练掌握

PSC多见于男性，男女比为3∶1。起病隐匿，病初仅有进行性疲乏，食欲降低，继之以皮肤瘙痒、黄疸及上腹不适或隐痛、体重减轻、发热等为主要表现。但典型的急性胆管炎并不常见。体征有黄疸、肝大、右上腹轻触痛，晚期有门静脉高压所致腹水与脾大。但临床上没有胆石症、胆管手术的病史。

知识点6：原发性硬化性胆管炎的组织学分期　　正高：熟练掌握

根据肝实质受累的情况、纤维化程度以及肝硬化的有无，PSC分为以下几期：①Ⅰ期：即门脉期，此期病变仅累及门脉区胆管，不影响门脉周围的肝实质，没有或极少有门脉周围肝实质炎症及纤维化，故此期的肝炎也称为门脉肝炎，汇管区不扩大；②Ⅱ期：即门脉周围期，此期病变累及门脉周围，门脉周围纤维化，可伴有或不伴有肝炎，汇管区明显扩大，可见新形成的界限板，但此期尚难以辨识出胆汁性或纤维化引起的碎屑样坏死；③Ⅲ期：即纤维隔形成期，此期纤维化及纤维隔形成和/或桥架状坏死，肝实质还表现胆汁性或纤维化所致的碎屑样坏死，伴有铜沉积，胆管严重受损或消失；④Ⅳ期：即肝硬化期，此期具有胆汁性肝硬化特征，肝实质变化一般较Ⅲ期更明显，胆管常消失。

知识点7：原发性硬化性胆管炎的血清碱性磷酸酶检测　　正高：熟练掌握

在无症状的患者中，血清碱性磷酸酶（ALP）常升高，至少高于正常上限2倍，常提示本病；但ALP并无特异性，需做进一步检查。

知识点8：原发性硬化性胆管炎的血清转氨酶检测　　正高：熟练掌握

PSC患者的血清转氨酶（ALT、AST）呈轻度升高，一般升高幅度低于正常值3倍；但有部分患者的血清ALT、AST水平呈明显升高，高于正常5倍，尤多见于小儿，其组织学呈慢性活动性肝炎改变，极易误诊。

知识点9：原发性硬化性胆管炎的血清胆红素/胆汁酸检测　　正高：熟练掌握

PSC患者的血清胆红素水平升高，呈波动性变化，结合胆红素占总胆红素70%以上；血清胆汁酸浓度明显升高。出现肝硬化时有低白蛋白血症及凝血酶原时间延长。30%的患者有高γ-球蛋白血症，其中40%～50%患者以IgM增高为主。直到目前尚未作为筛选PSC的血清标志性抗体。

知识点10：原发性硬化性胆管炎的血清免疫学检查

正高：熟练掌握

抗线粒体抗体（AMA）、抗M2抗体以及抗平滑肌抗体（ASMA）、抗核抗体（ANA）阴性，仅抗中性粒细胞胞质抗体（ANCA）约80%阳性。

知识点11：原发性硬化性胆管炎的ERCP和PTC检查

正高：熟练掌握

内镜逆行性胰胆管造影（ERCP）和经皮经肝胆管造影（PTC）检查常有特殊表现，尤其ERCP检查更具诊断价值。表现为肝外胆管和/或肝内胆管多处节段性狭窄，呈串珠状，狭窄胆管长度一般为1～2cm；肝外胆管除节段性狭窄改变外，也可呈整个管腔全长狭窄。肝外和肝内胆管狭窄可单独出现，也可同时受累。但必须指出，在PSC病程中可合并有胆石症或胆管癌，诊断时应注意。

知识点12：原发性硬化性胆管炎的B超检查

正高：熟练掌握

PSC的B超检查可表现为：胆总管或肝外胆管管腔细窄、管壁增厚且回声增强。

知识点13：原发性硬化性胆管炎的CT检查

正高：熟练掌握

PSC检查中，CT主要用于除外其他疾病，如证实肝内、外胆管有无扩张、胰腺癌等胆管梗阻性疾病。

知识点14：原发性硬化性胆管炎的诊断依据

正高：熟练掌握

PSC诊断依据有：①中青年男性，有慢性胆汁淤积性黄疸的临床表现与生化检查所见；②没有胆石症、胆管手术或胆管损伤病史；③排除肝外胆管肿瘤；④ERCP检查肝外胆管弥漫性或节段性狭窄伴有或不伴有肝内胆管受累。

知识点15：原发性硬化性胆管炎的鉴别诊断

正高：熟练掌握

PSC需要与以下疾病进行鉴别诊断：①原发性胆汁性肝硬化（PBC）：本病以女性多见，血IgM升高显著，线粒体抗体（AMA）90%以上高浓度阳性，影像学检查胆管无改变；②其他继发性胆汁性肝硬化：如胆石症、胆管良恶性肿瘤、壶腹部周围肿瘤等，影像学检查可见胆管扩张及其病因。

知识点16：小胆管原发性硬化性胆管炎的概述

正高：熟练掌握

小胆管PSC是PSC的一种变异形式，其特征为：具有典型的胆汁淤积和PSC组织学改变，但胆管造影正常。具有PSC临床和生化特点但胆管造影正常的患者，推荐肝活检除外小胆管PSC。曾有报道认为小胆管PSC诊断需包括合并炎性肠病（IBD），但其他研究认为仅有部分小胆管PSC合并IBD，因此指南认为合并IBD并非诊断所必需。欧洲指南认为如果合并IBD、MRCP阴性即可诊断小胆管PSC，如果不合并IBD需要ERCP正常、ABCB4变异分析阴性。

知识点17：IgG4相关性胆管炎的概述　　正高：熟练掌握

IgG4相关性胆管炎是一种发病机制不详，生化学特点以及胆管影像学表现与PSC相似，但是对糖皮质激素应答良好的免疫性疾病。伴有其他纤维化疾病如自身免疫性胰腺炎，血清和组织学IgG4升高（＞135mg/dl）对诊断有特异性。如果患者存在肝内胆管、肝外近端胆管和/或胰胆管狭窄，需考虑IgG4相关性胆管炎的诊断。建议对所有疑似PSC的患者，检测血清IgG4水平以除外IgG4相关性胆管炎。

知识点18：原发性硬化性胆管炎的内科治疗　　正高：熟练掌握

内科治疗PSC可试用类固醇激素抑制炎症和免疫反应，治疗后症状减轻，黄疸消退，实验室检查指标改善，但不能改变预后。激素需长期使用，病情较轻者疗效尚好。亦可同时加用秋水仙碱、硫唑嘌呤或6-巯基嘌呤等免疫抑制剂。摄高蛋白、低脂肪饮食，补充维生素A、维生素D、维生素K。合并胆管感染者，给予抗生素治疗。

知识点19：原发性硬化性胆管炎的手术治疗　　正高：熟练掌握

PSC的手术治疗包括：①内引流：适用于局部狭窄者，如切除胆总管狭窄段，并作胆总管空肠Roux -Y吻合；②外引流：适用肝外胆管弥漫狭窄者，可切开胆总管，置入T管作外引流以支撑管腔，一般引流至症状缓解为止；③肝内外各级胆管多处狭窄者，可考虑肝脏移植。

胆道蛔虫病

第二节　胆道蛔虫病

知识点1：胆道蛔虫病的概念　　副高：熟练掌握　正高：熟练掌握

胆道蛔虫病是指寄生于小肠的蛔虫进入胆管后，引起Oddi括约肌强烈痉挛收缩而发生剧烈上腹痛、呕吐、发热、黄疸等症状。多见于卫生条件较差的儿童、青壮年，女性尤多。

知识点2：胆道蛔虫病的病因　　副高：熟练掌握　正高：熟练掌握

（1）蛔虫病是一种肠道寄生虫病，蛔虫寄生在人体小肠的中下段，主要寄生于空肠，回肠次之。蛔虫具有钻孔习性，如上蹿至十二指肠内，其头端钻入胆总管后，患者Oddi括约肌收缩，蛔虫受挤后乱动，患者即有阵阵绞痛。

（2）胃酸低、发热、腹泻、呕吐、胆道功能紊乱者，易发生胆道蛔虫病。

（3）服驱虫药量不足，不但不能驱虫，反而使蛔虫刺激、兴奋而乱钻，更易发病。

知识点3：胆道蛔虫病的病理 副高：熟练掌握 正高：熟练掌握

蛔虫进入胆管后，除引起Oddi括约肌收缩，机械刺激产生临床症状外，还可能引起胆管系统及全身一系列变化。

（1）胆道感染：蛔虫带入大量肠道细菌如革兰阴性杆菌（有大肠埃希菌、副大肠埃希菌等），引起急性化脓性胆管炎，进入胆囊，引起急性胆囊炎。

（2）胆道结石：蛔虫钻入胆管，死亡的蛔虫残体或虫卵成为结石的核心，为胆结石成因之一。

（3）蛔虫钻入主胰管：引起出血坏死性胰腺炎。

（4）蛔虫钻入肝脏：感染引起肝脓肿及败血症。

（5）其他：①蛔虫钻入胆管、肝脏引起胆管壁、肝内小动脉及静脉破裂，胆道出血；②蛔虫穿破胆囊、胆管，胆汁流入腹腔引起胆汁性腹膜炎。

知识点4：胆道蛔虫病的临床表现 副高：熟练掌握 正高：熟练掌握

（1）腹痛：多为突发阵发性剑突下钻顶样剧烈绞痛，患者面色苍白、坐卧不安、大汗淋漓。腹痛可向右肩及背部放射。持续时间长短不一，可突然缓解，间歇期可如常人安静。腹痛虽剧烈，但上腹仅有轻度压痛，并无腹肌紧张。如继发胆系感染时则腹痛又可发生而且持续。当合并肝脓肿时，可有肝区疼痛、高热，偶有致胆管穿孔者，可并发胆汁性腹膜炎，除持续性剧痛外，常有腹肌紧张、肠鸣音消失等体征。

（2）恶心、呕吐：多与腹痛同时发生，吐出物中常含有胆汁，少数可吐出蛔虫，有时恶心较重，并无胃内容物吐出。

（3）发热、畏寒、黄疸：体温升高多在38℃左右，由于虫体与胆管壁间总有空隙，即使进入蛔虫较多，也仅引起不完全梗阻，故黄疸并不太深。如出现寒战、高热、明显黄疸，白细胞计数明显升高，提示合并胆管严重感染。

知识点5：B超检查胆道蛔虫超声图像特点 副高：熟练掌握 正高：熟练掌握

B超检查是胆道蛔虫病的首选检查方法，超声图像特点：①胆管扩张；②在扩张的胆管内出现长条平行回声带，前端圆钝，边沿光滑，系由蛔虫体形成；③如虫体存活时可见蠕动；④蛔虫死后，萎缩虫体易与胆管结石混淆。

知识点6：胆道蛔虫病的实验室检查　　副高：熟练掌握　正高：熟练掌握

早期白细胞计数及中性粒细胞占比正常或轻度升高，亦可有嗜酸性粒细胞增多，如有并发症时则白细胞计数显著升高。十二指肠引流液或粪便中可找到虫卵。合并胰腺炎时，血、尿淀粉酶升高。胆管感染严重或继发败血症时，血培养阳性以及肝功能受损。

知识点7：胃肠X线钡剂及十二指肠镜检查　　副高：熟练掌握　正高：熟练掌握

在胃肠X线钡剂检查中，十二指肠可显示有蛔虫的条状透明影。

在十二指肠镜检查中，可在十二指肠部看到蛔虫或嵌顿于乳头处的蛔虫。

知识点8：胆道蛔虫病的诊断　　副高：熟练掌握　正高：熟练掌握

（1）发作性上腹部绞痛或钻顶痛，突起突止，近期有吐蛔虫史，剑突下有压痛，但无肌紧张。

（2）合并胆道感染时，可有持续右上腹痛、发热、黄疸及白细胞增多，局部出现肌紧张。

（3）粪便内找到蛔虫卵。手术探查、十二指肠镜或X线检查证明胆管或十二指肠内有蛔虫者可确诊。

知识点9：胆道蛔虫病的鉴别诊断　　副高：熟练掌握　正高：熟练掌握

（1）胆石症：疼痛性质临床表现大致相似，但胆石症以中年以上女性多见，城市与农村均可发生，B超可见结石存在。

（2）急性胰腺炎：发病前常有饮酒、暴食，同时伴有血、尿淀粉酶升高。

（3）胃十二指肠穿孔：可突然发病，初期腹痛可于右上腹，不久即弥漫全腹。同时有腹肌紧张、肠鸣音消失等急性腹膜炎体征。

知识点10：胆道蛔虫病的一般治疗　　副高：熟练掌握　正高：熟练掌握

胆道蛔虫病的一般治疗措施有：卧床休息，禁食或半流质饮食，纠正水电解质和酸碱失衡，每日补液2000～3000ml，加入氯化钾3.0g。

知识点11：抗胆碱能药镇痛解痉治疗　　副高：熟悉　正高：熟悉

颠茄片8～16mg或颠茄合剂10ml，每日3～4次口服；阿托品0.5～1.0mg，肌内注射，每日3～4次；消旋山莨菪碱片（654-2）10mg，肌内注射或静脉注射，每日3～4次，或60～80mg加入500～1000ml液体中静脉滴注，每日1次（青光眼、前列腺肥大忌用）。痛甚者也可用盐酸哌替啶（杜冷丁）50～100mg肌内注射。

知识点12：硫酸镁镇痛解痉治疗

副高：熟悉 正高：熟悉

33%硫酸镁10ml，每日3次口服，或2%硫酸镁20ml溶于5%～10%葡萄糖500ml内静脉滴注，每日1次，连用2～3日。可使胆道平滑肌松弛，以缓解痉挛和绞痛，利于排虫。

知识点13：酚妥拉明镇痛解痉治疗

副高：熟悉 正高：熟悉

对于胆道蛔虫病、胆石症等引起的胆绞痛，用常规解痉药不能缓解时用酚妥拉明每分钟0.5mg静脉滴注，一般30分钟就能减轻症状，1～3小时控制疼痛。

知识点14：左旋咪唑驱虫治疗

副高：熟悉 正高：熟悉

左旋咪唑为广谱驱虫药，主要通过影响虫体无氧代谢阻断能量供应而使虫体肌肉麻痹排出体外。口服吸收迅速，30分钟后血药浓度达高峰。成人一次顿服100～200mg，饭后1小时用。

知识点15：阿苯达唑驱虫治疗

副高：熟悉 正高：熟悉

阿苯达唑为广谱高效驱虫药，干扰虫体对葡萄糖及多种营养物质的吸收，致使虫体衰竭死亡，成人一次口服40mg即可。

知识点16：噻嘧啶驱虫治疗

副高：熟悉 正高：熟悉

噻嘧啶抑制虫体内胆碱酯酶的活性，使神经和肌肉间信息传递中断，虫体麻痹而被排出体外。口服吸收较少，大部分直接从肠道排出体外。成人每日1次，1.2～1.5g/次，连服3天。小儿则按30mg/kg（体重）一次服用。

知识点17：氧气驱虫治疗

副高：熟悉 正高：熟悉

氧气驱虫适用于无明显胆道炎症的单纯性胆道蛔虫症。经胃管或十二指肠引流管于空腹注入氧气2500～3500ml，儿童按每周岁100ml计算，取胸膝卧位，2小时后用50%硫酸镁导泻。

知识点18：手术治疗指征

副高：熟练掌握 正高：熟练掌握

手术治疗的指征为：①合并急性化脓性胆管炎、胆囊炎者；②合并肝脓肿、胆管出血，中毒性休克者；③合并急性出血坏死性胰腺炎，经保守治疗一周后病情无缓解；④合并胆结石，术中可作胆总管探查，取出结石、蛔虫，同时行胆汁引流。

知识点19：胆道蛔虫病的手术方法　　副高：熟练掌握　正高：熟练掌握

根据不同情况，可选择下列手术方法：①胆总管切开取虫、取石及胆总管引流术；②肝脓肿引流术；③肝动脉结扎或肝叶切除术等。

知识点20：ERCP治疗　　副高：熟练掌握　正高：熟练掌握

ERCP是治疗胆道蛔虫病的首选方法，内镜下如果见胆总管开口蛔虫部分身体在十二指肠腔，可直接采用网篮或圈套器将蛔虫轻轻取出；如果蛔虫完全进入胆管，最好采用取石网篮插入胆管造影证实为蛔虫后，反复套取，套取后注意避免收紧网篮以免将蛔虫切断，慢慢取出。部分情况可见胆管内死蛔虫，为避免以后发生结石等情况也应取出。取出后应注意给予肠道驱虫治疗。

知识点21：胆道蛔虫病的推拿治疗　　副高：熟练掌握　正高：熟练掌握

患者卧位，头高足低。医者在患者左侧，右手自胆囊部位最高点，沿胆道方向向十二指肠推压；也可由右季肋下，由肋缘推到剑突下，再沿腹白线向下推压1寸许，连续十余次，可促使蛔虫退出胆道。

第三节　急性胆囊炎

知识点1：急性胆囊炎的概念　　副高：熟练掌握　正高：熟练掌握

急性胆囊炎是由于胆囊管或胆总管梗阻和细菌感染而导致的胆囊急性炎症。其主要临床表现有发热、右上腹痛及压痛、恶心呕吐及白细胞增多等。梗阻大多由于胆囊结石或胆管蛔虫阻塞引起。胆囊的急性炎症可单独存在，亦可为胆管急性感染的一部分。

知识点2：急性胆囊炎的病因　　副高：熟练掌握　正高：熟练掌握

引起急性胆囊炎的原因有：①胆囊出口梗阻：90%以上系由胆石梗阻于胆囊管或胆囊颈部，引起胆汁淤积和浓缩，刺激囊壁引起化学性炎症，少数亦可因肿瘤、蛔虫而致出口梗阻；②细菌感染：胆囊管梗阻后由于胆囊壁缺血、损伤、抵抗力下降，继发细菌感染，主要为大肠埃希菌、产气杆菌、铜绿假单胞菌、变形杆菌、梭状芽胞杆菌等。感染途径可经上行血液循环、淋巴管等途径至胆囊。其他亦可发生于手术、创伤、严重烧伤后，细菌可从创伤处直接侵及胆囊。

知识点3：急性胆囊炎的病理 副高：熟练掌握 正高：熟练掌握

病初胆囊肿大、胆囊壁增厚、黏膜充血、水肿、白细胞浸润、黏膜下出血及片状坏死，治疗及时病变消退。如3～7天后炎症不消散，可发生壁内脓肿、胆囊积脓以至坏疽穿孔。病变以胆囊底和嵌塞胆石的颈部为著。若在炎症过程中，胆囊与邻近组织器官发生粘连，则形成胆瘘，并可引起胆汁性腹膜炎。

知识点4：急性胆囊炎的临床表现 副高：熟练掌握 正高：熟练掌握

女性多见，男女发病率随着年龄变化，50岁前男女之比为1∶3，50岁后为1∶1.5。多数患者发作前曾有胆囊疾病的表现。急性发作的典型过程表现为突发右上腹阵发性绞痛，常在饱餐、进油腻食物后，或在夜间发作。疼痛常放射至右肩部、肩胛部和背部，伴恶心、呕吐、厌食等。如病变发展，疼痛可转为持续性并阵发性加剧。几乎每个急性发作患者都有疼痛，如无疼痛可基本排除本病。患者常有轻度发热，通常无畏寒，如出现明显寒战、高热，表示病情加重或已发生并发症，如胆囊积脓、穿孔等，或合并有急性胆管炎。10%～25%的患者可出现轻度黄疸，可能是胆色素通过受损的胆囊黏膜进入循环，或邻近炎症引起Oddi括约肌痉挛所致。若黄疸较重且持续，表示有胆总管结石并梗阻的可能。

知识点5：急性胆囊炎的诊断标准 副高：熟练掌握 正高：熟练掌握

急性胆囊炎的诊断标准：①右上腹痛并放射右肩胛部，伴有恶心、呕吐和发热；②右上腹压痛，肌紧张，墨菲（Murphy）征阳性，若胆囊管梗阻可扪及触痛的肿大胆囊，若胆囊壁坏死穿孔可出现腹膜刺激征；③白细胞总数及中性粒细胞值显著升高；④B超显示胆囊肿大，囊壁增厚，水肿呈双边影。

判定：具备第①～③项可诊断，兼有第④项可确诊。

知识点6：急性胆囊炎的病情评估 副高：熟练掌握 正高：熟练掌握

急性胆囊炎起始阶段，胆囊管梗阻、内压升高、黏膜充血水肿，渗出增多，此时为急性单纯性胆囊炎。如果病因没有解除，炎症继续发展累及胆囊壁全层，浆膜也有纤维性和脓性渗出物覆盖，成为急性化脓性胆囊炎，还可引起胆囊积脓。胆囊内压继续升高可导致胆囊壁血液循环障碍，引起囊壁组织坏疽，即为急性坏疽性胆囊炎。胆囊坏死穿孔发生较急时，会导致胆汁性腹膜炎，较慢发生时则形成包裹粘连，形成胆囊周围脓肿。

知识点7：急性胆囊炎的体格检查 副高：熟练掌握 正高：熟练掌握

急性胆囊炎患者的右上腹可有不同程度、不同范围的压痛、反跳痛及肌紧张，Murphy征阳性。有的患者可扪及肿大而有触痛的胆囊。如胆囊病变发展较慢，大网膜可粘连包裹胆囊，形成边界不清、固定的压痛性包块；如病变发展快，胆囊发生坏死、穿孔，可出现弥漫性腹膜炎表现。

知识点8：急性胆囊炎的实验室检查　　副高：熟练掌握　正高：熟练掌握

急性胆囊炎在实验室检查中可见：血白细胞计数增加，中性粒细胞核左移。如胆总管结石则血清胆红素增高。继发胆管感染，肝细胞继发性损害，血清ALT、AST亦轻度升高，但ALT＜400U，ALP、血清淀粉酶亦可升高。

知识点9：急性胆囊炎的X线检查　　副高：熟练掌握　正高：熟练掌握

10%～15%的急性胆囊炎患者腹部平片可见右上腹有结石影。口服胆囊造影剂如胆囊不显影，可支持本病诊断。

知识点10：急性胆囊炎的B超检查　　副高：熟练掌握　正高：熟练掌握

B超检查，可显示胆囊增大，囊壁增厚甚至有“双边”征，以及胆囊内结石光团，其对急性结石性胆囊炎诊断的准确率为65%～90%。当胆囊横径＞5cm、囊壁厚度≥3.5mm，对急性胆囊炎的诊断有重要参考价值。

知识点11：急性胆囊炎的CT检查　　副高：熟练掌握　正高：熟练掌握

CT对胆囊增大、囊壁增厚、毛糙及结石存在有诊断价值。

知识点12：急性胆囊炎的鉴别诊断　　副高：熟练掌握　正高：熟练掌握

急性胆囊炎需要与以下几种疾病进行鉴别诊断：①急性胰腺炎：该疾病的腹痛位于上中腹部或左上腹，血、尿淀粉酶明显升高，B超、CT显示胰腺大、包膜水肿、边界模糊不清；②冠心病心绞痛型：该疾病老年多见、心电图有特异改变；③消化性溃疡穿孔：病初无发热，上腹痛剧烈且迅速蔓延至全腹、腹膜刺激征明显、肝浊音界消失、膈下游离气体，有助于鉴别。

知识点13：急性胆囊炎的并发症　　副高：熟练掌握　正高：熟练掌握

急性胆囊炎可有下列并发症，出现并发症提示病情严重。

（1）急性胆囊穿孔：如胆囊向周围组织穿破，则形成局限性胆囊周围脓肿。如穿破入腹腔，则引起急性弥漫性化脓性（或胆汁性）腹膜炎；如向腹壁穿破，则引起胆汁性胆囊外瘘。

（2）结石嵌顿胆囊颈、胆囊管或胆总管：可引起胆绞痛。胆总管下端梗阻或反射性Oddi肌痉挛时还伴有阻塞性黄疸。

（3）上行性胆管炎与肝脓肿：含有致病菌的胆囊胆汁流入胆总管（特别是有梗阻）时，可逆行入肝管与肝内胆管，引起上行性化脓性胆管炎与多发性细菌性肝脓肿。

（4）急性化脓性胰腺炎：含有致病菌的胆囊胆汁流入胆总管后，可逆行进入胰导管，引起急性化脓性胰腺炎，特别是胆总管下端有狭窄或阻塞时。

知识点14：急性胆囊炎的一般治疗　　副高：熟练掌握　正高：熟练掌握

急性胆囊炎患者应采取一般治疗。采取禁食或限制饮食。胃肠减压、纠正水及电解质失调、适当解痉镇痛，以不掩盖临床症状为宜。

知识点15：急性胆囊炎的抗菌治疗　　副高：熟练掌握　正高：熟练掌握

急性胆囊炎患者宜尽早静脉应用抗生素。常用氨苄西林或哌拉西林（氧哌嗪青霉素）加氨基糖苷类，也可用头孢哌酮、环丙沙星，由于常有厌氧菌感染，故宜加用甲硝唑静脉滴注。抗菌治疗应待发热退尽、腹痛及压痛消失、全身状况显著改善后停用。

知识点16：急性胆囊炎急诊手术的适应证　　副高：熟练掌握　正高：熟练掌握

急性胆囊炎急诊手术适用于以下情况：①发病在48～72小时者；②经非手术治疗无效且病情恶化者；③有胆囊穿孔、弥漫性腹膜炎、急性化脓性胆管炎、急性坏死性胰腺炎等并发症者。其他患者，特别是年老体弱的高危患者，应争取在患者情况处于最佳状态时行择期性手术。

知识点17：急性胆囊炎手术方法的选择　　副高：熟练掌握　正高：熟练掌握

急性胆囊炎的手术方法有胆囊切除术和胆囊造口术。如患者的全身情况和胆囊局部及周围组织的病理改变允许，应行胆囊切除手术，以根除病变。但对高危患者，或局部炎症水肿、粘连严重，解剖关系不清者，特别是在急症情况下，应选用胆囊造口术作为减压引流。3个月后病情稳定后再行胆囊切除术，对于年老体弱、合并心、肺、肾多个重要脏器疾病者，胆囊取石及造口术后是否需再行胆囊切除术已有学者提出质疑。

知识点18：急性胆囊炎的内镜治疗　　副高：熟练掌握　正高：熟练掌握

急性胆囊炎的内镜治疗包括：①乳头肌切开取石：胆总管或复发结石及乳头狭窄者，切开乳头肌扩张网篮取石；②腹腔镜下胆囊摘除：适用于单纯胆囊结石并发炎症控制后、慢性胆囊炎而与周围组织无粘连者，对胆囊息肉、胆囊腺肌瘤等亦可摘除。

第四节　慢性胆囊炎

知识点1：慢性胆囊炎的概念　　副高：熟练掌握　正高：熟练掌握

慢性胆囊炎是指胆囊慢性炎症性病变，呈慢性迁延性，临床上有反复发作特点。病因多与胆结石有关，但目前临床上非结石性慢性胆囊炎亦相当多见。大多为慢性起病，也可由急性胆囊炎反复发作迁延而来。

知识点2：慢性胆囊炎的病因　　副高：熟练掌握　正高：熟练掌握

除结石并发急性胆囊炎反复迁延而来外，非结石胆囊炎可能与下列因素有关：①感染。细菌可来自肠道、胆管上行至胆囊，亦可由血液或淋巴途径到达胆囊，有时慢性胆囊炎亦可由病毒感染引起，15%胆囊炎患者过去有肝炎史，其他如蛔虫、梨形鞭毛虫感染。②运动障碍。迷走神经切断术后，胆囊的动力和张力发生异常，排空时间延长，胆囊增大，渐渐出现胆囊壁纤维化，伴慢性炎性细胞浸润。③代谢因素。某种原因致胆汁酸代谢改变时、胆盐长期化学性刺激、胰液反流亦可引起化学性慢性胆囊炎症。④血管因素。胆囊壁血管病变可导致胆囊黏膜损害，胆囊浓缩功能和弹力减退，可致胆囊壁纤维化。

知识点3：慢性胆囊炎的病理　　副高：熟练掌握　正高：熟练掌握

胆囊炎症时常致囊壁充血、水肿、纤维增生和钙化，并与周围组织粘连。由于瘢痕组织收缩，囊腔变小甚至完全闭合，即胆囊纤维化。如胆囊管被胆石嵌顿、胆汁潴留、浓缩成胶状小块形成胆泥。亦有胆囊黏膜仍不断分泌白色黏液，胆囊可膨胀、囊壁变薄、囊腔内充满稀胆汁，继发感染后可致胆囊积脓。如胆石长期刺激、压迫囊壁，可致囊壁溃疡或慢性穿孔。

知识点4：慢性胆囊炎的临床表现　　副高：熟练掌握　正高：熟练掌握

慢性胆囊炎的主要表现为反复发作右上腹或中上腹疼痛，可向右肩或左肩放射。平日不耐受脂肪饮食，饭后常上腹饱胀不适、嗳气，常有低热及倦怠。如结石嵌顿则可产生绞痛，同时可伴有恶心、呕吐及发热。体征有右上腹压痛，偶有Murphy征阳性。如有胆囊增大，局部可扪及囊性包块。25%患者可出现黄疸。

知识点5：慢性胆囊炎的实验室检查　　副高：熟练掌握　正高：熟练掌握

慢性胆囊炎发作时白细胞总数及中性粒细胞均增高。血清胆红素与总胆固醇可稍增加。十二指肠液引流检查可发现“B”胆汁混浊，有大量被胆汁染色的黏液和絮状物，显微镜下高倍视野白细胞>30个，甚至满视野，也可见到脱落的柱状上皮细胞，有时可找到梨形鞭毛虫及蛔虫卵。胆汁细菌培养可有细菌生长。

知识点6：慢性胆囊炎的影像学检查 副高：熟练掌握 正高：熟练掌握

（1）X线检查：胆囊造影可发现结石及胆囊缩小、变形，收缩与排泄功能差。

（2）B超检查：了解胆囊大小、有无结石，在慢性胆囊炎时除合并结石外，胆囊壁肥厚可能是唯一的征象。

（3）CT检查：与B超作用相似。

知识点7：非胆囊疾病胆囊壁增厚的鉴别诊断 副高：熟练掌握 正高：熟练掌握

正常胆囊壁B超检查应<3mm，若>3.5mm往往怀疑为胆囊疾病，但低白蛋白血症和门静脉高压症也常有胆囊壁增厚。如血浆清蛋白<35g/L，胆囊壁因水肿可变厚；门静脉高压时因胆囊血液、淋巴液回流障碍及腹水等原因，胆囊壁可明显增厚。此时不宜切除胆囊，否则会加速肝硬化进展。

知识点8：胆囊息肉样病变的鉴别诊断 副高：熟练掌握 正高：熟练掌握

1/2胆囊息肉伴有胆囊炎症，1/4可伴有结石，息肉脱落阻塞亦可有绞痛样发作。B超或口服胆囊造影检查对胆囊壁隆起或息肉样病变很有帮助。如发现胆囊息肉症状较重，或息肉直径>10mm及基底较宽，可手术切除。

知识点9：慢性胆囊炎的内科治疗 副高：熟练掌握 正高：熟练掌握

慢性胆囊炎的内科治疗原则为抗炎、利胆、低脂饮食。有腹痛、消化不良等症状应予对症处理。

知识点10：慢性胆囊炎的药物治疗 副高：熟练掌握 正高：熟练掌握

（1）抗菌治疗：有发热、胆汁细菌培养阳性者应给予抗生素。

（2）利胆剂：合并结石可服用胆石通4～6片，每日3次，熊去氧胆酸（UDCA）50～100mg，每日3次。

知识点11：慢性胆囊炎的手术治疗 副高：熟练掌握 正高：熟练掌握

慢性胆囊炎一般不需手术治疗，但如合并较大结石或多发结石、胆囊功能已丧失者，可手术治疗。

第十三章　胰腺疾病

第一节　急性胰腺炎

知识点1：急性胰腺炎的概念　　副高：掌握　正高：熟练掌握

急性胰腺炎（AP）是胰酶对胰腺组织自身消化导致的化学性炎症，常呈急性上腹痛，伴血淀粉酶升高，轻者病程1周左右，预后良好；重症患者可发展为多器官功能障碍，病死率高达15%。

知识点2：急性胰腺炎的病因　　副高：掌握　正高：熟练掌握

急性胰腺炎的病因较多，且存在地区差异。常见病因有胆石症（包括胆道微结石）、乙醇、高脂血症。其他病因有壶腹乳头括约肌功能不良、药物和毒物、逆行性胰胆管造影术（ERCP）后、十二指肠乳头旁憩室、外伤性、高钙血症、腹部手术后、胰腺分裂、壶腹周围癌、胰腺癌、血管炎、感染性（柯萨奇病毒、腮腺炎病毒、获得性免疫缺陷病毒、蛔虫症）、自身免疫性（系统性红斑狼疮、干燥综合征）、α_1-抗胰蛋白酶缺乏症等。经临床与影像、生化等检查，不能确定病因者称为特发性。

知识点3：造成胰管阻塞的因素　　副高：掌握　正高：熟练掌握

造成胰管阻塞的因素有①肿瘤：动物实验中，单纯性胰管阻塞只会导致胰腺的水肿、萎缩、纤维化，如果部分或全部胰管阻塞同时伴有其他病因，如胰液外分泌不断刺激或血管破坏等，就会导致急性胰腺炎的产生，无论胆管系统和/或腺体本身的肿瘤都可导致急性胰腺炎，共中胰腺肿瘤占13.8%，壶腹部肿瘤占14.6%。②十二指肠功能紊乱：十二指肠乳头旁憩室和息肉致壶腹部阻塞，累及十二指肠特别是壶腹部的Crohn病。③寄生虫：寄生的肠虫进出或阻塞胆管胰管系统。④异物。

知识点4：可产生急性胰腺炎的胰腺外肿瘤　　副高：掌握　正高：熟练掌握

可产生急性胰腺炎的胰腺外肿瘤包括支气管肿瘤、泌尿生殖系统肿瘤、胃癌、黑色素瘤、扁桃腺肿瘤、非霍奇金淋巴瘤。其中，肺燕麦细胞癌所导致的急性胰腺炎发生率高达7.5%。

知识点5：引起急性胰腺炎的感染类型 副高：掌握 正高：熟练掌握

感染引起的急性胰腺炎并不少见，如有时仅表现为亚临床状态，可随感染控制而痊愈。主要包括：①细菌感染：严重感染因素腹腔、盆腔脏器的炎症感染，可经血流、淋巴或局部浸润等扩散和转移方式引起胰腺炎。②病毒感染：急性腮腺炎最常见，其他有传染性单核细胞增多症、Coxsackie B病毒、ECHO病毒、支原体肺炎、病毒性肝炎等，特别是在胰腺中发现乙型肝炎表面抗原为此提供有利证据。③寄生虫感染：沙门菌属、弯曲菌属、结核杆菌、类肉瘤病等。

知识点6：与急性胰腺炎有关的药物 副高：掌握 正高：熟练掌握

与急性胰腺炎有关的已经被证实的药物多达30余种，最常见的药有：维生素D，糖皮质激素，苯乙双胍，青霉胺，雌激素如已烯雌酚与口服避孕药等，促皮质激素即ACTH，利尿药（大量应用）如呋塞米、利尿酸、氢氯噻嗪等，磺胺类如磺胺甲基异噁唑、柳氮磺胺吡啶等。

知识点7：急性胰腺炎的发病机制 副高：掌握 正高：熟练掌握

在病因作用下，胰管内高压及胰腺微循环障碍都可使胰腺腺泡细胞内的Ca^{2+}水平显著上升。细胞内钙的失衡，一方面使含有溶酶体酶的细胞器质膜脆性升高，增加胞内溶酶体与酶原颗粒融合；另一方面使消化酶原与溶酶体水解酶进入高尔基体后，出现“分选”错误；溶酶体在腺泡细胞内激活酶原，使大量胰酶提前活化，超过生理性的对抗能力，发生针对胰腺的自身消化。活化的胰酶、自身消化时释放的溶酶体水解酶及细胞内升高的Ca^{2+}水平均可激活多条炎症信号通路，导致炎症反应，其中核因子-κB（NF-κB）被认为是炎症反应的枢纽分子，它的下游系列炎症介质如肿瘤坏死因子-α（TNF-α）、白介素-1（IL-1）、花生四烯酸代谢产物（前列腺素、血小板活化因子）、活性氧等均可增加血管通透性，导致大量炎性渗出；促进小血管血栓形成，微循环障碍，胰腺出血、坏死。

知识点8：急性水肿型胰腺炎的病理 副高：掌握 正高：熟练掌握

急性水肿型较多见，占90%以上。病变可累及部分或整个胰腺，以尾部为多见。胰腺弥漫性肿大，显微镜下可见间质充血、水肿和炎性细胞浸润，腺泡坏死少见，血管无明显变化。病变多为自限性，但也有少数炎症发展成胰腺坏死。

知识点9：急性出血坏死型胰腺炎的病理 副高：掌握 正高：熟练掌握

急性出血坏死型胰腺炎的胰腺肿大变硬，腺泡及脂肪组织坏死以及血管坏死出血是本型的主要特点。肉眼可见胰腺内有灰白色或黄色斑块的脂肪组织坏死病变，出血严重者，则胰腺呈棕黑色并伴有新鲜出血。脂肪坏死可累及肠系膜、大网膜后组织等。常见静脉炎、淋巴管炎和血栓形成。

本型是由急性水肿型发展而来，也可在发病开始即发生出血及坏死。急性出血坏死型胰腺炎的炎症易波及全身，故可有其他脏器如小肠、肺、肝、肾等脏器的炎症病理改变；由于胰腺大量炎性渗出，常有腹水、胸腔积液等。

知识点10：急性胰腺炎的临床分型　　副高：掌握　正高：熟练掌握

临床上将急性胰腺炎分为以下两种类型：①轻症急性胰腺炎（MAP）：该类型具备急性胰腺炎的临床表现和生化改变，而无器官功能障碍和局部并发症；②重症急性胰腺炎（SAP）：该类型是在MAP的基础上出现其他器官功能障碍甚至衰竭，病程1个月左右可出现局部并发症如假性囊肿或胰腺脓肿。

知识点11：MAP的症状及体征　　副高：掌握　正高：熟练掌握

腹痛为MAP的主要和首发症状，常在饮酒、脂餐后急性起病，多位于中上腹及左上腹，也可波及全腹，常较剧烈，部分患者腹痛向背部放射。多数患者病初伴有恶心、呕吐。可有轻度发热，中上腹压痛，肠鸣音减少。患者因呕吐、胰腺炎性渗出，可呈轻度脱水貌。

知识点12：SAP的症状及体征　　副高：掌握　正高：熟练掌握

SAP患者表现为腹痛持续不缓解、腹胀逐渐加重，可陆续出现表13-1列出的部分症状及体征。

表13-1　SAP的症状、体征及相应的病理生理改变

症状及体征	病理生理改变
体温持续升高或不降	严重炎症反应及感染
黄疸加深	胆总管下端梗阻；肝损伤
呼吸困难	肺间质水肿，急性呼吸窘迫综合征，胸腔积液；严重肠麻痹及腹膜炎
低血压、休克	大量炎性渗出、严重炎症反应及感染
全腹膨隆、张力较高，少数患者可有Grey-Turner征，Gullen征，广泛压痛及反跳痛，移动性浊音阳性，肠鸣音减少而弱、甚至消失	肠麻痹及腹膜炎
上消化道出血	应激性溃疡
少尿、无尿	休克、肾功能不全
意识障碍，精神失常	胰性脑病
猝死	严重心律失常

知识点13：急性胰腺炎的腹痛表现　　副高：掌握　正高：熟练掌握

腹痛是急性胰腺炎的主要症状，多在急性胆道疾病或饮酒饱食后出现。多位于上腹及左上腹，也可在右上腹，轻者钝痛，重者呈绞痛或刀割样痛，可向腰背部放射，轻者可于短期内缓解，坏死型者可因腹水渗出而致全腹痛。少数患者尤其老年体弱者，可仅有轻微腹痛，甚至全无腹痛。查体有上腹压痛、腹肌紧张，甚至反跳痛，重者可有移动性浊音、包块等。少数患者侧腹部皮肤可见蓝–棕色斑（Crey-Tumer征）或脐周皮肤蓝–褐色斑（Cullen征）。

知识点14：急性胰腺炎的全身并发症　　副高：掌握　正高：熟练掌握

急性胰腺炎的全身并发症：①消化道出血：以上消化道出血多见，出现呕血、黑粪，多因应激性溃疡所致。②败血症：早期以革兰阴性杆菌为主，后期可为混合性感染。③多器官功能衰竭（MOF）：出血坏死性胰腺炎多死于MOF，如发生急性呼吸窘迫综合征（ARDS）、急性肾衰竭、消化道出血、胰性脑病或弥散性血管内凝血（DIC）等。

知识点15：急性胰腺炎的后期并发症　　副高：掌握　正高：熟练掌握

（1）胰腺假性囊肿：重症急性胰腺炎胰内或胰周坏死、渗液积聚，包裹成囊肿，囊壁缺乏上皮，故称假性囊肿，多在重症急性胰腺炎病程进入4周后出现。胰腺假性囊肿通常呈圆形或卵圆形，亦可呈不规则形，大小为2～30cm，容量为10～5000ml。小囊肿可无症状，大囊肿可出现相应部位的压迫症状。一般当假性囊肿＜5cm时，约半数患者可在6周以内自行吸收。假性囊肿可以延伸至邻近腹腔，如横结肠系膜、肾前、肾后间隙以及后腹膜。

（2）胰腺脓肿：胰腺内或胰周的脓液积聚，外周为纤维囊壁。患者常有发热、腹痛、消瘦等营养不良症状。

（3）肝前区域性门脉高压：胰腺假性囊肿压迫脾静脉或脾静脉栓塞导致胃底静脉曲张破裂出血。

知识点16：急性胰腺炎反映炎症及感染的检查　　副高：掌握　正高：熟练掌握

（1）白细胞：总数增加，以中性粒细胞增多为主，常有核左移现象。

（2）C反应蛋白（CRP）：是一种能与肺炎球菌C多糖体反应形成复合物的急性时相反应蛋白。在各种急性炎症、组织损伤、细菌感染后数小时迅速升高。CRP对急性胰腺炎诊断不具特异性，主要用于评估急性胰腺炎的严重程度。CRP正常值＜10mg/L，当CRP＞150mg/L时，提示重症急性胰腺炎。

知识点17：急性胰腺炎的血淀粉酶检查　　副高：掌握　正高：熟练掌握

急性胰腺炎的血淀粉酶在发病2～12小时后即升高，＞350 Somogyi单位应考虑本病，

>500 Somogyi单位即可确诊。一般持续3～5天后即可恢复。但血淀粉酶的高低并不与病情成正比，应予以注意。另外，尚有诸多急腹症者血淀粉酶也可升高，但很少>500 Somogyi单位者。

知识点18：急性胰腺炎的尿淀粉酶检查　　副高：掌握　正高：熟练掌握

急性胰腺炎的尿淀粉酶较血淀粉酶升高稍晚且下降也较慢，一般发病后12～24小时上升，可持续1～2周。尿淀粉酶变化仅作参考，尿淀粉酶在500～1000 Somogyi单位，甚至更高者具诊断价值。

知识点19：淀粉酶清除率与肌酐清除率比值　　副高：掌握　正高：熟练掌握

测定淀粉酶清除率与肌酐清除率比值（Cam/Ccr）有助于鉴别高淀粉酶血症的病因。Cam/Ccr公式如下：

$$\text{Cam/Ccr}=\frac{\text{尿淀粉酶}}{\text{血淀粉酶}}\times\frac{\text{血肌酐}}{\text{尿肌酐}}\times 100$$

Cam/Ccr的正常值为1.24%±0.13%，一般应小于4%，在急性胰腺炎时显著增高，达6.6%±0.3%，在9～15天渐渐下降至正常水平，症状加剧时又增高。

知识点20：腹水或胸腔积液淀粉酶检查　　副高：掌握　正高：熟练掌握

胰液或坏死组织液扩散至腹腔或胸腔时，急性胰腺炎的腹水和胸腔积液淀粉酶值明显升高，常超过1000 Somogyi单位。

知识点21：血清淀粉酶与疾病的相关性　　副高：掌握　正高：熟练掌握

血清淀粉酶活性高低与病情不呈相关性。患者是否开放饮食和病情程度的判断不能单纯依赖于血清淀粉酶是否降至正常，应综合判断。血清淀粉酶持续增高要注意：病情反复、并发假性囊肿或脓肿、疑有结石或肿瘤、肾功能不全、巨淀粉酶血症等。要注意鉴别其他急腹症引起的血清淀粉酶增高。

知识点22：急性胰腺炎的血清脂肪酶检查　　副高：掌握　正高：熟练掌握

血清脂肪酶对急性胰腺炎有重要临床意义，尤其当血清淀粉酶活性已经下降至正常，或其他原因引起血清淀粉酶活性增高，血清脂肪酶活性测定有互补作用。同样，血清脂肪酶活性与疾病严重度不呈正相关。

知识点23：急性胰腺炎的其他酶蛋白测定 副高：掌握 正高：熟练掌握

急性胰腺炎疾病中，C反应蛋白（CRP）在发病72小时后大于150mg/L提示胰腺组织坏死。动态测定血清白细胞介素-6水平增高提示预后不良。

知识点24：急性胰腺炎淀粉酶测定的临床意义 副高：掌握 正高：熟练掌握

（1）尿淀粉酶变化仅作参考。

（2）血清淀粉酶活性高低与病情严重程度不呈相关性。

（3）患者是否开放饮食或病情程度的判断不能单纯依赖于血清淀粉酶是否降至正常，应综合判断。

（4）血清淀粉酶持续增高，要注意病情反复并发假性囊肿或脓肿，疑有结石或肿瘤、肾功能不全、高淀粉酶血症等。

（5）注意鉴别其他急腹症引起的血清淀粉酶增高。

知识点25：急性胰腺炎的血钙测定 副高：掌握 正高：熟练掌握

急性胰腺炎时血钙测定轻度下降，一般不需治疗，如显著下降多示预后险恶。

知识点26：反映病理生理变化的实验室检测指标（表13-2） 副高：熟练掌握 正高：熟练掌握

表13-2 反映病理生理变化的实验室检测指标

检测指标	病理生理变化
血糖↑	胰岛素释放减少、胰高血糖素释放增加、胰腺坏死
TB、AST、ALT↑	胆道梗阻、肝损伤
清蛋白↓	大量炎性渗出、肝损伤
BUN、肌酐↑	休克、肾功能不全
血氧分压↓	急性呼吸窘迫综合征
血钙↓	胰腺坏死
三酰甘油↑	既是急性胰腺炎的病因，也可能是其后果
血钠、钾、pH↓	低血钠、低血钾、酸中毒

知识点27：急性胰腺炎的超声检查 副高：掌握 正高：熟练掌握

超声检查有助于急性胰腺炎的诊断，但易受胃肠道积气的影响。水肿型急性胰腺炎患者可见胰腺均匀肿大；坏死型急性胰腺炎患者除胰腺轮廓及其周围边界模糊不清外，坏死区呈低回声，并显示坏死区范围与扩展方向，可证实有无腹水、胰腺脓肿或囊肿等。

知识点28：急性胰腺炎的影像学术语　　副高：掌握　正高：熟练掌握

（1）急性胰周液体积聚（APFC）：发生于病程早期，表现为CT上胰腺内、胰周或胰腺远隔间隙的液体积聚，信号均匀，缺乏完整包膜，可单发或多发。

（2）急性坏死物积聚（ANC）：发生于病程早期，表现为液体内容物，包含液体和坏死组织，坏死组织包括胰腺实质或胰周的坏死组织。

（3）胰腺假性囊肿：有完整非上皮性包膜包裹的液体积聚，内含胰腺分泌物、肉芽组织、纤维组织等，多发生于AP起病4周后。

（4）包裹性坏死（WON）：是一种成熟的，包含胰腺和/或胰周坏死组织，具有界限分明炎性包膜的囊实性结构，多发生于AP起病4周后。

（5）胰腺脓肿：胰腺内或胰周的脓液积聚，外周为纤维囊壁，增强CT提示气泡征，细针穿刺物细菌或真菌培养阳性。

知识点29：CT根据炎症的严重程度分级　　副高：掌握　正高：熟练掌握

CT根据炎症严重程度可分为A～E级五级。①A级：正常胰腺；②B级：胰腺实质改变，包括局部或弥漫的腺体增大；③C级：胰腺实质及周围炎症改变，胰周轻度渗出；④D级：除C级外，胰周渗出显著，胰腺实质内或胰周单个液体积聚；⑤E级：广泛的胰腺内、外积液，包括胰腺和脂肪坏死、胰腺脓肿。

知识点30：腹部增强CT的主要作用　　副高：掌握　正高：熟练掌握

腹部增强CT被认为是诊断急性胰腺炎的标准影像学方法。其主要作用：①确定有无胰腺炎；②对胰腺炎进行分级；③诊断、定位胰腺假性囊肿或脓肿。

知识点31：急性胰腺炎的诊断　　副高：掌握　正高：熟练掌握

需符合以下三个特征中的两个：①急性持续、严重的上腹部疼痛常向背部放射。②血清脂肪酶活性（或淀粉酶活性）至少大于正常值上限3倍。③增强CT、MRI（相对较少使用）或腹部超声发现有急性胰腺炎的特征性改变。

知识点32：急性胰腺炎的分级诊断　　副高：掌握　正高：熟练掌握

（1）轻症急性胰腺炎（MAP）：符合AP诊断标准，满足以下情况之一：无脏器衰竭、无局部或全身并发症，Ranson评分＜3分，急性生理功能和慢性健康状况评分系统（APACHE）Ⅱ评分＜8分，急性胰腺炎严重程度床边指数（BISAP）评分＜3分，改良CT严重指数（MCTSI）评分<4分。

（2）中重症急性胰腺炎（MSAP）：符合急性胰腺炎诊断标准，急性期满足下列情况之一：Ranson评分≥3分，APACHE Ⅱ评分≥8分，BISAP评分≥3分，MCTSI评分≥4分，可有一过性（<48小时）的器官功能障碍。恢复期出现需要干预的假性囊肿、胰瘘或胰周脓肿等。

（3）重症急性胰腺炎（SAP）：符合急性胰腺炎诊断标准，伴有持续性（>48小时）器官功能障碍（单器官或多器官），改良Marshall评分≥2分。

知识点33：考虑重症急性胰腺炎应具备的条件　副高：掌握　正高：熟练掌握

出现下列任一情况，应考虑重症急性胰腺炎：①出现全身炎症反应综合征（SIRS）；②出现器官衰竭；③起病后72小时的胰腺CT评分≥6分；④APACHE Ⅱ评分≥8，可被视为重症。

知识点34：全身炎症反应综合征的诊断　副高：掌握　正高：熟练掌握

需符合以下临床表现中的两项及以上：①心率>90次/分。②体温<36℃或>38℃。③白细胞计数<4×10^9/L或>12×10^9/L。④呼吸频率>2次/分或$PaCO_2$<32mmHg（1mmHg=0.133kPa）。

SIRS持续存在将会增加器官功能衰竭发生的风险。

知识点35：急性胰腺炎的鉴别诊断　副高：掌握　正高：熟练掌握

急性胰腺炎需要与各种急腹症鉴别，如溃疡病穿孔、急性胆囊炎、胆石症、急性肠梗阻等。这些疾病检查血淀粉酶时，一般不会超过500 Somogyi单位。此外本病还需要与不典型心绞痛或心肌梗死鉴别。

知识点36：急性胰腺炎发病初期的处理和监护　副高：掌握　正高：熟练掌握

急性胰腺炎发病初期进行处理和监护的目的是纠正水、电解质紊乱，支持治疗，防止局部及全身并发症。内容包括：血、尿常规测定，粪便隐血、肾功能、肝功能测定，血糖测定，心电监护，血压监测，血气分析，血清电解质测定，胸片，中心静脉压测定。动态观察腹部体征和肠鸣音改变。记录24小时尿量和出入量变化。上述指标可根据患者具体病情进行相应选择。常规禁食，对有严重腹胀、麻痹性肠梗阻者应进行胃肠减压。在患者腹痛、腹胀减轻或消失、肠道动力恢复或部分恢复时可以考虑开放饮食，开始以糖类为主，逐步过渡至低脂饮食，不以血清淀粉酶活性高低作为开放饮食的必要条件。

知识点37：急性胰腺炎的重症监护　副高：掌握　正高：熟练掌握

SAP病程的第一阶段是全身炎症反应期，这一时期大量的炎症介质、毒素释放入血后引起机体的全身炎症反应综合征（SIRS），进一步可导致多器官功能衰竭（MODS）。SAP的治疗首先是ICU治疗，这是SAP治疗上的一大进步，ICU监护可以及早发现各种器官和代谢上的异常并及时作出相应处理。由于炎症引起大量渗出，早期补足液体（晶体和胶体）维持有效血容量亦是该期治疗的重点。

知识点38：急性胰腺炎患者的补液治疗　　副高：掌握　正高：熟练掌握

补液是维持血容量、水、电解质平衡的主要措施。急性胰腺炎患者的补液量包括基础需要量和流入组织间隙的液体量。早期常有血液浓缩，充分补液非常重要。还应注意输注胶体物质和补充微量元素、维生素。

知识点39：急性胰腺炎患者的镇痛治疗　　副高：掌握　正高：熟练掌握

急性胰腺炎患者疼痛剧烈时应考虑镇痛治疗。在严密观察病情下，可注射盐酸哌替啶。不推荐应用吗啡或胆碱能受体阻断药，如阿托品、山莨菪碱等，因前者会收缩Oddi括约肌，后者则会诱发或加重肠麻痹。

知识点40：预防坏死胰腺的感染应采取的措施　　副高：掌握　正高：熟练掌握

预防坏死胰腺的感染可采取：①导泻，促进肠蠕动和清洁肠道，以减少肠腔内细菌过生长，导泻药物可选硫酸镁，每次口服5～20g，同时饮水100～400ml，也可用磷酸钠等洗肠液，中药（大黄、番泻叶）导泻在临床也广为应用，在此基础上，口服抗生素（如诺氟沙星、多黏菌素等）清除肠腔内细菌；②尽早肠内营养，维持肠黏膜屏障的完整，减少细菌移位；③预防性全身给予抗生素（喹诺酮类或头孢类）。

知识点41：减少胰液分泌的常用措施　　副高：掌握　正高：熟练掌握

减少胰液分泌的目的是降低胰管内高压，减少胰腺的自身消化。常用措施：①禁食、胃肠减压：有助于减少胰液分泌。②抑制胃酸：可用H_2受体阻断药或质子泵抑制药。③生长抑素及其类似物。生长抑素可抑制胰泌素和缩胆囊素（CCK）刺激的胰腺基础分泌，使基础胰液分泌减少，胰液、碳酸氢盐、胰蛋白酶产量明显减少，生长抑素250～375μg/h静脉滴注，生长抑素类似物奥曲肽25～50μg/h静脉滴注，MAP一般持续静脉滴注2～3天，SAP则用药时间约1周甚至更长。

知识点42：抑制胰腺外分泌和胰酶抑制剂在急性胰腺炎治疗中的应用　　副高：熟悉　正高：熟悉

生长抑素及其类似物（奥曲肽）可以通过直接抑制胰腺外分泌而发挥作用，主张在SAP

治疗中应用。H_2受体阻断药或质子泵抑制剂可通过抑制胃酸分泌而间接抑制胰腺分泌，除此之外，还可以预防应激性溃疡的发生，主张在SAP时使用。蛋白酶抑制剂主张早期、足量应用。

知识点43：血管活性物质在急性胰腺炎治疗中的应用　　副高：掌握　正高：熟悉

由于微循环障碍在AP，尤其SAP的发病中起重要作用，推荐应用改善胰腺和其他器官微循环的药物，如前列腺素E_1制剂、血小板活化因子阻断药、丹参制剂等。

知识点44：抗生素在急性胰腺炎治疗中的应用　　副高：熟悉　正高：熟悉

对于非胆源性MAP不推荐常规使用抗生素。对于胆源性MAP或SAP应常规使用抗生素。胰腺感染的致病菌主要为革兰阴性菌和厌氧菌等肠道常驻菌。推荐甲硝唑联合喹诺酮类药物为一线用药，疗效不佳时改用其他广谱抗生素，疗程为7～14天，特殊情况下可延长应用。要注意真菌感染的诊断，临床上无法用细菌感染来解释发热等表现时，应考虑到真菌感染的可能，可经验性应用抗真菌药，同时进行血液或体液真菌培养。

知识点45：急性胰腺炎患者应用抗生素的原则　　副高：掌握　正高：熟练掌握

抗生素的应用应遵循以下三大原则：①抗菌谱为革兰阴性菌和厌氧菌为主；②脂溶性强；③有效通过血胰屏障。

知识点46：急性胰腺炎的营养支持　　副高：掌握　正高：熟练掌握

MAP急性胰腺炎患者，只需短期禁食，不需肠道或肠外营养；SAP患者常先施行肠外营养，待病情趋向缓解，则考虑实施肠内营养。进行肠内营养时，应注意患者的腹痛、肠麻痹、腹部压痛等胰腺炎症状和体征是否加重，并定期复查电解质、血脂、血糖、总胆红素、血清蛋白水平、血常规及肾功能等，以评价机体代谢状况，调整肠内营养的剂量。

知识点47：肠内营养的实施的概念　　副高：掌握　正高：熟练掌握

肠内营养的实施是指将鼻饲管放置Treitz韧带远端，输注能量密度为4.187J/ml的要素营养物质，如能量不足，可辅以肠外营养，并观察患者的反应，如能耐受，则逐渐加大剂量。应注意补充谷氨酰胺制剂。对于高脂血症患者，应减少脂肪类物质的补充。

知识点48：肠道功能衰竭的预防和治疗　　副高：掌握　正高：熟练掌握

对于SAP患者应密切观察腹部体征及排便情况，监测肠鸣音的变化。及早给予促肠道动力药物，包括生大黄、硫酸镁、乳果糖等；给予微生态制剂调节肠道细菌菌群；应用谷氨酰胺制剂保护肠道黏膜屏障。同时可应用中药，如皮硝外敷。病情允许下，尽早恢复饮食或实施肠内营养对预防肠道衰竭具有重要意义。

知识点49：轻型胰腺炎患者恢复进食的时间 副高：掌握 正高：熟练掌握

轻型胰腺炎患者恢复进食的时间是临床比较关心的问题：①腹部压痛已减轻；②腹痛明显减轻且已停止使用麻醉类药物；③肠鸣音恢复；④患者有饥饿表现，不必等到血清酶正常，即可进食。

知识点50：急性胰腺炎的中医中药治疗 副高：掌握 正高：熟练掌握

经临床实践证明，单味中药，如生大黄；复方制剂，如清胰汤、柴芍承气汤等对急性胰腺炎的治疗有效。中药制剂通过降低血管通透性、抑制巨噬细胞和中性粒细胞活化、清除内毒素达到治疗功效。

知识点51：急性胰腺炎的内镜治疗 副高：熟练掌握 正高：熟练掌握

起因于胆总管结石性梗阻、急性化脓性胆管炎、胆源性败血症及胆道蛔虫的急性胰腺炎应尽早行内镜乳头括约肌切开术（EST）等内镜治疗，取出胆道结石、蛔虫等，放置鼻胆管引流，胆道紧急减压，既有助于阻止急性胰腺炎病程，又可迅速控制感染。这种在ERCP基础上发展的内镜下微创治疗效果肯定，创伤小，可迅速缓解症状、改善预后、缩短病程、节省治疗费用，属对因治疗，可避免急性胰腺炎复发。适宜于内镜治疗的其他导致急性胰腺炎的病因包括肝吸虫、胰管结石、慢性胰腺炎、胰管先天性狭窄、壶腹周围癌、胰腺癌、Oddi括约肌功能障碍及胰腺分裂等。对重症急性胰腺炎的后期并发症如胰腺假性囊肿和脓肿也可内镜治疗。

知识点52：急性胰腺炎行ERCP治疗的指征选择 副高：熟练掌握 正高：熟练掌握

确定急性胰腺炎行ERCP治疗的指征应根据不同影像学资料确定：

（1）B超、MRCP或EUS发现胆总管结石、胆总管直径>0.7cm或胆囊切除术后胆总管直径>0.8cm，胆道蛔虫，胰管扩张、扭曲、狭窄等，这些均为ERCP治疗的明确指征。

（2）B超阴性，血三酰甘油<11mmol/L，排除酒精、高钙血症、药物、病毒感染等因素，应行MRCP或EUS。

（3）MRCP/EUS阴性，但有下列情况，应行ERCP：①TB升高，DB>60%，ALT升高，腹痛伴畏寒发热；②复发性胰腺炎；③胆囊切除术后，间歇发作性胆绞痛症状；④曾有胆道手术史；⑤胆囊小结石。

（4）ERCP发现胆总管微胆石、胆泥、Oddi括约肌功能障碍、胰腺分裂，胰管狭窄，壶腹周围癌、胰腺癌，这些均为ERCP治疗的明确指征。

知识点53：急性胰腺炎并发症的处理 副高：掌握 正高：熟练掌握

急性呼吸窘迫综合征（ARDS）是急性胰腺炎的严重并发症，处理包括机械通气和大剂量、短程糖皮质激素的应用，如甲泼尼龙，必要时行气管镜下肺泡灌洗术。急性肾衰竭主要是支持治疗，稳定血流动力学参数，必要时透析。低血压与高动力循环相关，处理包括密切的血流动力学监测，静脉补液，必要时使用血管活性药物。弥散性血管内凝血时应使用肝素。急性胰腺炎有胰液积聚者，部分会发展为假性囊肿。对于胰腺假性囊肿应密切观察，部分会自行吸收，若假性囊肿直径>6cm，且有压迫现象和临床表现，可行穿刺引流或外科手术引流。胰腺脓肿是外科手术干预的绝对指征。上消化道出血，可应用制酸剂，如H_2受体阻断药、质子泵抑制剂。

知识点54：急性胰腺炎的手术治疗指征 副高：掌握 正高：熟练掌握

急性胰腺炎外科手术的指征：①出血坏死性胰腺炎诊断尚不明确，不能排除其他需做手术治疗的外科急腹症者；②出血坏死型胰腺炎已明确诊断或已并发胰腺坏死灶感染、脓肿、出血和假性囊肿者；③胰腺炎病因为胆源性，如胆道结石或胆道蛔虫症者；④急性胰腺炎内科治疗进一步恶化者。

知识点55：胰腺感染性坏死的手术治疗 副高：掌握 正高：熟练掌握

在CT广泛应用之前，由于延误手术，坏死型胰腺炎合并感染的死亡率高达50%，对照动态增强CT在坏死型胰腺炎中的广泛应用，使外科医生可对以下两种情况行胰腺切除术：①胰腺继发感染；②伴有严重无菌性坏死的持续的全身毒血症状。胰腺感染在14天内发生率50%，21天内发生率71%，一旦发生胰腺合并感染则需行外科清创术或置管引流。若并发消化道或皮肤的瘘管，每8小时应用50～200μg的生长抑素可帮助瘘管闭合。

知识点56：胰腺假性囊肿治疗时机的选择 副高：掌握 正高：熟练掌握

对于直径<5cm的囊肿可保守治疗，随访后如囊腔逐渐缩小，可继续随访；囊腔无变化甚至增大者，应行穿刺抽吸治疗。直径在5cm以上的囊肿，特别是伴有较明显的临床症状者，易出现感染及出血等并发症，应行置管引流，如无效应积极行外科手术治疗。单纯穿刺抽吸常常复发，且常导致感染，除紧急情况外，已不推荐应用。

知识点57：超声内镜下胰腺假性囊肿的引流方式 副高：掌握 正高：熟练掌握

超声内镜下胰腺假性囊肿的引流方式：超声内镜引导下经胃壁（或十二指肠壁）支架置

入引流术、超声内镜下经胃鼻囊肿管引流术、超声内镜引导下经胃支架和鼻囊肿管联合引流术、超声内镜下经十二指肠乳头囊肿引流术。

知识点58：胰腺假性囊肿的手术治疗 副高：掌握　正高：熟练掌握

胰腺假性囊肿引流传统方法是手术，根据其所处解剖位置，可分别行：囊胃吻合术、囊十二指肠吻合术、Roux-en-Y囊空肠吻合术、脾囊吻合术。若合并感染可行瘘管引流。引流术可很好的避免以下两种情况：①有两个假性囊肿，其中一个在手术中未被发现且尚未吸收消散；②孤立囊肿吸收消散后复发。术前行ERCP有助于了解有无胰导管阻塞，若有胰导管阻塞，则行假性囊肿切除术，而不是内部吻合术；否则，则行假性囊肿与中空脏器之间的吻合术。

知识点59：重症急性胰腺炎严重程度预测的Glasgow评分（表13-3） 副高：掌握　正高：熟练掌握

表13-3　重症急性胰腺炎严重程度预测的Glasgow评分

PaO_2	＜60mmHg
血清蛋白	＜32g/L
血清钙	＜2.0mmol/L
白细胞数	＞15×10^9/L
AST	＞200U/L
LDH	＞600IU/L
血糖	＞10mmol/L（非糖尿病患者）
血尿素	＞16mmol/L

第二节　慢性胰腺炎

知识点1：慢性胰腺炎的概念 副高：熟练掌握　正高：熟练掌握

慢性胰腺炎（CP）是指胰腺实质持续性炎症，导致腺体广泛纤维化、腺泡和胰岛细胞萎缩，致使胰腺的内分泌、外分泌功能受损，且常有钙化及假性囊肿形成。典型症状为反复腹痛、消化不良、腹泻、消瘦等，晚期可出现胰腺囊肿、糖尿病或黄疸。因本病缺乏简便而特异的诊断方法，故诊断困难，常被误诊。

知识点2：慢性胰腺炎的病因 副高：熟练掌握　正高：熟练掌握

慢性胰腺炎与急性胰腺炎相似，国外以酒精中毒为主，国内以胆道疾病，尤其胆结石为主。其他少见者为营养不良、腹部外伤、高钙血症、代谢异常、自身免疫异常、血管病变、血色病、肝病、遗传性因素等。少数患者确无病因可寻，称特发性慢性胰腺炎。

知识点3：慢性胰腺炎的病理特征 副高：熟练掌握 正高：熟练掌握

慢性胰腺炎的病理特征主要有：胰腺实质散在的钙化灶，纤维化，胰管狭窄、阻塞及扩张，胰管结石，胰腺萎缩，炎性包块，囊肿形成等。

知识点4：慢性胰腺炎的病理改变 副高：熟练掌握 正高：熟练掌握

慢性胰腺炎的病理改变早期可见散在的灶状脂肪坏死，小叶及导管周围纤维化，胰管分支内有蛋白栓及结石形成。在进展期，胰管可有狭窄、扩张改变，主胰管内可见嗜酸性蛋白栓和结石。导管上皮萎缩、化生乃至消失，并可见大小不等的囊肿形成，甚至出现小脓肿。随着纤维化的发展，可累及小叶周围并将实质小叶分割成不规则结节状，而被纤维组织包裹的胰岛体积和数量甚至会有所增加，偶尔会见到残留导管细胞芽生所形成的类似于胚胎发生时的胰岛细胞样组织，类似于肝硬化时假小叶的形成。晚期，病变累及胰腺内分泌组织，导致大部分内分泌细胞减少，少数细胞如A细胞和PP细胞相对增生，随着病变的进一步发展，多数胰岛消失，少数病例胰岛细胞显著增生，呈条索状和丛状。

知识点5：与慢性胰腺炎有关的基因突变 副高：熟练掌握 正高：熟练掌握

慢性胰腺炎与以下三种基因突变有关：①与散发的特发性胰腺炎有关的两种基因突变，囊性纤维化跨膜转导调节因子基因（CFTR）的突变，可能与胰管阻塞或腺泡细胞内膜的再循环或转运异常有关，胰蛋白酶促分泌抑制剂基因编码胰蛋白酶促分泌抑制剂的基因，突变位点为N34S，其突变的后果是削弱了对抗正常腺泡内自身激活的少量胰蛋白酶的第一道防线，发病年龄较遗传性胰腺炎晚，并发症和需外科手术的机会较少，但最主要的区别是无家族病史；②与遗传性胰腺炎有关的基因突变。阳离子胰蛋白酶原基因（PRSS1）编码人类胰蛋白酶原，它的突变使胰蛋白酶原容易被激活而常发生复发性胰腺炎，逐渐进展为慢性胰腺炎。

知识点6：引起慢性胰腺炎的B组柯萨奇病毒 副高：掌握 正高：熟练掌握

B组柯萨奇病毒可引起急性胰腺炎，且病毒效价越高，引起急性胰腺炎的可能性越大，若此时缺乏组织修复，则可能进展为慢性胰腺炎。这种缺陷与巨噬细胞（M_1）和1型辅助性T细胞的优先活化有关。在B组柯萨奇病毒感染期间，饮用乙醇可加重病毒诱导的胰腺炎，阻碍胰腺受损后的再生，饮酒剂量越大，持续时间越长，胰腺的再生就越困难。因此，酒精可能会通过增强组织内病毒感染或复制，影响组织愈合和使胰腺炎症慢性化。

知识点7：慢性胰腺炎的腹痛表现　　副高：熟练掌握　正高：熟练掌握

腹痛为慢性胰腺炎患者的主要症状，呈反复发作，常间隔数月、数年发作一次，以后逐渐缩短，最后可呈持续性痛。多位于上腹，但也可偏左或偏右，常向背部放射，间隙期则上腹部常持续不适或隐痛。疼痛发作时患者常取特殊体位，取前倾坐位、弯腰或侧卧蜷腿，此时可缓解疼痛，但若平卧、进食后躺下时疼痛又可加剧，据此可与空腔脏器痉挛性腹痛鉴别。缓解期可因饮酒、饱餐或脂肪餐再次诱发腹痛。

知识点8：慢性胰腺炎胰腺外分泌功能不足的表现　　副高：熟练掌握　正高：熟练掌握

在严重慢性胰腺炎时，如果胰酶分泌量降至正常最大排出量的5%～10%，可发生食物脂肪、蛋白质和碳水化合物的消化不良，粪便中可出现未吸收的脂肪和蛋白。未吸收的淀粉在结肠内被细菌代谢，因此不会过量出现于粪便中。通常脂肪吸收不良发生较早，且较蛋白质或碳水化合物消化不良为严重，这是因为：①小肠内脂肪消化主要取决于胰脂肪酶和辅脂肪酶，胃脂肪酶仅水解食物中17.5%的三酰甘油；②进行性胰功能不全时，胰脂肪酶分泌受损较其他胰酶早且严重；③胰功能不全时，碳酸氢盐分泌减少，引起十二指肠内pH值降低，在低pH环境下，脂肪酶受抑较之其他酶更甚，进一步影响脂肪的消化；④在健康人和胰功能不全患者，脂肪酶较其他酶更易在小肠内被降解，其中糜蛋白酶对脂肪酶的降解起特别重要作用。

知识点9：慢性胰腺炎的胰源性糖尿病表现　　副高：熟练掌握　正高：熟练掌握

虽然慢性胰腺炎的早期即有葡萄糖耐量减低，但症状性糖尿病却发生于病程的较后期。约60%的慢性胰腺炎患者最终会发生胰岛功能不全。偶有慢性无痛性胰腺炎患者早期以糖尿病为主要表现。并发酮症酸中毒和糖尿病性肾病者罕见，但视网膜和神经病变发生率与一般的糖尿病时相似。

知识点10：慢性胰腺炎患者体重减轻的原因　　副高：熟练掌握　正高：熟练掌握

体重减轻在慢性胰腺炎患者中较为常见，原因包括：①进食是腹痛的诱发因素，禁食可缓解腹痛症状，导致慢性胰腺炎患者总摄入量减少；②腹痛反复发作导致食欲降低；③胰腺外分泌功能不足导致营养吸收不良；④糖尿病。

知识点11：慢性胰腺炎的其他临床表现　　副高：熟练掌握　正高：熟练掌握

慢性胰腺炎的其他临床表现包括：①黄疸：常继发于胰腺压迫胆总管，或由于原有的胆系疾病；②胰源性腹水或胸腔渗液：系由于胰分泌物从破裂的胰管或假性囊肿泄漏入腹腔或胸腔；③疼痛性结节：常发生于下肢，系脂肪性坏死的后果；④多关节炎：常发生于手的小关节；⑤胰腺癌的相关表现：部分慢性胰腺炎患者可发展为胰腺癌，从而表现为明显消瘦、肿瘤转移等症状。如患者有假性囊肿、腹水或胸腔积液，往往有相应的体征。

知识点12：慢性胰腺炎的并发症 副高：熟练掌握 正高：熟练掌握

慢性胰腺炎的并发症：①复发性胰腺炎：通常是间质性炎症，偶尔也可能是坏死性胰腺炎；②十二指肠梗阻：约5%的慢性胰腺炎患者并发有十二指肠狭窄，其常常由胰头纤维化引起，也可能由胰腺脓肿或假性囊肿造成；③胰腺癌：慢性胰腺炎是胰腺癌发生的危险因素之一，其并发胰腺癌的风险约为4%，因此，对慢性胰腺炎患者腹痛加重或明显消瘦时，应警惕胰腺癌的存在。

知识点13：慢性胰腺炎的外分泌功能试验 副高：熟练掌握 正高：熟练掌握

（1）粪便试验：主要有显微镜检查粪便脂肪及肌纤维、粪便脂肪和氮排泄量的测定、粪便糜蛋白酶测定和粪便弹力蛋白酶1测定等。

（2）直接刺激试验：胰泌素刺激后胰液分泌量及碳酸氢钠浓度均下降。

（3）间接刺激试验：可用Lundh试餐试验、血、尿苯甲酰-酪氨酸-对氨基苯甲酸（BT-PABA）试验、胰月桂酸试验（PLT）和核素胰腺外分泌功能试验等。Lundh试餐后十二指肠液中胰蛋白酶浓度＜61U/L；BT-PABA试验时，可从尿中测得PABA排出率较正常为低。

知识点14：慢性胰腺炎的内分泌功能检测 副高：熟练掌握 正高：熟练掌握

（1）血糖：增高，提示患者有胰腺内分泌功能不全，检测方法主要有：①空腹血糖：至少禁食8小时以上，晨起后空腹状态测定血葡萄糖水平；②饭后2小时血糖：进食2小时后测定血糖。

（2）葡萄糖耐量试验：对糖尿病具有很大的诊断价值。对空腹血糖正常或略偏高及（或）有糖尿病的患者，以及餐后2小时血糖升高等疑似糖尿病的患者，都必须进行葡萄糖耐量试验才能做出最后诊断。但空腹和/或餐后血糖明显增高，糖尿病诊断已明确者，大量葡萄糖可加重患者胰岛负担，应予免试。临床葡萄糖耐量试验有口服葡萄糖耐量试验（OGTT）、静脉葡萄糖耐量试验、甲苯磺丁脲试验、可的松葡萄糖耐量试验等方法，其中口服葡萄糖耐量试验最为常用。

（3）胰岛素释放试验：进行口服葡萄糖耐量试验时，可同时测定血浆胰岛素浓度以反映胰腺疾病时胰岛B细胞功能的受损程度。葡萄糖刺激后如胰岛素水无明显上升或低平，提示B细胞功能低下。

（4）C肽测定：C肽是胰岛素在合成过程中产生的，其数量与胰岛素的分泌量有平行关系，且其半衰期为10～11分钟，明显比胰岛素（仅4.8分钟）要长，因此测定血中C肽含量可更好地反映B细胞的分泌功能。而且测定C肽时不受胰岛素抗体所干扰，与测定胰岛素无交叉免疫反应，也不受外来胰岛素注射的影响，故近年来已利用测定血C肽水平或24小时尿排泄量以反映B细胞分泌功能。

（5）糖基化血红蛋白（HbA1c）测定：可反映测定前8～12周总体血糖水平。

知识点15：慢性胰腺炎的吸收功能试验　副高：熟练掌握　正高：熟练掌握

（1）粪便脂肪和肌纤维检查：患者因胰酶分泌不足、脂肪及肌肉消化不良，表现为粪便中中性脂肪增多、肌纤维及氮含量增多。

（2）维生素B_{12}吸收试验：用^{60}Co维生素B_{12}吸收试验示不正常时，若口服碳酸氢钠和胰酶片后被纠正，提示维生素B_{12}的吸收障碍与胰分泌不足有关。

知识点16：慢性胰腺炎的淀粉酶测定　副高：熟练掌握　正高：熟练掌握

慢性胰腺炎急性发作时，血尿淀粉酶和Cam/Ccr比率可一过性增高，且血清型淀粉酶同工酶（Pam）下降。若出现腹水，则腹水中淀粉酶明显升高。

知识点17：慢性胰腺炎的影像学检查　副高：熟练掌握　正高：熟练掌握

（1）腹部平片：可在胰腺部位发现钙化点。

（2）钡餐检查：并发较大的胰腺假性囊肿时．可发现胃或十二指肠受压、变形等。

（3）胆系造影：可显示胆囊和胆管，以便了解胆系有无病变，给慢性胰腺炎的诊断提供佐证。

（4）逆行性胰胆管造影（ERCP）：可发现胰管有无变形、扭曲、狭窄或扩张、结石及囊肿等。

（5）超声内镜：超声内镜下可见主胰管有不同程度的扩张或狭窄，或出现胰管结石，或出现胰腺实质不均匀、边缘不规整等。

（6）B超：可发现有无囊肿、钙化等。

（7）CT：是慢性胰腺炎疑似患者的首选检查，它可显示胰腺边缘不清、体积增大或缩小、密度降低、钙化影及假性囊肿等慢性胰腺炎的特征。

知识点18：慢性胰腺炎的CT影像学特征　副高：熟练掌握　正高：熟练掌握

慢性胰腺炎的CT影像学特征为：①胰腺萎缩（54%）；②胰管扩张（66%）；③胰腺钙化形成（50%）；④胰腺假性囊肿形成（34%）；⑤胆管扩张（29%）；⑥胰周脂肪密度增高或胰周筋膜增厚（60%）。

知识点19：日本胰腺学会（1995）的慢性胰腺炎ERCP诊断标准　副高：熟练掌握　正高：熟练掌握

日本胰腺学会（1995）的慢性胰腺炎ERCP诊断标准为：①多发性、非一致的分支胰管不规整扩张；②主胰管由于胰石、非阳性胰石及蛋白栓等导致胰管中断或狭窄时，乳头侧主胰管或分支胰管不规整扩张。

知识点20：ERCP显示慢性胰腺炎胰管Cremer分类

副高：熟练掌握 正高：熟练掌握

ERCP显示慢性胰腺炎胰管Cremer分类：①Ⅰ型（轻度）：主胰管正常或轻度不整，分支胰管杵状扩张；②Ⅱ型（局限性）：头、体或尾部一个或多个分支胰管呈大的囊状扩张；③Ⅲ型（弥漫性）：主胰管不规则狭窄；④Ⅳ型：胰头主胰管不全性阻塞，远端胰管均一扩张；⑤Ⅴ型：胰头主胰管完全性阻塞，远端主胰管不显影。

知识点21：ERCP胰管像对慢性胰腺炎严重程度的分类

副高：熟练掌握 正高：熟练掌握

（1）正常：胰腺无异常所见；分支胰管异常<3支。

（2）轻度：3支以上分支胰管异常，主胰管正常。

（3）中度：3支以上分支胰管异常和主胰管狭窄及扩张。

（4）重度：中度异常加以下列征象1项以上：①>10mm直径的囊肿；②胰管内充盈缺损像；③结石/胰腺钙化；④胰管闭塞或狭窄；⑤胰管高度扩张或不整。

知识点22：慢性胰腺炎的超声内镜特点及相关组织学改变

副高：熟练掌握 正高：熟练掌握

影像学检查在慢性胰腺炎的诊断中占据重要的地位，超声内镜的应用为慢性胰腺炎的诊断提供了一种新的有价值的方法。虽然目前国内外尚无完全统一的诊断标准，但一致认为慢性胰腺炎的超声内镜表现主要是胰腺实质和胰管系统两大类别的9～11项异常结构改变（表13-4）。

表13-4 慢性胰腺炎的超声内镜特点及相关组织学改变

超声内镜表现	组织学改变
胰腺实质	
点状强回声（1～2mm）	灶性纤维化
线状强回声	桥样纤维化
小叶化或lohular out gland margin	小叶间隔纤维化、腺体萎缩
囊性病变	小囊腔或假性囊肿
钙化	实质钙化
回声不均或灶性回声减低（1～3mm）	水肿
胰管系统	

续　表

超声内镜表现	组织学改变
主胰管扩张	胰头＞3mm、胰体＞2mm、胰尾＞1mm
分支胰管扩张	分支胰管扩张
管腔不规则	局部扩张，狭窄
管壁回声增强	管周纤维化
结石	钙化结石

知识点23：慢性胰腺炎的组织病理学检查　副高：熟练掌握　正高：熟练掌握

慢性胰腺炎患者可通过超声或CT引导或手术探查用细针穿刺吸取活组织，进行病理切片检查。

知识点24：慢性胰腺炎的诊断依据　副高：熟练掌握　正高：熟练掌握

经检查具备下列条件之一者，即可诊断为慢性胰腺炎：①X线腹部摄片在胰区有钙化、结石影；②胰腺外分泌功能检查有显著功能降低；③组织病理学有慢性胰腺炎改变。

知识点25：慢性胰腺炎的EUS诊断标准　副高：熟练掌握　正高：熟练掌握

（1）胰腺实质所见：①不规则球状结构；②胰腺边缘有直径局灶回声兼容区；③强回声病灶或条带（钙化）；④胰腺囊肿；⑤小叶化或凸现小叶结构；⑥小囊肿或空洞。

（2）胰管所见：①形状不规则；②管径扩张；③管腔不规则；④侧支显现扩张；⑤侧支增多；⑥管壁回声增强（纤维化）；⑦腔内回声（钙化、蛋白质栓子）；⑧主胰管狭窄伴扩张；⑨主胰管或其分支破裂。

知识点26：慢性胰腺炎的临床表现分型（表13-5）　副高：熟练掌握　正高：熟练掌握

表13-5　慢性胰腺炎的临床表现分型

分　型	主要表现
Ⅰ型（急性发作型）	急性上腹痛，伴血淀胰酶升高和影像学急性炎症改变
Ⅱ型（慢性腹痛型）	间歇性或持续性上腹部疼痛
Ⅲ型（局部并发症型）	假性囊肿、消化道梗阻、左侧门脉高压症、腹水、胰瘘等并发症
Ⅳ型（外、内分泌功能不全型）	消化吸收不良、脂肪泻、糖尿病和体重减轻等症状

知识点27：慢性胰腺炎的临床分期 副高：熟练掌握 正高：熟练掌握

根据慢性胰腺炎的临床表现和合并症进行分期，对治疗选择具有指导意义。1期：仅有Ⅰ型或Ⅱ型临床表现；2期：出现Ⅲ型临床表现；3期：出现Ⅳ型临床表现。

知识点28：慢性胰腺炎的鉴别诊断 副高：熟练掌握 正高：熟练掌握

（1）胆管系统疾病：与慢性胰腺炎常同时存在，并互为因果。鉴别的关键是在作出胆道疾病诊断时应想到慢性胰腺炎存在的可能。临床需依靠B超、胆道造影、ERCP等进行鉴别。

（2）胰腺癌：常合并慢性胰腺炎，而慢性胰腺炎也可演化为胰腺癌。鉴别诊断较困难，甚至在术中也难以鉴别。通常依靠肿瘤标志物CA199、CT、ERCP、选择性动脉造影及活体组织检查等加以鉴别。

（3）消化性溃疡及慢性胃炎：两者的临床表现与慢性胰腺炎有相似之处，依靠病史、消化道造影及胃镜等检查，鉴别一般不困难。

（4）肝脏疾病：肝炎、肝硬化与肝癌的临床表现与晚期慢性胰腺炎相似。特别是慢性胰腺炎患者出现腹水、黄疸、脾脏肿大时，需依靠有关器官的各项功能化验、B超、CT及腹水淀粉酶测定加以鉴别。

（5）Zollinger-Ellison综合征：为胃泌素瘤引起的上消化道顽固性溃疡与腹泻，与慢性胰腺炎表现有相似之处。依靠消化道造影、胃镜、胃液分析和血清胃泌素测定作出鉴别。

（6）小肠性吸收功能不良：主要指原发性吸收不良综合征及Whipple病。原发性吸收不良综合征包括热带性斯泼卢、非热带性斯泼卢及小儿乳糜泻，临床主要表现为三联症，即脂肪泻、贫血与全身衰竭（恶病质），可伴有腹部不适或疼痛、腹胀、胃酸减少或缺乏，舌炎、骨质疏松、维生素缺乏、低血钙、低血钾等表现。Whipple病患者多为40～60岁的男性、主要呈现为4大症状，即脂肪泻、多发性关节炎、消瘦与腹痛。血象可显示淋巴细胞增多。应用D-木糖试验有助于鉴别诊断，小肠性吸收不良者示吸收障碍，而CP患者则为正常。

（7）原发性胰腺萎缩：多见于50岁以上的患者，临床表现可类似无痛性胰腺炎但无胰腺钙化，B超无胰腺肿大，也无回声空间。主要临床表现常为脂肪泻、体重减轻、食欲减退与全身水肿。如作剖腹探查时可见胰腺缩小，显微镜下可见腺泡细胞完全消失，胰岛明显减少，均被脂肪组织替代，纤维化病变较少，无钙化、炎症细胞浸润或假性囊肿形成。

知识点29：慢性胰腺炎的内科综合治疗 副高：熟练掌握 正高：熟练掌握

（1）病因治疗：有胆管疾病的慢性胰腺炎患者应择期进行相应处理，嗜酒者应戒酒。

（2）镇痛：可用药物镇痛，也可选用大剂量胰酶制剂或H_2受体阻断药，剧痛者可用腹腔神经丛阻滞，必要时行Oddi括约肌切开，胰管内置管，清除蛋白栓子或结石。使用镇痛药物应按照WHO三阶梯镇痛方法进行。

知识点30：慢性胰腺炎的WHO三阶梯镇痛方法　副高：熟练掌握　正高：熟练掌握

第一阶梯，轻度疼痛：使用非阿片类药及辅助用药，可选用非甾类抗炎药，如塞来昔布、美罗昔康、布洛芬等。

第二阶梯，中度疼痛：弱阿片类镇痛药及辅助用药，可选用可待因、强痛定、曲马多等。

第三阶梯，重度疼痛：吗啡、哌替啶等强阿片类药。

各阶梯治疗中可辅助使用皮质激素、抗惊厥、抗抑郁、抗焦虑药。

知识点31：慢性胰腺炎胰腺外分泌功能不全的处理　副高：熟练掌握　正高：熟练掌握

慢性胰腺炎所致的胰腺外分泌不全常表现为脂肪泻、消化吸收不良，可采用胰酶替代治疗。理想的胰酶制剂应具备以下特点：①含有高浓度的酶；②能耐受酸的灭活；③按适当的比例与营养物质同步排入十二指肠；④在十二指肠的碱性环境中可以快速释放。

知识点32：慢性胰腺炎胰腺内分泌功能不全的治疗　副高：熟练掌握　正高：熟练掌握

慢性胰腺炎时胰腺内分泌功能不全的表现为糖尿病，应限制糖的摄入，制定规律的糖尿病饮食；由于慢性胰腺炎时常同时存在胰高糖素的缺乏，故尽量口服降糖药控制血糖；必要时可用胰岛素替代治疗，但要注意小剂量胰岛素也可诱发低血糖的发生。

知识点33：慢性胰腺炎的并发症治疗　副高：熟练掌握　正高：熟练掌握

假性囊肿、消化道梗阻、左侧门脉高压症、胰瘘等并发症可通过内镜、血管介入及外科手术处理。解决左侧门脉高压导致的胃底静脉曲张出血的传统治疗是外科手术，切除脾脏及结扎胃周曲张静脉。也可应用血管介入技术，对尚未完全堵塞的脾静脉安置支架、通过血管内栓塞胃周曲张静脉；脾静脉不能再通时，可行部分脾动脉栓塞，减少左侧门脉的血流量，降低出血风险。

知识点34：慢性胰腺炎的外科治疗适应证　副高：熟练掌握　正高：熟练掌握

慢性胰腺炎凡经内科治疗半年而效果不明显时，宜行手术。手术适应证包括：①虽经内科治疗但腹痛顽固而严重者；②并发胰腺假性囊肿或脓肿者；③形成胰腺瘘管者；④因胰头肿大或囊肿压迫胆总管发生阻塞性黄疸者；⑤疑为胰腺癌者。

知识点35：慢性胰腺炎的介入治疗 副高：熟练掌握 正高：熟练掌握

慢性胰腺炎患者可经内镜行介入治疗：①在胰管狭窄段放置金属支架以扩张胰管；②胰管括约肌切开以利胰管内结石排出；③在假性囊肿和胃腔之间放支架，使囊肿内液体流入肠道；④对胆总管梗阻者，可放置支架解除梗阻。

第三节 胰 腺 癌

知识点1：胰腺癌的概念 副高：熟练掌握 正高：熟练掌握

胰腺癌系胰腺外分泌腺的恶性肿瘤，临床主要表现为腹痛、消瘦、黄疸等，大多数患者在确诊后已无法手术切除，在半年左右死亡，5年存活率小于5%。其病情发展快，预后很差。发病多在中年以后，男性比女性多见。

知识点2：胰腺癌的病因和发病机制 副高：熟练掌握 正高：熟练掌握

关于胰腺癌的病因与发病机制仍不清楚。慢性胰腺炎被视为胰腺癌的癌前病变，在不健康的生活方式（如吸烟、饮酒等）、长期接触某些物理、化学致癌物质等多种因素长期共同作用下，导致一系列基因突变，包括肿瘤基因的活化、肿瘤抑制基因功能丧失、细胞表面受体—配体系统表达异常等。遗传性胰腺炎常伴有高胰腺癌发病率，表明遗传因素与胰腺癌的发病有一定关系。

知识点3：胰腺癌的病理 副高：熟练掌握 正高：熟练掌握

胰腺癌以胰头部多见，占60%～70%，胰体癌占20%，胰尾癌占5%，少数患者癌弥散于整个胰体而难以确定部位。胰腺癌多起源于导管上皮（81.6%），少数起源于腺泡（13.4%），其余者不能肯定来源（5%）。胰腺因被膜薄，淋巴和血运丰富易发生转移，除局部淋巴结的转移外，胰头癌早期转移至肝，胰腺体尾癌易转移至腹膜。

知识点4：胰腺癌的临床表现 副高：熟练掌握 正高：熟练掌握

胰腺癌起病隐匿，早期无特殊表现，可诉上腹不适、轻度腹泻、食欲减退、乏力等，数月后出现明显症状时，病程多已进入晚期。其主要临床表现有：腹痛、黄疸、腹泻、体重减轻及转移灶症状。整个病程短、病情发展快、迅速恶化。

知识点5：胰腺癌的腹痛表现 副高：熟练掌握 正高：熟练掌握

胰腺癌患者中，2/3～3/4的胰头癌有腹痛，胰体尾癌约80%有腹痛，疼痛常于上腹部，按肿瘤部位的不同可偏左或偏右，开始为隐痛，多伴胀满不适，有时呈持续性且逐渐加重，常牵涉至背部。典型的胰腺疼痛是平卧时腹痛加重，尤以晚上更甚，常致患者起身走动彻夜难眠，采取下蹲、前倾弯腰或侧卧蜷足位则可缓解或减轻腹痛，晚期持续剧烈腹痛，常需麻醉药而致成瘾。

知识点6：胰腺癌的黄疸症状　　副高：熟练掌握　正高：熟练掌握

黄疸是胰腺癌，尤其是胰头癌的重要症状，黄疸属梗阻性，常伴尿深黄及陶土色粪便，且呈进行性，黄疸虽有时会轻微波动，但不会完全消失，胰体尾癌常在波及胰头时才出现黄疸，而胰腺癌晚期出现黄疸有时可能是肝转移所致。胰头癌若使胆总管下段梗阻而出现无痛性的胆囊肿大，呈Courvoisier征，对胰头癌具有重要诊断意义。

知识点7：胰腺癌的转移灶症状　　副高：熟练掌握　正高：熟练掌握

胰腺癌的转移灶症状：①呕吐：胰头癌压迫邻近的空腔脏器如十二指肠，常使其肠曲移位或梗阻，患者可表现为胃流出道梗阻的症状；②上消化道出血：胰腺癌浸润至胃、十二指肠，破溃出血，或脾静脉或门静脉因肿瘤侵犯而栓塞，继发门静脉高压症，导致食管胃底静脉曲张破裂出血。

知识点8：胰腺癌的特殊临床表现　　副高：熟练掌握　正高：熟练掌握

胰腺癌的特殊临床表现：急性上消化道出血；急性胆囊炎或急性胰腺炎；糖尿病；人格及精神的改变；血栓、栓塞现象；多发性动脉炎及皮下结节；脂肪泻；不能以其他疾病解释的发热、乏力、排便习惯的改变、食欲不振、恶心、呕吐、背痛等。

体征：上腹部压痛、肝脏肿大、胆囊肿大、腹部包块、左上腹部血管杂音等。

知识点9：胰腺癌的血、尿与粪便检查　　副高：熟练掌握　正高：熟练掌握

胰腺癌患者的血、尿淀粉酶升高多因胰腺癌早期胰管堵塞，导致继发性胰腺炎或伴慢性胰腺炎。血液检查可能显示阻塞性黄疸及功能受损情况，血清胆红素升高且以直接胆红素为主。碱性磷酸酶（AKP）、血清γ-谷氨酰转移酶（γ-GT）、LDH、亮氨酸氨基肽酶（LAP）和5′-核苷酸酶等均可增高。部分患者血清脂肪酶和淀粉酶升高。

知识点10：胰腺癌血清中肿瘤相关抗原的检测　　副高：熟练掌握　正高：熟练掌握

（1）胰腺癌相关抗原（PCAA）和胰腺特异性抗原：胰腺癌前者的阳性率约53%，但慢性胰腺炎和胆石症也有33%～50%的阳性率。而对于后者，Ⅰ期胰腺癌时阳性率高达60%，而良性胰腺疾患和胆系疾病者阳性率较低。以上两种抗原可以联合检测。

（2）胰腺胚胎抗原（POA）：在胰腺癌患者中，POA增高者达73%，但其特异性不高，

胃癌和结肠癌的阳性率分别在50%和40%左右。肿瘤切除后POA明显下降，术后1～2个月降至正常，复发时POA上升。

（3）糖链抗原CA19-9：此抗原是一种与消化道癌相关的抗原。抗原决定簇为含唾液酸的神经节苷脂，已获得单抗。在胰腺癌、结肠癌、胃癌和胆管癌，其阳性率分别为86.2%、33.7%、28.5%和73.5%。CA19-9血清值与胰腺癌的部位、主胰管扩张、有无转移及病期无明显关系，但在肿瘤切除后下降。

（4）采用ELISA法测定血清癌胚抗原（CEA）、糖链抗原CA50：CEA在胰腺癌中的敏感性、特异性和准确性分别为36.4%、94.7%和54%；CA50的上述值分别为74.6%、82.2%和76.7%。另外，观察CEA的动态变化，有助于评估胰腺癌的预后。

知识点11：胰腺癌的钡餐检查

副高：熟练掌握 正高：熟练掌握

近50%的胰腺癌有异常表现，尤行低张十二指肠造影更满意。胰头癌时可发现十二指肠曲增宽或十二指肠降段内侧呈反“3”形征象；十二指肠壁僵硬、黏膜破坏或肠腔狭窄或胃、十二指肠、横结肠受压而移位等。

知识点12：胰腺癌的无创伤性检查

副高：熟练掌握 正高：熟练掌握

（1）B超检查：B超定位针吸细胞学检查对确诊胰腺癌更有帮助。可以发现直径2cm以上的胰腺肿物和/或胰管、胆管扩张。体外超声容易受胃肠内气体的干扰和检查者技术经验的影响。

（2）X线钡剂胃肠造影：通过胃和十二指肠的变化间接诊断胰腺癌。胰腺癌时出现胃和十二指肠被推移并可见胃窦和十二指肠降部压迹。胰头癌十二指肠壁及黏膜受侵时可见降部黏膜变粗、不规整、黏膜中断、肠管局部僵硬、充盈缺损等。若乳头受累，则可出现反“3”形影像，十二指肠曲扩大。

（3）上腹部CT：可见胰腺肿大、周围脂肪间隙减少或消失，胆管、胰管扩张，胰腺囊肿，肝及淋巴结的转移。碘过敏者不适合。

（4）PET-CT：将放射性核素示踪和CT显像结合，提高了诊断胰腺癌的敏感性，对胰腺本身病变的形态及其与周围脏器的关系、肿瘤转移情况等都能很好显像，但目前价格昂贵。

（5）上腹部MRI：与CT所见相似，可见胰腺肿大，胆管、胰管扩张，肝及腹腔淋巴结转移等。对于体内有金属（如起搏器）的患者不适合。

（6）磁共振胰胆管显像（MRCP）：通过胰管的改变推测是否有胰腺肿物。胰腺癌可表现为主胰管梗阻、移位、节段性狭窄、僵硬不规则，分胰管缺损等。胰头癌可见胆囊非炎症性明显肿大。

知识点13：胰腺癌的有创检查

副高：熟练掌握 正高：熟练掌握

有创检查在实施过程中会给患者带来一定的创伤，要注意与患者及其家属进行有效的沟通。有创检查多在无创检查后进行，有一定的指向性时进行。

（1）内镜下逆行胰胆管造影（ERCP）：通过胰管的改变来推测是否存在胰腺癌。可以取得胰液、胰腺导管黏膜脱落细胞或壶腹部的活组织进一步做病理检查。

（2）选择性腹腔血管造影（SVA）：表现为动脉移位、扭曲，动脉管腔不规则，狭窄、闭塞。静脉类似肠系膜上静脉、门脉及脾静脉有被压挤现象。

（3）经皮肝穿刺胆管造影（PTC）：对梗阻性黄疸的鉴别有意义。发现胰内段胆管僵硬、狭窄且其上方胆管明显扩张时可以拟诊胰腺癌。

（4）超声胃镜（EUS）：对于直径小于2cm的胰腺癌，EUS检查可明显提高阳性率。并可通过细针活检（FNA）取得病变组织做病理检查。

（5）经口胰管镜（POPS）：可以直接观察主胰管结构和形态，并可以取胰液和活检。

（6）胰管内超声（IDUS）：通过ERCP插入不同频率的探头，检测胰管内和胰管周围病变。

（7）腹腔镜：可直视下观察胰腺形态，并可以取活组织或收集腹腔冲洗液中的脱落细胞做病理检查。

知识点14：了解胰腺癌浸润范围的检查　　副高：熟练掌握　正高：熟练掌握

（1）血管造影（DSA）：经腹腔动脉做肠系膜上动脉、肝动脉、脾动脉选择性动脉造影，显示肿瘤与周围血管间的解剖关系，可进一步明确病变浸润程度、范围，评估手术切除的可能性及指导手术方式的选择。

（2）X线钡剂造影：用十二指肠低张造影可间接反映癌的位置、大小及胃肠受压情况，晚期胰头癌可见十二指肠曲扩大或十二指肠降段内侧呈反“3”形等征象。

知识点15：胰腺癌的诊断　　副高：熟练掌握　正高：熟练掌握

根据临床表现及明确的胰腺癌影像学证据，晚期胰腺癌诊断不难。本病的早期诊断困难，因此，重视下列胰腺癌高危人群的随访，有针对性地进行筛查和监测，有望提高早期胰腺癌的诊断率。诊断标准有：①年龄>40岁，近期出现餐后上腹不适，伴轻泻；②有胰腺癌家族史者；③慢性胰腺炎，特别是慢性家族性胰腺炎；④患有家族性腺瘤息肉病者；⑤胰腺导管内乳头状黏液亦属癌前病变；⑥大量吸烟、饮酒，以及长期接触有害化学物质；⑦不能解释的糖尿病或糖尿病突然加重；⑧不明原因消瘦，体重减轻超过10%。

知识点16：胰腺癌的鉴别诊断　　副高：熟练掌握　正高：熟练掌握

（1）慢性胰腺炎：以缓慢起病的上腹胀、腹痛、消化不良、腹泻、食欲减退、消瘦等为主要临床表现的慢性胰腺炎应注意与胰腺癌鉴别。慢性胰腺炎病史较长，常伴有腹泻，黄疸少见。如腹部超声和CT检查发现胰腺部位有钙化点，则有助于慢性胰腺炎的诊断。胰腺炎性包块与胰腺癌不仅在影像学上很难鉴别，即使在手术中肉眼所见的大体病理也难于做出准确判断。EUS引导下的细针穿刺活检如果不能取得足够大小的组织标本，诊断仍不明确。开腹手术活检可确诊。

（2）肝胆疾病：胰腺癌早期消化不良症状及黄疸易与各种肝胆疾病混淆，但影像学、肝功能及病毒性肝炎标志物等检查较易使诊断明确。

（3）消化性溃疡、胃癌：对中上腹痛等症状应行胃镜检查，排除消化性溃疡及胃癌。

知识点17：胰腺癌的手术治疗　　副高：熟练掌握　正高：熟练掌握

胰腺癌患者可行胰、十二指肠切除术或扩大根治术，但由于确诊者已多属晚期胰腺癌，其手术切除率为10%～20%。对无法根治者，仅可行姑息性手术以缓解症状。

知识点18：胰腺癌的内镜治疗　　副高：熟练掌握　正高：熟练掌握

作为姑息治疗解决胰腺癌患者的胆总管梗阻状态。可通过ERCP或PTCD在胆总管内放置支架，内引流解除黄疸；若不能置入支架，可行PTCD外引流减轻黄疸。

知识点19：胰腺癌的化疗　　副高：熟练掌握　正高：熟练掌握

目前尚无有效的单个化疗药物或联合的化疗方案可延长胰腺癌患者的生命或改善生活质量。胰腺癌常用化疗方法有以下两种：①静脉化疗，常用的药物有吉西他滨、5-氟尿嘧啶、顺铂、泰素帝、草酸铂、阿瓦斯汀、卡培他滨等，其中，吉西他滨主要作用于DNA合成期的肿瘤细胞，而成为胰腺癌化疗的最常用药物。②区域性动脉灌注化学疗法（介入化疗），总体疗效优于静脉化疗。

知识点20：胰腺癌的放疗　　副高：熟练掌握　正高：熟练掌握

胰腺癌放疗的疗效不及化疗，对于化疗效果不佳者可作为次要选择，或联合应用，有助于改善患者生活质量，减轻癌性疼痛，延长患者生命。放疗的方法主要有适形调强放射治疗、γ刀和^{125}I粒子短程放疗。

知识点21：胰腺癌的对症治疗　　副高：熟练掌握　正高：熟练掌握

（1）腹痛的治疗：按阶梯镇痛治疗，必要时可用50%～75%酒精行腹腔神经丛注射，或切除交感神经，或硬膜外应用麻醉药镇痛。

（2）改善营养：给予胰酶、多酶片、多种维生素、胃肠内营养等；不能口服者应给予胃肠外营养。

（3）黄疸的治疗：胆囊或胆管空肠吻合术，或内镜下放置支架引流，缓解梗阻。

第十四章　腹膜及肠系膜疾病

第一节　结核性腹膜炎

知识点1：结核性腹膜炎的概念　　副高：熟练掌握　正高：熟练掌握

结核性腹膜炎是由结核分枝杆菌感染引起的慢性、弥漫性腹膜炎症，多继发于肺结核或体内其他部位结核。本病多缓慢起病，表现为发热、乏力、盗汗、食欲缺乏、腹痛、腹胀、腹水或有腹内肿块等。可见于任何年龄，以青壮年最多见，多数在20～40岁，但60岁以上也非罕见。以女性为多，男女之比约为1∶2。

知识点2：结核性腹膜炎的病因和发病机制　　副高：熟练掌握　正高：熟练掌握

结核性腹膜炎由结核杆菌引起，多继发于体内其他结核病灶。感染途径以腹腔内的结核病灶直接蔓延为主，肠系膜淋巴结结核、肠结核、输卵管结核是常见的原发病灶。少数可由血行播散引起，常伴有结核性多浆膜炎、粟粒型结核、结核性脑膜炎或活动性关节、骨、睾丸结核等。

知识点3：结核性腹膜炎的病理类型及特点　　副高：熟练掌握　正高：熟练掌握

根据结核病理解剖特点，结核性腹膜炎可分为渗出、粘连、干酪三个类型，以粘连型为最多见，渗出型次之，干酪型最少见。在本病的发展过程中，上述两种或三种类型的病变往往并存，称为混合型。

（1）渗出型：腹膜充血、水肿，有纤维蛋白渗出物，有许多黄白色或灰白色小结节，可融合成较大的结节或斑块。腹腔内有浆液纤维蛋白渗出物积聚，腹水少量至中等量。

（2）粘连型：有大量纤维组织增生，腹膜、肠系膜明显增厚。肠袢相互粘连，并和其他脏器紧密缠结在一起，肠管常因受到压迫或束缚而发生肠梗阻。大网膜也增厚变硬，蜷缩成团块。

（3）干酪型：以干酪样坏死病变为主，肠管、大网膜、肠系膜或腹腔内其他脏器之间相互粘连，分隔成许多小房，小房腔内有混浊积液，干酪样坏死的肠系膜淋巴结参与其中，形成结核性脓肿。小房可向肠管、腹腔或阴道穿破形成窦道或瘘管。

知识点4：结核性腹膜炎的典型症状　　副高：熟练掌握　正高：熟练掌握

结核性腹膜炎一般起病缓慢，症状较轻，常在发病后数周以至数月才就医诊治，少数起病急骤，以急性腹痛或骤起高热为主要表现。结核性腹膜炎的临床表现是多种多样的，结核病毒血症常见，主要是发热与盗汗。热型以低热与中等热为多见，约1/3患者有弛张热，少数可呈稽留热。常伴乏力、食欲缺乏，后期有营养不良，表现为消瘦、水肿、苍白、舌炎、口角炎、维生素A缺乏症等。此外，常有腹胀、腹痛、腹泻等消化道症状；腹痛表现为持续性隐痛或钝痛，多位于脐周、下腹，有时在全腹。当并发肠梗阻时，有阵发性绞痛。本病约有1/3病例有腹水，腹水量以中量、小量者为多。

知识点5：其他症状　　副高：熟练掌握　正高：熟练掌握

腹泻常见，一般每日3～4次，粪便多呈糊状。腹泻主要由腹膜炎所致的肠功能紊乱引起，也可由伴有的肠结核或干酪样坏死病变引起的肠管内瘘等引起。

腹部触诊腹壁柔韧感，系腹膜遭受轻度刺激或有慢性炎症的一种表现。腹部肿块多见于粘连型或干酪型，常位于脐周，但也可见于其他部位。其大小不一、边缘不整，表面不平，有时呈结节状，不易推动，可误诊为肿瘤。

知识点6：结核性腹膜炎的实验室检查　　副高：熟练掌握　正高：熟练掌握

（1）部分结核性腹膜炎患者有轻至中度贫血，血细胞大多正常，急性期白细胞计数和中性粒细胞占比可见升高。红细胞沉降率一般均见加快，可作为结核病活动性的指标。

（2）结核性腹膜炎的腹水外观呈草黄色渗出液，浑浊，静置后有凝固，比重＞1.016，蛋白定量＞25g/L，白细胞计数＞$500×10^6$/L，以淋巴细胞为主。腹水浓缩找结核杆菌，有时阳性，一般细菌培养阴性，但腹水动物接种阳性率可达50%。腹水检测腺苷脱氨酶（ADA）显著升高（常＞30U/L），恶性腹水可轻度升高，其他良性腹水不高，有鉴别诊断意义。

知识点7：结核性腹膜炎胃肠X线钡剂检查　　副高：熟练掌握　正高：熟练掌握

在胃肠X线钡剂检查中，结核性腹膜炎可发现有肠结核、肠粘连、肠瘘、肠管外肿块等征象；腹部平片有时可见钙化影对诊断有一定意义。

知识点8：结核性腹膜炎的超声检查　　副高：熟练掌握　正高：熟练掌握

结核性腹膜炎在腹部B超探查中常可见有腹水、肠间粘连、粘连性腹水或非均质性肿块等改变。以上检查对本病有辅助诊断价值。

知识点9：结核性腹膜炎的腹腔镜检查　副高：熟练掌握　正高：熟练掌握

结核性腹膜炎在腹腔镜检查中可见：腹膜、网膜与内脏（肠、肝）表面有散在或集聚的灰白色结节，浆膜失去正常光泽、浑浊粘连。进行活组织检查有确诊价值。腹腔镜检查对腹膜有广泛粘连者应属禁忌。

知识点10：结核性腹膜炎的诊断依据　副高：熟练掌握　正高：熟练掌握

结核性腹膜炎的诊断依据有：①青壮年患者，有结核病史，伴有其他器官结核病证据；②发热原因不明达2周以上，伴有腹胀、腹泻、腹水、腹壁柔韧感或腹部肿块；③腹腔穿刺获得腹水，呈渗出性，一般细菌培养结果阴性；④结核菌素皮肤试验强阳性。结核感染T细胞斑点试验（T-spot）阳性；⑤X线胃肠钡剂检查发现肠粘连等征象。

知识点11：结核性腹膜炎的鉴别诊断　副高：熟练掌握　正高：熟练掌握

（1）以腹水为主要表现者：需与腹腔恶性肿瘤、肝硬化腹水、结缔组织病、心源性腹水等鉴别。可行腹水脱落细胞学检查、腹水常规及生化、腹盆腔B超及CT、腹水培养、抗核抗体检查等以鉴别，必要时可行腹腔镜检查。

（2）以腹部包块为主要表现者：需与腹部肿瘤、克罗恩病等鉴别。可行肠镜、腹盆腔B超及CT等检查。

（3）以发热为主要表现者：需与引起发热的其他疾病鉴别。

（4）以急性腹痛为主要表现者：结核性腹膜炎可因干酪样坏死破溃而引起急性腹膜炎，或因肠梗阻而发生急性腹痛，此时应与常见外科急腹症鉴别。注意询问结核病史、寻找腹膜外结核病灶、分析有无结核毒血症等，尽可能避免误诊。

知识点12：结核性腹膜炎的治疗原则及加强支持治疗　副高：熟练掌握　正高：熟练掌握

结核性腹膜炎应坚持早期、联合、全程、规范化抗结核药物治疗及加强支持疗法，以达到彻底治愈、避免复发及防止并发症的目的。

结核性腹膜炎患者应以卧床休息为主，摄食高蛋白、高热量、高维生素及易消化的饮食，每日补充新鲜水果、鲜奶，需要时静脉输液，定期注射白蛋白等。

知识点13：常用抗结核药物（表14-1） 副高：熟练掌握 正高：熟练掌握

表14-1 常用抗结核药物

药 物	作用机制	杀菌特点	剂 量	不良反应
异烟肼（INH）	抑制结核菌叶酸合成	对于细胞内和细胞外代谢活跃、持续繁殖或近乎静止的结核菌均有杀菌作用	300mg/d	周围神经炎、中枢神经系统中毒、肝功能损害
利福平（RFP）	抑制RNA聚合酶，阻止RNA合成	细胞内和细胞外代谢旺盛、偶尔繁殖的结核菌均有杀菌作用	450～600mg/d	胃肠道不适、肝功能损害、皮疹、发热
吡嗪酰胺（PZA）	类似与INH的烟酸衍生物	能杀灭巨噬细胞尤其酸性环境中的结核菌	15～30mg/（kg·d）	肝功能损害、高尿酸血症、皮疹、胃肠道反应
链霉素（SM）	抑制蛋白质合成	对于空洞内细胞外结核菌作用强，pH中性时起效	0.75～1.0g/d	听神经损害、肾脏毒性、变态反应
乙胺丁醇（EMB）	抑制结核菌RNA合成	与其他抗结核药物无交叉耐药性	15～25mg/（kg·d）	球后视神经炎、变态反应、皮肤黏膜损伤
对氨基水杨酸（PAS）	与对氨苯甲酸竞争影响叶酸合成，干扰结核菌生长素合成	抑菌作用较弱，仅作为辅助抗结核药物	8～12g/d	胃肠道反应、肝功能损害、溶血性贫血、变态反应

知识点14：结核性腹膜炎的放腹水治疗 副高：熟练掌握 正高：熟练掌握

渗出型结核性腹膜炎有明显腹水者，可适当放腹水以减轻症状，每周放腹水1次，并腹腔内注射异烟肼100mg、链霉素0.25g。

知识点15：结核性腹膜炎的手术治疗 副高：熟练掌握 正高：熟练掌握

手术治疗仅限于完全性肠梗阻、肠瘘或并发肠穿孔者。当本病诊断有困难，与腹内肿瘤或某些原因引起的急腹症不能鉴别时，可考虑剖腹探查。

第二节 腹膜间皮瘤

知识点1：腹膜间皮瘤的概念 副高：熟练掌握 正高：熟练掌握

腹膜间皮瘤是来源于腹膜上皮和间皮组织的肿瘤。病理上包括囊性间皮瘤、腺瘤样间皮瘤以及恶性间皮瘤三种。前两者属于良性肿瘤，临床上表现为腹痛、腹水、腹胀和腹部包块等。

知识点2：腹膜间皮瘤的病因　　副高：熟练掌握　正高：熟练掌握

长期的生活习惯以及饮食结构等因素会造成机体功能的下降，引起身体器官局部病变，当腹膜部位沉积了大量的酸性物质以后，会造成腹膜间皮细胞溶氧量下降，腹膜间皮组织液酸化，进而导致腹膜间皮瘤。

知识点3：腹膜间皮瘤的病理类型　　副高：熟练掌握　正高：熟练掌握

腹膜间皮瘤包括弥漫性腹膜间皮瘤和局限性腹膜间皮瘤两种类型。前者75%为恶性，后者多为良性。

知识点4：弥漫性腹膜间皮瘤的病理　　副高：熟练掌握　正高：熟练掌握

弥漫性腹膜间皮瘤的瘤组织呈众多斑块或小结节覆盖在腹膜的壁层或脏层上，随着肿瘤的发展，组织呈片块状增厚，广泛地覆盖于壁层腹膜或腹腔脏器的表面，可伴有大小不等的肿瘤或结节。肿瘤组织多为灰白色，质地坚韧，也可为胶冻状，可有出血及坏死。瘤组织中，纤维组织发生增生，甚至有玻璃样变。瘤组织可侵入肠管或肝脏，但是很少侵入脏器的深部，大网膜可以完全被肿瘤组织代替，肠管可发生粘连，腹腔内有渗出液，甚至血性腹水。

知识点5：局限性腹膜间皮瘤的病理　　副高：熟练掌握　正高：熟练掌握

局限性腹膜间皮瘤的瘤组织呈斑块状或结节状位于脏层或腹膜壁层，呈灰白色，界限清楚，质地较硬，很少发生出血及坏死。

知识点6：腹膜间皮瘤的组织学类型　　副高：熟练掌握　正高：熟练掌握

腹膜间皮瘤一般有三种组织学类型：①纤维性间皮瘤：多见于局限性间皮瘤中，该类型中的细胞由梭形细胞组成，伴有多少不等的胶原纤维；②上皮样间皮瘤：最多见于弥漫性间皮瘤中，该类型中的瘤细胞呈立方形或多角形，常有脉管状或乳头状结构，且瘤细胞大小不一，呈实性，为结缔组织所包绕；③混合性间皮瘤：又称双向分化的间皮瘤，在同一个肿瘤内伴有纤维及上皮两种成分，该类型中的瘤组织由上皮样细胞及肉瘤样成分组成，形态类似滑膜肉瘤。

知识点7：腹膜间皮瘤的临床表现　　副高：熟练掌握　正高：熟练掌握

腹膜间皮瘤缺乏特异性，早期无明显症状，当肿瘤成长到一定大小而且累及胃、肠等腹腔内脏才会出现临床症状。主要表现为腹水、腹部肿块、腹痛、腹胀、胃肠道症状以及全身改变。部分腹膜间皮瘤患者可有血红蛋白和红细胞的轻度减少。经腹腔穿刺抽取腹水检查，可见大量脱落的轻、中度异型间皮细胞。肿块活检是诊断本病最可靠办法。活组织肿块可通过腹腔镜手术取出，也可由剖腹探查手术所得。

知识点8：腹膜间皮瘤的血液学检查　　　副高：熟练掌握　正高：熟练掌握

腹膜间皮瘤的患者可以有低血糖、血小板增多、血纤维蛋白降解产物增高以及高免疫球蛋白血症等。约有25%腹膜间皮瘤患者的CA125会升高。部分间皮细胞来源的肿瘤具有分泌CA125的能力，如果患者同时有腹膜间皮瘤肝内转移、慢性肝病致肝脏对CA125的清除能力下降，则血CA125水平可明显增高。但是因为CA125增高可见于卵巢癌、胰腺癌、胃癌、结肠癌及乳腺癌，血CA125测定对腹膜间皮瘤的鉴别诊断意义不大。

知识点9：腹膜间皮瘤的腹水检查　　　副高：熟练掌握　正高：熟练掌握

腹膜间皮瘤患者腹水中的透明质酸含量测定对腹膜间皮瘤的诊断具有参考意义。患者的腹水可为黄色或血性渗出液。由于间皮瘤组织中缺乏癌胚抗原（CEA），腹水中CEA含量高于10～15μg/L对排除恶性间皮瘤的诊断有一定意义。腹水中人绒毛膜促性腺激素（HCG）水平增高而血浆HCG水平正常有助于区别腹膜间皮瘤的良恶性程度，腹水中胶原的存在可帮助区别病变为间皮瘤或是转移性腺癌。

知识点10：腹膜间皮瘤的胃肠道造影检查　　　副高：熟练掌握　正高：熟练掌握

腹膜间皮瘤胃肠道造影主要有以下表现：①肠曲受压移位改变，肠袢扭曲变形，间距增宽，外形不整；②肠曲分布异常，围绕肿瘤周缘拥挤分布；③如肿瘤压迫严重造成肠腔狭窄，可表现为不完全肠梗阻；④晚期聚集的肠曲可发生粘连固定，而黏膜皱襞却完好无损。上述表现均非特异性，仅能间接提示腹膜间皮瘤。

知识点11：腹膜间皮瘤腹部超声检查的特征　　　副高：熟练掌握　正高：熟练掌握

腹膜间皮瘤常见的超声声像图有以下特征：①腹膜不规则增厚，部分呈较大的实质性肿块改变，形态不规则，部分呈分叶状；②可伴有腹水，腹膜后淋巴结肿大或其他脏器的转移声像；③伴有大网膜、肠系膜的增厚以及肠道受推压致不完全性肠梗阻和肠粘连的改变；④行彩色多普勒超声检查，肿块周边和内部见较丰富的血流。

知识点12：腹膜间皮瘤的CT扫描　　　副高：熟练掌握　正高：熟练掌握

CT扫描对腹膜间皮瘤的诊断有一定帮助，腹水是腹膜间皮瘤最常见的CT表现；早期腹膜病变CT显示比较困难；当腹膜、大网膜和肠系膜广泛粘连时，CT下可见广泛的腹膜不规则增厚，大网膜受累、粘连形成饼状腹块，肠系膜密度增高、粘连形成星状或皱纸花状包块的特征。但CT表现不易与卵巢癌、胃肠道肿瘤转移和腹腔慢性感染等鉴别。

知识点13：腹膜间皮瘤的腹腔镜检查　副高：熟练掌握　正高：熟练掌握

腹腔镜检查是一种简单、有效的诊断恶性腹膜间皮瘤的手段。镜下可见腹膜壁层及脏层、大网膜弥漫分布的结节、斑块、肿物，肝纤维囊也可有结节存在，但肝实质无受侵表现；镜下无转移性肝癌或腹腔、盆腔内其他器官肿瘤的证据。镜下可于壁层和脏层腹膜、大网膜病变处以及病变与相对正常组织交界处多处取活检，用较大的活检钳可以取得满意的组织供病理学检查。腹腔镜检查还能排除腹腔或盆腔内其他器官的肿瘤和疾病。但对大量腹水、腹腔内病变广泛、与脏器粘连明显者，腹腔镜的检查受到一定的限制。

知识点14：腹膜间皮瘤的手术探查　副高：熟练掌握　正高：熟练掌握

手术探查是早期腹膜间皮瘤最有效的治疗方法。尤其对良性局限型的患者，只要无明显手术禁忌证，就应争取手术探查，疗效和预后较好；对于肿瘤呈弥漫性、手术难以彻底切除者，应争取切除其主要瘤体或大部分瘤体，以缓解症状和减轻机体免疫负荷，而且有利于辅助放疗和化疗。

知识点15：腹膜间皮瘤化放疗的适应证　副高：熟练掌握　正高：熟练掌握

对以下情况须予以化疗和放射治疗（放疗）：①对局限型恶性腹膜间皮瘤或瘤体巨大难以彻底切除者；②肿瘤呈弥漫性改变无法全部切除者；③间皮瘤晚期丧失切除机会者；④术后的恶性腹膜间皮瘤患者。

知识点16：腹膜间皮瘤的药物治疗　副高：熟练掌握　正高：熟练掌握

腹膜间皮瘤患者采取化疗和放射治疗常用环磷酰胺（cytoxan, CTX）、多柔比星（ADM，阿霉素）、氮芥、甲氨蝶呤（MTX）、噻替哌等静脉滴注，也可腹腔内注射，以抑制腹水生长。腹内注射前应排除腹水，给药后嘱患者变动体位，以利于药物均匀分布。每周1次，连续2～3次，如效果不理想应更换药物。注意血象监测，若白细胞计数低于4.0×10^9/L时，应停止腹腔化疗，还可做介入化疗。

第三节　肠系膜肿瘤

知识点1：肠系膜肿瘤和原发性肠系膜肿瘤的概念　正高：熟练掌握

肠系膜肿瘤多为实性肿物，而恶性肿瘤约占实性肿物的60%，以恶性淋巴瘤最多见，其他的有纤维肉瘤、平滑肌肉瘤、神经纤维肉瘤等。恶性肿瘤除腹痛及腹部包块外，还有消瘦、贫血及肠梗阻等症状。

原发性肠系膜肿瘤是发生于肠系膜组织的少见病，多见于男性，可发生于任何年龄。本病发病隐匿，早期常无特异性表现，临床误诊率高，约2/3患者被误诊为其他疾病或拟诊为不能定论的腹部包块。

知识点2：原发性肠系膜肿瘤的来源

正高：熟练掌握

原发性肠系膜肿瘤的来源有以下7种：纤维组织、淋巴组织、神经组织、平滑肌、脂肪组织、血管组织和胚胎残余。

知识点3：肠系膜肿瘤的临床表现

正高：熟练掌握

依据肿瘤的病理类型、生长部位、大小和与邻近组织器官的关系，肠系膜肿瘤的临床表现不同。常见的症状：①腹块：这是最早也是最常见的症状，肿块可为囊性或实质性，如果质地较硬，表面不光滑呈结节状且有压痛，常提示为恶性肿瘤。②腹痛：多为胀痛不适。如果肿瘤出血或自发性破裂可引起急性腹膜炎引起剧痛。③发热：多见于恶性肿瘤。不明原因的发热是很多淋巴肉瘤患者的首发症状。不规则发热或低热见于高度恶性的软组织肉瘤。④便血：恶性肿瘤可侵犯肠管引起肠道内出血。⑤其他：如食欲不振、消瘦、贫血、乏力等一些恶性肿瘤全身反应的表现。

知识点4：肠系膜肿瘤的并发症

正高：熟练掌握

肠系膜肿瘤的并发症：①肿瘤出血或自发性破裂可引起急性腹膜炎而引起剧痛；②恶性肿瘤已侵犯肠管引起肠道内出血而便血；③肿瘤压迫下腔静脉或髂静脉致腹水、腹壁静脉曲张、下肢水肿。

知识点5：肠系膜肿瘤的X线钡剂检查

正高：熟练掌握

在X线钡剂检查中，肠系膜肿瘤患者可显示肠管受压移位等表现，若有钙化可能是畸胎瘤，钡剂灌肠造影可区分肠内肠外，可显示肿瘤的部位、大小、密度和肠管侵犯程度。肠系膜恶性肿瘤侵入肠壁可出现肠壁僵硬、黏膜皱襞增粗或中断、钡剂通过缓慢等现象。

知识点6：肠系膜肿瘤的B超检查

正高：熟练掌握

在B超检查中，囊实性肠系膜囊肿可见边界回声清晰，液性暗区，并有明显包膜回声和后方增强效应，良性肿瘤包膜清晰完整，内部显现均匀稀少的低回声区，有时也有部分为无声区，如纤维瘤、脂肪瘤和神经鞘瘤等。恶性肿瘤包膜回声区或有或无，内部回声强弱不同，分布不均，并有形态不规则的无回声区。

知识点7：肠系膜肿瘤的CT检查 正高：熟练掌握

CT检查可直接了解肿块的质地、大小、边界以及毗邻关系，可清楚地显示周围组织器官是否被侵犯，特别是肠管与肿块的关系，对术前诊断十分有益，并可用来随访评价治疗效果及了解是否复发。

知识点8：肠系膜肿瘤的诊断 正高：熟练掌握

临床上无症状，伴腹部出现横向活动性包块，伴有局部隐痛、胀痛，肠梗阻影像学检查显示为与肠管关系密切的外在性肿物可考虑有肠系膜肿瘤的可能。可以选择B超及穿刺细胞学、小肠造影等检查来确定诊断。腹腔镜有助于本病诊断，必要时剖腹探查并取活检以明确诊断，以免贻误治疗时机，影响预后。

知识点9：肠系膜肿瘤的治疗 正高：熟练掌握

肠系膜肿瘤的治疗以手术切除为主，可以根据肿瘤的病理类型、恶性程度以及患者的年龄和全身状况，考虑是否辅加放疗和化疗。

肠系膜囊肿常具有完整的包膜，界限清楚孤立的囊肿一般可作囊肿摘除术，如囊肿与肠管关系密切或与系膜血管紧密粘连可连同部分小肠一并切除。如囊肿切除有困难，可做囊肿袋形外翻术或囊肿小肠Roux-Y吻合术。

淋巴管瘤往往含有大小不等的多个小囊，个别呈蔓状生长，为求根治，宜连同部分小肠及系膜一起切除。

由于肠系膜肿瘤具有多源性，术后应根据其生物学和病理特性辅以适当的放疗、化疗、激素治疗以及支持治疗等。中药治疗可采用疏肝理气、活血消积、软坚散结等法，但疗效较差，一般只用于恶性肿瘤的辅助治疗。

第十五章 胃泌素瘤及其他胃肠道内分泌肿瘤

知识点1：胃泌素瘤的概述　　副高：熟练掌握　正高：熟练掌握

胃泌素瘤是一种来源于胰岛D细胞或十二指肠G细胞的内分泌肿瘤，可分泌大量的胃泌素，导致胃酸分泌增多，典型临床特征表现为多发的顽固性消化性溃疡、水样腹泻及胃食管返流等。胃泌素瘤原名卓–艾综合征，是由Zollinger和Ellison于1955年首次报道。1961年，Gregory从手术中切除的胰腺组织中提取出活性物质——胃泌素或称促胃液素，并将肿瘤定名为胃泌素瘤。1968年，Mc Guigan建立了胃泌素的放射免疫测定，证实胃泌素瘤患者存在血清胃泌素水平的异常升高。

胃泌素瘤的发病率为1/10万，居胰十二指肠内分泌肿瘤的第3位，占消化性溃疡患者的0.5%～1%。每年发病率为0.1/100万～5/100万；本病可发生于17～74岁各年龄段，大多数患者年龄在40～60岁。男性稍多于女性，男女比率约为3∶2，胃泌素瘤可分为散发型和家族型。散发型较多见，占总数的65%～75%，多为胰腺内孤立性肿瘤，60%～90%为恶性。家族型约占20%，为多发性内分泌腺瘤病-1（MEN-1）的一部分，具有家族遗传的特点，MEN-1患者中50%～60%有胃泌素瘤，肿瘤常为多灶性分布，并以胰腺外组织居多。

知识点2：胃泌素瘤的病理学　　副高：熟练掌握　正高：熟练掌握

随着定位诊断水平的提高，近年发现胃泌素瘤最常发生的部位不是胰腺，而是十二指肠，尤其是MEN-1组成中的胃泌素瘤，约有80%发生于十二指肠。位于胰腺的胃泌素瘤以胰头、尾多见。胰腺外组织的胃泌素瘤多发生在胃泌素瘤三角区，即上界为胆总管和胆囊管交界，下界为十二指肠第2、3部分交接处，内界为胰腺颈体交界。这种分布特点对术中微小胃泌素瘤的探查及评估探查结果具有重要意义。其他少见部位如胃、脾门、肝、胆囊、骨骼、卵巢、淋巴结、心脏等均可发生，但发生率不到10%。

胃泌素瘤的直径常在0.2～2cm，多数＜1cm，60%～70%为恶性，大多数生长缓慢，但少数亦可生长迅速而出现早期广泛转移。常见的转移部位为局部淋巴结、肝、脾、胃、骨骼等。胰腺胃泌素瘤多单发而瘤体较大，恶性者居多，易发生肝转移；十二指肠胃泌素瘤往往小而多发。恶性胃泌素瘤中肿瘤细胞大小不一，染色较深，部分瘤细胞呈巢状排列，部分则散在分布，可见有丝分裂像，肿瘤细胞可浸润包膜及邻近的血管和淋巴管。良性肿瘤的细胞分化较好，大小较一致，常排列成束和有完整的包膜。与所有其他胃肠、胰腺神经内分泌肿瘤一样，胃泌素瘤亦无可靠的恶性组织学标准，只有通过是否存在肿瘤转移、邻近器官或大血管侵犯来确定其良、恶性。

胃泌素瘤从组织学来源上，属于APUD系统肿瘤。所合成的胃泌素的主要分子形式为

17肽胃泌素（G17），小部分为G34和其他胃泌素片段。但由于G34的半衰期远较G17长，因而在胃泌素瘤患者血清中G34占胃泌素免疫活性的60%。免疫组织化学染色发现约50%以上的胃泌素瘤还含有其他多肽类激素，如促皮质激素、胰岛素、胰高血糖素、生长抑素、血管活性肠肽和胰多肽等，但这些激素通常不引起明显的临床症状。

由于胃黏膜受到血清胃泌素持续而强力的刺激，壁细胞总数可比正常人增加3～6倍，比十二指肠溃疡病患者多3倍。在显微镜下可见十二指肠至近端空肠黏膜明显充血、水肿、炎症、糜烂，伴有胃黏膜肥厚、皱襞肥大，以及黏膜下多灶性微小类癌等继发性病理变化。肠黏膜绒毛扁平、短小、脱落，黏膜充血、水肿、浅表糜烂，伴有嗜酸性粒细胞和多形核细胞的浸润。

知识点3：胃泌素瘤的生理学　　副高：熟练掌握　正高：熟练掌握

胃泌素瘤的肿瘤细胞能合成大量胃泌素，但不能贮存。胰泌素、钙、摄食均可促使合成胃泌素进入血循环，而表现为高胃泌素血症。在胃酸分泌处有大量产酸的壁细胞和含胺的嗜铬细胞，胃泌素可与黏膜上的缩胆囊素-2受体结合，直接刺激壁细胞分泌胃酸；但更主要的是通过嗜铬细胞间接释放组胺，通过外分泌方式结合和激活组胺受体产生细胞内环三腺磷酸鸟苷，刺激胃酸分泌。此外，胃泌素作为一种营养的或促进生长激素，也可促进壁细胞和嗜铬细胞增殖，更加剧了胃酸的分泌。胃酸的过度分泌使消化道黏膜的保护因素和攻击因素之间失去平衡，最终导致多发、顽固性溃疡的形成。

大量的胃酸进入肠道，可通过下列机制引起腹泻：①大量胃液同时刺激胰泌素和胆囊收缩素分泌、导致胰液分泌亢进，使小肠内液体负荷加大，超过了小肠黏膜的吸收能力。②肠腔内的pH下降，胃蛋白酶活性增强，使肠黏膜充血、水肿，最终导致肠黏膜吸收障碍而出现腹泻。③高胃泌素使小肠蠕动增加，促进小肠水和电解质的分泌并抑制吸收。④大量胃酸使胰脂肪酶不可逆性失活，胆盐溶解度降低，易于沉积；同时乳糜微粒不能形成、三酰甘油无法分解成二酰甘油及脂肪酸，脂肪吸收不良，最终可出现脂肪泻。此外，过度分泌的胃酸反流至食管，损伤食管黏膜，引起胃食管反流性疾病（GERD）。

知识点4：胃泌素瘤的临床表现　　副高：熟练掌握　正高：熟练掌握

（1）消化性溃疡：约90%以上的患者可出现顽固性的消化性溃疡，表现为饥饿性腹痛、反酸、胃灼热等。20%～25%可并发消化道大出血和急性穿孔，出现呕血、黑粪和急腹症等。抗溃疡药物治疗所需剂量大、治疗效果差，容易复发。按溃疡病进行胃大部切除后，常于术后几天或几周在吻合口边缘或吻合口以远的十二指肠或空肠迅速出现溃疡复发、出血、穿孔，甚至瘘管形成。

胃泌素瘤患者的溃疡大约60%为单发，直径小于1cm。30%为多发或异位溃疡，甚至有直径大于2cm的大溃疡。消化性溃疡具有特征性分布，胃或十二指肠约占75%，其中以十二指肠第一部分多见，14%分布于十二指肠球部以下，11%分布于空肠上段。

（2）腹泻：约有70%的患者有腹泻的症状，而在MEN-1相关的胃泌素瘤患者中，腹泻是最常见的症状。35%的患者以腹泻为首发症状，可早于消化性溃疡数月乃至数年出现。腹泻常为间歇性急性发作，每次发作可有较长的间歇，并随着溃疡症状的起伏而变化。胃泌素瘤的腹泻为分泌性，具有以下特点：①腹泻程度轻重不等，以水泻为主，也可为脂肪泻，每日排便5～30次，量可达2500～10000ml，严重者引起水、电解质平衡紊乱和酸碱平衡失调，低蛋白血症、体重下降；②粪便肉眼无黏液、脓血，镜下无白细胞和红细胞；③抑制胃酸或抽吸胃液可缓解腹泻，停用抑酸剂后可迅速复发。高胃酸环境下，小肠中脂肪酶、内因子的失活可导致脂肪和维生素B_{12}吸收不良，并有各种脂溶性维生素缺乏的相应表现。

（3）反流性食管炎：1/3～2/3患者有较严重的胃食管反流症状，表现为反酸、胸骨后烧灼感、吞咽痛。42%内镜下可见食管异常，其中8%病变严重，有食管溃疡、Barrett食管。反复发作可引起食管狭窄，出现吞咽困难，甚至需要食管扩张治疗。

（4）多发性内分泌腺瘤病-1（MEN-1）：又称为Wermer综合征，是一种常染色体显性遗传病，其发生与11号染色体长臂上的抑癌基因MEN-1突变有关。典型的MEN-1主要包括甲状旁腺、胰岛和垂体前叶细胞的增生和肿瘤。MEN-1相关的胃泌素瘤具有以下特点：①有明确的家族史，家系中有第11号染色体的变异。②胃泌素瘤常为微小、多发且多分布于十二指肠及其他部位。③溃疡常较散发者轻（有腹痛和出血症状者少于散发型），合并肾结石、肾绞痛者为散发型的10倍。④肿瘤生长相对缓慢，近年来发现约半数MEN-1型胃泌素瘤在诊断前已发生转移。

MEN-1相关的胃泌素瘤患者最常合并甲状旁腺腺瘤、增生伴功能亢进，约占90%以上，表现为血钙增高、骨痛、病理性骨折及肾结石。此外也可合并垂体、肾上腺、甲状腺及卵巢的腺瘤，产生相应激素分泌过多的临床表现，如合并垂体瘤，特别是泌乳素瘤多见。亦可合并支气管和小肠的类癌。胃泌素瘤患者的肠嗜铬样细胞（ECL）数量为正常人的2倍，ECL细胞分泌的组胺和成纤维细胞生长因子有促癌作用，ECL细胞增生可能是类癌发生的基础。

（5）其他：溃疡并发的消化道出血、内因子的失活导致维生素B_{12}的缺乏均可使患者出现贫血症状。胃泌素瘤的原发肿瘤较小，由此造成的压迫梗阻等症状较少见。当肿瘤出现肝脏转移时往往生长较快，转移瘤中央常出血、坏死及囊性变，可表现为肝功能异常、肝区疼痛、肝肿大等。此外，部分胃泌素瘤在分泌胃泌素的同时还可分泌其他多肽类激素，如分泌胰高血糖素，患者可伴有皮肤病变及糖尿病等临床表现。

知识点5：胃泌素瘤的胃液分析检查　　副高：熟练掌握　正高：熟练掌握

空腹12小时后持续负压抽吸胃液进行分析，正常人胃液分泌总量一般不超过400ml，而胃泌素瘤胃液总量常超过1000～2000ml。基础胃液pH＞3.0，可排除胃泌素瘤。在行胃液分析之前，应排除抑酸药物的干扰：服用H_2受体阻断药者需停药2天，服用质子泵抑制剂者需停药1周。

诊断标准为：①基础胃酸分泌量（BAO）＞15mmol/h（胃大部切除术者＞5mmol/h、迷走神经切断术者＞10mmol/h）；②基础胃液分泌量＞100ml/h；③最大胃酸分泌量（MAO）＞60mmol/h；④BAO/MAO比值＞60%。因为部分十二指肠溃疡患者有类似的胃酸分泌表现，而BAO/MAO＜60%不能排除胃泌素瘤，胃液分析的应用价值有争议。

知识点6：胃泌素瘤的胃泌素测定检查　　副高：熟练掌握　正高：熟练掌握

诊断胃泌素瘤的最灵敏和具有特异性的检测方法是测定血清胃泌素浓度。在普通溃疡和正常人中，平均空腹血清胃泌素水平为50～60pg/ml（或更少），高限为100～150pg/ml，胃泌素瘤患者空腹血清胃泌素水平常＞150pg/ml，平均水平接近1000pg/ml，有时可高至450000pg/ml。空腹血清胃泌素水平＞200pg/ml可基本确定诊断。胃泌素如能同胃酸分析共同检查可提高诊断率：空腹血清胃泌素浓度明显增高时（＞1000pg/ml），BAO＞15mmol/h（行胃大部切除术者＞5mmol/h）或高胃泌素血症伴有胃液pH＜2，胃泌素瘤的诊断即可成立。如胃泌素水平升高＜1000pg/ml而胃液pH＜2，胃泌素瘤的可能约为66%，此时需行胃泌素激发试验以明确诊断。

胃泌素患者血清中的空腹胃泌素水平常有波动，因此对于疑诊胃泌素瘤的患者，应连续多日监测。胃泌素的测定同样要排除抑酸药物的干扰。此外，在分析胃泌素水平时，要注意低胃酸情况下胃泌素的反馈性升高，如严重萎缩性胃炎、长期服用强抑酸药物等均会引起高胃泌素血症。因此高胃酸分泌和高胃泌素血症同时存在是诊断本病的必要条件。

知识点7：胃泌素瘤的激发试验检查　　副高：熟练掌握　正高：熟练掌握

（1）胰泌素激发试验：是目前公认的最可靠和简单易行的诊断方法。胃泌素瘤细胞具有胰泌素受体，该受体和胰泌素结合，可引起胃泌素的释放。正常人或普通十二指肠溃疡患者，静脉注射胰泌素后血清胃泌素水平可轻度减少、不变或轻度增高。相反，胃泌素瘤患者，静脉注射胰泌素则常诱发血清胃泌素极度增加。目前采用静脉注射胰泌素2U/kg，于注射前及注射后每5分钟静脉采血1次，直至30分钟。胃泌素瘤患者注射后血清胃泌素浓度迅速（5～10分钟内）升高到峰值，比基础值超过200pg/ml即可诊断。超过95%的胃泌素瘤出现阳性反应，本试验的假阳性罕见，出现假阳性可能与剂量有关，血清钙可能影响对胰泌素的反应。

（2）钙剂激发试验：钙离子可促进胃泌素分泌，用葡萄糖酸钙5mg/（kg·h）静脉滴注，连续3小时，测定基础及注射后每小时的血清胃泌素。胃泌素瘤时3小时达高峰，常比基础增高400pg/ml以上。胃窦G细胞增生者输注钙剂后胃泌素也可明显升高，并可达此值。本试验的敏感度和特异性均不如胰泌素激发试验。胰泌素激发试验阴性的胃泌素瘤患者中约1/3钙剂激发试验阳性。

（3）蛋白餐刺激试验：蛋白餐包括20g脂肪、30g蛋白质、25g糖类，摄食前以及摄食后多次取血测定血清胃泌素值直至摄食后2小时。可用来鉴别胃窦G细胞增生和胃泌素瘤。胃泌素瘤患者一般餐后较基础值升高幅度不足50%。只有胃窦G细胞增生超过100%，甚至200%以上。

知识点8：胃泌素瘤的上消化道钡剂造影及胃镜检查　　副高：熟练掌握　正高：熟练掌握

胃镜可见食管溃疡、狭窄和Barrett食管，胃及十二指肠多发及异位溃疡形成，胃黏膜皱襞肥大。钡剂造影可见胃、十二指肠和空肠扩张、大量液体积聚，钡剂不易停留而迅速进入小肠，小肠黏膜水肿呈锯齿状。

知识点9：胃泌素瘤的B超、CT、MRI检查　　副高：熟练掌握　正高：熟练掌握

B超、CT、MRI常用于术前肿瘤的定位检查，腹部B超对胃泌素瘤的检出率为14%～25%、CT为20%～60%、MR为20%。其敏感性与瘤体的大小密切相关，直径>3cm的肿瘤，敏感性为70%，直径1～3cm的肿瘤，敏感性为30%～70%，而直径<1cm的则甚少发现。CT及MRI对肝转移灶敏感性很高，可用于胃泌素瘤患者肝转移的筛选检查。术中应用高分辨能力的B超检查可提高肿瘤定位的敏感性。

近年研究发现，超声内镜对于胰腺内分泌肿瘤的诊断敏感性高于B超、CT、MRI等影像学检查，能准确显示胰腺并对胰腺小的腺癌有高度的敏感性，尤其对诊断胰头部肿瘤有独特的优势，但对十二指肠壁肿瘤的敏感性较差。

知识点10：胃泌素瘤的经皮肝门静脉分段采血检查
副高：熟练掌握　正高：熟练掌握

经皮肝门静脉分段采血（PTPVS）是指将导管插入门静脉的各汇入支（胰十二指肠上、下静脉，肝静脉）取血测定血清胃泌素水平，根据各分支静脉胃泌素增高的浓度梯度，判定胃泌素瘤可能位于该静脉的回流区内。此方法可用于发现术前未能定位的胰腺或十二指肠壁的微小胃泌素瘤。对肿瘤的确切定位并不敏感，但对肿瘤所在的区域定位是敏感的。此法技术要求高、有一定并发症，已被选择性动脉胰泌素注射试验所取代。

知识点11：胃泌素瘤的选择性动脉造影及选择性动脉胰泌素注射试验（SASI）
副高：熟练掌握　正高：熟练掌握

经腹主动脉选择肠系膜上动脉和胰动脉造影，约50%的胃泌素瘤患者有阳性发现。而SASI的原理是注射胰泌素后，胃泌素瘤细胞迅速释放大量胃泌素。运用导管选择性插入胃十二指肠动脉、肠系膜上动脉和脾动脉。另一导管置入右肝静脉收集静脉血标本用以测定胃泌素。分别将30U胰泌素注入选择的动脉，每次注射前和注射后20秒、40秒、60秒、90秒和120秒从肝静脉采血测定胃泌素浓度。根据选择性动脉注射后胃泌素的峰值来判断胃泌素瘤的营养血管。

知识点12：胃泌素瘤的生长抑素受体闪烁扫描检查　　副高：熟练掌握　正高：熟练掌握

生长抑素受体闪烁扫描（SRS）是发现胃泌素瘤原发灶及转移灶最敏感的方法。由于胃肠道内分泌肿瘤具有高亲和力的生长抑素受体，用放射性核素^{111}In-DTPA或^{123}I-Tyr标记生长抑素类似物——奥曲肽，γ-相机摄取闪烁扫描影像。诊断率比传统的影像定位方法明显

提高，可检出92%的肝转移瘤和58%的原发肿瘤，十二指肠和淋巴结胃泌素瘤的检出率为58%，对胰腺内胃泌素瘤的检出率则近于100%。

知识点13：胃泌素瘤的诊断　　副高：熟练掌握　正高：熟练掌握

高胃酸分泌性状态和高胃泌素血症是诊断胃泌素瘤的重要依据。胃泌素瘤的诊断应包括三个方面：获得阳性诊断的临床表现和相应的阳性实验室检查；影像学检查明确肿瘤的定位及转移情况；是否同时伴有MEN-1。

胃泌素瘤在病程早期并无特征性临床表现，故误诊率较高。如遇以下情况应考虑本病可能：①顽固性、多发、不典型部位（空肠及十二指肠降部）的消化性溃疡，不伴有幽门螺杆菌感染，药物治疗效果欠佳；②多次发生出血、穿孔的消化性溃疡，手术后迅速复发并伴有高胃酸、吻合口溃疡；③胃镜显示巨大胃黏膜皱襞、蠕动亢进、严重广泛的炎症糜烂，可伴反流性食管炎；④原因不明的水泻/脂肪泻，抑酸治疗可好转，病情变化与溃疡症状相关；⑤消化性溃疡并高钙血症、肾结石、垂体肿瘤者；⑥有内分泌腺瘤家族史或溃疡家族史。

知识点14：胃泌素瘤的鉴别诊断　　副高：熟练掌握　正高：熟练掌握

胃泌素瘤需要与其他血清胃泌素增高的疾病鉴别，还需胃液分析确定胃酸分泌量情况。

（1）高胃泌素血症伴高胃酸分泌

1）十二指肠溃疡：部分十二指肠溃疡患者MAO高于正常，血清胃泌素水平较正常对照高20%～30%，餐后胃泌素水平高50%～100%，可能与幽门螺杆菌感染有关。多依据临床表现和胃镜检查可相鉴别。个别病例可有胃泌素瘤的临床和生化特征，但胰泌素激发试验为阴性，根除Hp后胃泌素可降至正常。

2）胃窦G细胞增生或功能亢进：常见于青年男性，有复发性溃疡病史和高胃酸分泌。胃窦G细胞中胃泌素分泌量明显增加，可出现高胃泌素血症、高胃酸及消化性溃疡，但血清胃泌素常低于1000pg/ml，胰泌素激发试验阴性、蛋白餐刺激试验阳性。

3）胃流出道梗阻：幽门口病变、十二指肠溃疡、胃动力低下等可造成胃排空障碍，刺激胃窦G细胞导致胃泌素及胃酸分泌增加，胃镜及X线钡餐等检查可发现胃潴留、排空时间延长，手术解除梗阻或进行胃肠减压抽吸胃液后胃泌素可恢复正常。

4）胃窦旷置综合征：Billroth-Ⅱ式手术时，胃窦切除不全，残留的胃窦黏膜受碱性十二指肠液刺激分泌大量的胃泌素（可达正常的2～4倍），出现术后吻合口难治性溃疡。激发试验有助于诊断，彻底切除胃窦后症状消失。

5）短肠综合征：小肠大部分切除术后，肠胰胃肽、肠高糖素、血管活性肠肽等胃泌素抑制物质减少，胃泌素分泌增加。此外，胃泌素在肠内分解代谢减少，故血清胃泌素升高。通常在术后几个月内胃酸分泌增加会逐渐减弱，在此期间可给予H_2受体阻断药。

6）其他：高钙血症、肝肾功能不全、糖尿病、嗜铬细胞瘤等均可出现高胃泌素血症，应注意鉴别。如为MEN-1相关的胃泌素瘤，应排除其他内分泌腺瘤病，以免漏诊。

（2）高胃泌素血症伴低胃酸分泌：胃泌素有刺激胃酸分泌的作用，同时又受胃酸的反馈性抑制调节。萎缩性胃炎、恶性贫血、胃癌、迷走神经切断术、应用抑酸药物后，胃酸分泌减少，甚至无胃酸，丧失了对胃泌素的反馈抑制，G细胞大量自主分泌胃泌素，甚至可达胃泌素瘤的水平。应结合病史、胃液分析、内镜检查进行鉴别。

知识点15：胃泌素瘤的内科治疗　　副高：熟练掌握　正高：熟练掌握

内科治疗的目的是抑制胃酸分泌、促进溃疡愈合。需长期服用抑酸药物，随着病程的延长，药量需增加，可根据胃酸分泌情况决定制酸药用量，理想的有效剂量应能使患者在下一次给药1小时胃酸分泌维持在10mmol/h以下。

（1）H_2受体拮抗剂：常用的H_2受体拮抗剂有西咪替丁、雷尼替丁和法莫替丁。用量为一般消化性溃疡的2～8倍，可据病情轻重，每3～12小时给药，应用于胃泌素瘤所致难治性溃疡时用量可达4～30倍。部分应用H_2受体阻断药的患者可出现继发性失效，尤以西咪替丁者多见，可考虑换用其他抑酸药、近端迷走神经切除术等。长期大量使用西咪替丁要注意阳痿、乳腺增生、血小板减少等不良反应。

（2）质子泵抑制剂：质子泵抑制剂可特异性地作用于胃黏膜壁细胞，通过与壁细胞的H^+-K^+-ATP酶不可逆结合而有效地抑制胃酸分泌达70%以上，是目前首选的内科治疗药物。常用的有奥美拉唑、兰索拉唑、泮托拉唑、雷贝拉唑、埃索美拉唑。其效果可持续超过24小时，大部分患者只需每天给药1次。

（3）生长抑素及其类似物：生长抑素有抑制肿瘤释放胃泌素、抑制壁细胞泌酸的双重作用，同时也有抑制肿瘤生长和转移的作用。抑酸效果弱于质子泵抑制剂。目前已有生长抑素长效类似物——善龙用于临床。

知识点16：胃泌素瘤的外科治疗　　副高：熟练掌握　正高：熟练掌握

大部分的胃泌素瘤为恶性，手术切除肿瘤是最佳治疗方法，可使患者的生存期明显延长。应采取各种检查手段包括超声内镜、MRI、PTPVS、SASI、SRS，争取术前对肿瘤明确定位。根据原发瘤的部位、大小、数量及有否肝转移决定手术方式。术中需要进行仔细的腹腔探查，探查重点为胃泌素瘤三角区，并结合术中影像学方法以提高诊断率，十二指肠切开检查应作为常规，必要时行胰十二指肠切除术。肝转移对预后影响大，对局限的肝转移灶，应行肝叶切除术或减瘤性切除，能够控制症状、延长生存期。对于无法切除肿瘤者，可行胃大部切除术及选择性胃迷走神经切除术。

对合并MEN-1的胃泌素瘤患者，因常伴有甲状旁腺功能亢进，应先进行甲状旁腺手术，降低血钙后胃泌素分泌也可降低，并增加对抑酸药物的敏感性。以往研究多认为MEN-1相关的胃泌素瘤呈多发性、恶性率较低、药物治疗可良好控制病情，不宜行手术治疗。若胃泌素瘤直径超过3cm，转移机会将大大增加，影响预后，此时应积极施行手术探查切除术。而近来一个历时150年，针对MEN-1治疗的回顾性调查发现手术可提高患者的生存率。因此是否进行手术干预还是具有争议的。

知识点17：胃泌素瘤的化学治疗　　副高：熟练掌握　正高：熟练掌握

对于无法切除肿瘤和/或已有转移者，可选用链脲霉素加5-氟嘧啶联合化疗，选择性动脉插管可明显减少不良反应。化疗效果有限，可一定程度缩小肿瘤体积和减轻肿瘤包块压迫或侵袭所引起的症状，但不能提高存活率。

知识点18：胃泌素瘤的预后　　副高：熟练掌握　正高：熟练掌握

胃泌素瘤生长缓慢，总的趋势是恶性肿瘤。5年生存率为62%～75%，10年生存率为47%～53%。不伴MEN-1的胃泌素瘤根治切除后及术中探查未发现肿瘤者5年生存率可达90%。肝脏转移是胃泌素瘤极为重要的预后指标，是患者死亡的主要原因。其他预后不良的指标包括：发生骨转移、淋巴转移、出现库欣综合征、肿瘤直径＞3.0cm、与MEN-1无关、原发瘤位于胰腺等。

第十六章 急性中毒

第一节 急性农药中毒

知识点1：有机磷中毒的概述　副高：熟练掌握　正高：熟练掌握

我国目前农药的使用仍以有机磷最为普遍，但常与其他农药混合使用，因此，在防治有机磷农药急性中毒时，要警惕混合性中毒。由于生产、运输或使用不当，或防护不周，可发生急、慢性中毒，也可因误服、自服或污染食物的摄入而引起急性中毒。中毒途径可通过消化道、呼吸道以及皮肤黏膜吸收。

知识点2：有机磷中毒的临床表现　副高：熟练掌握　正高：熟练掌握

有机磷的毒性强，吸收后6～12小时血浓度达最高峰，病情发展迅速，表现复杂。

（1）毒蕈碱样症状：这组症状出现较早，主要是副交感神经末梢兴奋所致，表现有恶心、呕吐、腹痛、腹泻、多汗、流涎、支气管痉挛和分泌物增加，咳嗽、气急、泡沫痰、肺部湿啰音以及心跳减慢和瞳孔缩小等。

（2）烟碱样症状：由于运动神经过度兴奋，引起肌肉震颤、肌肉痉挛、肌力减退、肌肉麻痹（包括呼吸肌麻痹），以面部肌群开始，严重者全身抽搐。

（3）中枢神经系统症状：由于中枢神经系统受乙酰胆碱刺激所致，表现为先兴奋后抑制，可有头痛、头昏、疲乏、失眠、烦躁不安，后期出现嗜睡，逐渐转为昏迷，可发生脑水肿及中枢性呼吸衰竭等。

知识点3：急性有机磷中毒的诊断分级　副高：熟练掌握　正高：熟练掌握

急性中毒的诊断分级以临床表现为主，全血胆碱酯酶活力测定作参考，可分为三级：①轻度中毒：出现轻度中枢神经系统和毒蕈碱样症状，胆碱酯酶活性50%～70%；②中度中毒：除上述表现外，同时还伴有肌颤、大汗淋漓等烟碱样症状，胆碱酯酶活性30%～50%；③重度中毒：则尚有昏迷、抽搐、脑水肿、肺水肿、呼吸麻痹和呼吸衰竭等，胆碱酯酶活性小于30%。

知识点4：急性有机磷中毒的诊断和鉴别诊断　副高：熟练掌握　正高：熟练掌握

急性有机磷中毒可根据有机磷杀虫药的接触史，结合临床患者呼出气有蒜臭气味，瞳孔明显缩小、大汗淋漓、肌肉震颤和意识障碍等中毒表现，即可作出诊断，全血胆碱酯酶活力 <60%即有诊断意义。急性有机磷中毒需与中暑、各种脑炎及急性脑血管病所致意识障碍等鉴别。

知识点5：有机磷中毒的救治方案　　副高：熟练掌握　正高：熟练掌握

（1）迅速清除毒物

1）由皮肤吸收者，应立即祛除被污染的衣物，用4%碳酸氢钠或温肥皂水彻底清洗被污染部位。眼部污染者，应迅速用清水、生理盐水或2%碳酸氢钠溶液冲洗，洗后滴入1%阿托品。

2）口服中毒者，立即用清水、2%～5%碳酸氢钠或1∶5000高锰酸钾溶液反复洗胃，直至洗出液无农药味为止。对服毒超过6小时并有以下情况者仍应坚持洗胃：①6小时前未洗胃者；②洗胃后在抢救过程中胆碱酯酶活性仍继续下降者；③经足量用药各种症状及并发症未见好转者；④经抢救病情一度好转或意识清醒，但短时间内再昏迷或肺水肿再度出现者。

（2）给予足量的特效解毒剂

1）胆碱酯酶复能剂：①氯磷定：作用快、强，首次0.25～0.75g，肌内注射，根据病情可减半再次使用。每日用量不超过12g。②碘解磷定：首次0.4～1.2g，静脉注射，根据病情可减半再次使用。③双复磷：首次0.25～1.0g，肌内注射，根据病情可减半再次使用。④双解磷：首次0.125～0.75g，肌内注射，根据病情可减半再次使用。⑤解磷注射液：首次1/2～2支，肌内注射，可2～4小时重复1次。

2）抗胆碱药物：①阿托品：轻度：每次1～2mg，静脉注射，1～2小时一次，维持2～3日。中度：每次2～4mg，静脉注射，30～60分钟一次，维持3～5日。重度：每次5～10mg，静脉注射，10～30分钟一次，维持5～7天。②东莨菪碱：0.3～2.0mg＋5%葡萄糖液500ml，持续静脉滴注，可减少阿托品用量及用药次数，减少呼吸衰竭的发生率。

（3）维持呼吸循环稳定：呼吸衰竭时，立即行气管插管或气管切开，行机械通气。患者禁食，补充液体维持循环稳定。

（4）血液净化技术：在治疗重度有机磷农药中毒时具有显著疗效，常用方法有血液灌流加血液透析或血液灌流加腹膜透析。早期、反复使用，可有效清除血中的毒物，缩短病程及减少并发症，提高治疗率。

（5）一般对症治疗：①卧床休息，保持患者呼吸道的通畅，头偏向一侧避免呕吐时引起窒息，禁食。②记录24小时出入量，定期复查血液分析、胆碱酯酶活性、肝功能、肾功能等。③生命体征和循环状况：监测意识状态、脉搏和血压、肢体温度、瞳孔大小、尿量等，意识障碍和排尿困难者需留置导尿管，需监测心电、血氧饱和度和呼吸。④输新鲜血或换血疗法：可补充有活性的胆碱酯酶，用于重度中毒及血胆碱酯酶活性恢复缓慢者。输血每次200～400ml，换血量以每次1500ml为宜。⑤血液灌流：将患者的血液引入装有固态吸附剂的灌流器中，以清除血液中的有机磷农药。用于重度中毒，将大大减少解毒剂用量与防止反跳的发生。⑥出现脑水肿、肺水肿患者应用甘露醇、糖皮质激素。⑦对症支持治疗：注意维持水电解质及酸碱平衡，防治感染等。

知识点6：拟除虫菊酯类杀虫药中毒的概述 副高：熟练掌握 正高：熟练掌握

本类农药杀虫力强，属神经毒，有触杀和胃杀作用，对人畜毒性较低，常用溴氰菊酯（敌杀死）、戊氰菊酯（速灭杀丁）、氯氰菊酯等。

知识点7：拟除虫菊酯类杀虫药中毒的临床表现 副高：熟练掌握 正高：熟练掌握

中毒后出现皮肤、眼睛的刺激症状，有的可出现粟粒样红色丘疹，严重的出现大疱，可有头昏、头痛、恶心、呕吐、流涎、乏力、心悸、胸闷、肌肉震颤、抽搐，严重者出现呼吸困难、发绀、肺水肿、昏迷等。生产性中毒的潜伏期为4～6小时，口服中毒多于10分钟至1小时发病。

知识点8：拟除虫菊酯类杀虫药中毒的治疗 副高：熟练掌握 正高：熟练掌握

本类中毒尚无特效解毒剂，以对症治疗为主。

（1）清除药液的污染。用清水冲洗皮肤，口服中毒者应彻底洗胃，洗胃后灌入活性炭，继而50%硫酸镁50ml导泻，忌用油类泻药。

（2）口腔分泌物多者，可用阿托品0.5～1.0mg肌注，及时控制抽搐是抢救的关键，抽搐者可用安定类或巴比妥类药物。

知识点9：氨基甲酸酯类杀虫药中毒的概述 副高：熟练掌握 正高：熟练掌握

本类药具有选择性强、杀虫力大、作用快、对人畜毒性低等优点。常用萘基氨基甲酸酯类（西维因）、苯基氨基甲酸酯类（叶蝉散）、杂环甲基氨基甲酸酯类（呋喃丹）等。

知识点10：氨基甲酸酯类杀虫药中毒的诊断和鉴别诊断 副高：熟练掌握 正高：熟练掌握

结合患者的接触中毒史、临床表现和全血胆碱酯酶活力降低，诊断并不困难，但需要与有机磷中毒、中暑、乙型脑炎等相鉴别。

知识点11：氨基甲酸酯类杀虫药中毒的治疗 副高：熟练掌握 正高：熟练掌握

（1）清除毒物的污染：用清水冲洗皮肤，口服中毒者应彻底洗胃。

（2）抗胆碱药——阿托品：①轻度中毒：1～2mg；②中度中毒：5mg；③重度中毒：10mg。反复注射，不强调持续阿托品化，防止过量。

胆碱酯酶复活剂对氨基甲酸酯类杀虫药引起的氨基甲酰化胆碱酯酶无复活作用，且可出现不良反应，应禁用。

知识点12：沙蚕毒素类杀虫药中毒的概述　副高：熟练掌握　正高：熟练掌握

本类药具有高效、低毒、低残留特点，常用品种有杀虫双、杀虫环、巴丹等。

知识点13：沙蚕毒素类杀虫药中毒的临床表现　副高：熟练掌握　正高：熟练掌握

临床表现出现快，主要有恶心、呕吐、脐区和上腹区不适，头昏、视物模糊、心悸、烦躁、麻木、流涎、多汗、瞳孔缩小、肌肉震颤等一般神经症状，严重中毒者可昏迷、全身抽搐，终因呼吸麻痹于短时间内（可于12小时内）死亡。

知识点14：沙蚕毒素类杀虫药中毒的治疗　副高：熟练掌握　正高：熟练掌握

（1）清除毒物：尽快脱离现场，用清水冲洗皮肤，口服中毒者应彻底洗胃。

（2）解毒治疗：①阿托品：轻、中度中毒用阿托品0.5～1.0mg，静脉注射，每小时1次，重度中毒可用2～3mg，静脉注射，15～60分钟1次，不需阿托品化，维持用药1～3天。②巯基类络合剂：半胱氨酸0.1g，肌内注射，每日1或2次，连用3天；二巯基丁二酸钠1.0g，深部肌内注射，每日2次，连用3天；二巯基丙磺酸钠0.25g，深部肌内注射，每日2次，连用3天。

知识点15：有机氮类杀虫药中毒的概述　副高：熟练掌握　正高：熟练掌握

有机氮类杀虫药为甲脒类杀虫药，为一高效广谱杀虫药和杀螨药，常用杀虫脒、单甲脒、双甲脒等。

知识点16：有机氮类杀虫药中毒的诊断和鉴别诊断　副高：熟练掌握　正高：熟练掌握

（1）诊断：①病史：明确的毒物接触史或误服史；②临床表现：嗜睡、发绀和出血性膀胱炎三大症候群为主要特点；③实验室检查：血清单胺氧化酶（MAO）活性下降、高铁血红蛋白血症、尿蛋白阳性，镜下见红细胞、白细胞等。

（2）鉴别诊断：杀虫脒急性中毒应与急性有机磷中毒、肠源性发绀、中暑、乙型脑炎、泌尿系感染等鉴别。

知识点17：有机氮类杀虫药中毒的治疗　副高：熟练掌握　正高：熟练掌握

（1）终止毒物继续吸收：立即脱离现场，脱去被污染的衣服，用清水冲洗皮肤，口服中毒者应迅速洗胃。

（2）亚甲蓝和其他还原剂的应用：①发绀可用亚甲蓝治疗；②用法：1～2mg/kg加入50%葡萄糖液体40ml，静脉注射，1小时后可重复使用半量1～2次，单次量不可超过200mg，否则反而加重病情；维生素C 3～4g，加入10%葡萄糖液静脉滴注。

（3）出血性膀胱炎：可静脉滴注碳酸氢钠使尿液碱化，同时使用止血药。

（4）加强毒物排泄：①加强输液和利尿，以利毒物的排出，烟酰胺可促进杀虫脒降解；②用法：200mg加入10%葡萄糖液500ml，静脉滴注，每日2次，连用3天，在治疗过程中，要防治感染和各种并发症。

知识点18：抗凝血型灭鼠药中毒的概述　　副高：熟练掌握　正高：熟练掌握

抗凝血型灭鼠药最为常用，有华法林（灭鼠灵、杀鼠灵）、杀鼠迷（克灭鼠、克杀鼠）、乱鼠（野鼠净、敌鼠钠、克鼠命）、氯敌鼠、大隆、溴鼠隆等。

知识点19：抗凝血型灭鼠药中毒的临床表现　　副高：熟练掌握　正高：熟练掌握

一般在中毒3天后出现头昏、恶心、呕吐、腹痛，急性中毒2小时后可出现症状，继之口鼻出现血性分泌物，全身出现出血性皮疹、咯血、尿血、便血、阴道出血等，伤口处出血不止，严重者发生休克甚至死亡。

知识点20：抗凝血型灭鼠药中毒的诊断　　副高：熟练掌握　正高：熟练掌握

灭鼠药误服、自服史；全身出血倾向；血液检查见出、凝血时间及凝血酶原时间延长；可疑食物、呕吐物等可检出毒物成分。

知识点21：抗凝血型灭鼠药中毒的治疗　　副高：熟练掌握　正高：熟练掌握

（1）急性中毒则及时清除胃内毒物，可进行催吐、洗胃、导泻等。

（2）特效解毒剂为维生素K_1，100～200mg/d，静脉滴注，需连用1周以上，待出、凝血时间及凝血酶原时间恢复正常后，减量再使用3天左右。

（3）大量维生素C、芦丁等。

（4）糖皮质激素的应用。

（5）严重者可输注新鲜血。

（6）积极防治肝肾衰竭和颅内出血等。

知识点22：有机氟类神经毒性灭鼠药中毒的概述　　副高：熟练掌握　正高：熟练掌握

有氟乙酰胺（敌蚜胺、氟素儿）和氟乙酸钠（氟醋酸钠），纯品为白色粉末或结晶，无臭、无味，易溶，化学性质稳定，煮沸不能使之分解，故可因进食被毒死家禽（畜）肉而发生二次中毒。另残留时间长达30～40天，故多次少量食入可发生蓄积中毒。

知识点23：有机氟类神经毒性灭鼠药中毒的临床表现

副高：熟练掌握　正高：熟练掌握

本病主要经消化道误服引起中毒，毒物吸收迅速，起病急，多在2～6小时内发病，主要表现为头痛、头昏、乏力、视物模糊、恶心、呕吐、胸骨后或上腹部疼痛，分泌物增多、呼吸困难、烦躁不安，重者抽搐、惊厥、尖叫、意识不清、心律失常，甚至心脏骤停。

知识点24：有机氟类神经毒性灭鼠药中毒的诊断　副高：熟练掌握　正高：熟练掌握

（1）服用毒物病史，出现恶心、呕吐、腹痛及头昏、呼吸困难、抽搐、意识障碍，甚至心搏骤停。

（2）胃内容物或毒饵的毒物分析。

知识点25：有机氟类神经毒性灭鼠药中毒的治疗　副高：熟练掌握　正高：熟练掌握

（1）及时清除胃内毒物，彻底洗胃后导泻；口服氢氧化铝凝胶保护胃黏膜。

（2）监测心率、心律、呼吸、血压等。

（3）氧气吸入。

（4）控制惊厥：地西泮、苯巴比妥钠、苯妥英钠等。

（5）特效解毒药乙酰胺（解氟灵）：2.5～5.0g＋2%普鲁卡因2ml，肌内注射，6～8小时1次，连用3～5天，重症须1周。

（6）皮质激素酌情应用。

（7）危重患者可考虑血液灌流治疗。

（8）对症处理。

知识点26：毒鼠强中毒的概述　副高：熟练掌握　正高：熟练掌握

毒鼠强又名没鼠命、闻到死、速杀神、王中王、一扫光、三步倒等别名；化学名为四亚甲基二砜四胺，故称四二四，毒性强，为有机氮化合物，呈白色，无臭、无味，以0.1%毒鼠强溶液浸泡大米，鼠吃一粒即可致死，人的致死量为12mg。

本品化学品质稳定，1952年发现毒鼠强处理的土地上生长的冷杉4年后结的种子能毒死野兔，残毒可引起二次中毒，且又无特效解毒剂，故国内外早已限制生产和使用。

知识点27：毒鼠强中毒的临床表现　副高：熟练掌握　正高：熟练掌握

毒鼠强可通过黏膜迅速吸收，中毒后多在30分钟内发病，出现头痛、头昏、意识丧失、抽搐，临床表现和脑电图改变，类似癫痫大发作，严重者在短时间内死于呼吸衰竭。

知识点28：毒鼠强中毒的诊断 副高：熟练掌握 正高：熟练掌握

（1）毒鼠强误服史和职业性接触史。

（2）癫痫大发作样表现。

（3）血、尿、胃内容物毒物分析可明确诊断。

知识点29：毒鼠强中毒的治疗 副高：熟练掌握 正高：熟练掌握

本品中毒尚无特效解毒剂。近年来，有个别报道应用二巯基丙磺酸钠治疗有效，可尝试使用。

（1）尽早积极彻底清除胃内毒物，催吐、洗胃、导泻。

（2）控制惊厥苯巴比妥钠的疗效较好，0.1～0.2g，肌内注射，4～6小时1次，做到早期、足量、反复使用，以维持疗效。对癫痫样频繁发作者，同时联用地西泮，每次以40～80mg，静脉滴注，可有效地控制惊厥的发生。

（3）严重者可考虑作血液净化疗法，血液灌流、血液透析在重度毒鼠强中毒中显示明显效果。

（4）呼吸的管理与支持。

知识点30：百草枯中毒的概述 副高：熟练掌握 正高：熟练掌握

百草枯是一种有机杂环类速效接触性除草剂与脱叶剂，又名克芜踪，对草快，杀草快。化学名称为1,1′-二甲基4,4′-联吡啶阳离子；一般制成二氯化物或二硫酸甲酯。分子式为C_{12}-H_{14}-N_2；为无色或淡黄色固体，无臭，溶于水，不溶于有机溶剂，对金属有腐蚀性。百草枯接触土壤后迅速失活，在土壤中无残留。百草枯对人畜属剧毒类，人口服致死量约为3g（50mg/kg），也有1g致死的报道。

知识点31：百草枯中毒的临床表现 副高：熟练掌握 正高：熟练掌握

（1）皮肤黏膜反应：接触百草枯的浓缩溶液能引起组织损伤、手皮肤干裂和指甲脱落。长期接触皮肤表现为水疱和溃疡。经皮大量吸收后会引起全身中毒，长期吸入喷雾微粒会引起鼻出血。眼睛被污染后可引起严重结膜炎，长期不愈而形成永久性角膜混浊。

（2）口服急性中毒反应：①口、咽、食管、胃、小肠等的黏膜层出现肿胀、水肿、溃疡，并有恶心、呕吐、腹痛、腹泻、便血等表现。②呼吸系统损害：主要为咳嗽、咳痰、呼吸困难、肺水肿，严重者可发生ARDS。肺损害预后严重，是百草枯中毒的主要并发症和死亡原因。大剂量口服中毒，48小时内迅速出现肺水肿和肺出血；小剂量口服，3～31天迟发不可逆的肺间质纤维化，导致呼吸衰竭死亡。③中枢神经系统：表现为头痛、头晕、抽搐、幻觉等。④严重者出现心肌损害、肝功受损及急性肾衰竭，极少数患者可在无预兆的情况下突然发生心跳、呼吸停止而死亡。

知识点32：百草枯中毒的诊断　　副高：熟练掌握　正高：熟练掌握

（1）服用毒物史或接触史，出现皮肤黏膜损害、呼吸系统损害、心肌损害、肝功受损、肾衰竭等临床表现，甚至心跳、呼吸停止而死亡。

（2）毒物检测分析可明确诊断。

知识点33：百草枯中毒的治疗　　副高：熟练掌握　正高：熟练掌握

无特效治疗方法。国外资料显示，采用综合性的规范化治疗有助于提高存活率。

（1）一般治疗：皮肤污染应立即用肥皂水彻底清洗；眼睛污染立即用水冲洗10～15分钟。

（2）阻止毒物吸收：洗胃是重要的措施，本品有腐蚀性，洗胃时需小心，以碱性液体洗胃，洗胃后全肠灌洗并口服吸附剂漂白土及膨润土，随后用活性炭和泻剂导泻。

（3）加速毒物排泄：利尿及血液透析、血流灌注，后者效果较好，应尽早使用，直至体液中不能测到百草枯为止。

（4）阻止毒物对组织的损害：普萘洛尔（心得安）与结合在肺内的受体竞争；维生素E、维生素C、超氧化物歧化酶、硒、烟酸清除氧自由基；中药丹参也显示出清除氧自由基的作用；氢化可地松、地塞米松及免疫抑制剂环磷酰胺、硫唑嘌呤、氟尿嘧啶减轻肺纤维化作用；氨基苯甲酸钾、秋水仙碱、放射治疗溶解肺纤维蛋白。

（5）氧气治疗：氧气治疗可加速氧自由基形成，促进死亡，故应尽量避免。

（6）对症支持治疗。

第二节　急性乙醇中毒

知识点1：急性乙醇中毒的概念　　副高：熟练掌握　正高：熟练掌握

急性乙醇中毒，俗称酒醉，是指饮入过量的乙醇或乙醇饮料后所引起的中枢神经系统兴奋及随后的抑制状态。严重者出现呼吸抑制及休克。大量乙醇首先作用于大脑皮质，其后皮质下中枢和小脑也受累表现为先兴奋后抑制，最后，抑制延脑血管运动和呼吸中枢。

知识点2：急性乙醇中毒的临床表现　　副高：熟练掌握　正高：熟练掌握

（1）普通醉酒：又称单纯醉酒或一般性醉酒，就是饮酒后出现的急性酒中毒状态。醉酒的发展决定于乙醇在血液中的浓度。当血液中乙醇的浓度达到0.05%时，出现微醉，感到心情舒畅、妙语趣谈、诗兴发作，但这时眼和手指的协调动作受到影响；如果继续饮酒，血液中乙醇的浓度升至0.1%以上时，表现为举止轻浮、情绪不稳、激惹易怒、不听劝阻、感觉迟钝、步态蹒跚，这是急性乙醇中毒的典型表现；血液中乙醇的浓度升到0.2%以上时，平时被抑制的欲望和潜藏的积怨都发泄出来，表现为出言不逊、借题发挥、行为粗暴、滋事肇祸；如果继续饮酒，血液中乙醇的浓度达到0.3%以上时，表现为说话含糊不清、呕吐狼藉、烂醉如泥；当血液中乙醇的浓度升至0.4%以上时，则出现全身麻痹，进入昏迷状态；当血液中乙醇的浓度升至0.5%以上时，可直接致死。当然并不是每个醉酒者发展过程都会如此界限分明的一步一步进行，症状的强度如何，还取决于个体对酒精的耐受性。

（2）病理性醉酒：特征是小量饮酒引起严重的精神失常，主要发生于对乙醇的耐受性很低的人，往往在少量饮酒后突然出现谵妄或朦胧状态、极度兴奋、错觉幻觉和被害妄想、攻击性行为、紧张恐惧、痉挛发作。一般发作持续数小时或一整天，常以深睡结束发作，醒后对发作经过不能回忆。

（3）复杂醉酒：复杂醉酒通常是脑器质性损害，如颅脑损伤、脑炎、癫痫等或严重脑功能障碍、智力障碍、人格改变等，对乙醇的耐受性大大下降，由于大量饮酒产生的严重酒中毒状态。其复杂性在于除一般的醉态外，意识障碍明显，表现为兴奋躁动、暴力行为，甚至杀人毁物，持续时间往往仅有数小时，事后对发作经过完全丧失记忆或仅有零星记忆。

知识点3：急性乙醇中毒的诊断　　副高：熟练掌握　正高：熟练掌握

（1）病因：酗酒或误将含乙醇的溶液喂小儿或灌肠而发生中毒。

（2）诊断要点

1）病史：有饮酒史或误用酒类溶液，呼气及呕吐物有强烈的乙醇气味。

2）症状与体征：①兴奋期：面红或苍白、脉速、多言、精神激动、自控力丧失、恶心、呕吐，继而嗜睡；②共济失调期：走路步态蹒跚、动作拙笨、言语含糊不清、常神志错乱、语无伦次；③嗜睡期：昏睡不醒、皮肤苍白、冷漠、瞳孔散大、呼吸慢带鼾声，可有轻度发绀和心跳慢，脉弱呈休克状态，严重者昏迷，伴抽搐和大小便失禁，最终可发生呼吸麻痹致死；④抑制期：短时间内大量摄入乙醇可直接进入抑制期，可发生低血糖，出现脑水肿、高热、惊厥等，严重的出现呼吸麻痹、循环衰竭而死亡。

知识点4：急性乙醇中毒的救治方案　　副高：熟练掌握　正高：熟练掌握

轻症者，一般不需要治疗，静卧，保温。对较重者治疗一般原则：①将未吸收的乙醇排出体外；②帮助吸收的乙醇代谢并排出；③对症，预防治疗并发症。

（1）一般处理：①去枕平卧，头偏向一侧，预防误吸和舌根后坠。②吸氧，可以促进乙醇排出。③注意保持呼吸道通畅，监测意识、瞳孔、生命体征，注意有无呼吸抑制，有无血压降低。④注意有无外伤，尤其是头外伤，防止酒醉掩盖外伤症状，头外伤颅内出血，常规行头颅CT检查。

（2）催吐洗胃

1）洗胃原则：①饮酒后半小时内，无呕吐，深度昏迷者，向家属提出洗胃建议。②饮酒后2小时内，无呕吐、深度昏迷者，家属要求洗胃，可以进行洗胃。③无法判断是否同时服用其他药物，特别是镇静类药物，必须向家属提出洗胃建议。

2）洗胃注意事项：①避免误吸和副损伤。②液体不宜超过2000～4000ml。③吸引器负压要小。④洗胃出现频繁呕吐可以停止。

（3）药物治疗：①镇静药：患者烦躁打闹的，一般禁用地西泮等镇静剂；可以肌内注射异丙嗪12.5～25mg。②镇吐药：如果呕吐频繁而为干呕或呕胆汁，应及早应用。甲氧氯普胺10mg，肌内注射。可防止出现急性胃黏膜病变。若未出现呕吐，禁止应用镇吐剂。③胃黏膜保护剂和制酸剂：常规静脉用质子泵抑制剂或H_2受体阻滞剂。④大量补液，促进乙醇代谢：用50%葡萄糖液100ml加入普通胰岛素，静脉滴注，同时补充维生素B_1、维生素B_6及维生素C。⑤纳络酮：为阿片受体阻断药，主要减轻呼吸抑制，促进意识恢复和抗休克。不良反应较少，但高血压、心功能不全慎用。一般先给予0.4～0.8mg加入生理盐水10～20ml静脉注射，若昏迷时，则用1.2mg加生理盐水30ml静脉注射，用药后30分钟未苏醒者，可重复1次，或2mg加入5%葡萄糖液500ml内，以0.4mg/h速度静脉滴注，直至意识清醒为止。⑥内环境平衡维持：常规补充糖、钾、镁。可以减轻因为乙醇、高糖、利尿剂等所引起的低钾低镁和保护心、脑、肝等重要器官。

（4）促进药物排出：①利尿剂：一般不用。喝酒量很大者，考虑应用，注意电解质紊乱。呋塞米20mg静脉注射。②血液或腹膜透析：指征，血液乙醇含量>500mg/dl，伴酸中毒或服用甲醇、地西泮等药物。

（5）治疗预防并发症：①补液抗休克，维持水电解质及酸碱平衡。②呼吸衰竭者吸氧，肌内注射尼可刹米或山梗菜碱，必要时配合人工呼吸行机械通气。③对有脑水肿患者，给予20%甘露醇及呋塞米脱水剂，并限制入液量。④惊厥者，可酌用地西泮、副醛等。禁用巴比妥类及吗啡，防止抑制呼吸。⑤对有感染的患者，合理应用抗生素。

第三节　催眠药中毒

知识点1：催眠药中毒的概述　　副高：熟练掌握　正高：熟练掌握

催眠药又名安定药，为中枢神经系统抑制剂，服用过量即可导致中枢神经系统抑制的一系列急性中毒的临床表现，重者造成死亡。

知识点2：催眠药中毒的临床表现　　副高：熟练掌握　正高：熟练掌握

（1）轻度中毒：头痛、眩晕、乏力、语言不清、嗜睡、视物模糊、眼球震颤、瞳孔缩小、恶心、呕吐，各种形态的皮疹，呼吸稍快，血压正常或偏低，还可引起阴茎水肿。

（2）重度中毒：开始患者可表现狂躁、惊厥、四肢强直；继而进入抑制期，出现瞳孔散大（对光反射）、全身肌张力松弛、浅反射消失、脉搏细速、血压下降、尿少或尿闭、中毒性肝炎等表现；最后可因呼吸抑制或因呕吐物吸入而发生窒息而死亡。

知识点3：催眠药中毒的诊断 副高：熟练掌握 正高：熟练掌握

（1）过量摄入本类药物病史。

（2）出现头昏、思睡、共济失调、呼吸表浅、反射减弱、瞳孔缩小及浅昏迷，后期可伴血压下降、皮肤湿冷、呼吸抑制、体温下降、深度昏迷。

（3）对可疑中毒患者可作血尿药物定性检测，呈阳性反应。血药浓度测定具有确诊意义。

知识点4：催眠药中毒的治疗 副高：熟练掌握 正高：熟练掌握

（1）清除胃内毒物，及早彻底洗胃，可用生理盐水或1∶5000的高锰酸钾溶液洗胃，继用10～15g硫酸钠从胃管注入导泻（忌用硫酸镁）。

（2）生命体征监护，保持呼吸道通畅，充分给氧，呼吸停止是早期的主要死亡原因，呼吸衰竭时可行气管插管或气管切开，行机械通气。

（3）维持有效血容量，必要时选用血管活性药，以维持血压稳定。

（4）碱化尿液，以减少毒物在肾小管中的重吸收，可使长效类安眠药的肾排泄量提高5～9倍，可用5%碳酸氢钠200ml静脉滴注，2次/天。

（5）盐酸纳洛酮能解除β-内啡肽对中枢神经系统的抑制，0.4～1.2mg，静脉注射，肌内注射或皮下注射均可，15分钟后重复0.4～0.8mg，直至清醒为止。

（6）脱水剂可使尿量增加，以利毒物的排泄，可用20%的甘露醇250ml快速静脉滴注，每6小时1次。

（7）对支持治疗效果不佳，原有肝肾功能不全或血药浓度达致死量者，应尽早作血液灌流。

（8）昏迷者应注意保暖；防止肺、泌尿系等感染以及压疮的发生；维持水、电解质及酸碱平衡；防止各种并发症的发生，如肺水肿、消化道出血、肾功能衰竭等；深昏迷者可选用中枢神经系统兴奋剂，如美解眠、尼可刹米等。

附录一　高级卫生专业技术资格考试大纲（消化内科专业——副高级）

一、专业知识

1．本专业知识

（1）掌握消化内科专业的基础理论，并掌握消化系统的解剖学、生理学、病理学、病理生理学、药理学及临床生化、临床免疫等理论知识。

（2）基本掌握消化道内镜的诊治技术、消化道影像检查技术、相关的消化病实验室检查技术等专业知识；了解超声内镜、ERCP、腹腔镜等诊治专业知识。

2．相关专业知识

（1）掌握内科其他专业的疾病、临床药理学的相关知识。

（2）熟悉消化系统疾病及相关疾病的外科治疗的临床相关知识。

（3）了解与本专业相关学科的理论，如分子生物学、细胞生物学、遗传学等。

二、学科新进展

1．熟悉本专业国内外研究现状及发展趋势，不断吸取新理论、新知识、新技术，如胃食管反流病发病机制及诊治、消化性溃疡、Hp感染及其相关胃十二指肠疾病的作用机制、消化道肿瘤发病机制、肝硬化门脉高压发病机制及其并发症的诊治、炎症性肠病的发病机制、腹水与自发性腹膜炎及消化系统内镜的治疗，并指导实践。

2．对相关学科近年来的进展有一定的了解。

三、专业实践能力

1．熟练掌握消化内科专业的常见病、多发病的病因、发病机制、诊断、鉴别诊断及治疗方法。对本专业的一些少见病和涉及其他学科的一些疾病有一定了解，能对其进行诊断、鉴别诊断及治疗。

2．掌握本专业危重急症疾病，如各种病因导致的消化道大出血、急腹症、肝性脑病、重症胰腺炎、暴发性溃疡性结肠炎及缺血性肠病等疾病的治疗。

3．能独立处理本专业的复杂疑难问题，如腹痛、消化道出血、腹部肿块、腹泻、黄疸、急腹症、腹水、消化道肿瘤。

4．熟练掌握消化道内镜的诊断及治疗，如胃镜、结肠镜和十二指肠镜诊断及消化道息肉的摘除、食管静脉曲张硬化及套扎等，并能处理内镜诊治中的各种并发症。了解肝胆胰疾病的内镜下治疗、超声内镜、小肠镜及胶囊内镜技术。

5．熟悉消化专业常用药物的药理学、药代学、作用、副作用及适应证、禁忌证。

6．了解消化专业的常见实验室技术，如Hp检测、胃肠动力测定、消化道激素测定及实验病理、细胞学技术。

附专业病种：

1. GERD
2. 真菌性食管炎
3. 腐蚀性食管炎
4. 贲门失弛缓症
5. 贲门黏膜撕裂综合征（Mallory-Weiss综合征）
6. Barrett食管
7. 食管癌
8. 食管裂孔疝
9. 急慢性胃炎
10. 功能性消化不良
11. 消化性溃疡
12. 急性胃扩张
13. 胃息肉
14. 胃癌
15. 胃肠道淋巴瘤
16. 胃异物
17. 克罗恩病（Crohn病）
18. 溃疡性结肠炎
19. 缺血性结肠炎
20. 抗菌药物相关性肠炎
21. 出血坏死性肠炎
22. 小肠肿瘤
23. 肠结核
24. 吸收不良综合征
25. 嗜酸细胞性胃肠炎
26. 消化道类癌及类癌综合征
27. 肠系膜上动脉压迫综合征
28. 消化道息肉及息肉病
29. 大肠癌
30. IBS
31. 肝硬化
32. 肝性脑病
33. 酒精性肝病
34. 脂肪肝
35. 肝脓肿
36. 药物性肝病
37. 自身免疫性肝炎
38. 原发性胆汁性肝硬化
39. 肝豆状核变性（Wilson病）
40. 布–加综合征（Budd-Chiari综合征）
41. 肝癌
42. 胆囊炎
43. 胆道蛔虫
44. 胰腺炎
45. 胰腺癌
46. 结核性腹膜炎
47. 腹膜间皮瘤
48. 胃泌素瘤及其他胃肠道内分泌肿瘤
49. 急性中毒

附录二　高级卫生专业技术资格考试大纲（消化内科专业——正高级）

一、专业知识

1. 本专业知识

（1）熟练掌握消化内科专业的基础理论，并掌握消化系统的解剖学、生理学、病理学、病理生理学、药理学及临床生化、临床免疫等理论知识。

（2）掌握消化道内镜的诊治技术、消化道影像检查技术、相关的消化病实验室技术等专业知识；了解超声内镜、ERCP、腹腔镜等诊治专业知识。

2. 相关专业知识

（1）掌握内科其他专业的疾病、临床药理学的相关知识。

（2）掌握消化系统疾病及相关疾病的外科治疗的临床相关知识。

（3）熟悉与本专业相关学科的理论，如分子生物学、细胞生物学、遗传学等。

二、学科新进展

1. 熟悉本专业国内外研究现状及发展趋势，不断吸取新理论、新知识、新技术，如胃食管反流病发病机制及诊治、消化性溃疡、Hp感染及其相关胃十二指肠疾病中的作用机制、消化道肿瘤发病机制、肝硬化门脉高压发病机制及其并发症的诊治、炎症性肠病的发病机制、腹水与自发性腹膜炎及消化系统内镜的治疗，并指导实践。

2. 对相关学科近年来的进展有一定的了解。

三、专业实践能力

1. 熟练掌握消化内科专业的常见病、多发病的病因、发病机制、诊断、鉴别诊断及治疗方法。对本专业的一些少见病和涉及其他学科的一些疾病有一定了解，能对其进行诊断、鉴别诊断及治疗。

2. 熟练、正确掌握并指导救治本专业危重病人，如各种病因导致的消化道大出血、急腹症、肝性脑病、重症胰腺炎、暴发性溃疡性结肠炎及缺血性肠病等疾病的治疗。

3. 正确处理本专业的复杂疑难问题，如腹痛、消化道出血、腹部肿块、腹泻、黄疸、急腹症、腹水、消化道肿瘤。

4. 熟练掌握消化道内镜的诊断及治疗，如胃镜、结肠镜和十二指肠镜诊断及消化道息肉的摘除、食管静脉曲张硬化及套扎等，并能处理内镜诊治中的各种并发症。熟悉肝胆胰疾病的内镜下治疗、超声内镜、小肠镜及胶囊内镜技术。

5. 熟悉消化专业的常用药物的药理、药代学、作用、副作用及适应证、禁忌证。

6. 了解消化专业的常见实验室技术，如Hp检测、胃肠动力测定、消化道激素测定及实验病理、细胞学技术。

附专业病种：

1. GERD
2. 真菌性食管炎
3. 腐蚀性食管炎
4. 贲门失弛缓症
5. 贲门黏膜撕裂综合征（Mallory-Weiss综合征）
6. Barrett食管
7. 食管癌
8. 食管裂孔疝
9. 急慢性胃炎
10. 功能性消化不良
11. 消化性溃疡
12. 急性胃扩张
13. 胃息肉
14. 胃癌
15. 胃肠道淋巴瘤
16. 胃异物
17. 克罗恩病（Crohn病）
18. 溃疡性结肠炎
19. 缺血性结肠炎
20. 真菌性肠炎
21. 抗菌药物相关性肠炎
22. 假膜性肠炎
23. 出血坏死性肠炎
24. 肠结核
25. 吸收不良综合征
26. 嗜酸细胞性胃肠炎
27. 间质瘤及其他胃肠道肿瘤
28. 消化道类癌及类癌综合征
29. 肠系膜上动脉压迫综合征
30. 消化道息肉及息肉病
31. 大肠癌
32. IBS
33. 肝硬化
34. 肝性脑病
35. 酒精性肝病
36. 脂肪肝
37. 肝脓肿
38. 肝结核
39. 药物性肝病
40. 自身免疫性肝炎
41. 原发性胆汁性肝硬化
42. 原发性硬化性胆管炎
43. 肝豆状核变性（Wilson病）
44. 布－加综合征（Budd-Chiari综合征）
45. 肝癌
46. 胆道蛔虫
47. 胆囊炎
48. 胰腺炎
49. 胰腺癌
50. 结核性腹膜炎
51. 腹膜间皮瘤
52. 肠系膜肿瘤
53. 胃泌素瘤及其他胃肠道内分泌肿瘤
54. 急性中毒

附录三　全国高级卫生专业技术资格考试介绍

为进一步深化卫生专业技术职称改革工作，不断完善卫生专业技术职务聘任制，根据中共中央组织部、人事部、卫生部《关于深化卫生事业单位人事制度改革的实施意见》(人发〔2000〕31号)文件精神和国家有关职称改革的规定，人事部下发《加强卫生专业技术职务评聘工作的通知》(人发〔2000〕114号)，高级专业技术资格采取考试和评审结合的办法取得。

一、考试形式和题型

全部采用人机对话形式，考试时间为2个小时(卫生管理知识单独加试时间为1时)。考试题型为单选题、多选题和案例分析题3种，试卷总分为100分。

二、考试总分数及分数线

总分数450～500分，没有合格分数线，排名前60%为合格，其中的40%为优秀。

三、考试效用

评审卫生高级专业技术资格的考试，是申报评审卫生高级专业技术资格的必经程序，作为评审卫生高级专业技术资格的重要参考依据之一，考试成绩当年有效。

四、人机对话考试题型说明

副高：单选题、多选题和案例分析题3种题型。

正高：多选题和案例分析题2种题型。

以实际考试题型为准。

五、考试报名条件

(一)正高申报条件

1. 取得大学本科以上学历后，受聘副高职务5年以上。
2. 大学普通班毕业以后，受聘副高职务7年以上。

(二)副高申报条件

1. 获得博士学位后，受聘中级技术职务2年以上。
2. 取得大学本科以上学历后，受聘中级职务5年以上。
3. 大学普通班毕业后，受聘中级职务5年以上。
4. 大学专科毕业后，取得本科以上学历(专业一致或接近专业)，受聘中级职务7年以上。
5. 大专毕业，受聘中级职务5年以上。
6. 中专毕业，受聘中级职务7年以上。
7. 护理专业中专毕业，从事临床护理工作25年以上，取得护理专业的专科以上学历，受聘中级职务5年以上，可申报副主任护师任职资格。